国家古籍整理出版资助项目
"十三五"国家重点图书规划项目

常用养生古法选编
老老恒言译评

（清）曹庭栋 原纂
叶明花 蒋力生 章德林 撰著

江西科学技术出版社

图书在版编目(CIP)数据

老老恒言译评 /(清)曹庭栋原纂;叶明花,蒋力生,章德林撰著.-- 南昌:江西科学技术出版社,2019.12
（常用养生古法选编）
ISBN 978-7-5390-6215-0

Ⅰ.①老… Ⅱ.①曹… ②叶… ③蒋… ④章… Ⅲ.①老年人—养生（中医）Ⅳ.① R161.7

中国版本图书馆 CIP 数据核字（2017）第 324768 号

选题序号：KX2017008
图书代码：D17119-101
责任编辑：张旭　王凯勋
责任印制：夏至寰
封面设计：傅司晨

老老恒言译评
LAOLAO HENGYAN YIPING

(清)曹庭栋　原纂
叶明花　蒋力生　章德林　撰著

出版发行	江西科学技术出版社有限责任公司
社址	南昌市蓼洲街2号附1号
	邮编：330009　电话：(0791)86623491　86639342（传真）
印刷	雅昌文化（集团）有限公司
经销	各地新华书店
开本	787mm×1092mm　1/16
字数	270千字
印张	22
版次	2019年12月第1版　2019年12月第1次印刷
书号	ISBN 978-7-5390-6215-0
定价	120.00元

赣版权登字：-03-2017-478
版权所有，侵权必究
（赣科版图书凡属印装错误，可向承印厂调换）

前 言

健康是人类永恒的追求,是个人全面发展的核心指标。实现全民健康,是民族昌盛和国家富强的重要标志。

新中国成立后,党和政府在领导社会经济发展的进程中,始终把人民的安康放在首要的位置,在大力发展人民卫生事业,改善医疗卫生条件,提高医疗水平的同时,还特别重视开展爱国卫生和全民健身运动,人民的健康素养和健康水平均获得大幅提高。进入新世纪以来,中国政府大幅度增加对人民健康的投入,促使我国主要健康指标获得明显改善,人民的健康感、幸福感不断提高。特别是党的十八届五中全会确立了建设"健康中国"的战略目标,紧接着又召开了全国卫生与健康大会,并制定了《"健康中国2030"规划纲要》,标志着我国卫生与健康工作进入了一个全新的阶段。最近,国务院又发布了《关于实施健康中国行动的意见》,为落实健康中国战略提出了具体的行动部署。《健康中国行动》由健康中国行动推进委员会颁布。实施健康中国行动,强调坚持预防为主,倡导健康文明生活方式,预防控制重大疾病,加快推动从以疾病为中心转变为以人民健康为中心,动员全社会落实预防为主方针,明确健康是个人、家庭、社会、政府、国家的责任,根本的目的就是提高全民健康水平。

《健康中国行动》主要内容是启动实施十五项重大行动,第一项就是健康知识普及行动。在这项行动中,基于中西医并重的前提,有关中医药的行动目标,从个人和家庭的层面来说,就是要学习了解、掌握中医养生

保健知识，应用适宜的中医养生保健技术方法，开展自助式中医健康干预；从社会和政府的层面来说，就是要"深入实施中医治未病健康工程，推广普及中医养生保健知识和易于掌握的中医养生保健技术和方法"，同时还要继续"开展'中医中药中国行'活动，推动中医药健康文化普及，传播中医养生保健知识"。因此，无论从满足群众需求还是从承担社会责任来说，宣传普及中医养生保健治未病知识，推广应用适宜的中医养生保健方法技术，是每一个中医药工作者责无旁贷的任务和担当。

为了助推"健康中国"建设，恪尽传播中医养生保健知识和方法的责任，我们启动了《常用养生古法选编》（下文简称《选编》）的编纂整理项目。该项目2016年列入国家普及类古籍整理图书专项，2017年分别增列为"2011-2020年国家古籍整理出版规划项目"和"十三五国家重点图书、音像、电子出版物出版规划项目"，获得国家专项资金资助。

《选编》收入古代养生名著5种，包括《养性延命录》《寿亲养老新书》《养生四要》《老老恒言》和《颐身集》。其中《颐身集》是部丛书，又包括《摄生消息论》《修龄要指》《勿药元诠》《寿人经》《延年九转法》等5部著作。因此，《选编》实际收书9种。作为普及类的古籍整理项目，《选编》的编纂是集版本、校勘、标点、注释、语译、点评工作为一体的综合性工作，实施起来难度并不小。

首先，如何来确定"常用"，颇费思量。中华养生古籍成百上千，哪些是常用的？哪些是不常用的？并无严格的区分。但有一点可以明确下来，即常用的必须是实用的，而实用的又必然是有效的。可是，怎样来判断古代养生方法的有效无效，恰恰又是一个难题。作为个体的生命，短短的百年之间，难以尽行体验各种养生方法的效果，但作为中华民族的集体记忆，还是有案可稽的，这就是有效的必定是简便易行的。只有简便易行才会广

泛流传，历久不衰。反之，如果方法复杂，内容烦琐，或是技术艰深，备办不易，不是一般人所能做到，传承就可能受限。因此，逻辑经验告诉我们，方法简便，易于掌握，影响广泛，流传久远就是我们作为常用养生古法著作的选择原则。

其次，古代常用的养生方法并不意味着今天也能常用。如何把古代的知识和方法变成今天的知识方法，不仅是古籍普及的价值所在，也是我们这次古籍整理工作的重点用力之处。《选编》收入的书，远的已经有1500多年，近的也差不多300年了。如何把这些古代著作，这些用文言文记载的古代养生知识和方法，让现代人看得懂，学得会，用得上，真正能起到养生的效果，这就需要我们的整理工作做得扎实、做得平常、贴近老百姓养生的实际，尤其在注释、翻译、点评的时候，把"古为今用，通俗易懂"作为《选编》工作的价值追求和出发点。只有这样，才能谈得上弘扬传承优秀养生文化，才能实现养生文化的创造性转化和创新性发展。

再次，养生之事，对于大多数人来说，是"意速而事迟，望近而应远"，是"可以理知，难以目识"的行为，这在嵇康的《养生论》中早有批评。对于养生效果的评价，不仅是个历史问题，也是一个现实问题。我们这里所说的"常用""实用""有效"，都是基于文献来说的，到底能不能常用，有没有实用，有效还是无效，既需要养生实践的体悟与验证，更需要有现代评价指标的测量。还是陆游说得好，"纸上得来终觉浅，绝知此事要躬行"。古人的养生经验，只能提供一个参照；古人的养生智慧，只能唤起一种启迪。真正把书本上的东西，变成自己的东西，还得靠持之不懈的实践。

《选编》的编纂整理严格按照《中医古籍整理校注通则》和《中医药古籍整理工作细则》（修订稿）的要求进行，历时三年，终克告成。唯需说明的是，三年来尽管我们战战兢兢如履薄冰，以对生命无比敬畏的态度

来进行《选编》的整理工作，但由于水平所限，书中错误缺点在所难免，恳请学界和读者提出批评指正。不过，是书付印在即，我们还是无比欣慰的，虽然不敢说我们为实施健康中国行动做出了什么贡献，随着本书的出版，古人的养生智慧和方法能为当下的全民养生提供有益的借鉴，又何尝不是一件快乐愉悦的事呢！

《常用养生古法选编》项目组　蒋力生　叶明花　章德林

2019年12月

凡 例

1. 原书底本为繁体竖排，今改为简体横排，繁体字改为简化字，正文中夹有小字注时仍为小字排版；原书行文格式中"右件""右以""右为""右如"等"右"字，径改为"上"。

2. 采用现代标点方法，对全书进行标点。方药中的药名中间空一格，不加标点；药名后夹注说明拣择制作及分量等小字时，首字顶格药名，句末不加标点。

3. 校勘以对校、本校为主，辅以他校，慎重使用理校。凡底本有误者，从校本改后出注；文字互异者，不改底本，出注说明。具体校勘时，根据下列文字现象，区别处理：

凡底本因写刻时笔画小误所致的错别字，径改不出注；非写刻时笔画小误所致的错别字，径改并出注说明。

现已废除的异体字，径改不出注；现仍保留的异体字，保留原字，出注说明。

俗体字，径改为规范正体字，不出注。

通假字、古今字，保留原字，出注说明。多次出现者，只在首见时说明，余不加注。

凡脱、衍、残、疑或避讳字，或径补，或径删，或径改，或保留原字，均出注说明。

4. 注释的总体要求是简明扼要，通俗易懂，不作训诂考据，不出疏证。

凡疑难生僻字，加以注音和解释，注音用汉语拼音加同音字的方法，并在所注字后加括号显示。

凡名物典故、征引文献，仅简要释义，或简介人物年代、里籍、仕履，或指明出处，不作深入阐述。

5. 语译以直译为主，间以意译，诗词典故一般不译。临床方剂的语译，一般以"主治""组成""制法""服法"的形式，按照原方内容组织译文。

6. 点评 要求抓住要点、突出特色，语言精练，点到为止。

7. 原书所载药物剂量均为古代剂量，语译时按《中国文史简表汇编》所载《中国历代量制演变简表》和《中国历代衡制演变简表》，进行了换算，仅作参考。

8. 原书所载"穿山甲""虎骨"等药物，为保持原貌，不作删节，但今已列为国家保护动物，不入药用，请读者注意。

9. 本书所载临床方药，应在医生指导下运用。

《老老恒言》导读

《老老恒言》，又名《养生随笔》，五卷，清代曹庭栋纂。该书为老年养生专著，内容丰富，涉及老年养生各个方面，向为后世养生家所倚重，被称为"一部很好的老年的书"，"如有好事人雕板精印，当作六十寿礼，倒是极合适的。"该书所述各种养生方法，简单而易行，对于发挥中医健康养老的优势，实现健康老龄化、积极老龄化，具有重要的现实指导意义。

一、成书背景

曹庭栋，一作廷栋，小名辛曾，字楷人，号六圃，又号六吉，晚年自署"慈山居士"。清文学家，浙江嘉善人。清康熙三十八年（1699）生，卒于乾隆五十年乙巳（1785），享年87岁。冯金伯《墨香居画识》记载："予于乙巳春奉访先生，时已病，不能见客，至是秋而遂作古人矣。"并称"卒时年八十七"。徐世昌《清儒学案》亦载"乾隆五十年（1785年）卒，年八十七"，但本书同治九年重刻本金安清序称"至九十余乃终，年届大耋"，不知何据。

曹庭栋祖居江苏华亭干溪镇（今上海松江区），后占籍浙江嘉善。自元以来，世代为官。其高祖峨雪历官礼部侍郎，曾祖子闲赠礼部侍郎，祖父蓼怀为康熙己未进士，历官吏部侍郎，父亲朴存为康熙癸酉副榜，官庆元教谕。曹氏家族从前明至清初，"鼎贵者百余年"，而庭栋则天性恬淡，不屑于科举取仕，"以布衣伏处山林，自达天德"。其《慈山居士自叙传》称：

"少读书，志显扬，不汲汲于求遇，而卒亦无所遇。中年以后，遂绝意进取。负郭有田，粗给衣食。居有园，敝庐荒径，扫除便自谓佳。萧然杜门，穷年著书于其中，时或弹琴赋诗，写兰石，摹古篆隶，以抒其闲寂之抱，得失两忘，荣辱弗及，纵无可乐，亦若不知有忧也。与人接，无饰容妄言，简质类傲。恒自贬抑，然值是非邪正之交，不少屈己以就人，以故世之人爱者憎者半焉。足迹所经，北燕南闽、山左江右、江南，往来登涉，务探其胜，此特壮盛时事。尝于所居累土高数丈，环植花木，奉母以娱，命之曰'慈山'，因自为号。"晚年自营生圹于永宇溪庄，辟茶圃，筑梅塘，艺茶植梅，养鹤蓄龟，歌咏啸傲其间，俨然神仙中人。

曹庭栋不屑于功名，却性耽于学，"潜心著述者，几五十年"。据其自述，三十五岁北上帝都南还后，即杜门键户，专以读书写作为务，曾自题书室曰"面西一几南窗下，三十年来坐榻穿"。平生纂述甚富，据不完全统计，至少有二十七种之多。已经刊行收入《四库全书》的有《宋百家诗存》28卷，收入《四库全书存目》的有《易准》4卷、《孝经通释》10卷、《逸语》10卷、《昏礼通考》25卷、《琴学内篇》1卷、《外编》1卷、《产鹤亭诗集》7卷及《老老恒言》5卷等七种。此外，尚有《永宇溪庄识略》6卷、《述母德诗》1卷、《题画兰百咏》1卷、《数珠解》等。未能刊行者有《幽人面目谱》3卷、《火珠林遗意》4卷、《蓍测》6卷、《隶通》2卷、《草书体势会通》2卷、《格致略始》若干卷、《古逸诗》2卷、《杂文稿》4卷、《兰言集》、《六圃》、《魏塘纪胜》、《续魏塘纪胜》、《魏塘人物志》等。另有《经义异同》，与其弟庭枢合纂，惜未完稿。

曹庭栋之所以绝意举业，杜门著述，可能与他的身世命运有关。曹氏虽然出身鼎贵之家，但他个人的成长之路却并不很顺利，身体、婚姻、子嗣，都有不如意之处，甚至让人扼腕叹息。这在他的《永宇溪庄识略·识阅历》中有充分的反映。身体方面，三岁"病嗽，羸怯，骨立"，俗称"童子痨"，幸得草医救治。十四岁，"春初，病肺，父命遣至平湖母姨家读书养病"。十六岁"腰痛疾作"。五十六岁，"患头眩，延医治之，无效。自阅方书，服之亦无效。尝赋诗有"读易始知占尚德，学医翻信药无功"之句，无奈之情跃然纸上。七十三岁"终年屏迹，谢绝酬应"。七十四岁，"薄病缠绵，终日独坐卧室"。七十七岁，"是岁宅内另构密室，颜曰'观妙'。终日起居于此，不见客，并不窥园"。可见其少年体弱不强，老年衰病缠身。婚姻子嗣方面，十九岁成婚，原配陈氏，七年后旋即"病殁"。二十七岁继娶郭氏，惜无嗣出。四十岁纳妾吴氏，四十四岁时妾生一子，半岁即以痘殇，致有"命也"之叹，"不敢下滴泪，后忽发眼疾，干涩作痛"。此外，他二十九岁丧父，四十三岁弟殁，五十八岁失母，家中叔侄妇媳早殇者众多，难免使他哀叹命运之无常。本书就是他七十四岁卧病时所写，"爰于卧室呻吟之余，随事随物留心体察，闲披往籍，凡有涉养生者，摘取以参得失，亦只就起居寝食琐屑求之"的老年养生之作，故名《老老恒言》。是一个衰病老人写给老年人看的书，体现了作者的仁心善意。

二、内容特点

本书内容，其自刻本目次前略有介绍，谓"书凡五卷，前二卷详晨昏动定之宜，次二卷列居处备用之要，末附《粥谱》一卷，借为调养治疾之需，老老之法略具于此"。这里的"晨昏动定"，除了日常起居盥洗、行立坐卧之外，还包括饮食安排、精神消遣、待人接物及防疾慎药之道，内容十分丰富。而"居处备用"，则主要指书房摆设及衣着之饰、卧室床笫之品，类例分明，征引简约。卷五专为《粥铺》，简要交代择米择水之法及火候食候之宜，收入食养粥方100首。

《老老恒言》虽是一部汇集各家养生方法经验的笔记体著作，但作者基于自己对生命的体悟和对养生之道的理解把握，紧紧围绕老年人自养与奉养的核心主题，并充分结合老年人自身特点，旁征博引，从三百多家文献中撷英取华，判以己意，"欲得所以老之法"，以"俾老者起居寝食，咸获康宁之福"，有着明确的目的和鲜明的学术特点。

1. 以中医理论为指导

曹庭栋并非医生，却精通医理，书中所述老老之法，无论是本诸前人者，还是出诸己见者，或引经据典，或摘录时议，均能阐其医理，豁其意蕴，使人知其老之法更知其所以老之法。

如关于不寐的病机，《安寝》云："少寐乃老年大患。《内经》谓卫气不得入于阴，常留于阳，则阴气虚，故目不瞑。……《邵子》曰：寤则神栖于目，寐则神栖于心。"既征引《黄帝内经》的话，又采录邵雍的解释，意图把不寐的原因道理讲清楚。

如关于调息静坐的机理，《燕居》云，"心者神之舍，目者神之牖。目之所至，心亦至焉。《阴符经》曰：机在目。《道德经》曰：不见可欲，使心不乱。"默坐的原理，就是"降心火入于气海，自觉遍体和畅"。

如关于情绪调控，曹氏在书中指出："人借气以充其身，故平日在乎善养，所忌最是怒。怒心一发，则气逆而不顺，窒而不舒，伤我气，即足以伤我身。"

其他如"头为诸阳之首，故"冬宜冻脑"，"卧不覆首"；"腹为五脏之总，故腹本喜暖。老人下元虚弱，更宜加意暖之"；"面为五脏之华，频洗所以发扬之"；"大呼大笑，耗人元气"；等等，凡所引为养老之法者，皆从中医立言，寻其理据，不敢凿空，读来平实公允，令人信从。

2. 以顺应自然为法则

曹庭栋认为,"养生之道,惟贵自然"。所谓"自然"不仅要遵循四时阴阳变化的规律,"阴阳俱不可违时,必顺四时而调寒暑",还要适应老年社会的价值追求,定心安命,不妄想,不贪求,不争名,不争利,不论是非长短,而且更重要的是要顺从几十年养成的日常生活习惯,不要刻意为养生而养生,甚至要率性一些,率真一些。比如老年人饮食,"无论四时,五味不可偏多","五味克五脏,乃五行自然之理",而不必拘泥于"春多酸,夏多苦,秋多辛,冬多咸"的说法,只求"能各得其味,适于口,亦适于胃"。眠起则以"倦则卧,醒则起"为原则,不必强求"夜卧早起"或"早卧晚起",认为"倦欲卧而勿卧,醒欲起而勿起,勉强转多不适","日出而作,日入而息,昼动夜静,乃阴阳一定之理,似不得以四时分别"。衣着则"着衣戴帽,适体而已",即使是待人接客,也以便服为宜,否则"不特脱着为烦,寒温亦觉顿易",难免有碍健康。老人锻炼,亦以自然舒适为度,时间、强度均不可硬性规定。即如散步,"散而不拘之谓,且行且立,且立且行,须得一种闲暇自如之态",不必规定步数多少、步距长短、步速如何,"白云流水如闲步",方为养神之道。

曹庭栋最反感那种违背天性为养生而养生的刻意行为,书中常常对哪些所谓养生家的不经之说直接提出批评。如卷四《便器》就对明代李日华《六砚斋三记》强忍大便的说法提出不同意见。书中记载:"《六砚斋三笔》曰:养生须禁大便泄气,值腹中发动,用意坚忍,十日半月,不容走泄,久之气亦定。此气乃谷神所生,与真气为联属,留之则真气得其协助而日壮。愚谓频泄诚耗气,强忍则大肠火郁。孙思邈曰:忍大便,成气痔。况忍愈久,便愈难,便时必至努力,反足伤气。"为此,曹氏提出:"养生之道,惟贵自然,不可纤毫着意,知此思过半矣。"作者之所以能享高寿,金安清序称他"不事药饵，不希导引，惟以自然为宗，故能颐养天和，克享遐寿。"

3. 以清静省心为首务

清静是适合老年人身心特点的养生法门。清就是心无杂念，无欲无求。清是静的前提，静就是神安心定。曹庭栋根据《黄帝内经》的思想，明确提出"养静为摄生首务"的主张。卷二《燕居》说："五官之司，俱属阳火，精髓血脉，则阴精也，阴足乃克济阳。《内经》曰：阴精所奉其人寿，阳精所降其人夭。降者，降伏之降。阴不足而受阳制，立见枯竭矣。养静所以养阴，正为动时挥运之用。"养静的目的就是养阴以济阳，维持阴阳平衡。至于如何来养静，曹庭栋认为关键在于节情寡欲。《燕居》说："少视听，寡言笑，俱足宁心养神，即却病良方也。《广成子》曰：无视无听，抱神以静，形将自正。"《安寝》则把去除杂念作为入侵安眠的良方。指出："神统于心，大抵以清心为切要。然心实最难把捉，必先平居静养。入寝时，将一切营为计虑，举念即除，渐除渐少，渐少渐无，自然可得安眠。若终日扰扰，七情火动，辗转牵怀，欲其一时消释得乎？"养静之法固然在于内心的宁静，但也可通过外在的调息静坐等形式来实现。《昼卧》说："坐而假寐，醒时弥觉神清气爽，较之就枕而卧，更为受益。然有坐不能寐者，但使缄其口，闭其目，收摄其心神，休息片时，足当昼卧，亦堪遣日。"《夜坐》也说："日未出而既醒，夜方阑而不寐，老年恒有之。黄昏时如辄就寝，则愈不能寐，必坐有顷。坐时先调息以定气，塞聪掩明，屏除杂想，或行坐功运动一番。《亢仓子》曰：体合于心，心合于气，气合于神，神合于无。夜坐如此，即安睡之妙诀。"

为了帮助老年人达到养静的目标，曹庭栋除了《燕居》的论述之外，紧接着又设立《省心》专篇，对清静养心的原理及操控之法进行更为详尽的阐释。所谓"省心"，无非是自我审视，简约心思而已。人到老年，凡事基本定局，要以过来人的心态正确看待世事的变迁流转，不怨天，不尤人，不作非分之想，明白知止不殆、知足不辱的道理，从而定心气而安命运。为此，曹庭栋反复申说："老年人多般涉猎过来，其为可娱可乐之事，滋味不过如斯，追忆间，亦同梦境矣。故妄想不可有，并不必有，心逸则日休也。""世情世态，阅历久，看应烂熟，心衰面改，老更奚求？"所以老年人"相对闲谈，偶闻世事，不必论是非，不必较长短，慎尔出话，亦所以定心气"，否则，徒增怨憎而已。此外，奉身节俭，食取称意，衣取适体，既得称老，获福已厚，更须懂得珍惜。

4. 以起居寝食为重点

道不在烦，养生之法千端万绪，无外身心二字；道不在远，养生之为，不过起居寝食之间尔。曹庭栋认为，养老之事，绝非神秘的玄学，不必故作高深，只不过日常生活的合理安排而已。他非常推崇张耒的观点，"大抵养生求安乐，亦无深远难知之事，不过起居寝食之间尔。"他编纂此书，"亦只就起居寝食琐屑求之，《素问》所谓适嗜欲于世俗之常，绝非谈神仙讲丹药之异术也"。虽然资料来源十分广泛，涉及三百多种书籍，但取舍选择则饱含作者对生命的感悟体验和对生活的经验积累，是一个七十五岁老人的人生总结。书中所载内容，大都细致真切，详实具体，通俗易懂，具有很强的操作性。如谈起居，不外行立坐卧、待客出门之事宜，而以安寝晨兴为提纲，要之，即起居有常，不妄作劳。谈饮食，不外饥饱有度、口胃适宜而已。诚如作者所说："衣食二端，乃养生切要事。然必购珍异之物，方谓于体有益，岂非转多烦扰？食但慊其心所欲，心欲淡泊，虽肥浓亦不悦口；衣但安其体所习，鲜衣华服，与体不相习，举动便觉乖宜。所以食取称意，衣取适体，即是养生之妙药。"总之，本书所载皆是生活之常识，只是一般人日用而不知也。金安清序称："此《老老恒言》二卷，乃自言其养生之道，慎起居，节饮食，切切于日用琐屑，浅近易行。而深味之，古今至理，实已不外乎此，引证书至数百种，可谓博而约矣。"

5. 以防疾慎药为警惕

预防疾病始终是中医养生的基本任务，老年养生更需留意，不可一日轻视。本书卷二《防疾》，对男女之欲，五劳所伤，时疫不正之气，窗隙门缝之风，以及酷热严寒之邪毒，等等致病之由，均提出了防患之策，既体现了中医治未病理念在健康养老领域的应用，也反映出中华民族忧患意识的传统文化意蕴是无处不在的。

医药扶持固然是老年养生的应有之事，但用药如用兵，尤其是老年体衰，不胜药力，攻补两难，更需慎之又慎。曹庭栋的观点更值得重视，他在《慎药》中说："方药之书，多可充栋，大抵各有所偏，无不自以为是。窃考方书最古者，莫如《内经》，其中所载方药，本属无多，如不寐用半夏秫米汤，鼓胀用鸡矢醴，试之竟无效，他书可知。总之，同一药而地之所产各殊，同一病而人之禀气又异，更有同一人，同一病，同一药，而前后施治，有效有不效，乃欲于揣摩仿佛中求其必当，良非易事，方药之所以难于轻信也。"

正是在这种不可轻信方书的观念影响下，作者更倾向于老年疾患当以食疗为首，不必汲汲于药物治疗。他说："老年偶患微疾，加意调停饮食，就食物中之当病者食之。食亦宜少，使腹常空虚，则经络易于转运，元气渐复，微邪自退，乃第一要诀。"又说："虽扶衰补弱，固药之能事，故有谓治已病，不若治未病。愚谓以方药治未病，不若以起居饮食调摄于未病。"曹庭栋的这些观点，无疑是很有见地的。

6. 以粥食颐养为特色

推崇粥食，创编《粥谱》，这是曹庭栋的一个创新之举，也是《老老恒言》

的一大特色。卷五《粥谱说》开篇即言："粥能益人，老年尤宜，"书中提到"老年有竟日食粥，不计顿，饥即食，亦能体强健，享大寿"，充分肯定了粥食养老的作用。就调养而论，粥宜空心食，《晨兴》载："每日空腹，食淡粥一瓯，能推陈出新，生津快胃，所益非细。"空腹食粥是健康养老的一大妙诀。作者还认为，病中食粥更是调理脾胃的好方法，指出"病中食粥，宜淡食，清火利水，能使五脏安和，确有明验，患泄泻者尤验。《内经》曰：胃阳弱而百病生，脾阴足而万邪息。脾胃乃后天之本，老年更以调脾胃为切要。"

正是基于这种经验基础，同时又感于煮粥之方甚夥而散见杂出，方不一例，"不经汇录而分别之，查检既嫌少便，亦老年调治之缺书也。"于是选录粥方百首，分为上中下三品，其中不乏作者的经验之方，其目的"惟务有益而兼适于口，聊备老年之调治。"自此，粥方成为老年养生的重要内容。清末黄云鹄著《粥谱》，载药粥247方，更加扩充了药粥的内容，称"以贻世之养老及自养者，俾知食粥之益"。

三、版本源流

《老老恒言》传本颇多，主要有以下几种：

1. 初刻本。据作者《永宁溪庄识略·识阅历》记载，该书编纂于乾隆三十七年壬辰（1772）秋冬间，作者时年七十四岁，当时只成四卷，故翌年元旦口占诗有"衰年自笑曾何补，四卷新编老老书"之句。乾隆三十八年癸巳（1773），作者又补著《粥谱》一卷，并于是年夏初开版雕刻，年底竣工。此为作者自刻本，现藏于国家图书馆、军事医学科学院、上海图书馆等处，《四库全书存目丛书》子部119册即据国家图书馆藏本影印。

2. 清同治九年庚午（1870）重刻本，金安清序，称宝善堂刻本，现藏中国科学院、北京师范大学图书馆等多处。

3. 光绪四年戊寅（1878）秀水孙氏望云仙馆刻本。

4. 1928年上海鸿章书局文瑞楼石印本，易名为《养生随笔》。

此外，还有多种清刻本等。

此次整理译评，以乾隆三十八年自刻本为底本，主校本为清同治九年金安清序重刻本。有关内容，参校征引文献的通行本。

目 录

序言 …………………………………… 1
卷一 …………………………………… 9
  安寝 ………………………………… 10
  晨兴 ………………………………… 22
  盥洗 ………………………………… 31
  饮食 ………………………………… 38
  食物 ………………………………… 49
  散步 ………………………………… 58
  昼卧 ………………………………… 63
  夜坐 ………………………………… 68
卷二 …………………………………… 75
  燕居 ………………………………… 76
  省心 ………………………………… 83
  见客 ………………………………… 90
  出门 ………………………………… 96
  防疾 ………………………………… 103
  慎药 ………………………………… 111
  消遣 ………………………………… 119
  导引 ………………………………… 123
卷三 …………………………………… 131
  书室 ………………………………… 132

书几	140
坐榻	145
杖	150
衣	155
帽	164
带	169
袜	172
鞋	177
杂器	183

卷四 …… 191

卧房	192
床	200
帐	205
枕	214
席	223
被	229
褥	240
便器	246

卷五 …… 259

粥谱说	260
择米第一	262
择水第二	264
火候第三	266
食候第四	267
上品三十六	269
中品二十七	292
下品三十七	307

《老老恒言》引用书目 …… 330

老老恒言序

　　孟子言[1]：老吾老，以及人之老[2]。庭栋久失怙恃[3]，既无吾老之可老。今吾年七十有五，又忽忽不觉老之及吾，宜有望于老吾者之使吾克遂其老也[4]。嗣孙应谷[5]，年甫弱龄[6]，未能老吾之老，并不知吾之老，吾惟自知其老，自老其老而已。老之法，非有他也，宋·张耒曰[7]：大抵养生求安乐，亦无深远难知之事，不过起居寝食之间尔。昨岁壬辰[8]，自秋而冬，以迄今春[9]，薄病缠绵[10]，动多拂意[11]，此正老态毕现。欲得所以老之法，能荟萃其类者[12]，卒罕成书也。爰于卧室呻吟之余[13]，随事随物留心体察，间披往籍[14]，凡有涉养生者，摘取以参得失。亦只就起居寝食琐屑求之[15]，《素问》所谓"适嗜欲于世俗之常"[16]，绝非谈神仙讲丹药之异术也。纵无解于老，亦自成其为老，更无待于老吾者[17]，而所以老之法在是，而吾所以自老其老亦在是。随笔所录，聚之以类，题曰《老老恒言》。其中有力易办者，有力不易办者，有易办而亦非必办者，有不易办而不可不办者，概存其说，遂付梓以公诸世[18]。是即所谓"及人之老"，可各竭其力，各老其老，俾老者起居寝食[19]，咸获康宁之福[20]，竟若不自知其老，优游盛世，以享余年。吾之老与人之老得同为太平安乐之寿民，岂非大幸欤！岂非大幸欤！

乾隆三十八年岁在昭阳大荒落之涂月上浣[21]，慈山居士曹庭栋书于观妙楼[22]

注释

[1] 孟子（约前372年—前289年）：姬姓，孟氏，名轲，字不详（子舆、子居等字表皆出自伪书，或后人杜撰），战国时期邹国（今山东邹城市）人。伟大的思想家、教育家，儒家学派的代表人物，与孔子并称"孔孟"。

[2] 老吾老，以及人之老：尊敬自己家族的长辈，从而推广到尊敬别人家族的长辈。出自《孟子·梁惠王下》。

[3] 怙恃：代指父母，《诗·小雅·蓼莪》："无父何怙，无母何恃。"

[4] 宜：当然。克遂：克，能够；遂，顺心如意。

[5] 嗣孙：过继的孙子。

[6] 年甫弱龄：甫：才，刚刚。弱龄：弱冠之年。此指幼年、青少年。

[7] 张耒（1054—1114年）：字文潜，号柯山，亳州谯县（今安徽亳州）人，陈地古宛丘，故称宛丘先生。以下引文出自《张耒集·卷五十记·粥记赠邠老》，文字略出入。

[8] 昨岁壬辰：去年壬辰年。壬辰：1772年。

[9] 迄：至，到。

[10] 薄：微少，微薄，浅薄。

[11] 拂意：不如意。

[12] 类：种类。

[13] 爰：才，于是。

[14] 间披：间，间断地，间或。披，翻阅。

[15] 琐屑：细碎。

[16]《素问》：即《黄帝内经·素问》，中医经典著作。适嗜欲于世俗之常：出自《素问·上古天真大论》，原为"适嗜欲于世俗之间"。

[17]老：赡养。

[18]付梓：指书稿雕版印行。梓，经雕制以印书籍的木板，引申为印刷。

[19]俾（bǐ笔）：使。

[20]咸：全，都。

[21]岁在昭阳大荒落之涂月：指在农历癸巳年的十二月，癸为昭阳，《尔雅·释天》："〔太岁〕在癸曰昭阳。"巳为大荒落，《尔雅·释天》："在巳曰大荒落。"涂月指农历十二月，《尔雅·释天》："十二月为涂。"

[22]慈山居士：作者自号。曹庭栋是浙江嘉善魏塘镇人。母亲七十大寿那年为成全母亲游山玩水之愿，在自家花园挖池叠山，取名"慈山"，曹庭栋也因此自号"慈山居士"。

译文

孟子说："老吾老，以及人之老。"我曹庭栋很早就失去了双亲，已经没有自己的父母可赡养。现在我已经七十五岁，不觉衰老一步步逼近我，很期待给我养老的人，能让我顺利走完人生旅程。我有一个过继的孙子名叫应谷，年方十一二岁，还不能奉养我这位老人，也不知道我已年老，我唯有自己品尝年老的滋味，自己保养衰老的身体。养老的方法，并没有什么特别的方法。宋代张耒说过："养生需要的是安乐，也没有什么深奥难以理解的道理，不过就是起居寝食那些事。"去年是壬辰年，从秋天到冬天，直到今年春天，我一直因小病缠绵病榻，稍稍活动一下就会不舒服，这正是老态毕现。我试图寻找养老的诀窍，但能真正荟萃诸家之长而写成书的，却极为稀缺。于是我在卧室呻吟养病的空闲之余，对经历的每件事物都留心体察，空闲时翻阅历代典籍，凡是涉及养生的内容，都摘取下来以考察其中的得失之处，也只是在关于起居寝食的琐碎事中探求。《素问》所谓调节自己的欲望爱好以适应世俗习惯，绝对不是谈神仙、讲究丹药的奇方异术。即使这种养生方法不能摆脱衰老，也能实现自然终老，而不用依赖别人来给自己养老。所以给老人养老的方法在此，我自己养自己老的方法也在此。随笔记录下来，分类编排，书名叫《老老恒言》。其中有的是一般财力容易办置的，有的一般财力不容易办置的，有的是容易办置做但不是一定要办置的，有的不容易办置但一定要办置的，我把它们都一一记在书里，然后交付刊印而公布于世。这就是所谓的"及人之老"，可以让每个人都尽到自己的一份力，每个人都奉养好自家的老人，使老人在起居寝食上都获得健康安宁的幸福，就像不知道自己的衰老，悠闲自得地度过太平盛世，以享受自己的晚年生活。自己的父母与别人的父母，能够一同成为太平时代安康快乐的长寿之民，这难道不是人间的一大幸事吗！

  乾隆三十八年癸巳年十二月上浣慈山居士曹庭栋书于观妙楼

老老恒言序

吾乡曹慈山先生[1]，神仙中人也，曹氏自前明迄本朝，家世文学，侍从相继，鼎贵者百余年。己未丙辰[2]，两次鸿博[3]。祖子顾少宰（尔堪）[4]，兄古谦明经（庭枢）[5]，皆就徵[6]。慈山亦为浙抚所延访[7]，而辞之坚，故未与。先生幼有羸疾[8]，俗所谓"童子痨"[9]，终其身未出乡里，家素华腴[10]，不问治生事[11]。天生恬淡，虽博极群书，于经学、史学、词章[12]、考据[13]，无不通，而不屑蹈壇坫[14]。标榜之习，朋俦绝鲜[15]，声华阒如[16]，辟园林于城中[17]，池馆相望，有白皮古松数十株，风涛倾耳，如置身岩壑，终日焚香鼓琴，意志旷远，至九十余乃终，年届大耋[18]，犹姬侍满前[19]，不事药饵，不希导引，惟以自然为宗，故能颐养天和[20]，克享遐寿[21]。其所学不悖濂洛[22]，不师老庄，亦不旁涉二氏[23]，戛然为一家言[24]。所辑《宋百家诗存》，及讲经各种，皆采入《四库全书》。此《老老恒言》二卷，乃自言其养生之道，慎起居，节饮食，切切于日用琐屑，浅近易行。而深味之[25]，古今至理，实已不外乎此，引证书至数百种，可谓博而约矣。兵燹后板毁[26]，乃为重梓问世[27]。先生当康、雍、乾三朝，为中天极盛之运，以布衣伏处山林，自达天德，同辈中如归愚[28]、随园[29]、箨石[30]、山舟[31]，虽年齿相埒[32]，而身心之泰，视先生远矣。三公万户[33]，莫能易之。然使他人处先生之境，或有未甘暗淡至此[34]，斯其所以为高，斯其所以不可及欤！

同治九年八月同里后学表从甥金安清谨识于武林舟次[35]

注释

[1]曹慈山先生：即曹庭栋，字楷人，号慈山居士。

[2]己未丙辰：己未年、丙辰年。

[3]鸿博：指科举考试博学鸿词科。

[4]子顾：人名。少宰：明清吏部侍郎的俗称。

[5]古谦：人名。明经：明清对贡生的尊称。

[6]徵：征聘。

[7]延访：延请求教，请教。

[8]羸疾：瘤疾。

[9]童子痨：一种儿童疾病。中医指儿童所患的肺结核病，也指其他慢性疾病引起的虚弱症。

[10]华膴(Wǔ午)：华衣美食。此指家道殷实富裕。

[11]治生：经营家业，谋生计。

[12]词章：诗文的总称。

[13]考据：研究历史、语言等的一种方法。

[14]壇坫：指文人集会或集会之所。

[15]朋俦：朋辈，伴侣。

[16]阒如：寂静貌。

[17]辟：开辟；开垦。

[18]大耋：古八十岁曰耋，一说指七十岁。故以"大耋"指老年人，或者高龄。

［19］犹：仍然，还是。

［20］天和：指元气。

［21］遐寿：高龄，高寿。

［22］濂：宋代理学家中"濂溪学派"的简称。洛：洛学。以北宋程颢、程颐为首的学派。

［23］二氏：指佛道两家。

［24］戛然：形容嘹亮的鸟鸣声。

［25］味：辨别味道。引申为体会食物的道理。

［26］燹（xiǎn显）火：多用为兵火。

［27］梓：刊刻；印刷刻板。

［28］归愚：即沈德潜，清代诗论家。

［29］随园：即袁枚，清代诗人。

［30］箨石：即钱载，清代诗人、书画家。

［31］山舟：即梁同书，清代书家。

［32］埒（liè列）：相等，等于。

［33］三公：古代中央三种最高官衔的合称。

［34］甘：情愿，乐意。暗淡：不明显，不鲜明。

［35］金安清：原名国琛，字眉生，号傥斋。浙江嘉善人。

译文

我家乡的曹庭栋（号慈山）先生，是一个神仙般的人物。曹家从明朝到现在，家传世代书香，相继随侍帝王，一百多年间一直处于鼎盛状态。己未年（1679年）、丙辰年（1736年），两度有曹家人参加博学鸿词科考试。曹庭栋的祖父曹尔堪（号子顾）少宰，兄长曹庭枢（号古谦）贡生，都接受了朝廷的征召。曹庭栋也得到浙江巡抚的延请和寻访，由于曹庭栋坚决推辞，所以没有接受征聘。曹庭栋自幼体弱多病，俗称"童子痨"，终身没有离开家乡，由于曹家殷实富裕，曹庭栋不必为生计操心。天生恬静淡泊，虽然博览群书，对经学、史学、文学、词章、考据无所不通，但却对官场上应酬、吹捧夸耀的风气不屑一顾。他很少结交朋友，名气很大却喜寂静安宁。他在城里开辟一座园林，里面楼台馆阁遥相对望。园林里有白皮古松数十棵，风吹松林，声涛贯耳，犹如置身在山峦溪谷中。曹庭栋整天焚香弹琴，志趣高远，一直活到九十多岁。已经到了耄耋之年，依然有很多姬妾环绕侍候。他不服食药饵，也不崇尚导引，唯以顺应自然为宗旨，所以能颐养天年，享有长寿。他的学术思想，不违背周程理学，不师法老子、庄子，也不涉猎佛、道思想，卓然而成一家之言。他所辑录的《宋百家诗存》，及讲解儒家经典的各种著作，都被《四库全书》收录了。这本《老老恒言》二卷，就是谈他自己的养生之道，谨慎起居，调节饮食，对日常生活琐事深为关注，浅近易行。如果加以深入研究，古今养生的根本道理，其实也不外乎这些，此书引证书籍多达数百种，可称得上广博而简要了。战乱之后，原刻木板被毁，于是重新刊刻以使流传社会。曹庭栋先生生活在康熙、雍正、乾隆三朝，那是国运全盛时期，他却以平民百姓的身份隐居山林，体悟天道自然的德性。同辈中如沈德潜、袁枚、钱载、梁同书等，虽然年龄相仿，但在身心安泰方面，都比曹庭栋差远了。即使封为三公万户侯，也不能改变曹先生的志向。然而，如果别人处在曹庭栋的境地，也许未必甘心如此默默无闻。这就是他人品高尚，别人无法达到的原因啊！

　　同治九年八月同里后学表从甥金安清谨记于杭州舟次

老老恒言译评 卷一

清·曹庭栋 纂

叶明花 蒋力生 章德林 撰著

安寝

少寐乃老年大患,《内经》谓"卫气不得入于阴[1],常留于阳,则阴气虚,故目不瞑[2]。"载有方药,罕闻奏效。邵子曰[3]:"寤则神栖于目[4],寐则神栖于心[5]。"又曰:"神统于心[6]。"大抵以清心为切要[7],然心实最难把捉,必先平居静养,入寝时将一切营为计虑[8],举念即除[9],渐除渐少,渐少渐无,自然可得安眠。若终日扰扰,七情火动[10],辗转牵怀[11],欲其一时消释得乎?

注释

[1]卫气:中医学名词。卫气生于水谷,源于脾胃,出于上焦,行于脉外,其性悍,运行迅速而滑利。具有温养内外,护卫肌表,抗御外邪,滋养腠理,开阖汗孔等作用。

[2]瞑:闭目安睡。

[3]邵子:指邵雍。邵雍(1011—1077)北宋哲学家,字尧夫,其先范阳人,幼随父迁共城(今河南辉县)。隐居苏门山百源之上,屡授官不赴,后居洛阳,谥康节。后人称百源先生或康节先生,创立"先天学",继承陈抟之学,撰有《皇板经世》《伊川击壤集》等。

[4]寤:指睡醒的意思。栖:停留;暂时居住。

[5]寐:指睡梦、睡着等。

[6]心:指的心脏。统:主管;率领。

[7]清心:心地恬静,无思无虑。

[8] 计虑：计虑是指计议谋虑，出自于《韩非子·主道》。营为：操劳的事。

[9] 举念：念头刚一起。

[10] 七情：即喜、怒、忧、思、悲、恐、惊七种情志变化。

[11] 辗转：指反复不定，翻来覆去的样子。牵：牵连；连累。

译文

失眠就是老年人的一大烦恼。《黄帝内经》认为"人体卫气不能融入阴分，而常停留于阳分，则阴气虚弱，神不易守静，所以不易入睡。"即使医书记载了安眠的方剂、药物，但却很少听说能见效的。邵雍说："人清醒的时候神是停留在眼睛上的，入睡之后，神是停留于心上的。"又说："心统帅人的精神意识。"大致要以清心养神为紧要，然而心实在是最难以琢磨和掌控的，必须先安乐静养，入睡时，把自己内心的思虑、计划，一并统统消除，长此以往就会越除越少，渐少渐无，直到最后消失了，自然就可以安然入睡；如果终日杂事牵绊，七情也会动火，辗转反侧，牵怀难舍，那么想要短时间就能消除怎么可能呢？

《南华经》曰[1]："其寐也魂交[2]。"养生家曰："先睡心，后睡目。"俱空言拟议而已[3]。愚谓寐有操纵二法：操者，如贯想头顶，默数鼻息，返观丹田之类[4]，使心有所着，乃不纷驰，庶可获寐；纵者，任其心游思于杳渺无朕之区[5]，亦可渐入朦胧之境[6]。最忌者，心欲求寐，则寐愈难，盖醒与寐交界关头，断非意想所及[7]。惟忘乎寐，则心之或操或纵，皆通睡乡之路。

注释

[1]《南华经》：即《庄子》。战国时庄子及其后学所著，继承和发展老子"道法自然"的观点。

[2] 其寐也魂交：出自《庄子·内篇·齐物论》。意谓在梦中精神交接。

[3] 拟议：揣度议论。
[4] 丹田：原是道教修炼内丹中的精气神时用的术语。这里指人体部位名，在脐下三寸。返观：亦作"反观"。谓用心和理去观察。
[5] 杳（yǎo咬）渺：悠远，渺茫貌。朕：预兆，迹象。
[6] 朦胧：模糊不清。
[7] 意：心意、意图。

译文

庄子《南华经》说："入睡时神与气相交。"养生家说："睡觉先让心入睡，后才是闭上眼睛睡觉。"这些都是空谈和揣度议论罢了。我认为入睡的方法有"操"与"纵"两种："操"，是把所有心思都聚精到头顶部位，默默地计算自己的呼吸次数，或者像练气功那样意守丹田，使心神有所依附，不浮想联翩，这样便能自然入睡；所谓"纵"，就是放任心思自由，也可以渐渐进入朦胧的境界而慢慢睡去。最为忌讳的就是心里一直想着入睡，这样就更难入睡，本来是在醒与睡着交界的境地，并不是说你想睡就能睡着的。只有忘掉睡眠，心里按着操法或是纵法而行，就都是通往睡乡的道路。

《语》曰[1]："寝不尸[2]。"谓不仰卧也。相传《希夷安睡诀》[3]：左侧卧则屈左足，屈左臂，以手上承头，伸右足，以右手置右股间[4]。右侧卧反是。半山翁诗云[5]："华山处士如容见[6]，不觅仙方觅睡方[7]。"此果其睡方耶？依此而卧，似较稳适，然亦不得太泥[8]，但勿仰卧可也。

注释

[1]《语》：即《论语》。儒家基本经典之一。为孔子言行的记录。共二十篇。内容包括孔子谈话、答弟子问及弟子之间的相互谈论。为研究孔子思想的主要资料。

[2] 寝不尸：见《论语·乡党》，意思是睡姿不能尸卧位。

[3] 希夷：指陈抟。五代末宋初道教学者、道士，号希夷先生。

[4] 股：大腿，自胯至膝盖的部分。

[5] 半山翁：王安石，字介甫，晚号半山。

[6] 容：容许；许可。

[7] 仙方：传说中神仙所赐的药饵。

[8] 泥：拘泥古代的制度和说法，不根据具体情况加以变通。

译文

《论语》说："寝不尸。"说的是不要仰卧位入睡。相传陈抟先生的安睡秘诀是：左侧卧睡，屈左腿和左手臂，用手拖垫着脑袋，而右脚自然伸放着，用右手放在右大腿处。如果是右侧卧位，则正好与之相反。半山翁诗写到："华山处士如容见，不寻觅仙方寻睡方。"这果真是陈希夷入睡的方法吗？按照这个方法躺下，似乎比较稳妥、舒适，然而也不可太过拘泥，只要不仰卧就可以了。

《记·玉藻》曰[1]："寝恒东首。"谓顺生气而卧也[2]。《保生心鉴》曰[3]："凡卧，春夏首向东，秋冬首向西。"愚谓寝处必安其常，《记》所云"恒"也，四时更变[4]，反致不安[5]。又曰："首勿北卧[6]。"谓避阴气[7]。《云笈七签》曰[8]："冬卧宜向北。"又谓乘旺气矣[9]。按：《家语》曰[10]："生者南向，死者北首[11]，皆从其初也[12]。"则凡东西设床者，卧以南首为当。

注释

[1]《记·玉藻》：《礼记》由西汉戴圣对秦汉以前汉族礼仪著作加以辑录、编纂而成，共49篇。《玉藻》是礼记中的第13篇，是记述礼制的章篇之一。

[2] 生气：使万物生长发育之气。

[3]《保生心鉴》：明朝铁峰居士撰。为养生类著作，分修真要诀、养生总论、

活人心法三部分。内有大量练功导引图，刻印极精。

[4] 四时：指一年的春、夏、秋、冬四季。

[5] 安：安心。

[6] 首勿北卧：《千金要方·道林养性》云："头勿北卧，及强北勿安床"。

[7] 阴气：寒气，肃杀之气。

[8]《云笈七签》：道教类书，北宋张君房编，一百二十二卷。道教称书籍为"云笈"，道书分"三洞"、"四辅"，总称"七签"，故名。本书为集北宋前道书之大成者，为研究道教之重要资料汇编，收入《道藏》第677—702册。

[9] 乘：凭借，利用。旺气：旺盛的生命力、活力。

[10]《家语》：指《孔子家语》。最早著录于《汉书·艺文志》，凡二十七卷，孔子门人所撰，其书早佚。

[11]"生者南向"句：语自《礼记·礼运》："故死者北首，生者南乡，皆从其初。"

[12] 皆从其初：谓此等礼制来自上古中古，不是现代之礼俗。

译文

《礼记·玉藻》中说："睡觉始终头部朝向东方。"说的是顺应东方生发之气而卧的意思。《保生心鉴》指出："凡是入睡姿势，春夏两季头部朝东方，秋冬两季头朝西方。"我认为睡眠方向一定要保持规律，也就是《礼记·玉藻》所说的"恒东首"，根据四季变化而一直调整，反而会导致睡不安稳。又说"入睡时头不能朝北"。认为这样可以避去阴气。《云笈七签》则说："冬天入睡时头应该朝向北面。"说可以顺应旺气。曹慈山按：《孔子家语》写道："活着的时候头朝南，死了以后头朝北，都回归到其初始的状态。"凡是在房间东、西两侧摆放床榻的，入睡时以头朝南向为佳。

卧不安，易多反侧[1]，卧即安。醒时亦当转动，使络脉流通[2]。否则半身板重[3]，或腰肋痛，或肢节酸者有之。按：释氏戒律[4]，卧惟右侧，不得转动，名吉祥睡[5]，此乃戒其酣寐[6]，速之醒也[7]。与老年安寝之道正相反。

注释

[1]反侧：身体翻来覆去，形容睡卧不安。
[2]络脉：中医指人体由经脉分出的大小分支。
[3]板重：沉重。
[4]释氏：指佛教。
[5]吉祥睡：古人认为，侧卧以向右为佳，称为吉祥睡。
[6]酣寐：熟睡；沉睡。
[7]速：催促。

译文

如果入睡不安稳，应该多翻转身体，就能睡着了。醒来时应当多转动身体，使经络脉道流通。否则使人身体沉重，有时腰部、胁肋疼痛，或是四肢关节酸痛。按：佛教的戒律，睡姿只能右侧卧，不能翻身，称作吉祥睡。这种睡姿可以避免人们入睡过熟，可以迅速清醒，这与老年人的安睡方法正好相反。

胃方纳食[1]，脾未及化，或即倦而欲卧，须强耐之。《蠡海集》曰[2]："眼眶属脾，眼开眶动，脾应之而动。"又曰："脾闻声则动，动所以化食也。"按，脾与胃同位中州[3]，而膜联胃左，故脉居右而气常行于左。如食后必欲卧，宜右侧以舒脾之气。《续博物志》云[4]："卧不欲左胁。"亦此意。食远则左右胥宜[5]。

注释

[1]纳食：进食。
[2]《蠡海集》：宋·王逵撰。
[3]中州：本指九州之中，即中原河南一带，此指人体中部。
[4]《续博物志》：古代中国文言笔记小说集。共十卷（江苏巡抚采进本）。

旧本题宋·李石撰。

[5]胥：都，全。

> 译文

饭后，胃刚刚消化腐熟食物，脾还没来得及将其运化转输，有的人就已经疲倦而犯困，这时必须强打精神等待一段时间才能入睡。明代王逵在《蠡海集》中说："眼眶属脾，睁眼后眼眶打开，就会跟着动。脾与之相呼应也就动了。"又说："脾听到声音就会运动，用运动来运化食物。"曹慈山按：脾与胃同在中焦，脾通过膈膜与胃相连，居胃的左侧，所以脾脉在右，而脾气通常在左循行。如果饭后想要睡觉，则宜右侧卧，以舒缓脾气。《续博物志》记载躺着的时候不应该左卧位，讲的就是这个意思。如果吃完饭很久了，那么左右侧卧都可以。

觉须手足伸舒，睡则不嫌屈缩[1]。《续博物志》云"卧欲足缩"是也。至冬夜，愈屈缩则愈冷。《玉洞要略》曰[2]："伸足卧，一身俱暖。"试之极验[3]。杨诚斋雪诗云[4]："今宵敢叹卧如弓。"所谓愈屈缩愈冷，非耶？

> 注释

[1]屈缩：使弯曲。
[2]《玉洞要略》：宋·张杲撰。
[3]验：有效果。
[4]杨诚斋：即杨万里，字廷秀，号诚斋，宋代词人，其诗初学江西派，后学王安石及晚唐诗人，形成了一种新鲜活泼的诗体"杨诚斋诗体"。有《诚斋集》。

> 译文

睡前必须手脚伸展舒张，熟睡后则宜屈缩肢体。《续博物志》说："卧睡应让足蜷缩"才是，到了冬天夜里则越蜷缩脚越觉得冰冷。《玉洞要略》说："卧时伸开双脚，全身暖和。"试了之后果然应验了。杨诚斋的《雪诗》中说:"今宵敢叹卧如弓。"所说的睡时越蜷缩就会感觉越冷,难道不对吗?

就寝即灭灯。目不外眩[1],则神守其舍。《云笈七签》曰:"夜寝燃灯,令人心神不安[2]。"《真西山卫生歌》曰[3]:"默寝暗眠神晏如[4]。"亦有灭灯不成寐者,锡制灯龛[5],半边开小窦以通光[6],背帐置之,便不照耀及目。

注释

[1]眩:眼花,看不清楚。引申为迷惑;迷乱。
[2]心神不安:意思是心里烦躁,精神不安。
[3]《真西山卫生歌》:养生歌诀,南宋·真德秀撰。
[4]晏如:安定,安宁,恬适。
[5]灯龛:灯笼,内有烛灯的小盒子。
[6]窦:孔、洞。

译文

入睡的时候要把灯灭掉。眼睛就不会受到灯光所迷眩,这样精神会安守其舍。《云笈七签》说:"夜里点灯睡觉,会令人心神不安。"真德秀的《卫生歌》提到:"在没有灯光照耀下沉睡,则会使人的精神平静安定。"也有的人灭了灯之后就会睡不着觉,于是有锡制作的灯笼,一侧开着小口用来透光,背对着床帐放置,这样灯光就不会照到眼睛。

寝不得大声叫呼。盖寝则五脏如钟磬不悬[1],不可发声。养生家谓多言伤气,平时亦宜少言,何况寝时!《玉笥要览》曰[2]:"卧须闭口,则元气不出[3],邪气不入[4]。"此静翕之体[5],安贞之吉也[6]。否则令人面失血色[7]。

注释

[1] 五脏：指心、肝、脾、肺、肾五个人体重要器官。

[2]《玉笥要览》：丘处机（1148年—1227年）著。

[3] 元气：中医学名词。指人体的正气，与邪气相对。

[4] 邪气：中医指伤人致病的因素。

[5] 静翕（xī西）：翕，闭合。语本《周易·系辞》："夫坤，其静也翕，其动也辟，是以广生焉"。

[6] 安贞：静而正，语本《周易·坤》："安贞吉"。

[7] 血色：指皮肤健康红润的颜色。

译文

躺在床上以后就不要大声说话。因为躺下以后人的五脏就好像没有悬挂起来的钟和磬一样，是不能发出声音的。养生家认为多说话会损伤人的元气，平时就提倡少说话，更何况入睡的时候呢？《玉笥要览》说："睡觉时闭口不语，这样人的元气不会外出，邪气也就无法进入体内。"这恰好吻合了《周易》提到的静谧时要呈闭合状态，安静固守坤道则吉的思想。否则会令人面无血色。

头为诸阳之首，《摄生要论》曰[1]："冬宜冻脑[2]。"又曰："卧不覆首。"有作睡帽者，放空其顶，即冻脑之意。然终嫌太热，用轻纱包额[3]，如妇人包头式，或狭或宽，可趁天时[4]，亦惟意所适[5]。

注释

[1]《摄生要论》：吴胐（fěi匪）著。吴善画山水、花鸟，笔墨生趣，人争宝之。

[2] 冻脑：即不要捂着头脑。

[3] 轻纱：指又轻又柔的纱。

[4] 趁：顺应。

[5] 适：适宜，舒适。

> **译文**

头为诸阳之会。《摄生要论》说"冬天应宜头脑保持清醒"，又说"睡觉时不能蒙头而睡"。有做睡帽的，帽顶做成空的，让头顶露出来就是有"冻脑"的意思。然而如果头部觉得过热，可用轻纱包裹额头，就像妇人用的帕额，可宽可载，可以依据天气而不同，根据自己的意愿选择。

腹为五脏之总，故腹本喜暖。老人下元虚弱[1]，更宜加意暖之，办兜肚，将蕲艾捶软铺匀[2]，蒙以丝绵，细针密行，勿令散乱成块。夜卧必需，居常亦不可轻脱。又有以姜、桂及麝诸药装入[3]，可治腹作冷痛。段成式诗云[4]："见说自能裁袙肚[5]，不知谁更着帩头[6]。"

> **注释**

[1] 下元：中医指肾气。
[2] 蕲艾：蕲州所产的艾。
[3] 麝：指麝香，性味辛、温，有开窍醒神、活血通经、消肿止痛的功效。
[4] 段成式：段成式，字柯古。晚唐东牟人，祖籍邹平。尚书左仆射段文昌之子。段成式工诗，有文名。在诗坛上，他与李商隐、温庭筠齐名。
[5] 见说：听说。袙肚：即今之肚兜。
[6] 帩头：古代男子束发用的。

> **译文**

腹部是人体脏腑汇聚的地方，所以腹部本来就喜欢暖和的。老年人肾气虚弱，更应该特别注意保暖，应当做一个兜肚，将蕲艾拿来捶软，然后铺匀，用丝棉蒙盖起来，细针密线缝好，不要让它散乱成块，结成硬结。夜里睡眠时十分需要兜肚，平常也不可轻易脱掉。也有把干姜、桂皮等装进去的，可以治疗腹部的寒冷疼痛。唐代文学家段成式的诗说："见说自能裁衲肚，不知谁更着梢头。"

兜肚外再加肚束，腹不嫌过暖也。《古今注》谓之腰彩[1]。有似妇人袜胸[2]，宽约七八寸，带系之。前护腹，旁护腰，后护命门[3]，取益良多[4]，不特卧时需之[5]。亦有以温暖药装入者。

注释

[1]《古今注》：《古今注》三卷，晋崔豹撰。崔豹，字正熊，一作正能，惠帝时官至太傅。此书是一部对古代和当时各类事物进行解说诠释的著作。
[2] 袜胸：俗称肚兜。
[3] 命门：中医名词。一般指右肾。
[4] 取：取得；获得。
[5] 特：仅，只，不过。

译文

兜肚外加用一条肚束扎紧，这是腹部不在乎过于暖和的意思。《古今注》里把这种"肚束"叫腰彩，好像妇女的抹胸，宽约七八寸，用带系住，前面护腹，侧面护腰，后面护命门，好处很多。不仅睡卧时需要它，也有人把温热的药物装在里面的。

解衣而寝，肩与颈被覆难密。制寝衣如半臂[1]，薄装絮，上以护其肩，短及腰，前幅中分，扣钮如常，后幅下联横幅，围匝腰间，系以带，可代肚束[2]，更缀领以护其颈。颈中央之脉，督脉也[3]，名曰风府[4]，不可着冷。领似常领之半，掩其颈后，舒其咽前，斯两得之矣。穿小袄卧，则如式作单者加于外。《说丛》云[5]："乡党必有寝衣[6]，长一身有半。"疑是度其身而半之，如今着小袄以便寝，义亦通。

注释

[1] 寝衣：睡衣。半臂：短袖或者无袖上衣。
[2] 肚束：勒紧腰带。
[3] 督脉：中医学名词。奇经八脉之一，为人体中央贯彻上下之脉。
[4] 风府：人体经穴名。位于项中正线，入后发际一寸。主治头痛、项强、眩、衄、风等。
[5]《说丛》：即《说苑·丛书》。《说苑》，西汉刘向撰。原二十卷，后仅存五卷，经宋曾巩搜辑，复为二十卷。内分君道、臣术、建本、立节等二十门。
[6] 乡党：乡里。

译文

脱掉衣服睡眠，被子很难盖住肩部与颈部，可以特制一件半袖的睡衣，内絮薄丝棉，上可以用它保护肩膀，长短到腰，前身是中分的，钮扣和平日衣服一样，后幅的下缘再缝连一个横幅，围匝在腰间，用带子系起来，可以用来代替肚束。更要缝一个衣领来保护颈部，因为颈部中间是督脉，名叫风府穴，千万不可着凉。这种衣领要像普通领子一半，既保护了颈项，又可以使前面咽部舒服，这样真是一举两得啊。喜欢穿小袄睡觉的人，则可以照以上的样式做一件单衣穿在外边。《说丛》这样描述："有个家乡的人睡觉一定穿睡衣，这样睡衣有全身的一半长。"我估计是测量身高而取其一半长做的，与现在穿着这种小袄而方便睡觉的意思是相通的。

点评

本章主要阐述的是老年人睡眠应注意的事项。寐少，是老年人比较忧虑的事情，所以作者提出了操纵二法，通过调节心神来增强睡意。睡姿可以随意，不用拘泥，但勿仰卧。睡觉方向要保持相对的稳定，不宜常变动。躺着时，转动身体，可使经脉通畅。食物尚未消化时，尽量不睡觉,以免影响脾胃运化。如食后必须睡,宜向右侧以舒缓脾气。就寝时应关灯,使神守其舍。睡前不宜大声叫呼,以免多言伤元气。睡觉时不要蒙着头。老年人腰腹喜暖,夜卧注意护腰、护腹、护肩颈,以免受寒。

晨兴[1]

老年人往往天未明而枕上已醒,凡脏腑有不安处,骨节有酸痛处[2],必于此生气时觉之[3]。先以卧功次第行数遍(卧功见二卷《导引》内),反侧至再[4],俟日色到窗,方可徐徐而起[5]。乍起慎勿即出户外,即开窗牖[6]。

注释

[1]兴:起床,《说文》:兴,起也。
[2]骨节:骨头的关节。
[3]生气:阳气生发。
[4]再:第二次。
[5]徐徐:慢慢地。
[6]窗牖:窗户。

译文

老年人常常在天未亮就已经醒了,凡是脏腑不适,关节酸痛的地方,就一定会在阳气初生时候能感觉出来。此时,老人不该马上起床,而应先做卧功,按次序做几遍(具体方法见卷二导引),然后不断地翻身,等到太阳出来时,才能慢慢起床。刚起来千万不能立即走出户外,也不能马上打开窗户。

春宜夜卧早起,逆之则伤肝;夏同于春,逆之则伤心;秋宜早卧早起,逆之则伤肺;冬宜早卧晏起[1],逆之则伤肾。说见《内经》[2],养生家每引以为据。愚谓倦欲卧而勿卧,醒欲起而勿起,勉强转多不适。况乎日出而作,日入而息,昼动夜静,乃阴阳一定之理[3],似不得以四时分别[4]。

注释

[1]晏起:晚起。
[2]《内经》:即《黄帝内经》,中国传统医学四大经典著作之一,是第一部冠以中华民族先祖黄帝之名的巨著,是中医现存成书最早的一部医学典籍。
[3]阴阳:是自然界两种既对立又互相消长的矛盾。把阴阳交替看作宇宙的根本规律。
[4]四时:指四季。

译文

春天应该晚睡早起,违逆此规律就会伤到肝气;夏天与春天一样,违逆此规律会伤到心气;秋天应该早睡早起,违逆此规律会伤到肺气;冬天应该早睡晚起,违逆此规律会伤到肾气。这是《内经》里的说法,很多养生家都以此为根据。而我却认为身体疲倦想睡却不能睡,醒后想立刻起床却忍着不起,如此勉强自己,则会感到身体不适。更何况日出而作,日落而息,白天运动,夜间安静休息,讲的是动静、昼夜阴阳变化的规律,这种规律似乎不能因四季不同而改变。

冬月将起时,拥被披衣坐少顷[1]。先进热饮,如乳酪、莲子、圆枣汤之属,以益脾;或饮醇酒[2],以鼓舞胃气[3],乐天诗所谓"空腹三杯卯后酒也[4]"。然亦当自审其宜。《易·颐卦》彖曰[5]："观颐[6]，观其所养也，自求口实，观其自养也。"

注释

[1] 少顷：片刻；一会儿。
[2] 醇酒：味厚的美酒。
[3] 胃气：中医指胃的生理功能及其精气。
[4] 空腹三杯卯后酒：出自白居易《闲乐》。卯后：早晨七点以后。
[5] 易：指《周易》，我国古代五经之一。
[6] 观颐：谓观察研究养生之道。

译文

冬季天冷，老年人在起床之前可以先裹着被子或是披着大衣坐一会儿。先喝一些热饮，如乳酪、莲子、枣汤之类的来养脾，或者喝醇酒来激发胃气。唐朝诗人白居易所说"空腹三杯卯后酒"，就是这个道理。然而关于选用何种饮品，还是得根据自己的实际情况来选择。《周易·颐卦》的彖辞中这样说："观察颐卦，是观察各爻所养的是什么；从自己口中吃食物的状况，可以看出自己的养生之道。"

晨起漱口，其常也。《洞微经》曰[1]："清早口含元气[2]，不得漱而吐之，常以津漱口，即细细咽津[3]。"愚谓卧时终宵呼吸，浊气上腾，满口粘腻[4]，此明证[5]也。故去浊生清，惟漱为宜。《仲贤余话》曰："早漱口不若将卧而漱，然兼行之亦无不可。"

注释

[1]《洞微经》：即《上清大洞真经》中的《上清六阴洞微经》。《上清大洞真经》被上清派奉为诸经之首，比较典型地反映了上清派的修习方术。盖为东晋杨羲

等假托降神所适。

［2］元气：泛指宇宙自然之气。

［3］咽津：咽口水。形容思食之切。

［4］口粘腻：自觉口舌黏腻，涩滞不爽，甚至食不知味的表现。

［5］明证：指明摆着的证据。

译文

早上起床后漱口是一种习惯。《洞微经》说："清早口中含着元气，不可以漱口后吐掉，要常用津液漱口，慢慢将津液咽下去。"我认为，睡眠中一夜都在不停地呼吸，浊气上腾，满嘴的黏腻就是明证。所以早起要去浊生清，漱口是最为适合的方法。《仲贤余话》说："早晨起来漱口，不如晚上睡前漱口。然而早晚漱口也未尝不可。"

漱用温水，但去齿垢[1]。齿之患在火，有擦齿诸方，试之久俱无效。惟冷水漱口习惯，则寒冬亦不冰齿，可以永除齿患。即当欲落时，亦免作痛。鬃刷不可用[2]，伤辅肉也[3]，是为齿之祟[4]。《抱朴子》曰[5]："牢齿之法，晨起叩齿三百下为良。"

注释

［1］齿垢：它是覆盖在牙齿表面的黏性薄膜，是由细菌，唾液及其他分泌物在进食后集聚而成。

［2］鬃（zōng宗）：马颈上的长毛。鬃的异体字。

［3］辅：面颊。

［4］祟：原指鬼神作怪，后引申指隐患。

［5］《抱朴子》：道教典籍，作者为晋代的葛洪。抱朴是道教术语，源于《老子》的语句"见素抱朴，少私寡欲"。

译文

用温水漱口，只能除去齿垢。牙齿的疾患都属于体内的火气，前人记载了很多擦齿的方法，我逐个试用了很久，均无效果。只有用冷水漱口，习惯之后在寒冷的冬季也不觉得冰冷，这样可以永久地去除牙齿的疾患，即使到了掉牙的时候，也不会觉得疼痛。用鬃毛制作的牙刷不好用，会伤到牙龈，是牙齿的祸患。《抱朴子》说："坚固牙齿的方法，早晨起床后叩齿三百下最好。"

日已出而霜露未晞[1]，晓气清寒，最易触人。至于雾蒸如烟，尤不可犯。《元命包》曰[2]："阴阳乱则为雾。"《尔雅》曰[3]："地气发，天不应，曰雾。"《月令》[4]曰："仲冬行夏令[5]，则氛雾冥冥。"其非天地之正气可知[6]。更有入鼻微臭，即同山岚之瘴[7]，毒弥甚焉！《皇极经世》曰[8]："水雾黑，火雾赤，土雾黄，石雾白。"

注释

[1] 晞（xī 西）：干燥。

[2]《元命包》：指《春秋元命苞》，西汉末假托经义而言祥瑞的纬书。

[3]《尔雅》：儒家的经典之一，是中国古代最早的词典，是辞书之祖。收集了比较丰富的古代汉语词汇。

[4]《月令》：即《礼记·月令》。

[5] 仲冬：冬季的第二个月，即农历十一月。

[6] 正气：充塞天地之间的至大至刚之气。

[7] 山岚之瘴：旧时对高山区的不寻常气候，寒、热、暑、温给人们带来种种不适和疾病，如风寒、风热感冒、疟疾、腹泻等疾病。

[8]《皇极经世》：是北宋易学家邵雍所著。写天数的变化。

译文

每日清晨太阳已经露头，但霜露还没有晒干，晓气清寒，最容易侵犯人。至于大雾蒸腾如烟，尤其不可去轻易冒犯。《元命包》说："阴阳错乱则形成雾。"《尔雅》说："地气发生，上天不接应，就出现了雾。"《月令》说："仲冬时却出现了夏季的时令状况，则会出现大雾蒙蒙的景象，它不是天地的正气。"由此即可知晓。更有的雾气，吸入鼻中有一股臭味，就如同山岚的瘴气，毒性非常之大。《皇极经世》说："水雾是黑色的，火雾是赤色的，土雾是黄色的，石雾是白色的。"

每日空腹食淡粥一瓯[1]，能推陈致新[2]，生津快胃，所益非细。如杂以甘咸之物，即等寻常饮食。杨子云《解嘲文》云[3]："大味必淡。"《本草》载有《粥记》[4]，极言空腹食粥之妙。陆放翁诗云[5]："世人个个学长年，不悟长年在目前。我得宛邱平易法[6]，只将食粥致神仙。"

注释

[1] 瓯（ōu 欧）：盆盂一类的瓦器。

[2] 推陈致新：排除陈旧的，生出新的来。指肌体内的新陈代谢。

[3] 扬子云：即扬雄，扬雄，西汉蜀郡成都（今四川成都郫县）人，字子云。是西汉后期著名学者，哲学家、文学家、语言学家。其年轻时，曾一度钦慕屈原、司马相如的辞赋。《解嘲文》：通过抒情言志描写了汉代封建制度的部分弊端和当时社会的某些实情，表达了作者反对压抑人才、主张重用贤能的进步思想。

[4]《粥记》：指《本草备要·谷菜·粳米》。

[5] 陆放翁：即陆游，字务观，号放翁，南宋山阴（今浙江绍兴）人。

[6] 宛邱平易法：指张耒《宛邱集》中倡导的食粥法。宛邱指张耒（1054 年—1114 年），字文潜，号柯山，人称宛丘先生。

译文

每天空腹进食一小杯淡粥,可以促进新陈代谢,促生津液与胃部运动,有很大的益处。如果掺杂了甘、咸味的食物,就是寻常饮食了。汉朝文学家扬子在《解嘲文》中说:"大味必淡。"在《本草纲目》里头也有关于粥的记载,极力强调空腹食粥的好处。陆游诗中说;"世人个个学长寿,不领会到长寿之法就是现在,我得宛邱平易法,只将食粥致神仙。"

清晨略进饮食后,如值日晴风定,就南窗下,背日光而坐,《列子》所谓"负日之暄"也[1]。脊梁得有微暖,能使遍体和畅。日为太阳之精[2],其光壮人阳气[3],极为补益[4]。过午阴气渐长[5],日光减暖,久坐非宜。

注释

[1]列子:道家学派的杰出代表人物,先秦天下十豪之一,著名的思想家、文学家。对后世哲学、文学、科技、养生、乐曲、宗教影响非常深远。著有《列子》,其学说本于黄帝老子,归同于老、庄。创立了先秦哲学学派贵虚学派(列子学)。是介于老子与庄子之间道家学派承前启后的重要传承人物。负日之暄:背对着太阳晒太阳。负:背对着。暄:温暖。

[2]日为太阳之精:《说文》:"日,实也,太阳之精不亏。从口一,象形。"《晋书·天文志》:"日为太阳之精,主生恩德,人君之象也"。

[3]阳气:中医学名词。指具有温养组织脏器、维持生理功能和固卫体表等作用,并充盈于周身之气。

[4]补益:帮助,增益。

[5]阴气:寒气,肃杀之气。

译文

清晨略微进食之后,如果遇上天气晴朗的好天气,就可以靠近南向的窗户,背对阳光而坐,这就是《列子》中说的后背对着太阳晒暖和。这样后脊背会感觉微热，能使全身舒畅。日是太阳的精华，阳光能够强壮人的阳气，对人极有好处。但是午后阳气气衰而阴气逐渐增长，日光减暖，不适合人久坐。

长夏晨兴[1]，勿辄进食以实胃。夏火盛阳[2]，销铄肺阴[3]，先进米饮以润肺。稼穑作甘[4]，土能生金也。至于晓气清凉，爽人心目，惟早起乃得领略。寒山子曰[5]："早起不在鸡鸣前。"盖寅时初刻[6]，为肺生气之始，正宜酣睡[7]。至卯气入大肠[8]，方可起身，稍进汤饮；至辰气入胃[9]，乃得进食，此四时皆同。

注释

[1] 晨兴：早起。
[2] 盛阳：旺盛的阳气。
[3] 销铄（shuò 烁）：融化、消除，因久病而枯瘦。
[4] 稼穑：种植和收割。泛指农业劳动，引申指粮食农作物。
[5] 寒山子：是唐代贫士，不知姓氏，隐于天台始丰县西七十里寒岩幽窟中。时来国清寺，布襦零落，面貌枯瘁，言行若疯狂，吟诗偈，皆表现佛教宗旨。
[6] 寅：指寅时，凌晨三点至五点。
[7] 酣睡：熟睡。
[8] 卯：指卯时，早晨五点至七点。
[9] 辰：指辰时，上午七点至九点。

译文

长夏早晨起来，不要马上进食以充实胃肠。因为夏季火旺而阳气盛，会消损肺阴，应适宜先进食一些米汤来润肺。这就是所说的"稼穑作甘，土能生金"之意。至于长夏早晨的雾气清凉，让人心情舒爽，只有早起才能领略到。寒山子说："早上不要在鸡鸣之前起床。"大概是寅时（3时-5时）初起，肺气渐渐升发，正适宜熟睡。到了卯时（5时-7时）大肠经开始运行，才可起床，稍进汤水。到了辰时（7时-9

时）阳气入胃经，才可以进食，这是一年四季都适合的养生方法。

> 点评

　　本章节阐述的是老年人早晨醒后的注意事项。老年人作息时间应顺应阴阳消长，春、夏宜夜卧早起，秋宜早卧早起，冬宜早卧晚起。醒后不宜立即起床，可躺着练习卧功，待天亮，才可慢慢坐起。漱口用冷水及晨起叩齿，可使牙齿坚固。冬日早晨可先喝热饮，或醇酒，以鼓舞脾胃之气。夏日早晨可先喝米汤润肺，补土生金。早餐吃一碗稀粥，能推陈致新，生津快胃。天气晴朗的上午，晒脊背，可壮阳气。

盥洗

盥[1]，洗手也；洗发曰沐；洗面曰靧[2]；洗身曰浴，通谓之洗。养生家言发宜多栉[3]，不宜多洗，当风而沐，恐患头风[4]。至年老发稀，沐似可废。晨起先洗面，饭后、午睡后、黄昏后，俱当习以为常。面为五藏之华[5]，频洗所以发扬之。《太素经》曰[6]："手宜常在面。"谓两手频频擦面也，意同。

注释

[1]盥（guàn冠）：洗手。
[2]靧（huì会）：洗脸。
[3]栉（zhì志）：梳子、篦子等梳发的用具。也指梳发。
[4]头风：头痛或指头创、发脱之类。中医学病症名。
[5]五藏：中医术语。也称"五脏"。心、肝、脾、肺、肾五个脏器的合称。
[6]《太素经》：经名，太上老君太素经。简称《太素经》。撰人不详，约出于先秦两汉之际。《抱朴子·遐览篇》著录《太素经》一卷，当即此书。经文仅五百馀字，概述道生天地万物之宇宙观，以及忍辱守雌、冶心如水之人生观。其况与《道德经》和《易传》大旨相同。

译文

"盥"，是洗手的意思；"沐"是洗发；"靧"是洗脸，洗澡称为"浴"，这些统称为洗。养生家建议头发适宜多梳，而不宜多洗。如果迎着风洗头，还恐怕会患上头痛。到了老年头发逐渐稀疏，似乎不用洗头了。早晨起床应该先洗脸，饭后、午睡后、黄昏后都应养成经常洗脸的习惯。因为脸面是五脏精华的所在，多洗脸可以使面色红润。《太素经》曰："手宜常在面。"就是说两手频频擦脸，说的是一个意思。

冬月手冷，洗以热水，暖可移时，颇胜烘火[1]。《记·玉藻》曰："日五盥。"盖谓洗手不嫌频数耳。又《内则》云[2]："三日具沐其间，面垢燂潘请靧，足垢燂汤清洗。"燂[3]，温也。潘，淅米汁也[4]，即俗所谓米泔水。

注释

[1]烘火：烤火，向火取暖。
[2]《内则》：《内则》是《礼记》的一部分，主要内容是记载男女居室事父母、舅姑之法。即是指家庭主要遵循的礼则。
[3]燂（tán 谈）：烧热。
[4]淅米：淘米。

译文

冬天手较为冰冷，洗手应用热水，在热水里多泡一会儿，比用火烘手的效果还好。《礼记·玉藻》说："每天洗手五次。"这就是洗手不嫌过分频繁。《内则》说："三天洗一次头发，期间脸上有污垢则可以用烧热的淘米水来清洗，足垢就用温水洗。"燂，温热的意思。潘，指米泔水。

洗面水不嫌过热，热则能行血气，冷则气滞[1]，令人面无光泽。夏月井水阴寒，洗手亦恐手战，寒透骨也。《玉藻》曰："沐稷而靧粱[2]。"注：沐稷，以淅稷之水洗发；靧粱，以淅粱之水洗面，皆泔水也[3]。泔水能去垢，故用之。去垢之物甚多[4],古人所以用此者,去垢而不乏精气[5],自较胜他物。

> [!注释]

[1]气滞:病证名。指脏腑、经络之气阻滞不畅。可因饮食邪气,或七情郁结,或体弱气虚不运所致。
[2]沐稷:用淘洗稷的汁水洗头发。稷:粟,小米。粱:即粟中的优良品种。
[3]泔水:指米泔水,淘洗食米的水。
[4]垢:污秽,脏东西。
[5]精气:清明之气。

> [!译文]

洗脸水不怕过热,热则可以通畅气血,冷则气滞,令人面无光泽。夏月井水寒冷,洗手则让人手打战,寒冷能透彻入骨。《玉藻》说:"沐稷而靧粱。"注:"沐稷",用淘米水洗头发,靧粱,用高粱水洗脸,都是米泔水。米泔水能除去污垢,所以用它。去除污垢的东西很多,古人之所以选用它,能够去除污垢,又不会缺少精气,相比之下,远远超过其他物品。

浴必开发毛孔[1],遍及于体,如屡屡开发之,令人耗真气[2]。谚云:多梳头,少洗浴。盛夏亦须隔三四日,方可具浴[3]。浴后阳气上腾[4],必洗面以宣畅其气,进饮食。眠少顷而起[5],至浴时易冒风邪[6],必于密室[7]。

> [!注释]

[1]开发:使毛孔张开。
[2]真气:人体的元气,生命活动的原动力。由先天之气和后天之气结合而成。

[3] 具：通"俱"，全，都，尽。
[4] 阳气：指活人的生气。
[5] 少顷：片刻；一会儿。
[6] 风邪：中医学名词。"六淫"之一。谓受外邪而感得风寒、风热、风湿等症。
[7] 密室：密闭的房间。

译文

浴澡必然要使汗毛孔张开，遍及整个身体，如果经常让汗毛孔张开，令人耗损真气。民谚说："多梳头，少洗浴。"就是到了盛夏，也必须隔三四天才可以浴身。洗浴后，阳气上腾，必须洗脸而宣畅其阳气，再吃点东西。如果睡了一会儿而起身洗澡，容易冒犯风邪，必须到条件好的封闭的密室去洗澡才好。

《记·内则》云："五日则燂汤清浴[1]。"盖浴水不可太热，温凉须适于体，故必燂汤。或浴久汤冷，另以大壶贮热者[2]，置于浴盆旁，徐徐添入，使通体畅快而后已。《云笈七签》曰："夜卧时，常以两手揩摩身体[3]，名曰干浴。"

注释

[1] 燂：烧热。
[2] 贮：储存，贮存。
[3] 揩摩：拭抹，擦拭。

译文

《礼记·内则》说："相隔五天烧热水洗浴。"洗澡水不能太热，温热程度要使身体适应，所以应该烧热水。如果洗久了之后水变凉，洗浴时应该在浴盆旁边摆放装有热水的水壶，逐渐加入其中，直到身体感到温暖舒适为止。使全身感到畅快。另外《云笈七签》还记载："晚上入睡前，经常用双手摩擦全身，叫干浴。"

《四时调摄论》曰[1]:"饥忌浴。"谓腹虚不可复令耗气耳。又曰:"枸杞煎汤具浴,令人不病不老,纵无确效,犹为无损。"至有五枝汤,用桃枝、柳枝之属,大能发汗,乏人精血[2]。或因下体无汗,用以洗足。

注释

[1]《四时调摄论》:明代医家吴球撰。
[2]精血:精气和血液。

译文

《四时调摄论》说:"饥忌浴。"说的是饥饿时人体本来就虚弱而不应洗澡,否则过度耗气,不利于身体健康。又说:"枸杞煎汤洗浴,可让人不病不老,即使效果不明显,对身体也没有伤害。"另外还有五枝汤,用桃枝、柳枝之类,会令人出大汗,消耗人的精血。如果一个人下肢寒冷无汗,可以用这种水洗脚。

春秋非浴之时,如爱洁必欲具浴,密室中,大瓷缸盛水及半,以帐笼罩其上,然后入浴。浴罢急穿衣,衣必加暖,如少觉冷,恐即成感冒。浴后当风,腠理开[1],风易感。感而即发,仅在皮毛,则为寒热;积久入里,患甚大。故风本宜避,浴后尤宜避。《论语》"浴乎沂[2],风乎舞雩[3]",狂士不过借以言志。暮春非浴之时,况复当风耶?

注释

[1]腠理:中医指皮肤的纹理和皮下肌肉之间的空隙。
[2]沂:水名,源出山东省,至江苏省入海。
[3]舞雩(yú 鱼):台名,是鲁国求雨的坛,在现在曲阜市东。古代求雨祭天,

设坛命女巫为舞,故称舞雩。雩,古代求雨的一种祭祀。

译文

　　春秋两季不是洗澡的好时节,如果喜爱洁净,洗浴时一定要在密室之中,而且应在大浴缸内盛满半缸温水,用帐笼罩在上面,然后再进行洗浴。洗浴完毕立即穿衣,衣服一定是烘热的,如果稍微感觉冷了,恐怕就感冒。洗浴后吹风,腠理张开,容易感受风寒之邪。初受风邪侵袭,若仅停留在皮毛表面,则表现为忽寒忽热;如果邪气久积入里,疾患就严重了。因此洗浴时应该避风,洗浴后更应该防风。《论语》说"浴乎沂,风乎舞雩"。不过是少年轻狂的人借此言志,不符合养生原则。春季不适宜洗澡,更何况是迎风呢?

　　《清閟录》载香水洗身诸方[1],香能利窍[2],疏泄元气[3],但浴犹虑开发毛孔,复以香水开发之可乎?愚按[4]:《记》言沐稷靧粱,不以稷与粱洗身者,盖贵五谷之意[5]。凡上品诸香,为造化之精气酝酿而成,似亦不当亵用[6]。藏器云[7]:"樟木煎汤,浴脚气疥癣风痒[8]。"按:樟辛烈香窜,尤不可无故取浴。

注释

[1]《清閟录》:即《筠轩清閟录》,明代董其昌撰。

[2]利窍:治疗学术语。指一种治法。

[3]疏泄:疏通、调畅。

[4]按:(编者、作者等)在正文之外所加的说明或论断。

[5]五谷:五种谷物。通常指稻、黍、稷、麦、豆。

[6]亵:轻慢。

[7]藏器:即陈藏器,唐代名医,四明(今浙江宁波)人,著有《本草拾遗》。

[8]疥癣:一种传染性皮肤病,非常刺痒,因疥虫寄生而引起。风痒:中

医证名,多由卫虚风邪侵入,皮肤郁热生风作痒所致。

译文

《清閟录》记载了采用香料做水洗浴的各种方法,香气具有利窍疏泄元气。但洗浴又担心皮肤毛孔张大,再用具有开窍功效的香水洗浴更扩大毛孔,怎么可以呢?我认为:《礼记》记载"用淘洗稷粱的泔水洗头洗脸",而不用稷粱水洗浴,那是因为五谷珍贵的意思。凡是上品香物,都是天地造化的精气酝酿而成,似乎不应该随意使用。陈藏器说:"樟木煎汤,可以治疗脚气、疥癣或者因受风而引起的皮肤瘙痒。"按:樟木气味辛烈浓厚,更不应该无缘无故拿来洗浴。

有砖筑浴室,铁锅盛水,浴即坐锅中,火燃其下,温凉惟所欲,非不快适。曾闻有入浴者,锅破遂堕锅底,水与火并而及其身。吁,可以鉴矣[1]!

注释

[1]鉴:跟别的人或事相对照,以便取长补短或吸取教训。

译文

有用砖瓦砌筑浴室,以铁锅盛水,洗浴就坐在锅中,下面燃烧着火,或凉或温,随心所欲,非常的惬意舒服。曾经听说有人洗浴时,因铁锅破裂而掉到锅底,身处水与火之中。唉,要吸取教训啊!

点评

本章论述的是老年人洗浴的注意事项。"面为五脏之华",常洗脸或频擦脸可以焕发五脏精气。洗脸水宜热不宜冷,热则能行血气,冷则气滞,使人面无光泽。老年人应多梳头,少洗浴,多洗则毛孔开发,易耗散真气。洗浴时吹风容易感冒,所以选择相对密闭的空间,但要注意控制时间,以免缺氧。

饮食

《记·内则》曰:"凡和[1],春多酸,夏多苦,秋多辛,冬多咸,调以滑甘。"注:酸苦辛咸,木、火、金、水之所属,多其时味,所以养气也。四时皆调以滑甘,象土之寄也[2]。孙思邈曰[3]:"春少酸增甘,夏少苦增辛,秋少辛增酸,冬少咸增苦,四季少甘增咸[4]。"《内则》意在乘旺[5],孙氏意在扶衰[6]。要之无论四时[7],五味不可偏多。《抱朴子》曰:"酸多伤脾,苦多伤肺,辛多伤肝,咸多伤心,甘多伤肾。此五味克五藏,乃五行自然之理也。凡言伤者,当时特未遽觉耳[8]。"

注释

[1]和:调和。

[2]寄:《说文》中"寄,托也"。

[3]孙思邈:孙思邈(541年—682年),京兆华原(今陕西省铜川市耀州区)人,唐代医药学家、道士,被后人尊称为"药王"。

[4]四季:指每个季节的最后十八天。

[5]乘:指趁着,凭借,利用。

[6]扶衰:辅助衰落之气。

[7]要:要点

[8]遽(jù 具):遂,就。

译文

《礼记·内则》说："凡是五味调和，春天多食酸，夏天多食苦，秋天多食辛辣，冬天应多食咸，调以甘滑之物调和。"注：酸、苦、辛、咸，归属木火金水，多食四季味道，用以养气，四时都要调和甘滑之味，象征脾土之意。孙思邈说："春季减少酸味增添甘味；夏季减少苦味增添辛味；秋天减少辛味，增添酸味；冬天减少咸味而增加苦味，四季都要适当减少甘味，增加咸味。"《内则》意思是利用五味互盛旺盛的作用，孙真人之意在于扶助弱小。旨在无论四季哪个季节，五味都不可偏嗜。《抱朴子》说："多食酸则伤脾，多食苦则伤肺，多食辛则伤肝，多食咸则伤心，多食甜则伤肾。此乃五味克五脏，是五行自然的道理。凡是说伤害受到五脏的人，当时并未发觉。"

凡食物不能废咸，但少加使淡，淡则物之真味真性俱得。每见多食咸物必发渴，咸属水润下，而反发渴者何？《内经》谓"血与咸相得则凝，凝则血燥"，其义似未显豁。《泰西水法》曰[1]："有如木烬成灰，漉灰得卤[2]，可知咸由火生也，故卤水不冰[3]。"愚按：物极必反，火极反咸，则咸极反渴。又玩坎卦中画阳爻[4]，即是水含火性之象，故肾中亦有真火[5]。

注释

[1]《泰西水法》：著名水利技术著作。由意大利传教士熊三拔讲授，明代徐光启根据笔记整理，并结合中国的水利机械情况经过实验后，编译成书。

[2]漉：液体慢慢地渗下。

[3]卤水：矿化很强的水。中国四川自贡自古即以盛产卤水闻名。

[4]玩：研究；玩耍。阳爻：《周易》中组成卦的符号叫爻。

[5]真火：肾阳寓于命门之中，为先天之真火。

译文

　　凡是食物不可废减咸味，但稍稍添加，使它有着淡淡的咸味，清淡之味才是食物的真味、真性。每每多食过咸的食物必然会口渴，咸属水，润下，反而发渴，为什么呢？《内经》说，血液与咸味相结而凝结，凝结则血燥，这意义似乎没有显明白。《泰西水法》说："就好像木头烧尽成灰，过滤其灰偶得到卤，可以得知咸味由火生出来，所以卤水不会结冰。"我认为，物极必反，火极也会变咸，则咸到极点，反而口渴。又在研玩《周易》坎卦的阳爻图画，就是水中含火的卦象，所以肾中也会有真火存在的。

　　《记·内则》曰："枣栗饴蜜以甘之，堇荁枌榆免薧[1]，滫瀡以滑之[2]，脂膏以膏之[3]。"愚按：甘之以悦脾性，滑之以舒脾阳[4]，膏之以益脾阴[5]。三"之"字皆指脾言。古人养老调脾之法，服食即当药饵[6]。

注释

　　[1]堇荁枌榆免薧：堇（jǐn 紧），多年生草本植物，茎细弱，叶呈肾脏型，边缘有锯齿，春末开白花，有紫色条纹。果实椭圆形，全草可入药，亦称"堇堇菜"。荁（huán 环）：堇菜一类的植物，古时用来调味。枌（fén 焚），木名，白榆。免，新生者。薧（kǎo 考），干的食物。

　　[2]滫瀡（xiǔ suǐ 秀髓）：古时调和食物的一种方法。用植物淀粉拌和食物，使柔软滑爽。

　　[3]脂膏：动植物所含的油脂。凝者为脂，释者为膏。

　　[4]脾阳：脾的运化功能及在运化活动过程中起温煦作用的阳气，是人体阳气在脾脏功能方面的反映。

　　[5]脾阴：指存在于脾脏的阴液（包括血液、津液等）。

　　[6]药饵：药物。

译文

《礼记·内则》说："用枣、栗、饴糖、蜂蜜给他甘美，用堇荁、枌榆树、免薨及洗过的泔水给他滑润，用油脂膏品给他膏养。"我认为，"给他甘美"能够使脾性和悦，"给他滑润"能够舒展脾阳，"给他膏养"能补益脾阴。这三"他"个字都是指代脾脏而言。古人养老调脾的方法，将服食当成药饵用之。

《抱朴子》曰："热食伤骨，冷食伤肺。热毋灼唇，冷毋冰齿。"又曰："冷热并陈，宜先食热，后食冷。"愚谓食物之冷热，当顺乎时之自然[1]，然过冷宁过热。如夏日伏阴在内[2]，热食得有微汗亦妙。《内经》曰："夏暑汗不出者，秋成风疟[3]。"汗由气化，乃表里通塞之验也[4]。

注释

[1] 自然：按事物内部规律发展变化。
[2] 伏阴：盛夏中出现的寒气。谓气候反常。
[3] 风疟：中医病名，疟疾之一。《素问·生气通天论》："魄汗未尽，形弱而气烁，穴俞以闭，发为风疟。"
[4] 通塞：通畅与阻塞。验：通验，信，凭借的意思。

译文

《抱朴子》说："热的食物损伤骨骼，冷食损伤肺脏。食物的热度不要烫灼嘴唇，冷度不要冰冻到牙齿"。又说："过热过冷的食物都应该陈放，适宜先吃热食，后吃冷食。"我认为食物的冷热，应该顺应自然的发展，过冷或过热。如夏天伏阴在内，食用热食身体微微出汗也是很好。《内经》说："夏季暑天不出汗的人，秋天就会变成风疟。"汗由气变化而成，是表里通塞的验证之物。

《卫生录》曰[1]："春不食肝，夏不食心，秋不食肺，冬不食肾，四季不食脾。当旺之时，不可犯以物之死气。"但凡物总无活食之理，其说太泥[2]。《玉枢微旨》曰："春不食肺，夏不食肾，秋不食心，冬不食脾，四季不食肝。"乃谓不食其所受克[2]，此说理犹可通。

注释

[1]《卫生录》：北宋道士施肩吾（字号华阳子）撰。
[2] 泥：固执，拘泥。
[3] 克：互相克制。

译文

《卫生录》说："春天不吃动物肝脏，夏天不能吃动物心脏，秋天不能吃动物肺脏，冬天不能吃动物肾脏，四季不能吃动物脾脏。生命力旺盛的时候，不可以用没有生气的食物干犯它。"但凡是动物，总没有活吃的道理，其说法太过拘泥。《玉枢微旨》说："春天不吃肺，夏天不吃肾，秋天不吃心，冬天不吃脾，四季不吃肝。"说的是不吃其相克的食物，这个说法就可以说得通了。

夏至以后[1]，秋分以前[2]，外则暑阳渐炽[3]，内则微阴初生，最当调停脾胃，勿进肥浓[4]。《内经》曰："味厚为阴，薄为阳，厚则泄，薄则通。"再瓜果生冷诸物，亦当慎。胃喜暖，暖则散[5]，冷则凝[6]，凝则胃先受伤，脾即不运。《白虎通》曰[7]："胃者脾之腑，脾禀气于胃。"

注释

[1] 夏至：二十四节气之一。太阳在黄道上经过90°~105°的一段时间。

约157天，为每年6月21日（或22日）至7月7日（或8日）。

［2］秋分：二十四节气之一。太阳在黄道上经过180°~195°的一段时间。约153天，为每年9月23日（或24日）至10月8日（或9日）。

［3］暑阳：指酷热之气。

［4］肥浓：肥甘味浓的食物。

［5］散：飘散，散步。

［6］凝：凝固不动。

［7］《白虎通》：又称《白虎通义》，东汉班固撰。今存四十三篇。是根据东汉章帝时白虎观经学辩论的记录整理而成。书里大量引用谶纬，把儒家经学同阴阳五行、谶纬迷信糅合起来。

译文

夏至以后，秋分以前，天气渐渐炽热，内部则是则是阴气微微初起，最应该调整脾胃，不要进食肥厚、油腻的食物。《内经》说："味道厚重属阴，味道淡薄属阳，味厚排泄掉它，味薄可以通畅。另外，瓜果生冷之物，应当谨慎食用。胃喜欢温暖，暖则容易疏散；寒冷则凝滞，凝滞胃先损伤，脾不运化。"《白虎通》说："胃为脾的腑，脾脏禀受胃气。"

午前为生气[1]，午后为死气。释氏有过午不食之说，避死气也。《内经》曰[2]："日中而阳气隆，日西而阳气虚。"故早饭可饱，午后即宜少食，至晚更必空虚。

注释

［1］午：指午时，传统十二时辰之一，在上午11时到下午1时。后同。

［2］内经曰：本句引自《黄帝内经·素问·生气通天论》。

译文

午时前为阳气上升的升发之气，午时后为阴气上升的死沉之气。佛家有"过午不食"的说法，就是为了避开死沉之气。《黄帝内经》也说：

"正午阳气聚集旺盛,太阳西下则阳气虚衰。"所以早饭要吃饱,午后应少吃,到了晚上更应该吃得少。

应璩《三叟诗》云[1]:"中叟前致辞,量腹节所受[2]。""量腹"二字最妙,或多或少,非他人所知,须自己审量[3]。节者今日如此,明日亦如此,宁少毋多。又古诗云:"努力加餐饭"[4]。老年人不减足矣,加则必扰胃气[5],况努力定觉勉强,纵使一餐可加,后必不继,奚益焉[6]?

注释

[1]应璩《三叟诗》:应璩(190年—252年),三国时曹魏文学家,官至侍中,其诗语言通俗。《三叟诗》通过三位长寿老人的答述对长寿秘诀作了高度的概括。
[2]量腹:出自《淮南子·俶真训》,释义为自己加以节制。
[3]审量:考察衡量;估量。
[4]努力加餐饭:见《古诗十九首·行行重行行》。
[5]胃气:中医指胃的生理功能及其精气。
[6]奚:怎么;为什么。

译文

三国时期应璩《三叟诗》中说:"中叟前致辞,量腹节所受。""量腹"二字最妙,或多或少,不是别人都能知晓,必须自己亲自审量。节食的人,今天吃那么多,明天又吃那么多,宁可少吃也不多吃。古诗中又说,"努力加餐饭"。老年人不减食量就很不错了,如果再增食,那么必定伤及胃气。况且一旦努力,定然觉得勉强,纵使一餐可以增加食量,以后一定不能再添加食量,那又有什么益处呢?

勿极饥而食,食不过饱;勿极渴而饮,饮不过多。但使腹不空虚,则冲和之气[1],沦浃肌髓[2]。《抱朴子》曰:"食欲数而少[3]，不欲顿而多[4]。"得此意也。凡食总以少为有益，脾易磨运，乃化精液，否则极补之物，多食反至受伤，故曰少食以安脾也。

注释

[1] 冲和：后以"冲和"指真气、元气。
[2] 沦浃肌髓：深深的浸入肌肉和骨髓。比喻感受深刻或受影响严重。
[3] 数：多次。
[4] 顿：一次；一回。

译文

不要等到极度饥饿再去吃饭，即使吃也不可以过饱；不要渴到了极限再去喝水，即使喝也不能过多。只要使腹部不空虚，冲合之气浸透肌肉与骨髓。《抱朴子》说："饮食宜多餐量少，不可减少次数而量多。"如此获得真谛。凡是饮食总以少量为有益，脾容易磨运，可以运化精液，否则大补的食物，多吃反使脾胃受损。

《洞微经》曰："太饥伤脾，太饱伤气。"盖脾藉于谷[1]，饥则脾无以运而虚脾，气转于脾，饱则脾过于实而滞气[2]。故先饥而食，所以给脾，食不充脾，所以养气[3]。

注释

[1] 藉：依靠，利用。
[2] 滞气：郁积之气。
[3] 养气：保养元气；涵养本有的正气。

译文

《洞微经》说："过饥损伤脾脏，过饱则伤气。"原因是脾要通过靠水谷而产生功能，饥饿后则脾无力运化而致脾虚，气转输于脾，过饱则脾过于实满而气滞。因此在饥饿前进食，是用来养护脾的；让脾正常发挥运化作用的方法，而少量进食，则是为了使脾气负担减少，濡养脾气。

华佗《食论》曰[1]：食物有三化："一火化，烂煮也；一口化，细嚼也；一腹化，入胃自化也。"老年惟藉火化，磨运易即输精多。若市脯每加消石[2]，速其糜烂[3]，虽同为火化，不宜频食，恐反削胃气[5]。

注释

[1]华佗《食论》：华佗（约145年—208年），名旉，字元化，汉末沛国谯（今安徽亳县）人，东汉末医学家，与董奉、张仲景并称为"建安三神医"。他被后人称为"外科圣手""外科鼻祖"。后人多用神医华佗称呼他，又以"华佗再世""元化重生"称誉有杰出医术的医师。《食论》：为东汉献帝建安年间华佗所著。

[2]消石：中药名。又名芒硝、硝石等用于中暑伤冷，痧胀吐泄，心腹疼痛，黄疸。

[3]糜烂：碎烂。

[4]胃气：中医指胃的生理功能及其精气。

译文

华佗《食论》中说："食物的消化有三个步骤，一是通过烹煮，将食物煮烂；二是通过口腔，用牙齿将食物慢慢嚼烂；三是通过腹腔，用胃肠的蠕动来使食物自然消化。"对老年人而言，最好的方式是烹煮，这样有助于咀嚼消化而让身体吸收更多水谷精微。像市场上销售的肉食品，往往添加销石之类的东西，以加速肉食的软烂，虽然都是煮过，但老年人不应频繁进食此类食物，否则反会削弱了胃肠本身的消化功能。

水陆之味，虽珍美毕备，每食忌杂。杂则五味相挠[1]，定为胃患。《道德经》曰[2]："五味令人口爽[3]。"爽，失也。谓口失正味也。不若次第分顿食之，乃能各得其味，适于口，亦适于胃。

注释

[1] 五味：指酸、甜、苦、辣、咸五种味道。 挠：干扰。
[2]《道德经》：《道德经》是春秋时期老子（李耳）的哲学作品，又称《道德真经》《老子》《五千言》《老子五千文》，是中国古代先秦诸子分家前的一部著作，是道家哲学思想的重要来源。
[3] 爽：差失。

译文

水中和陆地上的食物，虽然种类很多，而且可口美味应有尽有，但是在食用时切忌混杂，如果掺杂在一起食用，则容易导致食物性味相互干扰，从而对胃肠造成损害。《道德经》指出："五味令人口爽。"爽，这里是丧失的意思，舌头失去辨别五味的功能。不如依次分开几顿去吃，才能品尝到各种食物真正的味道，不但口感好，对胃也有好处。

食后微滓留齿隙，最为齿累，以柳木削签，剔除务净。虎须尤妙。再煎浓茶，候冷连漱以荡涤之[1]。韦庄诗[2]："泻瓶如练色，漱口作泉声。"东坡云[3]："齿性便苦。如食甘甜物，更当漱。"每见年未及迈，齿即缺落者，乃甘味留齿，渐至生虫作䘌[4]。公孙尼子曰[5]："食甘者，益于肉而骨不利也。"齿为肾之骨。

注释

[1] 荡涤：冲洗，清除。

[2] 韦庄：韦庄（约836年— 约910年），字端己，汉族，长安杜陵（今中国陕西省西安市附近）人，晚唐诗人、词人。

[3] 东坡：即苏轼。宋朝人，字子瞻，又字和仲，号"东坡居士"，谥号文忠，眉州眉山，（今四川眉山）人。

[4] 蠹（nì 腻）：小虫。

[5] 公孙尼子：战国初人，孔子的传教弟子。

译文

食后，微小的食物残渣残留在牙齿缝隙之中，使牙齿最大的祸患。用柳树削成牙签，务必将牙齿剔除干净，使用老虎须制成的牙签更为好用。然后再沏壶浓茶，等茶凉之后频繁漱口来清洗牙齿。唐代诗人韦庄诗中说："泻瓶如练色，漱口作泉声。"苏东坡也说"牙齿适宜苦味，如果吃了甘甜的食物，更应当漱口。"我每年见到有尚未年老而牙齿便缺少脱落的人，是因为甜味食物滞留于牙齿缝隙之中，逐渐导致牙齿生虫而产生虫食病。公孙尼子说："爱吃甜食的人，有利于肌肉而不利于骨头。"齿为肾之骨。

点评

本章阐述的是老年人饮食方面应注意的问题。在每个季节要适当地多吃与这个季节相应的味道，如：春多酸，夏多苦，秋多辛，冬多咸，但不宜过量。老人调脾胃主要以甘、滑、膏类的食物为药饵服用，《礼记·内则》中有记载：用枣、栗、饴、蜜以增加食物的甘甜味，用萱菜、堇叶等，以及淘米水以增加食物的滑感，用油脂增加食物的厚重之味。在食物温度上，宜热不宜冷。饮食要有节制，须自己审量食量，最好少吃多餐，太饥则伤脾，太饱则滞气。牙齿不好的老年人，应吃易消化的、切碎、煮烂的食物，这样输送给身体的水谷精微就多。进食后还要注意清洁牙齿，保持口腔卫生。

食物

《本草》谓饭以陈米为佳[1],新米动气发病。窃意胃弱难化则有之,滋润香甘如新粒,且有食陈难化,食新转觉易化,盖脾悦则健也。须以白米悬檐下,作经年之用,色白如新,或微炒,其松不异陈米,香更过焉。或煮饭晒干,重煮或水浸冰之,风干再煮,俱加松软。至煮则无嫌过熟,昌黎诗所谓"匙抄烂饭稳送之,合口软嚼如牛呞"也[2]。凡煮白米宜紧火,候熟,开锅即食。陈米、炒米宜缓火,熟后有顷,俟收湿气,则发松透里[3]。

注释

[1]《本草》:即《本草纲目》。陈米:隔年的米。

[2]昌黎:即韩愈,字退之,河南河阳(今河南省孟州市)人。自称"郡望昌黎",世称"韩昌黎""昌黎先生"。唐代杰出的文学家、思想家、哲学家、政治家。呞(shī师):专指牛嚼。

[3]此段同治本作:"《本草》谓煮饭以陈廪米为补益,秋谷禄成,老年食之,动气发病。愚意胃弱难化则有之。滋润香甘,莫如新粒。不妨酌宜而食。微炒则楛而易化,兼开胃。有香稻米,炒则香气减,可竟煮食,煮必过熟乃佳。昌黎诗所谓'匙抄烂饭稳送之,含口软嚼如牛呞'也。有以米没水,冬月冰之,风干,煮饭松软,称老年之供。凡煮白米,宜紧火,候熟,开锅即食。廪米、炒米宜缓火,熟后有顷,俟收湿气,则发松透里。"

译文

《本草纲目》记载说，煮粥时应用陈年的米对人体有好处，用秋天刚刚收获的新米煮粥，老年人吃了容易"动气发病"。我认为，老年人胃蠕动功能衰弱，难以消化它。新米滋润香甘，不会比陈仓米难以消化，食用新米反而觉得不易消化，还兼具有开胃的功效。需要将白米悬挂在屋檐之下，来年再用，依旧白色如新。或者微微小炒，它的松软就跟陈仓米没有区别，甚至更香。或者将它煮饭晒干后，重新蒸煮或是水煮，再风干再煮，口味就更加松软，并将它煮透。韩愈有诗："匙抄烂饭稳送之，含口软嚼如牛饲，"说的就是这个意思。另外还有一种制法：冬天时将新米浸泡在水中，然后另其冻成冰自然风干。用这种米煮的饭松软可口，特别适合老年人食用。一般煮新米，应用快火烧开，煮熟后立即食用；而陈米、炒米则应用小火煮开，煮熟后还要关火焖片刻，让米收尽锅中湿气，就会松软可口美味。

原文

煮粥用新米，香甘快胃。乐天诗[1]："粥美尝新米。"凿之必精[2]，淅之必净[3]，煮之必烂。厚曰馇[4]，薄曰酏[5]。常食薄乃适口，厚则转觉味淡，易于生厌。又粥内加他物同煮，其方颇多，另载末卷。《一家言》曰："煮饭勿以水多而减，煮粥勿以水少而添，方得粥饭正味[6]。"

注释

[1] 乐天：指白居易，字乐天，唐代诗人。
[2] 凿：指捣。
[3] 淅：象声词，形容轻微的风雨声。
[4] 馇：同"馇"。吃的意思。
[5] 酏：酿酒所用的清粥。

[6]此段同治本作：" 煮粥用新米，香甘快胃。乐天诗云：粥美尝新米。香稻弥佳。按：《本草》煮粥之方甚多，大抵以米和莲肉为第一。其次芡实、薏苡仁俱佳。此外或因微疾，借以调养。虽各有取益，要非常供。李笠翁曰：煮饭勿以水多而减，煮粥勿以水少而添。方得粥饭正味。"

译文

煮粥的时候用新米，香甜可口又有助于消化。白句易诗句写到"粥美尝新米"，做出来的一定精美可口，清洗干净，就更容易煮熟喉为则。粥厚味称之为馇，粥微薄称之为酏。常食用薄味适于胃口，厚味反而感觉到口淡，容易产生厌恶。粥类加入其他食物，这类的方子也很多，另记载于本书卷末。李笠翁《一家言》中说："煮饭时不要放水过多而再舀出来，煮粥时也不要因为水不够而再添加，只有这样，才能煮出味香可口的粥和饭来。"

茶能解渴，亦能致渴，荡涤精液故耳。卢仝七碗[1]，乃愈饮愈渴，非茶量佳也。《内经》谓少饮不病喘渴[2]。华佗《食论》曰："苦茶久食益意思。"恐不足据。多饮面黄，亦少睡。魏仲先谢友人惠茶诗云[3]："不敢频尝无别意，只愁睡少梦君稀。"惟饭后饮之，可解肥浓[4]。若清晨饮茶，东坡谓直入肾经[5]，乃引贼入门也。茶品非一，近地可觅者，武夷、六安为尚[6]。

注释

[1]卢仝：卢仝（tóng 同）（约795年—835年），唐范阳人，自号玉川子。博学工诗，朝廷曾两度征为谏议大夫，皆避而不就，隐居于少室山。著有《玉川子诗集》。七碗："七碗茶"的省称，出自卢仝《走笔谢孟谏议寄新茶》诗。后以"七碗茶"作为称颂茶饮的典实。

[2]少饮不病喘渴：见《黄帝内经·灵枢·本藏篇》。

[3] 魏仲先：即魏野，宋初诗人。字仲先，号草堂居士。
[4] 肥浓：见"肥醲"，厚味；美味。
[5] 肾经：即足少阴肾经，人体十二经脉之一。
[6] 武夷六安：武夷岩茶、六安瓜片，皆属十大名茶。

译文

饮茶可以解渴，也会导致口渴，这是因为茶能够荡涤消耗精液的缘故。卢仝连饮七碗茶，却越喝越渴，这不是茶量大的表现。《内经》说到："少量饮水可以预防喘渴病。"华佗《食论》说："长期饮茶可以提神益脑。"恐怕不足为据。多喝茶的人，往往面色黄、睡眠减少。魏仲先《谢友人惠茶诗》诗说："不敢频尝无别意，只愁睡少梦君稀。"只有在吃了肥厚食物之后饮茶，可以用来解油腻。如果清晨饮茶，就像苏东坡说："茶水直入肾经，乃是引狼入室的做法。"茶的种类有很多，近处可以找到的，武夷山和六安的茶叶最好。

《诗·豳风》云[1]："为此春酒，以介眉寿[2]。"《书·酒诰》云[3]："厥父母庆[4]，自洗腆[5]，致用酒。"酒固老年所宜，但少时伤于酒，老必戒，即素不病酒[6]，黄昏后亦不宜饮，惟宜午后饮之，藉以宣导血脉[7]。古人饮酒，每在食后。《仪礼》谓之酳[8]。注云："酳者，演安其食也。今世俗筵宴，饱食竣，复设小碟以侑酒[9]，其犹存古之意欤？米酒为佳，曲酒次之，俱取陈窖多年者[10]。烧酒纯阳，消烁真阴[11]，当戒。"

注释

[1] 诗：指《诗经》。
[2] 介：佐助。眉寿：高寿。
[3] 书：古书名，《尚书》的简称。
[4] 厥：其他的。

[5]自治膷：自己准备了丰厚的食物。

[6]病：因为……而生病。

[7]血脉：人体内血液运行的脉络。

[8]《仪礼》：中国古代记载典礼仪节的书，简称《礼》，亦称《礼经》《士礼》。《仪礼》是记载古代礼仪制度的著作，与《周礼》《礼记》合称"三礼"。酳：古代宴会或祭祀时的一种礼节。

[9]侑（yòu又）：佐助。

[10]窨（yìn印）：地下室。

[11]消烁：同"消铄"，消减；减损。

译文

《诗·豳风》说："为此春酒，以介眉寿。"《书·酒诰》说："厥父母庆，自洗腆，致用酒。"适当饮酒是适宜老年人的，但是年轻时饮酒过多而伤到身体，老来一定要戒酒，即使平时不被饮酒所伤的人，黄昏以后也不应该饮酒，只有在午饭过后少饮，借以宣通疏导血脉。古人饮酒，都在吃饭以后。这在《仪礼》叫作"酳"。注说：酳，吃完饭后，饮酒漱口来安食。如今的世俗的筵席宴会，在饭后也会再设小碟来助酒兴，大概还保存古意吧。老年人最好喝米酒，曲酒次之，都要挑选窨里陈年的好酒，烧酒烈性大，饮用后损耗体内真阴，应当戒除。

烟草，据姚旅《露书》产吕宋[1]，名淡芭菰[2]。《本草》不载，《备要》增入[3]，其说却未明确。愚按：烟草味辛性燥，熏灼耗精液。其下咽也，肺胃受之，有御寒解雾、辟秽消腻之能[4]，一入心窍，便昏昏如醉矣。清晨饮食未入口，宜慎。笃嗜者甚至舌胎黄黑，饮食少味，方书无治法，食猪羊油可愈，润其燥也。有制水烟壶，隔水吸之者；有令人口喷，以口接之者。畏其熏灼[5]，仍难捐弃，故又名相思草[5]。《蚓庵琐语》曰[6]："边上人寒疾[7]，非烟不治，至以匹马易烟一斤。

明崇祯癸未[8]，禁民私售。"则烟之能御寒信矣。盛夏自当强制[9]。

注释

[1] 姚旅：姚旅（？—1622年），字园客，初名鼎梅，明万历间莆田县涵江人。他少负才名，却屡试不第。后游学于四方，晚年潜心著述，有《露书》刊行于世。《露书》是我国迄今发现的最早的当地人记当地事的一部类书，内容丰富多彩。吕宋：古国名。即今菲律宾群岛中的吕宋岛。宋元以来，中国商船常到此贸易，明时称之为"吕宋"。

[2] 蔰菇：同治本作"巴菇"。

[3]《备要》：即清代王昂所撰《本草备要》。

[3] 辟秽：去除污浊。

[4] 熏灼：亦作"熏焯"，指如火烧炙。

[5] 相思草：烟草的别名。

[6]《蚓庵琐语》：作者为李玉逋，记明末初乡里见闻，谈论怪异事件居多。

[7] 边上：边界，边疆。

[8] 崇祯癸未：崇祯十六年，公元1634年。

[9] 强制：强迫；迫使。

译文

烟草，根据姚旅的《露书》的记载，产于吕宋，名叫淡蔰菇。《本草纲目》中并没有记载，后来增入《本草备要》中，但说法并未明确。我认为，烟草性味辛燥，熏灼损耗精液，下咽以后，被吸入肺胃之中，有御寒、解雾、辟邪、消腻的功效。一旦进入心窍之后，就会使人昏昏如醉。清晨空腹之时，不该吸烟。吸烟上瘾的人甚至舌苔黑黄，饮食无味，书中没有记载关于治疗此证的方法。有一说法是食用猪、羊油可以治愈，因为油脂可以滋阴润燥。有的制作水烟壶，隔着水吸烟；有的则先让别人吸，再把烟吐出来，然后自己用口接着吸这种烟，害怕烟草的熏浊，却又难以戒掉，所以古人又把烟草叫为"相思草"。《蚓庵琐语》有记载，"边境上的人患寒疾，都是用烟草来治疗的，他们用一匹马换一斤烟草。"明崇祯皇帝时期，曾禁止民间私自销售烟草，那么烟草可以用来御寒这个说法是可信的。在盛夏时节自然应当强行限制。

葅菜之属[1]，每食所需，本非一类，人各有宜。文王嗜菖歜[2]，孔子不撤姜食，皆审其所宜，故取之。非仅曰菖可益聪，姜可通神明也[3]。按菖歜即菖蒲葅。《遁庵秘录》有种石菖蒲法，以辰砂捶末代泥[4]，候其生发，采根食之，不必定作葅也。利窍兼可镇心，据云能治不寐，极为神妙之品[5]。

注释

[1] 葅：通"菹"，腌菜。《说文》："菹，酢菜也。"
[2] 菖歜（chù 触）：用菖蒲根切制成的腌制品。
[3] 神明：指人的精神。
[4] 辰砂：又称朱砂，是硫化汞矿物。
[5] 神妙：神奇巧妙。

译文

酸菜、咸菜之类，是每顿饭不可或缺的，本来不是一类食物。每个人各有所好。周文王喜爱菖歜，孔子的饭桌上常年不离姜，都根据自己的需要而选取，而并不只是说菖歜对听力有益，姜可以使神明通达。按：菖歜即菖蒲葅。《遁庵秘录》记载种植石菖蒲的方法，用辰砂捶成泥状，等待其生根发芽，采食其根，不必一定要做成咸菜吃，通利开窍而且镇静心神，相传还能治疗失眠，是非常神奇微妙的佳品。

蒸露法同烧酒，诸物皆可蒸，堪为饮食之助。盖物之精液，全在气味，其质尽糟粕耳。犹之饮食入胃，精气上输于肺，宣布诸脏，糟粕归于大肠[1]，与蒸露等。故蒸露之性，虽随物而异，能升腾清阳之气[2]，其取益一也。如稻米露发舒胃阳[3]，可代汤饮，病后尤宜。他如藿香、薄荷之类，俱宜蒸取露用。《秦西水法》曰："西国药肆中，大半是药露。持方诣肆[4]，和露付之。则方药亦可蒸露也，须预办蒸器，随物蒸用。"

注释

[1] 糟粕：酒糟、豆渣等粗劣食物。比喻无价值的东西：弃其糟粕，取其精华。
[2] 清阳：即阳气。阳气清轻上升。
[3] 胃阳：胃的阳气，与胃阴相对而言。
[4] 诣：到……去；前往。

译文

蒸露法，类似于烧酒的方法。多种材料都可以采用蒸露法，堪称烹调方法的一种补充。凡是食物的精华营养，全部都聚集在气味上，而食物本身都成为糟粕。就像饮食物进入胃中，精气全都上输到肺，通过肺宣布到身体各个脏腑，而残渣废物传输到大肠，与蒸露法有异曲同工之妙。虽然蒸馏出露状物的性质根据不同食物而有差别，但是它们能升腾清阳之气的这种好处是一样的。例如稻米露能升发舒散胃阳，可以代替汤水饮用，病后康复调养尤其适宜。另外还有藿香、薄荷等药物，都适宜蒸取法。《泰西水法》中记载："西方的药房中，大多数是药露。但必须预先置办蒸馏器具，随药物一同蒸馏。"

水、陆、飞、走诸食物，备载本草，可考而知。但据其所采论说，试之不尽获验。张文潜诗云[1]："我读本草[2]书，美恶未有凭。"是岂人之禀气不同，遂使所投亦异耶？当以身体察，各随禀气所宜而食之，则庶几矣。

注释

[1]张文潜：张耒（1054—1114）。宋代诗人，字文潜，号柯山，楚州怀阴（今属江苏）人，祖籍亳州谯县（今安徽亳州），"苏门四学士"之一。

[2]本草：指本草类医书。

译文

水、陆、飞禽、走兽各种食物，本草类医书中都有记载得十分详细，都是可以考察的。但是根据此书所搜采的诸说，并非所记载的都能得到验证。张耒诗中说："我读本草书，美恶未有凭。"难道是因为人的秉性气质不同，而造成不同药物作用于不同人身上也要有所不同吗？应当根据自身体察，根据自身的禀赋需要而食用，这或许是可以采取的。

点评

本章主要论述适合老年人的食物。煮饭用新米比较好。煮粥以米和莲肉为佳，其次是芡实、薏苡仁。饭后饮茶，可减轻肥甘厚味带来的不适感。午后饮酒，可以宣导血脉，以米酒为佳，曲酒次之。烧酒为纯阳之品，会消烁真阴，应戒除。清晨还没吃饭时，要慎烟，以防影响胃口。其他的食物，应当根据自己的体质来选择，看自己适合什么，就选择什么。

散步

坐久则络脉滞[1],居常无所事,即于室内时时缓步,盘旋数十匝[2],使筋骸活动,络脉乃得流通。习之即久,步可渐至千百,兼增足力。步主筋,步则筋舒而四肢健,懒步则筋挛[3],筋挛日益加懒。偶展数武[4],便苦气乏,难免久坐伤肉之弊。

注释

[1]络脉:中医指人体由经脉分出的大小支。
[2]匝:周,绕一圈。
[3]筋挛:中医病症名。指肢体筋脉收缩抽急,不能舒转自如。
[4]武:半步,泛指脚步。

译文

长时间久坐会导致经络血脉瘀滞运行不畅,所以常日无事的时候,即使在室内,也可以多散步。来回行走数十圈,可以使筋骨、关节得以活动,脉络通畅。练习久了,步数可以增至数千百步,同时可增加脚腿活动力度。步主筋,散步能使筋骨舒展而四肢健壮,偶尔走几步,就会感到气喘吁吁体力不支,难免会产生"久坐伤肉"的弊端。

欲步先起立,振衣定息,以立功诸法,徐徐行一度(立功见二卷导引内)[1]。然后从容展步,则精神足力倍加爽健。

荀子曰[2]："安燕而气血不惰[3]。"此之谓也。

> **注释**

[1] 度：次，回。
[2] 荀子：约公元前313—前238年人，战国末期思想家、教育家。名况，赵国人，著作有《荀子》。
[3] 安燕：安逸，安然。

> **译文**

想要散步，应先起立，抖平身上的衣服，安定一下自己的气息，以功法调节，慢慢地做一遍站立功法（站立功法在第二卷导引篇中）。然后再从容不迫地开始散步，这样会精神十足，倍加爽健。《荀子》说："处于安逸状态而气血还不能松懈怠惰。"说的就是这个意思。

饭后食物停胃，必缓行数百步，散其气以输于脾，则磨胃而易腐化。《蠡海集》曰："脾与胃俱属土，土耕锄始能生殖，不动则为荒土矣，故步所以动之。"《琅嬛记》曰[1]："古之老人，饭后必散步，欲摇动其身以消食也。故后人以散步为消摇[2]。"

> **注释**

[1]《琅嬛记》：元代伊世珍撰。
[2] 消摇：即逍遥。悠闲自得貌。

> **译文**

饭后食物停留在胃部，必须缓慢行走数百步，散其胃气而输送到脾，进而促进消化。《蠡海集》说："脾胃五行都属于土，土地耕锄后才能生长植物，如果不去管理耕锄就会成为荒地，而散步之于人体就像耕锄之于土地，只有运动才能显现生气。"《瑯嬛记》说:"古代的老人,饭后一定都会散步,可以运动身体来刺激肠胃运动,从而促进消化。"所以后人认为散步最为悠闲自得。

《遵生笺》曰[1]:"凡行步时,不得与人语,欲语须住足,否则令人失气[1]。"谓行步则动气[2],复开口以发之,气遂断续而失调也[3]。虽非关要[4],寝食而外[5],不可言语,亦须添此一节。

注释

[1]《遵生笺》:即《遵生八笺》,明代高濂撰。
[2]失气:中医指过多损耗精气。
[3]动气:生气。
[4]失调:指失去平衡;调配不当;失于调养。
[5]关:同治本作"甚"。
[6]寝食:睡觉和吃饭。亦用以泛指日常生活。

译文

《遵生八笺》指出:"凡是散步的时候,不要与人交谈。如果想说话的时候必须停住脚步,否则会消耗人体元气。"因为散步的时候本来就动摇体内真气,如果此时还开口说话,会更使真气外泄,从而导致真气断断续续而气机失调。虽然这不是特别重要的事情,但是在饮食就寝以外的养生道理,散步不语这点,还是需要提及的。

散步者,散而不拘之谓。且行且立,且立且行,须得一种闲暇自如之态[1]。卢纶诗"白云流水如闲步"是也[2]。《南华经》曰:"水之性,不杂则清,郁闭而不流,亦不能清[3]。"此养神之道也[4],散步所以养神。

注释

[1] 闲暇：暇：空闲。指空闲的时间。
[2] 庐纶：即卢纶（739—799年），字允言，今山西永济人。唐代诗人。
[3] 水之性，不杂则清，郁闭而不流，亦不能清：语出《庄子·外篇·刻意》，文字有出入。
[4] 养神：保养精神。

译文

所谓散步，就是散而不拘束的意思，随走随停，可以站在也可以行走，必须要有一种闲暇自如的状态。唐代诗人卢纶诗中说到："白云流水如闲步"，说的就是这种怡然休闲的散步方式。《南华经》也指出："水的性质纯净毫不掺杂，就清澈透明，如果郁滞闭塞使水无法流动，也不会清澈。"这就是养神的道理，而散步就是在养神。

偶尔步欲少远，须自揣足力，毋勉强。更命小舟相随，步出可以舟回，或舟出而步回，随其意之所便。既回，即就便榻眠少顷，并进汤饮以和其气。元微之诗云[1]："俛俛还移步[1]，持疑又省躬[2]。"即未免涉于勉强矣！

注释

[1] 元微之：即元稹（779—831）。微之是他的字，河南洛阳人，支持白居易倡导的"新乐府运动"，多有唱和。诗与白居易齐名，世称"元白"。
[1] 俛俛：同"黾勉"，努力，勉励。
[2] 省躬：反躬自省。

译文

偶尔想要多走一段路程，要先考虑下自己当下的身体状况，不要勉强。让小船跟随自己，步行出去，可以乘船回家；或者乘船出去，步行回家，随意安排。散步回来后，就靠在便榻上休息一会儿，并且喝点热水以补元气。诗人元稹说:"俛俛还移步,持疑又省躬。"这未免太勉强了!

春探梅,秋访菊,最是雅事[1]。风日晴和时,偕二三老友,搘筇里许[2],安步亦可当车。所戒者乘兴纵步,一时客气为主[3],相忘疲困[4],坐定始觉受伤,悔已无及。

注释

[1]雅事:风雅之事。常指有关琴、棋、书、画等活动。
[2]搘筇(zhī qióng支琼):搘,住,支撑。筇,指手杖。
[3]客气:一时的意气。
[4]疲困:疲乏困顿。

译文

春天赏梅,秋天赏菊,都是最为雅致的事情。在风和日丽的日子,邀请几位好友,扶杖步行一里左右,这就是古人所说的缓步可以代替乘车。所忌讳的是乘着兴致大步行走,互相客气,相互忘却疲劳,可回来时坐下才开始感觉身体有所不适,真是后悔莫及。

点评

本章主要阐述老年人散步时的注意事项。平常散步宜缓慢,可使筋力增强、络脉通畅、四肢健运。饭后食物停于胃,必须慢行数百步,以消食。行走时不能说话,以免耗散元气。老年人偶尔想走得稍微远一些,应自己揣度足力,不要勉强。做事不可尽兴,兴尽过后,则易生病。

昼卧

　　午后坐久微倦，不可便榻即眠，必就卧室安枕移时[1]，或醒或寐，任其自然，欲起即起，不须留恋。《左传》医和之言曰[2]："晦淫惑疾[3]。"注：寝过节则惑乱[4]。即起，以热水洗面，则眼光倍爽。加薄绵衣暖其背，则肢体俱觉轻健。乐天诗所谓"一觉闲眠百病消"也。三伏时或眠便榻[5]，另设帐，窗户俱必密闭。

注释

[1] 移时：经历一段时间。
[2]《左传》：又称《春秋左氏传》或《左氏春秋》。儒家经典之一。编年体春秋史，相传是春秋时鲁国史官左丘明著。纪事起于公元前722年，终于前464年，资料丰富，叙事详明，文笔优美。医和：春秋时秦国良医。"医"为职业称谓，"和"是名字。后借指良医。
[3] 晦淫：谓晏寝过度。
[4] 惑乱：使迷惑混乱。
[5] 三伏时：是初伏、中伏和末伏的统称，是一年中最热的时节。

译文

　　午后久坐疲劳时，最好不要躺在便榻上就睡，必须到卧室里，在床铺上躺一会。或醒或睡，顺其自然，想起床就起床，不需要留恋床榻。《左传》医和说过："夜间活动过度，会导致心神祸乱的疾病。"古人注解说：睡眠不节律就会惑乱。起床后，用热水洗脸，会使目光倍加清爽，添加薄棉衣，温暖脊背，则肢体都会觉得轻健。白居易的诗句"一觉闲眠百病消"正是如此。三伏有时可以在竹床上休息，然后在床边搭一个杖子，窗门必须密闭起来。

冬月昼卧，当以薄被覆其下体，此时微阳潜长，必温暖以养之。血气本喜温而恶寒，何况冬月？如不以被覆，及起，定觉神色偃蹇[1]，遍体加冷，阳微弗胜阴凝也。

注释

[1]偃蹇（yǎn jiǎn 演、謇）：困顿，窘迫。

译文

冬季午休时，应该用薄被盖在腰腿上，因为这个时候阳气潜藏，必须温养阳气。人体的气血本来就喜欢温暖而厌恶寒冷，何况是冬季。如果不盖薄被，等到起床后，一定会感到精神不振，浑身更加冷，阳气的微弱怎么比得过阴气的凝滞。

长夏昼卧，醒后即进热饮，以助阳气[1]，如得微汗亦妙。夏为阳极之候，昼宜动而卧则反静，宣达之所以顺时[2]。

注释

[1]阳气：中医学名词。指具有温养组织脏器、维持生理功能和固卫体表等作用，并充盈于周身之气。

[2]顺时：谓顺应时宜；适时。

译文

长夏时节午休时，醒后就进食热汤之类的食物，用来助长阳气，如果能微微出汗更好。夏天是阳气极盛的时候，白天适宜运动，而睡觉时反应平静，这时宣发阳气是为了顺应时节。

欧阳公曰[1]："介甫尝云[2]，夏月昼卧，方枕为佳，睡久气蒸枕热，则转一方冷处。老年虽不宜受冷，首为阳，不可令热。况长夏昼卧，枕虽末节，亦取所宜。"

注释

[1]欧阳公：指宋朝文学家欧阳修，唐宋八大散文家之一，善养生学。
[2]介甫：即王安石（1021-1086），北宋政治家、思想家、文学家。字介甫，晚号半山。抚州临川（今属江西）人。

译文

欧阳公说："王安石曾经说'夏季午休，方枕比较好'，睡得时间久了热气蒸腾会使方枕发热，就转到凉爽的一侧，老年人虽说不应受凉，但头是诸阳之会，不能太热。况且长夏昼卧，枕头虽然是小事，也应当选取适宜的使用。"

《天禄识余》云[1]："李黄门以午睡为摊饭[2]。"放翁诗[3]："摊饭横眠梦蝶床[4]。"此惟年壮胃强方可，老年胃气既弱，运动尚虑停滞[5]，必待食久既化，胸膈宽然[6]。未倦犹弗卧，少倦亟就枕[7]，过此恐又不成寐矣。

注释

[1]《天禄识余》：清代史学家高士奇著。
[2]李黄门：黄门，官名。
[3]放翁：陆游（1125年—1210年），字务观，号放翁，汉族，越州山阴（今绍兴）人，南宋文学家、史学家、爱国诗人。

[4] 摊饭横眠梦蝶床：陆游《春晚村居杂赋》诗之五："浇书满挹浮蛆瓮，摊饭横眠梦蝶床。"

[5] 停滞：停下来，滞留不能进行。

[6] 宽然：表示放心，度量宽宏的样子。

[7] 亟：急切。

译文

《天禄识余》说："李黄门把午睡称作摊饭。"陆游诗句"摊饭横眠梦蝶床"，说的就是午睡。然而这样只适合年轻胃功能强盛的人。老年人胃气衰弱，运动还要考虑到饮食停滞，必须饭后消化很久以后，胸膈才舒展坦然，不感疲倦时不要休息，稍微疲倦才去休息，过了稍微疲倦的状态，恐怕又睡不着了。

坐而假寐，醒时弥觉神清气爽，较之就枕而卧，更为受益。然有坐不能寐者，但使缄其口[1]，闭其目，收摄其心神，休息片时，足当昼眠，亦堪遣日[2]。乐天诗云："不作午时眠，日长安可度？"此真老年闲寂之况[3]。

注释

[1] 缄：封，闭。

[2] 遣日：消遣、打发时光。

[3] 闲寂：空荡寂静。

译文

坐着稍稍打盹儿，醒来感觉神清气爽，与枕头躺着相比较，更为受益。然而有坐着不能打盹，只要闭住嘴，合上眼睛，收摄心神，休息片刻，完全能抵上昼寝，也足以消遣时日。乐天的诗说："不作午时眠，日长安可度？"这真的是反映老年闲暇静处的状况。

当昼即寝,即寝而起,入夜复寝,一昼夜间,寝兴分而二之。盖老年气弱,运动久则气道涩[1],故寝以节之。每日时至午,阳气渐消[2],少息所以养阳[3];时至子,阳气渐长,熟睡所以养阴[4]。东坡诗云:"此身正似蚕将老,更尽春光一再眠。"若少壮阳气方盛,昼寝反令目昏头重,阳亢[5]也。

注释

[1]气道:即息道,呼吸的通道。涩:不通畅的。
[2]消:减少,损失。
[3]养阳:调养阳气。
[4]养阴:调养阴气。
[5]阳亢:阴气亏损,阳气失去制约,就会产生亢盛的病理变化。

译文

白天时想睡觉,刚入睡又醒了,入夜后又去休息,一昼夜里醒和睡各有两次。因为老年人阳气虚弱,运动久了则气道闭塞,所以通过睡觉加以调节。每天到了中午,阳气慢慢消退,稍微休息可以养护阳气;到夜半子时,阳气慢慢生长,熟睡可以养护阴气。苏东坡诗云:"此身正似蚕将老,更尽春光一再眠。"如果年轻人阳气旺盛之时,白天休息反而会使头目昏重,这是阳气亢盛造成的。

点评

本章主要讲述老年人昼寝的注意事项。白天小憩时间不宜过长。冬天昼卧应用被子盖住下半身,使阳气长养;长夏时昼卧,醒后应饮热水,使阳气升发。老年人吃过饭以后,不宜立刻卧下,需消化后,并且有疲倦感了,再睡。坐着打个盹,醒时也会觉得神清气爽。中午少睡可以养阳;夜晚熟睡可以养阴。

夜坐

日未出而即醒，夜方阑而不寐[1]，老年恒有之。黄昏时如辄就寝，则愈不能寐，必坐有顷，坐时先调息以定气[2]，塞聪掩明，屏除杂想[3]，或行坐功运动一番（坐功见二卷导引内）。《亢仓子》曰[4]："体合于心，心合于气，气合于神，神合于无。"夜坐如此，即安睡之妙诀。

注释

[1]阑：晚。
[2]调息：调节呼吸。
[3]屏除：排除；除去。
[4]《亢仓子》：道家经典著作，亦名《洞灵真经》，或称《亢桑子》《庚桑子》。

译文

天没有亮就已经醒了，黑夜已深却又睡不着，这是老年人常有的事。黄昏时如果立刻就睡觉，会更加不能入睡，必须静坐一会儿再睡。静坐时先调整呼吸安定神气，塞住耳朵，遮挡双眼，屏除一切杂念，或是练习一会坐功（坐功见本书二卷《引导》内）。《亢仓子》说："让身体与心相合，让心与气息相合，气息合于精神，则精神合于虚无。"这正是夜坐要达到的境界，也是让睡觉安稳的秘诀。

五藏之精气上注于目，坐时灯光照耀，即闭目亦似红纱罩之,心因目动,遂致淆乱神明,须置隐灯。放翁诗所云"小帜幛灯便细书"是也[1]。使光不射目,兼养目力[2]。若灭灯而坐更妥。《楞严经》曰[3]:"开眼见明,名为见外;闭眼见暗,名为见内。"《荀子》曰:"浊明外景,清明内景。"意同。

> [!NOTE] 注释
>
> [1]小帜幛灯便细书:出自陆游诗《山野》。细书,写小字。
> [2]眼力:视力。
> [3]《楞严经》:佛教中的一部具有重要影响力的经典。

> [!NOTE] 译文
>
> 人五脏的精气向上输注于眼睛,静坐时灯光照亮,即使闭上双眼也好像一层红纱遮罩了一样,心神随眼睛而波动,就会使神明混乱,所以必须安放一盏隐灯。陆游诗里说"小帜幛灯便细书",使得灯光不射入双目,还可养护眼睛。如果熄灯静坐就更好。《楞严经》说:"睁开眼看见光明,叫作外视;闭着眼看见黑暗,叫作内视。"《荀子》说:"混浊而明亮是外景,清彻而光明则是内景。"意思相同。

坐久腹空,似可进食,亦勿辄食[1],以扰胃气。《内经》曰:"胃不和则卧不安。"或略进汤饮以暖之[2],酒更不可饮。气血入夜而伏[3],酒性动散,两相妨也。夜不食姜亦此意。

> [!NOTE] 注释
>
> [1]辄:立即;就。
> [2]略:简单,不详细,大略,略微的意思。
> [3]气血:中医学名词。指人体内的气和血。

译文

久坐感觉腹内空空,看似可以进食,但不要贸然进食以免扰乱胃气。《内经》说:"胃不和则卧不安。"或者微进食汤饮来暖胃气,更不能饮酒。因为入夜之后气血伏藏,而酒性发散,两者相互拖累。夜里不吃姜,也是这样的道理。

剪烛夜话,此少壮之常,老年若不检束,愈谈笑愈不倦,神气浮动[1],便觉难以收摄[2]。《鲍氏皇极经世注》曰:"人之神昼在心,夜在肾。"盖肾主纳气[3],谈笑则气不纳,气不纳则神不藏[4],所以终夜无寐,谈笑亦足致之[5]。

注释

[1]神气:精神气息。
[2]收摄:收聚。
[3]纳气:吸纳、炼化这些游离之气。
[4]藏:储积,收藏。
[5]谈笑:说笑;又说又笑。

译文

秉烛长谈在年轻人中常见。老年人如果不约束自己,越谈笑越不困倦,神气浮动,就觉得难以收摄。《鲍氏皇极经世注》说:"人的神气,白天在心,晚在肾中。"因为肾主纳气,谈笑会使肾无法纳气。气不能收纳则神气不能固藏,所以整夜不能入睡,谈笑也足以导致这种情况。

夜以更点为候[1],如更点无闻,何所取准?拈香一炷,或两炷,随其坐之久暂,令每夜同之,则气血之动定有常[2],入寝始觉安然[3]。四时夜有长短,各酌[4]其宜可也。

> 注释

[1] 更点：古代计时单位。因滴漏而得名。每夜分为五更，每一更约为2小时。
[2] 气血：中医学名词。指人体内的气和血。
[3] 安然：没有顾虑；很放心。
[4] 斟酌：考虑，度量。

> 译文

夜间以打更的声音为信号，如果没听见打更，怎么得到准确时间？点燃一两炷香，根据静坐时间的长短，让每次静坐的时间都相同，那么气血的运行就会有规律，如此才能安然入睡。一年四季夜晚的时间长短不同，分别斟酌适合的时间就可以了。

予尝有《秋夜诗》云："薄醉倦来禁不得，月光窥牖引人看[1]。"凡值月明时，推窗看月，事所恒有，然呼吸间易感风露，为从暖室中顿受凉气耳。《内经》曰："因于风露，乃生寒热。"秋月弥佳[2]，尤宜戒看。

> 注释

[1] 牖：窗户。
[2] 弥佳：美满的样子。

> 译文

我曾经写过《秋夜诗》："薄醉倦来禁不得，月光窥牖引入看。"凡是遇到月明皎洁的夜晚，推开窗户赏月，是常有的事。然而在这瞬间就容易感受风寒露水，因为你从温暖的房间出来突然感受凉气侵袭。《内经》说："因为感受风寒的侵袭，就会出现寒热之症。"此时秋夜月光甚是美好，但也不能看。

夏夜时刻甚短,即早卧仅及冬夜之半。陈傅良诗所谓"短夜得眠常不足[1]"。纵未就枕,只宜寝室中坐少顷[2]。至若风檐露院[3],凉爽宜人,非不快意,但夜气暗侵,每为病根所伏[4]。大凡快意处,即是受病处。老年人随事预防[5],当于快意处发猛省[6],又不独此夜坐纳凉之一节也[7]。

注释

[1] 陈傅良(1137年—1203年):字君举,人称止斋先生,瑞安人。是南宋时期永嘉事功学派中继薛季宣而起的重要代表人物。
[2] 少顷:一小会儿。
[3] 风檐露院:刮风的屋檐下,沾满露气的院中。
[4] 伏:隐蔽,隐藏。
[5] 预防:事先防备。
[6] 猛省:突然明白过来。
[7] 纳凉:乘凉。

译文

夏季夜间很短,即使早睡也仅仅是冬季的一半。陈博良诗中说"短夜得眠常不足"。纵然没有入眠,只应当在寝室中稍坐一会。至于在微风徐来的屋檐下,沾满露气的院中纳凉,凉爽宜人,非常舒服,但是不知不觉中夜间寒气侵袭身体,往往都会埋下病根。大凡能让人快意的地方,也是使人感染疾病的地方。老年人应该特别注意,当在快意的地方提高警惕,不仅仅是夏夜纳凉一件事啊。

夜坐乃凝神于静[1],所以为寐计耳。按《紫岩隐书》曰:"每夜欲睡时,绕室行千步,始就枕。"其说却与坐相反,盖行则身劳,劳则思息,动极而返于静,亦有其理。首篇论安寐[2],愚谓有操纵二法,此夜坐是以静求静,行千步是以动求静,与操纵意相参，可以体验得之。

注释

[1] 凝神：聚精会神。
[2] 安寐：同治本作"寝"。安眠，安睡。

译文

夜坐会使人心神归于宁静，所以只是为了安静罢了。按《紫岩隐书》说："每天晚上想睡觉的时候，绕家走一千多步，就去睡觉。"他的说法与静坐相反。那是因为走路就会使身体劳倦，劳动便想休息，运动到极点就会归于平静，也是有道理的。首篇讲安寝，我认为有操、纵两种方法，这种夜坐的方法是以平静的方法求得心神宁静，绕行千步是以运动的方法求得宁静，将操纵两种方法相互参合，可以通过体验感受到。

点评

本章主要介绍老年人夜坐的注意事项。夜坐是为了安定心气，宁静心神，使人更快地进入睡眠，以提高睡眠质量。夜坐时最好关灯，若必须开灯，也要不让光照射眼睛。坐久了觉饥饿，可稍进汤饮使腹中温暖。少谈笑，以免整夜无法入睡。夏夜坐在庭院，虽凉爽宜人，但应注意预防疾病。

老老恒言卷一毕

老老恒言译评 卷二

清·曹庭栋 纂

叶明花 蒋力生 章德林 撰著

燕居[1]

养静为摄生首务[2]。五官之司[3]，俱属阳火[4]，精髓血脉，则阴精也，阴足乃克济阳[5]。《内经》曰："阴精所奉其人寿[6]，阳精所降其人夭。"降者，降伏之降，阴不足而受阳制，立见枯竭矣[7]。养静所以养阴，正为动时挥运之用。

注释

[1] 燕居：同"宴居"，闲居。
[2] 摄生：养生；保养身体。
[3] 五官：人体五种器官。耳、目、鼻、口、喉。
[4] 阳火：同阳气。
[5] 克济：能成就。
[6] 人寿：人的寿命。
[7] 枯竭：（水源）干涸；断绝。

译文

养静是护摄生命的首要任务。人体五官的功能，都属于阳火，而精髓、血脉，则属于阴精。阴精充足，才能够资生阳火。《内经》说："得到阴精奉养人的寿命，阳精降服也是人的寿命长短。"降，就是降服的意思，阴气不足而受到阳精制约，立刻就会枯竭了。所以养静必须养阴，正是为了在阳火燥动时加以制服。

《显道经》曰[1]:"骨涌面白,血涌面赤,髓涌面黄,肌涌面黑,精涌面光,气涌面泽。光泽必根乎精气,所谓晬然见于面也[2]。"按"精气"二字俱从米,是精气又必资乎米[3],调停粥饭,饥饱适时,生精益气之功孰大焉?

注释

[1]《显道经》:不著撰人。一卷,见于《正统道藏》洞神部方法类。
[2]晬(zuì 最)然:温润貌。
[3]资乎米:凭借于米。

译文

《显道经》说:"骨骼涌动时面色白;血液涌动时面色红;骨髓涌动时面色黄;肌肉涌动时面色黑;精气涌动时面色光滑;阳气涌动时脸色光泽。光泽必定根植于精气,所谓突然显现在脸上。"按,"精气"二字都从"米"字而来,因此精气必定关乎大米,调节粥饭,饥饱适时,没有什么比资生和补益精气更重要的了呢?

《记·王制》云[1]:"九十饮食不离寝。"寝谓寝处之所,乃起居卧室之意。如年未九十,精力衰颓者[2],起居卧室,似亦无不可。少视听、寡言笑,俱足宁心养神[3],即却病良方也。广成子曰[4]:"无视无听,抱神以静,形将自正。"

注释

[1]《记·王制》:即《礼记》中的《王制》篇,其主要介绍古代君王治理天下的规章制度。
[2]衰颓:(健康、精神等)衰弱颓废。
[3]宁心:安心;耐心;静心。
[4]广成子:古代传说中的仙人。隐居崆峒山石室中,传说黄帝曾问以至

道之要。

> **译文**
>
> 《礼记·王制》说："九十多岁的老人饮食不要离开寝室。"寝是休息的地方，是起居卧室的意思。如果年龄未到九十岁，而精力已经衰的人，居处卧室，也未尝不可。少看、少听、少说、少笑，聚集精力宁心养神，也是祛病的良方。广成子说："不乱看，不乱听，安静养护心神，身体自然就正常。"

心者神之舍，目者神之牖，目之所至，心亦至焉。《阴符经》曰[1]："机在于目[2]。"《道德经》曰："不见可欲，使心不乱。"平居无事时，一室默坐，常以目视鼻，以鼻对脐，调匀呼吸，毋间断，毋矜持[3]，降心火入于气海[4]，自觉遍体和畅。

> **注释**
>
> [1]《阴符经》：即《黄帝阴符经》。李筌分为"神仙抱一之道"、"富国安人之法"、"强兵战胜之术"，全书以隐喻论述养生，愚者不查谓兵法权谋等说或谓苏秦之"太公阴符之谋"皆离旨甚远。
> [2]于：同治本无此字。
> [3]矜持：拘谨；拘束。
> [4]气海：经穴名，位于腹正中线脐下一寸五分处，属任脉经。出自《针灸甲乙经》。

> **译文**
>
> 心为神的居舍，眼睛是神的窗户，眼睛达到的地方，心也到了。《阴符经》说："人体生命机关在眼睛。"《道德经》说："不看到自己想要的东西，则心神不受迷乱。"平常在家无事的时候，在家静坐，常用眼睛看鼻尖，再用鼻子对准肚脐，调节呼吸，不要间断，不要矜持、拘束，把心火降至气海，自然感到全身和畅。

《定观经》曰[1]:"勿以涉事无厌[2],故求多事;勿以处喧无恶,强来就喧[3]。盖无厌无恶,事不累心也。若多事就喧,心即为事累矣。"《冲虚经》曰[4]:"务外游不如务内观[5]。"

注释

[1]《定观经》:道教经典,全称《洞玄灵宝定观经》。
[2]厌:嫌恶,憎恶。
[3]喧:大声说话,声音杂乱。
[4]《冲虚经》:即《列子》,又称《冲虚真经》。
[5]内观:指印堂穴上方处。

译文

《定观经》说:"不要因为爱管闲事,不知厌倦,就故意没事找事;不要因为身在喧哗之地不觉厌烦,而专找喧哗的地方凑热闹。"一般而言,不知厌倦,不觉厌烦,人们就以为事情不会拖累心情。如果没事找事,爱凑热闹,心就会被琐事拖累。《冲虚经》说:"让心神往外游动,不如让心神向体内观察。"

心不可无所用,非必如槁木[1],如死灰[2],方为养生之道[3]。静时固戒动,动而不妄动,亦静也。道家所谓不怕念起[4],惟怕觉迟。至于用时戒杂,杂则分[5],分则劳。惟专则虽用不劳,志定神凝故也。

注释

[1]槁木:枯槁的树干。
[2]死灰:比喻败亡的人或事。
[3]养生:摄养身心使长寿。

[4]道家：指道教。我国古代的一种思想流派，以老子、庄子为代表。
[5]分：杂乱分散。

> 译文

心不可无所事事，不必像死灰槁木那样，才算是养生之道。安静时固然要戒动，动的时候防止妄动，这也是一种安静，这就是道家所说的"不怕心头动念，只怕觉察太迟"。至于用心时，戒杂乱，杂乱就会分神，分神就会过劳，只要用心专一，那么即使用心也不会过劳，这是凝神定志的缘故。

人藉气以充其身[1]，故平日在乎善养，所忌最是怒，怒心一发，则气逆而不顺[2]，窒而不舒。伤我气，即足以伤我身。老年人虽事值可怒，当思事与身孰重，一转念间，可以涣然冰释[3]。

> 注释

[1]藉：凭借；依靠。
[2]气逆：中医术语。谓气上冲而不顺。
[3]冰释：像冰溶化一样。比喻隔阂、怀疑等消除。

> 译文

人依靠气来维持身体健康，所以平时要好好养气，最忌讳的是发怒，怒气一旦发作，气就会逆行而不顺畅，滞碍不通。伤害自己的气，就足以伤害身体。老年人即使遇上令人气恼的事情也应当考虑事情与身体哪一个更重要，一转念之间，怒气就可以化解得无影无踪了。

寒暖饥饱，起居之常[1]。惟常也，往往易于疏纵[2]，自当随时审量[3]。衣可加即加，勿以薄寒而少耐；食可置即置，勿以悦口而少贪。《济生编》曰[4]:"衣不嫌过,食不嫌不及。"此虽救偏之言,实为得中之论[5]。

注释

[1] 起居：作息；日常生活。
[2] 疏纵：放达，不受拘束。
[3] 审量：考察衡量；估量。
[4] 《济生编》：玉虚子著。
[5] 得中：适当，适宜。

译文

寒热饥饱，是起居的常态。正因为是常态，往往容易疏忽。应当随着天气变化而考量，衣服该加就加，不要因为天气不太冷而忍耐寒冷；吃东西该住口就住口，不要由于好吃就贪嘴。《济生编》说："衣服不嫌穿的太多，饭量不嫌太少。"这话虽然听起来有点矫枉过正，但这正是适中的观点。

春冰未泮[1]，下体宁过于暖，上体无妨略减，所以养阳之生气。绵衣不可顿加，少暖又须暂脱。北方语曰："若要安乐[2]，不脱不着。"南方语曰："若要安乐，频脱频着[3]。"

注释

[1] 泮：溶解。
[2] 安乐：安宁和快乐。
[3] 频：屡次，连次。

译文

春天冰雪还没有融化的时候，下身宁可过于暖和，上身不妨略微减少衣服,这就是用来保养阳气的办法。棉衣不可突然增加,稍微暖和了又该暂时脱掉。北方谚语说:若要安乐,不必过早脱棉衣,也不过多穿棉衣。南方谚语说:若要安乐,需频繁增减衣物。

夏月冰盘[1],以阴乘阳也;冬月围炉,以阳乘阴也。阴阳俱不可违时。《内经》曰:"智者之养生也[2],必顺四时而调寒暑。"然冬寒犹可近火,火在表也;夏热必戒纳凉,凉入里也。

注释

[1]冰盘:盘内放置碎冰,上面摆放瓜果等食品,夏季用以解渴消暑。
[2]智:聪明,见识。

译文

夏天用冰盘降温。是利用阴气制约阳气;冬天围着火炉,是利用阳气化解阴气。阴阳都不可违反时令。《黄帝内经》说:"有智慧的人的养生,必顺应四时来调节寒暑。"然而冬天寒冷还是可以靠近火,因为火在体表;夏天热必须避免纳凉,因为凉气会进入体内。

《济世仁术编》曰:"手心通心窍[1],大热时以扇急扇手心,能使遍体俱凉。"愚谓不若谚语云:"心定自然凉。""心定"二字可玩味。

注释

[1]心窍:心脏中的孔穴。古人以为心有窍才能运思,故亦指思维能力和思想。

译文

《济世仁术编》说:"手心与心窍想通。大热时,用扇子快速扇手心,能使全身感到清凉。"我认为这话不如谚语所说的"心定自然凉"。"心定"二字值得回味思索。

点评

本章从四时、起居养生的角度,强调了养生的重要性。养静是养生的关键,养静必须养阴。精气靠水谷来长养,所以,要饥饱适时。老年人要少听、少说、少看、少笑,以减少精气的耗散。闭目养神可降心火。知足、不贪则心灵不被外物牵累。恼怒伤身,易导致气滞。穿衣、饮食虽是小事,但不应疏忽。

省心[1]

六淫之邪[2],其来自外,务调摄所以却之也。至若七情内动[3],非调摄能却[4]。其中喜怒二端,犹可解释,倘事值其变,忧思悲恐惊五者,情更发于难遏[5]。要使心定,则情乃定。定其心之道何如?曰安命[6]。

注释

[1]省心:内心自省。
[2]六淫:中医指六气(风寒暑湿燥火)外邪形成六种疾病。
[3]七情:中医指喜、怒、忧、思、悲、恐、惊等七种情志活动。
[4]调摄:调理保养。

[5]遏：阻止。
[6]安命：安于命运。

译文

六淫之邪，大致都来自外部，务必通过调养身体来抵御外感病邪的侵袭。至于情志扰动内心，不是能够通过调养来治愈的。其中喜怒两种情志，尚且还可以解释，倘若事情正处于不断变化阶段，忧思悲恐惊五种情志交替出现，难以控制。让人心定则情绪才稳定。是人心安定的方法有哪些？就是"安命"。

凡人心有所欲，往往形诸梦寐，此妄想惑乱之确证。老年人多般涉猎过来[1]，其为可娱可乐之事，滋味不过如斯，追忆间亦同梦境矣。故妄想不可有[2]，并不必有，心逸则日休也。

注释

[1]涉猎：经历。
[2]妄想：荒谬的想法；不切实际的打算。

译文

大凡人们心中的欲望，常常表现在睡梦中，这是一个人胡思乱想的确证。老年人的一生经历过太多的事情，他们曾经做的值得愉悦，快乐的事情，品味一下感觉不过如此，追忆往昔，也如同做梦一般。所以妄想不能有，也不必有，这样就会心里安适，每天都美好幸福。

世情世态，阅历久看应烂熟，心衰面改，老更奚求[1]。谚曰："求人不如求己。"呼牛呼马，亦可由人，毋少介意[2]，少介意便生忿，忿便伤肝[3]，于人何损？徒损乎己耳。

注释

[1] 奚：疑问代词，何也。
[2] 介意：把不愉快的事记在心里；在意。
[3] 忿：愤怒，怨恨，使……忿怒。

译文

对于世间的人情百态，经历了时间长了，想来应烂熟于心了。心气衰了，面色变了，老年人还追求什么？谚语说："求人不如求己。"对自己称赞还是批评，也可听天由人，不要有一丝介意。稍有介意就会产生愤恨，愤恨就会自己伤肝，这样做对别人有什么伤害呢？只能伤害自己而已。

少年热闹之场，非其类则弗亲，苟不见几知退[1]，取憎而已。至与二三老友，相对闲谈，偶闻世事[2]，不必论是非[3]，不必较长短，慎尔出话，亦所以定心气[4]。

注释

[1] 苟：假设；如果。几：事情的细微迹象或动向。
[2] 世事：世务；尘俗之事。
[3] 是非：指辨别是非。
[4] 心气：气量。

译文

年轻人喜欢去的热闹的地方，如果不是喜欢热闹的这类人就不要去了。如果不知见势而退，只能招致别人的憎恨罢了。至于二三位老友，面对面闲谈，偶尔听到社会上的事情，也不必议论是非曲直，不必比较长短优劣，审慎出言，也可以使人心安。

《语》云[1]:"及其老也,戒之在得。"财利一关,似难打破,亦念去日已长,来日已短,虽堆金积玉,将安用之?然使恣意耗费[2],反致奉身匮乏[3],有待经营,此又最苦事。故"节俭"二字,始终不可忘。

> **注释**

[1]《语》,即《论语》,后句引自《论语·季氏》。
[2]耗费:消耗。
[3]奉身:养身,守身。

> **译文**

《论语》说:"到了老年,要戒贪婪。"钱财利益,这一关很难打破。也要想到已经走过了人生大半的时间,未来的时日已经很短了,即使金玉堆积如山,将有什么用途呢?然而如果放纵自己,随意消耗这些财务,反而会招致生活匮乏的情况,需要人们经营打理这些财务,这又是最苦的差事。所以"节俭"二字须始终不要忘记。

衣食二端,乃养生切要事。然必购珍异之物[1],方谓于体有益,岂非转多烦扰!食但慊其心所欲[2],心欲淡泊,虽肥浓亦不悦口;衣但安其体所习,鲜衣华服,与体不相习,举动便觉乖宜[3]。所以食取称意,衣取适体,即是养生之妙药。

> **注释**

[1]珍异:珍贵奇特的食物或用品。
[2]慊(qiè怯):满足。
[3]乖宜:不适宜。

译文

穿衣吃饭,这两样是养生的紧要事。然而一定去买珍贵奇异的东西,才认为对身体有益处,岂不是反而增添了烦恼?如果吃东西就是为了满足欲望,如果心里喜欢清淡的食物,即使吃肥浓厚味也不会觉得可口。穿衣只是需符合自身的习惯即可,如果穿着华美的服装,但是却与自身习惯不符,活动起来就觉得不舒适,所以吃东西要选称心如意的,穿衣服要选合体的,这就是养生的"妙药"。

凡事择人代劳,事后核其成可也。或有必亲办者,则毅然办之[1]。亦有可姑置者[2],则决然置之。办之所以安心[3],置之亦所以安心,不办又不置,终日往来萦怀[4],其劳弥甚。

注释

[1] 毅然:坚决的;毫不犹豫的。
[2] 姑置:指姑且放在一边不去谈论。
[3] 安心:存心;居心。
[4] 萦怀:牵挂在心。

译文

凡是可以请人代劳,事情做完以后再亲自检验完成情况。有的事情需要自己亲自做的,就不要犹豫坚决去做;还有的事情是可以姑且搁置到一边的,就坚决把这件事情放下去。积极处理某事是为了安心,将事情搁置到一边也是为了安心,如果一件事既不去办又放心不下,只会使人特别疲惫。

老年肝血渐衰,未免性生急躁[1],旁人不及应,每至急躁益甚,究无济于事也。当以一"耐"字处之,百凡自然就理。血气既不妄动[2],神色亦觉和平[3],可养身兼养性[4]。

注释

[1] 急躁：碰到不称心的事情马上激动不安。
[2] 妄动：轻率地行动；盲目地行动。
[3] 和平：平静；宁静。
[4] 养性：谓修养身心，涵养天性。

译文

老年人肝血逐渐衰落，不免性情急躁。如果身边的人来不及回应，常常会更加急躁。但是急躁终究无济于事。应当以一个"耐"字来处理事情，遇到一切事情都要顺其自然，这样血气不会妄动，神色也会显得平和，即可以保养身体又可以调养人的性情。

年高则齿落目昏，耳重听，步蹇涩[1]，亦理所必致。乃或因是怨嗟，徒生烦恼，须知人生特不易到此地位耳。到此地位，方且自幸不暇，何怨嗟之有[2]？

注释

[1] 蹇（jiǎn 简）涩：指步履艰难。蹇，脚跛；涩，阻力大，不润滑。
[2] 怨嗟：怨恨叹息。

译文

年事已高就会出现牙齿脱落，眼睛昏花，耳朵听不清，走路艰难等毛病，这也是理所应当的。如果你因为这些抱怨叹息，只能是徒生烦恼。需要知道人活到这个年龄已经是非常不容易的了！达到这样的高寿，正要庆幸还来不及呢，有什么可以抱怨叹息的？

寿为五福之首[1]，既得称老，亦可云寿。更复食饱衣暖，优游杖履，其获福亦厚矣。人世间境遇何常，进一步想，终无尽时，退一步想，自有余乐。《道德经》曰："知足不辱，知止不殆[2]，可以长久。"

> [!NOTE] 注释
>
> [1]五福：古人认为的五种幸福，包括：福、寿、贵、康宁、多子。
> [2]殆：危险。

> [!NOTE] 译文
>
> 　　长寿是五福之首，既可以被称作"老"，也可以称作"寿"，在此基础上，还能吃饱穿暖，持着拐杖穿着鞋子优哉游哉地散步，获得的福气就更大了。人世间境遇无常，进一步时想想，欲求没有尽头，退一步时想想，此刻也别有余乐。老子《道德经》讲："知足的人不会受到屈辱，知道适可而止的人不会出现危险，这样就可以长久了。"

　　身后之定论[1]，与生前之物议[2]，己所不及闻、不及知，同也。然一息尚存，必无愿人毁己者，身后亦犹是耳。故君子疾没世而名不称[3]，非务名也。常把一名字着想，则举动自能检饬[4]，不至毁来，否即年至期颐[5]，得遂考终[6]，亦与草木同腐。《道德经》曰："死而不亡者寿。"谓寿不徒在乎年也。

> [!NOTE] 注释
>
> [1]定论：确定的论断。
> [2]物议：众人的议论。
> [3]疾：厌恶，憎恨。
> [4]检饬：谓检点，自我约束。
> [5]期颐：指人活到一百岁。
> [6]考：寿也。

译文

对一个人死后的评价,和对他生前之事的议论,他自己听不到,也不知道,那就都一样。然而,只要还有一口气在,就一定不希望别人说自己的坏话,死后也是这样。所以君子痛恨死后却得不到相应的评价,并非是为了追求名声。常常为了自己的名字着想,自然会约束自己的行为举止,不至于败坏自己的好名声。等到年龄到了百岁,最终享尽天年。形骸也与草木一样腐烂。《道德经》说:"一个人死去了,但是他的精神还在就是长寿。"讲的就是长寿不仅仅在于活了多长时间。

点评

本章主要告诫老年人要知足、不贪心,看开放下,修身养性,颐养天年,通过调摄情绪来使内心安定。不可有妄念、不要有怒气、不劳心、不急躁;不说人是非,不计较长短。老人不宜耗费精力,去换取财富、名利。食物和衣服都要选择适合自己的。生命的价值不仅在于年龄的长短,更在于活得是否有意义。

见客

《记·王制》曰:"七十不与宾客之事[1]。"盖以送迎仆仆[2],非老年所能胜[3]。若夫来而不往,《记》以为非礼,岂所论于老年。予尝有扫径诗云:"积闲成懒痼难砭[4],扫径欣看客迹添,若要往来拘礼法,尔音金玉亦无嫌[5]。"

注释

[1] 与：参与；参加。
[2] 仆仆：奔走劳顿貌。
[3] 胜：禁得起；受得住。
[4] 痼难砭（biān 边）：长期养成的习惯很难改正。
[5] 尔音金玉：语本《诗·小雅·白驹》，指把自己的音讯视作金玉一样珍惜，即很少联系来往。

译文

《礼记·王制》记载："七十岁以上的老人不应参与会客之事。"那是因为迎客、送客等忙碌活，不是老年人所能胜任的。至于有人前来拜访却不能回访，《礼记·王制》认为这是无礼的表现。其所论及的哪里说是年长之人。我曾作过一首《扫径诗》说："积闲成懒痼难砭，扫径欣看客迹添。若要往来拘礼法，尔奋金玉亦无嫌。"（意思是：清闲时间长了就变得慵懒，这个痼疾很难治愈，当我清扫小径时，欣然看到不断有客人来访。如果与客人交往时要拘于礼法，那不如少点联系也不会疏远。）

见客必相揖[1]，礼本不可废，但恐腰易作酸，此礼竟宜捐弃[2]。腰为肾之府，肾属水，水动则生波。又按《蠡海集》云："肺居上，肝居下。一鞠躬则肺腑肝仰矣。"故嵇康言[3]："礼岂为我辈设？"愚谓揖岂为老年设？

注释

[1] 揖：古代的拱手礼。
[2] 捐弃：抛弃。
[3] 嵇康：嵇康，字叔夜。谯国铚县（今安徽省濉溪县）人。三国时期曹魏思想家、音乐家、文学家。

译文

见到客人要相互作揖行礼，礼节本是不可废除，但年长者恐怕腰部容易酸痛，这种礼节对于长者应该放弃。腰是肾脏之腑，肾属水，水晃动产生波浪。又按《蠡海集》说："肺居上方，肝居下方，所以人一鞠躬就会使肺向下俯，肝向上仰。"因此嵇康说："礼节难道是为我们这辈人设的吗？"我说作揖行礼难道是给老年人所设的吗？

客至进茶，通行之礼，茶必主客各一，谓主以陪客也。老年交好来往，定皆习熟[1]，止以佳茗进于客可耳。若必相陪，未免强饮，或谓设而不饮亦可，又安用此虚文[2]？

注释

[1] 习熟：犹熟悉，熟知。
[2] 文：规定、仪式。

译文

客人来了要进茶，这是通行的礼节，上来的茶一定要主人、个人各自一份，这叫做主人陪客人之礼。老年好友往来，一定都是彼此熟悉的，可以只给客人敬茶罢了，如果一定陪客人喝茶，有时不免强饮。有人说可以给主客都上茶，主人不喝就可以了。又怎么要这种无用的礼节待朋友？

老年人着衣戴帽，适体而已[1]，非为客也。热即脱，冷即着，见客不过便服。如必肃衣冠而后相接[2]，不特脱着为烦，寒温亦觉顿易，岂所以适体乎？《南华经》曰："是适人之适，而不自适其适者也。"倘有尊客过访，命阍人婉辞也可[3]。

注释

[1]适体：谓适应身体的需求。
[2]衣冠：泛指衣着，穿戴。
[3]阍（hūn昏）人：看门的人。

译文

老年人穿衣戴帽合体就行，不必为了见客人而拘礼。热了就脱下，冷了就穿戴上，会见客人不妨穿便装。如果一定要穿着郑重、正式的服装，然后去与朋友见面，不仅仅会为增减衣服而烦恼，而且忽冷忽热，怎么能适合身体需要呢？《南华经》说："（这些人）都是为了让别人舒服，而不是让自己舒服。"倘若有尊贵的客人来访，命令守门的人委婉推辞走就可以。

凡客虽盛暑，其来也必具衣冠，鹄立堂中[1]，俟主人衣冠而出。客已热不能胜，当与知交约，主不衣冠[2]，则客至即可脱冠解衣。本为便于主，却亦便于客。

注释

[1]鹄（hú胡）立：直立。鹄，即天鹅。
[2]衣冠：泛指衣着，穿戴。

译文

凡是待客即使是盛夏暑天，他来的时候也是必定穿戴整齐。他们鹄立在堂中，等候主人穿戴衣服出来迎接。已经热得无法忍受，主人应当与知友们相约，如果主人不正式穿戴，客人来了就可摘掉帽子、脱去衣服。这样做本来是方便主人，确实也方便了客人。

喜谈旧事，爱听新闻，老人之常态，但不可太烦，亦不可太久，少有倦意而止[1]。客即在座，勿用周旋。如张潮诗所云[2]："我醉欲眠卿且去"可也。大呼大笑，耗人元气[3]，对客时亦须检束[4]。

注释

[1] 倦：疲乏。
[2] 张潮：字山来，号心斋，仲子，安徽歙县人，生于清顺治十六年（1650）。是清代文学家、小说家、刻书家，官至翰林院孔目。
[3] 元气：中医学名词，指人体的正气，与"邪气"相对。
[4] 检束：检点，约束。

译文

喜欢谈论过去的事情，愿意听到新闻，这是老年人的常态。只是不可太烦，时间也不可太久，老人稍有倦意就停止不说了。客人就在座位上坐着，也不用费力周旋。如张潮诗中所说的"我醉欲眠卿且去"是可以的。大呼大笑，会损耗人的元气，接待客人时也需要检点约束。

往赴筵宴[1]，周旋揖让[2]，无此精力[3]，亦少此意兴，即家有客至，陪坐陪饮，强以所不欲，便觉烦苦。至值花晨月夕[4]，良友欢聚，偶尔开尊设馔[5]，随兴所之可也，毋太枯寂。

注释

[1] 筵宴：宴会；酒席。
[2] 揖让：古代客人与主人相见时礼节，互相作揖谦让。
[3] 精力：精神和体力。
[4] 花晨月夕：有鲜花的早晨，有明月的夜晚。泛指美好的时光和景物。
[5] 设馔：饮食，吃喝。

译文

前往赴宴,需要与人周旋、寒暄,没有这个精力,也没有这个兴致,就是家里来了客人,陪坐陪酒,勉强做自己不想做的,便觉得烦恼痛苦。如果恰逢花晨月夕,好友欢聚,偶尔设宴举杯畅饮,随兴所致是可以的,这时不要太寂寞无聊了。

庆吊之礼[1],非老年之事,自应概为屏绝[2]。按礼重居丧[3],《曲礼》犹曰[4]:"七十惟衰麻在身[5],饮酒食肉处于内。"又《王制》曰[6]:"八十齐丧之事弗及也[7]。"况其他乎?

注释

[1]庆吊:庆贺与吊慰。亦指喜事与丧事。

[2]屏绝:遮挡、拒绝。

[3]居丧:犹守孝。

[4]《曲礼》:《曲礼》是《礼记》的一部分。曲为细小的杂事。礼为行为的准则规范。

[5]衰麻:指孝服。

[6]《王制》:《王制》出自《礼记》,记录了古代君主治理天下的规章制度,内容涉及封国、职官、爵禄、祭祀、葬丧、刑罚、建立成邑、选拔官吏以及学校教育等方面。

[7]齐丧:祭祀和吊丧。齐通"斋",指祭祀之前清心洁身。此指祭祀。

译文

婚丧嫁娶等仪式,不需要老年人参与。自己也应一概谢绝参加。按居丧之礼有很多。《礼记·曲礼》还说:"(居丧期间)七十岁只需穿麻制的丧服,但是可以饮酒吃肉。"又《礼记·王制》中讲:"八十岁不必参加祭祀丧礼等活动了。"更何况是其他事情呢?

点评

本章主要论述老年人在见客时的注意事项，因为老年人易疲劳，所以很多礼仪制度能省则省，不要勉强自己做不想做的事，宴席、婚丧之事均宜谢绝。若是熟悉的老朋友相聚，则可互相约定不拘泥于礼数，凭各自喜好相处。

出门

邵子自言四不出，大风、大雨、大寒、大热也。愚谓非特不可出门，即居家亦当密室静摄，以养天和。大雷大电，尤当缄口肃容[1]，敬天之怒。如值春秋佳日，扶杖逍遥[2]，尽可一抒沉郁之抱[3]。

注释

[1] 缄口：闭着嘴（不说话）。
[2] 逍遥：悠然自得的样子。
[3] 抱：想法，心情。

译文

邵雍曾说过有四种情况不宜出行：大风、大雨、大寒、大热。我认为这样的天气，没有特殊情况不可以出门，就待在家中静待调摄，以保养人体的元气。碰到打雷、闪电的天气，尤其应当闭口，使仪容严肃庄重，以示对天的威怒的敬畏。如果正值春秋二季的好天气，可以挂着手杖悠闲的散步，可以尽情抒发沉闷的心情。

偶然近地游览，茶具果饵[1]，必周备以为不时之需[2]。置食簏[3]、竹编，如盒叠作数层，外以环约之，使一手可提。《记·王制》曰："膳饮从于游[4]。"乃兼具酒食。如近地亦非必备。

注释

[1]果饵：糖果点心的总称。
[2]不时之需：随时的需用。
[3]簏：竹箱。
[4]膳饮：犹饮食。

译文

偶尔在离家较近的地方旅游，茶叶、茶具、糖果、饼饵等食物，一定要准备周全，以备不时之需。置办一个食盒，用竹子编成盒子，上下叠摞数层，外面用一个套环围住扎紧，用一个手就可以提起来。《礼记·王制》说："带着食物饮品出游。"就是带着酒和食物，如果离家较近，也不一定非要准备。

春秋寒暖不时，即近地偶出，棉夹衣必挈以随身[1]。往往顷刻间气候迥异[2]，设未预备，乍暖犹可[3]，乍凉即足以为患。

注释

[1]挈：带，领。
[2]顷刻：片刻；极短的时间。迥异：大为不同。
[3]乍：忽然。

> **译文**

春秋季节，气候冷热随时变化。即使是偶尔去离家较近的地方，棉夹衣也一定要随身携带。气候往往在极短的时间之内就变化很大，假如没有预备，突然变暖还好，如果突然变凉，就足以造成祸患了。

乘兴而出[1]，不过迩在村郭间[2]，可泛小舟，舟前后必障蔽[3]。乐天诗所谓"一茎竹篙别船尾，两幅青幕覆船头也"。舟中不能设椅，屹坐摇杌[4]，殊觉不宁，制环椅无足，平置舟板上，与坐环椅无别。居家时不妨移置便榻，亦堪小坐。

> **注释**

[1] 乘兴：趁一时高兴；兴会所至。
[2] 迩：与遐相对，近也。
[3] 障蔽：遮蔽；遮盖。
[4] 杌：小矮凳。

> **译文**

趁着一时的兴致出门，不过近在村镇之间，可以划一叶小舟，船的前后一定要有屏障遮蔽。白居易的诗句说道："一茎竹篙别船尾，两幅青幕覆船头。"说的就是这个意思。船中不能设置椅子，高高地坐在摇摆的凳子上，会觉得特别不安稳。可以制作没有腿的环椅，平时在小船的船板上，这样就以平常坐环椅的感觉一样了。在家时，不妨把这种无腿的环椅移放在便榻上，也可以小坐休息。

舟中另置褥，厚而狭者，可坐可卧；另置枕，短而高者，可靠手，可枕首。微觉懒倦，有此则坐卧胥安[1]。

注释

[1]胥:齐,皆。

译文

船中另外置办一铺又厚又窄的褥子,可以坐,可以卧。再置办一个又短又高的枕头,可以把手肘靠在上面,也可以用来枕头。稍微觉得慵懒疲倦,有了这个褥子和枕头,坐卧就能安稳了。

足力尚健者,备游山鞋,每制必二緉[1]。上山则底前薄后厚,下山则底前厚后薄,趁宜而着,命童子携之。古人有登山屐[2],去屐前齿,亦此意。

注释

[1]緉(liǎng 两):一双。古代计算鞋或袜的单位。
[2]屐:木头鞋,泛指鞋。

译文

脚力尚且康健的,可以准备登山的鞋子。每次制作都要准备两双,上山的鞋底要前薄后厚后,下山的鞋底要前厚后薄,在适合的时候穿着。另外一双让童仆带着。古人有一种登山屐,去掉木屐的前齿,也是这个用意。

折叠凳,游具也。四足两两交加,边则但具前后,以木棉缕绷为面,软而可折,今俗称马踏子,其制昉自前明,见《三才图会》[1]。予诗有"稳坐看山权当榻,不妨折叠入游囊"之句。凡出门,命携以相随,足力倦即堪少坐,不必专为游山也。

注释

[1]《三才图会》：又名《三才图说》，是由明朝人王圻及其儿子王思义撰写的百科式图录类书。

译文

折叠凳，游玩时候的器具。四个凳脚两两相互叠加，只有前后有边，用木棉线牵拉做凳子面儿，柔软可以折叠，今俗称马踏子。它的样子是模仿明代的，可见《三才图会》。我的诗中有"稳坐看山权当榻，不妨折叠入游囊"之句。描述的就是这个折叠凳。只要出门，命人随身携带。脚力疲惫的时候可以用稍坐会片刻，不必专门为了登山准备。

太白诗[1]："饭颗山头逢杜甫[2]，头戴笠子日卓午[3]。"又东坡戴笠行雨中，绘《笠屐图》。笠为古人所恒用，御雨兼障日[4]。夏秋之初，或倚杖而出，亦可预办。制以棕与藤，俱嫌少重，竹为骨；皂纱蒙其上[5]，似较轻便。另用纱三寸许[6]，垂于笠边，谓之笠檐[7]，亦堪障日。

注释

[1]李白（701年—762年）：字太白，号青莲居士，又号"谪仙人"。是唐代伟大的浪漫主义诗人，被后人誉为"诗仙"。其人爽朗大方，爱饮酒作诗，喜交友。

[2]饭颗山：相传是唐代附近的一座山。"饭颗山头逢杜甫"两句：出自李白《戏赠杜甫》。

[3]卓午：正午。

[4]御雨：挡雨。障日：遮蔽日光。

[5]皂纱：黑色的纱。

[6]三：同治本作"二"。

[7]笠檐：指笠帽周围下覆冒出的部分。

> **译文**

李白有诗句:"饭颗山头逢杜甫,头戴笠子日卓午。"又有苏东坡戴着竹笠行走在雨中,绘制《笠屐图》。笠是古人经常用的东西,可以挡雨,可以遮阳。夏秋之初,有时扶着手杖出门,也可以预先置办好。用棕或者藤制成的,或嫌分量有些重,用竹做成骨架,把帛纱蒙在上面,似乎比较轻便。另外把两寸左右的纱,下垂着围在斗笠边缘,叫作笠檐,也可以遮挡阳光。

老年出不远方,无过往来乡里。《曲礼》曰:"行役以妇人。"谓设有不得已而远行,所以虑之周也。以妇人者,妇人举动柔和[1],故用之。然此亦古人优体衰羸[2],不嫌过于委曲[3],苟有勤谨童仆,左右习惯者,未始不可用。

> **注释**

[1]柔和:温和;温柔。
[2]衰羸:衰老瘦弱。
[3]委曲:曲从。

> **译文**

老年人出门不要走得太远,不过就是往来于乡里。《曲礼》说:"出门办事要有妇人扶持照料,"意思是如果不得已而必须要远行,要考虑周全。用妇人的原因,是妇人举止行动柔和,因此用她。然后这也是古人担心老人身体衰弱羸瘦,所以不怕过于的周全。如果能有勤劳谨慎的家童,经常伺候在左右已经习惯了。也未必就不能用。

远道行李,必作信宿计[1]。各项周备外[2],其要尤在床帐。办阔大折叠凳二(其制见前),或棕绷之,或皮绷之,两凳相接而排,长广恰如床式,闻军营中多用此。帐用有骨子可以架起者(制详四卷帐内)。

注释

[1] 信宿:连住两夜。
[2] 周备:严密完备;周密完备。

译文

远行的行李,一定要作连住两三天的打算,除了各项物品要准备周全之外,床帐尤其重要。置办两个宽大的折叠凳,款式见前文,凳面或者用棕绷紧,或者用皮绷紧,两个凳子相接排列,长宽刚好好像床的样子。听说军营之中经常用这个。帐子要有骨架可以架起来的,制作方法详见第四卷的"帐"篇内。

严冬远出,另备帽,名"将军套"。皮制边,边开四口,分四块,前边垂下齐眉[1],后边垂下遮颈,旁边垂下遮耳及颊,偶欲折上,扣以钮,仍如整边。趁寒趁暖[2],水陆俱当。

注释

[1] 垂下:东西一头挂下。
[2] 趁:通"称",适合。

译文

严冬时节外出远行,要另外准备帽子,叫作将军帽。用皮做边。边上开四个口,将边沿分成四块,前边垂下眉毛相齐,后边垂下遮住颈部,旁边垂下遮住耳朵及脸颊。偶尔想要折上去,用纽扣扣上,仍然好像完整的帽边。适合寒冷的天气也适合温暖的天气,船上或者陆地上用都合适。

> **点评**

本章主要论述老年人出门时应考虑的方方面面。大风、大雨、大寒、大热的天气,不但不能出门,还应在家静养。天气好时,外出宜带好食物。若出远门,为防气候突变,要多带些衣服。路程较远时,还应准备便于步行的鞋子。

防疾

心之神发于目[1],肾之精发于耳[2]。《道德经》曰[3]:"五色令人目盲[4],五音令人耳聋[5]。"谓淆乱其耳目[6],即耗敝其精神[7]。试于观剧时验之[8]:静默安坐,畅领声色之乐,非不甚适[9]。至歌阑舞罢[10],未有不身疲力倦者,可恍悟此理[11]。

> **注释**

[1]心之神:心主神志,主导人们的精神、意识、思维活动。心之神发于目:由心主导的精神、意识、思维活动在外可通过眼睛反映出来。

[2]肾之精:肾藏精,具有贮存、封藏人身精气的作用。肾之精发于耳:由肾贮存、封藏的人体精气,在外可通过耳朵反映出来。

[3]《道德经》:春秋时期老子(李耳)的作品,又称《道德真经》、《老子》、《五千言》、《老子五千文》。

[4]五色:青、赤、黄、白、黑五种颜色,代指缤纷绚丽的色彩。

[5]五音:宫、商、角、徵、羽五个基本音阶,代指纷繁、悦耳的音乐。

[6]淆乱:混淆,混乱。

[7]耗敝:耗费损害。

[8] 验:验证。

[9] 甚:什么。

[10] 阑:将尽,快要完了。歌阑舞罢:歌曲舞蹈都结束了。

[11] 恍悟:猛然省悟。

译文

由心主导的精神、意识、思维活动在外可通过眼睛反映出来,由肾贮存、封藏的人身精气在外可通过耳朵反映出来。《道德经》中说:"五色令人目盲,五音令人耳聋。"意思就是这些纷繁的颜色、喧闹的音乐使人耳目混乱,继而耗费损害人的精神。我尝试在观看戏剧时来验证此事,人安静地端坐在那儿,畅快地享受声色之乐,没有不舒服的时候。等到歌曲、舞蹈都结束了,没有不感到身疲力倦的,才突然明白这个道理。

久视伤血,久卧伤气,久坐伤肉,久立伤骨,久行伤筋。此《内经》五劳所伤之说也[1]。老年惟久坐、久卧不能免,须以导引诸法[2],随其坐卧行之(导引有睡功、坐功,见本卷末)。使血脉流通,庶无此患[3]。

注释

[1] 五劳所伤:病证名,因劳逸不当,气、血、筋、骨活动失调而引起的五类劳损。

[2] 导引:我国古代的呼吸运动(导)与肢体运动(引)相结合的一种养生术,也是气功中的动功之一。

[3] 庶:差不多,表可能或期望。

译文

久视,伤害人体的血脉;久卧,伤害人体的正气;久坐,伤害人体的肌肉;久立,伤害人体的骨骼;久行,伤害人体的筋脉。这即是《黄帝内经》里五劳所伤的说法。老年人久坐久卧是无法避免的，必须应用各种导引的方法，在坐卧的间隙练习（导引有睡功、坐功，见本卷末）。使得血脉流通，或许可以免去久坐久卧带来的祸患。

男女之欲[1]，乃阴阳自然之道。《易·大传》曰[2]："天地絪缊[3]，男女构精"是也[4]。然《传》引损卦爻辞以为言[5]，损乃损刚益柔之象，故自然之中，非无损焉。老年断欲，亦盛衰自然之道。损之爻辞曰"窒欲"是也[6]。若犹未也，自然反成勉强，则损之又损，必至损年。

注释

[1]男女之欲：性欲。
[2]《易·大传》：是一部战国时期解说和发挥《易经》的论文集，其学说本于孔子，具体成于孔子后学之手。
[3]絪缊（yīnyūn 因晕）：古代指天地阴阳二气交互作用的状态。
[4]构精：两性交合。构，媾的异体字。
[5]传：《周易》分《经》和《传》两部分。损卦爻辞：损卦是《易经》六十四卦的第四十一卦。爻辞，《易经》中六十四卦每卦爻题下所系文辞。损卦爻辞，即《易经》第四十一卦爻题下所系文辞。
[6]窒欲：抑制欲望。

译文

男女之间的性欲，是阴阳自然之道。《周易·大传》里就有此论述："天地阴阳二气之间相互交感，就是男女阴阳交合。"然而《易传》引第四十一卦损卦爻辞提出，损是损刚益柔的卦象，因此自然之中，并不是没有损伤的。老年人断欲，亦是符合盛衰自然之道的。就如损的爻辞所说"抑制欲望"这一道理。如果还不控制性欲，勉强性交，那么损上加损，必定会导致折损寿命。

五脏俞穴[1],皆会于背。夏热时,有命童仆扇风者,风必及之,则风且入脏,贻患非细[2],有汗时尤甚。纵不免挥扇,手自挥动,仅及于面,犹之御风而行[3],俱为可受。静坐则微有风来,便觉难胜,动阳而静阴,面阳而背阴也。

注释

[1] 五脏俞穴:即五脏背俞穴,指脏腑之气输注于背部的一些特定穴位。
[2] 贻患:留下祸患。
[3] 御风:乘风飞行。

译文

　　五脏背俞穴,会合在背部。夏季天热时,有的人命令童仆扇风,风必定要扇到身体上,那么风一旦进入脏腑,留下的祸患就不会小,出汗的时候,尤其更为严重。即使免不了要扇扇子,可以用手拿着扇子自己扇,风只吹在脸上,好像乘风而行,这些都是身体可以承受的。而静坐的时候,微有风来,便觉得难以忍受,因为这是动属阳而静属阴,面属阳而背属阴。

　　时疫流行[1],乃天地不正之气,其感人也,大抵由口鼻入。吴又可论曰[2]:"呼吸之间,外邪因而乘之,入于膜原[3]"是也。彼此传染,皆气感召。原其始,莫不因风而来。《内经》所谓风者,善行而数变[4]。居常出入,少觉有风,即以衣袖掩口鼻,亦堪避疫。

注释

[1] 时疫:瘟疫。一时流行的传染病。
[2] 吴又可:吴有性,字又可,吴县东山人。明末清初传染病学家,其著作《温

疫论》，开创了我国传染病学研究之先河。

［3］膜原：温病辩证中指邪在半表半里的位置。

［4］善行数变：指风病具有病位游走不定、变幻无常，变化多而迅速。

译文

四季中时疫病的流行，是由于天地间的不正之气形成的，其感染人的途径，大都是从口鼻部位进入。吴又可对此论述所说的"人在呼吸之间，外邪乘机而进入人的表皮深处"就是这个意思。人患了时疫病，互相传染，都是由于气作媒介传染导致的。追究最原始的原因，没有一个不是因风邪而来的。《内经》里所说的风，都是善于行走且变幻无常的。日常居家出入时，稍觉有风，就应以衣袖遮住口鼻，也是一种避免疫病传染的方法。

窗隙门隙之风，其来甚微，然逼于隙而出，另有一种冷气，分外尖利，譬之暗箭焉[1]。中人于不及备，则所伤更甚，慎毋以风微而少耐之[2]。

注释

［1］譬：打比方。
［2］慎：小心，当心。

译文

从窗缝、门缝吹进来的风，它的来势虽然十分微小，然而它是从空隙里钻进来的，另外有一种冷气，非常尖利，犹如暗箭，常在人不及防备时伤人，且伤害更为严重，千万不能因为风小而忍耐吹风。

酷热之候，俄然大雨时行[1]，院中热气逼入于室，鼻观中并觉有腥气者[2]，此暑之郁毒，最易伤人。《内经》曰："夏伤于暑,秋为痎疟[3]。"须速闭窗牖,毋使得入。雨歇又即洞开,以散室中之热。再如冷水泼地,亦有暑气上腾,勿近之。

注释

[1] 俄然：时间很短,突然间。
[2] 鼻观：鼻孔。
[3] 痎疟：即疟疾的总称。《说文》："痎,二日一发疟也。"

译文

在极热的气候,忽然大雨应时而下,院中的热气被雨水逼入室内,鼻孔中也觉得有腥气,这是暑气的郁毒,最容易伤人。《内经》说："夏季被暑热之气所伤,秋季就会成为经年不愈的疟疾。"应当马上闭上门窗,不要让暑气进入。待雨停之后再打开,用以散发室内的热气。再像用冷水泼地,也同样有暑热之气蒸腾而上,不要接近它。

饱食后不得急行,急行则气逆[1],不但食物难化,且致壅塞[2]。《内经》所谓"浊气在上,则生䐜胀[3]"。饥不得大呼大叫,腹空则气既怯,而复竭之,必伤肺胃。五脏皆禀气于胃,诸气皆属于肺也。

注释

[1] 气逆：中医术语。谓气上冲而不顺。
[2] 壅塞：阻塞。
[3] 䐜胀：病证名。指胸膈或上腹部胀满不适。

译文

吃饱饭之后不能快速行走。快速行走会导致气机上逆,不但食物难以消化,还会导致气机壅塞。就是《内经》所谓的"浊气在上,则生䐜胀"。饥饿的时候不能大呼小叫，腹内空虚，真气已经怯弱，如果再去耗竭真气，一定会伤到肺胃。因为五脏之气都秉承自胃气，而诸气又都从属肺的调控。

凡风从所居之方来，为正风[1]，如春东风、秋西风，其中人也浅；从冲后来为虚风[2]，如夏北风、冬南风。温凉因之顿异，伤人最深。当加意调养，以补救天时。凉即添衣，温毋遽脱[3]，退避密室，勿犯其侵。

注释

[1] 正风：指自然界的正常气候。又称正气。
[2] 虚风：外界致病因素之一。与"正风"相对，指时令所见的反向之风。
[3] 遽：匆忙，惊慌，突然。

译文

凡风从所对应的方向吹来，是正风，如春天吹东风，秋天吹西风，它侵袭人体所造成的病情轻浅。从相反的方向吹来的是虚风，如夏天吹北风，冬天吹南风。天气的冷暖也会因为虚风而突然发生变化，侵袭人体所产生的病情深重。应当加以调养，用来弥补天时所带来的伤害。感觉冷就加衣服，暖了之后也不要立刻脱掉，应当退回到避风的密室，不要触犯到入侵的虚风。

三冬天地闭[1]，血气伏，如作劳出汗，阳气渗泄[2]，无以为来春发生之本，此乃致病之原也。春秋时大汗，勿遽脱衣，汗止又须即易，湿气侵肤，亦足为累。

注释

[1] 三冬:冬季三月,即冬季。
[2] 渗泄:慢慢地透入或泄漏。

译文

冬天天气闭藏,血气蛰伏,如果因为劳作而出汗,阳气随之渗泄而出,没有什么可以作为来年春天体内阳气生发的根本,这就是导致疾病的根源啊!春秋时节大汗淋漓,不要立刻脱掉衣服。汗止之后又需要立刻更换衣服,潮湿之气侵袭皮肤,也足以对身体造成伤害。

石上日色晒热,不可坐,恐发臀疮[1]。坐冷石,恐患疝气[2]。汗衣勿日曝,恐身长汗斑。酒后忌饮茶,恐脾成酒积[3]。耳冻勿火烘,烘即生疮。目昏毋洗浴,浴必添障。凡此日用小节,未易悉数,俱宜留意。

注释

[1] 臀疮:屁股皮肤上肿烂溃疮的病。
[2] 疝气:通常指腹股沟部的疝。因小肠通过腹股沟区的腹壁肌肉弱点坠入阴囊内而引起,症状是腹股沟凸起或阴囊肿大,时有剧痛。也称小肠串气。
[3] 酒积:以食滞成积为主症的酒病。

译文

石头上被太阳光晒的发热,不可以坐,坐的话恐怕会生臀疮。坐冰冷的石头,恐怕会患上疝气。出汗时穿的衣服不要放在太阳下暴晒,恐怕穿了之后身上出汗斑。喝酒之后不要喝茶,担心脾会产生酒积。耳朵冻了之后不要用火烘烤,烘烤就会生疮。眼睛看不清不要洗澡,不然洗澡后必会更加看不清。凡这些日常生活中的小细节,这里就不一一列举,但都是要留意的。

> **点评**

本章主要是告诫老人预防疾病应该从小事做起，行、走、坐、卧、衣、食、住、行等方面均需要注意。避免久看、久听、久卧、久坐、久立、久行，若感觉不适，可行导引术，使血脉畅通。出汗后，应避风，以免受凉。流行病高发期，应戴口罩遮住口鼻。暑天下大雨时要注意关闭门窗，以防暑气蒸腾，侵袭人体。

慎药

老年偶患微疾[1]，加意调停饮食，就食物中之当病者食之[2]。食亦宜少，使腹常空虚，则络脉易于转运[3]，元气渐复，微邪自退，乃第一要诀。

> **注释**

[1] 微疾：小病；轻微的疾病。
[2] 当：承受，抵挡，相称。
[3] 转运：循环运转。

> **译文**

老年人偶然得了小病，应特别注意调摄饮食，选择食物中可以抵抗疾病的食物来吃。吃的时候也应该少，使肚子里经常保持空虚的状态，这样脉络就更易运行，元气才能渐渐恢复，轻微的病邪自然就会不攻自愈，这是治病的第一要诀。

药不当病服之，每未见害，所以言医易，而医者日益多。殊不知既不当病，便隐然受其累，病家不觉，医者亦不自省[1]。愚谓微病自可勿药有喜[2]，重病则寒凉攻补，又不敢轻试。谚云："不服药为中医"，于老年尤当。

> 注释

[1]自省：自行省察；自我反省。
[2]有喜：病愈。

> 译文

不为治疗相应疾病而服用药物，往往看不到对身体的伤害，所以认为当医生容易，因而医生也日益增多。殊不知，既然药物既然没有治愈疾病，就会在不知不觉中伤害人体。对此，病人没察觉，医生也不自我省悟。在我认为，轻微的疾病自己就可以不药而愈，重病则必须使用寒凉的药物来或攻或补，但是又不敢轻易尝试。谚语说："不用服药治好病才算称职的医生"，这句话用在老年人身上尤其切当。

病有必欲服药者，和平之品甚多[1]，尽可施治。俗见以为气血衰弱[2]，攻与补皆必用人参。愚谓人参不过药中一味耳，非得之则生，弗得则死者。且未必全利而无害，故可已即已。苟审病确切[3]，必不可已，宁谓人参必戒用哉[4]？

> 注释

[1]和平：指气性平和的药物。
[2]气血衰弱：是人体之气不足，血的生成不足导致身体的基本功能减退的虚弱证候。
[3]苟：如果，假使。
[4]宁：岂，难道。

译文

有必须用药物治疗的疾病，性味平和的药物很多，大可以随证施治。世俗认为只要气血衰弱的，无论攻法、补法都须使用人参。而我认为，人参不过是众多药品中的一种，并非服用它就能活命，不服用它会死亡，而且，服用人参未必只有益处而没有害处，所以能不用就不用。如果诊断确切，确定不用不行，难道还要说人参必须禁用吗？

凡病必先自己体察[1]，因其所现之证[2]，原其致病之由，自顶至踵[3]，寒热痛痒何如，自朝至暮，起居食息何如，则病情已得，施治亦易。至切脉又后一层事[4]。所以医者在乎问之详，更在病者告之周也。

注释

[1]体察：体验察看。
[2]证：指疾病的证候。
[3]顶：头顶。踵：脚后跟。自顶至踵：从头到脚。
[4]切脉：按脉。中医诊断病症方法之一。

译文

凡是生病的人，必须先自己体察病情，根据所出现的症状，推测致病的原因，从头顶到脚跟，其寒、热、痛、痒的感觉是什么样的？从早晨到晚上，其起居、饮食、休息各是什么情况，都弄明白了，病情就已经了解了，施治也就容易了。至于切脉，那是最后一步的事了。医生在乎问诊的详细，更在乎病人告诉的周全。

方药之书[1]，多可充栋[2]，大抵各有所偏，无不自以为是。窃考方书最古者，莫如《内经》，其中所载方药，本属无多，如不寐用半夏秫米汤[3]，鼓胀用鸡矢醴[4]，试之竟无效，他书可知。总之，同一药而地之所产各殊，同一病而人之禀气又异。更有同一人、同一病、同一药，而前后施治，有效有不效，乃欲于揣摹仿佛中求其必当[5]，良非易事，方药之所以难于轻信也。

注释

[1] 方药：中医药方中用的药。也指方剂。

[2] 充栋：形容藏书之富，可以堆满屋子。

[3] 不寐：中医病名，是以经常不能获得正常睡眠为特征的一类病证。半夏秫米汤：《黄帝内经》仅有的十三方之一，专为不寐而设。

[4] 鼓胀：肝病日久，肝脾肾功能失调，气滞、血瘀、水停于腹中所导致的以腹胀大如鼓，皮色苍黄，脉络暴露为主要临床表现的一种病证。醴：指酒。

[5] 揣摹：有揣度、估量、研究等意思。

译文

中医的方剂书籍，多得汗牛充栋，大部分都各有偏颇，没有哪本不认为自己是正确的。我私下考察方书，最古老的莫过于《黄帝内经》了。《内经》中所载的方药，本来就没有多少，如不寐用半夏秫米汤，腹部鼓胀就服鸡矢醴，试用之后竟然也发现没有效果，其他方书就可想而知了。总之同一味药，产地不同药效就不同；同一种病，而人的禀性体质又不一样。更有同一人，得了同一种病，用了同一种药，而前后不同时间施治，有的有效，而有的无效，那就告诉我们想在揣摩仿照中求得必定妥当的治疗，确实不是容易的事情，这就是记载方药的书籍之所以难以轻易相信的原因了。

本草所载药品[1]，每曰服之延年，服之长生[2]，不过极言其效而已，以身一试可乎？虽扶衰补弱，固药之能事，故有谓治已病不若治未病[3]。愚谓以方药治未病,不若以起居饮食调摄于未病。

注释

[1] 本草:泛指本草类医书。
[2] 长生:永久存在或生存;寿命很长。
[3] 治未病:是采取预防或治疗手段,防止疾病发生、发展的方法。

译文

本草类医书中所记载的药物,常常说服用后可以延年益寿,长生不老,不过是极力夸张其疗效而已,不信以自己的身体试一试看怎么样?虽然能达到扶衰补弱的作用,不过这本就是药物的疗效,有人说与其患病后治疗,不如在未病时治疗。在我认为,用方药来治疗未病,不如从起居饮食入手,调摄于未病之前。

凡感风感寒暑,当时非必遽病,《内经》所谓邪之中人也,不知于其身。然身之受风受寒暑,未有不自知,病虽未现,即衣暖饮热,令有微汗,邪亦可从汗解。《道德经》曰:"夫惟病病[1],是以不病。"

注释

[1] 病病:把疾病当做忧患,时刻谨慎预防。

译文

凡是感受了风寒暑湿等邪气,当时不一定立刻就发病,这就是《内经》所说的"邪气侵袭于人,却不知道它已经进入了人的身体"。然而身体受到了风寒暑湿的侵袭,没有自己不知道的。病症虽然没有表现出来,也应立即穿暖衣,饮热饮,使身体微微出汗,邪气自可以从汗而解。老子《道德经》说:"正是由于担心得病而注意去预防,那么也就不会生病了。"

病中食粥,宜淡食,清火利水,能使五脏安和,确有明验,患泄泻者尤验[1]。《内经》曰:"胃阳弱而百病生,脾阴足而万邪息。"脾胃乃后天之本,老年更以调脾胃为切要。

注释

[1]泄泻:古人将大便溏薄者称为"泄",大便如水注者称为"泻"。

译文

老年人在病中应食粥,提倡清淡的饮食,淡食可清火利水,使五脏安和,确实有明确的效果,尤其是对泄泻患者。《黄帝内经》说:"人的胃阳如果虚弱,百病就会发生,脾阴如果充足,所有的邪气都会停息。"脾胃是人的后天之根本,老年人更应该把调理好脾胃看作最重要的事情。

人乳汁,方家谓之白朱砂,又曰仙人酒。服食法以瓷碗浸滚水内,候热,挤乳入碗,一吸尽之,勿少冷。又法以银锅入乳,烘干成粉,和以人参末,丸如枣核大,腹空时噙化两三丸[1]。老人调养之品,无以过此。此则全利而无害,然非大有力者不能办。

注释

[1]噙:含在里面。

译文

人的乳汁,医家称之为白朱砂,又叫仙人酒。服食的方法为:把瓷碗浸在开水内,等到瓷碗发热,把乳汁挤入碗内,一口气饮用完毕,勿饮冷。还有一个方法:将乳汁挤入银锅,烘干变成奶粉,用人参末和好,制成枣核大的丸状,空腹时每次含服两三丸。老年人调养的补品,没有能超过这个的,这种补品有益而无害,然而需有一定的经济实力才能置办。

程子曰[1]:"我尝夏葛而冬裘[2],饥食而渴饮,节嗜欲[3],定心气,如斯而已矣。"盖谓养生却病,不待他求。然定心气实是最难事,亦是至要事[4]。东坡诗云:"安心是药更无方。"

注释

[1]程子:即程颐(1033年—1107年),字正叔,人称伊川先生,北宋洛阳人,著名教育家。
[2]葛:葛麻衣。裘:皮衣。
[3]嗜欲:嗜好与欲望。
[4]要事:重要的事项、事情。

译文

程颐先生说:"我曾在夏天穿葛布衣,冬天穿裘皮大衣,饿了就吃饭渴了就饮水,节制食欲,安定心气,养生也就这样做而已了。"这大概是说,养生防病,不必再寻求别的方法。然而安定心气,实在是件难事,也是至关重要的事情。苏东坡的诗中说:"没有比安心更好的妙方了。"

术家有延年丹药之方,最易惑人,服之不但无验,必得暴疾。其药大抵煅炼金石,故峻厉弥甚[1]。《列子》曰:"禀生受形,既有制之者矣,药石其如汝乎[2]?"或有以长生之说问程子[3],程子曰:"譬如一炉火,置之风中则易过,置之密室则难过。"故知人但可以久生,而不能长生。老年人惟当谨守烬余[4],勿置之风中可耳。

注释

[1]峻厉:犹严厉。
[2]如:适合。
[3]程子:程颐,字正叔,人称伊川先生,北宋洛阳人。
[4]烬余:指快燃尽的火苗。

译文

炼丹的方术家有延年的丹药处方,最容易蛊惑人,服用后不但没有效果,还一定会得疾病。这些药物大多都是经过锻造冶炼的金石类药物,所以药力特别猛烈。《列子》说:"你禀受生命之气而成形的那一天,就注定有结束的时候,药石又能对你怎么样呢?"有的人问程颐长生之说,程颐回答说:"比如一尊炉火,放在风中就容易熄灭,放在密室中则难以熄灭。"可想而知,人只能够活的时间长,但不可能永远不死。老年人只要谨慎守护剩下的日子,而不要像将炉火放在风中任其速灭就行了。

点评

"慎药"这章主要是针对老年人服药治病、养生提出的建议。能用食物疗愈的疾病,就不要去选择药物治疗。如果生病了必须吃药,应先选择气味平和的药物。老年人生病时喝粥,有利于调理脾胃,使五脏安和。这个建议在老年保健品泛滥的今天,也同样适用。

消遣

笔墨挥洒,最是乐事。素善书画者,兴到时不妨偶一为之。书必草书,画必兰竹,乃能纵横任意[1],发抒性灵[2],而无拘束之嫌[3]。饱食后不可捉笔,俯首倚案,有碍胃气。若因应酬促逼,转成魔障[4]。

> **注释**
>
> [1]纵横:奔放,驰骋,无阻碍无拘束。
> [2]性灵:指人的精神、性情、情感。
> [3]拘束:过分拘束自己,显得不自然。
> [4]魔障:借指一切障碍、磨难。

> **译文**
>
> 挥洒笔墨,写字作画,是人生最快乐的事情。平素善于书法的老年人,倘如来了兴致,不妨偶尔为之。书法必须是草书,绘画一定画兰、竹,这才能奔放自如,任意发挥,抒发性情,而没有受拘束的弊端。但吃饱饭后,不可握笔书画。因为低下头靠着桌案,有碍于胃气的运行。如果因为应酬促使逼迫而做,乐事也会转成魔障。

棋可遣闲[1],易动心火[2],琴能养性,嫌磨指甲。素即擅长[3],不必自为之。幽窗邃室[4],观奕听琴,亦足以消永昼[5]。

注释

[1] 遣闲：打发闲暇。
[2] 心火：指内心的激动或忿怒等情绪。
[3] 擅长：在某方面有特长。
[4] 邃室：密室。
[5] 永昼：漫长的白天。

译文

下棋可以消遣闲暇的时间，但是过于计较胜负就容易动心火，弹琴可以陶冶性情，但是如果过多弹奏就会磨损指甲。因此向来就擅长下棋、弹琴的人，也不必亲自去做，在宁静深远的屋内观棋、听琴，也足以用来消遣漫长的白天。

能诗者偶而得句，伸纸而书，与一二老友共赏之，不计工拙[1]，自适其兴可也。若拈题或和韵[2]，未免一番着意，至于题照及寿言挽章，概难徇情[3]。

注释

[1] 拙：粗劣。
[2] 拈题：旧时文人集会作诗的一种方式，个人或自己拈阄作诗。
[3] 徇情：无原则地曲从人情。

译文

会写诗的老年人偶尔做诗几句，铺开纸写上去，与一两位老友共同来欣赏，不去计较诗的好坏，自己尽兴也就可以了。如果确定题目或者诗韵，未免一番刻意用心了。至于题词，以及祝寿、挽章之类，都不要太顾及亲友的感情而勉强自己去写。

法书名画[1]，古人手迹所存，即古人精神所寄。窗明几净，展玩一过，不啻晤对古人[2]，谛审其佳妙[3]，到心领神会处，尽有默默自得之趣味在。

注释

[1]法书：名家的书法范本。
[2]不啻：等同。晤：相遇；见面；面对面。
[3]谛审：仔细地审查。

译文

书法名画，古人手迹所保存的文物，也是古人精神的寄托。窗明几净之时，展开赏玩一会，无异于面对古人，仔细审辨其中之佳妙，到心领神会之处，自然会有默默自得的趣味融入其中。

院中植花木数十本，不求名种异卉[1]，四时不绝便佳；呼童灌溉[2]，可为日课。玩其生意，伺其开落，悦目赏心，无过于是。

注释

[1]卉：草的总称。
[2]灌溉：浇灌。

译文

在院子里栽种数十种花木，不求名贵的品种、奇异的花卉，只要能四时不绝就好；招呼孩子们去灌溉，也可以作为每天的功课。观赏它们蓬勃的生命力，等待它们自由的开落，赏心悦目之事，没有能超过它的。

鹤，野鸟也，性却闲静，园圃宽阔之所即可畜，去来饮啄，任其自如，对之可使躁气顿镯[1]。若笼画眉，架鹦鹉，不特近俗，并烦调护，岂非转多一累？

注释

[1]镯：去除。

译文

鹤，是一种野鸟，它的性情闲散、安静，在园圃宽阔的地方，就可以饲养，走来走去的饮水啄食，大可任其为之，不必约束，对着它，可以使躁烦之气立刻消除。如果用鸟笼养画眉鸟，或架子养鹦鹉，不但比较低俗，并且需要经常调护，岂不是又多了一个负担。

阶前大缸贮水，养金鱼数尾，浮沉旋绕于中[1]，非必池沼然后可观。闲伫时观鱼之乐，即乐鱼之乐。既足怡情[2]，兼堪清目。

注释

[1]浮沉：漂浮。
[2]怡情：怡悦心情。

译文

门前用大缸存水，养几尾金鱼，浮沉旋绕于其中，不是非要建大池塘，然后才可以观赏。闲暇时伫立观鱼的乐趣，就是欣赏鱼之乐，既可怡情，又可以清目。

拂尘涤砚，焚香烹茶，插瓶花，上帘钩，事事不妨身亲之。使时有小劳，筋骸血脉乃不凝滞[1]，所谓流水不腐，户枢不蠹也[2]。

注释

[1] 凝滞：聚结。
[2] 流水不腐，户枢不蠹：常流的水不发臭，常转的门轴不遭虫蛀。比喻经常运动，生命力才能持久，才有旺盛的活力。

译文

清理灰尘，洗涤砚台，焚一柱香，烹一壶茶，插瓶花，挂帘钩，事事不妨亲力亲为。使身体偶尔有轻微的劳动，筋骨血脉、四肢百骸而不凝滞，这正是所谓的"流水不腐、户枢不蠹"。

点评

以上章节主要是论述老年人如何消遣生活，去哪儿玩、玩什么、何时玩，都有讲究。擅于书画的老人，可以通过写字、作画来纵横挥洒，但是饭后立即提笔，俯伏于桌上，则不利于消化。下棋时不要动心火，写文章不要耗心神，只要舒心就好，不用计较好坏。赏花、养鸟、观鱼、焚香、煮茗时，不妨顺带活动活动筋骨。

导引

导引之法甚多[1]，如八段锦[2]、华佗五禽戏[3]、娑罗门十二法、天竺按摩诀之类，不过宣畅气血，展舒筋骸，有益无损。兹择老年易行者附于左，分卧功、立功、坐功三项，至于叩齿咽津，任意为之可也。修炼家有纳气[4]、通三关、结胎成丹之说[5]，乃属左道[6]，毋惑[7]。

> **注释**

[1] 导引：古代沿流的一种强身除病的养生方法。以肢体运动、呼吸运动和自我按摩相结合为特点。又作"道引"。

[2] 八段锦：中国传统医疗保健体操。始见于北宋。由八节连贯动作组成。是肢体运动、呼吸运动和意念相结合的保健术。

[3] 华佗五禽戏：也称"五禽操"。一种仿生健身术。由模仿虎、鹿、熊、猿、鸟五种禽兽的神态和动作组成。每一禽戏有若干动作组成套路。由汉代名医华佗将导引术与五行、脏象、气血、经络等学说结合创编而成。现今广泛应用于治疗疾病和医疗体操中。

[4] 修炼家：指道家修行者。因道门功法皆取自《易经》水火卦，以炼丹为终的，故称。纳气：内丹术术语，即服气。《悟真篇》："咽津纳气是人行，有药方能造化生。"三关：内丹术术语，即十二重楼，亦即喉管。

[5] 结胎：内丹术术语，谓结内丹。成丹：内丹术中谓练成内丹。《诸真圣胎神用诀》："龙虎相交，谓之内丹。"

[6] 左道：指背离中道的邪魔外道，亦即难以成道的错误的修行之路。

[7] 惑：使迷乱。

> **译文**

导引的方法特别多，如：八段锦、华佗五禽戏、婆罗门十二法、天竺按摩诀等，不过都是用来宣畅气血，舒展筋骨的，有益而无损。现在选择易于老年人练习的附在下面，分别为卧功、立功、坐功三项，至于叩齿、咽津这些事，任意去做就可以了。修炼家有纳气、通三关、结胎成丹之说，这都是旁门左道，不要被迷惑了。

仰卧，伸两足，竖足趾，伸两臂，伸十指，俱着力向下，左右连身牵动数遍。

> **译文**
>
> 仰卧，伸开两足，竖起足趾，伸开两臂，伸出十指，都用力向下，左右连着身牵引活动数遍。

仰卧，伸左足，以右足屈向前，两手用力攀至左及胁，攀左足同，轮流行。

> **译文**
>
> 仰卧，伸开左足，右足背屈向前，两手用力攀足向左牵引，至左肋骨下。接着方向相反，用同样的方法攀左足。两足轮流，各行数遍。

仰卧，竖两膝，膝头相并，两足向外，以左右手各攀左右足，着力向外数遍。

> **译文**
>
> 仰卧，竖起两膝，两膝头相并，两足向外，以左右手各攀左右足，用力向外数遍。

仰卧，伸左足，竖右膝，两手兜住右足底，用力向上，膝头至胸，兜左足同，轮流行。

> **译文**
>
> 仰卧，伸开左足，竖起右膝，两手兜住右足底，用力向上，从膝头至胸部停止，然后放下。同样的方法兜左足，两足轮流，各行数遍。

仰卧，伸两足，两手握大拇指，首着枕，两肘着席，微举腰摇动数遍。

> **译文**
>
> 仰卧，伸开两足，两手握住大拇指，头放在枕头上，两肘贴着席面，微微把腰举起，摇动数遍。

正立，两手叉向后，举左足空掉数遍，掉右足同，轮流行。

> **译文**
>
> 正立，两手交叉向后，举起左足在空中左右摇动数遍，然后放下，同样的方法摇动右足。两足轮流，各行数遍。

正立，仰面昂胸，伸直两臂向前，开掌相并，抬起如抬重物，高及首，数遍。

> **译文**
>
> 正立，抬头挺胸，伸直两臂，向前，打开手掌，掌心相对，两臂随两掌慢慢向上抬起，好像抬重物一般，慢慢高过头顶，然后两手分开，由两侧慢慢放下。如此做数遍。

正立，横伸两臂，左右托开，手握大拇指，宛转顺逆摇动，不计遍。

> **译文**
>
> 正立，两臂向前平伸，然后左右打开，手握大拇指，不断地按照顺逆的方向来回摇动，不计次数。

正立，两臂垂向前近腹，手握大拇指，如提百钧重物，左右肩俱耸动，数遍。

译文

正立，两臂垂直向前伸开，放在近腹部的位置，手握大拇指，如同提起百钧重物，然后左右肩一起向上耸动然后放下，如此数遍。

正立，开掌，一臂挺直向上，如托重物，一臂挺直向下，如压重物，左右手轮流行。

译文

正立，手掌伸开，一臂伸直向上，如同托起重物，一臂伸直向下，如同挤压重物，左右手轮流，各行数遍。

跌坐[1]，擦热两掌，作洗面状，眼眶鼻梁耳根各处周到，面觉微热为度。

注释

[1]跌坐：两脚相盘端坐，左脚放在右腿上，右脚放在左腿上。

译文

盘腿端坐，两掌相对摩擦，至掌心发热，然后将两掌敷面，做洗脸的样子，眼眶、鼻梁、耳根，各处都要敷到，直到面部觉得微微发热为度。

跌坐，伸腰，两手置膝，以目随头左右瞻顾，如摇头状，数十遍。

译文

盘腿端坐，伸展腰部，两手放在膝上，使眼睛随着头的左右转动而左右看，如摇头状，如此做数十遍。

跌坐，伸腰，两臂用力，作挽硬弓势，左右臂轮流互行之。

译文

盘腿端坐，伸展腰部，两臂用力，做出拉强弓的姿势，左右臂换方向，轮流互行数遍。

跌坐，伸腰，两手仰掌，挺肘用力，齐向上，如托百钧重物，数遍。

译文

盘腿端坐，伸展腰部，两手掌掌心向上，挺肘用力，向上托起，如同托起百钧重物，如此数遍。

跌坐，伸腰，两手握大拇指作拳，向前用力，作捶物状，数遍。

译文

盘腿端坐，伸展腰部，两手握大拇指作拳头状，向前用力，作捶物状，如此数遍。

跌坐，两手握大拇指，向后托实坐处，微举臀，以腰摆摇数遍。

译文

盘腿端坐，两手握大拇指，向后按实坐处，微微抬起臀部，以腰部牵引，摆摇臀部数遍。

跌坐，伸腰，两手置膝，以腰前扭后扭，复左侧右侧，全身着力，互行之，不计遍。

译文

盘腿端坐，伸展腰部，两手放置膝上，向前向后，再向左向右扭动腰部，要全身用力，来回往返扭动，不计次数。

跌坐，伸腰，两手开掌，十指相叉，两肘拱起，掌按胸前，反掌推出，正掌挽来，数遍。

译文

盘腿端坐，伸展腰部，两手伸开手掌，十指相叉，双肘拱起，掌按住胸前，反过手掌推出，将手掌转回，如此数遍。

跌坐，两手握大拇指作拳，反后捶背及腰，又向前左右交捶臂及腿，取快而止。

译文

盘腿端坐，两只手握住大拇指成拳头状，向后翻转手臂捶打背部及腰部，又向前左右交叉捶打手臂及腿部，直至感觉爽快，即可停止。

跌坐，两手按膝，左右肩前后交扭，如转辘轳，令骨节俱响，背觉微热为度。

译文

盘腿端坐，两手按住膝盖上，左右肩前后交替扭动，好像转动轳辘，令骨节发出响声，直到背部微微发热为度。

点评

本章主要论述老年人如何通过导引法延年益寿。除流传已久的八段锦、华佗五禽戏等导引法外，作者介绍的以上导引法动作幅度较小，简单易掌握，可在室内进行。老年人每日坚持练习，可宣通气血，舒展筋骨，有益无害。叩齿、咽津也可随时做。

老老恒言卷二毕

老老恒言译评 卷二

清·曹庭栋 纂

叶明花 蒋力生 章德林 撰著

书室

学不因老而废,流览书册,正可借以遣闲[1],则终日盘桓[2],不离书室。室取向南,乘阳也。《洞灵经》曰[3]:"太明伤魂,太暗伤魄。"愚按[4]:魂为阳气之英也[5],魄为阴体之精也。所谓伤者,即目光可验。如太明就暗,则目转昏,伤其阳也;太暗就明,则目转眯,伤其阴也。又《吕氏春秋》曰[6]:"室大多阴,多阴则痿[7]。"痿者,喻言肢体懈弛,心神涣散之意。室中当户[8],秋冬垂幕,春夏垂帘,总为障风而设。晴暖时仍可钩帘卷幕,以挹阳光[9]。《内经》曰:"风者,百病之始也。"又曰:"古人避风如避矢石焉[10]。"其危词相儆如此,当随时随地留意避之。

注释

[1]遣闲:打发闲暇。

[2]盘桓:徘徊,逗留。

[3]《洞灵经》:即《亢仓子》,道家经典,或称《亢桑子》《庚桑子》,旧题周·庚桑楚撰,即《庄子》所云之庚桑楚。唐玄宗天宝元年(742)封亢仓子为洞灵真人,故书又名《洞灵真经》,现存何粲注一种,收入《道藏》第522册。

[4]按:(编者、作者等)在正文之外所加的说明或论断。

[5]英:精华。

[6]《吕氏春秋》:是在秦国丞相吕不韦主持下,集合门客们编撰的一部黄

老道家名著。成书于秦始皇统一中国前夕。此书以儒家学说为主干,以道家理论为基础,以名、法、墨、农、兵、阴阳家思想学说为素材,熔诸子百家学说为一炉,闪烁着博大精深的智慧之光。

[7] 痿:身体某部分萎缩或丧失功能的疾病。

[8] 当户:对着门户。

[9] 挹(yì 意):引,牵引。

[10] 避:躲,设法躲开。

译文

学习是终身的事情,不能因为年老而废弃,浏览各类书籍,正可以借机消遣时光,老年人常常整日在书房中逗留,不肯离开。书房应向南面,借以保证阳光充足。《洞灵经》说:"光线太明亮容易伤魂,太暗则伤魄。"我认为魂是阳气之英,魄是阴体之精。所说的伤,用视力就可以验证。如太明亮突然转暗,那么眼睛就会变昏暗,这是伤阳;太昏暗突然转明,那么眼睛眯起,这是伤阴。又《吕氏春秋》说:"大的屋子阴气多,阴气多则容易得痿症。"痿,比喻肢体松弛懈怠,心神涣散的意思。书室中对着门的地方,秋冬挂幕,春夏挂帘,都是为了挡风而设置的。天气晴暖的时候,仍然可以把帘、幕钩卷起来,用以遮住射向室内阳光。《内经》说:"风,是百病的开始。"又说:"古人躲避风,好像躲避箭石一样。"这些严重的话给人警示,我们应当随时随地留意躲避风的危害。

三秋凉气尚微[1],垂幕或嫌其密,酌疏密之中,以帘作里,蓝色轻纱作面,夹层制之,日光掩映[2],葱翠照入几榻间。许丁卯诗所谓"翠帘凝晚香"也[3],可以养天和[4],可以清心目。

注释

[1] 三秋：夏历七月为初秋，八月为仲秋，九月为季秋，合称"三秋"。泛指秋季。

[2] 掩映：或遮或露，时隐时现。

[3] 许丁卯：指唐代诗人许浑。许浑住丹阳（今属江苏）丁卯桥旁丁卯庄，著有《丁卯集》，故称。

[4] 天和：谓自然和顺之理，天地之和气。亦指人体之元气。

译文

三秋时节，凉气还很微弱，挂幕布也许会嫌太密，可以斟酌在疏密之间，可以以帘做里子，以蓝色轻纱做面子，制成夹层的帘子，日光掩映，葱翠照入床榻间，十分舒适。许丁卯的诗所说"翠帘凝晚香"，就是指的这种效果，可以养元气，可以清心目。

每日清晨，室中洞开窗户，扫除一遍，虽室本洁净，勿暂辍[1]。否则渐生故气，故气即同郁蒸之气，入于口鼻，有损脾肺。脾开窍于口[2]，肺开窍于鼻也[3]。古人扫必先洒水，湿日积，似亦非宜。严冬取干雪洒地而扫，至佳。常时用木屑微润以水，亦能粘拌尘灰，不使飞扬[4]，则倍加洁净。

注释

[1] 辍：中止，停止。

[2] 脾开窍于口：脾主运化饮食水谷，饮食水谷从口而入，口与鼻的功能是统一协调的，脾的功能可以从口反映。

[3] 肺开窍于鼻：肺主呼吸，鼻为气体出入的通道，肺通过鼻与自然界相贯通，肺之经脉与鼻相连，肺的生理和病理状况，可由鼻反映出来。

[4] 飞扬：向上飘起。

译文

每日清晨，打开窗户，将室内打扫一遍，虽然室中本来就很洁净，也不能停止不扫，否则就会逐渐产生陈旧之气。就如同郁蒸之气，倘若进入口鼻，有损脾肺。脾开窍于口，肺开窍于鼻。古人打扫屋子，必须先洒水，湿气逐日累积，好像也不是很适宜。严冬时节，取户外干雪洒地上再打扫，这样非常好。经常可以用木屑微微以水湿润，也能黏拌灰尘，不使灰尘飞扬，就能倍加洁净。

卑湿之地不可居[1]。《内经》曰："地之湿气，感则害皮肉筋脉。"砖铺年久，即有湿气上侵，必易新砖，铺以板，则湿气较微。板上亦可铺毡，不但举步和软，兼且毡能收湿。《春秋·左氏传》："晋平公疾[2]，秦伯使医和视之[3]，有雨淫腹疾之语[4]。"谓雨湿之气，感而为泄泻，故梅雨时尤宜远湿。

注释

[1]卑湿：地势低下潮湿。
[2]《春秋左氏传》：又名《左传》，儒家十三经之一。《左传》既是古代汉族史学名著，也是文学名著。《左传》是中国第一部叙事详细的编年史著作，相传是春秋末年鲁国史官左丘明根据鲁国国史《春秋》编成，记叙范围起自鲁隐公元年（前722年），迄于鲁哀公二十七年（前468年）。
[3]秦伯：指秦穆公。
[4]淫：浸淫，浸渍。语：话，言语。

译文

地势低下潮湿的地方不能居住。《黄帝内经》说："如果感受了地上的湿气，就会损伤皮肉、筋脉。"砖铺的时间久了，就有湿气上蒸，侵袭人体，必须换成新砖。砖上铺上板子，湿气就会减弱。地板上还可以铺上毯子，不但在上面行走和软，而且毯子还能吸收湿气。《春秋左氏传》说：晋平公患了病，秦伯派医和去看病，医和有雨湿过度而导致腹部疾病的话语，这是说雨湿之气，感受之后就能产生泄泻。所以，在梅雨季节，尤其应当远离湿气。

南北皆宜设窗，北则虽设常关，盛暑偶开，通气而已[1]。渊明常言五六月中[2]，北窗下卧，遇凉风暂至，自谓是羲皇上人[3]。此特其文辞佳耳，果如此，入秋未有不病者，毋为古人所愚[4]。

注释

[1]通气：使空气流通；通风。
[2]渊明：陶渊明（约365年—427年），又名潜，字元亮，自号五柳先生，死后其好友私赠谥号靖节先生，浔阳人（一说宜丰人）。东晋著名文学家，田园诗人，辞赋家，散文家。
[3]羲皇上人：伏羲氏时期的人，即太古的人。比喻无忧无虑，生活闲适的人。
[4]愚：欺骗。

译文

书房的南墙、北墙都应该设置窗户，北面虽然设置了窗户但应该经常关住，盛暑时偶尔打开，也仅是为了通气。陶渊明常说在五六月中，卧于北窗之下，偶有凉风吹来，自称犹如羲皇时期的上古之民一般，这只是文辞优美而已，若果能如此，进入秋天后，没有不患病的，不要被古人所愚弄了。

窗作左右开阖者[1]，槛必低，低则受风多。宜上下两扇，俗谓之和合窗，晴明时挂起上扇，仍有下扇作障[2]，虽坐窗下，风不得侵。窗须棂疏则明[3]，糊必以纸则密。

> 注释

[1]开阖：开启与闭合。

[2]障：阻隔，遮挡。

[3]棂疏：棂：栏杆上或窗子构成格子的木条或铁条。疏：稀（跟"密"相反）。

> 译文

窗户做成左右都可开合的，窗槛必然做得低一点，低了受风就较多，最好是上下两扇，俗称和合窗。天气晴明时就挂起上扇，仍然有下扇作屏障，虽然坐在窗户下，风也不能侵入。窗户的窗格必须稀疏，这样才能明亮，糊窗户必须用纸才能严密。

三冬日行南陆[1]，光入窗牖，最为可爱。如院中东西墙峻，日已出而窗未明，日方斜而窗顿暗，惟两旁空阔，则红日满窗，可以永昼[2]。予尝作《园居诗》，有"好是东西墙放短，白驹挽得驻疏棂"之句[3]。

> 注释

[1]三冬：冬季三月，即冬季。南陆：南方。

[2]永昼：漫长的白天。

[3]白驹：白色骏马。比喻贤人、隐士。

> 译文

冬季，太阳运行到南陆，阳光照入窗户，最令人喜爱。如果院里的东、西墙过高，太阳已经升起，窗户还没有明亮，太阳刚刚斜下，而窗户立刻就昏暗了，惟有两旁空阔的，阳光才能满窗，才可以照射一整天。我曾经作了一首《园居诗》，有"好是东西墙放短，白驹挽得驻疏棂"的诗句。

室前庭院宽大,则举目开朗[1],怀抱亦畅,更须树阴疏布,明暗适宜。如太逼室[2],阳光少而阴气多[3],易滋湿蒸入室之弊。北向院小,湿蒸弥甚,坐榻勿近之。

注释

[1] 开朗:(思想、心胸、性格等)乐观、畅快、不阴郁低沉。
[2] 逼室:近而阻塞不通。
[3] 阴气:寒气,肃杀之气。

译文

书房前的庭院宽大,抬眼望去,开阔明朗,心胸也宽畅,还需树阴疏布,明暗适宜。如果太过窄逼,阳光少而阴气多,容易滋生湿气蒸腾入室的弊端。朝北的院落窄,湿气熏蒸更加严重,坐榻不要靠近它。

长夏院中阳光照灼,蓝色布为幄以障之[1],妥矣,微嫌光犹曜目,不若荻帘漏影[2],兼得通风或剪松枝带叶作棚,时觉香自风来,更妙。如以席蓬遮蔽,非不幽邃[3],然久居于中,偶见日色,反易受暑。

注释

[1] 幄:帐幕。
[2] 荻:多年生草本植物。形状像芦苇,地下茎蔓延,叶子长形,紫色花穗,生长在水边。茎可以编席箔。
[3] 幽邃:幽深;深邃。

译文

长夏时节,院中阳光照耀明亮,用蓝色的布作为帐幕来遮挡,这样才稳妥。如果还嫌光线刺眼,不如用芦苇做的帘,不但能够漏出许多影子，还能通风。也可以剪一些带叶的松枝做棚，时常觉得香气自风而来，感觉很妙。如果用席篷遮蔽，也不是不幽深宁静，只是久居于中，偶尔看见日光，反而容易感受暑邪。

高楼下日不上逼，其西偏者，日过午即影移向东，三伏时可以暂迁书室于此[1]。兼令檐下垂帘，院中障日，南窗向明而时启，北牖虽设而常关，起居其中，尽堪销夏[2]。

注释

[1] 三伏：是初伏、中伏和末伏的统称，是一年中最热的时节。
[2] 销夏：解暑，避暑。

译文

高楼下太阳照不到屋子的上部，偏西的部分，太阳过午，影子移向东边，三伏天时，可以暂时把书房迁到这里。同时可以在檐下挂有帘子，遮挡院中的太阳，南窗向阳，可以经常打开，北窗虽然有，但是应当经常关闭。起居其中，大可以消夏解暑。

点评

本章主要介绍了老年人设计书房时应注意的事项，不同的季节有不同的方法。总的来说，书房应朝南，有充足的阳光，不可太亮、不可太暗，应避免湿气、风邪的侵袭。每天应打扫书房，勿使尘土飞扬。有条件时可养花种树，以创造良好的读书环境。

书几

几[1],犹案也[2],桌也。其式非一。书几乃陈书册,设笔砚、终日坐对之几,长广任意,而适于用者,必具抽替二三[3],以便杂置文房之物。抽替不可深,深不过二寸许,太深未免占下地位,坐必碍膝,或左右作抽屉,而空其坐处,则深浅俱可[4]。

> **注释**
>
> [1]几:小或矮的桌子。
> [2]案:长形的桌子。
> [3]抽替:即抽屉。
> [4]深浅:指深浅程度。

> **译文**
>
> 书几,犹如书案,就是桌子,它的样式不仅仅只有一种。书几是陈放书册、摆设笔砚、整日都要面对的,长宽可以任意选择。但是适用的书桌,必须具备两三个抽屉,以便堆放文房的杂物。抽屉不可做得过深,深不过二寸多,太深了未免占用下地的位置,而且坐着还会妨碍膝盖的屈伸。或在书几的左右边做抽屉,而空下来的位置,那就无论深浅都可以了。

檀木瘿木[1],作几极佳,但质坚不能收湿,梅雨时往往蒸若汗出[2]。惟香楠无此弊[3]，或以漆微揩之，其弊仍不免矣。有黑漆退光者[4]，杜少陵诗所谓"拂拭乌皮几"是也[5]。口鼻呼吸，几面即浮水气，着手有迹，粘纸污书，不堪书几之用。

注释

[1] 瘿木：指楠树树根，可制器具。
[2] 梅雨：每年春夏之交，中国江淮流域和日本南部出现的长时期阴雨天气。此时恰是梅子成熟时期，故名梅雨。
[3] 弊：害处，与"利"相对。
[4] 退光：退光漆，一种生漆。
[5] 杜少陵：即杜甫。唐代诗人，字子美，祖籍襄阳（今属湖北），生于河南巩县（今巩义市）。拂拭：掸掉或擦掉（尘土）。

译文

檀木、瘿木，是做书几的好材质，但质地坚硬，不能吸收湿气，一到梅雨时节就湿气蒸发，如同出汗一般。只有香楠木没有这一弊端，或者用漆微微揩一下，但是这个弊端也仍旧不能避免。倘若有一种黑漆褪色的情况出现，就如同杜甫诗中所谓的"拂拭乌皮几"一样了。人的呼吸，书几的表明就会浮一层口鼻呼出的水气，手接触后就会有痕迹，而且还会染纸污书，就不能作为书几的材料来使用。

几上文具罗列[1]，另以盘陈之，俗称多陈盘。或即于几边上作矮栏，勿雕饰，高不过寸，前与两旁三面相同，其两旁栏少短，仅及几之半，则手无障碍[2]。以此杂陈文具，得有遮拦，较胜于盘。

注释

[1]罗列:分布,陈列。
[2]障碍:阻碍物。

译文

书几上的文具罗列在上面,要另外用盘子陈放,这就是常人所说的多陈盘。或者就在书几边儿上做个矮栏,不需要雕饰,高不过一寸,前面与两旁,三面相同,其两旁的栏稍微矮些,仅仅够书几高度的一半,这样手在书几上活动的时候也可以没有障碍。用这个来错杂陈列各种文具,也可以有一个遮挡,相对来说比盘要好。

大理石、肇庆石,坚洁光润[1],俱可作几面,暑月宜之。又有以洋玻璃作几面,檀木镶其边,锡作方池承其下,养金鱼及荇藻于其中[2],静对可以忘暑。

注释

[1]光润:光滑润泽。
[2]荇:荇菜,多年生水草,茎细长,叶略呈圆形浮于水面,花黄色,根茎可吃,全草可供药用、饲料和肥料。

译文

大理石、肇庆石,坚洁光润,都可以做书几的面板,最适合夏天使用。也有用洋玻璃作几面的,檀木镶边,用锡做个方池,承受在下面,在里面还可以养金鱼及荇藻,安静地对着书几,也可以忘却暑热。

冬月以毡铺几,非必增暖,但使着手不冷,即觉和柔适意。苏子由诗[1]:"细毡净几读文史",《汉·旧仪志》云[2]:"冬月加绨锦于几"[3],谓之绨几,则铺毡便可谓之毡几。夏月铺以竹席。《书·顾命》曰[4]:"敷重笋席[5]。"注:竹席也。古设以坐,今铺于几,取其凉滑。缘以边,边下垂檐数寸,乃不移动,亦可为几饰。

注释

[1]苏子由:即苏辙,宋朝著名文学家苏轼的弟弟。
[2]《汉·旧仪志》:汉朝卫宏撰。
[3]绨:厚绸子。
[4]《书·顾命》:《尚书》的《顾命》篇。
[5]敷:铺上。

译文

冬天时需要用毛毯铺在书几上,不是用来保暖,而是为了不让手觉得冷,同时还觉得柔软舒适。苏辙诗说"细毯净几读文史",《汉旧仪志》说:"冬月加绨锦于几",把此叫绨几。而铺了毛毯的,则叫毡几。夏天时书几上可以铺上竹席。《书·顾命》说:"敷重笋席。"注:笋席,就是竹席。古人都设置它用来坐,今天用来铺在书几上,是选取它的清凉平滑,缝上边,让缝的边垂下书几的边缘几寸,才能不移动,也就可以作为书几的装饰。

《记·玉藻》曰:"君子居恒当户。"谓向明而坐也。凡设书几,向南,偏着东壁为当。每有向南之室,设书几向西者,取其作字手迎天光,此又随乎人事之便。位置之宜,非必泥古。予旧有自题书室诗:"萝薜缘墙松倚天[1],园居爱此最幽偏。面西一几南窗下,三十年来坐榻穿。"忆予春秋二十有八[2],始起居此室,自今计之,几五十年,凡榻未尝少更也。[3]

注释

[1] 萝：指女萝，植物名，即松萝。
[2] 春秋：年龄。
[3] 凡：同治本作"几"。

译文

《礼记·玉藻》说："君子居恒当户。"这是说要向着明亮的方向而坐。凡是设置书几，都向南方，偏靠东边的墙壁最为妥当。经常有向南的书室，把书几安排在向西的方向，是因为写字的时候手可以迎着日光，这又是随着人做事的方便有所不同。所以位置的适宜，不一定要拘泥古法。我曾有一首自题书室诗："萝薜缘墙松倚天，园居爱此最幽偏；面西一几南窗下，三十年来坐榻穿。"回忆我二十八岁时，开始在这个书室中居住，从今计算，快五十年了，书几、床榻不曾有丝毫的更换。

几下脚踏矮凳，坐时必需。凳之制[1]，大抵面作方棱，仅供脚踏而已。当削而圆之，宽着其两头，如辘轳[2]，可以转动，脚心为涌泉穴，俾踏处时时转动，心神为之流畅[3]，名滚脚凳。或几足下四周镶作辘轳式，宽如几面，更觉踏处舒展。

注释

[1] 制：式样。
[2] 辘轳：安在井上绞起汲水斗的器具。
[3] 流畅：流利；通畅。

译文

书几下用来垫脚的矮凳，是坐时的必备之品。矮凳的制法，大多都是做成方格状，仅用来脚踏就行。中间把它削圆，两头做成宽的，好像辘轳可以转动，脚心为涌泉穴，使脚踏的地方经常转动，心神因此而变得流畅，故名为滚脚凳。在书几脚下四周，镶成辘轳式的，像书几面一样宽，这样就更能觉得脚踏处舒展无比了。

点评

本章主要介绍了书房内书桌应如何设置。书桌本来仅供写字读书而用，而作者的精心设计，使得它更符合老年人的使用习惯。作者指出，香楠木质地的书桌最好，文具可用盘子装，方便取用。不同季节可用不同的方法布置书桌，如夏季养鱼，冬季铺毛毡。书桌的摆放，应朝着明亮的方向为佳。书桌前，可放矮的踏脚凳，还可特制成活动的，以便踩踏时可搓揉涌泉穴，使心神舒畅。

坐榻

有卧榻宽而长者，有坐榻仅可容身[1]。服虔《通俗文》曰[2]："榻者，言其塌然近地也。"常坐必坐榻乃适。元微之诗："望山移坐榻。"轻则便于移也。因其后有靠，旁有倚，俗通称为椅子，亦曰环椅。椅面垫贵厚，冬月以小条褥作背靠，下连椅垫铺之，皮者尤妙。

注释

[1]容身：安身；存身。

[2]《通俗文》：《通俗文》，东汉末服虔撰。这是我国第一部俗语词辞书，在小学史与辞书史上具有重要地位。

译文

卧榻的特点又宽又长,坐榻则是小到仅可以容纳一个人的身体。服虔《通俗文》说:"榻,是说它平塌而靠近地面的意思。"经常坐的话,必须用坐榻才舒服。唐朝诗人元稹的诗"望山移坐榻",说明其坐榻轻到可以随便移动的地步了。因为坐榻后面有靠的,旁边有扶手,俗称为椅子,也叫作环椅。椅面的垫子以厚为贵,冬天以小条褥子作为靠背,下面连着椅垫铺好,皮料的话就更好。

卧榻亦可坐,盘膝跏趺为宜[1]。背无靠,置竖垫,灯草实之,则不下坠。旁无倚,置隐囊左右各一,不殊椅之有靠有环也。隐囊似枕而高,俗曰靠枕。《颜氏家训》曰[2]:"梁朝全盛时,贵游子弟[3],坐棋子方褥[4],凭班丝隐囊[5]。"

注释

[1] 跏趺:佛教修行法术语,即结跏趺坐,略称"跏趺",共有两种:(1)全跏坐(俗称双盘):两足交叉置于左右股上。(2)半跏坐(俗称单盘):单以右足押在左股上,或单以左足押在右股上。

[2]《颜氏家训》:《颜氏家训》是中华民族历史上第一部内容丰富,体系宏大的家训汇编,也是一部学术著作。作者颜之推,是南北朝时期著名的文学家、教育家。

[3] 贵游:指无官职的王公贵族。亦泛指显贵者。

[4] 棋子方褥:指由棋格图案的罗绮图案制成的方形坐褥。

[5] 班丝:一种染以杂色的木棉布。班,通"斑"。

译文

卧榻也可以坐,盘膝跏趺最为适宜,背部没有靠垫,可以安置竖垫,用灯心草填充,这样就不会下坠。旁边没有扶手,可以左右各安置一个隐囊,与椅子有靠的有环就没有什么差别了。隐囊像枕头一样而比枕头略高些,俗称靠枕。《颜氏家训》说:"梁朝在全盛时期,贵族子弟们,坐在织有方格图案的丝绸坐褥上,倚靠着五彩丝线织成的靠枕。"

环椅之上,有靠有倚,跌坐更适,但为地有限,不能容膝。另备小杌[1],与椅高低相等者,并于椅之前,上铺以褥,坐极宽平,冬月最宜。偶欲正坐,去杌甚便。

注释

[1]杌:杌凳,多指矮小的凳子。

译文

环椅的上面,有靠有倚,更适合跌坐,但地方有限,不能容下膝盖,所以可以另外准备一个小凳子,与椅子高低相同,并排放在椅子的前面,上面铺上褥子,这样坐下就又宽又平,冬天最适合。偶尔想要正坐,去掉小凳子就可以了,也很方便。

有名醉翁椅者,斜坦背后之靠而加枕,放直左右之环而增长,坐时伸足,分置左右,首卧枕,背着斜坦处,虽坐似眠,偶倦时可以就此少息[1]。

注释

[1]少息:稍事休息;稍稍休息。

译文

有叫醉翁椅的,让靠背倾斜平坦,并且加上枕头,将左右的扶手放直而使椅子增长,坐的时候伸开双脚,分别翘起放在左边、右边,头躺在枕头上,背部靠近平坦的地方,虽然坐着好像睡觉一样,偶尔疲倦时,可以靠着稍作休息。

有名飞来椅者，卧榻上背靠也。木为匡[1]，穿以藤，无面无足，如镜架式。其端圆似枕，可枕首，后有横干架起，作高低数级，惟意所便。似与竖垫相类，用各有宜。

注释

[1]匡：通"框"，框架。

译文

有一种叫做飞来椅的，是卧榻上有靠背，用木头做框，用藤条穿连，没有面没有脚，好像镜架的样子。靠背的顶端是圆形，好像枕头一样，可以枕着头部，后面有横杆架起来，做成从高到低几个梯级，可以随意，方便就可以了，好像跟竖垫比较相似，但用起来各有各的好处。

安置坐榻，如不着墙壁，风从后来，即为贼风[1]。制屏三扇，中高旁下，阔不过丈，围于榻后，名山字屏。放翁诗"虚斋山字屏"是也。可书座右铭或格言粘于上[2]。

注释

[1]贼风：四时不正之风。
[2]座右铭：铭是古代一种兼用于规诫、褒赞的韵文，常刻于器物或碑石上。座右铭则是书写后置于座位右边，用来警诫自己的铭文。相传东汉崔瑗因兄为人所杀，便杀死仇人逃亡，遇赦后作铭警戒自己。他曾把铭放在座位右边，故称"座右铭"。

译文

坐榻的放置，如果不靠着墙壁，风从后面吹过来，就叫作贼风。可以做三面屏风，中间高两边低，宽度不超过一丈，围在坐榻的后面，叫作山字屏，陆游的诗说"虚斋山字屏"，指的就是这种。可将写好的座右铭或格言贴在上面。

李氏《一家言》有暖椅式，脚下四围镶板，中置炉火，非不温暖，但老年肾水本亏[1]，肾恶燥，何堪终日熏灼？北地苦寒，日坐暖炕，亦只宜于北地。又有凉机式，机下锡作方池，以冷水注之，尤属稚气[2]。

注释

[1]肾水：即肾阴。指肾本脏的阴液（包括肾脏所藏之精）。
[2]稚气：幼稚可笑。

译文

李氏的《一家言》介绍过一种暖椅式，脚下四围镶有木板，中间放置炉火，这种不是不温暖，但老年人肾水本来就亏虚，肾恶燥，怎么能承受每天的熏灼呢？北方气候苦寒，每天坐在暖炕上，也只是适用在北方。又有一种凉凳样式，在凳子下用锡做一个方池，注入冷水，更是幼稚可笑的做法。

点评

本章主要介绍了座椅的舒适对于养生的重要性。指出座椅应该有靠背，皮的尤其好。也可选择在床上盘腿而坐，但最好可以倚靠，有挡风处。可供烤火取暖的椅子，老年人不适宜，因年老肾水弱，烤火会更加耗散津液。作者介绍的座椅，在现今市场上都可购买，老年人只要根据自身需要，选择适合自己的就可以了。

杖

杖曰扶老，既可步履借力，且使手足相顾，行不急躁[1]。其长须高过于头一尺许，则出入门户，俾有窒碍[2]，可以留心检点，虽似少便，《荀子》曰[3]："便者，不便之便也。"古人制作，盖有深意在。

注释

[1]急躁：碰到不称心的事情马上激动不安。
[2]窒碍：障碍；阻碍。
[3]《荀子》：荀子（约前313—前238），名况，战国后期赵国人，时人尊称其为荀卿，汉时避汉宣帝刘询讳称孙卿。《荀子》全书一共32篇，是他和弟子们整理或记录他人言行的文字。

译文

杖又名扶老，既可以在行走的时候有所借力，还可以增加手足的协调性，使行走的时候不会太急躁。杖的长度应该高过头顶一尺左右，这样出入门口的时候，可能会有所阻碍，但可以小心谨慎些，虽然好像稍微方便了，但荀子说："所谓方便，就是在不方便的时候所提供的便利"。古人制造它，大概是有深刻的含义在里面的。

《记·王制》曰："五十杖于家[1]，六十杖于乡，七十杖于国，八十杖于朝。"礼所当用，用之可也。毋强作少壮，弃置弗问。

注释

[1] 拄：拄着。

译文

《礼记·王制》说："年过五十可以在家拄杖，六十可以在乡里拄杖，七十可以在都城里拄杖，八十老人可以在朝廷上拄杖。"按礼法规定应当用的时候，用就可以，不要勉强装作年轻力壮，把杖扔在一边不用。

杖用竹，取其轻而易举，故扶杖必曰扶邛，亦曰扶筇[1]。按邛竹产蜀之邛州[2]，根有三岐为异。又节高如鹤膝者，出蜀之叙州[3]，为筇竹。竹类不一，质厚始坚，乃当于用。藤亦可为杖，产两广者佳。有谓藤不及竹，其质较重，有谓竹亦不及藤，年久则脆而易折，物无全用，大抵如是。

注释

[1] 筇：古书上说的一种竹子，可以做手杖。
[2] 邛州：古地名，治所在今四川邛崃市东南。
[3] 叙州：宋改戎州置叙州，治所在宜宾，即今四川宜宾翠屏区。

译文

制作杖用竹子，是选取它的轻便而且易于抬举，因此扶杖又称为扶邛，也有说扶筇的。按：邛竹，产自四川的邛州，以根部有三个分叉而特别。又有竹节高如鹤膝的，出自四川的叙州，叫作筇竹。竹子的分类虽然不同，但是质厚才坚硬，才能被用作制造杖。藤条也可以做杖，产自两广地区的比较好。有的人说藤条比不上竹子，质地比较沉重，有的人说竹子比不上藤条，使用久了就容易发脆并且容易折断。

世间万物没有十全十美的，不能要求它功能全备，大概就是这样了。

《周礼》伊耆氏掌王之齿杖[1]。谓赐老者杖也。《后汉书》民年七十授杖[2]。其端以鸠鸟为饰[3]，鸠者，不噎之鸟也。欲老人饮食不噎[4]，即祝哽祝噎之意[5]。尝见旧铜鸠，朱翠斓斑，的是汉时杖头物。盖古以铜为之，窃意琢以玉、雕以香俱可，非定用铜也。杖之下须以铜镶，方耐用，短则镶令长二三寸亦可，下必微锐，着地不滑。

注释

[1]《周礼》：亦称《周官》或《周官经》，儒家经典之一。搜集周王室官制和战国时代各国制度，添附儒家政治理想，增减排比而成的汇编。

[2]《后汉书》：二十四史之一。南朝宋范晔撰。包括本纪十卷，列传八十卷，志三十卷（志为晋司马彪撰），共一百二十卷，主要记载了东汉近二百年的历史。

[3] 鸠鸟：鸟名。我国有绿鸠、南鸠、鹃鸠、斑鸠。

[4] 噎：食物塞住了嗓子。

[5] 祝哽祝噎：古代帝王敬老、养老的表示，请年老致仕者饮酒吃饭，设置专人祷祝他们不哽不噎。

译文

《周礼》："伊耆氏负责供给王赐予老人所需的杖。"是说赐给老人杖。《后汉书》："老百姓到了七十岁可以被授予杖，其顶端以鸠鸟作为装饰。"鸠，就是不噎的一种鸟。想要老人饮食不噎，就是祈祷他不哽不噎的意思。我曾经见过一个旧的铜鸠，红红绿绿的，色彩错杂，真的是汉代杖头上安的东西。古人用铜做杖头，我则认为，雕琢的美玉、香条，这些也都是可以的，不一定非要用铜。杖的底端必须要用铜来镶边，这样才耐用，如果杖比较短，那么镶的高度长二三寸也可以，下方一定要稍微有点尖，让着地的时候不会太滑。

近时多用短杖,非杖也。其长与腰齐,上施横干四五寸,以便手执,名曰拐。取梅柘条[1],老而坚致,天然有岐出可执者,为佳。少壮俱携以游山,及行远道,颇借其力。若老年,或散步旷野,或闲立庭除[2],偶一携之。然恒情喜便易而厌委曲[3],往往用拐不用杖。制作之本意,恐渐就湮也[4]。

注释

[1] 柘(zhè 这):植物名。
[2] 庭除:庭院。
[3] 委屈:曲折。
[4] 湮:埋没。

译文

现在大多数都用短杖而不用杖了。长度与腰齐,上面安上一个四五寸的横干,以便手拿,叫作拐杖。用梅柘条,质地老成而且十分坚硬,天然有歧杈分出可以用来手握的最好。年轻人也都带着它去爬山和走远路,非常借助它的力量。如果老年人有时在旷野散步,有时闲来无事站在庭院里,就可以偶尔携带它。然而常理都是喜好简便易行而厌恶曲折,因此往往用拐而不用杖,制作杖的本意,恐怕也慢慢接近埋没了。

杖头下可悬备用物,如阮修以钱挂杖[1],所谓杖头钱是也。其式以铜圈钉于杖头下,相去约五六寸,物即缚于圈。有以小瓶插时花,为杖头瓶。《抱朴子》曰:"杖悬葫芦,可贮丹药[2]。"又《五岳图》,入山可辟魑魅[3]。

注释

[1]阮修：字宣子，陈留尉氏人。生于晋武帝泰始六年（270），卒于怀帝永嘉五年（311），年四十二岁。好易、老，善清言，性简任，不喜见俗人。著有文集两卷，《唐书经籍志》传于世。

[2]丹药：泛指丹丸药剂。

[3]《五岳图》：即五岳真形图。魑魅（xiān mèi仙媚）：魑，山魑，传说中山里的独脚鬼怪；魅，传说中的一种鬼怪。

译文

杖头之下可以悬挂备用的物品，如阮修把钱挂在杖上，这就是人们所说的杖头钱。其制作方式是用铜圈钉在杖头下面，距杖头约五六寸的样子，物品就可以绑在铜圈上。有的用小瓶子插上时令的鲜花，叫作杖头瓶。《抱朴子》说："杖头悬挂葫芦，可以存贮丹药。"又可以挂《五岳图》，进山可以驱逐鬼怪。

杖有铭，所以寓劝戒之意[1]，古人恒有之。予尝自铭其竹杖曰："左之左之，毋争先；行去自到兮，某水某山。"所谓左之者，扶杖当用左手，则右脚先向前，杖与左脚随其后，步履方为稳顺[2]。扶拐亦然。予近得邛竹杖，截为拐，根有三岐去其一，天然便于手执，恰当邛竹之用，或不与削圆方竹同讥也。取《易》履卦九二之爻辞[3]，镌于上曰："履道坦坦，幽人贞吉[4]。"

注释

[1]劝戒：规劝；告诫。

[2]稳顺：使之妥帖和谐；妥帖和谐。

[3]爻辞：指说明《易》六十四卦各爻象的文辞。

[4]幽人：幽隐之人，隐士。指幽居之士。贞吉：谓占卜问卦，遇"需"

卦则吉利幸福。后指吉利与幸福。

> **译文**

杖上刻有铭文，用来寄托劝诫之意，古人一直都有。我曾经把铭文刻在自己的手杖上，说："左之左之，毋争先，行去自到兮，某水某山。"所谓的左之，指扶杖当用左手，那么右脚先向前迈，杖与左脚随在其后面，这样走起来才稳顺，扶拐也这样做。我近来得到一根邛竹杖，截成了拐杖，根部有三个分叉，去掉其中一个，自然的就便于手拿，恰好发挥了邛竹的作用，也许可以不与规圆方竹的故事一样受人讥笑。取《易经》中履卦九二的爻辞，刻在上面说："履道坦坦，幽人贞吉。"

> **点评**

本章主要介绍手杖对于老年人生活的重要性。手杖是老年人生活中的好伴侣，在古代，手杖又叫"扶老"，是尊老敬贤的标志。如何选择一根合适的手杖呢？要从老年人的需求出发。手杖的质地、轻重、长短、样式以及用途，都需要考虑。一根既实用、又具有文化特色的手杖，是老年人安享晚年的必备品。

衣

衣服有定制。邵子曰："为今人当服今时之衣，惟长短宽窄，期于适体，不妨任意制之，其厚薄酌乎天时[1]，绵与絮所用各异[2]。大抵初冬需薄绵，不如絮之薄而匀；严冬需厚絮，不如绵之厚而软。"按《急就篇》注曰[3]："新者为绵，故者为絮。今俗以茧丝为绵，木棉为絮。木棉，树也，出岭南。其絮名吉贝。江淮间皆草本，通谓之木棉者，以其为絮同耳。"放翁诗："奇温吉贝裘[4]，"东坡诗："江东贾客木棉裘，"盖不独皮衣为裘，絮衣亦可名裘也。

注释

[1] 天时：指气候。
[2] 各异：特别，与众不同。
[3]《急就篇》：又名《急就章》，字书，西汉史游撰。史游为元帝时黄门令，因其句首"急就"二字名篇，一说如遇难字，缓急可就而求得，故名。旧时为童蒙识字课本之一。
[4] 裘：皮衣。

译文

衣服有固定的制式。邵子说："作为今天的人，应当穿今天的衣服，只是在长与短、宽和窄方面，希望它适合各自的体型，其他的就不妨随意去做，厚薄可以考虑天气情况适当改变。"棉布与丝絮的用途各不相同，大概初冬的时候需要薄绵，需用薄绵，不像丝絮那样轻薄而均匀了，严寒的冬季需要厚厚的丝絮，就不像棉布的厚实而柔软。"根据《急就篇》的注释说："新的是棉，旧的是絮，现今习俗把蚕丝称做棉，木棉称做絮。木棉是一种树，出自岭南，它的絮叫做吉贝，在长江、淮河那里都有这种植物生长，通常称它叫木棉，把木棉和丝絮都称做同一种名称了。"陆游有诗说"奇温吉贝裘"，东坡有诗说："江东贾客木棉裘"，大概不单单地把皮衣称为裘，絮衣也可以称作裘衣了。

虞、夏、商、周，养老各异其衣，见诸《礼记》[1]。要之温暖适体，则一也。如今制有口衣，出口外服之。式同袍子，惟袖平少宽，前后不开骻，两旁约开五六寸，俗名之曰一箍圆。老年御寒皮衣，此式最善。极寒时再办长套，表毛于外穿之。古人着裘[2]，必以毛向外，裘之外，加衣曰裼。

注释

[1]《礼记》：又名《小戴礼记》、《小戴记》，据传为孔子的七十二弟子及其学生们所作，西汉礼学家戴圣所编，是中国古代一部重要的典章制度选集，共二十卷四十九篇，主要记载了先秦的礼制，体现了先秦儒家的哲学思想（如天道观、宇宙观、人生观）、教育思想（如个人修身、教育制度、教学方法、学校管理）、政治思想（如以教化政、大同社会、礼制与刑律）、美学思想（如物动心感说、礼乐中和说），是研究先秦社会的重要资料，是一部儒家思想的资料汇编。

[2]裘：皮衣。

译文

虞、夏、商、周，养老的衣服各有不同，都可以在《礼记》中看到。但是归总到温暖舒适合体这个要求。现在制作了一款口衣，是套在衣服外面穿的。样式如同袍子一样，惟独袖口比平时的衣服宽，前后不开胯，旁边开襟约五六寸长，俗称一箍圆。老年人御寒的皮衣，这个样式最为合适。天特别冷时，再置办一件长外套，把皮毛露在外面穿上它。古代的人穿裘衣，一定把毛朝向外面。裘衣的外面再加的衣服就叫裼。

皮衣毛表于外，当风则毛先受之，寒气不透里也。如密室静坐无取此，且多着徒增其重。另置大袄，衬入一箍圆内，其长略相等，绸里绸面，上半厚装绵，下半薄装絮，四边缝联，则暖气不散，温厚同于狐貉，而轻软过之。晋·谢万曰[1]："御寒无复胜绵者。"洵非虚语[2]。特非所论于当风耳。

注释

[1]谢万(320年—361年):字万石,陈郡阳夏(今河南太康)人,东晋名士、将领,太常谢裒第四子,太保谢安之弟。

[2]洵:诚然,实在。

译文

皮衣把毛显露在外面,正对着风的时候毛先承受,寒气就能不透入里面了。如果在暖和的室内就没必要穿这种衣服,而且多穿只是多增加身体的重量。另外置办一件大棉袄,长短跟一箍圆一样,绸子做里,绸子做面,上部分厚可装棉,下部分薄装絮,四边缝接起来,暖气就不会散,其保暖及厚度跟狐貉相同,而且比较轻软。晋代的谢万说:"御寒没有再能超过棉花的。"这并不是假话,也并不是只是论述它可以挡风的效果。

方春天气和暖,穿夹袄如常式,若衬入袍子内,制半截者,前后两幅,斜裁而倒合之,下阔上狭以就腰,联其半边,系以带如裙,亦似古人下裳之意,欲长欲短,可随系带之高下。有作半截夏衫,联上截以钮扣,又有以纱葛作一箍圆[1],此皆应酬所需,不称老年之服。

注释

[1]葛:表面有花纹的纺织品,用丝做经,棉线或麻线等做纬。

译文

刚到春天,天气暖和,可以穿平常式样的夹袄。如果衬入袍子内,制成半截的样子,则需要前后两幅,斜者裁剪然后倒过来缝合,下边宽上边窄,以配合腰部的线条,把半边缝上,用腰带系上带子就好像裙子一样,也有点类似古人下裳的意思,想长想短,可以随系带的高低进行调整。有的做成半截袖夏衫的，用纽扣连住上半截，又有用纱葛做成一箍圆的，这些都是应酬所需要的物品，与老年人的衣服就不相称了。

隋制有名貉袖者[1]，袖短身短，圉人服之[2]。盖即今之马褂[3]，取马上便捷[4]。家居之服，亦以便捷为宜。仿其裁制，胸前加短襟，袖少窄，长过肘三四寸，下边缝联[5]，名曰紧身。随寒暖为加外之衣，夹与棉与皮必俱备，为常服之最适。

注释

[1] 貉(hé 河)：动物名，为重要毛皮兽之一，毛皮可做皮衣、帽等。
[2] 圉：养马的地方。
[3] 马褂：穿在长袍外的对襟短褂。本为满族人骑马穿的服装，故称。
[4] 便捷：直捷而方便。
[5] 缝联：缝合。亦指做针线活。

译文

隋朝有一种叫貉袖的衣服，短袖子，上身也短，一般是养马常穿的。这大概就现今的马褂，采用其在马上便捷的作用。家居服，也应当便捷为宜。仿照其形式裁制，胸前加上短襟，袖子稍窄，长度超过肘三四寸的样子，下边缝接好，叫作紧身。随着气候寒暖的变化再在外边加衣服，夹衣、棉衣与皮衣都是最合适的家居服。

式如被幅，无两袖，而总折其上以为领，俗名"一口总"，亦曰"罗汉衣"[1]。天寒气肃时，出户披之，可御风，静坐亦可披以御寒。《世说》：王恭披鹤氅行雪中[2]。今制盖本此，故又名"氅衣"[3]，办皮者为当。

注释

[1] 罗汉衣：罗汉衣是中国传统戏曲中的服饰，一般是上层社会妇女的礼服外衣。

[2]《世说》：早已亡佚。该书原名《世说》，后人为与刘向书相别，又名《世说新语》，大约宋代以后才改称今名。

[3] 氅衣：古代罩于衣服外的大衣，可以遮风寒，其形制不一。

译文

样式好像披着一幅布，没有两个袖子，两边聚合在一起折上去就作为领子，俗称"一口总"，也叫作罗汉衣。等到天寒地冻时，出门将其披在身上，可以挡风，静坐时披着也可以御寒。《世说新语》：载有王恭披上鸟羽做成的外套在雪中行走。今天这种做法大概就源于此，因此又叫做氅衣，置办皮衣做成的才最为适当。

肺俞穴在背。《内经》曰："肺朝百脉，输精于皮毛。"不可失寒暖之节，今俗有所谓"背搭"，护其背也。即古之半臂，为妇人服。江淮间谓之"绰子"[1]。老年人可为乍寒乍暖之需[2]。其式同而制小异，短及腰，前后俱整幅，以前整幅作襟，仍扣右肩下，衬襟须窄[3]，仅使肋下可缀扣，则平匀不堆垛，乃适寒暖之宜。

注释

[1] 绰子：又称背子。宋代妇女通常的服饰，包括贵族妇女平时所穿的常服，大多为上衣袄、襦、衫、背子、半臂等，下身为裙子、裤等。宋代背子样式，为对襟、窄袖，领、袖口、衣襟下摆都镶有缘饰。衣襟部分时常敞开，两边不用纽扣或绳带系连，任其露出内衣。

[2]乍：忽然。

[3]衬襟：内衣衣服的胸前部分。

译文

肺俞穴位于背部，《内经》说："肺主百脉，输送精气于皮肤毛发。"所以应该注意寒暖变化的规律，今民间有种叫背搭的衣服，就是用来保护人的脊背的。就是古人的半臂，是妇人穿的衣服。长江淮河流域的人叫做绰子。老年人在忽冷忽热的天可穿，其款式相同，只是制作有点不同，短到腰部，前后都是一整幅布，用前面一整幅布作衣襟，仍然扣在右肩下，衬襟必须要窄，刚好让胁肋下可以连上扣子就可以了，这样就均匀而平整不会堆起来，可以适应气候寒暖的变化。

领衣同半臂，所以缀领，布为之，则涩而不滑[1]，领无上耸之嫌。钮扣仍在前两肋下，前后幅不用缉合，以带一头缝着后幅，一头缀钮，即扣合前幅，左右同。外加衣，欲脱时，但解扣，即可自衣内取出。

注释

[1]涩：不光滑，不滑溜。

译文

领衣的制作如同半臂，连缀领衣的材料，是用布做的，这样就涩而不滑，而且领子无上耸的弊端。钮扣仍在前面两肋下，前后幅不用缉合，可用带子缝着后襟，一头缝上钮扣，然后扣住前襟，左右相同，外面加上外衣，想脱时，只要解开钮扣，就可以从衣服里面取出来。

夏虽极热时，必着葛布短半臂[1]，以护其胸背。古有两当衫，谓当胸当背，亦此意。须多备数件，有汗即更。晚间亦可着以就寝，习惯不因增此遂热。

注释

[1] 葛布：用葛的纤维织成的布，可以做夏季服装等。

译文

夏天即使很热的时候，也必须穿着用葛布做的短半袖，以保护胸背。古代有两当衫，说是可挡前胸后背，说的就是这个意思。需要多备几件，出了汗就可以更换。晚上也可以穿着睡觉，习惯了就不会因为多加了件衣服而觉得热。

冬夜入寝，毋脱小袄，恐易着冷，装绵薄则反侧为便，式如紧身，袖小加长而已。《左传》："衷其衵服，以戏于朝。"注曰："衵音日，近身衣。"《说文》曰[1]："日日所常服也"，即小袄之类。

注释

[1]《说文》：即《说文解字》。东汉许慎撰。其是中国第一部系统地分析汉字字形和考究字源的字书。成于安帝建光元年(121年)。原书十四篇，叙目一篇，正文以小篆为主，收9353字，又古文、籀文等异体同文1163字，解释十三万余字。此书在流传中叠经窜乱，今本与原书颇有出入。

译文

冬夜睡觉，不要脱掉小袄，恐怕容易着凉，穿的薄些则翻身比较方便，款式就好比紧身衣一样，只是袖子稍微加长了而已。《左传》："衷其衵服，以戏于朝。"注释说："衵音日，贴身衣。"《说文解字》说："每天都穿的便服"，就是小袄之类的衣服。

衬衣亦曰汗衫，单衣也。制同小袄，着体服之。衫以频浣取洁，必用杵捣。《升庵外集》云[1]："直舂曰捣[2]。今易作卧杵捣之，取其便也。"既捣微浆，候半干叠作小方，布裹其外，复用杵捣，使浆性和柔，则着体软滑。有生姜取汁浣衫者，疗风湿寒嗽诸疾。

注释

[1]《升庵外集》：明代文学家杨慎撰。
[2] 舂（chōng 冲）：撞击。

译文

衬衣又叫汗衫，是一种单衣。制作方法如同小袄，也是贴着身体穿着的。汗衫应该频繁浣洗以保池清洁，而且必须用木棒捣才行。《升庵外集》说："直接舂叫捣。"今天改作木棒横过来捶打，则是为了方便。已经捶到微微浓稠的时候，等到半干时将其又叠成小方块，用布裹在外面，再用杵捣，使浆性变得柔和，穿在身上时就会软滑亲肤。也有用生姜汁洗衫衣，可以治疗风湿、受寒咳嗽等多种疾病。

点评

本章主要介绍老年人的穿衣方法。穿衣对于老年人之所以很重要，是因为适宜的穿着，能够减少致病因素，为老年人的健康增添保障。作者指出，穿衣要因时制宜、因地制宜，应根据季节、环境量体裁衣，款式、用量都有讲究。但是，不论冬天、夏天，老年人穿衣都要注意保护胸背，以免外邪侵袭肺俞穴而致病。

帽

《通典》曰[1]:"上古衣毛冒皮。"则帽名之始也。阳气至头而极,宁少冷,毋过热。狐貂以制帽,寒甚方宜。若冬月常戴,恐遏抑阳气,未免眩晕为患。入春为阳气宣达之时,尤不可以皮帽暖之。《内经》谓"春夏养阳",过暖则遏抑太甚[2]。如遏抑而致汗,又嫌发泄矣。皆非养阳之道。帽顶红纬,时制也,少为宜,多则嫌重。帽带或可省,老年惟取简便而已。

注释

[1]《通典》:典制文献,唐朝杜佑撰,二百卷。分食货、选举、职官、礼、乐、兵刑、州郡、边防等八门,上溯黄、虞,下迄天宝,博取五经群史,及汉魏六朝人之文集奏疏中有稗得失者,每事以类相从,於历代沿革,详为记载。

[2]遏抑:指压制;抑止。

译文

《通典》说:"上古用兽毛做衣,用兽皮做帽子。"这就是帽子名称第一次出现。阳气到头顶最旺盛,所以宁可稍微冷一点,也不要太热。用狐皮、貂皮做成的帽子,十分寒冷的时候才适合戴。如果冬天经常戴着,恐怕会遏制阳气,未免会眩晕而产生危险。入春是阳气舒展的时候,尤其不能用皮帽温暖头部。《黄帝内经》说:春夏养阳。太温暖则会遏制太过,如果因为遏制阳气而导致出汗,又未免有发泄之嫌了,这都不是养阳之道。帽顶的红纬,是时下所流行的样式,但是应当以少为宜，多了就嫌重。帽带也许可以省去，老年人戴的帽子，就选择简便的就行了。

脑后为风门穴[1]，脊梁第三节为肺俞穴[2]，易于受风办风兜如毡雨帽以遮护之。不必定用毡制，夹层绸制亦可，缀以带二，缚于颌下，或小钮作扣，并得密遮两耳。家常出入，微觉有风即携以随身，兜于帽外。《瞿佑诗话》云[3]："元废宋故宫为寺，西僧皆戴红兜。"盖亦用以障风者。

注释

[1]风门穴：经穴名，属足太阳膀胱经。督脉、足太阳之会。位于背部，第二椎棘突下旁开1.5寸，左右各一。

[2]肺俞穴：经穴名，属足太阳膀胱经。肺之背俞穴。在背部，当第3胸椎棘突下，旁开1.5寸。

[2]《瞿佑诗话》：即明代瞿佑所撰的《归田诗话》。

译文

脑后是风门穴，肺俞穴位于脊柱第三节，这二穴最容易受风，可以置办一个好像毡雨帽那样的风帽，用来遮蔽保护。但也不必一定要用毡做，用绸子做成夹层也可以。点缀两条带子，交叉绑在颌下。或者用小钮做扣子，同时能够严密的遮住两个耳朵。平常生活出入家门，稍微觉得有风，就随身带着，风兜应该在帽子的外面。《瞿佑诗话》说："元朝废了宋朝的旧宫庭作为寺庙，来自西方的僧侣都戴着红色的风兜。"大概也都是用来挡风的。

《周礼》：天官掌皮，共毳毛为毡[1]。《唐书·黠戛斯传》：诸下皆帽白毡[2]。《辽史》：臣僚戴毡冠[3]。今山左张秋镇所出毡帽，羊毛为之，即本于古。有质甚软者，乍戴亦似与首相习,初寒最宜。渐寒镶以皮边,极寒添以皮里,各制而酌用之。御冬之帽,殆无过此[4]。

注释

[1] 毳（cuì 翠）：《说文》："毳,兽细毛也。"
[2] 黠戛斯：唐代西北民族名。地处回纥西北三千里,约当今叶尼塞河上游。
[3]《辽史》：撰成于元朝,全书一百一十六卷,记载的是辽朝的历史。
[4] 殆：大概,几乎。

译文

《周礼》："天官掌管皮,把皮与细碎的毛和在一起做成毡。"《唐书·黠戛斯传》："黠戛斯的许多部下都戴着白毡帽。"《辽史》记载："其大臣幕僚都戴毡帽。"如今的山东张秋镇做出的毡帽,是用羊皮做成,就是从古代的毡帽学来的。有些质地柔软,刚戴上也感觉好像戴了很久,与头部十分贴合。初寒的时候最适合,天气逐渐变凉时用皮镶边,非常冷的时候,可以加上皮制的里子。各有各的制作方法,可以酌情使用,用来抵御寒冬的帽子,大概也没有能够超过这个的了。

幅巾能障风亦能御寒[1],裁制之式,上圆称首,前齐眉贴额,额左右有带,系于脑后,其长覆及肩背,巾上更戴皮帽亦可。又有截幅巾之半,缀于帽边下,似较简便。唐舆服制有所谓帷帽[2],此仿佛似之。《后汉书》云："时人以幅巾为雅。用全幅皂而向后,不更着冠,但幅巾束首而已。"按,全幅不裁制,今俗妇人用之,古以为雅[3],今异宜也。

注释

[1] 御寒：防冷；保暖。
[2] 舆服：车乘和衣冠。

[3]雅：美好的，高尚的。

> **译文**

幅巾既可挡风又可御寒，裁制的款式，上面呈圆形与头部相称，前边齐眉与前额相贴，前额左右都有带子，系在脑后，它的长度可以覆盖到肩背。幅巾上面还可以戴着皮帽也行。又有一种是截取幅巾的一半，缀在帽边下面，似乎较为简单方便。唐朝的舆服制度所说的帷帽，好像与此相似。《后汉书》说："世人以幅巾为雅事，用一整张黑纱向后折叠，就不再戴帽子了，只用幅巾包住头部而已。"按：全幅巾不裁制，当今妇女也习惯使用它，古人认为雅致，古今所宜就各不相同了。

乍凉时需夹层小帽，亦必有边者。边须软，令随手可折，则或高或下，方能称意[1]。又有无边小帽，按《蜀志》[2]，王衍晚年[3]，俗竞为小帽，仅覆其顶，俯首即堕[4]，谓之"危脑帽"，衍以为不祥，禁之。今小帽无边者，盖亦类是。

> **注释**

[1]称意：合乎心意。
[2]《蜀志》：指《新五代史·卷六十三·前蜀世家第三》，宋·欧阳修撰。
[3]王衍：前蜀后主（899-926），本名王宗衍，是蜀高祖王建幼子。
[4]堕：掉下来。

> **译文**

突然转凉时候需要戴有夹层的小帽，也必须是有边的。边沿必须软，让随手可以折叠，那么或高或低，才能称心如意。又有一种无边的小帽，按：《蜀志》，王衍晚年，民间竞相戴小帽，只覆盖住头顶就行了，低下头就掉了，这个叫做危脑帽，王衍认为这种帽子不吉利，所以就禁止了。今天小帽没有边沿的，大概也类似于这个。

梁有空顶帽，隋有半头帻[1]，今儿童帽箍，大抵似之。虚其顶以达阳气，式最善。每见老年，仿其式以作睡帽。窃意春秋时家常戴之，美观不足，适意有余。

注释

[1] 帻（zé 泽）：古代的头巾。

译文

梁代有空顶帽，隋朝有种"半头帻"，今天儿童的帽箍，大概就类似于这些。空出头顶以使阳气通达，这种样式最好。经常见到老年人，仿照这个的样式做睡帽。我私下认为，春秋时节在家中经常戴，美观虽然不足，但是舒适的程度却是绰绰有余了。

点评

本章主要论述老年人如何选择合适的帽子。帽子具有防寒、防风、保暖、美观的特点，选择材质时以舒适、柔软为宜。但是戴皮帽的时候要注意地域性与季节性，皮帽只有在边远高寒的地区或是特别寒冷的时候才可以戴，否则会有碍阳气的升发，导致头晕眼花。春秋季节可戴空顶帽，以利于头部散热。

带

带之设,所以约束其服[1],有宽有狭,饰以金银犀玉,不一其制。老年但取服不散漫而已,用径寸大圈,玉与铜俱可,以皂色绸半幅,一头缝住圈上,围于腰,一头穿入圈内,宽紧任意勒之,即将带头压定腰旁,既无结束之劳,又得解脱之便[2]。

注释

[1] 约束:限制;管束。
[2] 解脱:摆脱。

译文

带子的设置,是为了约束衣服,有宽有窄,有用金银犀玉装饰,格式各有不同。老年人只是取其不让衣服脱落的作用,可用直径一寸大的圆圈子,玉石或者铜都可以,用黑色的绸子半幅,一边缝在圈上,缠在腰上,一边穿在圈内,宽紧可以随意调节,舒适后就把腰带的一头压住腰侧,既没有系结的烦琐,又有解脱的方便。

有用钩子联络者[1],不劳结束,似亦甚便。《吴书》所谓"钩络带"类是[2]。但腰间宽紧,惟意所适,有时而异,钩子虽可作宽紧两三层,终难恰当,未为适意之用[3]。

注释

[1] 联络：彼此交接。
[2]《吴书》：即《三国志·吴书》。
[3] 适意：称心，合意。

译文

有的用钩子把衣和带子联接在一起，不用麻烦地扎缚，好像也十分方便。《吴书》所说的"钩络带"，就类似于这个。只是腰间的松紧，要根据自己觉得是否舒适而定，可以时有不同，钩子虽然可以做松紧两三层，但最终还是难以做到适当，也不是适合自己心意的用法了。

古人轻裘缓带，缓者宽也，若紧紧束缚，未免腰间拘板。少壮整饬仪容[1]，必紧束垂绅[2]，方为合度。老年家居，宜缓其带，则营卫流行[3]，胸膈兼能舒畅。《南华经》曰[4]："忘腰，带之适也"。又放翁诗云："宽腰午饷余"。

注释

[1] 整饬（chì 斥）：整齐，有条理。
[2] 垂绅：大带下垂。《礼记·玉藻》："凡侍于君，垂绅。"
[3] 营卫：中医学名词。营指由饮食中吸收的营养物质，有生化血液、营养周身的作用。卫，指人体抗御病邪侵入的功能。
[4]《南华经》：即《庄子》，道家经典，战国早期庄子及其门徒所著，汉代道教出现以后，尊之为《南华经》，且封庄子为南华真人。该书继承和发扬了老子"道法自然"的观点，分《内篇》和《外篇》。

译文

古人穿轻便的裘衣，束宽松的带子，缓就是宽大的意思，如果紧紧束缚，腰间就会拘紧、板滞。年轻人整齐端庄的外貌着装，一定要使带子紧束并且下垂，才合乎标准。老年人平常在家，应该放松腰带，使血脉流通，胸膈也能舒畅。《南华经》说："忘记了腰，是因为腰带的舒适。"陆游也有诗句写道："宽腰午饷余"。

或制腰束以代带，广约四五寸，作夹层者二，缉其下缝，开其上口，并可代囊，围于服外，密缀钮扣，以约束之。《记·玉藻》曰："大夫大带四寸。"注：谓广之度也。然则古制有带广四寸者，腰束如之，似亦可称大带[1]。

注释

[1] 大带：古代贵族礼服用带，有革带、大带之分。革带以系佩韨，大带加于革带之上，用素或练制成。

译文

有人制作腰束用来代替腰带，宽约四五寸，做两个夹层，合住下面的裂缝，敞开上面的口子，还可以代替口袋，围在衣服的外面，密密地缝上钮扣，用来约束腰间。《礼记·玉藻》说："大夫大带四寸。"注：这是说腰带宽的程度。这说明古人制作的腰带有宽四寸的，腰束也好像这样，好像也可以称作大带。

带可结佩，古人佩觽佩砺[1]，咸资于用。老年无须此，可佩小囊。或要事善忘，书而纳于中，以备省览。再则剔齿签与取耳具，一时欲用，等于急需，亦必囊贮[2]。更擦手有巾，用絺[3]及用绸用皮，随时异宜，俱佩于带。老年一物不周，遂觉不适，故小节亦必加详。

注释

[1] 觽（xī 西）：古代骨制的解绳结的工具。砺（lì 厉）：磨刀石。

[2] 囊贮：贮于袋中的物品。

[3] 絺（chī 吃）：细葛布。

译文

腰带上可以连结佩饰，古代的人佩带锥子、佩带磨石，都可以对人体产生帮助。老年人就没有必要佩戴这些，可以佩带小口袋。有时重要事情怕善忘而记不住，就写好放在口袋里，以备查看。再或者牙签与掏耳勺，突然想用，就如同急需，也一定要用小口袋存储。还有擦手的手巾，用细葛布或丝绸或皮料，随着季节的不同选择适合的材料，都可以佩戴在腰带上。老年人容易因为一件小事未考虑周到，就会觉得不舒服，因此琐碎的地方一定要多加小心。

点评

本章主要论述老年人选择腰带的注意事项。虽然现代制作腰带的材料丰富，但是老年人在选择腰带时应从方便、实用出发，不必选择过于贵重的腰带。由于老年人消化功能减退，因此，腰带不能系得过紧，以免压迫腹腔脏器，影响血液循环，导致食欲不振。而且，老人在平时还需注意锻炼身体，保持身材匀称、腰围适度。

袜

袜以细针密行，则絮坚实，虽平匀观美，适足未也。须绸里布面，夹层制就，翻入或绵或絮，方为和软适足。又乐天诗云："老遣宽裁袜。"盖不特脱着取便，宽则倍加温暖耳。其长宜过膝寸许，使膝有盖护，可不另办护膝。"护膝"亦曰"蔽膝"。《内经》曰："膝者筋之府[1]。"不可着冷，以致筋挛筋转之患[2]。

注释

[1]膝者筋之府：中医学术语。出自《素问·脉要精微论》。膝是筋汇聚的地方，所以膝为筋之府，若屈伸不能，行路要曲身附物，这会导致筋的功能衰惫。

[2]筋挛：中医病证名。指肢体筋脉收缩抽急，不能舒转自如。

译文

袜子需用细针密密地缝制，从而使絮牢固，虽均匀美观，但还达不到适用的程度。里面一定要有丝绸，外面用棉布，丝绸与棉布缝制，再翻过去，有的用棉有的用絮，才能够舒适柔软，穿起来合脚舒适。白居易曾有诗说："老遣宽裁袜。"从这句诗看，大概脱起来方便，宽了以后加倍地温暖。它的长度应该超过膝盖一寸多，使膝盖有了遮护，可以不用另外再做护膝了。护膝也叫"蔽膝"。《内经》说："膝盖是筋的府地。"不可受冷，以致引起筋挛、筋转的病患。

绒袜颇暖，出陕西者佳，择其质极软滑者，但大小未必恰当，岂能与足贴然。且上口薄，不足护其膝，初冬可着。或购宽大者，缉以皮里，则能增其暖，膝亦可护。

译文

绒袜子特别暖和，陕西出产的最佳，可选择其质地极为软滑的，只是大小不一定恰当，就不能很好地与自己的脚贴合。而且上口较薄，不能很好护住膝盖，初冬时还可穿用。或者购置宽大的，缉上皮囊，这样就可增加保暖度，也可以固护膝盖。

有连裤袜，于裤脚下照袜式裁制，絮薄装之。既着外仍加袜，不特暖胜于常，袜以内亦无裤脚堆折之弊[1]。

注释

[1]弊：害处，与"利"相对。

译文

有一种连裤袜，在裤脚下按照袜子的款式裁制，用薄絮填装好。穿上后还可以在外面加袜子，不仅温暖胜过寻常袜子，袜子以内也无裤脚堆折的弊端。

《内经》曰："阴脉集于足下，而聚于足心。"谓经脉之行[1]，三阴皆起于足[2]，所以盛夏即穿厚袜，亦非热不可耐，此其验也。故两足四时宜暖。《云笈七签》有"秋宜冻足"之说，不解何义。至夏穿絮袜，自必作热，用麻片捶熟，实之即妥，不必他求也。或天气烦热[3]，单与夹袜，俱可暂穿。按：袜制见商代曰"角袜"，两幅相承，中心系带。今穿单夹袜，亦需带系，乃不下坠。老年只于袜口后缀一小钮以扣之，可免束缚之痕[4]。

注释

[1]经脉：中医指人体内气血运行的通路。
[2]三阴：中医学术语，指六经中的太阴、少阴、厥阴。包括了手三阴和足三阴，共六条经脉。
[3]烦热：闷热，使人烦躁。
[4]束缚：约束；限制。

译文

《黄帝内经》说:"阴脉集中在脚下,而聚在脚心处。"这是说经脉的运行,三阴脉都起始于足,所以盛夏时穿厚袜子,也不是热不可耐,这是经过验证的。因此,两足应该四时都需要保暖。《云笈七签》有"秋宜冻足"的说法,不了解这个说法的意思。到了夏天穿絮袜,必定发热,可用麻片捶熟,填充起来就行了,不必再想别的办法。有的时候天气烦热,单袜与夹袜,都可暂时穿用。袜子的缝做在商代叫"角袜",两块联袂,从中间拴上带子。如今穿单层、夹层袜,也需要用带系好,就可以防止下坠。老年人只要在袜口的后面,缀上一个小钮扣,扣住,可以免去束缚的痕迹。

袜内将木瓜曝研,和絮装入,治腿转筋。再则袜底先铺薄絮,以花椒、肉桂研末渗入,然后缉就,乍寒时即穿之,可预杜冻疮作患[1]。或用樟脑,可治脚气。陶弘景曰[2]:"腿患转筋时,但呼木瓜名,及书土作木瓜字,皆验。"此类乎祝由[3],存其说可耳。

注释

[1]冻疮:局部皮肤因受低温损害而成的疮。

[2]陶弘景:陶弘景(456~536),字通明,齐梁间道士、道教思想家、医学家、炼丹家、文学家,自号华阳居士,丹阳秣陵(今江苏南京)人,卒谥贞白先生。

[3]祝由:古人不用方药而用符咒治病的方法,叫祝由。因其祝说病由,不劳针石,故云。

译文

将木瓜晒干研末,与棉絮和在一起装进袜子内,可治疗小腿抽筋。另外,袜底先铺上薄絮,用花椒、肉桂研末后渗入,然后合在一起,天气突然变冷时就穿上它,可以预防冻疮。或者用樟脑,可以治疗脚气。

陶弘景说:"小腿抽筋时,只要呼叫木瓜的名称,或者在书上写'木瓜'二字,症状都会缓解。"这就类乎祝由的符咒治病了,我们保留其说法好了。

袜外加套,上及于股,所谓套裤,本属马上所用,取其下体紧密[1]。家居办此,亦颇适于体,可单可夹,可绵可皮,随天时之寒暖,作套外之加减。

注释

[1]紧密:十分密切,不可分隔。

译文

袜子的外面加套,顶端到大腿部位,就是通常所说的套裤,本来是骑在马上用的,取其下体紧密的优点,在家里穿用它,也很适合身体健康的需要。可做成单的,也可做成夹,可用棉做,也可用皮做。根据天气寒暖变化,在套裤外面增加或减少其他衣物。

袜以内更衬单袜,其长必与加外袜等,半截者不堪用。冬月有以羊毛捻线编就,铺中现成售者,亦颇称足,而暖如穿皮,里袜则无藉此。

译文

袜子内再衬上单袜,它的长度必须与加在外面的袜子相等,半截的不能使用。冬天的袜子有的用羊毛捻线编成的,商铺里有现成的卖,也挺适合穿用,暖和的袜子,如穿皮袜,里袜就不用借此种办法制做了。

点评

本章主要论述老年人何如选择袜子。袜口应该宽松,方便穿脱。《黄帝内经》认为,足心是阴经汇聚之处,因此,一年四季都要让双足保暖。而且要注意膝盖的保暖,长至膝盖的袜子或是护膝都是不错的选择。制作药袜,可用于治疗不同的疾病,如在袜子中加入磨成粉的木瓜,可用于治疗小腿抽筋;加入花椒、肉桂粉,可预防冻疮。

鞋

鞋即履也[1],舄也[2]。《古今注》曰[3]:"以木置履底,干腊不畏泥湿。"《辍耕录》曰[4]:"舄本鹊字。"舄象取诸鹊,欲人行步知方也[5],今通谓之鞋。鞋之适足,全系乎底。底必平坦,少弯即碍趾。鞋面则任意为之。乐天尝作"飞云履",黑绫为质,素纱作云朵,亦创制也。

注释

[1]履:鞋。

[2]舄:鞋。

[3]《古今注》:晋·崔豹著,三卷,对古代各项名物制度进行解释和考证。

[4]《辍耕录》:即《南村辍耕录》,元明之际陶宗仪撰。笔记。三十卷,总五百八十五条,二十分万字,于天文历算、地理气象、历史文物、典章掌故、宗教迷信,社会风俗及小说戏剧、诗词歌谣、书法绘画等无所不载。

[5]知方:知道礼法。

译文

鞋，就是履，舄。《古今注》说："用木头放在鞋底，干燥不怕泥土沾湿。"《辍耕录》说："舄字本来写做鹊字。"舄的字形取自于鹊，估计是想让人明白行走迈步知方圆的道理，如今都称叫它鞋。鞋合不合脚，全在于鞋底。鞋底一定要平整，稍有弯度，就会阻碍脚趾。鞋面则可以随意去做。白居易曾经做过一双飞云履，黑绫子为材质，素纱做成云朵，也是一种创新的制法。

用毡制底最佳，暑月仍可着，热不到脚底也。铺中所售布底及纸底俱嫌坚实，家制布底亦佳。制法，底之向外一层，薄铺絮，再加布包，然后针缉，则着地和软，且步不作声，极为称足[1]。

注释

[1] 称足：合脚。

译文

用毡做的鞋底最好，夏天也可以穿，因为热气不会抵达脚底。店铺中卖的布底及纸底鞋，其底都太过结实，自家制做的布底更好。其制做法是：最外面一层毡上，薄薄地铺一层絮，再用布在外面包起来，然后用针缝合住，这样踩在地上就柔软了，而且走路不会出声，非常合脚。

底太薄，易透湿气，然薄犹可取，晴燥时穿之，颇轻软。若太厚，则坚重不堪穿。唐·释清珙诗所谓"老年脚力不胜鞋"也[1]。底之下有用皮托者，皮质滑，以大枣肉擦之，即涩滞[2]，总不若不用尤妥[3]。

注释

[1] 释清珙：指石屋清珙禅师（1272—1352），当为元代高僧，著名诗僧。江苏常熟人。

[2] 涩滞：指不滑润。

[3] 妥：适当，合适。

译文

鞋底太薄，容易透入湿气，但是薄还是有可取之处的，非常轻软。如果底子太厚，就会坚硬沉重而不能穿。唐朝僧人释清珙的诗中所说"老年脚力不胜鞋"的就是这个意思。鞋底之下，有用皮料衬托的。皮质光滑，用大枣肉涂擦之后，就变得涩滞，总不如不用，这样更稳妥。

《事物纪原》曰[1]："草谓之屦[2]，皮谓之履[3]。"今外洋哈剌八，有底面纯以皮制。内地亦多售者。式颇雅，黄梅时潮湿[4]，即居常可穿，非雨具也。然质性坚重，老年非宜。

注释

[1]《事物纪原》：宋代高承编撰，专记事物原始之属。凡 10 卷，共记 1765 事，分 55 部排列。

[2] 屦：古代用麻葛制成的一种鞋。

[3] 履：鞋。

[4] 黄梅：指黄梅天，又称梅雨时节，每年春末夏初时期我国长江中下游地区连续下雨，空气潮湿，衣物等容易发霉，因这段时期梅子黄熟，故称。

译文

《事物纪原》说："草鞋叫做屦，皮鞋叫做履。"今天海外的皮鞋，有鞋底鞋面都用皮制的，内地也有很多售卖的，款式也很雅观，黄梅时节气候潮湿，平常也可以穿，这款鞋并不是雨鞋。然而它质地坚实厚重，老年人不适合。

鞋取宽紧恰当[1]，惟行远道，紧则便而捷，老年家居宜宽，使足与鞋相忘，方能稳适。《南华经》所谓"忘足履之适"也。古有履用带者，宽则不妨带系之。按元舆服制，履有二带。带即所以绾履者[2]。

注释

[1] 恰当：正好；适逢。
[2] 绾：系。

译文

鞋应该选择松紧适当的，只有走远路时候，紧一些则走起来方便快捷。老年人的家居鞋应该宽松，使脚与鞋互不妨碍，才能稳当舒适。《南华经》所说的"忘记了脚，是因为鞋的舒适"，说的就是这个意思。古人有鞋上用带子的，宽松的话不妨用带子系上。按：元代的舆服制度中，鞋有两条带子，带就是用来打成结绑住鞋子的。

冬月足冷，勿火烘，脱鞋趺坐，为暖足第一法。绵鞋亦当办，其式鞋口上添两耳，可盖足面。又式如半截靴，皮为里，愈宽大愈暖。鞋面以上不缝，联小钮作扣，则脱着便。

译文

冬天脚冷，不要用火烘烤，应脱鞋后双盘打坐，才是暖脚的第一法。棉鞋也应当置办，它的样式是：鞋口上面添两个耳朵，能够盖住脚面。又有一种样式：好像半截的靴子，皮子做里，越宽大越暖和，鞋面以上不缝，连结小钮做扣子，这样穿脱都会比较方便。

陈桥草编凉鞋[1]，质甚轻，但底薄而松，湿气易透，暑天可暂着。有棕结者，棕性不受湿，梅雨天最宜。黄山谷诗云[2]："桐帽棕鞋称老夫。"又张安国诗云[3]："编棕织蒲绳作底，轻凉坚密稳称趾。"俱实录也。

注释

[1]陈桥：在今苏州松江一带。
[2]黄山谷：黄山谷即黄庭坚，北宋书法家、文学家。字鲁直，号山谷道人、涪翁，分宁（今江西省修水县）人。其诗书画号称"三绝"，与当时苏东坡齐名，人称"苏黄"。
[3]张安国：即张孝祥（1132年—1169年），字安国，是于湖居士，宋代词人，著有《于湖集》四十卷，《于湖词》一卷。

译文

陈桥出产的草编凉鞋，质地很轻，但鞋底薄而松，湿气容易透入，暑天可以暂时穿着。有用棕毛编结而成的，棕毛性质不怕潮湿，梅雨天最适宜穿。黄庭坚的诗说："桐帽棕鞋称老夫。"说的即是这个意思。还有张安国的诗说："编棕织蒲绳作底，轻凉坚密稳称趾。"都是对棕鞋的真实记录。

制鞋有纯用绵者，绵捻为条，染以色，面底俱以绵编，式似粗俗[1]，然和软而暖，胜于他制。卧室中穿之最宜，趺坐亦稳贴[2]。东坡诗所谓"便于盘坐作跏趺"也。又《本草》曰："以糯稻秆藉靴鞋[3]，暖足去寒湿气。"

注释

[1]粗俗：粗野俗气。
[2]趺坐：佛教徒盘腿端坐，左脚放在右腿上，右脚放在左腿上。
[3]糯稻：米粒富于黏性的稻。藉：垫。

译文

做鞋有只用棉的，把棉花捻为条状，染上色，无论鞋面、鞋底都用棉条编织，它的款式虽粗俗，但却暖和而柔软，胜过其他款式。在卧室里穿最适宜，趺坐也妥贴。苏东坡诗中所说："便于盘坐作跏趺"，就是指的这种鞋了。另外《本草纲目》说："用糯稻的秆垫进鞋里，可以暖脚，去寒湿气。"

暑天方出浴，两足尚余湿气，或办拖鞋，其式有两旁无后跟，鞋尖亦留空隙以通气。着少顷，即宜单袜裹足，毋令太凉。

译文

夏天刚刚洗完澡，两脚还留有湿气，可以置办拖鞋。其款式是，有两边但是没有后跟，鞋尖也留下空隙用来通气。穿着一会，就应该用单袜把脚裹起来，不要让脚太凉。

点评

本章主要介绍了鞋子对于老年人的重要性，不同季节要穿不同的鞋。鞋子对于保护双脚、保持身体健康，具有重要作用。鞋底应该柔软、耐热、弹性好。布鞋柔软但易湿、不耐磨；木屐较重，不适合远行。若外出远行，应穿紧一些的鞋子，走路方便，比如我们现代的运动鞋，天然橡胶底适合运动，且可通过鞋带的松紧来调节舒适度。居家则应选择宽松的鞋子，比如休闲鞋、布鞋，如果穿拖鞋，应注意加一双袜子，以防着凉。

杂器

眼镜为老年必需,《蔗庵漫录》曰:"其制前明中叶传自西洋,名叆叇[1]。"中微凸[2],为老花镜。玻璃损目,须用晶者。光分远近,看书作字,各有其宜,以凸之高下别之。晶亦不一,晴明时取茶晶、墨晶,阴雨及灯下取水晶、银晶。若壮年即用以养目,目光至老不减。中凹者为近视镜。

注释

[1] 叆叇(ài dài 爱戴):原指云雾多,视物不清的样子,后为眼镜的代称。
[2] 凸:高出。

译义

眼镜是老年人的必需品,《蔗庵漫录》说:"它的制造是明代中期前从西洋传来的,名叫叆叇。"眼镜镜片中间微凸起的,叫老花镜。玻璃镜片伤眼睛,需用水晶的。它的光分远、近,看书写字时,都是很适宜的。用镜片凸的来区别其他样式。用水晶做的也不全一样。晴朗明媚的天气,可用茶晶、墨晶,阴雨天及灯下,可选取水晶、银晶。如果在壮年时就用来养目,视力就算年老时也不减退。中间凹陷的就是近视镜。

骨节作酸,有按摩之具曰太平车。或玉石,或檀木,琢为珠,大径寸而匾[1],如算盘珠式,可五可六,钻小孔贯以铁条，折条两头合之，连以短柄，使手可执。酸痛处令人执柄挼捺[2]，珠动如车轮，故曰太平车。闻喇嘛治病有推拿法，此亦其具也。

注释

[1] 匾：同"扁"，谓物体平而薄。
[2] 挼捺（ruò nà）：按揉。

译文

骨节酸痛，有按摩的器具叫做太平车。或用玉石或用檀木，雕琢成珠珠子直径一寸大小，扁形好像算盘珠的样子，可以五个或六个一组，钻上小孔，用铁条贯穿然后把铁条弯折。让两头合起来，用短手饼连接上，让手可以拿住。酸痛的地方，让人拿着手柄揉搓按压，珠子滚动起来好像车轮，因此叫做太平车。听说喇嘛治病有一种推拿的方法，这个也是他们的一个用具。

捶背以手，轻重不能调，制小囊，絮实之，如莲房，凡二，缀以柄，微弯，似莲房带柄者，令人执而捶之，轻软称意[1]，名"美人拳"[2]。或自己手执，反肘可捶，亦便。

注释

[1] 称意：合乎心意。
[2] 美人拳：一种为老人捶腰或腿的长柄小槌。两只为一对，前端用皮革包成，可以代替拳头，因称。

译文

用手捶背，轻重不能调，做一种小囊，用絮填满，好像莲房一样，共做两个。用手柄连接，微微弯曲，好像莲房上面带着一个柄一样，让人拿着然后捶背，轻软和软，还能称人心意，叫做美人拳。或者自己用手拿着，弯过手肘，也可以捶，也很方便。

隐背[1]，俗名"搔背爬"，唐·李泌"取松樛枝作隐背"是也[2]。制以象牙或犀角，雕作小兜扇式，边薄如爪，柄长尺余。凡手不能到，持此搔之[3]，最为快意。有以川山甲制者[4]，可搔癣疥[5]，能解毒。

注释

[1]隐背：释义为使背靠着。
[2] 李泌（bì 必）（722年—789年）：字长源。京兆（今陕西西安）人。唐朝中期著名道家学者、政治家、谋臣。
[3]搔：挠，用手指甲轻刮。樛（jiū 揪）：树木向下弯曲。
[4]川山甲：即"穿山甲"。《三因方》中称"川山甲"。
[5]癣疥：皮肤病。癣与疥。

译文

隐背，俗称搔背爬，唐朝的李泌"取松樛枝作隐背"，指的就是这个。可用象牙或犀角制作，雕成小兜扇式，边薄如爪，柄长一尺多。凡是手探不到的地方，用这个东西去搔，最为快意。有的用穿山甲制作，可搔疥癣，能够解毒。

《西京杂记》[1]：广川王发魏襄王冢[2]，得玉唾壶。此唾壶之始也。今家常或瓷或锡，可以多备，随处陈设，至寝时，枕旁尤要。偶尔欲唾，非此不可。有谓远唾不如近唾，近唾不如不唾，此养生家之说。《黄氏日抄》曰[3]："鬼畏唾。"愚谓唾非可畏，盖人之阳气，唾必着力发泄之，阳气所薄，故畏耳。或有此理。养生贵乎不唾，正恐发泄阳气也。

> **注释**
>
> [1]《西京杂记》：《西京杂记》是古代历史笔记小说集，其中的"西京"指的是西汉的首都长安。原二卷，今本作六卷。该书写的是西汉的杂史。既有历史也有西汉的许多遗闻轶事。汉代刘歆著，东晋葛洪辑抄。
>
> [2]广川王：汉景帝第十一子广川王刘越。发：打开。
>
> [3]《黄氏日抄》：宋朝黄震撰。

> **译文**
>
> 《西京杂记》说：广川王挖掘魏襄王的坟墓，得到一个玉痰盂。这就是最初的痰盂。今天家常所用，或用陶瓷，或用锡，可以多准备一些，到处都摆设。到睡觉得时候，枕旁尤其需要。偶尔想唾痰的时候，没有这个是不行的。有人说往远吐不如往近吐，近唾不如不唾，这是养生家的说法。《黄氏日抄》说："鬼怕唾。"我认为不是痰或者唾沫可怕，大概是因为人唾痰时必定用力发泄阳气，因为害怕阳气发泄，所以害怕唾痰。或者有这种道理。但养生最看重不唾，正是害怕它能够发泄阳气。

冬寒频以炉火烘手，必致十指燥裂。须银制"暖手"，大如鹅卵，质极薄，开小孔，注水令满。螺旋式为盖，使不渗漏。投滚水内[1]，有顷取出暖手[2]，不离袖则暖可永日。又有玉琢如卵，手握得暖气，即温和不断。

> **注释**
>
> [1]滚水：指煮沸的开水。
>
> [2]顷（qǐng请）：很短的时间。

译文

冬天寒冷,频繁用炉火烤手,必然会导致十指燥裂。必须选用银制的暖手,它的形状大的像鹅卵,质地极薄,开个小孔,注入水,盖子为螺旋式,让水不会渗漏出来。然后投放开水里,停一会取出来暖手,如果放进袖子里不取出来,可以暖一整天。又有把玉雕成卵形,用手握住,让玉得到人体的热气,就能够一直温和保暖。

暑天室有热气,非风不驱,办风轮如纺车式[1],高倍之,中有转轴,四面插木板扇五六片,令人举柄摇动,满室风生,顿除热气,特不可以身当之耳。《三才图会》谓军器中有用此置地窖内[2],扇扬石灰者。冬用暖锅,杂置食物为最便,世俗恒有之[3]。但中间必分四五格,使诸物各得其味。或锡制碗,以铜架架起,下设小碟,盛烧酒燃火暖之。

注释

[1] 纺车:纺车是采用纤维材料如毛、棉、麻、丝等原料,通过人工机械传动,利用旋转抽丝延长的工艺生产线或纱的设备。关于纺车的文献记载最早见于西汉扬雄的《方言》,记有"繀车"和"道轨"。

[2] 地窖:地窖是利用土的热惰性而建成的,一般是根据地下水层的深浅在地下挖个圆型或者方型的洞或坑。

[3] 世俗:指当时社会的风俗习惯;世间不知变通的、拘泥的习俗。

译文

夏天室内有热气,只有风能够驱散。置办风轮,好像纺车的式样,高度相当于纺车的二倍,中间有个转轴,四面插入木板扇五六片,让人举柄摇动,满屋生风,湿热之气,顿时除去。切记不可用身体对着风扇。《三才图会》说:"军用器物里,有的用这种风扇放在地窖内,用来扇风扬起石灰的。冬天用暖锅,混杂着放置各种食物最为方便。

民间一直都有，但中间一定要分成四五格，让所有的东西都能够各自有各自的味道。有人用锡做碗，用铜架架起来，下面放上小碟，里面盛上烧酒，点火暖上。

深夜偶索汤饮[1]，猝不能办。预备暖壶，制以锡，外作布囊，厚装絮以囊之，纳诸木桶中，暖可竟夜。《博古图》有温酥壶[2]，如胆瓶式，入滚水内化酥者。古用铜，今或用锡，借为暖汤之备，亦顷刻可俟。按《颐生录》曰[3]："凡器铜作盖者，气蒸为滴，食之发疮[2]。则用铜不如用锡，用锡更不如用瓷。"

注释

[1] 汤：指热水。
[2]《博古图》：博古是杂画的一种，后人将图画在器物上，形成装饰的工艺品，泛指"博古"。
[3]《颐生录》：养生专著，宋刘词撰。
[4] 疮：皮肤上肿烂溃疡的病。

译文

老年人在深夜里偶尔想要喝热水，仓促之间，无法办制，可以预先准备一个暖壶，用锡制成，外面做个布囊，用厚厚的棉絮裹住它，装到木桶中，可以保暖一个晚上。《博古图》里有一种温酥壶，就像是胆瓶的样子，放在开水里可使它化酥，古时用铜制，今天有的用锡制，借用来为温水的备用物件，也是不大一会就等到了。按《颐生录》说："凡是器皿用铜做盖的，气蒸起来结成水滴，吃了以后会生痈疽。那么用铜就不如用锡好了，而用锡制的更不如用瓷制的了。"

棕拂子以棕榈树叶擘作细丝[1]，下连叶柄，即可手执。

夏月把玩，以逐蚊蚋[2]，兼有清香，转觉雅于麈尾[3]。少陵有诗云："不堪代白羽，有足驱苍蝇。"山野销夏之具，亦不可少此。

注释

[1] 棕榈：又称"棕树"。单子叶植物，棕榈科。

[2] 蚋：昆虫，体长二毫米到三毫米，黑色，头小，触角粗短，复眼明显，翅阔透明，吸食人、畜的血液。幼虫头部方形，尾部稍庞大，生活在水中。

[3] 麈：古人闲谈时执以驱虫、掸尘的一种工具，常用鹿尾制成。

译文

棕拂子，是用棕榈树叶，掰成细丝，下面连住叶柄，就可用手拿。夏天我在手中赏玩，可以用来驱逐蚊、蚋，且有清香味，立刻就会觉得比麈尾更加雅致。杜甫有诗说道："不堪代白羽，有足驱苍蝇。"山郊野外用来消夏解暑的工具，也不能少了这个。

点评

本章介绍的是老年人的日常小用具。比如老年视力下降，眼镜就是生活必需品，在选择时应以坚固、耐用为佳。在日常生活中，要注意保持良好的看书姿势，并常做眼保健操。骨节酸痛时，可以用类似算盘珠的按摩器，加上手柄，来回拉动按摩；或用"美人拳"捶背。皮肤瘙痒时，可用隐背来搔痒。在卧室的枕边可放痰盂，偶尔想吐痰时可以用。冬季可以用暖水壶取暖，饮食器具都要具有保温功能；夏季可以吹风扇，但不宜对着冷风吹，以防着凉。

老老恒言卷三毕

老老恒言译评 卷四

清·曹庭栋 纂

叶明花 蒋力生 章德林 撰著

卧房

室在旁曰房。《相宅经》曰[1]:"室中央为洛书五黄[2],乃九宫尊位[3],不敢当尊,故卧须旁室。"老年宜于东偏生气之方,独房独卧,静则神安也。沈佺期诗云[4]:"了然究诸品,弥觉静者安[5]。"房以内除设床之所,能容一几一榻足矣。房以外令人伺候,亦择老年者,不耽酣睡,闻呼即应乃妥[6]。

注释

[1]《相宅经》:是宋朝的一部体现古代封建迷信和古代建筑美学、古代建筑理论的书刊。

[2]《洛书》:洛书古称《龟书》,传说有神龟出于洛水,其甲壳上有此图象,结构是载九履一,左三右七,二四为肩,六八为足,以五居中,五方白圈皆阳数,四隅黑点为阴数。五黄:星名。阴阳家谓九星之一。

[3]九宫:九宫是将天宫以井字划分为乾宫、坎宫、艮宫、震宫、中宫、巽宫、离宫、坤宫、兑宫九个等分。

[4]沈佺期:沈佺期,字云卿,相州内黄(今安阳市内黄县)人,祖籍吴兴(今浙江湖州)。唐代诗人。与宋之问齐名,称"沈宋"。

[5]弥:遍、满、遮掩、填满、更加。

[6]乃:于是,就。

译文

居室在正房的旁边叫做房。《相宅经》说:"居室的中央是《洛书》中的五黄所在的位置,是九官的尊位,不敢当尊位。"所以卧室必须选择旁的居室,老年人最适宜在偏东边的方向,单独在房子里一个人睡,房间安静,心神自然安宁。唐朝诗人沈佺期的诗说:"了然究诸品,弥觉静者安。"房子里边,除了放床的地方,能容纳一个方桌一个矮榻就足够了。房子以外,让人伺候,也必须选择年老的人,因为老年人不贪睡,听到呼叫就能回应才妥当。

《易》言"君子洗心以退藏于密[1]"。卧房为退藏之地,不可不密。冬月尤当加意,若窗若门,务使勿通风隙。窗阖处必有缝,纸密糊之。《青田秘记》曰[2]:"卧房窗取偶,门取奇,合阴阳也。"故房门宜单扇,极窄,仅容一身出入,更悬毡幕,以隔内外。按《造门经》:"门之高低阔狭,随房大小方向,另制尺量之,妄断祸福。"此假阴阳而神其说,可勿泥。

注释

[1]《易》:指《周易》,儒家重要经典之一,后文引自《周易·系辞》。

[2]《青田秘记》:作者刘基(1311年—1375年)。字伯温,谥曰文成,浙江青田人,故时人称他为刘青田。

译文

《周易》说,君子洗涤心胸以退藏于密室之处。卧房为退藏之地方,不能不严密。冬月里尤其应当加以注意。像窗子,像门,务必使它不要通连风隙。窗户合上的地方一定会有缝隙,用纸严实地糊上。《青田秘记》说:"卧房里窗户选择偶数,门选择奇数,这才阴阳合一。"所以房门应当用单扇的,要特别窄,只容下一人出入,再悬挂上毡帘,用来分隔内外。按：《造门经》，门的高低宽窄，随房间的大小和方向，另做尺子来度量。用门来判断祸福，这段话是借阴阳学说而把生活常事神话了，不可拘泥这种说法。

卧房暗则能敛神聚气，此亦阴阳家之说。《易》随卦之象辞曰："君子以向晦入宴息[1]。"卧房必向晦而后入。本无取乎垲爽[2]。但老年人有时起居卧房，暗则又非白昼所宜，但勿宽大，宁取垲爽者。或窗外加帘，酌明暗而上下之也可。

注释

[1] 向晦：同"向晦"。晌，正午或中午前后；晦，农历每月时最后一天。又指夜晚。宴息：休息。
[2] 垲（kǎi 凯）爽：地势高而且干燥、通风。

译文

卧房暗一点就可以收敛心神、汇聚心气，这是阴阳家的学说，《易经·随卦》的象辞说："君子应当在天黑后进行休息。"所以，卧房必须到了中午、晚上再进去。本来不一定选取地势高而且干燥、通风的地方建造卧室，但是老年人有时在卧房起居，光线暗了又不是白天适合呆的地方，所以只是不要让卧房过于宽大，宁可选地势高可通风的地方建卧室。或者在窗户外面加上帘子，可根据明暗而或上或下变动窗帘就行了。

房开北牖，疏棂作窗，夏为宜，冬则否，窗内须另制推板一层以塞之。《诗·豳风》云[1]："塞向墐户[2]。"注曰：向，北出牖也。北为阴，阴为寒所从生，故塞以御之也[3]。

注释

[1]《诗·豳风》:豳(bīn斌)风,是《诗经》十五国风之一。共七篇,为先秦时代豳地华夏族民歌。《豳风》共有七首,分别是《七月》《鸱鸮》《东山》《破斧》《伐柯》《九罭》《狼跋》。

[2]御:抵挡。

[3]塞向墐户:堵塞门窗孔隙。

译文

卧房的窗户开在北面,稀疏的窗格做成窗户,夏天比较适宜,冬天就不行了,室内需要另外置办一块推板来挡风。《诗·豳风》说:"塞向墐户。"注说:向为北开的窗户,北面为阴,阴面是寒气生长的地方,所以阻塞住用来御寒。

冬以板铺地平,诚善。入夏又嫌隔住地气,未免作热,置矮脚凳数张,凳面大三四尺,量房宽窄,铺满于中,即同地平板,夏月去凳,亦属两便。卧房与书室并宜之[1]。

注释

[1]宜:适合,适当。

译文

冬天用板子把地铺平,这固然很好。但入夏之后又有隔阻地气的弊病,未免生热,可以放几张矮脚凳,凳面大三四尺,度量房子的宽窄,铺满地中间,就如同平地板。夏天去掉凳子,也是对两者都很方便。卧房与书房都适宜用这种办法。

《蠹海集》曰[1]:"春之气自下而升,故春色先于旷野;秋之气自上而降,故秋色先于高林。"寒气亦自上而降[2],

故子后霜落时，寒必甚，气随霜下也。"橡瓦疏漏，必厚作顶板以御之。即长夏日色上逼，亦可隔绝热气。如板薄，仅足承尘而已。徒添鼠窟，以扰夜眠[3]。

注释

[1]《蠡海集》：明代王逵所撰写的一本杂谈笔记。
[2]寒气：指因受冻而产生的冷的感觉。
[3]扰：搅乱。

译文

《蠡海集》说："春之气从地面自下往上而升，所以春色先显现在旷野之中；秋之气从上而往下降，所以秋色先显现于高林。"寒气也是从上往下降，所以午夜后霜气下降时，寒气一定更强，那是气随霜下造成的。如果房顶的橡瓦疏漏，必须厚厚地制作顶板来抵御寒气。这样一来，就是夏天日光照射，也能够隔绝热气。只是如果顶板太薄，就仅仅可以承受尘灰而已。而且还增添了老鼠洞，因而扰乱人们夜间睡眠。

窗户虽极紧密，难免针隙之漏，微风遂得潜入[1]。北地御寒，纸糊遍室，则风始断绝，兼得尘飞不到，洁净爽目[2]。老年卧房，可仿而为之[3]。每岁初冬，必重糊一度。

注释

[1]潜入：暗中进入。
[2]洁净：干净。
[3]仿：效法，照样做。

译文

窗户虽然特别严密,难免也要有针尖大的小空隙透风,微风于是就钻入屋内。北方地区御寒,屋内都糊上纸,才可把风挡住,而且还可阻挡尘土飞不进来,使居室洁净爽目。老年人的卧房,可以仿照这个来做。每年的初冬,必须重新把卧室糊一遍。

长夏日晒酷烈,及晚尚留热气,风即挟热而来,故卧房只宜清晨洞启窗户,以散竟夜之郁闷[1]。日出后俱必密闭,窗外更下重帏遮隔,不透微光,并终日毋令人入,人气即致热也。盖热皆从外至,非内生耳。入寝时但卷帏,亦勿开窗,枕簟胥含秋意[2]。

注释

[1] 郁闷:沉闷;不舒畅。
[2] 枕簟:枕头,竹席。

译文

夏日时节日晒强烈,到了晚上还留存着热气,风就挟带着热气而来,所以卧室只适宜在清晨时把窗户打开,用来疏散一晚的郁热烦闷。太阳出来以后,必须都把窗户密闭,窗户外面更应该垂下重帏来遮隔,使窗户不透一丝光线,并整天不要让人进入,因为人气就能生热。大概说起来,热气都是从外面进来的,不是卧室内产生的。入睡的时候,只要把帏卷起,也不要开窗户,枕头竹席上都能使人感觉到秋凉之意。

楼作卧房,能杜湿气,或谓梯级不便老年。华佗《导引论》曰[1]:"老年筋缩足疲,缓步阶级,以展舒之。"则登楼正可借以展舒。谚又有"寒暑不登楼"之说,天寒所畏者风耳,如风无漏隙，何不宜之有？即盛夏但令窗外遮蔽深密，便无热气内侵，惟三面板隔者，木能生火也。按《吴兴掌故》[2]有消暑楼，颜真卿题额[3]，则楼亦可消暑也。又韩偓诗云[4]："寝楼西畔坐书堂。"则楼宜寝，并可称寝楼。然少觉不适，暂迁楼下，讵曰非宜[5]？

注释

[1]《导引论》：假托华佗撰。
[2]《吴兴掌故》：明朝徐献忠撰，十七卷。
[3]颜真卿：唐代杰出书法家，伟大的爱国者。汉族，字清臣（709—784），京兆万年（今陕西西安）人。
[4]韩偓：韩偓（约842年—923年），字致光，号致尧，晚年又号玉山樵人。陕西万年县（今樊川）人，晚唐五代诗人。
[5]讵（jù句）：岂，表示反问。

译文

楼上做卧房，能杜绝湿气。有的认为楼梯不便于老年人行走。华佗《导引论》说："老年人腿脚不利，缓缓在阶梯上散步，以展舒筋骨。"则说明登楼正可让老年人舒展筋脉。民谚中又有"寒暑不登楼"的说法，天气寒冷的时候，所害怕的只有风而已，如果风没有漏缝空隙吹进来，又有什么不适宜的呢？即使是盛夏之时，只要让窗外遮蔽得严实，就无热气内侵了，只要三面都用木板阻隔，热气才可能侵入，是因为木能生火的道理。按：《吴兴掌故》有消暑楼，是颜真卿题的额匾，则说明楼房也可以消暑。又唐诗人韩偓的诗句："寝楼西畔坐书堂。"说明楼房也可以做寝室，并可称为寝楼。然而稍微感到不适，就暂时迁居楼下，又怎么能说不适合呢？

卧所一斗室足矣[1]，如地平铺板，不嫌高过于常。须去地二尺许[1]，令板下前后气通，入冬仍以板塞，向南微开小窦[2]而已。纵不及楼居，亦足以远湿气[3]。

注释

[1] 斗室：狭小的房间。
[2] 去：距离。尺：古代长度单位，一尺约为33.3厘米。
[3] 窦：指孔、洞。同治本作"隙"。
[4] 湿气：潮湿之气。

译文

卧室有一个很小的房间就足够了，如果地面要铺平板，不妨超过常规，那就必须离地两尺多高，让板下面前后通气。入冬后仍用板堵塞住，向南微敞开个小空隙就行了。即使不如楼房居住舒服，也足可以远离湿气了。

北方作地炕[1]，铺用大方砖，垫起四角，以通火气，室之北壁，外开火门，熏令少热[2]。其暖已彻昼夜，设床作卧所，冬寒亦似春温，火气甚微，无伤于热，南方似亦可效。

注释

[1] 炕：北方用砖、坯等砌成的睡觉的台，下面有洞，连通烟囱，可以烧火取暖。
[2] 熏：气味或烟气接触物品。

译文

北方有地炕，用大方砖铺上，垫起四边角，用来通火气。居室的北面墙壁，外面开一个火门，熏蒸并且令其稍微发热。暖气通过一昼夜，把床摆放在卧寝的地方，冬寒也像春暖时一样舒适，火气还很微弱,不会因过热而使身体受损伤,南方也可以效仿。

> 注释

本章主要介绍了老年人选择、布置卧房时应注意的事项。老年人的卧房最适宜选择偏东的方向,安静的卧房有利于老年人心神安宁;卧房不宜宽大,放了床能容纳一个小方桌一个矮榻就足够了;卧房的门窗密闭性要好,避免风邪侵入;窗户外加帘子以调节卧房的明暗;卧房的窗户开在北面,夏天比较适宜,冬天则需要置办一块推板来挡风;冬天卧房可以放几张凳面大的矮脚凳铺满地中间,就如同地板,夏季则去掉凳子,这种方法可以有效消除夏季木地板阻隔地气的弊病;若卧房房顶的椽瓦疏漏,必用厚顶板来抵御寒气、隔绝热气。

床

《记·内则》云[1]:"安其寝处。"安之法,床为要。服虔《通俗文》曰[2]:"八尺曰床。"故床必宽大,则盛夏热气不逼。上盖顶板,以隔尘灰,后与两旁勿作虚栏,镶板高尺许,可遮护汗体。四脚下周围板密镶之[3],旁开小门,隆冬置炉于中,令有微暖,或以物填塞[4],即冷气勿透[5]。板须可装可卸,夏则卸去。床边上作抽屉一二,便于置物备用。

> 注释

[1]《记·内则》:《内则》是《礼记》的一部分,主要内容是记载男女居室事父母、舅姑之法。即是指家庭主要遵循的礼仪。

[2]服虔:服虔,东汉经学家。字子慎,初名重,又名祇,后更名虔,河南荥阳东北人。少年清苦励志,尝入太学受业,举孝廉,官至尚书侍郎、高平令,中平末,迁九江太守,因故免官,遭世乱,病卒。

[3]镶:把物体嵌入另一物体上或加在另一物体的周边。

[4]填塞:填补;塞满;充塞。

[5]冷气:指寒冷的气流。

译文

《礼记·内则》说:"安定人的寝室住处。"安静的办法,以摆好合适的床最为重要。服虔《通俗文》说:"八尺曰床。"所以床必须宽大,那么到了盛夏热气就不逼近了。床上面盖个顶板,用来隔离灰土,后边与两旁,不必制虚栏,镶板高一尺多,可以遮护出了汗的身体。床的四脚下周围,要用板密密地镶好,旁边开个小门。严冬时节可以放个炉子在其间,让床微微的有暖气。或者用东西填塞起来,这样冷气也不易透进去。板子需要能装能卸,夏天就卸下,床边上做一两个抽屉,便于放置物品备用。

安床着壁,须杉木板隔之,杉质松,能敛湿气。若加油漆,湿气反凝于外。头卧处近壁,亦须板隔,否则壁土湿蒸,验之帐有霉气[1],人必受于不觉。《竹窗琐语》曰:"黄梅时[2],以干栎炭置床下[3],堪收湿,晴燥即撤去,卧久令人病喑[3]。"

注释

[1]霉气:指潮湿之气。

[2]黄梅:指黄梅天。

[3]栎:俗称"柞树"或"麻栎"。木材可供建筑、枕木、家具等用。

[4]喑:嗓子哑不能出声;缄默,不说话。

译文

安置床贴着墙壁墙壁，必须用杉木板隔开。杉木质地松软，可以收敛湿气。如果上面涂上油漆，湿气反而凝结在外面了。头卧的地方要靠近墙壁那一方，也必须做个板隔开，否则壁上的湿气蒸发，查验后就能发现床帐上微微受潮，人必定不知不觉中受湿气的侵害。《竹窗琐语》说："黄梅雨时节，用干栎灰撒在床下，很容易收敛湿气。"晴天干燥就可撤掉，否则睡久了会令人喑哑。"

床低则卧起俱便。陆放翁诗所谓"绿藤水纹穿矮床"也。如砖地安床，恐有地风暗吹，及湿气上透，须办床垫。称床大小[1]，高五六寸，其前宽二尺许，以为就寝伫足之所[2]。今俗有所谓踏床者，床前另置矮凳。既有床垫，踏床可省。

注释

[1]称：适合，相当。
[2]伫：久立，等待。

译文

床放得低一点就使睡卧起床都很方便。陆游诗中所谓"绿藤水纹穿矮床"说的就是低床。如果在砖地上放床，恐怕有地风暗吹和湿气向上穿透，必须做一个床垫，按床的大小，高五六寸，其前面宽二尺多，作为就寝时停脚的地方。如今民间有一种所谓的"踏床"，是在床前另外放一条矮凳，既有了床垫，踏床也就可以省了。

暖床之制，上有顶，下有垫，后及两旁俱实板作门，三面镶密，纸糊其缝，设帐于内，更置幔遮于帐[1]前，可谓深暖至矣。入夏则门亦可卸，不碍其为凉爽也。今俗所谓暖床，但作虚栏绕之[2]，于暖之义奚取？

注释

[1]幔：张在屋内的帐幕。
[2]绕：围着。

译文

暖床的样式，是上面有顶子，下面有垫子，后面及两旁，都用实木板做门，三面镶密，用纸糊上缝隙，在里面挂上帐子。另外在帐前安置一个帷幔，可以说是非常的深密暖和。进入夏季，就可把门卸掉，也不妨碍其凉爽。今天民间所说的暖床，只是做一个虚栏围绕床边，保暖的目的又怎么能达到呢？

《说文》曰[1]："簟，竹席也。"昌黎诗云"卷送八尺含风漪[2]"是也。今以木镶方匡，或棕穿，或藤穿，通谓之簟。窃意温凉异候，床不得屡易，簟则不妨更换。夏宜棕穿者，取其疏；冬宜藤穿者，取其密。陕西有以牛皮绷若鼓，作冬月卧簟，尤能隔绝冷气。

注释

[1]《说文》：《说文解字》，简称《说文》。作者为许慎。是中国第一部系统地分析汉字字形和考究字源的字书，也是世界上很早的字典之一。编著时首次对"六书"做出了具体的解释。
[2]风漪：借指竹席。

译文

《说文解字》说："簟，就是竹席。"韩愈有诗句："卷送八尺含风漪"，说的就是这个意思。现在用木头镶的方框，有的用棕毛有的或用藤条编织，都叫簟。我认为冷热气候变化，随季节变化，床不能频繁更换，那么不妨更换竹席。夏天宜用棕毛编织的，取棕毛的稀疏；冬天应该用藤条编织的，取藤条的细密。陕西有用牛皮绷成类似鼓皮的东西，用来作为冬天睡觉的竹席，尤其能够隔绝凉气。

盛夏暂移床于室中央，四面空虚[1]，即散烦热。楼作卧室者更妥。窗牖不可少开，使微风得入卧所。凡室有里外间者，则开户以通烦闷之气，户之外，又不嫌窗牖洞达矣。

注释

[1]空虚：里面没有什么实在的东西；不充实。

译文

盛夏时暂时把床移到卧室中央，四面都空开，就可散去烦热。楼上作卧室的更为妥当。窗户不能少开，应让微风进入卧室之中。凡卧室有里外间的，就应开窗以便疏通烦闷之气。门的外边，也不用担心窗户开的畅通无阻。

点评

本章主要介绍了布置床时应该注意的事项。床必须宽大，则盛夏热气不会逼近；床必须用收敛湿气的杉木板与墙壁隔开，床头需靠近墙壁的那一端；床应低一点方便老年人起卧；冬季暖床的样式应该是床的上面有顶子，下面有垫子，后面及两旁用实木板做门，三面镶密，进入夏季就把门卸掉，也不妨碍凉爽。冬夏应更换竹席，夏天宜用棕毛编织取棕毛的稀疏以透气生凉，冬天应该用藤条编织取藤条的细密以隔绝凉气。总而言之，老年人睡的床应当防潮、防热、防寒。

帐

帐必与床称,夏月轻纱制之。《齐东野语》云[1]:"纱之至轻者曰轻容[2]。"王建《宫词》云"嫌罗不着爱轻容"是也[3]。又须量床面广狭,作帐底如帐顶,布为之,帐下三面缝连,不但可以御蚊,凡诸虫蚤[4]之类,亦无间得入。

注释

[1]《齐东野语》:《齐东野语》,共20卷,南宋周密撰。书中所记,多宋元之交的朝廷大事,很多可补史籍之不足。该书以中华书局1983年张茂鹏点校本最佳。

[2] 轻容:无花薄纱。

[3] 王建(768年—835年):字仲初,颖川(今河南许昌)人,唐朝诗人。出身寒微,一生潦倒。曾一度从军,约46岁始入仕,曾任昭应县丞、太常寺丞等职。后出为陕州司马,世称王司马。与张籍友善,乐府与张齐名,世称张王乐府。

[4] 虫蚤:通称"跳蚤""虼蚤"。

译文

帐子必须与床相称,夏天可用轻纱制做。《齐东野语》说:"纱中最轻的叫轻容。"王建《宫词》说的"嫌罗不着爱轻容"中的"轻容"即指轻纱。还必须量度床面的宽窄,做帐底与帐顶一样,用布做,将其三面缝连,不但可以防御蚊子,而且如跳蚤等各种昆虫也都没有进入帐内的机会了。

夏帐专在御蚊,其前两幅阖处[1],正蚊潜入之径也。须以一幅作夹层五六寸,以一幅单层纳入,再加小钮二三,扣于帐外,则蚊不能曲折以入[2]。《东方朔别传》曰[3]:"蚊喜肉而恶烟,禁其来,不若驱其去。捞水面浮萍曝干[4],加雄黄少许,烧烟熏室,可并帐外驱之[5]。"刘著诗云"雷声吼夜蚊"亦得免矣[6]。

注释

[1] 幅:指做帐的布帛。
[2] 曲折:弯曲。
[3]《东方朔别传》:西汉武帝后期至元帝、成帝之际的人根据东方朔本人或他人以东方朔为主创作的滑稽诙谐的"韵诵体"改编而成。
[4] 浮萍:又称"青萍"。单子叶植物,浮萍科。一年生草本。植物体叶状,浮在水面。
[5] 驱:赶走。
[6] 刘著:字鹏南,舒州皖城(今安徽潜山)人,生卒年均不详,北宋文人。

译文

夏天的帐子专门为了防蚊子,其前面两幅相合的地方,正是蚊子潜入的路径,必须以一幅做成夹层,五六寸长,以一幅单层纳入,再加二三个小钮扣,扣在帐外,那么蚊子就不会转弯儿飞进去了。《东方朔别传》说:"蚊子喜欢肉味而讨厌烟味,与其不让它飞进来,不如赶它飞走。把水面上的浮萍捞上来曝干,加上少许雄黄,烧熏居室,可以连帐外的蚊子也驱走。"刘著的诗:"雷声吼夜蚊"也就可以避免了。

纱帐须高广。范蔚宗诗所谓"修帐含秋阴"也[1]。有以细竹短竿[2],横挂帐中,安置衣帕为便[3]。冬月颇宜,夏则多一物,则增一物之热。至脚后可设小几,陈茗碗、瓶花、佛手柑等类[4]。有枕旁置末丽[5]、夜来香者[6]，香浓透脑，且易引虫蚁，须用小棕篮置之，悬于帐顶下。二花香有余，色不足，惟供晚赏。凡物丰此即啬彼[7]，亦造物自然之理。

注释

[1] 范蔚宗：范晔（398年—445年），字蔚宗，顺阳（今河南南阳淅川）人，安北将军范汪曾孙、豫章太守范宁之孙、侍中范泰之子。南朝宋官员、史学家、文学家。

[2] 短：同治本作"截"

[3] 帕：束发的头巾。

[4] 茗碗：茶碗。佛手柑：佛手的果实。

[5] 末丽：即茉莉。

[6] 夜来香：花芳香，尤以夜间更盛，对人的健康极为不利，因而在晚上不应在夜来香花丛前久留。

[7] 啬：少，缺乏。

译文

纱帐必须做得又高又宽。范蔚宗的诗中所说的"修帐含秋阴"，正是此意。有的用细竹截成竿，横挂在帐中，这样悬挂衣帽之类就比较方便了，冬天最宜用此物。而到了夏天，则多一个物件就增加一个物件的热度。在脚后面，可以摆设一个小茶几，陈放茶碗、瓶花、佛手柑等花。有在枕头旁放置茉莉花、夜来香的，其香浓透脑，而且容易吸引虫蚁之类，必须用小棕篮安放，悬在帐顶下面。这两种花香有余，颜色不足，只有放在晚间欣赏而已。凡是事物总可能在这方面充足而那方面就缺乏，这也是万物生长变化的自然之理。

予曾以荷花折置帐中，夜半后瓣放，香吐辛烈之气[1]，睡梦中触鼻惊醒，其透脑为患可知。因忆茂叔"香远益清"之说[2]，真善于体物也。若移置帐外，能使隔帐香来，斯尤独绝[2]，香浓故耳。

注释

[1]辛烈：辛辣。

[2]茂叔：指周敦颐（1017年—1073年），字茂叔，道州营道县（今湖南道县）人，宋代理学宗师。

[3]斯：此；这。

译文

我曾经把荷花折来放在帐中，半夜以后，花瓣吐出香气，睡梦中闻到辛烈的气味，被其惊醒，它的香气浓烈刺脑而造成危害可想而知。我因此回忆起周敦颐"香远益清"的说法，他真是一位善于体察事物的人。如果把荷花移置在帐外，就能产生隔帐香来的效果，那会多么绝妙啊，因为香气浓郁的缘故。

另有小帐之制，竹为骨，四方同于床，或弯环如弓样，或上方而窄，下方而宽，如覆斗样，《释名》所谓"斗帐"是也[1]。帐罩于外，大小称乎骨，随处可张，颇为轻便[2]。又有扇帐、荷包帐，俱非居家便用，无取也。

注释

[1]《释名》：《释名》是一本于东汉末年被刘熙所作的书。大千世界，万物纷呈，其名各异。百姓大众呼物品而欲究其得名之由。也是一部专门探求事物名源的佳作。

[2]轻便：简便；容易。

译文

另外还有小帐的制作，可用竹做骨架，四方大小与床相同，或者弯曲像弓一样，或者上方窄点，下方宽点，好像倒着的漏斗一样，这是《释名》书中所说的"斗帐"。斗帐罩在外面，大小与骨架相称，随处可以张起，十分轻便。另外还有扇帐、荷包帐，都不是在房中能方便使用的东西，不可取用。

冬月帐取低小，则暖气聚。以有骨子小帐，即设诸大床内。床之外，顶板覆其上，四面更以布作围，周匝亦如帐，床大帐小，得围遮护，乃益其暖。若暖床三面镶板，竟设小帐于中，作围赘矣[1]。

注释

[1] 赘：多余的，多而无用的。

译文

冬天帐子选择又低又小的，这样热气就可以积聚不散。因为有了骨架的小帐，就可把它设在大床内。床的外边、上面盖上顶板，四面再用布做一圈，全部围起来，也像帐子一样。床大而帐小，能围住遮护，更有益于取暖。如果在暖床的三面都镶上板子，而且把小帐放在其中，那么再做外围，就有些多余了。

纸可作帐，出江右[1]。大以丈计，名皮纸。密不漏气，冬得奇暖。或布作顶，少令通气[2]。东坡诗[3]："困眠得就纸帐暖。"刘后村诗[4]："纸帐铁擎风雪夜。"又元·张昱诗[5]："隔枕不闻巫峡雨，绕床惟走剡溪云[6]。"或绘梅花于上，元·陈泰诗[7]："梦回蕲竹生清寒，五月幻作梅花看。"盖自宋元以来，前人赏此多矣。如有题咏[8]，并可即书于帐。

注释

[1] 江右：即今江西。

[2] 通气：使空气流通；通风。

[3] 东坡：即苏轼（1037年—1101年），字子瞻，又字和仲，号铁冠道人、东坡居士，世称苏东坡、苏仙，眉州眉山（今属四川省眉山市）人，祖籍河北栾城，北宋文学家、书法家、画家。

[4] 刘后村：即刘克庄（1187年—1269年），初名灼，字潜夫，号后村，福建省莆田市人。南宋豪放派诗人、词人、诗论家。

[5] 张昱：字光弼，自号一笑居士，庐陵人。

[6] 剡溪：在浙江嵊县，即曹娥江上游。溪水纸制甚佳，古代以产藤纸、竹纸著名。

[7] 陈泰：陈泰，字志同，号所安，湖广茶陵人。

[8] 题咏：中国文化史特有的一种表现形式。凡名山大川、古画法帖、名园遗址、古刹名寺，都有文人雅士的诗联题刻，因为以诗歌颂扬为主，故名"题咏"。

译文

纸也可以做帐，出自江西省。纸宽大用丈计算，名叫皮纸。这种纸密不漏气，冬天有了它可有保暖的效果，或者以布做顶，稍微让它通点气。苏东坡诗说："困眠得就纸帐暖。"刘后村诗："纸帐铁擎风雪夜。"又元·张昱诗："隔枕不闻巫峡雨，绕床惟走剡溪云。"有的把梅花绘在纸帐上，元·陈泰的诗说："梦回蕲竹生清寒，五月幻作梅花看。"写的正是这种情况。大概自从宋元以来，古人欣赏纸帐上的梅花很多。如果有题咏，就可当时书写在纸帐上。

《南史》[1]：梁武帝有木棉布皂帐，名曰古终。木棉布质厚于绸，暖即过之。窃意宫帏中所以用此者，乃寓崇俭之意，不然则帐之暖，又岂独木棉布哉？《晋书·元帝纪》[2]："帝作布帐练帷[3]，皆崇俭也。"宫帏中犹有崇俭如此者，士庶之家宜知节矣[4]。

注释

[1]《南史》：是中国历代官修正史"二十四史"之一。纪传体，共八十卷，含本纪十卷，列传七十卷，上起宋武帝刘裕永初元年（420年），下迄陈后主陈叔宝祯明三年（589年）。记载南朝宋、齐、梁、陈四国一百七十年史事。《南史》与《北史》为姊妹篇，是由李大师及其子李延寿两代人编撰完成的。

[2]《晋书》：中国的二十四史之一，唐房玄龄等人合著，作者共二十一人。记载的历史上起三国时期司马懿早年，下至东晋恭帝元熙二年（420年）刘裕废晋帝自立，以宋代晋。该书同时还以"载记"形式，记述了十六国政权的状况。原有叙例、目录各一卷，帝纪十卷，志二十卷，列传七十卷，载记三十卷，共一百三十二卷。后来叙例、目录失传，今存一百三十卷。

[3]练帷：洁白的熟绢做的帷帐。

[4]士庶：士人和普通百姓。

译文

《南史》：梁武帝有一种木棉布皂帐，名叫古终。木棉的木质比绸丝厚，暖和的程度也超过绸子。我以为官帏中所以用这种东西，是含有崇尚俭朴的意义。不这样，那么帐的温暖，又怎能只有木棉布一种呢。《晋书·元帝纪》："晋元帝制作了布帐、练帷，都是崇尚俭朴的意思。"宫帏中还有这样崇尚俭朴的，平常百姓之家更应当懂得节俭了。

有竹帘极细，名"虾须帘"[1]，见《三湘杂志》。夏制为帐，用骨子弯环如弓样者。帘分四片，前二后一，顶及两旁弯环合一。布缘其边，多缀以钮，称骨子扣之。前二片中分处，入寝亦扣密，则蚊可御。疏漏生凉[2]，似胜于纱。

注释

[1]虾须帘：一种极细的竹帘。

[2]疏漏：泄露。

译文

有一种特别细的竹帘,名叫虾须帘,见《三湘杂志》。夏天制成帐,用竹子骨架弯成弓的摸样,帘子分成四片,前面两片,后面一片,顶子及两旁,弯回来合在一起,用布围住边,多缀些钮扣,与竹骨相称,扣在一起。前面两片,中间开襟的地方,入寝后也扣严实,就可防御蚊子了。其透气生凉的作用,似乎胜于纱帐。

《辍耕录》云:"宫阁制有银鼠皮壁帐[1]、黑貂皮暖帐。"壁帐岂寻常易办?皮暖帐世俗恒有,非必黑貂耳。但就枕如入暗室,晓夜不能辨。必于帐前开如圆月,纱补之以通光,玻璃尤为爽亮[2]。

注释

[1] 宫阁:指皇宫内部。
[2] 爽亮:明亮。

译文

《辍耕录》说:"宫殿里的制式,有银鼠皮壁帐,黑貂皮暖帐。"壁帐岂是普通人容易制做的?皮暖帐民间常有,不必只局限用黑貂皮做。只是帐子在进去睡觉之后就如同进入暗室,天明与黑夜不能分辨,必须在帐前开个小洞,如同圆月,用纱补上来透光,用玻璃尤其清爽明亮。

有名纱橱,夏月可代帐。须楼下一统三间[1],前与后俱有廊者,方得为之。除廊外,以中一间左右前后,依柱为界,四面绷纱作窗,窗不设棂,透漏如帐。前后廊檐下,俱另置窗,俾有掩蔽[2]。于中驱蚊陈几榻,日可起居,夜可休息,为销夏安适之最。

注释

[1]一统三间：谓相连三间一体，中间没有隔墙，只有柱子。
[2]掩蔽：遮蔽。

译文

有叫做纱橱的东西，夏天可以代替帐子。必须在楼下有一连三间屋子，前面与后面都有走廊，才可以用。除去走廊，以中间一间房的前后左右，靠着柱子为边界，四面用绷纱作为窗户，窗户不设窗格，透漏的程度好像帐子。前后的走廊房檐下，都另外安上窗户，使得能有掩蔽，在里面可以驱除蚊子，陈放茶几、卧榻，白天可以起居，夜间可以休息，是夏天消暑舒适的最好地方。

帐有笼罩床外，床内设搁板如几，脚后横栏，搭衣帕之类，似属妥便。但帐不能作底，又褥不能压帐，仅以带缚床外，冬则暖气不固[1]，夏则不足御蚊。武林僧房有此制[2]。

注释

[1]暖气：暖和之气。
[2]武林：旧对杭州的别称，以武林山得名。

译文

帐有的笼罩在床外，床内设置搁板，如同案几一样，脚后方设横栏，可以搭衣、帕之类的东西，似乎也很稳妥、方便。只是帐不能做底子，另外褥子不能压帐，仅仅用带子绑在床外，冬天则不能保持热气，夏天则不足以抵挡蚊子，武林的僧房中有这种制式。

点评

本章主要介绍了冬夏选择帐子的注意事项。帐子必须与床相称，夏天宜选择纱帐，纱帐必须做的又高又亮，在帐外加两三个小纽扣防止蚊虫飞入帐内；虾须帘是一种特别细的竹帘，夏天制成帐，其透气生凉的作用似乎胜于纱帐。冬天宜选择又低又小的帐子，床大帐小，围住遮护使热气积聚不散，更有益于保暖；此外，皮纸、木棉布也可以做帐，皮纸密不透风、木棉的木质比绸丝厚，冬天用纸帐、木棉布皂帐保暖效果更佳。

枕

《释名》云："枕，检也。所以检项也。"侧曰颈，后曰项，太低则项垂，阳气不达，未免头目昏眩，太高则项屈，或致作痠[1]，不能转动。酌高下尺寸，令侧卧恰与肩平，即仰卧亦觉安舒。《显道经》曰："枕高肝缩，枕下肺蹇[2]，以四寸为平枕。"

注释

[1] 痠：同"酸"。
[2] 蹇：阻塞。

译文

《释名》说：枕，检的意思，是用来检查颈项的。脖子的侧面叫颈，后面叫项。枕头太低则项下垂，阳气受阻就难以到达头部，未免头目昏眩；太高了项就向后屈伸了，就要造成脖子酸痛，不能转动。应该考虑高低的尺寸，让人侧卧时刚刚与肩齐平，即使仰卧也觉得安稳舒服了。《显道经》说："枕头高了，肝脏要受挤压，枕头低了，肺脏呼吸不畅，以四寸高为平枕。"

《唐书》[1]："明皇为太子时，尝制长枕，与诸王共之。"老年独寝，亦需长枕，则反侧不滞一处。头为阳，恶热，即冬月辗转枕上，亦不嫌冷。如枕短，卧得热气，便生烦燥[2]。

注释

[1]《唐书》：记载唐朝历史的纪传体史书。二百卷。内帝纪二十卷，志三十卷，列传一百五十卷。五代后晋时刘昫、张昭远等撰。记载了唐朝自高祖武德元年（618）至哀帝天祐四年（907）共二百九十年的历史。

[2]烦燥：苦闷，急躁。

译文

《唐书》："唐明皇做太子的时候，曾经制作过长枕头，与各位王爷一起分享。"老年人独自睡觉，也需要长枕，这样翻身就可以不用停滞在一个地方。人的头部属阳，最怕热，就是冬天里在枕头上翻转，也不嫌冷。如果枕头太短，睡觉的时候得到热气，就会出现烦躁。

囊枕之物，乃制枕之要。绿豆皮可清热[1]，微嫌质重；茶叶可除烦，恐易成末；惟通草为佳妙[2]，轻松和软，不蔽耳聪。《千金方》云[3]："半醉酒，独自宿，软枕头，暖盖足，能息心[4]，自瞑目。"枕头软者甚多，尽善无弊，殆莫过通草[5]。

注释

[1]清热：中医指用寒凉药物清除内热。
[2]佳妙：美妙。
[3]《千金方》：《千金要方》又称《备急千金要方》、《千金方》，是中国古代中医学经典著作之一，作者孙思邈，共30卷，是综合性临床医著，被誉为中国最早的临床百科全书。
[4]息心：静心，专心。
[5]殆：大概；恐怕。

译文

枕头里面包裹的物品，是制做枕头重要的部分。绿豆皮可以清热，但是稍微嫌它质地沉重；茶叶可以除烦，但是恐怕容易成为粉末；只有通草是最好的，轻松和软，不会遮蔽听觉的灵敏。《千金方》说："喝酒喝到半醉，独自睡眠，枕软枕头，暖和的被子能盖住足部，能够心情放松，自然就能闭上眼睛睡觉了。"能使枕头柔软的填充物有很多，效果良好而没有弊端，大概没有能够胜过通草的。

放翁有"头风便菊枕"之句，菊花香气可清头目，但恐易生蠹虫[1]。元·马祖常诗云[2]："半夜归心三径远，一囊秋色四屏香。"前人盖往往用之。《清异录》：卢文杞枕骨高[3]，凡枕之坚实者不用，缝青缯充以柳絮[4]。按《本草》：柳絮性凉，作枕亦宜。然生虫之弊，尤捷于菊。吴旻《扶寿方》以菊花[5]、艾叶作护膝。

注释

[1]蠹虫：咬器物的虫子。
[2]马祖常：马祖常，字伯庸，元代色目人，回族著名诗人，光州（今河南潢川）人。

[3]《清异录》:《清异录》最早完成于五代末至北宋初,是古代中国文言琐事小说。作为重要笔记,保存了中国文化史和社会史方面的很多重要史料,书中一半以上的条目分别被《辞源》和《汉语大词典》采录,其价值可见一斑。

[4]缯:古代对丝织品的统称。

[5]吴旻《扶寿方》:即明吴旻撰的《扶寿精方》。

译文

陆游有"头风使菊枕"的诗句。菊花的香气,可以清头目,但恐怕容易生长蛀虫。元代的马祖常有诗说:"半夜归心三径远,一囊秋色四屏香。"古人大概经常用菊花充填做枕头。《清异录》记载卢文杞枕骨高,那些硬实的枕头都不能用,只能用青色的丝织品缝制,里面用柳絮填充。"按:《本草》记载,柳絮性凉,做枕头也是适宜的,但是容易生虫的弊端,比菊花还来得快。吴旻的《扶寿方》中用菊花、艾叶当作护膝。

藤枕,以藤粗而编疏者,乃得凉爽。若细密,止可饰观,更加以漆,既不通气[1],又不收汗,无当于用。藤枕中空,两头或作抽屉可藏物,但勿置香花于内,以致透脑[2]。《物类相感志》曰[3]:"枕中置麝少许,绝恶梦。"麝能通关镇心安神故也[4]。偶用则可,久则反足为累。

注释

[1]通气:使空气流通;通风。

[2]透:通达。

[3]《物类相感志》:古代民间生活知识汇编著作,旧本题东坡先生撰,然苏轼不闻有此书。又题僧赞宁编次。按晁公武《读书志》及郑樵《通志·艺文略》皆载《物类相感志》十卷,僧赞宁撰。是书分十八卷,既不相符。

[4]安神:使心神安定。

译文

藤枕，用粗藤条并且编成稀疏的枕头，这才感到凉爽。如果藤细并且编织紧密，只能作为饰品来观赏了，再在外面涂上漆，既不通气，又不吸汗，不适宜使用。藤枕是中空的，两头有的可以制作抽屉藏放东西，但不要把香花放在里面，导致香味透达大脑，产生不适。《物类相感志》说："枕头里面放上少量的麝香，可以不做噩梦。"这是因为麝香能够疏通关节、镇心安神。但偶尔用就可以了，久用就反而成为累赘了。

侧卧耳必着枕，老年气血易滞，或患麻木，甚且作痛。办耳枕，其长广如枕，高不过寸，中开一孔，卧时加于枕，以耳纳入。耳为肾窍[1]，枕此并杜耳鸣耳塞之患。

注释

[1] 耳为肾窍：中医学术语，出自《素问·阴阳应象大论》。

译文

人在侧卧时，耳朵必然要挨着枕头。老年人气血容易凝滞，或患麻木症状，甚至还要疼痛，这就应当做个耳枕了。耳枕的长度宽度如同枕头一样大小，高不要超过耳朵，中间开一小孔洞，睡卧时放在枕头上，把耳朵放进去。耳朵是肾的窍穴，枕上这个耳枕，并且还可以杜绝耳鸣、耳塞的病患。

《山居清供》曰[1]："慈石捶末[2]，和入囊枕，能通耳窍，益目光。"又女廉药枕[3]，以赤心柏木制枕如匣，纳以散风养血之剂，枕面密钻小孔，令透药气，外以稀布裹之而卧。又《升庵外集》云[4]："取黄杨木作枕，必阴晦夜伐之[5]，则不裂。"按木枕坚实[6]，夏月昼卧或可用。《箴铭汇钞》苏彦《楠榴枕铭》[7]："颐神靖魄[8]，须以宁眠。"恐未然也。

注释

[1]《山居清供》：即《山家清供》。南宋林洪撰。
[2] 慈石：即磁石，俗称吸铁石。
[3] 女廉药枕：明·高濂撰《遵生八笺》有"女廉药枕神方"。
[4]《升庵外集》：明·杨慎（号升庵）撰。有一百卷。
[5] 阴晦：阴雨天。
[6] 坚实：坚固结实。
[7] 箴铭：文体名。箴是规戒性的韵文，铭在古代常刻在器物上或碑石上。泛指规戒之言。钞：誊写。苏彦：晋孝武帝是为北中朗参军，有《苏子》七卷、集十卷，已佚。
[8] 靖：使安定。

译文

《山居清供》说："磁石捣成粉末，和入枕头囊物之中，可以通耳窍，有益视力。"又有一种女廉药枕，用红心的柏木制成枕头，好像匣子一样，里面放上散风养血的药剂，枕面上密密麻麻地钻些小孔，让它透出药气，外面用质地稀疏的布子裹好然后睡觉。又有《升庵外集》说："选择黄杨木作枕头，一定要在昏暗的夜晚砍伐，这样才能令木头不裂开。"按：木枕坚实，夏月白天睡觉有时可以使用。《箴铭汇钞》中记载苏彦的《楠榴枕铭》中说道："颐神靖魄，须以宁眠。"恐怕不是这样。

瓷器作枕，不过便榻陈设之具。《格古论》曰[1]："定窑有瓷枕[2]，制极精巧，但枕首寒凝入骨。"东坡诗："暂借藤床与瓦枕，莫教孤负北窗凉。"北窗凉气[3]，已不宜受，况益之瓦枕乎？石枕亦然。

注释

[1]《格古论》:即《格古要论》。明曹昭撰,成书于洪武年间。
[2]定窑:古代著名瓷窑之一。窑址在今河北曲阳涧磁、燕山村。古代属定州,因名。
[3]凉气:寒气。

译文

瓷器作枕头,不过是便榻上的陈设物品。《格古论》说:"定窑里有瓷枕,制法极其精巧,但是头枕上去之后寒凝入骨。"苏东坡诗说:"暂借藤床与瓦枕,莫教孤负弱窗凉。"北窗的冷气,已经难以消受,何况再加上瓦枕呢?石枕也是这样。

枕底未缉合时,囊实后不用缉合[1],但以钮联之。凡笔札及紧要物[2],可潜藏于内,取用甚便。《汉书》曰:"淮南王有《枕中鸿宝苑秘书》。"其制盖类是。

注释

[1]缉合:谓编辑收集。
[2]笔札:古代的笔和木简,相当于现在的纸笔,后引申指书信文章。

译文

枕头底下没有缝合的时候,囊中装满后不用缝合了,只要用钮扣连接上,凡是纸笔和重要的物品,都可以隐藏在里面,取用时也十分方便。《汉书》说:"淮南王有《枕中鸿宝苑秘书》。"其形制大概与此十分类似。

一枕可两用,曰折叠枕。先制狭条如枕长,厚径寸,或四或五,再以单层布总包其外,分界处以针缉其边,一缉其左之上,一缉其右之下,可左折右折而叠之。叠之作枕,平铺则作垫,此便榻可备之物。

> **译文**
>
> 一个枕头可以有两种用途,叫折叠枕。其制法是:先制成窄条,就像枕头那么长,厚度一寸,或四片或五片,再用单层的布把外面全部包住,在分界的地方,用针缝合在它的边缘,一边缝住左上侧,一边缝右边下侧,可以向左向右折叠起来,叠起来就是枕头,平铺就是垫子,这是便榻上应该准备的物品。

凡仰卧腿舒,侧卧两膝交加,有上压下之嫌,办膝枕。小于枕首者,置诸被侧,或左或右,以一膝任意枕之,最适[1]。

> **注释**
>
> [1]适:舒服。

> **译文**
>
> 只要仰卧腿部就舒展了,而侧卧时两膝叠加在一起,就会有上腿压下腿的现象。这种情况下,可以做个膝枕,要小于枕头部的枕头,把它放在被子的侧面,放在左右或在两边都可以,把一个膝盖随意枕在上面,最为舒适。

竹编如枕,圆长而疏漏者,俗谓之竹夫人,又曰竹几,亦以枕膝。东坡诗:"闻道床头惟竹几,夫人应不解卿卿。"山谷曰:"竹夫人盖凉寝竹器,憩臂休膝,似非夫人之职,名以青奴[1]。"有诗云:"我无红袖堪娱夜,只要青奴一味凉。"老年但宜用于三伏时,入秋则凉便侵人,易为膝患。

注释

[1] 青奴：夏日取凉寝具。用竹青篾编成，或用整段竹子做成。又名竹夫人。

译文

用竹子编一个好像枕头样的东西，又圆又长并且稀疏，俗称作竹夫人，又叫做竹几，也是用来枕膝盖的。苏东坡诗句："闻道床头惟竹几，夫人应不解卿卿。"黄庭坚说："竹夫人是一种使睡眠变凉的竹器，可在上面休息臂膀和膝盖，这好像不是夫人的职责，所以应把它叫做青奴。"黄庭坚还写诗道："我无红袖堪娱夜，只要青奴一味凉。"老年人只适宜在三伏天用它，到秋天后就凉气侵袭人体，容易导致膝盖疾病。

有名竹夹膝者，取猫头大竹[1]，削而光之，置诸寝，其用同于竹夫人。唐·陆龟蒙有诗云[2]："截得筼筜冷似龙[3]，翠光横在暑天中。"但嫌实不漏气，着体过凉，老年无取。

注释

[1] 猫头大竹：猫头竹之大者。猫头竹，竹名。

[2] 陆龟蒙：陆龟蒙（？—公元881年），唐代农学家、文学家、道家学者，字鲁望，号天随子、江湖散人、甫里先生，长洲（今苏州）人。曾任湖州、苏州刺史幕僚，后隐居松江甫里（今甪直镇），编著有《甫里先生文集》等。他的小品文主要收在《笠泽丛书》中，现实针对性强，议论也颇精切，如《野庙碑》《记稻鼠》等。陆龟蒙与皮日休交友，世称"皮陆"，诗以写景咏物为多。

[3] 筼筜（yún dāng 云当）：长在水边的大竹子。

译文

有一种叫"竹夹膝"的，它的制法是取比较大的猫头竹，把它削得光滑，放在寝室里，其作用与竹夫人相同。唐朝诗人陆龟蒙有诗说："截得筼筜冷似龙，翠光横在暑天中。"但担心竹夹膝太坚实不漏气，接触身体过凉，对老年人没有什么可取之处。

> **点评**

本章阐述的是老年人睡眠用枕的注意事项。枕头的高低影响阳气的升发和脏腑的休息,最好枕头的高低尺寸应与肩齐平。枕头的长度应以可以翻转为度。太凉和太硬的枕头皆不适宜老年人睡眠。可根据个人的枕骨,选择合适的枕内填充物,枕内的包裹物选择松软的通草最佳,同时应注意填充物生虫的弊端。老年人可做个耳枕,可起到杜绝耳鸣、耳塞的作用。侧睡的时候可制作膝枕方便膝盖卧枕,三伏天可用竹几枕于膝盖,使睡眠凉爽易睡觉。

席

席之类甚多,古人坐必设席,今则以作寝具。如竹席,《尚书》谓之笋席[1]。今俗每于夏月卧之,但新者耗精血[2],陈者不收汗。或极热时,以其着体生凉,偶一取用。两广所出藤席亦同[3]。

> **注释**

[1]《尚书》:《尚书》列为重要核心儒家经典之一,"尚"即"上",《尚书》就是上古的书,它是中国上古历史文献和部分追述古代事迹著作的汇编。笋席:嫩竹编成的席子。

[2]精血:精气和血液。

[3]两广:广东和广西的合称。

译文

席的种类很多,古人坐的时候一定要铺席子。今天则把席子用作睡觉的器具。如竹席,《尚书》称它为"笋席"。现在民间风俗是每到夏天都会睡竹席,但是新的竹席会耗人精血,陈旧的竹席又不会吸汗。或者在极热的时候,用它接触身体容易着凉,所以只是偶尔取来使用。广东、广西一带出产的藤席也是一样的。

蒲席见《周礼》,又《三礼图》曰[1]:士蒲席[2]。今俗亦常用。质颇柔软,适于羸弱之体[3]。其尤佳者,如嘉纹席、龙须席,即蒲同类。虽不出近地,犹为易购。《显道经》曰:"席柔软[4],其息乃长。"谓卧安则能久寐也。

注释

[1]《三礼图》:《三礼图》二十卷,是宋代著名学者聂崇义参互考订多种古代《三礼图》所纂辑。其书有图,有解说(集注)。凡图三百八十余幅,原文文字约十余万言。
[2]蒲席:用蒲叶编织的席子。
[3]羸弱:瘦弱。
[4]柔软:犹细软。

译文

蒲席见于《周礼》,又有《三礼图》叫做"士蒲席",现在民间也常用。质地非常柔软,适用于瘦弱的身体使用。其中特别好的蒲席,如嘉纹席、龙须席,与蒲席是一类。虽然不是出产在近处地方,也还是容易买到的。《显道经》说:"席子柔软,躺上去气息才均匀。"意思是躺得舒服了,睡眠的时间就会长。

藤竹席老年既不宜久卧常卧,柔软者或嫌少热。衬以藤竹席，能借其凉。深秋时即柔软席，亦微觉冷，辄以布作褥衣而卧[1]，又恐太热[2]。布作面，蒲席作里，二者缉合，则温凉恰当。《诗》云："乃安斯寝，庶几得之。"

注释

[1] 辄：总是，就。
[2] 恐：害怕，畏惧。

译文

老年人是不宜久睡常睡藤竹席的，柔软的席子或者还嫌稍微热点，那就可以用藤竹席衬在下面，能借用它的凉爽。深秋时就用柔软的席子，也微微感觉寒冷，忽然用布做褥子的外衣然后躺上去，又怕太热，就用布做面子，蒲席做里子，二者用针线缝合在一起，这样温凉就合适了。《诗经》说："乃安斯寝，庶几得之。"正是此意的写照。

贵州土产有纸席，客适饷予[1]。其长广与席等，厚则什倍常纸[2]，质虽细而颇硬，卧不能安，乃为紧卷，以杵捶熟，柔软光滑，竟同绒制，又不嫌热，秋末时需之正宜。

注释

[1] 饷：赠送。
[2] 什：同"十"，用于倍数。

译文

贵州的土产中有一种纸席，一位客人不久前赠送给我一个。这种纸席的长、宽都与普通席子相同，而厚度则相当于普通纸的十倍，其质地虽然细腻但却特别硬，睡觉不能安稳，于是就把它卷紧，然后用杵捶熟，它就变得柔软光滑，竟然好像绒毛制成的。又不怕热，秋末的时候正好需要它。

《周礼》地官司几筵[1]，掌五席，中有熊席。注曰：兽皮为席也。今有以牛皮作席者，出口外。制皮法，拔去毛极净，香水浸出臊气[2]，染以红色，名"香牛皮"。晋《东宫旧事》[3]有赤皮席，今盖仿而为之[4]。皮性暖，此却着身有凉意，质亦软滑，夏月颇宜。《河东备录》云："猪皮去毛作细条，编以为席，滑而且凉，号曰壬癸席。"又《晋书》"羊茂为东郡守[5]，以羊皮为席。"然则凡皮皆可作席，软滑必胜草织者。

注释

[1] 筵：竹席。
[2] 臊气：动物腥臊的气味。
[3]《东宫旧事》：十卷。该书记录晋太子仪礼风俗之类，已佚。
[4] 仿：效法，照样做。
[5] 羊茂：为三国时魏人。

译文

《周礼》中说，地官主持司几筵掌管五席，中间有一种熊皮席。注说：兽皮做席子。如今有用牛皮做席子的，出产于长城以北。其制皮子的方法是：拔去毛后，皮子变得特别干净，用香水浸出皮中的臊气，染成红色，叫做香牛皮。晋代《东宫旧事》中有赤皮席，现在大概都是仿照这个而做成的。皮子的性质温暖，但它接触身体却有凉意，质地也软滑，夏天非常适宜。《河东备录》说："猪皮去毛，做成细条编成席子，不仅光滑而且凉爽，叫做壬癸席。"《晋书》说："羊茂做东郡太守，用羊皮做席子。"那么只要是皮子都可以做席子，其软滑程度必定强过草编的了。

古人席必有缘,缘者,犹言镶边也。古则缘各不同,所以饰席。今惟取耐用[1],缘以绸与缎,不若缘以布。

注释

[1] 耐用:经得起长久使用;不易用坏。

译文

古人的席子必定有边缘。缘,就好像说镶边的意思。古代镶边用料各不相同,是用来装饰席子的。现在只选取耐用的,用绸与缎镶边,不如用布镶边好。

盛暑拭席[1],亦用滚水,方能透发汗湿。有爱凉者,汲井水拭之[2],阴寒之气[3],贻患匪小[4]。又有以大木盆,盛井水置床下,虽凉不着体,亦非所宜。惟室中几案间设冰盘,则凉气四散,能清热而无损于人。

注释

[1] 拭:拂去;除去。
[2] 井水:为井中之水。消热解毒,利水的功效。
[3] 阴寒:寒冷;天阴而寒冷。
[4] 贻:赠送,遗留。

译文

盛暑擦席,也用开水,才能使席中的汗湿蒸发出来。有喜爱凉爽的,就打井水来擦席,其中阴寒之气,所遗留下的祸患不小。又有用人用大木盆盛井水放在床下,虽然凉气不接触身体,也不是适宜的方法。只在屋子里的书桌、几案之间设置冰盘,这样凉气四散、能够清热而对人体无害。

席底易为蚤所伏，殊扰安眠。《物类相感志》曰："苦楝花曝干，铺席底，驱即尽。"《千金月令》曰[1]："大枣烧烟熏床下，能辟蚤。其生衣襦间者为虱[2]。"《抱朴子》曰："头虱黑，着身变白，身虱白，着头变黑，所渐然也。"《酉阳杂俎》曰[3]："岭南人病，以虱卜[4]，向身为吉，背身为凶[5]。"又《草木子》曰[6]："虱行必向北。"窃意虱喜就暗，非果向北也。银朱和茶叶熏衣，可除之。

注释

[1]《千金月令》：唐·孙思邈所著，三卷。

[2] 衣襦：指短衣，短袄。虱：虱子，昆虫，寄生在人和猪、牛等动物身上，吸食血液，能传染斑疹伤寒和回归热等疾病。

[3]《酉阳杂俎》：笔记，唐代段成式著。俎：古代祭祀时盛牛羊等祭品的器具。又古代割肉类用的砧板。

[4] 卜：占卜。

[5] 凶：不幸的，不吉祥的。

[6]《草木子》：明·叶子奇撰。元明史料笔记丛刊之一，本书涉及的范围颇为广泛。

译文

席子底下容易隐藏跳蚤，特别扰乱人安眠。《物类相感志》说："用苦楝花曝晒一下，干燥后铺在席子底下，就可把跳蚤驱除干净。"《千金月令》说："用大枣烧出的烟在床下熏，能够驱除跳蚤。生在衣服和短袄之间的叫做虱子。"《抱朴子》说："头上的虱是黑色，接触身体后就变白了；身上的虱子是白的，接触头部就变黑了，它的变化是受环境熏染造成的。"《酉阳杂俎》说："岭南人生病，用虱子来占卜，虱子向着身体为吉，背着身体为凶。"又《草木子》说："虱子爬行必定是向着北方的。"我认为，虱子喜欢到暗的地方去，不是一定要向北爬。

用水银和茶叶熏衣服，就可除去虱子。

> **点评**

本章阐述的是老年人睡眠用席的注意事项。老年人竹席应考虑到寒凉与软硬舒适度等，盛夏可选用蒲席，秋末可选用纸席。当然，最适宜人体睡眠的席子数皮子，其软滑而凉爽，如牛皮、羊皮或猪皮。夏天擦拭席子的时候，也应用温开水，有利于汗湿蒸腾而出，而选用寒冷的井水则会有阴寒之气留滞席子，伤人阳气的弊端。席子上出现跳蚤时，可选用苦楝花铺在席子下祛除，用大枣烧出的烟可祛除虱子，后使人睡眠安稳。

被

被宜里面俱绸，毋用锦与缎，以其柔软不及也[1]。装丝绵者，厚薄各一，随天时之宜[2]，或厚或薄，以其一着体盖之。外多备装絮者数条，酌寒暖加于装绵者之上。絮取其匀薄，取其以渐可加，故必多备。

> **注释**

[1] 柔软：犹细软。
[2] 天时：指气候。

译文

被子的里子、面子都是用绸子做的，不要用锦绫与缎子，因为它不如绸子柔软。要做成装丝棉的，厚的、薄的各一个，随着天时的变化，或用厚的，或用薄的，用其中一条放在身上盖用，外面多准备几条装絮的，再斟酌寒暖加放在装棉的被子的上面。用絮主要是取其又匀又薄，取其可以渐次添加，所以必须多准备点。

《身章撮要》曰[1]："大被曰衾[2]，单被曰裯[3]。"老年独卧，着身盖者，被亦宜大，乃可折如封套式，使暖气不散。此外斟酌寒暖渐加其上者，必狭尺余，两边勿折，则宽平而身之转侧舒。有以单被衬其里，牵缠非所适[4]，只于夏初需之，亦用狭者。夹被同。

注释

[1]身章：《左传·闵公二年》："衣，身之章也。"本指表明贵贱身份的服饰，后泛指衣服的文饰。
[2]衾：被子。
[3]裯：单层的被子，床上的帐子。
[4]牵缠：纠缠在一起。

译文

《身章撮要》记载："大被子叫衾，单被子叫裯。"老年人独自睡眠，盖在身上，被子也宜宽大为好，宽大了才可折叠成像封套式的样子，使暖气不散。此外，斟酌寒暖渐加其上的被子，必须狭一尺多，两边不要折回，这样就宽平适中而身体转动侧卧十分舒服，有的用单被放在里面，缠绞不舒服，只适用于夏初，也有用小被的，夹被也是这样。

老年畏寒[1]，有以皮制被。皮衣宜表毛于外，皮被宜着毛于体，面用绸，薄加絮，宽大可折为妥[2]。然较以丝绵装者，究之轻软勿及。

注释

[1]畏寒：人见寒冷则感觉身体发凉，但多穿衣或在室内则不感觉冷，平素较正常人怕冷者。是阳虚表现。
[2]妥：适当，合适。

译文

老年人最怕寒冷，有用皮子制被子的。做皮衣时皮毛应该朝外，用皮毛做被子皮毛面应该朝里挨着身体。面子用绸子，被薄时再加些棉絮，宽大可以折叠为宜，然而与以丝棉装的相比较，毕竟不如丝棉被轻软。

被取暖气不漏，故必阔大[1]，使两边可折，但折则卧处不得平匀，被内亦嫌逼窒。拟以两边缉合如筒[2]，勿太窄，须酌就寝之便，且反侧宽舒，脚后兼缉合之。锡以名曰茧子被[3]，谓如蚕茧之周密也。

注释

[1]阔大：宽阔广大。
[2]缉合：把麻析成缕连接起来。
[3]锡：通"赐"。赏赐，赐给。

译文

被子要想保存热气不泄漏一定要宽大，使被子的两边可以反折。只是折回后则卧处不易变得平匀，被子内也显得过窄逼憋气，可以将两边缉合在一起，好像筒状一样，不要太窄，必须考虑就寝的方便，而且翻身时感觉宽舒。脚后也可缉合在一起，这种就可赐其名为茧子被，意思说它就像蚕茧一样周密。

《岭南志异》曰[1]："邕州人选鹅腹之毳毛装被[2]，质柔性冷，宜覆婴儿，兼辟惊痫[3]。"愚谓如果性冷，老年亦有时宜之。特婴儿体属纯阳[4]，利于常用。又《不自弃文》曰[5]："食鹅之肉，毛可遗也，峒民缝之以御腊[6]。"柳子厚诗亦云[7]："鹅毛御腊缝山罽[8]。"然则性冷而兼能御腊，所谓暖不伤热。囊被之物，竟属尽美。

注释

[1]《岭南志异》：即《岭南异物志》，唐孟琯著。

[2]邕州：古地名，即今广西南宁。

[3]惊痫：因受惊而发作的一种病。

[4]纯阳：为小儿生理病理特点之一。

[5]《不自弃文》：《朱子文集大全类编》卷二十一《庭训》中有《不自弃文》一篇。

[6]峒（dòng 洞）：旧时对南方少数名族的泛称。腊：农历十二月。

[7]柳子厚：柳宗元（773年—819年），字子厚。唐代文学家、哲学家和散文家，与韩愈、欧阳修、苏洵、苏轼、苏澈、王安石、曾巩被称为唐宋八大家。

[8]山罽（jì 季）：用毛制作的毡毯一类的织物。

译文

《岭南志异》中记载："邕州人选用鹅腹部的绒毛装到被子里，这种被子质柔性冷，适宜给婴儿盖，可以兼防治小儿惊痫。"我认为如果性冷，老年人有时也适宜使用。只是婴儿体属纯阳，可以常用。又《不自弃文》说："吃鹅肉，毛可以扔掉。山洞中的人把它缝起来可以防御腊月的寒冷。"柳宗元的诗也说："鹅毛御腊缝山罽（jì，用毛做成的毡子一类的东西)。"可是性属冷,却又能抵御腊月寒冷,这就是所谓的暖不伤热。用鹅毛做被囊,堪称完美。

江右《建昌志》[1]:产纸大而厚,揉软作被,细腻如茧[2],面里俱可用之。薄装以绵,已极温暖[3]。唐·徐寅诗[4]:"一床明月盖归梦,数尺白云笼冷眠。"明·龚诩诗[5]:"纸衾方幅六七尺,厚软轻温腻而白,霜天雪夜最相宜,不使寒侵独眠客。"可谓曲尽纸被之妙[6]。龚诗云独眠,纸被正以独眠为宜。

注释

[1]《建昌志》:明代江西建昌府地方志。建昌府:古代江西行政地区,府治南城(今江西南城县),辖南城,新城(今江西黎川县)、广昌(今江西广昌县)三县。

[2] 细腻:细嫩滑润。

[3] 温暖:暖和;不冷不热。

[4] 徐寅:徐寅也称徐夤,男,字昭梦,莆田(即今福建莆田市)人。博学多才,尤擅作赋。为唐末至五代间较著名的文学家。文集有《徐正字诗赋》一卷,收赋八首,收诗三百六十八首。

[5] 龚诩(1381年—1469年):明代学者。一名翊,字大章,号纯庵,南直隶苏州府昆山(今属江苏)人。建文时为金川门卒,燕兵至,恸哭遁归,隐居授徒,后周忱巡抚江南,两荐为学官,坚辞,有《野古集》。

[6] 曲尽:写尽。

译文

江右《建昌志》记载:此地生产的纸不仅大,而且还厚,把它揉软做被子,细腻如茧,面子、里子都可使用。薄薄地装上点棉花,已很温暖。唐朝徐寅诗说:"一床明月盖归梦,数尺白云笼冷眠。"明朝龚诩诗说:"纸衾方幅六七尺,厚软轻温腻而白。霜天雪夜最相宜,不使寒侵独眠客。"这可说是详尽地写出了纸被的妙处。龚诗说"独眠",而纸被最宜独眠使用。

有摘玫瑰花囊被,去蒂晒干。先将丝瓜老存筋者,剪开捶软作片,约需数十,以线联络[1],花铺其上,纱制被囊之。密针行如麂眼方块式[2],乍凉时覆体最佳[3]。玫瑰花能养血疏肺气,得微暖,香弥甚。丝瓜性清寒[4],可解热毒[5]。二物本不甚贵,寻常犹属能办。

> 注释

[1]联络:彼此交接。
[2]麂:小型的鹿,雄的有长牙和短角,腿细而有力,善于跳跃,毛棕色,皮很柔软,可以制革,通称麂子。
[3]覆:遮盖,蒙。
[4]清寒:寒凉的意思。
[5]热毒:中医病症名。即温毒。指火热病邪郁结成毒。

> 译文

有的人摘玫瑰花塞进被子里,做法是将玫瑰花去蒂后晒干,先把丝瓜老而存筋的,剪开捶软成片,约需数十个,用线串在一起,把花铺在上面,用纱制成被子装入,用针细线缝成麂眼方块式,乍凉时盖身体最好。玫瑰花能养血疏发肺气,微微得暖,香气更浓。丝瓜性质清寒,可解热毒,这两种东西,本来就不怎么贵,寻常人也是能置办的。

冬月子后霜落时,被中每觉加冷。东坡诗所谓"重衾脚冷知霜重"也。另以薄绵被兜住脚后,斜引被角,置诸枕旁,觉冷时但伸一手牵被角而直之,即可盖暖。凡春秋天气,夜半后俱觉稍凉，以夹被置床内，趁意加体，亦所以顺天时，《诗·杕杜》篇疏云[1]："从旦积暖，故日中之后必热；从昏积凉，故夜半之后必凉。"

注释

[1]《诗·杕杜》：即《诗经·唐风·杕杜》篇名，这首诗写一个流浪者感伤自己孤独无依，希望得到别人的帮助。疏：指为古书旧注所作的阐释文字。

译文

冬月里子夜后，霜降之时，睡在被子里常常觉得寒冷加重，苏东坡诗所谓"重衾脚冷知霜重"，写的正是这种情景。另外，可用薄棉被兜住脚后跟。斜向拉过被角，大多放在枕头之旁。发觉冷时，只要伸出一只手牵动一下，被子就可展开，就可以盖严而温暖了。凡是春、秋的天气，半夜后都要觉得稍凉，把夹被放在床内，可趁意加盖在身体上。这也是用以顺应天时的举措。《诗·杕杜》篇的注疏说："从早晨起就开始积存暖气，所以中午以后必然热起来；从晚上开始越来越凉，所以半夜以后一定凉。"

《记·王制》曰："八十非人不暖[1]。"《本草》曰："老人与二七以前少阴同寝[2]，籍其熏蒸，最为有益。"少陵诗"暖老须燕玉"是也[3]。愚谓老年以独寝为安。或先令童女睡少顷被暖则起，随即入寝。既籍熏蒸之益，仍安独寝之常，岂非两得？倘气血衰微，终宵必资人以暖，则非如《王制》所云不可。

注释

[1]八十非人不暖：老人需要别人来取暖。

[2]少阴:指少女。

[3]暖老须燕玉:"燕玉"指如玉的燕地美女。此句即"八十非人不暖"的意思,指老人与美女同眠可回阳得力。

译文

《记王制》说:"人到了八十岁,除非借助别人的热力,是无法温暖的。"《本草》说:"老年人与十四岁以下的少女同寝,借其热力熏蒸,最为有益。"杜甫的诗说"暖老须燕玉",说的正是此理。我认为老年人以独自睡眠为好,或者先让童女稍稍睡一会儿,被子暖和了就离去,老人随即入寝。这样做,既能借其熏蒸的益处,仍然还可行安然独寝的常规,岂不是一举两得?倘若老人气血衰微,整晚都需要依靠别人而增暖,就一定按照《礼记·王制》中所建议的去做。

《法藏碎金》曰[1]:"还元功夫[2],全在被中行之。择少女肥白无病者,晚间食以淡粥,擦齿漱口极净,与之同被而寝。至子后,令其呼气,吸而咽之。再则令其舌抵上腭,俟舌下生津,接而咽之,真还元之秘也。"愚按此说近采补诡异之术[3]。然《易·大过》之爻辞曰:"枯杨生稊[4]。"谓老阳得少阴以滋长也。盖有此理,姑存之。《参同契》有"铅汞丹鼎"之说[5],惑世滋甚[6]。或有以飞升之术问程子[7],答曰:"纵有之,只恐天上无着处。"

注释

[1]《法藏碎金》:北宋·晁迥(948年—1031年)撰。
[2]还元:恢复、滋养元气。
[3]诡异:奇异;奇特。
[4]稊:植物的嫩芽。特指杨柳的新生枝叶。
[5]《参同契》:全称《周易参同契》,东汉魏伯阳撰。最早《周易》八卦学

说引入练丹术。因参合"大易""黄老""炉火"(丹术)三说,故名。唐宋以来,内丹家誉此书为"万古丹经",收入《道藏》。铅汞丹鼎:指用炉鼎烧炼铅汞等矿石药物,以配置可服食的长生不死的金丹,盛行于隋唐前,称外丹。

[6]滋:愈益,更加。

[7]飞升之术:得道成仙之术。

译文

《法藏碎金》提出:"返老还童功夫,全在寝被中施行。选择胖白无病的少女,晚间给她吃粥,然后擦干净牙齿,漱干净口腔,与人同被而寝,到了子时后,让她呼气,老人吸气,然后咽下。再则令其舌抵上颚,等舌下生金津玉液,老人可按住咽下,这真是还原的绝秘。"我认为,这个方法,已经近于采补诡异的法术了。然而《周易·大过》的爻辞说:"枯杨生稊(植物初生的芽叶)。"是说老阳得到少阴才可滋长。大概古代也有这种哲理,姑且存留它,以备参考。《周易参同契》里有"铅汞丹鼎"的学说,迷惑世人更加严重。有的人以飞升之术去向程子求教,程子回答说:"纵然有这个法术,只恐怕天上也没有着落的地方。"

熏笼只可熏香,若以暖被,火气太甚。当于欲寝时,先令人执炉,遍被中移动熨之[1],但破冷气,入寝已觉温暖如春。《西京杂记》曰[2]:"长安有巧工作熏炉,名被中香,外体圆,中为机环,使炉体常平,以此熏被至佳。"近亦有能仿而为之,名香球。《卫生经》曰[3]:"热炉不得置头卧处,火气入脑恐眩晕。"

注释

[1]熨:奇异;奇特。

[2]《西京杂记》:《西京杂记》是古代历史笔记小说集,其中的"西京"指

的是西汉的首都长安。原二卷，今本作六卷。该书写的是西汉的杂史。既有历史也有西汉的许多遗闻轶事。汉代刘歆著，东晋葛洪辑抄。

[3]《卫生经》：三国时魏国道士封衡著。

译文

熏笼只可以熏香，如果用它来暖被子，火气太大。应该在人想要入寝时，先派人拿着手炉，在被子里来回熨热一下，只要祛除冷气，睡觉入寝时就可以感觉温暖如春了。《西京杂记》中记载："长安有个精巧的工匠制作了一种熏炉，名叫被中香，外部形体是圆形，中间有机环，使得炉体平稳，用这个熏被子最好。"近来也有仿效它制作同类产品的，名叫香球。《卫生经》称："热炉不可以放在头卧处，因为火气会影响头脑，恐怕出现眩晕。"

有制大锡罐，热水注满，紧覆其口，彻夜纳诸被中[1]，可以代炉，俗呼汤婆子。然终有湿气透漏[2]，及于被褥，则必及于体，暂用较胜于炉。黄山谷名以脚婆。明·吴宽诗[3]："穷冬相伴胜房空。"《博古图》汉有温壶，为注汤温手足之器，与汤婆子同类。

注释

[1]纳：收入，放进。

[2]湿气：潮湿之气。

[3]吴宽：吴宽（1435年—1504年），字原博，号匏庵、玉亭主，世称匏庵先生。直隶长州（今江苏苏州）人。明代名臣、诗人、散文家、书法家。

译文

有的人制作一个大锡罐，用热水注满，紧紧盖住它的入口，整夜放在被子里，可以代替炭炉，俗称"汤婆子"。这样终究会有湿气渗透进被褥里,也必然会影响身体,暂且使用比炉子好。黄庭坚称之为"脚婆"。明代吴宽的诗说:"穷冬相伴胜房空。"《博古图》记载:"汉代有一种温壶,是一种注入热水温暖手足的器皿,与汤婆子是同一类东西。"

夏月大热时,裸体而卧,本无需被,夜半后汗收凉生,必备葛布单被覆之[1]。葛布廓索[2],不全着体,而仍可遮护,使勿少受凉,晨起倍觉精神爽健[3]。

注释

[1]葛布:用葛的纤维织成的布,可以做夏季服装等。
[2]廓索:宽大空阔。
[3]精神:指人的意识、思维活动和一般心理状态。

译文

夏天是非常热的时候,裸体而卧,本来不需要被子,半夜后凉爽汗消,一定准备葛布做的单被盖上。葛布宽大空阔,不完全贴身,也仍然可以遮风,使老人少受凉气,早晨起来感觉加倍觉精神而清爽。

点评

本章阐述的是着被的注意事项。被子的材质关系到被子的柔软程度,最好使用绸子,里面的棉絮可随温度加减。被子宜宽大,适合身体转动,被子两边反折以保存暖气。婴儿可选用轻薄舒适的鹅绒被,以抵御腊月的严寒。霜雪天气适宜选用纸被,其厚暖轻温腻而白,最适合一个人睡觉的时候使用。冬天若觉得冷的时候可加薄被裹住脚后跟。被子内可塞玫瑰花,可起到疏通经络的作用,塞晒干的丝瓜可起到清热解毒的作用。年过八十的老人,睡前需暖被,或找十四岁以前的女子同寝,或用手炉在被子里来回熨暖,或用温壶装好热水放于被子内,以保持热力。

褥

稳卧必得厚褥，老人骨瘦体弱[1]，尤须褥厚，必宜多备，渐冷渐加。每年以其一另易新絮，紧着身铺之，倍觉松软，挨次递易[2]，则每年皆新絮褥着身矣。骆驼绒装褥，暖胜于常，但不易购[3]。北地苦寒，有铺褥厚至盈尺者[4]，须实木板床卧之，则软而能平，故往往以卧砖炕为适。

注释

[1] 体弱：身体衰弱、虚弱。
[2] 递易：交替，更换。
[3] 购：买，购买。
[4] 盈尺：一尺多。

译文

老年人要想安稳地睡卧，必须有厚褥子。因为老人骨瘦体弱，尤其需要褥子厚些。必须应该多准备几条，渐冷渐加。每年以其中的一条另外换上新棉絮，紧挨住身体铺用，感觉加倍地松软，以后挨次更换，就每年都有新絮的褥子紧挨着身体了。用骆驼绒装褥子，温暖胜过寻常褥子，只是不容易购买。北方天气苦寒，有的铺褥子厚到一尺多高，必须用实木板床睡卧，就又软又平了，所以往往要睡砖炕才最舒适。

司马温公曰[1]："刘恕自洛阳归[2]，无寒具，以貂褥假之。"凡皮皆可制褥。羊士谔皮褥诗云[3]:"青毡持与藉,重锦裁为饰[4]"。谓以毡衬其底,以锦缘其边也。卧时以毛着身,方与絮褥异。有用藏氆氇作褥面[5],或西绒单铺褥面[6],被须俱用狭者,不然褥弗着体[7],虽暖不觉。

注释

[1] 司马温公:指司马光(1019年—1086年),北宋政治家,史学家,字君实。主要著作有《资治通鉴》,诗文有《司马文正公集》。

[2] 刘恕:字道元,筠州(今江西高安人)。生于宋仁宗明元年。

[3] 羊士谔(约762年—819年):泰安泰山(今山东)人。士谔工诗,亦以文翰称。著集有《墨池编》、《晁公武郡斋读书志》。

[4] 重锦:指精美的丝织品。

[5] 氆氇(pǔ lǔ 普鲁):藏族地区出产的羊毛织品,可以做床毯、衣服等。

[6] 西绒:西洋产绒布。

[7] 弗:表否定,相当于"不"。

译文

司马温说:"刘恕从洛阳回来,没有御寒的用具,借用貂皮褥子代替。"凡是皮毛都可以做褥子。羊士谔《皮褥诗》云:"青毡持与藉,重锦裁为饰。"说的就是用毡子衬在它的底下,用锦镶其边儿。卧时以毛挨着身体,才与棉絮褥不同。有的用西藏的毛毯做褥面。或者用西绒单铺褥面,被子需要都用窄一些的,不然褥子就不能贴着身体,即使暖和也感觉不到。

芦花一名蓬䒢[1],可代絮作褥。《本草》曰性寒,以其禀清肃之气多也[2]。质轻扬[3],囊入褥,即平实称体。老年人于夏秋初卧之,颇能取益。亦有用以囊被者。元·吴景奎咏芦花被云[4]:"雁声仿佛潇湘夜,起坐俄惊月一床。"但囊被易于散乱，若蒙以丝绵，又虑其热，惟极薄装之，极密行之。

注释

[1] 蓬蕽（péng nóng 朋农）：芦苇的花。
[2] 清肃：清净严肃。
[3] 轻扬：轻轻飘扬。
[4] 吴景奎（1292年—1355年）：字文可，兰溪人。所著《药房樵唱》三卷，附录一卷。

译文

芦花的别名叫蓬蕽，可以替代棉絮作褥子。《本草》说芦花性寒，因为它禀受清肃之气的缘故。它质地轻扬，装入褥中，就会很平实合体，老年人在夏秋初使用这种褥子，对身体很有益处。也有用芦花装被子的。元代吴景奎《咏芦花被》说："雁声仿佛潇湘夜，起坐俄惊月一床。"但用芦花被容易散乱，如果上面蒙以丝绵，又担心过热，只有装入很薄的一层，用针线极密地缝住才好。

阳光益人，且能发松诸物，褥久卧则实，隔两三宿，即就向阳处晒之，毋厌其频。被亦然，不特绵絮加松，终宵觉有余暖，受益确有明验。黄梅时，卧席尤宜频晒。《异苑》云[1]："五月勿晒荐席[2]。"此不足据。范石湖诗云[3]："候晴先晒席，惟长夏为忌。"恐暑气伏于内[4]，侵人不及觉。

注释

[1]《异苑》：志怪小说集，其书皆言神怪之事。南朝宋刘敬叔撰。
[2] 荐席：草席。
[3] 范石湖：即范成大（1126年—1193年），字致能，号石湖居士，平江

吴郡（郡治在今江苏吴县）人。南宋诗人，有《石湖居士诗集》《石湖词》等。

[4] 暑气：盛夏时的热气。

译文

阳光对人的健康是有益的，而且还能晒蓬松各种东西。褥子睡卧久了就会硬而实，每隔两三宿，就在向阳处晒一晒，不要怕麻烦，被子也是这样的。常晒太阳，不仅仅棉絮更加蓬松柔软，晚上睡觉时也会觉得有余温，受益确实明显。在黄梅雨季节，卧席尤其应该经常晾晒。《异苑》说："五月不要晒草席。"这个说法不可信的。范石湖的诗说："候晴先晒席，惟长夏为忌。"担心暑气伏在被褥中，伤及身体却没发觉。

赢弱之躯[1]，盛夏不能去褥而卧。或用麻皮捶熟，截作寸断，葛布为褥里面，以此实之，虽质松适体，其性微温，非受益之物。有刮竹皮曝干装褥，则凉血除热[2]，胜于麻皮。又《本草》云："凡骨节痛及疮疡[3]，不能着席卧者，用麸装褥卧之。"麸，麦皮也。性冷质软，并止汗。较之竹皮，受益均而备办易。且类而推之，用以囊枕，亦无不可。

注释

[1] 赢弱：瘦弱。
[2] 凉血：凉血也是治疗学术语。系清热法之一。是清血分热邪的治疗方法。
[3] 疮疡：痈疽疔疖等体表疾患。

译文

身体虚弱的人，盛夏时节也不能撤去褥子而眠。有的人用麻皮槌熟，裁成一寸一寸的样子，葛布做褥子的里和面。用这种麻皮来填充褥子，虽然质地松软挺适宜身体，但其性能微温，不是给人益处的东西。有的刮下竹皮，晒干后装褥子，就可凉血除热，益处超过麻皮。又《本草纲目》记载:"凡是骨节疼痛,以及疮疡患者,不可以贴着席子躺卧,可以用麦麸装入褥子里。"麦麸,就是是麦子的皮壳。性冷质软,并能止汗。与竹皮制的褥子比较,对人体有好处而且容易置办。以此类推,还可以用麦麸做枕头。

四川《邛州志》:其地产棕甚夥[1],居民编以为荐。《释名》曰:"荐,所以自荐藉也。"无里面,无缘饰,蒲苇皆可制。棕荐尤松软而不烦热,夏月用之,不嫌任意加厚,以支瘦骨。曹植《九咏》曰[2]:"茵荐兮兰席。"荐亦古所用者。

注释

[1]《邛州志》:四川地方志,于康熙三十年(1691)由知州戚延裔主修。
[2] 曹植(192年—232年):字子建,沛国谯(今安徽省亳州市)人,出生于东阳县,是曹操与武宣卞皇后所生第三子,生前曾为陈王,去世后谥号"思",因此又称陈思王。

译文

四川《邛州志》说:"这个地方出产棕树特多,居民都把它编起来做成草席。"《释名》说:"荐,是用铺垫的东西。"草席无里子无面子,没有边饰,蒲苇都可制作。棕席尤其是既松软而又不烦热,夏月里用它,可以任意加厚,用来支撑老年人的瘦骨。曹植的《九咏》说:"茵荐兮兰席,"可见荐席也是古代使用的东西。

《交广物产录》[1]:"高州出纸褥[2],其厚寸许,以杵捶软,竟同囊絮。"老年于夏秋时卧之,可无烦热之弊。亦有以葛布数十层制褥者。

注释

[1] 交广：交，即交州，古地名，包括今越南北、中部和中国海南及广西的一部分。广，即广州。

[2] 高州：位于粤西南部，靠近南海，今广东茂名高州。

译文

《交广物产录》说："高州出产一种纸褥子，其厚有一寸多，用杵捶软，竟然如同用囊絮起来一般。"老年人在夏秋季节睡卧纸褥，可无烦热的弊病。也有用葛布几十层制作褥子的。

褥底铺毡，可藉收湿。卧时热气下注[1]，必有微湿，得毡以收之。有用油布单铺褥底，晨起揭褥，单上湿气可证[2]，油布不能收湿也。《南华经》曰："民湿寝则腰疾偏死[3]。"此非湿寝，然每夜如是，受湿亦甚，必致疾。

注释

[1] 热气：温热的气体。
[2] 湿气：潮湿之气。
[3] 偏死：偏枯，半身不遂。

译文

褥子底下铺毡子，可以借此收敛湿气。睡卧时热气下注，必有微湿，有块毡子来收聚为好。有的用油布单铺在褥底，早晨起床揭开褥子，单子上有湿气，可以证明油布不能收敛湿气。《南华经》说："老百姓在湿地睡卧，就要腰痛、偏瘫。"这虽然不是《南华经》所说的"湿寝"，然而每夜都这样，受湿也就很重了，必然导致疾病的发生。

> **点评**

本章详述了老年人睡眠所需要的褥子样式和特点。首先,老年人的褥必须要厚,因老年人骨瘦体弱,褥的厚度必须要足够。且文章提到了不同种类褥子的特点,如用芦花装褥、骆驼绒装褥、貂皮褥等等。作者还指出,身体虚弱的人,即使在盛夏时节也不能撤去褥子。老年人的褥子要经常晾晒,不要怕麻烦,尤其是在梅雨季节,要保持褥子的干燥,避免湿气入体。最好在褥子底下铺上毡子,以避地面湿气上袭人体。

便器

老年夜少寐,不免频起小便,便壶实为至要[1]。制以瓷与锡,俱嫌取携颇重,惟铜可极薄为之,但质轻又易倾覆。式须边直底平,规圆而扁[2],即能平稳。

> **注释**

[1] 至要:紧要;极其重要。
[2] 规圆而扁:把圆凸压扁而使平整。

> **译文**

老年人晚上睡眠少,不免会常起夜小便,所以便壶确实是非常重要。如果用瓷和锡制造,都有取用很重的问题,只有铜可以做得非常轻薄,但是质地轻薄又容易倒,其式样必须边直底平,把圆凸压扁而使平整,就能平稳不倒。

大便用圊桶[1],坐略久即觉腰腿俱酸,坐低而无依倚故也。须将环椅于椅面开一孔,孔大小如桶,铺以絮垫,亦有孔如椅面,桶即承其下,坐既安然[2],并杜秽气[3]。

注释

[1]圊(qīng轻)桶:便溺器。
[2]安然:安安稳稳地。
[3]秽气:难闻的气味;臭气。

译文

大便时用圊桶,坐的时间长了,就会觉得腰腿酸痛,这是因为坐得低而没有依靠物的缘故。必须在环椅椅面上开一个孔洞,孔的大小如桶,铺上棉絮垫子,也开孔洞与椅面的孔洞一样大小,桶就承接在其下面,坐下既安稳,又没有臭秽气味。

《山居清供》曰:"截大竹整节,以制便壶。半边微削,令平作底,底加以漆,更截小竹作口,提手亦用竹片粘连[1]。又有择葫芦扁瓢,中灌桐油浸透[2],制同于竹。此俱质轻而具朴野之意,似亦可取。再大便用环椅如前式,下密镶板,另构斗室,着壁安置,壁后凿穴,作抽屉承之,此非老年所必办。"

注释

[1]粘连:粘合在一起。
[2]浸透:泡在液体里以致湿透。

译文

《山居清供》记载:"截取整节大竹子,用来制做便壶,半边微削,令其变平做壶底,底上用油漆漆好,再截取小竹,做个口子,提手也用竹片粘住。也有的选择扁瓢葫芦,中间灌上桐油浸透,制法与竹子的相同。这都是质轻而又具有质朴的感觉,似乎这种做法是可取的。还有大便时像上文一样使用有靠背的环椅,下面严密地镶一块板子,另建一间小屋子,靠着墙壁放置,壁后凿个小孔,做个抽屉接着大便,这个不是一定要给老年人做的。"

《葆元录》曰[1]:"饱则立小便,饥则坐小便。饱欲其通利,饥欲其收摄也。"愚谓小便惟取通利,坐以收摄之[2],亦非确论,至于冬夜,宜即于被中侧卧小便,既无起坐之劳,亦免冒寒之虑。

注释

[1]《葆元录》:清代萧然居士编。
[2] 收摄:收聚。

译文

《葆元录》记载:"吃饱饭后就要站着小便,肚子饿着要坐着小便。这是饱了需要通利,而饥饿需要收摄。"我认为小便重要的是通利,而为了收摄坐着小便,也不一定是正确的。至于冬季的夜晚,应该就在被中侧卧着小便,这样既没有起坐的劳累,也避免了受凉的顾虑。

膀胱为肾之府[1],有下口,无上口,以气渗入而化[2],入气不化,则水归大肠,为泄泻。东坡《养身杂记》云:"要长生,小便清;要长活,小便洁。"又《南华经》曰:"道在屎溺。"屎溺讵有道乎[3]？良以二便皆由化而出，其为难化、易化、迟化、速化，在可知不可知之间，所谓脏腑不能言[4]，故调摄之道，正以此验得失。

> **注释**

[1] 膀胱为肾之府：中医学术语。指肾与膀胱之间的相互关联和影响，这种相合是脏腑互为表里的关系。
[2] 渗入：慢慢地渗到里面去。
[3] 讵：岂，难道。
[4] 脏腑：中医学名词，人体内脏器官的总称，同"脏腑"。

> **译文**

膀胱是肾之府，有下口，无上口，靠的是气渗入而化。入气而不化，则水归大肠，形成泄泻。东坡《养身杂记》记载："要想长寿，小便要清澈；要想长生不老，小便要洁净。"《南华经》记载："道在屎尿中。"屎尿里怎么有道呢？这是因为大小二便都由气化而产生的，而气化的难化、易化、迟化、速化，在于可知不可知之间，所以说"脏腑不能说话"，因此调摄的方法，正是用二便来检验得失的。

《卫生经》曰："欲实脾，必疏膀胱。"愚谓利水固可实脾[1]，然亦有水利而脾不实者，惟脾实则水无不利，其道维何[1]？不过曰节食少饮，不饮尤妙。

> **注释**

[1] 利水：促进体内水湿之邪的排泄。
[2] 维：通"惟"，思考。

> **译文**
>
> 《卫生经》记载:"要想脾实,一定先疏通膀胱。"我认为利水固然可以实脾,然而也有利水后脾还是不实的人。只有有脾实了而水无不利的情况,这是什么道理呢? 不过就是:节制食饮,不饮更好。

欲溺即溺[1],不可忍,亦不可努力,愈努力则愈数而少,肾气窒塞[2],或致癃闭[3]。孙思邈曰[4]:"忍小便,膝冷成痹[5]。"

> **注释**
>
> [1] 溺:同"尿"。
> [2] 窒塞:闭塞;堵住。
> [3] 癃闭:中医指排尿困难的疾病。
> [4] 孙思邈(541年—682年):京兆华原(今陕西省铜川市耀州区)人,唐代医药学家、道士,被后人尊称为"药王"。
> [5] 痹:中医指风、寒、湿侵袭肌体导致肢节疼痛、麻木,屈伸不利的病症。

> **译文**
>
> 想小便就去尿,不要强忍,也不要用力去便,越想小便则越频繁而且量少。这是因为肾气壅塞,可能形成癃闭。孙思邈认为:"忍小便会膝盖发冷而导致痹症。"

《元关真谛》曰:"每卧时,舌抵腭,目视顶,提缩谷道[1],即咽津一口[2],行数次然后卧,可愈频溺。"按此亦导引一法,偶因频溺行之则可,若每卧时如是,反致涩滞[3]。《内经》曰:"通调水道。"言通必言调者,通而不调,与涩滞等。

注释

[1] 谷道：即肛门。
[2] 咽津：咽口水。
[3] 涩滞：指小便不通畅。

译文

《元关真谛》记载："每当睡卧时，应用舌抵住上腭，眼睛向上看，提缩谷道（肛门）一次，就吞一口咽律液，如此做四次后就睡觉，可以治疗尿频的毛病。"按：这也是一种导引方法，偶然因频尿可以这么做，如果每次睡前都做，反而导致小便涩滞。《内经》谈到："疏通调理水道。"这里说"疏通"就一定要说"调理"，是因为如果只"疏通"而不"调理"，会造成和小便涩滞一样的症状。

或问通调之道如何？愚谓食少化速，则清浊易分，一也；薄滋味，无粘腻，则渗泄不滞[1]，二也；食久然后饮，胃空虚则水不归脾，气达膀胱，三也；且饮必待渴，乘微燥以清化源[2]，则水以济火[3]，下输倍捷，四也。所谓通调之道，如是而已。如是犹不通调，则为病。然病能如是通调，亦以渐可愈。

注释

[1] 渗泄：慢慢地透入或漏出。
[2] 化源：指脾胃。脾胃为生化之源。
[3] 济：救助，帮助。

译文

有人问什么是疏通调理的方法？我认为少吃点，消化快点，则清浊容易区分，这是其一；食物滋味清淡，不黏腻，就容易渗泄而不涩滞了，这是其二；吃完东西过一段时间再饮水，则水不归脾，气透达膀胱，这是其三；况且一定是渴了才喝水，利用些微的燥干来清化水饮，这样水助火势，下输膀胱则迅捷，这是其四。所谓"疏通调理的方法"也就如此罢了。如果这样还不能疏通调理水道，就是生病了。然而有病的人如果能这样通调，也可以逐渐病愈。

《悟真录》曰[1]："开眼而溺，眼中黑睛属肾，开眼所以散肾火。"又曰："紧咬齿而溺，齿乃肾之骨，宣泄时俾其收敛[2]，可以固齿。"《诗·鲁颂》云[3]："黄发儿齿。"谓齿落复生也。此则天禀使然。养生家有固齿之法，无生齿之方，故齿最宜惜，凡坚硬物亦必慎[4]。

注释

[1]《悟真录》：出明代王守仁著。
[2] 收敛：收拢，聚集。
[3]《诗·鲁颂》：《诗经》三颂之一，是先秦时代华夏族诗歌。共四篇。内容均为歌颂鲁僖公。创作时间为春秋时代，产生于春秋鲁国的首都。云：同治本作"曰"。
[4] 慎：小心，当心。

译文

《悟真录》记载："睁眼小便，眼中的黑睛属肾，睁开眼睛是用来散肾火的。"又说："紧咬牙齿小便，齿是肾之骨，宣泄时使其收敛，可以起到固齿的作用。"《诗·鲁颂》说："黄发儿齿。"说的是牙齿掉了又长出来了，这是先天禀赋使然。养生家有固齿的方法，却没有生齿的方法，所以牙齿最应该珍惜，凡是吃坚硬的东西必须要慎重。

肾气弱则真火渐衰[1]，便溏溺少[2]，皆由于此。《菽园杂记》曰[3]："回回教门调养法；惟暖外肾。夏不着单裤，夜则手握肾丸而卧[4]。"愚谓手心通心窍，握肾丸以卧，有既济之功焉[5]。尝畜猴，见其卧必口含外肾。《本草》谓猴能引气[6]，故寿。手握肾丸，亦引气之意。又有以川椒和绵裹肾丸，可治冷气入肾。

注释

[1] 肾气：肾气为先天之根本，关系人的生长发育和寿夭。
[2] 便溏：中医指大便稀薄。
[3]《菽园杂记》：记录明代朝野掌故的史料笔记，明·陆容撰。
[4] 肾丸：即睾丸。
[5] 既济：即"水火相济""心肾相交"。肾中真阳上升，能温养心火；心火能制肾水泛滥而助真阳；肾水又能制心火，是不致过亢而益心阴。
[6] 引气：谓以意领气，使血脉和通，精足神完。

译文

肾气衰弱真火就渐渐衰弱了，出现便溏尿少的现象都是由于这个原因。《菽园杂记》记载："回回教门的调养法，专门重视暖外肾，夏天不穿单裤，夜晚则手握睾丸而眠。"我认为手心与心窍相通，握睾丸而眠，有水火既济的效果。我曾经养过猴子，看到猴子睡觉时一定口含睾丸，本草类医书认为猴子会导引气息，所以长寿。手握睾丸，也是导引的意思。还有用川椒和绵裹住睾丸，可以治疗凉气入肾的毛病。

小便太清而频则多寒，太赤而短则多热，赤而浊，着地少顷色如米泔者，则热甚矣。大便溏泄[1]，其色或淡白，或深黄，亦寒热之辨，黑如膏者，则脾败矣。是当随时体察[2]。

注释

[1] 溏泄：亦作"溏泻"，腹泻，大便不成形。
[2] 体察：体验察看。

译文

小便太清而且频繁，是多寒；小便特别赤红而且短少，则多热。小便赤浊，尿在地上一会儿就变得颜色如同米泔一般，说明热甚。大便溏泄，颜色有的是淡白色，有时深黄色，也可以分辨出寒热来。大便黑色如膏状的，就说明脾气衰败了，这些都要随时观察。

每大便后，进食少许[1]，所以济其气乏也。如饱后即大便，进汤饮以和其气。或就榻暂眠，气定即起。按《养生汇论》有擦摩脐腹及诸穴者[2]，若无故频行之，气内动而不循常道[3]，反足致疾。予目见屡矣，概不录。

注释

[1] 少许：一些；一点点。
[2] 擦摩：揩拭，摸抚。
[3] 常道：一定的法则、规律。

译文

每次大便后，少吃些东西，有助于补充其气乏；如果吃饱后马上大便，再给他喝些汤，调和它的气息，或者躺在床榻上小睡一会，等到气息安定就可以起身了。按：《养生汇论》有摩擦脐腹及相关穴位的记载，如果毫无原因地频频按摩脐腹，则体内气动且不按常规循行，反而会导致疾病。我曾多次见过这样的情况，今概不收录。

《六砚斋三笔》曰[1]："养生须禁大便泄气，值腹中发动，用意坚忍,十日半月,不容走泄,久之气亦定。此气乃谷神所生,与真气为联属[2],留之则真气得其协助而日壮。"愚谓频泄诚耗气,强忍则大肠火郁。孙思邈曰:"忍大便,成气痔[3]。"况忍愈久,便愈难,便时必至努力,反足伤气。总之养生之道[4],惟贵自然,不可纤毫着意,知此思过半矣[5]。《黄庭经》曰[6]:"物有自然事不烦,垂拱无为心自安。"《道德经》曰:"地法天,天法道,道法自然[7]。"

注释

[1]《六砚斋三笔》:即《六砚斋笔记》中《三笔》。明末秀水李日华(1565-1635)撰,此记收入《明史·艺文志》及《四库全书》。

[2]真气:人体的元气,生命活动的原动力。由先天之气和后天之气结合而成。

[3]气痔:病名。相当于内痔合并脱肛。

[4]养生:摄养身心使长寿。

[5]思过半:谓领悟大半。

[6]《黄庭经》:道教经典。有《黄庭内景玉经》及《黄庭外景玉经》之分。传说为晋代女道士魏华存研审民间草本后所撰。

[7]道法自然:老子的哲学思想。老子认为,"道"虽是生长万物的,却是无目的、无意识的,它"生而不有,为而不恃,长而不宰",即不把万物据为己有,不夸耀自己的功劳,不主宰和支配万物,而是听任万物自然而然发展着。

译文

《六砚斋三笔》记载:"养生需要禁大便泄气,遇到腹中作响,用意志强忍,十天半月,不可泄出,时间久了,气就安稳了。这种气是由谷神产生,与真气相连,留下来则真气得到它的协助会一天比一天强盛。"我认为频频泄气必然耗气,而强忍则易造成大肠火郁结。孙思邈说:"强忍大便会造成气痔。"况且忍耐的时间长了,大便就会越困难,大便时就要非常使劲,反而会伤气。总之,养生之道贵在自然,不可以丝毫强加意念，懂得这一点，收获将会很大。《黄庭经》说："物有自然事不烦，垂拱无为心自安。"《道德经》也提出："地法天，天法道，道法自然。"

> [!点评]

本章主要讲述老年人二便的要点以及使用便器的特点。作者认为老年人要注意二便时的姿势，如吃饱后要站立小便，饥饿时要坐着小便，并且小便时应睁眼咬牙，以固肾气，也不可强忍便意。且根据老年人容易便秘、癃闭的特点，提出了疏通调理的方法。因为老年人容易夜尿频起，所以便器也十分重要，需要易于清理且造型稳当，为防止大便坐的时间太长而腰腿酸痛，作者提出可以在环椅椅面上开孔而坐，安稳又防止异味。

予著是书，于客岁病余，以此为消遣[1]。时气怯体羸[2]，加意作调养法[3]。有出诸臆见者[4]，有本诸前人者，有得诸听闻者，酌而录之，即循而行之。讫今秋精力始渐可支。大抵病后欲冀复元[5]，少年以日计，中年以月计，至老年则以岁计，汲汲求其效，无妙术也[6]。兹书四卷，以次就竣，因以身自体验者，随笔录记。另有粥谱，又属冬初续著，附于末，为第五卷。

> [!注释]

[1] 消遣：消磨时间。

[2] 气怯：指胆气虚怯出现惊慌诸症。体羸：身体瘦弱。

[3] 调养：调理饮食起居，养护身体。

[4] 臆见：主观的看法。亦指用为谦辞，犹言浅见。

[5] 复元：病后恢复健康。也作复原。

[6] 妙术：神妙，精湛的技术。

> **译文**

我写这本书,是去年患病之余,以此作为消遣的。当时我气怯体弱,特意加护调养。书中有的调养方法是我自己的臆见,有的是根据前人的记载,有的是从传闻中听来的,我都斟酌并记录下来,就按照这方法去做。到今年秋天,我的精力才开始好转。大致使病后想要复原。年轻人时间是用日来计算的,中年是用月来计算,到了老年就以年来计算了。我千方百计寻求养生的效果,发现没什么高妙的方法。这本书共四卷,按照次序完成全书,于是将自己亲身体验的养生方法,随时用笔记录下来。另录有粥谱,是初冬时节续著的,这部分内容附在全书的后面,算是第五卷吧。

老老恒言卷四毕

老老恒言译评 卷五

清·曹庭栋 纂

叶明花 蒋力生 章德林 撰著

粥谱说

粥能益人，老年尤宜，前卷屡及之，皆不过略举其概，未获明析其方。考之轩岐家与养生家书[1]，煮粥之方甚夥。惟是方不一例，本有轻清重浊之殊，载于书者，未免散见而杂出。窃意粥乃日用常供，借诸方以为调养，专取适口，或偶资治疾，入口违宜，似又未可尽废，不经汇录而分别之，查检既嫌少便，亦老年调治之阙书也[2]。爰撰为谱[3]，先择米，次择水，次火候，次食候，不论调养治疾功力深浅之不同，第取气味轻清，香美适口者为上品，少逊者为中品，重浊者为下品，准以成数，共录百种，削其入口违宜之已甚者而已。方本前人，乃已试之良法，注明出自何书，以为征信，更详兼治，方有定而治无定，治法亦可变通，内有窃据鄙意参入数方，则惟务有益而兼适于口，聊备老年之调治[4]。若夫推而广之，凡食品、药品中堪加入粥者尚多，酌宜而用，胡不可自我作古耶[5]？更有待夫后之明此理者。

注释

[1] 轩岐家：指医家。轩，指轩辕氏，即黄帝；岐，指岐伯。他们为中医始祖。

[2] 阙：同"缺"。

[3] 爰：于是。

[4] 聊备：姑且当作。
[4] 自我作古：谓由我创新，不循旧法。

译文

粥对人有益处，老年人尤其适合。在前几卷中我常常提到它，都不过简略地列举其中的概要，未能明白辨析其中的方法。考察医学家与养生家们的书籍，煮粥的方法特别多，惟一的缺点是处方出处不在一本书上，本来就有清轻重浊的区别，记载在书中，不免零散并且杂乱。本人认为，粥是日常生活中经常供应的食物，借助各种配方作为调养，主要为了适合口味，偶尔帮助治疗疾病，好像又不可全部废弃。如果不经汇录而想区别它们，查检起来略显不便，而老年人调养时又缺少书籍，于是我就撰写为粥谱，先选择米，其次选择水，然后注意火候，再次是食用的时间，不管调养治病功效深浅的不同，只取其气味清轻、香美适口的，定为上品；稍微差点的，定为中品；重浊的定为下品。凑成一个整数，共记录下百种，删去入口非常不合适的。粥方本来是根据前人的经验，是已经试验过的良方，就注明出处，把它作为引证的依据，更把兼治的作用详细写明。粥方有固定的内容而治法却要灵活多变，方中还有根据自己的体悟而掺加好几个处方，只是希望对老年人有益并且可口，姑且为老年人调养而准备。如果推而广之，凡是食品药品中，可以加入粥的特别多，要酌情使用，为什么不能破除旧制有所创新呢？期待以后有明白这个道理的人。

点评

本章"粥谱说"详细论述了粥的制作过程中所涉及的4个关键因素，即"爰撰为谱，先择米，次择水，次火候，次食候"，为粥方记载之首创。粥是我们日常生活中最普通的饮食之一，由于粥既营养又养生，尤其对老年人来说最为适宜，所以喝粥便成了不少老年人养生延年的方式之一。早上空腹胃虚之时，如果喝上一大碗热粥，不但能让肠胃得到滋养，减轻消化系统的负担，还能给身体提供能量，补充营养，为一天的工作养精蓄锐。《老老恒言》中"粥谱说"所载百首粥方在内容上详尽完整，可信可行。无论是自我食养还是为他人提供食疗方案，《老老恒言》"粥谱说"对当今社会食粥养生以及辅助治疗都有非常实用的借鉴价值。

择米第一

米用粳，以香稻为最，晚稻性软，亦可取，早稻次之，陈廪米则欠腻滑矣[1]。秋谷新凿者，香气足，脱谷久，渐有故气，须以谷悬通风处，随时凿用。或用炒白米，或用焦锅巴，腻滑不足，香燥之气，能去湿开胃。《本草纲目》云[2]："粳米[3]、籼米[4]、粟米、粱米粥，利小便，止烦渴，养脾胃；糯米、秫米[5]、黍米粥，益气，治虚寒泄痢吐逆。"至若所载各方，有米以为之主，峻厉者可缓其力，和平者能倍其功，此粥之所以妙而神与？

注释

[1]廪：粮仓。

[2]《本草纲目》：明·李时珍著。五十二卷。作者用了近三十年时间编成，收载药物 1892 种，附药图 1000 余幅，阐发药物的性味、主治、用药法则、产地、形态、采集、炮制、方剂配伍等，并载附方 10000 余。

[3]粳：是大米的一种，主要产于中国东北。

[4]籼：早熟而无粘性的稻子。

[5]秫：高粱（多指黏高粱）。

译文

米要用粳米，以香稻为最优。晚稻性软，也可取用，早稻次之，陈仓米就欠腻滑了。秋谷新磨出的米香气足。如果脱谷过久，渐渐有了陈米的气味，必须把稻谷悬挂在通风的地方，随时取用。有的用来炒白米，有的用焦锅巴，这两种都是腻滑不足，有香燥之气，能够去湿开胃。《本草纲目》记载："粳米、籼米、粟米、粱米粥，可利小便，止烦渴，养脾胃。糯米、秫米、黍米粥，可益气，治疗虚寒、泻痢、吐逆。"至于所载的各个粥方，有的米作为主要成分，性味峻厉的可以缓和其药力，气味平和的可以提高功效，这就是粥的神妙之处。

点评

本章择米篇，主要介绍了择米的方法和种类。《老老恒言》说："米用粳，以香稻为最，"曹廷栋主张煮粥选材宜取粳米。《老老恒言》说：大米、籼米、粟米、粱米煮粥，可以利小便，止烦渴，养脾胃；糯米、秫米、黍米煮粥，有益气的作用，可以治疗虚寒泄泻、呕吐呃逆。"在《本草纲目》中曾记载说，煮粥应该用陈年的米，新米煮粥，老人吃了容易"动气发病"，但《老老恒言》中却说，煮粥应该用新米，因为新米滋润香甘，对胃肠是很有好处的。无论是炒米、香稻米，还是有"老年之供"之称的特制米，曹老先生都认为新米的营养、味道、功效要比陈年米好，这也符合现代的营养观点。另外，《老老恒言》还建议，不同的稻米应采用不同的烹制方法，如新米炒至松软后再煮食，具有开胃的效用；有一种香稻米，炒后香气骤减，应接煮粥，香气四溢，可称得上是粥中的佳品。

择水第二

  水类不一，取煮失宜，能使粥味俱变。初春值雨，此水乃春阳生发之气，最为有益。梅雨湿热熏蒸，人感其气则病，物感其气则霉，不可用之，明验也。夏秋淫雨为潦[1]，水郁深而发骤，昌黎诗："洪潦无根源，朝灌夕已除。"或谓利热不助湿气，窃恐未然。腊雪水甘寒解毒，疗时疫；春雪水生虫易败，不堪用。此外，长流水四时俱宜，山泉随地异性，池沼止水有毒，井水清洌，平旦第一汲为井华水[2]，天一真气浮于水面也[3]。以之煮粥，不假他物，其色天然微绿，味添香美，亦颇异凡。缸贮水，以朱砂块沉缸底，能解百毒，并令人寿。

注释

[1] 淫雨：持续很久的雨。潦（lǎo 老）：雨水盛大的样子。
[2] 汲：取水于井。
[3] 天一真气：古代易学认为"天一生水"，天一真气即是最天然、最纯粹的水之气。

译文

  水的种类不同，取用煮粥不合适，能使粥味全变。初春值雨，此时的水有春阳生发之气，对人最为有益。梅雨时湿热熏蒸，人若感受了这时节之气，就容易生病，物品感受了这气就会发霉，所以梅雨水不可用是很明显的。夏、秋季节雨水缠绵并形成路边积水，有时还突然暴雨。韩愈的诗说："洪潦无根源，朝灌夕已除。"有的认为利热不助湿气，我认为恐怕不对。腊月的雪水甘寒可以解毒，治疗时疫；春天的雪水生虫容易变质，不可使用。此外，长流水四季都适宜，山泉水随着土质的变化而改变，池沼中不流动的水有毒。井水清澈甘冽，清早的第一桶水，叫井华水，天一真气浮在水面，用它煮粥，不需借助其他的东西，其颜色天然微绿，可以增添粥的香味，也是不同反响。如果用缸贮水，用朱砂块沉在缸底，能解百毒，并且使人长寿。

点评

本章择水篇主要介绍择水在煮粥的程序。粥的主要成分是米和水，而且最主要的是水。我们煮粥恰恰重视的是米，常常忽略了水。其实煮粥和喝茶一样，选择水乃第一要务。水好，煮出的粥好，"取煮失宜，能使粥味俱变"，这并非危言耸听。

《老老恒言》说：煮粥的第二步是放水，水有多种，不同的水，煮出来的粥味道是不同的。初春的雨水最好，因为春天正是阳气升发之时，用这种水煮粥，对人体最为有利；梅雨季节湿热熏蒸，这时的雨水人接触了会生病，东西接触了会发霉，所以不可用它煮粥夏秋雨水多，有时水会积得很深，甚至出现洪水，有认为这种水来得快去得快，所以说它可以利热而不会助长湿气，但恐怕也未必如此；冬天的雪水寒解毒，可以治疗传染病；而春天的雪水则不能用，它容易长虫子，容易腐败。由此可见，煮粥时三种水最好初春的雨水，此水乃春阳生发之气益人；二是山泉江河长流水，四时皆宜；三是早上最先打上来的井水，清冽有真气。

火候第三

煮粥以成糜为度，火候未到，气味不足，火候太过，气味遂减。火以桑柴为妙，《抱朴子》曰："一切药不得桑煎不服。"桑乃箕星之精[1]，能除风助药力。栎炭火性紧[2]，粥须煮不停沸，则紧火亦得。煮时先煮水，以杓扬之数十次，候沸数十次，然后下米，使水性动荡，则输运捷。煮必瓷罐，勿用铜锡，有以瓷瓶入灶内砻糠稻草煨之[3]，火候必致失度，无取。

注释

[1] 箕星：即箕宿。二十八宿之一。又名"南箕"。是东方七宿的最末宿，即人马座的四颗亮星。

[2] 栎炭：栎，落叶乔木，叶子可饲蚕，木材可做枕木、制家具。栎木烧成炭，可做燃料。火性紧：指火烧得快，火势大而猛。

[3] 砻糠：稻谷砻过后脱下的外壳。砻，去掉稻壳的工具，形状略像磨，多用木料制成。

译文

煮粥以煮到烂了的程度为佳。如果火候不到，气味就不足；火候太过，气味就减退了。烧火以桑柴最好，《抱朴子》说："一切药物，不得桑柴煎制不能服用。"桑树是箕星的精华，能够除风，帮助药力。栎炭火性紧，煮粥时需要不停地保持沸腾，那么紧火也可以。煮粥时先煮开水，用勺子扬汤好几十次，等煮沸几十次，然后再下米，使水性动荡，就可以很容易地输运米的成分。煮粥时必须用瓷罐，不要铜、锡锅。有的用瓷瓶放入灶内，用砻糠稻草煨粥，这样做，火候必定会失控，是不可取的。

点评

本章火候篇主要介绍了火候攸关饮食的成败、气味的美否、营养的多少，是饮食养生中的第三个重要问题。本章略嫌简洁，且对急火、慢火未能从理论的高度分而述之，是为不足。但对用薪的优化，桑柴的酌用，却甚是详明，可资参考。对火候的讲究不同烹调方法各有不同，正是在火候上的微妙变化，才形成了烹调方法的多样化和菜肴食品的多姿多彩。所以掌握火候成为美味佳肴的关键步骤。煮粥亦是如此，除择水与择米外，煮粥的火候掌握也有技巧。掌握适宜的火候不光是为了使原料成熟，或者为了改变原料的质感，而且还有一个很重要的目的，就是为了体现和提取原料中的美味。一般说来，煮新米时，应用快火烧开，再用小火煮，煮熟后立即食用；而陈年老米或炒米应用小火煮开，煮熟后还应关火焖片刻，让米收尽锅中湿气，才能食用。

食候第四

老年有竟日食粥，不计顿，饥即食，亦能体强健，享大寿，此又在常格外。就调养而论，粥宜空心食，或作晚餐亦可，但勿再食他物，加于食粥后，食勿过饱，虽无虑停滞，少觉胀，胃即受伤。食宁过热，即致微汗，亦足通利血脉。食时勿以他物侑食[1]，恐不能专收其益，不获已[2]，但使咸味沾唇，少解其淡可也。

> **注释**
>
> [1]侑食：佐食劝人（吃、喝）。
> [2]不获已：不得以。

> **译文**
>
> 老年人有的整天喝粥，不计顿数，只要饿了就喝，也能保持身体强健，享长寿。这又在常理之外。就调养而论，粥适宜空腹食用。或者当作晚餐也可以，但不要再吃其他的食物。喝粥不要吃得过饱，虽然喝粥不顾虑停滞食欲，但稍微觉得胀，胃就已经受到伤害。食粥不要过热，就是微微出点汗，也能够通利血脉了。喝粥的时候，不要配其他食物，恐怕不能专门吸收粥的养分，达不到效果，只需让咸味沾及嘴唇，稍微解除太淡的问题。

> **点评**
>
> 本章食候篇是在四候之中，最易为老年人忽视，但也最容易对老年人的健康产生负效应。《老老恒言》说：老年人有的终日食粥，不计顿数，饿了就食，也能身体强健，享有高寿，但这毕竟是个别的。从调养的角度来讲，粥应该在空腹时食，或作为晚餐。晚餐食粥，就不要再吃其他食物了。粥不可吃得太饱，虽然粥不会引起食滞，但稍微感觉胃脘部有些胀了，胃就已经受伤了。食粥最好食热粥，如食粥后微微出点汗，那就更好了，可以通利血脉。食粥时不要佐以其他食品，这样才能充分发挥粥的作用。如感到太淡，可以用少量有咸味的食物，以解决太淡的问题，以粥为食，本来咸甜荤素均可，浓淡稀稠皆宜，但作为养生手段，按道家、佛家、养生家、医学家的经验，都以清晨空腹吃白粥最适合。

上品三十六

莲肉粥[1]

《圣惠方》[2]:"补中强志[3]。"按:兼养神益脾固精,除百疾。去皮心,用鲜者煮粥更佳。干者如经火焙,肉即僵,煮不能烂,或磨粉加入。湘莲胜建莲[4],皮薄而肉实。

注释

[1]莲肉:是莲子的别名。有补脾止泻,益肾涩精,养心安神的功效。
[2]《圣惠方》:《太平圣惠方》的简称。中医方书类著作。属于中国宋代官修方书。
[3]补中强志:谓增强脾胃及肾的功能。
[4]湘莲:湖南湘潭特产的莲子。建莲:福建建宁特产的莲子。

译文

莲肉粥

《圣惠方》认为:莲肉有"补中强志"的功效。慈山按:莲肉粥兼有养神益脾固精,除百疾的功效。制法是莲子去皮和心,用新鲜的莲子煮粥效果更好,干莲子如经火焙,肉就会僵硬,煮不烂。或将莲子磨粉加入煮粥。其中湘莲比建莲好,皮薄肉实。

藕粥

慈山参入:治热渴,止泄开胃消食,散留血,久服令人心欢。磨粉调食,味极淡;切片煮粥,甘而且香。凡物制法异，能移其气味，类如此。

译文

藕粥

曹慈山新增：藕可以治疗热渴，功效具有止泄开胃消食，散瘀血，久服藕令人心情愉悦。将藕磨粉调食，味极淡；切片煮粥，味道香甜。大凡食物制法不同，能改变它的气味，与此类似。

荷鼻粥

慈山参入：荷鼻即叶蒂。生发元气，助脾胃，止渴止痢固精。连茎叶用亦可，色青形仰，其中空，得震卦之象[1]。《珍珠囊》：" 煎汤烧饭[2]，和药治脾。以之煮粥，香清佳绝。"

注释

[1]震卦：周易八卦之一，由上面两个阴爻和下面一个阳爻组成。
[2]《珍珠囊》：药学著作，金代张元素编著，全书共一卷，

译文

荷鼻粥

曹慈山新增：荷鼻粥中荷鼻即叶蒂。具有生发元气，助脾胃，止渴，止痢固精的功效。莲的茎叶也可以用，莲叶颜色碧绿，如碗形上仰，中间空，如同震卦的卦型。《珍珠囊》记载："荷鼻煎汤烧饭和药，治脾，用它煮粥十分清香。"

芡实粥

《汤液本草》[1]："益精强志，聪耳明目。"按：兼治湿痹，腰脊膝痛，小便不禁，遗精白浊[2]。有粳糯二种，性同。入粥俱须烂煮，鲜者佳。杨雄《方言》曰[3]："南楚谓之

鸡头[4]。"

注释

[1]《汤液本草》：药学著作。三卷。元·王好古撰。
[2]白浊：中医学名词，指淋病。
[3]扬雄：即杨雄，字子云，西汉哲学家、文学家、语言学家，蜀郡成都（今四川成都郫县）人。
[4]南楚：古地区名。春秋战国时，楚国在中原南面，后世称南楚，为三楚之一。北起淮汉，南至江南，约包括今安徽中部、西南部，河南东南部、湖南、湖北东部及江西等地。

译文

芡实粥

《汤液本草》认为："芡实具有益精强志，聪耳明目的功效。"慈山按：该物还治疗湿痹，腰脊膝痛，小便不禁，遗精白浊的症状。糯米有粳、糯二种，性同。入粥都需要烂煮，鲜者好。杨雄《方言》说："南楚称之鸡头。"

薏苡粥

《广济方》[1]："治久风湿痹。"又《三福丹书》[2]："补脾益胃。"按：兼治筋急拘挛，理脚气，消水肿。张师正《倦游录》云[3]："辛稼轩患疝，用薏珠东壁土炒服[4]，即愈。"乃上品养心药。

注释

[1]《广济方》：唐玄宗曾制《开元广济方》五卷，计五百八十六方，昭示天下。
[2]《三福丹书》：即《福寿丹书》，共七卷，为明代养生专著。
[3]张师正：张师正，名思政，字不疑，北宋襄国（今邢台市）人。撰有《倦游录》十二卷。

[4] 东壁土：古旧房屋东边墙上的土。甘、温、无毒。治霍乱烦闷、泄痢温疟、脱肛等。

译文

薏苡粥

《广济方》记载："薏苡治疗久风湿痹。"又在《三福丹书》记载："薏苡具有补脾益胃的功效。"慈山按：薏苡还治疗筋急拘挛，理脚气，消水肿。张师正《倦游录》说："辛稼轩患疝病，用薏珠东壁土炒服，马上治愈。"薏苡是上品养心药。

扁豆粥

《延年秘旨》："和中补五脏。"按：兼消暑除湿解毒，久服发不白。荚有青、紫二色，皮有黑、白、赤、斑四色。白者温，黑者冷，赤斑者平。入粥去皮，用干者佳，鲜者味少淡。

译文

扁豆粥

《延年秘旨》记载："扁豆具有和中补五脏的功效。"慈山按：扁豆兼消暑除湿解毒的功效，久服头发不会白。扁豆荚有青、紫两色，皮有黑、白、赤、斑四色。白者温，黑者冷，赤斑者平。制法是扁豆入粥去皮，用干扁豆好，鲜者味少淡。

御米粥

《开宝本草》[1]："治丹石发动，不下饮食。"和竹沥入粥。按：即罂粟子[2]，《花谱》名"丽春花"[3]，兼行风气，逐邪热，治反胃痰滞泻痢，润燥固精。水研滤浆入粥，极香滑。

注释

[1]《开宝本草》:古代中国药物学著作,刘翰、马志等编著于宋代开宝年间,因名。

[2]罂粟子:草木植物,全株有白粉,花红色、粉色或白色,果实未成熟时,取其汁液制鸦片。罂粟子即罂粟的籽种。

[3]《花谱》:宋·游默斋著。

译文

御米粥

《开宝本草》记载:"御米和竹沥入粥治疗丹石发动,不下饮食的症状。"慈山按:御米即罂粟子,《花谱》名"丽春花",功效兼行风气,逐邪热,治反胃痰滞泻痢,润燥固精。制法是将御米水研滤浆入粥,极香滑。

姜粥

《本草纲目》:"温中,辟恶气。"又《手集方》:捣汁煮粥[1],治反胃。按:兼散风寒,通神明,取效甚多。《朱子语录》有"秋姜夭人天年"之语[2],治疾勿泥。《春秋运斗枢》曰[3]:"璇星散而为姜[4]。"

注释

[1]《手集方》:全名《李绛兵部手集方》,方书类著作,收录了唐·李绛所传验方。唐·薛弘庆撰,已佚。

[2]《朱子语录》:又名《朱子语类》,朱熹与其弟子问答的语录汇编。共一百四十卷。

[3]《春秋运斗枢》:书名,明孙瑴辑。

[4]璇星:星名。北斗第二星。

译文

姜粥

《本草纲目》记载:"姜具有温中,辟恶气的功效。"又在《手集方》中用姜捣汁煮粥,治疗反胃。慈山按:姜粥兼散风寒,通神明,取得的效果很多。《朱子语录》"有秋天吃姜,使本来能够活到天年的人夭折了",治疗疾病不要拘泥。《春秋运斗枢》说:"璇星散而为姜。"

香稻叶粥

慈山参入:按各方书,俱烧灰淋汁用,惟《摘元妙方》糯稻叶煎露一宿,治白浊。《纲目》谓气味辛热,恐未然。以之煮粥,味薄而香清,薄能利水,香能开胃。

译文

香稻叶粥

曹慈山新增:按各方书将香稻叶全烧灰淋汁用,只有《摘元妙方》糯稻叶煎露一夜,治白浊。《纲目》谓气味辛热,恐怕并非如此。用香稻叶来煮粥,味薄而香清,薄能利水,香能开胃。

丝瓜叶粥

慈山参入:丝瓜性清寒,除热利肠,凉血解毒,叶性相类。瓜长而细,名马鞭瓜,其叶不堪用;瓜短而肥,名丁香瓜,其叶煮粥香美。拭去毛,或姜汁洗。

译文

丝瓜叶粥

曹慈山新增:丝瓜药性清寒,有除热利肠,凉血解毒的功效,其叶的药性相相同。丝瓜长而细，名马鞭瓜，其叶不能用；瓜短而肥，名丁香瓜，其叶煮粥香美。拭去毛，或姜汁洗。

桑芽粥

《山居清供》："止渴明目。"按：兼利五脏，通关节，治劳热，止汗。《字说》云[1]："桑为东方神木，煮粥用初生细芽。苞含未吐者，气香而味甘。"《吴地志》："焙干代茶，生津清肝火[2]。"

注释

[1]《字说》：此书为北宋王安石所撰，共二十卷（王安石《进〈字说〉表》称"二十四卷"）。

[2]《吴地志》：唐陆广微撰。一卷。多记古国吴地之事。

译文

桑芽粥

《山居清供》记载："桑芽能止渴明目。"慈山按：桑芽兼利五脏，通关节，治劳热，止汗的功效。王安石《字说》记载："桑为东方神木，煮粥用桑树初生细芽。苞含未放的，气香味甜。"《吴地志》记载："桑芽焙干代茶，具有生津清肝火的功效。"

胡桃粥

《海上方》[1]："治阳虚腰痛，石淋五痔。"按：兼润肌肤，黑须发，利小便，止寒嗽，温肺润肠。去皮研膏，水搅滤汁，米熟后加入。多煮生油气，或加杜仲、茴香，治腰痛。

注释

[1]《海上方》：《海上方》是宋·钱竽著述的中医方剂书，另外，世上流传的还有托名孙真人撰写的《奇效海上仙方秘本》。

译文

胡桃粥

《海上方》："胡桃治疗阳虚腰痛，石淋五痔。"慈山按：胡桃兼润肌肤，黑须发，利小便，止寒嗽，温肺润肠的功效。制法是胡桃去皮研膏，水搅滤汁，米熟后加入。多煮会产生油气，或加杜仲、茴香，治腰痛。

杏仁粥

《食医心镜》[1]："治五痔下血[2]。"按：兼治风热咳嗽，润燥。出关西者名巴旦，味甘尤美。去皮尖，水研滤汁，煮粥微加冰糖。《野人闲话》云[3]："每日晨起以七枚细嚼，益老人。"

注释

[1]《食医心镜》：唐代介绍食物治病专书。唐·孟诜撰。
[2] 五痔：病症名。五种肛门痔类型之合称。
[3]《野人闲话》：宋代景焕撰。杂事小说集，《崇文总目》小说类著录，五卷。

译文

杏仁粥

《食医心镜》："杏仁治疗五痔下血。"慈山按：杏仁兼治风热咳嗽，润燥的功效。出关西者名叫巴旦，味甘尤美。制法杏仁去皮尖，水研滤汁，煮粥微加冰糖。《野人闲话》说："每天早晨起来吃七颗杏仁细嚼，对老人有益。"

胡麻粥

《锦囊秘录》[1]:"养肺耐饥耐渴。"按:胡麻即芝麻,《广雅》名藤宏[2],坚筋骨,明耳目,止心惊,治百病。乌色者名巨胜,仙经所重,栗色者香却过之。炒研加水,滤汁入粥。

注释

[1]《锦囊秘录》:即《冯氏锦囊秘录》,四十九卷,中医丛书,初刊于清康熙六十一年(1722)。

[2]《广雅》:训诂书。三国魏时张揖撰。

译文

胡麻粥

《锦囊秘录》认为:"胡麻可以养肺,耐饥耐渴。"慈山按:胡麻即芝麻,《广雅》名"藤宏",具有坚筋骨,明耳目,止心惊,治百病的功效。胡麻乌色者名巨胜,道家经典非常看重,栗色者的却超过了它。制法炒研加水,滤汁入粥。

松仁粥

《纲目方》:"润心肺,调大肠。"按:兼治骨节风,散水气寒气,肥五藏,温肠胃。取洁白者,研膏入粥。色微黄,即有油气,不堪用。《列仙传》云[1]:"偓佺好食松实[2],体毛数寸。"

注释

[1]《列仙传》:中国第一部系统叙述神仙的传记,具体成书时间与作者争议颇多,现多认为是西汉史学家刘向所著,主要记述了上古及三代、秦、汉之间的七十多位神仙的重要事迹及成仙过程。

[2]偓佺（卧全wò quán）：古仙人名。

译文

松仁粥

《纲目方》提到："松仁具有润心肺，调大肠的功效。"慈山按：松仁兼治骨节风，散水气寒气，肥五脏，温肠胃的功效。制法是将松仁取洁白者，研膏入粥。色微黄，即有油气，不能用。《列仙传》说："偓佺好食松实，体毛数寸。"

菊苗粥

《天宝单方》[1]："清头目。"按：兼除胸中烦热，去风眩，安肠胃。《花谱》曰："茎紫其叶味甘者可食，苦者名苦薏，不可用。"苗乃发生之气聚于上，故尤以清头目有效。

注释

[1]《天宝单方》：即《天宝单方药图》，为唐代图文并茂的实用药物图谱。

译文

菊苗粥

《天宝单方》："菊苗可以清头目。"慈山按：菊苗兼除胸中烦热，去风眩，安肠胃的功效。《花谱》说："茎紫其叶味甘者可食，苦者名苦薏，不可用。"苗乃发生之气聚于上，所以尤以清头目有效。

菊花粥

慈山参入：养肝血，悦颜色，清风眩，除热解渴明目。其种以百计，《花谱》曰："野生单瓣，色白开小朵者良，黄者次之。"点茶亦佳[1]。煮粥去蒂，晒干磨粉和入。

注释

[1]朵:同治本作"花"。
[2]点茶:犹泡茶。

译文

菊花粥

曹慈山新增:菊花具有养肝血,悦颜色,清风眩,除热解渴明目的功效。其种类以百计,《花谱》说:"菊花野生单瓣,色白开小朵朵,白花者良,黄者次之。"点茶亦佳。煮粥去蒂,晒干磨粉和入。

梅花粥

《采珍集》[1]:"绿萼花瓣,雪水煮粥,解热毒。"按:兼治诸疮毒。梅花凌寒而绽,将春而芳,得造物生气之先,香带辣性,非纯寒。粥熟加入,略沸。《埤雅》曰[2]:"梅入北方变杏。"

注释

[1]《采珍集》:共十二卷,清陈枚辑。
[2]埤(pí皮)雅:训诂书,宋·陆佃撰,二十卷。是书为增补《尔雅》而作。专释动植物及天文气象名词。征引古书,探求由来,训释颇详,可视为一部专科性词典。

译文

梅花粥

《采珍集》中记载:"梅花用绿萼花瓣,雪水煮粥,具有解热毒的功效。"慈山按:梅花兼治诸疮毒。梅花在寒冷的冬天绽放,春天还未到来便开花,最先得到造化生气。香带辣性,非纯寒。粥熟后加入,稍微煮沸。《埤雅》说:"梅入北方变杏。"

佛手柑粥

《宦游日札》[1]："闽人以佛手柑作菹，并煮粥，香清开胃。"按：其皮辛，其肉甘而微苦，甘可和中，辛可顺气，治心胃痛宜之，陈者尤良。入粥用鲜者，勿久煮。

注释

[1]《宦游日札》：清马秀儒撰。

译文

佛手柑粥

《宦游日札》记载："佛手柑是闽人以佛手柑作菹，并煮粥，具有香清开胃的功效。"慈山按：佛手柑其皮辛，其肉甘而微苦，甘可和中，辛可顺气，适宜治心胃痛，陈者尤良。入粥用鲜者，不要久煮。

百合粥

《纲目方》："润肺调中[1]。"按：兼治热咳脚气。嵇含《草木状》云[2]："花白叶阔为百合，花红叶尖为卷丹，卷丹不入药。"窃意花叶虽异，形相类而味不相远[3]，性非迥别。

注释

[1]调中：中医学术语。调和中焦阻塞。
[2]嵇含（263年—306年）：字君道，家在巩县亳丘（今河南省巩义市），自号亳丘子，西晋时期的文学家及植物学家，谯国铚县（今安徽省濉溪县临涣集）人，著有《南方草木状》。
[3]远：差距大。

译文

百合粥

《纲目方》:"百合润肺调中。"慈山按:百合兼治热咳脚气。嵇含《草木状》说:"花白叶阔为百合,花红叶尖为卷丹,卷丹不入药。"我觉得他们花叶虽然不同,外形相似而味道不会差太远,药性更不会有迥异的差别。

砂仁粥

《拾便良方》[1]:"治呕吐,腹中虚痛。"按:兼治上气咳逆胀痞[2],醒脾通滞气,散寒饮,温肾肝。炒去翳,研末点入粥,其性润燥。《韩懋医通》曰[3]:"肾恶燥,以辛润之。"

注释

[1]《拾便良方》:医学著作,四十卷,宋郭坦撰。

[2] 上气:肺气上逆。

[3]《韩懋医通》:韩懋为明代医学家,道士。少为诸生,博极群书,制行高雅,善诗能文。著《韩氏医通》两卷,强调四诊合参以鉴别病证,其"六法兼施章"之医案格式,为后世所遵循。其《杨梅疮论治方》一卷,为我国早期治疗梅毒之专书。

译文

砂仁粥

《拾便良方》:"砂仁治呕吐,腹中虚痛。"慈山按:砂仁兼治上气咳逆胀痞,有醒脾通滞气、散寒饮、温肾肝的功效。砂仁炒去翳,研末点入粥,其性润燥。《韩愁医通》说:"肾恶燥,以辛润之。"

五加芽粥

《家宝方》[1]:"明目止渴。"按:《本草》:"五加根皮效颇多,"又云:"其叶作蔬,去皮肤风湿;嫩芽焙干代茶,清咽喉。作粥色碧香清,效同。"《巴蜀异物志》名文章草[2]。

注释

[1]《家宝方》:即《卫生家宝方》,医方著作,又名《卫生家宝》,六卷,另有卷首一卷。宋·朱端章辑,徐安国补订,刊于1184年。

[2]《巴蜀异物志》:三国时蜀国名士谯周撰。

译文

五加芽粥

《家宝方》:"五加芽具有明目止渴的功效。"慈山按:《本草》"五加根皮效颇多,又云其叶作蔬,去皮肤风湿;嫩芽焙干代茶,清咽喉。作粥色碧香清,功效同。"《巴蜀异物志》名"文章草"。

枸杞叶粥

《传信方》[1]:"治五劳七伤[2],豉汁和米煮。"按:兼治上焦客热[3],周痹风湿[4],明目安神。味甘气凉,与根皮及子性少别。《笔谈》云[5]:"陕西极边生者大合抱,摘叶代茶。"

注释

[1]《传信方》:医书名。唐·刘禹锡撰于818年。

[2]五劳:指久视伤血、久卧伤气、久坐伤肉、久立伤骨、久行伤筋。七伤:指大饱伤脾,大怒气逆伤肝,强力举重久坐湿地伤肾,形寒饮冷伤肺,忧愁思虑伤心,风雨寒暑伤形,恐惧不节伤志。皆出自《黄帝内经·素问·宣明五气篇》。

[3]客热:外来的邪热。

[4]痹:中医指风、寒、湿侵袭肌体导致肢节疼痛、麻木、屈伸不利的病症。

[5]《笔谈》:即《梦溪笔谈》,是我国北宋科学家沈括的传世著作。

译文

枸杞叶粥

《传信方》："将枸杞与豉汁和米煮，具有治五劳七伤的功效。"慈山按：枸杞叶粥兼治疗上焦客热、周痹风湿，有明目安神的功效。枸杞叶味甘气凉，与枸杞根皮及子的药性有少许区别。《笔谈》说："陕西极边生者大合抱，摘叶代茶。"

枇杷叶粥

《枕中记》[1]："疗热嗽，以蜜水涂炙，煮粥去叶食。"按：兼降气止渴，清暑毒。凡用择经霜老叶，拭去毛，甘草汤洗净，或用姜汁炙黄。肺病可代茶饮。

注释

[1]《枕中记》：全名《淮南枕中记》，方药书，传说为西汉淮南王刘安秘藏于枕头中的验方，已佚。

译文

枇杷叶粥

《枕中记》："枇杷叶治疗热嗽，以蜜水涂炙，煮粥去叶食用。"慈山按：枇杷叶有降气止渴，清暑毒的功效。凡用择经霜老叶，拭去毛，甘草汤洗净，或用姜汁炙黄。肺病患者可代茶饮。

茗粥

《保生集要》[1]："化痰消食，浓煎入粥。"按：兼治疟痢，加姜。《茶经》曰[2]："名有五，一茶，二槚[3]，三蔎[4]，四茗，五荈[5]。"《茶谱》曰[6]："早采为茶，晚采为茗。"《丹铅录》"茶即古荼字[7]，《诗》'谁谓荼苦'是也。"

注释

[1]《保生集要》：宋·张文远著。一卷。

[2]《茶经》：是中国乃至世界观现存最早、最完整、最全面介绍茶的第一部专著，由中国茶道奠基人陆羽所著。

[3]槚(jiǎ 甲)：古书指茶树。

[4]蔎(shè 社)：古书上说的一种香草。另指茶。

[5]荈：茶晚取者。

[6]《茶谱》：明太祖朱元璋第十六子朱权著。

[7]《丹铅录》：明代杨慎撰。

译文

茗粥

《保生集要》："茗具有化痰消食的功效，浓煎入粥。"慈山按：兼治疟痢，加姜。《茶经》说："茶有五个名称，一茶，二槚，三蔎，四茗，五荈。"《茶谱》曰："早采为茶，晚采为茗。"《丹铅录》"茶即古荼字，《诗》'谁谓荼苦'说的就是这个。"

苏叶粥

慈山参入：按《纲目》用以煮饭，行气解肌[1]，入粥功同。按：此乃发表散风寒之品，亦能消痰和血止痛，背面皆紫者佳。《日华子本草》谓能补中益气[2]，窃恐未然。

注释

[1]行气解肌：行气：谓使气血通畅。解肌：谓解除肌表之邪。是对外感证初起有汗的治法。

[2]《日华子本草》：全名《日华子诸家本草》，著作年代、作者不详。本书内容丰富、实用，是研究中药和药学史的重要文献。

译文

苏叶粥

曹慈山新增：按《本草纲目》苏叶用来煮饭，具有行气解肌，入粥功效相同。慈山按：苏叶就是发表散风寒之品，同样能消痰和血止痛，背面皆紫者佳。《日华子本草》认为苏叶能补中益气，恐怕并非如此。

苏子粥

《简便方》[1]："治上气咳逆。"又《济生方》加麻子仁[2]，顺气顺肠。按：兼消痰润肺。《药性本草》曰[3]："长食苏子粥，令人肥白身香。"《丹房镜源》曰[4]："苏子油能柔五金八石[5]。"

注释

[1]《简便方》：明代医家杨起著。
[2]《济生方》：又名《严氏济生方》，宋·严用和撰。
[3]《药性本草》：本草类中医著作，明·薛己撰。
[4]《丹房镜源》：炼丹著作，唐·独孤滔著。
[5] 五金八石：五金：称金、银、铜、铁、锡为五金，亦泛指各种金属。八石：古代道家所常用的朱砂、雄黄、雌黄、空青、云母、硫黄、戎盐、销石八种石质原料。

译文

苏子粥

《简便方》记载："苏子具有治上气咳逆的功效。"又《济生方》中苏子加麻子仁，具有顺气顺肠的功效。慈山按：兼消痰润肺的功效。《药性本草》说："长吃苏子粥，令人肥白身香。"《丹房镜源》说："苏子油能柔五金八石。"

藿香粥

《医余录》："散暑气，辟恶气。"按：兼治脾胃，吐逆霍乱，心腹痛，开胃进食。《交广杂志》谓藿香木本。《金楼子》言五香共是一木[1]，叶为藿香。入粥用南方草本，鲜者佳。

注释

[1]《金楼子》：梁元帝萧绎撰写的《金楼子》是南北朝时期的一部重要子书，但却不载于《梁书·元帝本纪》。五香：通常指烹调食物所用的茴香、花椒、大料、桂皮、丁香等五种主要香料。

译文

藿香粥

《医余录》记载：藿香具有散暑气，辟恶气的功效。慈山按：藿香兼治疗脾胃，吐逆霍乱，心腹痛，开胃进食。《交广杂志》认为藿香为藿本植物。《金楼子》介绍五香共来自一种木头，叶子为藿香。入粥用南方草本，新鲜的好。

薄荷粥

《医余录》："通关格[1]，利咽喉，令人口香。"按：兼止痰嗽，治头脑风[2]，发汗消食下气，去舌胎。《纲目》云："煎汤煮饭，能去热。"煮粥尤妥。杨雄《甘泉赋》作茇葀[3]。

注释

[1]关格：中医学病证名。"关"为大小便不通，"格"为饮食即吐，并称"关格"。亦专指大小便不通的病症。

[2]头：同治本此后有"痛"字。

[3]杨雄：字子云，成都人，西汉末著名的文学家、辞赋家。

译文

薄荷粥

《医余录》记载:"薄荷具有通关格,利咽喉,令人口香的功效。"慈山按:薄荷兼止痰嗽,治头痛、脑风,发汗消食下气,去舌苔的功效。《本草纲目》说:"薄荷煎汤煮饭,能去热。"煮粥尤妥。杨雄《甘泉赋》把薄荷写作茇葀。

松叶粥

《圣惠方》[1]:"细切煮汁作粥,轻身益气。"按:兼治风湿疮,安五脏,生毛发,守中耐饥。或捣汁澄粉曝干,点入粥,《字说》云:"松柏为百木之长,松犹公也,柏犹伯也。"

注释

[1]《圣惠方》:全名《太平圣惠方》,北宋官修方书类著作,北宋王怀隐等撰。

译文

松叶粥

《圣惠方》记载:"松叶细切煮汁作粥,具有轻身益气的功效。"慈山按:松叶兼治风湿疮,安五脏,生毛发,守中耐饥。或可以捣汁澄粉曝干,在粥里加点,《字说》介绍:"松柏为百木之长,松犹公也,柏犹伯也。"

柏叶粥

《遵生八笺》[1]:"神仙服饵。"按:兼治呕血便血,下痢烦满。用侧柏叶随四时方向采之[2],捣汁澄粉入粥。《本草衍义》云[3]:"柏木西指,得金之正气,阴木而有贞德者。"

注释

[1]《遵生八笺》：明·高濂撰。濂字深甫，工诗、曲，兼通医理，擅养生，撰养生专著《遵生八笺》十九卷，分八目。

[2] 四时方向：四季所属方向，即春季东向，夏季南向，秋季西向，冬季北向。

[3]《本草衍义》：本草类医书，宋·寇宗奭编著。

译文

柏叶粥

《遵生八笺》记载："柏叶粥神仙服饵。"慈山按：柏叶兼治疗呕血便血，下痢烦满。用侧柏叶随四季所属方向采摘，捣汁澄粉入粥。《本草衍义》介绍："柏木西指，得金之正气，阴木而有贞德者。"

花椒粥

《食疗本草》[1]："治口疮。"又《千金翼》："治下痢腰腹冷[2]，加炒面煮粥。"按：兼温中暖肾除湿，止腹痛。用开口者，闭口有毒。《巴蜀异物志》"出四川清溪县者良，香气亦别。"

注释

[1]《食疗本草》：唐·孟诜（612年—713年）所撰。该书是在《千金要方》中"食治篇"基础上增订而成。

[2]《千金翼》：即《千金翼方》，古代医学名著。唐·孙思邈撰，约成书于永淳二年（682）。作者集晚年近三十年之经验，以补早期巨著《千金要方》之不足，故名翼方。

译文

花椒粥

《食疗本草》：花椒具有治口疮的功效。又在《千金翼》记载"花椒治下痢腰腹冷的功效，制法是花椒加炒面煮粥。"慈山按：花椒兼温中暖肾除湿，止腹痛的功效。花椒用开口者，闭口有毒。《巴蜀异物志》说："花椒出自四川清溪县的为好，香气有分别。"

栗粥

《纲目方》："补肾气，益腰脚，同米煮。"按：兼开胃活血。润沙收之，入夏如新。梵书名笃迦[1]，其扁者曰栗楔，活血尤良。《经验方》：每早细嚼风干栗[2]。猪肾粥助之，补肾效。

注释

[1]梵书：指佛经。
[2]《经验方》：该书作者宋代已佚名。

译文

栗粥

《纲目方》记载："栗同米煮其有补肾气，益腰脚的功效。"慈山按：栗粥兼开胃活血的功效。放入细沙中收藏，入夏也和新采的一样。梵书名笃迦，其扁者曰栗楔，活血效果更加好。《经验方》：每天早上细嚼风干栗。用猪肾粥辅助，对补肾很有效。

绿豆粥

《普济方》[1]："治消渴饮水[2]。"又《纲目》方："解热毒。"按：兼利小便，厚肠胃，清暑下气。皮寒肉平，用须连皮。先煮汁，去豆下米煮。《夷坚志》云[3]："解附子毒。"

注释

[1]《普济方》：中国历史上最大的方剂书籍，它载方达61739首。普济方

医方著作。一百六十八卷。明·朱橚、滕硕、刘醇等编。

[2] 消渴：中医学病症名，以口渴，善饮，多尿，消瘦为主要表现。

[3]《夷坚志》：宋代志怪小说集。作者洪迈，字景卢，别号野处。

译文

绿豆粥

《普济方》记载："绿豆具有治消渴饮水的功效。"又《本草纲目》方记载："解热毒的功效。"慈山按：绿豆兼利小便，厚肠胃，清暑下气的功效。绿豆皮寒肉平，用须连皮。制法是绿豆先煮汁，去豆下米煮。《夷坚志》云："绿豆具有解附子毒的功效。"

鹿尾粥

慈山参入：鹿尾关东风干者佳，去脂膜，中有凝血如嫩肝，为食物珍品。碎切煮粥，清而不腻，香有别韵，大补虚损。盖阳气聚于角，阴血会于尾。

译文

鹿尾粥

曹慈山新增：鹿尾粥中鹿尾关东风干的好，去脂膜，其中有凝血如嫩肝，为食物珍品。制法是用鹿尾碎切煮粥，清而不腻，香有别韵，大补虚损。因为阳气会聚在角，阴血会聚在尾。

燕窝粥

《医学述》[1]："养肺化痰止嗽，补而不滞，煮粥淡食有效。"按：《本草》不载，《泉南杂记》采入[2]，亦不能确辨是何物。色白治肺，质清化痰，味淡利水，此其明验。

注释

[1]《医学述》:清·吴仪洛撰。
[2]《泉南杂记》:明·陈懋仁撰。

译文

燕窝粥

《医学述》记载:"燕窝具有养肺化痰止嗽,补而不滞的功效,煮粥淡食有效。"慈山按:《本草》没有记载燕窝,《泉南杂记》有收录,但是说得不清楚。燕窝色白治肺,质清化痰,味淡利水,此粥很有效果。

点评

本章上品三十六篇介绍了三十六种粥方,方谱少而精,组方材料几乎都是日用所及且常用之品。对于粥方的选择,更是用心良苦,取舍有度。首先以鹿尾粥为例,认为鹿尾虽有补腰脊,益肾精之功,但价贵难寻,普通百姓有心无力用不起,就予舍弃。"其为补腰脊,益肾精,自不待言。但价等于珠。未易供寻常之一饱"。其次,无论是入粥材料的价格贵贱,还是材料获得的难易程度,曹氏粥谱均是以日常食用为考量,例如"绿豆粥",为一种常见的杂粮粥,性寒味甘,有清热解毒,降火消暑的功效,十分适合在夏天食用。其中绿豆含有丰富的蛋白质、维生素及钙、铁、磷等微量元素,具有十分高的营养价值,且制作方便。但是,绿豆性寒,脾胃虚寒,或阳虚之人不宜长服。还有"藕粥"为家常菜粥,具有清热生津,补益脾胃的作用。早在《神农本草经》中就说莲藕可"补中养神,益气力,除百病,久服轻身耐老,"在民间更有"男不离韭,女不离藕"的说法。由此可见,曹氏粥谱在理法上均符合其以切合日用为原则的养生观念。

中品二十七

山药粥

《经验方》:"治久泄。"糯米水浸一宿,山药炒熟,加沙糖、胡椒煮。按:兼补肾精,固肠胃。其子生叶间,大如铃,入粥更佳。《杜兰香传》云[1]:"食之辟雾露。"

注释

[1]《杜兰香传》:东晋文学家曹毗撰。

译文

山药粥

《经验方》记载:"山药具有治疗久泄的功效。"制法是将糯米水浸一夜,山药炒熟,加沙糖、胡椒煮。慈山按:该物还有补肾精,固肠胃的功效。山药其子生叶间,大如铃,入粥更好。《杜兰香传》说:"食之辟雾露。"

白茯苓粥

《直指方》[1]:"治心虚梦泄白浊。"又《纲目方》:"主清上实下。"又《采珍集》:"治欲睡不得睡。"按:《史记·龟荚传》:"名伏灵,谓松之神灵所伏也[2]。兼安神渗湿益脾。"

注释

[1]《直指方》：医书名，全名《仁斋直指方论》，二十六卷，宋·杨士瀛撰。
[2]《史记·龟荚传》：即《史记·龟策列传》，专记卜筮活动的类传。

译文

白茯苓粥

《直指方》记载：白茯苓具有治疗心虚梦泄白浊的功效。又在《纲目方》中白茯苓主清上实下。又在《采珍集》中白茯苓治疗欲睡不得睡。慈山按：在《史记·龟策列传》："茯苓名伏灵，认为松树的神灵伏在白茯苓中。该物还有安神渗湿益脾的功效。"

赤小豆粥

《日用举要》："消水肿。"又《纲目方》："利小便，治脚气，辟邪厉[1]。"按：兼治消渴，止泄痢，腹胀吐逆。《服食经》云[2]："冬至日食赤小豆粥，可厌疫鬼[3]。"即辟邪厉之意。

注释

[1]辟邪：避免或驱除邪祟。一般用做迷信语，表示降伏妖魔鬼怪使不侵扰人的意思。
厉：祸患，危害。
[2]《服食经》：即《神仙服食经》。《隋书·经籍志》医方类著录。
[3]厌（yā 压）：用迷信手法镇服驱避鬼邪。

译文

赤小豆粥

《日用举要》认为："赤小豆具有消水肿的功效。"又在《纲目方》记载："赤小豆利小便，治脚气，辟邪厉。"慈山按：兼治消渴，止泄痢，腹胀吐逆的功效。《服食经》记载："冬至日吃赤小豆粥，可以远离疫疠。"就是辟邪厉的意思。

蚕豆粥

《山居清供》:"快胃和脾。"按:兼利脏腑。《本经》不载,万表《积善堂方》[1]:"有误吞针,蚕豆同韭菜食,针自大便出,利脏腑可验。"煮粥宜带露采嫩者,去皮用,皮味涩。

注释

[1]《积善堂方》:明代万表撰。

译文

蚕豆粥

《山居清供》认为:"蚕豆具有快胃和脾的功效。"慈山按:该物还有利脏腑的功效。蚕豆在《神农本草经》没有记载,万表的《积善堂方》写道:"有误吞针,蚕豆同韭菜吃,针就可以随大便同出。"由此可见利脏腑的作用。制作方法是:煮粥宜用带露水采的、鲜嫩的,去掉皮使用,因为皮有涩味。

天花粉粥

《千金月令》:"治消渴。"按:即瓜蒌根。《炮炙论》曰[1]:"圆者为栝,长者为楼,根则一也。"水磨澄粉入粥,除烦热,补虚安中,疗热狂时疾[2],润肺降火止嗽。宜虚热人。

注释

[1]《炮炙论》:《雷公炮炙论》,刘宋·雷斅著。三卷。原书已佚,其内容散见于《证类本草》中,近人有辑本。此书为中国最早的中药炮制学专著,原载药物300种,每药先述药材性状及与易混品种区别要点,别其真伪优劣,是中药鉴定学之重要文献。

[2]时疾:季节性流行病。

译文

天花粉粥

《千金月令》认为:"天花粉具有治消渴的功效。"慈山按:天花粉即瓜蒌根。《炮炙论》说:"圆者为栝,长者为楼,根则一也。"制法是将天花粉水磨澄粉入粥,具有除烦热、补虚安中、疗热狂时疾、润肺降火止嗽的功效。适宜虚热的人食用。

面粥

《外台秘要》[1]:"治寒痢白泻[2]。麦面炒黄,同米煮。"按:兼强气力,补不足,助五脏。《纲目》曰:"北面性平,食之不渴,南面性热,食之发渴,随地气而异也。"梵书名迦师错。

注释

[1]《外台秘要》:唐·王焘著。四十卷。搜集唐以前的许多医药著作,编为1104门,载方6000有余,是重要的中医著作之一。

[2]寒痢:病名。指寒客于肠胃引致之痢疾。

译文

面粥

《外台秘要》:"麦面炒黄和米煮治疗寒痢白泻。"慈山按:该物还有强气力,补不足,助五脏的功效。《本草纲目》说:"北面性平,食之不渴,南面性热,食之发渴,随地气而异也。"梵书里名叫迦师错。

腐浆粥

慈山参入:腐浆即未点成腐者,诸豆可制,用白豆居多。润肺消胀满,下大肠浊气,利小便。暑月入人汗有毒。北方呼为甜浆粥,解煤毒,清晨有肩挑鬻于市[1]。

注释

[1]鬻(yù 欲):卖。

译文

腐浆粥

曹慈山新增:腐浆就是未点成腐者,诸豆可制,用白豆居多。具有润肺消胀满、下大肠浊气、利小便的功效。暑月入人汗有毒。北方呼为甜浆粥,解煤毒,清晨有肩挑在市场上贩卖。

龙眼肉粥

慈山参入:开胃悦脾,养心益智,通神明,安五脏,其效甚大。《本草衍义》曰:"此专为果,未见入药,非矣。"《名医别录》云:"治邪气,除蛊毒[1],久服强魂,轻身不老。"

注释

[1]蛊毒:指蛊虫之毒。

译文

龙眼肉粥

曹慈山新增:龙眼肉具有开胃悦脾,养心益智,通神明,安五脏的功效,其效果很大。《本草衍义》载:"此专为水果,未见入药"这种说法不对。《名医别录》认为:"治邪气,除蛊毒,久服强魂,轻身不老。"

大枣粥

慈山参入:按道家方药,枣为佳饵,皮利肉补。去皮用,养脾气,平胃气,润肺止嗽,补五脏,和百药。枣类不一,青州黑大枣良，南枣味薄微酸，勿用。

> **译文**
>
> 大枣粥
>
> 曹慈山新增：在道家的方药里，大枣是上佳的食物。皮利于消化，肉滋补脾胃，去皮用。具有养脾气、平胃气、润肺止嗽、补五脏、和百药的功效。枣类不一，青州产的又黑又大的枣好，南枣味薄微酸，不宜用。

蔗浆粥

《采珍集》："治咳嗽虚热，口干舌燥。"按：兼助脾气，利大小肠，除烦热，解酒毒。有青紫两种，青者胜。榨为浆，加入粥。如经火沸，失其本性，与糖霜何异？

> **译文**
>
> 蔗浆粥
>
> 《采珍集》记载："蔗浆治疗咳嗽虚热，口干舌燥。"慈山按：该物还有助脾气，利大小肠，除烦热，解酒毒的功效。有青紫二种，青的更好。榨为浆，加入粥。如果用火煮沸过，失去其本性，那就和糖霜有什么不同呢？

柿饼粥

《食疗本草》："治秋痢。"又《圣济方》："治鼻窒不通。"按：兼健脾涩肠，止血止嗽，疗痔。日干为白柿，火干为乌柿，宜用白者。干柿去皮纳瓮中，待生白霜，以霜入粥尤佳。

译文

柿饼粥

《食疗本草》记载:"柿饼治秋痢。"《圣济方》记载:"治鼻塞不通。"慈山按:该物还有健脾涩肠、止血止嗽、治疗痔疮的功效。柿饼晒干为白柿,烘干为乌柿,应该用白柿。干柿去皮装进瓮中,等到生白霜,把霜加入粥中更佳。

枳椇粥

慈山参入:按俗名鸡距子,形卷曲如珊瑚,味甘如枣。《古今注》名树蜜。除烦清热,尤解酒毒,醉后次早空腹食此粥颇宜。老枝嫩叶,煎汁倍甜,亦解烦渴。

译文

枳椇粥

曹慈山新增:该物俗名鸡距子,形状卷曲如珊瑚,味甘如枣。《古今注》中称为树蜜。具有除烦清热的功效,对解酒毒特别有效,酒醉后第二天早晨空腹食此粥很合适。老枝上的嫩叶,煎汁更加清甜,也解烦渴。

枸杞子粥

《纲目方》:"补精血,益肾气。"按:兼解渴除风,明目安神。谚云:"去家千里,勿食枸杞。"谓能强盛阳气也。《本草衍义》曰:"子微寒,今人多用为补肾药,未考经意。"

译文

枸杞子粥

《纲目方》:"枸杞子具有补精血,益肾气的功效。"慈山按:该物还有解渴除风，明目安神的功效。谚语说："离家千里，勿食枸杞。"这里说的枸杞子有强盛阳气的作用。《本草衍义》解释："枸杞子微寒，现在的人多用为补肾药，没有思考书中的内涵。"

木耳粥

《鬼遗方》[1]："治痔。"按：桑、槐、楮、榆、柳为五木耳。《神农本草经》云："益气不饥，轻身强志。"但诸木皆生耳，良毒亦随木性。煮粥食，兼治肠红[2]。煮必极烂，味淡而滑。

注释

[1]《鬼遗方》：全名《刘涓子鬼遗方》，外科专著。十卷。晋末·刘涓子撰，因托名"黄父鬼"所遗而得名。

[2]肠红：证名。大便出血。

译文

木耳粥

《鬼遗方》记载："木耳治痔疮。"慈山按：该物寄生于桑、槐、楮、榆、柳五木之上。《神农本草经》记载："益气不饥，轻身强志。"但是各种树都长木耳，性味良毒也随树的本性。用木耳煮粥吃，同时还治肠红。煮时要煮到极烂，味淡而滑。

小麦粥

《食医心镜》："治消渴。"按：兼利小便，养肝气，养心气，止汗。《本草拾遗》曰[1]："麦凉，曲温，麸冷，面热，备四时之气。"用以治热，勿令皮拆，拆则性热。须先煮汁，去麦加米。

注释

[1]《本草拾遗》：唐陈藏器编著。

译文

小麦粥

《食医心镜》记载："小麦治消渴。"慈山按：该物还有利小便，养肝气，养心气，止汗的功效。《本草拾遗》记载："麦凉，曲温，麸冷，面热，备四时之气。"用以治热，不要脱皮，脱皮后性热。要先煮汁，去掉小麦加米。

菱粥

《纲目方》："益肠胃，解内热。"按：《食疗本草》曰："菱不治病[1]，小有补益。"种不一类，有野菱生陂塘中，壳硬而小，曝干煮粥，香气较胜。《左传》"屈到嗜芰"，即此物。

注释

[1]菱：俗名"菱角"。

译文

菱粥

《纲目方》："菱具有益肠胃，解内热的功效。"慈山按：《食疗本草》记载："菱不治病，小有补益。"种类不一，有生于池塘中的野菱，壳硬而小，曝干煮粥，香气较胜。《左传》所说的"屈到嗜芰"中的"芰"，就是菱角。

淡竹叶粥

慈山参入：按春生苗，细茎绿叶似竹，花碧色，瓣如蝶翅。除烦热，利小便，清心。《纲目》曰："淡竹叶煎汤煮饭，食之能辟暑。煮饭曷若煮粥尤妥[1]。"

注释

[1]曷：岂，难道。

译文

淡竹叶粥

曹慈山新增：该物春天生苗，细茎绿叶像竹，花碧色，瓣如蝶翅。具有除烦热，利小便，清心的功效。《本草纲目》记载："淡竹叶煎汤煮饭，吃了能辟暑。煮饭哪里比得上煮粥妥当。"

贝母粥

《资生录》[1]："化痰止嗽止血，研入粥。"按：兼治喉痹目眩及开郁，独颗者有毒。《诗》云："言采其蝱[2]。"蝱本作莔[3]，《尔雅》："莔，贝母也。"诗本不得志而作，故曰采蝱，为治郁也。

注释

[1]《资生录》：宋代王执中撰。
[2]言采其蝱：引自《诗经·载驰》。
[3]莔（méng蒙）：草名，贝母也。

译文

贝母粥

《资生录》载：贝母具有化痰止嗽止血的功效，制作方法：将贝母研成面放入粥中。慈山按：该物还有治喉痹目眩及开郁的功效，独颗生的有毒。《诗经》说："言采其蝱。"蝱就是莔，《尔雅》："莔，贝母也。"诗经本是不得志的人创作的,所以说采蚔,是为了抒解抑郁。

竹叶粥

《奉亲养老书》[1]:"治内热目赤头痛。"加石膏同煮,再加沙糖,此即仲景竹叶石膏汤之意。按:兼疗时邪发热。或单用竹叶煮粥,亦能解渴除烦。

注释

[1]《奉亲养老书》:老年养生专著名。又名《养老全书》。北宋·陈直(一作陈真)撰。成书年代不晚于1085年。

译文

竹叶粥

《奉亲养老书》记载:"竹叶治内热目赤头痛。"竹叶加石膏同煮,再加砂糖,这就是张仲景竹叶石膏汤的含义。慈山按:该物还有疗时邪发热。或单用竹叶煮粥,也能解渴除烦。

竹沥粥

《食疗本草》:"治热风。"又《寿世青编》:"治痰火[1]。"按:兼治口疮,目痛消渴,及痰在经络四肢,非此不达。粥熟后加入。《本草补遗》曰:竹沥清痰,非助姜汁不能行。

注释

[1]《寿世青编》:养生著作。二卷。又名《寿世编》。清·尤乘辑。本书重点辑录前人养生保健方法。

译文

竹沥粥

《食疗本草》记载:"竹沥治热风。"另外《寿世青编》:"治痰火。"慈山按:该物还有治口疮,目痛消渴,及痰在经络四肢,没有此物就不能通达。竹沥在粥熟后加入。《本草补遗》记载:竹沥清痰,但要借助姜汁才有效。

牛乳粥

《千金翼》:"白石英、黑豆饲牛,取乳作粥,令人肥健。"按:兼健脾除疸黄。《本草拾遗》云[1]:"水牛胜黄牛。"又芝麻磨酱,炒面煎茶,加盐和入乳,北方谓之面茶,益老人。

注释

[1]《本草拾遗》:药学著作。十卷。唐·陈藏器撰。据《嘉佑本草》所引书传称:陈氏"以《神农本经》虽有陶(弘景)苏(敬)补集之说,然遗逸尚多,故别为序例一卷,拾遗六卷,解纷三卷。总曰《本草拾遗》"。

译文

牛乳粥

《千金翼》记载:"用白石英、黑豆饲牛,取牛乳作粥,常吃可以使人健康丰满。"慈山按:该物还有健脾除疸黄的功效。《本草拾遗》记载:水牛胜黄牛。另外把芝麻磨酱,炒面煎茶,加盐和牛奶,北方叫做面茶,对老人有益。

鹿肉粥

慈山参入:关东有风干鹿肉条,酒微煮,碎切作粥,极香美。补中益气力,强五脏。《寿世青编》曰:"鹿肉不补,反痿人阳。"按:《别录》指茸能痿阳[1]，盖因阳气上升之故。

注释

[1]《别录》：汉成帝时，刘向受命参与校理宫廷藏书，校完书后写一篇简明的内容提要，后汇编成《别录》。

译文

鹿肉粥

曹慈山新增：关东有风干鹿肉条，用酒微煮，切碎做粥，极香美。具有补中益气力，强五脏的功效。《寿世青编》记载："鹿肉不补，反痿人阳。"慈山按：《名医别录》认为鹿茸会使人阳痿，都是因为阳气上升的缘故。

淡菜粥

《行厨记要》："止泄泻，补肾。"按：兼治劳伤精血衰少，吐血、肠鸣、腰痛，又治瘿[1]，与海藻同功。《刊石药验》曰："与萝卜或紫苏、冬瓜，入米同煮，最益老人，酌宜用之。"

注释

[1]瘿：是颈前两侧肿大的一类疾病，相当于西医甲状腺疾病的总称。

译文

淡菜粥

《行厨记要》记载："淡菜具有止泄泻，补肾的功效。"慈山按：该物还有治劳伤精血衰少、吐血、肠鸣、腰痛的功效，又治瘿，与海藻的功效相同。《刊石药验》记载："淡菜与萝卜或紫苏、冬瓜，入米同煮，最益老人，酌宜用之。"

鸡汁粥

《食医心镜》:"治狂疾,用白雄鸡。"又《奉亲养老书》:"治脚气,用乌骨雄鸡。"按:兼补虚养血,巽为风为鸡[1],风病忌食。陶弘景《真诰》曰[2]:"养白雄鸡可辟邪。野鸡不益人。"

注释

[1] 巽:音xùn,八卦之一,代表风。
[2]《真诰》:道教经典。凡二十卷,南朝梁代陶弘景撰。

译文

鸡汁粥

《食医心镜》记载:"鸡治狂疾,用白雄鸡。"另外《奉亲养老书》记载"治脚气,用乌骨雄鸡。"慈山按:该物还有补虚养血的功效,巽为风为鸡,风病忌食。陶弘景《真诰》记载:"养白雄鸡可以辟邪,野鸡对人没有益处。"

鸭汁粥

《食医心镜》:"治水病垂死[1],青头鸭和五味煮粥。"按:兼补虚除热,利水道,止热痢。《禽经》曰[2]:"白者良,黑者毒;老者良,嫩者毒。"野鸭尤益病人。忌同胡桃、木耳、豆豉食。

注释

[1] 水病:即水肿病。
[2]《禽经》:一卷,旧本题晋·师旷撰。

译文

鸭汁粥

《食医心镜》记载："治水肿病垂死，青头鸭和五味煮粥。"按：该物还有补虚除热、利水道、止热痢的功效。《禽经》记载："白者良，黑者毒；老者良，嫩者毒。"野鸭尤益病人。注意不要同胡桃、木耳、豆豉一起食用。

海参粥

《行厨记要》："治痿，温下元。"按：滋肾补阴。《南闽记闻》言捕取法，令女人裸体入水，即争逐而来，其性淫也。色黑入肾，亦从其类。先煮烂细切，入米加五味。

译文

海参粥

《行厨记要》记载："海参治痿，温下元。"慈山按：该物还有滋肾补阴的功效。《南闽记闻》介绍了捕取法，令女人裸体入水，即争逐而来，其性淫也。它色黑入肾，也是依从其类。先煮烂，细切入米加调料。

白鲞粥

《遵生八笺》："开胃悦脾。"按：兼消食，止暴痢腹胀。《尔雅翼》曰[1]："诸鱼干者皆为鲞，不及石首鱼，故独得白名。"《吴地志》曰："鲞字从美下鱼[2]，从养者非。"煮粥加姜豉。

注释

[1]《尔雅翼》：训诂著作，宋代罗愿作。解释《尔雅》草木鸟兽虫鱼各种物名。
[2] 鲞：音 xiǎng，剖开晾干的鱼。

译文

白鲞粥

《遵生八笺》记载："白鲞具有开胃悦脾的功效。"慈山按：该物还有消食、止暴痢、腹胀的功效。《尔雅翼》记载："诸鱼干者皆为鲞，不过它们比不上石首鱼，所以独得白名。"《吴地志》记载："鲞字从美下鱼，从鲞者非。"白鲞煮粥加生姜豆豉。

点评

本章介绍了中品二十七种粥的成分、做法和功效。其中大部分都具有补肾固精、固护肠胃、利水渗湿、解渴除烦等效用。这些粥的功效多有别书记载，至于一些少有记载的粥方，作者在下新增参入，如腐浆粥，作者指出腐浆就是未点成腐者，用白豆者居多；枳椇粥下，作者指明其俗名鸡距子，形卷曲如珊瑚，味甘如枣，这些参入能使读者更加了解此粥的组成及功效。在介绍一些适宜老年人食用的粥方同时，作者也点明了一些粥服用时的禁忌，如鸭汁粥不要与胡桃、木耳、豆豉同食，风病者不宜食用鸡汁粥等。

下品三十七

酸枣仁粥

《圣惠方》："治骨蒸不眠[1]。"水研滤汁，煮粥候熟，加地黄汁再煮。按：兼治心烦，安五脏，补中益肝气。《刊石药验》云："多睡生用，便不得眠；炒熟用，疗不眠。"

注释

[1] 骨蒸：虚热的一种，临床常称作"骨蒸潮热"。

译文

酸枣仁粥

《圣惠方》记载："酸枣仁治骨蒸不眠。"水研滤汁，煮粥候熟，加地黄汁再煮。慈山按：该物还有治心烦、安五脏、补中益肝气的功效。《刊石药验》记载："多睡生用，便不得眠；炒熟用，治疗不眠。"

车前子粥

《肘后方》[1]："治老人淋病，用棉布包裹入粥煮。"按：兼除湿利小便。明目，亦疗赤痛，去暑湿，止泻痢。《服食经》云"车前一名地衣，雷之精也。久服身轻。其叶可为蔬。"

注释

[1]《肘后方》：全名《肘后备急方》。晋·葛洪撰，分五十三类，八卷。是一部验方集成。

译文

车前子粥

《肘后方》记载："车前子治老人淋病，用棉布包裹入粥煮。"慈山按：该物还能除湿利小便、明目，也能治疗小便赤痛，去暑湿，止泻痢。《服食经》记载："车前一名地衣，雷之精也。久服身轻。其叶可为蔬。"

肉苁蓉粥

陶隐居《药性论》："治劳伤精败面黑。"先煮烂，加羊肉汁和米煮。按：兼壮阳，润五脏，暖腰膝，助命门相火[1]。

凡不足者，以此补之。酒浸，刷去浮甲，蒸透用。

> 注释

[1]命门相火：中医学名词，即命门之火。

> 译文

肉苁蓉粥

陶隐居《药性论》记载："肉苁蓉治劳伤、精败、面黑。"先煮烂，加羊肉汁混合米一起煮。慈山按：该物还有壮阳，润五脏，暖腰膝，助命门相火的功效。凡阳气不足的人，以此补养。用酒浸，刷去浮甲，蒸透用。

牛蒡根粥

《奉亲养老书》："治中风口目不动，心烦闷。"用根曝干，作粉入粥，加葱、椒、五味。按：兼除五脏恶气[1]，通十二经脉。冬月采根，并可作菹，甚美。

> 注释

[1]恶气：名类病理产物，包括瘀血、糜烂、脓肿等。

> 译文

牛蒡根粥

《奉亲养老书》记载："牛蒡根治中风口目不动，心烦闷。"用根曝干，作粉入粥，加葱、椒、五味。慈山按：该物还除五脏恶气，通十二经脉。冬季采根，并可作腌菜，味道很美。

郁李仁粥

《独行方》[1]："治脚气肿，心腹满，二便不通，气喘急。"水研绞汁，加薏苡仁入米煮。按：兼治肠中结气，泄五脏，膀胱急痛。去皮，生蜜浸一宿，漉出用。

注释

[1]《独行方》：唐代韦宙撰。

译文

郁李仁粥

《独行方》记载："郁李仁治脚气肿，心腹满，二便不通，气喘急。"郁李仁水研绞汁，加薏苡仁放入米中蒸煮。慈山按：该物还治肠中结气，泄五脏，膀胱急痛。制法是将郁李仁去皮，用生蜜浸一夜，取出滤干后使用。

大麻仁粥

《肘后方》："治大便不通。"又《食医心镜》："治风水腹大，腰脐重痛，五淋涩痛。"又《食疗本草》："去五藏风，润肺。"按：麻仁润燥之功居多，去壳煎汁煮粥。

译文

大麻仁粥

《肘后方》记载："大麻仁治大便不通。"另外《食医心镜》记载："具有治风水腹大，腰脐重痛，五淋涩痛的功效。"另外《食疗本草》记载："去五脏风，润肺。"慈山按：麻仁润燥的功效居多，去壳煎汁煮粥。

榆皮粥

《备急方》[1]："治身体暴肿，同米煮食，小便利立愈。"

按:兼利关节,疗邪热,治不眠,初生荚仁作糜食,尤易睡。嵇康《养生论》谓榆令人瞑也[2]。捣皮为末,可和菜菹食。

注释

[1]《备急方》:即《备急千金要方》,又称《千金要方》或《千金方》,古代中医学经典著作之一,是综合性临床医著。共30卷。唐代孙思邈著。本书集唐代以前诊治经验之大成,对后世医家影响极大。

[2]《养生论》:晋·嵇康撰,是我国古代养生论著中较早的名篇。本文论述了养生的必要性与重要性,主张形神共养,尤重养神;提出养生应见微知著,防微杜渐,以防患于未然;要求养生须持之以恒,通达明理,并提出了一些具体养生途径。文章论述透彻,富有文采。现存《昭明文选》《嵇中散集》等书中。

译文

榆皮粥

《备急方》记载:"榆皮治身体突发水肿,同米煮食,小便利立愈。"慈山按:该物还有利关节,疗邪热,治不眠的功效,初生的荚芽磨烂后食用,更易入睡。嵇康《养生论》认为榆皮有助于人入睡。捣皮为末,可与酸菜共食。

桑白皮粥

《三因方》[1]:"治消渴,糯谷炒拆白花同煮。"又《肘后方》治同。按:兼治咳嗽吐血,调中下气。采东畔嫩根,刮去皮,勿去涎,炙黄用。其根出土者,有大毒。

注释

[1]《三因方》:全名《三因极一病证方论》,古代医学名著。原题《三因极一病源论粹》,十八卷。宋·陈言撰。

译文

桑白皮粥

《三因方》记载:"桑白皮治消渴,糯谷炒拆白花同煮。"另外《肘后方》上也记载了桑白皮同样的治疗效果。慈山按:该物还治咳嗽吐血,调中下气。采东畔嫩根,刮去皮,勿去涎,炙黄用。其根出土者,有大毒。

麦门冬粥

《南阳活人书》[1]:"治劳气欲绝。"和大枣、竹叶、炙草煮粥。又《寿世青编》:"治嗽及反胃。"按:兼治客热口干心烦。《本草衍义》曰:"其性专泄不专收,气弱胃寒者禁服。"

注释

[1]《南阳活人书》:伤寒著作,二十二卷,宋·朱肱撰。

译文

麦门冬粥

《南阳活人书》记载:"麦门冬治劳气欲绝。"和大枣、竹叶、炙草煮粥。另外《寿世青编》:"治嗽及反胃。"慈山按:该物还有治客热口干心烦的功效。《本草衍义》记载:"麦门冬其性专泄不专收,气弱胃寒者禁服。"

地黄粥

《臞仙神隐书》[1]:"利血生精,候粥熟再加酥蜜。"按:兼凉血生血,补肾真阴[2]。生用寒,制熟用微温。煮粥宜鲜者,忌铜铁器。吴旻《山居录》云[3]:"叶可作菜,甚益人。"

注释

[1]《臞仙神隐书》：明·朱权撰。

[2]真阴：中医学名词。亦称"肾水""元阴"。

[3]吴旻：应作"王旻"，唐代人，著有《山居录》，这是一部主要记载药物栽培的古农书，也是现存最早的种药专著。

译文

地黄粥

《臞仙神隐书》记载："地黄利血生精，等粥熟了再加入酥蜜。"慈山按：该物还有凉血生血，补肾真阴的功效。地黄生用寒，制熟用微温。煮粥宜用新鲜的，忌铜铁器。吴旻《山居录》记载："叶可作菜，甚益人。"

吴茱萸粥

《寿世青编》："治寒冷心痛腹胀。"又《千金翼》："酒煮茱萸治同。"此㕮米煮，拣开口者，洗数次用。按：兼除湿、逐风、止痢。周处《风土记》[1]："九日以茱萸插头，可辟恶。"

注释

[1]周处（236年—297年）：字子隐，晋代东吴吴郡阳羡（今江苏宜兴）人，西晋名将，著有《风土记》。

译文

吴茱萸粥

《寿世青编》记载："吴茱萸治寒冷心痛腹胀。"另外《千金翼》记载："酒煮茱萸治疗效果一样。"吴茱萸加米煮粥，找出开口的吴茱萸，清洗几次再使用。慈山按：该物还有除湿、逐风、止痢的功效。周处《风土记》记载："（九月）九日把茱萸插在头上，可以辟恶气。"

常山粥

《肘后方》:"治老年人久疟。"秫米同煮,未发时服。按:兼治水胀,胸中痰结。截疟乃其专长,性暴悍,能发吐。甘草末拌蒸数次,然后同米煮,化峻厉为和平也。

> **译文**
>
> 常山粥
>
> 《肘后方》记载:"常山治老年人久疟。"与秫米同煮,未发时服。慈山按:该物还有治水胀、胸中痰结的功效。截疟是其专长,性暴悍,能发吐。甘草末拌蒸数次,然后同米煮,能化峻烈药为平和药。

白石英粥

《千金翼方》:"服石英法,捶碎水浸澄清,每早取水煮粥,轻身延年。"按:兼治肺痿、湿痹、疸黄,实大肠。《本草衍义》曰:"攻疾可暂用,未闻久服之益。"

> **译文**
>
> 白石英粥
>
> 《千金翼方》记载:"服石英法,捶碎水浸澄清,每早取水煮粥,轻身延年。"慈山按:该物还能治肺痿、湿痹、疸黄,实大肠。《本草衍义》记载:"白石英治疗疾病可以暂时使用,但是没有听说久服可以延年益寿的。"

紫石英粥

《备急方》:"治虚劳惊悸。"打如豆,以水煮取汁作粥。按:兼治上气,心腹痛,咳逆邪气,久服温中。盖上能镇心,重以去怯也；下能益肝，湿以去枯也。

> **译文**
>
> 紫石英粥
>
> 《备急方》记载："紫石英治虚劳惊悸。"将紫石英击打如豆大，用水煮汁做粥。慈山按：该物还兼治上气，心腹痛，咳逆邪气，久服温中。大概紫石英上能镇心，厚重可以去怯；下能益肝，湿润可以去枯干。

慈石粥

《奉亲养老书》："治老人耳聋。"捶末绵裹，加猪肾煮粥。《养老书》又方："同白石英水浸露地，每日取水作粥，气力强健，颜如童子。"按：兼治周痹风湿，通关节，明目。

> **译文**
>
> 慈石粥
>
> 《奉亲养老书》记载："慈石治老人耳聋。"将慈石捶成末，用棉布裹好，加上猪肾与米煮粥。《寿亲养老书》还有一方："慈石与白石英用水浸泡，每天取这种水做粥服食，可以使人气力强健，面如童子。"慈山按：慈石兼治周痹风湿，通关节，明目。

滑石粥

《圣惠方》："治膈上烦热。"滑石煎水，入米同煮。按：兼利小便，荡胸中积聚，疗黄疸、石淋、水肿。《炮炙论》曰："凡用研粉，牡丹皮同煮半日，水淘曝干用。"

译文

滑石粥

《太平圣惠方》记载："滑石治疗膈上烦热。"将滑石用水煎熬，放入米同煮。慈山按：滑石兼利小便，荡胸中积聚，疗黄疸、石淋、水肿。《炮炙论》记载："大凡使用滑石，首先要将其研磨成粉，与牡丹皮同煮半日，用水淘净，曝干使用。"

白石脂粥

《子母秘录》："治水痢不止。"研粉和粥，空心服。按：石脂有五种，主治不相远，涩大肠止痢居多。此方本治小儿弱不胜药者，老年气体虚羸亦宜之。

译文

白石脂粥

《子母秘录》记载："白石脂治水痢不止。"将白石脂研粉，与粥调和，空腹服用。慈山按：石脂有五种，主治相差不远，涩大肠止痢居多。此方本治小儿体弱不耐药，老年气体虚羸也适宜服用。

葱白粥

《小品方》[1]：治发热头痛，连须和米煮，加醋少许，取汗愈。又《纲目方》："发汗解肌，加豉。"按：兼安中，开骨节，杀百药毒。用胡葱良[2]，不可同蜜食，壅气害人。

注释

[1]《小品方》：又称《经方小品》，是六朝时期的方书精品。
[2]胡葱：多在南方栽培，质柔味淡，以食葱叶为主。

译文

葱白粥

《小品方》记载："葱白治发热头痛，连须和米煮，加醋少许，取汗愈。"另外《本草纲目方》："葱白发汗解肌，可以加豆豉。"慈山按：葱白兼安中，开骨节，杀百药毒的功效。用胡葱最好，不可与蜂蜜同食，壅气害人。

莱菔粥

《图经本草》[1]："治消渴。"生捣汁煮粥。又《纲目方》："宽中下气。"按：兼消食去痰，止咳治痢，制面毒。皮有紫白二色，生沙壤者大而甘，生瘠地者小而辣，治同。

注释

[1]《图经本草》：宋苏颂等编撰。共二十卷，目录一卷。本书为当时全国各郡县的草药图谱汇编。

译文

莱菔粥

《图经本草》记载："莱菔可以治疗消渴。"服法是：将莱菔生捣汁煮粥。另外《本草纲目方》："莱菔宽中下气。"慈山按：该物还有消食去痰，止咳治痢，制面毒的功效。莱菔皮有紫白二色，生在沙壤的大而甘，生在贫瘠地的小而辣，功效相同。

莱菔子粥

《寿世青编》："治气喘。"按：兼化食除胀，利大小便，止气痛。生能升，熟能降，升则散风寒，降则定喘咳，尤以治痰治下痢，厚重有殊绩。水研滤汁，加入粥。

译文

莱菔子粥

《寿世青编》记载："莱菔治气喘。"慈山按：该物还有化食除胀、利大小便、止气痛的功效。莱菔生用能升气，熟用能降气，升就散风寒，降就定喘咳，尤其用来治痰，治下痢，功效显著。加水研汁，滤出，加入粥中。

菠菜粥

《纲目方》："和中润燥。"按：兼解酒毒，下气止渴，根尤良，其味甘滑。《儒门事亲》云[1]："久病大便涩滞不通及痔漏，宜常食之。"《唐会要》："尼波罗国献此菜[2]，为能益食味也[3]。"

注释

[1]《儒门事亲》：古代中医著作之一，金·张从正编撰，共十五卷。秉承张氏"唯儒者能明其理，而事亲者当知医"之思想，故命名为《儒门事亲》。书中前三卷为张从正亲撰，其余各卷由张氏口述，经麻知几、常仲明记录、整理而为完书。

[2]尼波罗国：今尼泊尔。

[3]《唐会要》：是记述唐代各项典章制度沿革变迁的史书，全称《新编唐会要》，是我国历史上第一部会要专著。一百卷，北宋·王溥撰。

译文

菠菜粥

《纲目方》记载：菠菜和中润燥。按与：该物还有解酒毒，下气止渴，根尤良，其味甘滑。《儒门事亲》记载："久病大便涩滞不通及痔漏，应当经常食用。"《唐会要》记载："尼波罗国献此菜，为能丰富膳食的滋味。"

甜菜粥

《唐本草》[1]:"夏月煮粥食,解热,治热毒痢。"又《纲目方》"益胃健脾。"按:《学圃录》:"甜本作萘,一名莙荙菜,兼止血,疗时行壮热。诸菜性俱滑,以为健脾,恐无验。"

注释

[1]《唐本草》:又称《新修本草》,是唐高宗显庆四年(659)由唐代李绩、苏敬等二十二人集体编撰,由官府颁行。它是我国历史上第一部药典,是国家颁定药典的创始。

译文

甜菜粥

《唐本草》记载:"甜菜夏月煮粥食,解热,治热毒痢。"另外《纲目方》记载"益胃健脾。"慈山按:《学圃录》"甜本作萘,一名莙荙菜,同时止血,疗时行壮热。各菜性味都滑,人们认为健脾,恐怕没有效果。"

秃菜根粥

《全生集》[1]:"治白浊。用根煎汤煮粥。"按:本草不载,其叶细绉,似地黄叶,俗名牛舌头草,即野甜菜。味微涩,性寒解热毒,兼治癣。《鬼遗方》云:捣汁熬膏药贴之。

注释

[1]《全生集》:即《外科证治全生集》。清代著名医学家王维德撰。

译文

秃菜根粥

《全生集》记载:"秃菜根治白浊。用根煎汤煮粥。"慈山按:秃菜根本草医书中没有记载，它的叶子细绉，还像地黄叶，俗名牛舌头草，就是野甜菜。其味微涩，性寒解热毒，同时治癣。《鬼遗方》记载："捣汁熬膏药贴之。"

芥菜粥

《纲目方》："豁痰辟恶。"按：兼温中止嗽，开利九窍[1]，其性辛热，而散耗人真元。《别录》谓能明目，暂时之快也。叶大者良，细叶有毛者损人。

注释

[1]九窍：中医学名词。出自《素问·生气通天论》，指人体嘴巴，两眼、两耳、两鼻孔、口、前阴尿道和后阴肛门。

译文

芥菜粥

《纲目方》记载："芥菜豁痰辟恶。"慈山按：该物还有温中止嗽，开利九窍，其性辛热，而散耗人真元。《别录》说芥菜能明目，只是暂时的功效。叶大的好，细叶有毛的损人。

韭叶粥

《食医心镜》："治水痢。"又《纲目方》："温中暖下。"按：兼补虚壮阳，治腹冷痛。茎名韭白，根名韭黄。《礼记》谓韭为丰本，言美在根，乃茎之未出土者。治病用叶。

译文

韭叶粥

《食医心镜》记载："韭叶治水痢。"另外《纲目方》记载："韭叶温中暖下。"慈山按:韭叶还有补虚壮阳、治腹冷痛的功效。茎名韭白,根名韭黄。《礼记》称韭为丰本,说它味道最好的地方在根,就是茎未出土的部分。治病用叶。

韭子粥

《千金翼》:"治梦泄遗尿。"按:兼暖腰膝,治鬼交甚效。补肝及命门,疗小便频数。韭乃肝之菜,入足厥阴经,肝主泄,肾主闭,止泄精尤为要品。

译文

韭子粥

《千金医方》记载:"韭子治梦泄遗尿。"慈山按:该物还对暖腰膝、治鬼交很有疗效。韭子补肝及命门,治疗小便频数。韭菜是入肝经的菜,入足厥阴经,肝主泄,肾主闭,用来止遗精更好。

苋菜粥

《奉亲养老书》:"治下痢,苋菜煮粥食,立效。"按:《学圃录》苋类甚多,常有者白、紫、赤三种,白者除寒热,紫者治气痢,赤者治血痢[1],并利大小肠。治痢初起为宜。

注释

[1]血痢:病名。痢疾便中多血或下纯血。亦称赤痢。由热毒乘血所致。

译文

苋菜粥

《奉亲养老书》记载:"苋菜治下痢,苋菜煮粥食,立效。"慈山按:《学圃录》苋类甚多,常有者白、紫、赤三种,白色的除寒热,紫色的治气痢,赤色的治血痢，并利大小肠。治痢初起时使用最为适宜。

鹿肾粥

《日华本草》："补中安五脏，壮阳气。"又《圣惠方》："治耳聋俱作粥。"按：肾俗名腰子，兼补一切虚损。麋类鹿，补阳宜鹿，补阴宜麋。《灵苑记》有"鹿补阴、麋补阳"之说[1]，非。

注释

[1]《灵苑记》：北宋·沈括著。

译文

鹿肾粥

《日华本草》记载："鹿肾可以补中气，安五脏，壮阳气。"《太平圣惠方》记载："治疗耳聋，都可以用鹿肾做粥。"慈山按：肾俗名腰子，兼补一切虚损。麋，长得很像鹿，补阳宜鹿，补阴宜麋。《灵苑记》有"鹿补阴、麋补阳"之说。此说法不对。

羊肾粥

《饮膳正要》[1]："治阳气衰败，腰脚痛。"加葱白、枸杞叶，同五味煮汁，再和米煮。又《食疗心镜》："治肾虚精竭，加豉汁、五味煮。"按：兼治耳聋脚气，方书每用为肾经引导。

注释

[1]《饮膳正要》：食养专著。元·忽思慧等著。三卷。

译文

羊肾粥

《饮膳正要》记载:"羊肾可以治疗阳气衰败,腰脚疼痛。"加葱白、枸杞叶,同五味煮汁,再和米煮。另外《食疗心镜》"治肾虚精竭,加豉汁、五味煮。"慈山按:该物还可以治疗耳聋脚气,方书每次用作肾经的引经药。

猪髓粥

慈山参入:按《养老书》[1]:"猪肾粥加葱,治脚气。"《肘后方》:"猪肝粥加绿豆,治溲涩。"皆罕补益。肉尤动风,煮粥无补。《丹溪心法》[2]:"用脊髓治虚损补阴,兼填骨髓,入粥佳。"

注释

[1]《养老书》:即《奉亲养老新书》。
[2]《丹溪心法》:综合性医书。五卷(一作三卷)。元·朱震亨著述,明·程充校订。刊于1481年。

译文

猪髓粥

曹慈山新增:按《寿亲养老书》记载:"猪肾粥加葱,治疗脚气。"《肘后方》记载:"猪肝粥加绿豆治疗小便滞涩。"都很少说猪具有补益的作用。猪肉尤其会动风,用猪肉煮粥不会补益人体。《丹溪心法》记载:"用猪脊髓治疗虚损补阴,兼有填骨髓的作用,放到粥里更好。"

猪肚粥

《食医心镜》:"治消渴饮水,用雄猪肚,煮取浓汁,加豉作粥。"按：兼补虚损，止暴痢，消积聚。《图经本草》曰："四季月宜食之。猪水畜而胃属土，用之以胃治胃也。"

> [!译文]

猪肚粥

《食医心镜》记载："猪肚治消渴饮水，用雄猪肚，煮取浓汁，加豉作粥。"慈山按：该物还有补虚损、止暴痢、消积聚的功效。《图经本草》记载："猪肚四季每个月都适宜食用。猪是水畜而胃属土，用之以胃治胃。"

羊肉粥

《饮膳正要》："治骨蒸久冷，山药蒸熟，研如泥，同肉下米作粥。"按：兼补中益气，开胃健脾，壮阳滋肾，疗寒疝[1]。杏仁同煮则易糜，胡桃同煮则不臊。铜器煮，损阳。

> [!注释]

[1] 寒疝：中医学名词。疝气的一种。

> [!译文]

羊肉粥

《饮膳正要》记载："羊肉治骨蒸久冷，山药蒸熟，研如泥，同肉下米作粥。"慈山按：该物还有补中益气、开胃健脾、壮阳滋肾、疗寒疝的功效。和杏仁一同煮就容易烂，和胡桃一同煮则不腥臊。食用铜器煮的羊肉会损阳气。

羊肝粥

《多能鄙事》[1]："治目不能远视。羊肝碎切，加韭子炒研，煎汁下米煮。"按：兼治肝风虚热目赤，及病后失明。羊肝能明目，他肝则否，青羊肝尤验。

注释

[1]《多能鄙事》：全十二卷。明代初期的类书，明初刘基撰。

译文

羊肝粥

《多能鄙事》记载："羊肝治目不能远视。羊肝碎切，加韭子炒研，煎汁下米煮。"慈山按：该物还治肝风虚热目赤，及病后失明。羊肝能明目，其他的肝就不行，青羊肝特别有效。

羊脊骨粥

《千金食治方》[1]："治老人胃弱，以骨捶碎，煎取汁，入青粱米煮。"按：兼治寒中羸瘦，止痢补肾，疗腰痛。脊骨通督脉，用以治肾，尤有效。

注释

[1]《千金食治方》：即《备急千金要方》卷二十六"食治方"。

译文

羊脊骨粥

《千金食治方》记载："羊脊骨治老人胃弱，把骨头捶碎，煎煮取汤汁待用，将青粱米放入煮好的汤中做粥。"慈山按：羊脊骨兼治寒中羸瘦，止痢补肾，治疗腰痛。脊骨通督脉，用来治肾病，非常有效。

犬肉粥

《食疗心镜》[1]:"治水气鼓胀,和米烂煮,空腹食。"按:兼安五脏,补绝伤,益阳事,厚肠胃,填精髓,暖腰膝。黄狗肉尤补益虚劳,不可去血,去血则力减,不益人。

注释

[1]《食疗心镜》:即《食医心镜》。

译文

犬肉粥

《食疗心镜》记载:"犬肉治水气鼓胀,和米烂煮,空腹食。"慈山按:犬肉还有安五脏、补绝伤、益阳事、厚肠胃、填精髓、暖腰膝的功效。黄狗肉更补益虚劳,制作时不要去掉血,去血则药效减损,不能补益人。

麻雀粥

《食治通说》[1]:"治老人羸瘦,阳气乏弱。"麻雀炒熟,酒略煮,加葱和米作粥。按:兼缩小便[2],暖腰膝,益精髓。《食疗本草》曰:"冬三月食之,起阳道[3]。"李时珍曰:"性淫也。"

注释

[1]《食治通说》:宋·娄居中撰。
[2]缩小便:即缩尿止遗,中医学名词。
[3]阳道:指男性生殖器。

译文

麻雀粥

《食治通说》记载："麻雀可以治疗老人瘦弱,阳气缺乏。"制作方法:将麻雀炒熟,用酒略煮,然后加葱和米做粥。慈山按:麻雀兼缩小便、暖腰膝、益精髓的功效。《食疗本草》记载:"冬三月食麻雀,可以壮阳。"李时珍认为:"麻雀性淫。"

鲤鱼粥

《寿域神方》[1]:"治反胃。"童便浸一宿,炮焦煮粥。又《食医心镜》"治咳嗽气喘,用糯米。"按:兼治水肿黄疸、利小便。诸鱼惟此为佳。风起能飞越,故又动风,风病忌食。

注释

[1]《寿域神方》:明·朱权撰。

译文

鲤鱼粥

《寿域神方》记载:"鲤鱼治疗反胃。"将鲤鱼用童便浸泡一宿,炮制焦糊再煮粥。《食医心镜》记载:"治疗咳嗽气喘用糯米。"慈山按:鲤鱼兼治水肿、黄疸,利小便,各种鱼只有鲤鱼最好。风起能飞越,所以又动风,有风病的忌食鲤鱼。

点评

较于中品主要作为补益脾肾,调节体质的粥方不同,作者在下品三十七味中主要介绍的粥方大都具有疗病却疾的作用,如酸枣仁粥治疗骨蒸不眠、车前子粥治疗老人淋病、大麻仁粥治疗大便不通等。这些粥并不是日常可长期服用的,多是药物与米、豆等共煎煮而成,作用有明显的针对性。老人在患有此类疾病时,可以适当选择食用,因对象是年迈老人，所以并没有性味峻烈的药物，多为平和之品，如葱白、莱菔子、麦门冬、桑白皮等。在一些治疗老人脾胃不足、体虚劳倦、腹中冷痛等疾病时，还采用了猪肚、麻雀、猪脊髓、羊肉等入粥，以食治代替药治，更利于老年人的吸收。

上煮粥方，上中下三品共百种，调养治疾，二者兼具，皆所以为老年地，毋使轻投攻补耳。前人有《食疗》《食治》《食医》，及《服食经》《饮膳正要》诸书，莫非避峻厉以就和平也。且不独治疾宜慎，即调养亦不得概施。如人参粥亦见李绛《手集方》[2]，其为大补元气[3]，自不待言，但价等于珠，未易供寻常之一饱，听之有力者，无庸摭入以备方[4]。此外所遗尚多，岂仅气味俱劣之物，亦有购觅难获之品，徒矜博采[5]，而无当于用，奚取乎！

兹撰《粥谱》，要皆断自臆见，合前四卷，足备老年之颐养。吾之自老其老，恃此道也。乃或传述及之，不无小裨于世[6]，谬妄之讥[7]，又何敢辞！

是岁季冬月之三日慈山居士又书于尾[8]

注释

[1]《寿域神方》：明朱权撰。

[2] 李绛（764年-830年）：唐赵郡赞皇人，字深之。

[3] 元气：中医学名词。人体的正气。

[4] 摭（zhé 折）：以拾取，搞取。

[5] 矜（jīn 今）：自夸，自恃。

[6] 裨：补益。

[7] 谬妄：荒谬愚妄。

[8] 季冬：冬季的最后一个月，农历十二月。

译文

　　上文记录的煮粥方法，分为上中下三品，共计一百种，调养身体和治疗疾病二者兼得，都是给老年人准备的，使老年人不会轻易地用药攻补。前人有《食疗本草》《食治通说》《食医心镜》，以及《服食经》《饮膳正要》等书，全都是为了回避峻厉的药物而采用性味平和的食物。不仅仅是治疗疾病应该慎用药物，即使是调养身体也不能每种方法都施用。比如人参粥也在李绛的《兵部手集方》中可见，人参大补元气的作用自不待言，只是价格极高，不是像普通人家吃粥那样可以随意吃饱的。从那些有财力的人口中听来关于人参的话，我没有摘到本书中。此外难以寻觅购买的东西，只是夸耀自己书籍收录内容广博，却在使用时不好用，我的书中怎么能取用这些呢？

　　我撰写的这个粥谱，其中精要都是我自己思索而得，加上前面的四卷，足够充实老年人颐养天年的需要了。我一直自己养自己的老，就是依靠这个方法。如果把这些方法记录下来，一定对世间老人有益处的。因此把这些方法记录下来。即使会有人讥讽我的错误和荒谬，我又怎能不做呢？

　　　　　是岁农历十二月初三慈山居士写在书的末尾

老老恒言卷五毕

《老老恒言》引用书目

引用书三百有七种，书名随事附见。始壬辰秋，讫癸巳冬，统计一年间作辍参半，就所记忆及便览者录入，欲速成编，未详未备。

《周易》	陆机《诗义疏》	《晋东宫旧事》
《尚书》	《周礼集传》栋八世祖讳津	《南史》
《毛诗》	郑康成《仪礼注》	《梁史》
《周礼》	陈皓《礼记集说》	《隋书》
《仪礼》	《三礼图》	《唐书》
《礼记》	谭氏《论语说丛》	《唐会要》
《论语》	杜预《左传注》	《五代史》
《孟子》	《三代仪制录》	《宋史》
《尔雅》	《汉书》	《辽史》
《家语》	《后汉书》	《元史》
《春秋左传》	《汉旧仪制》	《程子外书》
卓尔康《易学》	《蜀志》	《朱子语录》
孔安国《尚书注》	《吴书》	邵子《皇极经世》
朱子《诗集注》	《晋书》	鲍氏《皇极经世注》

《邵子语录》	徐锴《说文字解》	王旻《山居录》
邵子《观物内外篇》	王安石《字说》	林洪《山居清供》
《黄帝阴符经》	《急就篇注》	《瑯嬛记》
老子《道德经》	崔豹《古今注》	《野人闲话》
庄子《南华经》	服虔《通俗文》	张师正《倦游录》
《列子》	《世说新语》	冯耘庐《行厨记要》
《荀子》	杜佑《通典》	《黄氏日抄》
《广成子》	胡氏《事物纪原》	盛氏《宦游日札》
《抱朴子》	陶谷《清异录》	陆容《菽园杂记》
《亢仓子》	李石《续博物志》	《蚓庵琐语》
《公孙尼子》	赞宁《物类相感志》	《紫岩隐书》
《金楼子》	洪迈《夷坚志》	臞仙《神隐书》
《草木子》	《香山故事》	萧氏《竹窗琐语》
《寒山子》	王逵《蠡海集》	刘青田《多能鄙事》
《春秋元命包》	周密《齐东野语》	陈仲言《馀话》
《春秋运斗枢》	《颜氏家训》	《勿斋清闷录》
《吕氏春秋》	杨慎《丹铅录》	《遁庵秘录》
班固《白虎通》	沈括《笔谈》	金受昌《学圃录》
罗愿《尔雅翼》	沈括《灵苑记》	《身章撮要》
张翼《广雅》	刘敬叔《异苑》	《六研斋三笔》
陆佃《埤雅》	《蔗庵漫录》	李氏《一家言》
刘熙《释名》	陶宗仪《辍耕录》	高江村《天禄识馀》
许慎《说文》	王佐《格古论》	黄长睿《博古图》

王洪洲《三才图会》　《许丁卯诗》　《龚诩诗》
师旷《禽经》　《韩偓诗》　《吴宽诗》
陆羽《茶经》　《徐寅诗》　应璩《三叟诗》
毛文锡《茶谱》　《羊士谔诗》　《瞿佑诗话》
苏易简《纸谱》　《段成式诗》　祝穆《箴铭汇抄》
《游默斋花谱》　《释清琪诗》　杨雄《甘泉赋》
《陶渊明集》　《杨诚斋诗》　《真西山卫生歌》
《欧阳文忠公集》　《陆放翁诗》　杨雄《解嘲文》
《司马温公集》　《半山翁诗》　赵子昂《不自弃文》
《杨升庵外集》　《韦庄诗》　刘向《列仙传》
《文选古诗》　《苏东坡诗》　《东方朔别传》
曹植《九咏》　《黄山谷诗》　杜兰《香传》
《沈佺期诗》　《张文潜诗》　《史记·龟策传》
《李太白诗》　《柳子厚诗》　葛洪《西京杂记》
《杜少陵诗》　《魏野诗》　段成式《酉阳杂俎》
《韩昌黎诗》　《刘后村诗》　燕台《风土记》
《白乐天诗》　《范石湖诗》　《三湘杂志》
《元微之诗》　《刘著诗》　《山左小记》
《王建诗》　《张昱诗》　《贵州物产录》
《张潮诗》　《范蔚宗诗》　《巴蜀异物志》
《陆龟蒙诗》　《马祖常诗》　《吴地志》
《卢纶诗》　《陈泰诗》　《建昌志》
《陈传良诗》　《吴景奎诗》　《邛州志》

《交广杂志》　　　《婆罗门十二法》　　《华佗食论》
《河东备录》　　　《天竺按摩诀》　　　张杲《玉洞要略》
孟琯《岭南志异》　《华佗导引论》　　　《养生汇论》
陈懋仁《泉南杂记》《洞灵经》　　　　　冰蟾子《摄生要论》
《南闽记闻》　　　《定观经》　　　　　嵇康《养生论》
嵇含《南方草木状》《显道经》　　　　　东坡《养身杂记》
《吴兴掌故》　　　《太素经》　　　　　玉虚子《济生编》
周处《风土记》　　《冲虚经》　　　　　《保生集要》
杨雄《方言》　　　《上清洞微经》　　　谭景丹《颐生录》
《涉斋游具备遗》　《三茅卫生经》　　　张君房《云笈七签》
韩椿《外洋碎事》　陶弘景《真诰》　　　高濂《遵生八笺》
熊三拔《泰西水法》《保生心鉴》　　　　《内经灵枢素问》
《楞严经》　　　　《法藏碎金》　　　　《神农本草经》
《梵书》　　　　　《元关真谛》　　　　寇宗奭《本草衍义》
《沙弥戒律》　　　《玉枢微旨》　　　　苏恭《唐本草》
《相宅经》　　　　《丹房镜源》　　　　陈藏器《本草拾遗》
《造门经》　　　　邱长春《玉笥要览》　甄权《药性本草》
《青田秘记》　　　崔实《四时月令》　　王好古《汤液本草》
《黄庭内景经》　　吴球《四时调摄论》　孟诜《食疗本草》
魏伯阳《参同契》　丹阳《悟真录》　　　朱震亨《本草补遗》
《希夷睡诀》　　　抱一子《保元录》　　马志《开宝本草》
《八段锦》　　　　施肩吾《卫生录》　　苏颂《图经本草》
《华佗五禽戏》　　《彭祖服食经》　　　《日华子本草》

李时珍《本草纲目》	杨仁斋《直指方》	《刘涓子鬼遗方》
汪昂《本草备要》	张杰《子母秘录》	《锦囊秘录》
陶弘景《名医别录》	王执中《资生录》	《济世仁术编》
后唐刊《石药验》	陈直《奉亲养老书》	李绛《手集方》
张元素《珍珠囊》	吴旻《扶寿方》	朱瑞章《家宝方》
陶隐居《药性论》	张从正《儒门事亲》	张文仲《备急方》
雷敩《炮炙论》	《南阳活人书》	尤乘《寿世青编》
唐开元《广济方》	《延年秘旨》	王维德《全生集》
宋《太平圣惠方》	《医余录》	吴又可《瘟疫论》
宋徽宗《圣济方》	《摘元妙方》	陈枚《采珍集》
周宪王《普济方》	萨谦斋《经验方》	龚应圆《三福丹书》
张仲景《伤寒方》	万表《积善堂方》	吴仪洛《医学述》
孙思邈《千金食治》	韩懋《医通》	
孙思邈《千金翼》	杨蓁《丹溪心法》	
孙思邈《千金月令》	葛洪《肘后方》	
《天宝单方图》	瞿仙《寿域神方》	
王焘《外台秘要》	崔元亮《海上方》	
韦宙《独行方》	姚旅《露书》	
刘禹锡《传信方》	吴瑞《日用举要》	
陈言《三因方》	杨起《简便方》	
娄居中《食治通说》	叶氏《枕中记》	
昝殷《食医心镜》	陈延之《小品方》	
《饮膳正要》	《拾便良方》	

国家古籍整理出版资助项目
"十三五"国家重点图书规划项目

常用养生古法选编
寿亲养老新书译评

(宋)陈直 原纂　(元)邹铉 增补
叶明花　蒋力生　章德林　撰著

江西科学技术出版社

图书在版编目（CIP）数据

寿亲养老新书译评/(宋)陈直原纂；(元)邹铉增补；叶明花,蒋力生,章德林撰著. -- 南昌：江西科学技术出版社，2019.12

（常用养生古法选编）

ISBN 978-7-5390-6214-3

Ⅰ.①寿… Ⅱ.①陈… ②邹… ③叶… ④蒋… ⑤章… Ⅲ.①老年人—养生(中医) Ⅳ.①R161.7

中国版本图书馆CIP数据核字(2017)第324766号

选题序号：KX2017007
图书代码：D17118-101
责任编辑：张旭 王凯勋
责任印制：夏至寰
封面设计：傅司晨

寿亲养老新书译评
SHOUQIN YANGLAO XINSHU YIPING

(宋)陈直 原纂
(元)邹铉 增补
叶明花 蒋力生 章德林 撰著

出版发行	江西科学技术出版社有限责任公司
社址	南昌市蓼洲街2号附1号 邮编：330009 电话：(0791)86623491 86639342(传真)
印刷	雅昌文化(集团)有限公司
经销	各地新华书店
开本	787mm×1092mm 1/16
字数	402千字
印张	32.75
版次	2019年12月第1版 2019年12月第1次印刷
书号	ISBN 978-7-5390-6214-3
定价	180.00元

赣版权登字：-03-2017-477
版权所有，侵权必究
（赣科版图书凡属印装错误，可向承印厂调换）

前 言

健康是人类永恒的追求,是个人全面发展的核心指标。实现全民健康,是民族昌盛和国家富强的重要标志。

新中国成立后,党和政府在领导社会经济发展的进程中,始终把人民的安康放在首要的位置,在大力发展人民卫生事业,改善医疗卫生条件,提高医疗水平的同时,还特别重视开展爱国卫生和全民健身运动,人民的健康素养和健康水平均获得大幅提高。进入新世纪以来,中国政府大幅度增加对人民健康的投入,促使我国主要健康指标获得明显改善,人民的健康感、幸福感不断提高。特别是党的十八届五中全会确立了建设"健康中国"的战略目标,紧接着又召开了全国卫生与健康大会,并制定了《"健康中国2030"规划纲要》,标志着我国卫生与健康工作进入了一个全新的阶段。最近,国务院又发布了《关于实施健康中国行动的意见》,为落实健康中国战略提出了具体的行动部署。《健康中国行动》由健康中国行动推进委员会颁布。实施健康中国行动,强调坚持预防为主,倡导健康文明生活方式,预防控制重大疾病,加快推动从以疾病为中心转变为以人民健康为中心,动员全社会落实预防为主方针,明确健康是个人、家庭、社会、政府、国家的责任,根本的目的就是提高全民健康水平。

《健康中国行动》主要内容是启动实施十五项重大行动,第一项就是健康知识普及行动。在这项行动中,基于中西医并重的前提,有关中医药的行动目标,从个人和家庭的层面来说,就是要学习了解、掌握中医养生

保健知识，应用适宜的中医养生保健技术方法，开展自助式中医健康干预；从社会和政府的层面来说，就是要"深入实施中医治未病健康工程，推广普及中医养生保健知识和易于掌握的中医养生保健技术和方法"，同时还要继续"开展'中医中药中国行'活动，推动中医药健康文化普及，传播中医养生保健知识"。因此，无论从满足群众需求还是从承担社会责任来说，宣传普及中医养生保健治未病知识，推广应用适宜的中医养生保健方法技术，是每一个中医药工作者责无旁贷的任务和担当。

为了助推"健康中国"建设，恪尽传播中医养生保健知识和方法的责任，我们启动了《常用养生古法选编》（下文简称《选编》）的编纂整理项目。该项目2016年列入国家普及类古籍整理图书专项，2017年分别增列为"2011-2020年国家古籍整理出版规划项目"和"十三五国家重点图书、音像、电子出版物出版规划项目"，获得国家专项资金资助。

《选编》收入古代养生名著5种，包括《养性延命录》《寿亲养老新书》《养生四要》《老老恒言》和《颐身集》。其中《颐身集》是部丛书，又包括《摄生消息论》《修龄要指》《勿药元诠》《寿人经》《延年九转法》等5部著作。因此，《选编》实际收书9种。作为普及类的古籍整理项目，《选编》的编纂是集版本、校勘、标点、注释、语译、点评工作为一体的综合性工作，实施起来难度并不小。

首先，如何来确定"常用"，颇费思量。中华养生古籍成百上千，哪些是常用的？哪些是不常用的？并无严格的区分。但有一点可以明确下来，即常用的必须是实用的，而实用的又必然是有效的。可是，怎样来判断古代养生方法的有效无效，恰恰又是一个难题。作为个体的生命，短短的百年之间，难以尽行体验各种养生方法的效果，但作为中华民族的集体记忆，还是有案可稽的，这就是有效的必定是简便易行的。只有简便易行才会广

泛流传，历久不衰。反之，如果方法复杂，内容烦琐，或是技术艰深，备办不易，不是一般人所能做到，传承就可能受限。因此，逻辑经验告诉我们，方法简便，易于掌握，影响广泛，流传久远就是我们作为常用养生古法著作的选择原则。

其次，古代常用的养生方法并不意味着今天也能常用。如何把古代的知识和方法变成今天的知识方法，不仅是古籍普及的价值所在，也是我们这次古籍整理工作的重点用力之处。《选编》收入的书，远的已经有1500多年，近的也差不多300年了。如何把这些古代著作，这些用文言文记载的古代养生知识和方法，让现代人看得懂，学得会，用得上，真正能起到养生的效果，这就需要我们的整理工作做得扎实、做得平常、贴近老百姓养生的实际，尤其在注释、翻译、点评的时候，把"古为今用，通俗易懂"作为《选编》工作的价值追求和出发点。只有这样，才能谈得上弘扬传承优秀养生文化，才能实现养生文化的创造性转化和创新性发展。

再次，养生之事，对于大多数人来说，是"意速而事迟，望近而应远"，是"可以理知，难以目识"的行为，这在嵇康的《养生论》中早有批评。对于养生效果的评价，不仅是个历史问题，也是一个现实问题。我们这里所说的"常用""实用""有效"，都是基于文献来说的，到底能不能常用，有没有实用，有效还是无效，既需要养生实践的体悟与验证，更需要有现代评价指标的测量。还是陆游说得好，"纸上得来终觉浅，绝知此事要躬行"。古人的养生经验，只能提供一个参照；古人的养生智慧，只能唤起一种启迪。真正把书本上的东西，变成自己的东西，还得靠持之不懈的实践。

《选编》的编纂整理严格按照《中医古籍整理校注通则》和《中医药古籍整理工作细则》（修订稿）的要求进行，历时三年，终克告成。唯需说明的是，三年来尽管我们战战兢兢如履薄冰，以对生命无比敬畏的态度

来进行《选编》的整理工作,但由于水平所限,书中错误缺点在所难免,恳请学界和读者提出批评指正。不过,是书付印在即,我们还是无比欣慰的,虽然不敢说我们为实施健康中国行动做出了什么贡献,随着本书的出版,古人的养生智慧和方法能为当下的全民养生提供有益的借鉴,又何尝不是一件快乐愉悦的事呢!

《常用养生古法选编》项目组　蒋力生　叶明花　章德林

2019年12月

凡 例

1. 原书底本为繁体竖排，今改为简体横排，繁体字改为简化字，正文中夹有小字注时仍为小字排版；原书行文格式中"右件""右以""右为""右如"等"右"字，径改为"上"。

2. 采用现代标点方法，对全书进行标点。方药中的药名中间空一格，不加标点；药名后夹注说明拣择制作及分量等小字时，首字顶格药名，句末不加标点。

3. 校勘以对校、本校为主，辅以他校，慎重使用理校。凡底本有误者，从校本改后出注；文字互异者，不改底本，出注说明。具体校勘时，根据下列文字现象，区别处理：

凡底本因写刻时笔画小误所致的错别字，径改不出注；非写刻时笔画小误所致的错别字，径改并出注说明。

现已废除的异体字，径改不出注；现仍保留的异体字，保留原字，出注说明。

俗体字，径改为规范正体字，不出注。

通假字、古今字，保留原字，出注说明。多次出现者，只在首见时说明，余不加注。

凡脱、衍、残、疑或避讳字，或径补，或径删，或径改，或保留原字，均出注说明。

4. 注释的总体要求是简明扼要，通俗易懂，不作训诂考据，不出疏证。

凡疑难生僻字，加以注音和解释，注音用汉语拼音加同音字的方法，并在所注字后加括号显示。

凡名物典故、征引文献，仅简要释义，或简介人物年代、里籍、仕履，或指明出处，不作深入阐述。

5. 语译以直译为主，间以意译，诗词典故一般不译。临床方剂的语译，一般以"主治""组成""制法""服法"的形式，按照原方内容组织译文。

6. 点评 要求抓住要点、突出特色，语言精练，点到为止。

7. 原书所载药物剂量均为古代剂量，语译时按《中国文史简表汇编》所载《中国历代量制演变简表》和《中国历代衡制演变简表》，进行了换算，仅作参考。

8. 原书所载"穿山甲""虎骨"等药物，为保持原貌，不作删节，但今已列为国家保护动物，不入药用，请读者注意。

9. 本书所载临床方药，应在医生指导下运用。

《寿亲养老新书》导读

《寿亲养老新书》，四卷，首卷为宋·陈直纂，本名《养老奉亲书》，或作《奉亲养老书》《寿亲养老书》。后三卷为元代邹铉续增而成，并将书更为今名。此书为我国现存较早的老年养生保健及老年病防治专著，受到后世医家、养生家甚至是学者大儒的广泛认可，称"其言老人食治之方、医药之法、摄养之道，靡所不载"。此书内容亦被后世如《遵生八笺》等诸多养生著作争相引用收录，并传播到朝鲜、日本等国家。

一、成书背景

《寿亲养老新书》卷一题作《养老奉亲书》，作者陈直，宋代人，生平不详，仅知曾为承奉郎，于宋神宗元丰年间（1078-1085年）为泰州兴化（今江苏省兴化县）县令。

卷二至卷四为邹铉增补。邹铉，元代人，字冰壑，福建泰宁人，生平不详，仅知其曾为总管，官中都。但据本书卷四及有关方志记载，邹铉出身于官宦世家，据《宋史》记载，其曾祖父邹应隆（又作邹应龙），曾官居礼部尚书。自其以降，邹家累世为官。这样的官宦背景，自然奠定了邹家累世繁华的基础，以致邹铉能"楼居高明，胜有园池""湖山院落，雪月为家"。在这种优沃的生活条件下，追求养生长寿，自然也是情理之中的事。

邹铉之家也是一个长寿家族，据本书危序所言，邹家寿基世积，邹铉之高祖母江氏、高叔祖母上官氏，都"年过九十，备极荣养"。而邹铉自己也已七十多岁，身体朗健，反应矫捷，被人称为"不老地行仙"。这种世代长寿，固然有子孙之养的功劳，但根本的因素在于老人懂得自养之道。为此，邹铉特别推崇陈直的《奉亲养老书》，不仅自号敬直老人，而且还在陈直原书的基础上，绅绎有年，增补扩充，厘为三卷，使其书更为完备，愈益精详。邹铉续书的根本目的，无外是要将陈直《养老奉亲书》已经取验于邹家的养老之道推广普及，正如危彻孙序所言："盖是书验于公家久矣。兹复不私其验，绣诸梓而公之，且拳拳导夫人以自养之说。"当然，这也是邹铉仁爱济世之心的体现。

二、内容特点

《寿亲养老新书》是老年人日常保养和临床调护的系统性著作，"其言老人食治之方，医药之法，摄养之道，靡所不载"（《张士弘序》），内容十分丰富，特点也非常明显。但陈直为原著，邹铉为续编，二者的贡献又各自有别。

（一）陈直《养老奉亲书》

《寿亲养老新书》卷一为陈直所著《养老奉亲书》，自"饮食调治"至"简妙老人备急方"，分列15篇，载录四时调摄、食治及备急药方等共233首。该书在较为系统阐述老年人形证脉候及饮食起居、精神情志调摄原则的基础上，重点介绍了四时养老及食治老人诸疾的方法经验。其学术思想特点主要表现在以下几个方面：

1. 重视老年生理特点

人到老年，生理会发生较大变化。"真气耗散，五脏衰弱""危若风烛，百病易攻。至于视听不至聪明，手足举动不随""若稍失节宣，即动成危瘵"，这些都是老年人生理性退行性改变导致的。

老年人的生理变化，是生命进程的必然规律，而且这样的变化一定会通过形证脉候呈现出来。因此，对于老年调养，就是要基于老年人的生理变化特点，密切注意形证脉候的不同表现，以采取相应措施。值得注意的是，陈直在论述老年人的形证脉候时提出了一个"虚阳"的概念，有一种"虚阳气盛"的老人，精神强健，饮食倍常，脸色红润，两手脉大，为长寿之征。但这种"虚阳"毕竟不是元阳、真阳，是老年人的虚弱有限之阳，易衰易耗而且经不起苦寒攻泄，否则虚阳气退，反致形气尪羸，脏腑衰弱，变生他疾。陈直的"虚阳"之见，丰富发展了对老年体质的认知。

2. 重视老年家庭奉养

古往今来，居家养老是老年人安养的主要方式，也是中华民族的优秀传统。为人子者，孝敬父母，奉养长辈，为天理人伦，是天经地义的事，否则便是不孝子孙，为社会所不容。尤其是高龄或失能老人，需依靠家人扶持照顾才可安度余生。赡养老人既是子女的孝心所在，也是每个家庭应该承担的社会责任。

陈直从儒家孝道奉亲的观念出发，提出"人要以纯孝之心，竭力事亲"。对于父母的身体状况、情绪变化、饮食多寡、疾病与否，陈直在书中反复强调，为人子女"得不慎之？"当"深宜体悉""悉意深虑，过为之防"。这些都是子女孝养父母的必须态度。

至于孝养的方法，陈直指出"奉亲之道，亦不在日用三牲，但能承顺父母颜色，尽其孝心，随其所有，此顺天之理也。其温厚之家，不可慢于老者，尽依养老之方、励力行之。其贫下阙乏之家养老之法，虽有奉行之心，而无奉行之力者，但随家丰俭竭力于亲，约礼设具，使老者知其罄力奉亲而止。"关键在于尽到孝心，量力而行。

3. 重视老年精神调摄

陈直指出，人到老年性情脾气会发生变化，主要表现为不满、易怒和郁闷。不满往往是不服老的反应，老年人"形气虽衰，心亦自壮"，总想再干一番事业，但终究身体条件不允许了，因此不免患得患失，牢骚满腹，甚至"咨煎背执，等闲喜怒"。对此，作为子女只能"奉承颜色"，尽量满足老人的需求，并且注意劝导老人，善于放下，知足常乐。孔子"三戒"之言，"及其老也，血气既衰，戒之在得"，也不妨引作开导老人的法语。

至于郁闷，陈直认为老人"易于伤感""若只令守家孤坐，自成滞闷"。解除郁闷的方法，陈直提出了两点：第一是要有人经常陪伴老人，或搀扶服侍，或说话聊天，不使老人孤坐独寝，让老人常常享受到家庭温暖和伦理之乐。二是根据老人的性气好嗜，寻求其喜爱之物，比如书、画、琴、棋、珍奇等，供其把玩赏悦，以充实时日，排解忧愁。如此，"虽有劳倦咨煎性气，自然减可"。

4. 重视老年饮食调治

重视老年饮食调理是《养老奉亲书》的突出特点，开卷第一篇即为"饮食调治"。陈直指出："一身之中，阴阳运用，五行相生，莫不由于饮食也。"健康长寿的根本就在于饮食，只要饮食正常，谷气充盛，就能气血旺盛，健康就有保障。饮食调治的要点，首先要重视脾胃，守护胃气。陈直认为："脾胃者，五脏之宗也。四脏之气，皆禀于脾。"当然，五脏六腑是一个整体的功能系统，胃气固然为本，但也与其他四脏相依为用，所以陈直在四时摄养中，特别强调四时饮食之味要与五脏生理功能相匹配、以养五脏之气。其次，要注意饮食节度，生冷有节，饥饱有度。陈直指出老年人"若生冷无节，饥饱失宜，调停无度，动成疾患。"同时，食后可适度进行将息调理，以帮助食物消化，如"食后引行一二百步，令运动消散"，还有摩腹之法，均简便易行，适合老人自养。再次，要谨守宜忌。书中强调，"老人之食，大抵宜其温热熟软，忌其黏硬生冷。"为此，陈直还要求为人子者必须亲自调理老人的饮食。在"戒忌保护"中，陈直还提出"秽恶臭败，不可令食；黏硬毒物，不可令餐"；"昼夜之食，不可令饱；阴雾晦冥，不可令饥"等饮食禁忌。这些都是有利于保护健康的事项，至今仍有积极的意义。

陈直强调饮食调理的同时，特别倡导食养食疗的养老方法，尤其是患有老年性疾病的人，食疗是首选之法。陈直认为"若有疾患，且先详食医之法，审其症状，以食疗之。食疗未愈，然后命药，贵不伤其脏腑也。"为此，《养老奉亲书》在继承孙思邈《千金翼方》"养老食疗"的基础上，提出了"食治养老"的命题，并进一步指出："缘老人之性，皆厌于药而喜于食，以食治疾胜于用药""善治药者，不如善治食。"于是，陈直辑录《食医心镜》《食疗本草》《诠食要法》《诸家治馔》《太平圣惠方·食治诸法》等唐宋食疗本草著作中的食治方药，类编成《食治老人诸疾方》，共载方 161 首，分为 16 类，涉及老年气血虚损、耳目失灵、泻痢、脚气、噎塞、咳喘、诸淋、诸痔、诸风、水气等病症，是唐宋以来食治老人诸疾的集大成之作。

5. 重视老年起居调摄

老年健康的许多问题，最后都要落实到日常起居上来。只有起居正常，健康才有保证。《养老奉亲书》从子女奉养的角度，对老年人日常起居调摄的原则、内容进行了专门论述。一，老年起居调摄的原则是要"巧立制度"。陈直指出："凡行住坐卧，宴处起居，皆须巧立制度。"所谓"巧立制度"，就是要有一个行之有效的合理安排，使老年的日常起居达到心情舒畅，精神愉悦的要求。二，起居调摄的内容，书中对卧室的洁净敞密，床榻的高矮宽窄，被褥的厚薄，乃至枕头的高低长短，均有详细的规定。此外，座椅的高矮，衣服的长短宽窄，也都有讲究，反映出宋代对老年生活起居的调摄已显露出精致化的趋向。三，对日常生活的注意事项，也有一些专门的约定。如"卒风暴寒，不可令冒""烦暑燠热，不可令中""动作行步，不可令劳""假借鞍马，不可令乘""坟园冢墓，不可令游""危险之地，不可令行"等等，这些注意事项都是为了保护老年人安康。以上这些起居调摄的原则和内容都是要求家庭成员，尤其是子女晚辈对老人的行住坐卧时时放在心上，不可冒失或掉以轻心。

6. 重视老年四时调摄

重视老年四时调摄是《养老奉亲书》的又一个突出特点，与"食治养老"一样，"四时养老"也是养老奉亲的核心内容。陈直根据《黄帝内经》和《阴符经》的经旨，在"四时养老总序"提出："人能执天道生杀之理，法四时运用而行，自然疾病不生，长年可保。"强调四时养老的总原则是执天道、法四时，即遵从天地阴阳四季气候变化的规律，合理安排饮食起居，并适时进行精神调摄及预防时令病的发生。

围绕四时养生的总原则，陈直简要概括了春夏秋冬四季的气候特点及其与之相应的脏腑功能反应，总结了四时调摄的重点内容。在饮食上，春宜减酸益甘，夏宜减苦增辛，秋宜减辛增酸，冬宜减咸增苦。在起居方面，春宜慎衣着，不可顿减棉衣；夏宜慎暑毒，不可纵意当风，纳凉受邪；秋宜慎风雨，以防发宿患；冬宜避霜威，以防感外疾，等等。此外，在呼吸修炼及服饵补益方面，也提示了一些方便法门。

陈直对四时调摄的最大成就在于总结了他之前历代有关时令备疾的药方，分为四时通用男女老人方和春夏秋冬四时用药诸方两大部分。四时通用方共24首，多是老人虚损及常见老年性疾患的汤药或丸散；春时用药方8首，夏时12首，秋时7首，冬时3首，大多为老年时令性疾患的药方。这些药方成为后世四时养生备疾的基本方。明代高濂《遵生八笺·四时调摄笺》的各季合用药方，几乎全部辑自陈直之书。

7. 重视老年医药扶持

人到老年，尤其是高年老人，气血虚衰，难免疾病缠身，此为常态，医药扶持也是应然之事。对于老年疾病的防治，陈直提出了三条基本的原则：一是要重视老年人"血气已衰，精神减耗，危若风烛，百疾易攻"的体质，反对乱投汤药，妄行针灸，以避危殆；二是要慎用汗吐泻下之法，认为"老弱之人，若汗之则阳气泄，吐之则胃气逆，泻之则元气脱，立致不虞，此养老之大忌也"；三是用药平和稳重，"大体老人药饵，止是扶持之法。只可用温平、顺气、进食补虚、中和之药治之"，尤其注意不要使用来历不明、药效不明的药物，以免发生意外。

对于老年人的医药扶持，陈直主张要与日常饮食调摄相结合。对身有宿疾的老人，要"随其症状，用中和汤药调顺，三朝五日自然无事。然后调停饮食，依食医之法，随食性变馔治之"。而对于时令性疾病，陈直认为除了重视饮食，积极治疗，更要注意平时的饮食服饵，以增正气、扶元固本、预防疾病。如在夏季，"宜服不燥热、平补肾气暖药三二十服，以助元气，若苁蓉丸、八味丸之类。"在冬季，则宜"晨朝宜饮少醇酒，然后进粥。临卧，宜服微凉膈化痰之药一服。"

（二）邹铉增补《寿亲养老新书》

《寿亲养老新书》卷二至卷四为邹铉续增，《四库全书总目》载："铉所续者，前一卷嘉言善行七十二事，后两卷则凡寝兴器服饘粥饮膳药石之宜，更为赅具。"陈直之书经邹铉增续后，流传甚广，甚而远播朝鲜、日本等国。元、明、清三代刊印者达二十多家，并有署称"居家必用本"者，可见该书影响的深远。邹氏之增补，不只是充实丰富了《养老奉亲书》的内容，也反映了邹铉的养老理念和主张，多有创新之处。

1. 倡导老年自养之道

陈直《养老奉亲书》基于儒家孝道的文化传统，从家庭伦理立论，充分阐述为人子者，如何承担起赡养、奉侍、关爱老人的责任，特别强调家庭子女对老人的照顾与爱护。寿亲养老之道的落实都要求子女的孝顺。因此，陈直之书重在倡导敬老养老的社会风气及家庭道德，其社会意义非常明显。邹铉的增补，则着力于老年人的自养，其认为养老之事既是家庭子女的责任，更是老年人自身之事，倡导老年人注意自我养护，实现健康老龄。所以邹铉新书在所引太乙真人《七禁文》解释时说："欲希长年，此宜深戒。而亦养老奉亲与观颐自养者之所当知也"。危彻孙为此书作的序言中称赞道："夫能知自养之养，而后能安享子孙之养，此吾于续书重叹翁用心之仁也，仁者必寿。"老年人只有自身善于保养，才能安享子孙奉养之福。这或许确是邹铉养老的主张。

2. 丰富老年自养之术

正是基于老年自养之道的重视，邹铉在新书中增补了大量老年自我保养的方法技术。有精神情志调摄的，如安车游山、居山观雪等；有呼吸修炼的，如六字气诀法；有药食服饵的，如晨朝补养药糜法、茶酒汤水及服药贮药等；有种植与食品加工的，如种植芸香、枸杞、地黄等及加工果脯、菜菹等；有器物收藏把玩的，如相鹤养龟、收画置琴、储物记事等；有待人接客之道的，如延方士名衲、肃客相访等；有自我按摩的，如擦涌泉、擦肾俞等。此外，还增补了大量延缓衰老、食养食治的方法，如诸酒、诸煎、妇人小儿食治方等，使全书食疗的内容更为丰富多彩。

邹铉增补的这些内容，反映出他对老年自养的一些思想倾向。一是老年人要想延缓衰老或做到健康老龄，就得从长计议，及早图谋，如六字诀法的修炼，就得从青壮年，至少得从中年做起，否则没有较长时间的训练，就难为功见效。二是要量力而行，适度而止，如种植诸般药本、加工各种食品，都得在力所能及的范围内，不可勉强自己。三是要注意健康安全，如游山驱车、观雪择胜，要充分考虑到气候、环境的因素，总以安全为第一。四是要讲究经济能力，如对器物的收藏把玩，储书置琴、字画收藏，均要求有一定的经济实力，清贫之家不必强求。

需要特别说明的是，邹铉增补之材料，大多来自当时流传的文献。时至今日，这些文献有的已经失传或佚散，凭藉此书可得见原书之吉光片羽。如该书摘录了沈括《怀山录》的不少资料，该书是沈氏早年仰慕山居之乐，撰写的记录饮食、器用之式及种艺之方的笔记体著作，早已佚失，近年有人从《寿亲养老新书》辑得的《怀山录》佚文就有数十条之多。这些佚文是研究沈括科技思想的难得材料。

3. 载录养老嘉言善行

邹铉增补的《古今嘉言善行七十二事》，四库馆臣曾大为讥讽，认为"其中如祝寿诗词，连篇载入，不免失于冗杂。又叙述闲适之趣，往往词意纤仄，采掇琐碎。明季清言小品，实亦滥觞于此。"实际上，这些"嘉言善行"有如"道教灵验记"一样，不仅记载历代养老享寿的人瑞之事，更主要的是具有敦正习俗、培养社会敬老奉亲风气的作用。这"七十二事"大体可分为三大类，一类是儒家孝道伦理所规定的寿亲养老之事，如《礼记》的"内则""曲礼"所载的养老礼仪，及老莱子以下，陈太丘、王羲之、柳公绰、任元受、陆游、孙景初、黄庭坚、苏东坡、司马光、朱熹等一众名人敬老养老的事迹或论述，阐明儒家养老文化的源远流长及根深蒂固，彰显了中华民族优秀的养老传统及其文化底蕴。一类是历代学者关于老年自养之道的认识与阐述，其内容涉及精神情志、脏腑身形、饮食服饵、四时起居等各个方面。如孙君昉之四休安乐法，黄庭坚的养生四印，古乐府的三叟诗，邵康节的年老吟，无不透露出老年自养自适的智慧，隽永幽默，谈来妙趣横生。三是称觞贺寿之诗文，反映出古代社会对高年长寿的普遍称颂和家庭伦理的正向追求，未必是冗杂之词，往往有真情之流露，此亦家有老人之福也。总之，中华民族优秀的养老文化于此可见一斑。

三、版本源流

1. 养老奉亲书

一卷，宋·陈直原纂。现流传本有一个刻本，二个抄本。

刻本为明万历间虎林胡氏文会堂胡文焕刻本，分别收入胡文焕所编《格致丛书》《百家名书》《寿养丛书》中，均题"新刻寿亲养老书"，是个节本，内容只有陈直原书的"食治老人诸疾方"17 篇，其余有关医药摄养之道全被删除，与《寿亲养老新书》卷一的内容并不相同。

二个抄本，一为清代经钮堂抄本，亦为节抄本，与万历年间胡文焕刻本雷同。此本现藏台北市图书馆。另一抄本，题"唐成之家宝藏"，内容与通行本《寿亲养老新书》卷一相同，但目录编排有异，分为上下两部分，上篇为食治诸方，下篇为医药摄养之道。该本现藏中国中医科学院。1988 年 5 月上海科学技术出版社据此出版陈可冀、李春生订正评注本，题为《养老奉亲书》。

2. 寿亲养老新书

四卷，宋·陈直原纂，元·邹铉增外。据统计，现存版本有二十多种。由于二至四卷的内容编排不同，大体可分为二个系列。一个是以日本回归元至正二年壬午刻本、《永乐大典》本及《四库全书》本为代表的，卷二均为"古今嘉言善行七十二事"，卷三卷四分别以"太上玉轴六字气诀"和"保养"开卷。另一个是以清·同治九年（1870）河南聚文斋刻本为代表，将"古今嘉言善行七十二事"置于卷四，卷二卷三则分别以"太上玉轴六字气诀"和"保养"置于卷首。从学理上来看，同治九年刻本的顺序安排，似乎更符合逻辑。

本次整理译评，即以同治九年刻本为底本，以《四库全书》本（简称四库本）、清道光瓶花书屋刻本（简称瓶花本）为主校本，并以明万历年间虎林胡氏文会堂《新刻寿亲养老书》(简称万历本)、中国中医科学院藏唐成之家藏抄本《养老奉亲书》(简称唐本)、清经钮堂抄本《养老奉亲书》(简称经钮堂本)及辑存《永乐大典》、明刘宇《安老怀幼书》、《太平圣惠方》等作为校本，加以校勘。值得提出的是，现辑存《永乐大典》卷之一万一千六百二十所收《寿亲养老书四》，末有"慈觉顾老奉亲"一则，近 900 字，各本均失载，说明现行流传本《寿亲养老新书》，可能均非邹铉原本。

目 录

序言 ·············· 1

卷之一 ·············· 17

  饮食调治第一 ·············· 18

  形证脉候第二 ·············· 22

  医药扶持第三 ·············· 25

  性气好嗜第四 ·············· 27

  宴处起居第五 ·············· 29

  贫富祸福第六 ·············· 31

  戒忌保护第七 ·············· 34

  四时养老总序第八 ·············· 36

  春时摄养第九 ·············· 55

  夏时摄养第十 ·············· 63

  秋时摄养第十一 ·············· 74

  冬时摄养第十二 ·············· 81

  食治养老序第十三 ·············· 85

  食治老人诸疾方第十四 ·············· 88

  简妙老人备急方第十五 ·············· 175

  续添 ·············· 187

卷之二 ·············· 191

  保养 ·············· 192

  服药 ·············· 194

  贮药 ·············· 195

  煴阁 ·············· 197

集方	199
东坡治脾节饮水说	235
饮食用暖	237
戒夜饮说	238
擦涌泉穴	240
擦肾俞穴	242
东坡《酒经》	243
仲长统《乐志论》	246
照袋	248
处方	249
食治方	250
醉乡宝屑	261
诸煎	265
妇人小儿食治方	289
慈觉顾老奉亲	325

卷之三	331
太上玉轴六字气诀	332
食后将息法	337
养性	338
用具茶汤诸法	341
补养药膳诸法	369
种植诸法	386
燕闲清赏诸法	406

卷之四	425
古今嘉言善行七十二事	426

《寿亲养老新书》原序

寿亲养老之事，著于诸儒记礼之书备矣。然自后世观之，则犹有未备焉者。何也？二帝三王之世[1]，风气浑沦[2]，人生其间，性质醇厚[3]，故能平血气于未定方刚之际，全筋力于欲衰将老之时。人子之爱其亲，因其康强，加以奉养，为之安其寝处，时其旨甘，娱其耳目心志，即可使之燕佚怡愉[4]，全生而益寿。则《礼经》所载[5]，谓之备可矣。后世大朴日漓[6]，真元日散[7]，七情为沴[8]，六气乘之[9]，壮或夭伤，老宜衰弱[10]，孝子慈孙，服勤左右，寝膳调娱之外，尤不能不唯疾之忧。而求之《礼经》，则不过曰痛痒抑搔而已[11]。秦越人过雒之所为医[12]，曾未见之省录[13]，顾得谓之备欤？

孝哉，陈令尹[14]，乃能辑是书于千数百年之后，而特详于医药治疗之方。凡为四时调摄，食治备急，合二百三十有三焉，斯亦备矣。吾樵乡先哲太师文靖邹公之曾孙，敬直翁铉，推老老亲亲之念[15]，紬绎是书有年[16]，犹恨其说之未备也。则又广集前修嘉言懿行，奇事异闻，与夫药石[17]、膳羞[18]、器服之宜于佚老者[19]，厘为三卷[20]。而方论所述，愈益精详，是书始大备。

吾闻乔木故家[21]，寿基世积[22]。翁之高祖、叔祖二母夫人，皆年高九十，备极荣养。今翁亦希年矣！桂子兰孙[23]，盈庭戏彩[24]，青山流水，竹色花香，鸠杖鹦杯[25]，苍颜玄鬓，见者谓不老地行仙[26]。盖是书验于公家久矣。兹复不私其验，绣诸梓而公之[27]，且拳拳导夫人以自养之说，夫能知自养之养，而后能安享子孙之养，此吾于续书重叹翁用心之仁也[28]。仁者必寿，由是八十而师，九十而相，百岁而定律令，百世而与谘谋，衍而为商大夫之八百，曾元而下[29]，家庆一堂。是书之验，将千岁之日至而未止也。《诗》曰："永锡尔类"[30]。又曰："永锡难老。"请为翁三诵之。

时大德丁未中元樵西麓危彻孙序[31]

注释

[1]二帝三王：二帝：指唐尧、虞舜；三王：指夏禹、商汤、周文王。泛指古代帝王。

[2]浑沦：自然质朴。

[3]醇厚：淳朴厚道。

[4]燕佚怡愉：安逸愉悦。燕：安宁。佚：通"逸"。怡：和悦。

[5]《礼经》：儒家经典，包括《礼记》《周礼》《仪礼》，多记古代礼仪制度。

[6]漓：颓落。

[7]散：永乐大典本作"毂"。

[8]七情：指喜、怒、忧、思、悲、恐、惊七种情志活动。渗：扰乱。

[9]六气：风、寒、暑、湿、燥、火，六种气候。

[10]衽弱：衰弱卧床。衽：床席。

[11]痛痒抑搔：语出《《礼记·内则》"子事父母……疾痛苛痒，而敬抑搔之。"

［12］雒：古地名。即雒阳（今河南省洛阳市）。《史记》载扁鹊"过雒阳，闻周人爱老人，即为耳目痹医"。

［13］省录：观察记录。

［14］陈令尹：指陈直。

［15］老老亲亲：尊敬老人，爱护亲人。

［16］紬绎（chōu yi 抽译）：引出头绪，引申为分析研究。

［17］药石：泛指药物。

［18］膳羞：泛指膳食。羞：同"馐"。

［19］佚老：养老。

［20］厘：整理。

［21］乔木故家：世家的人才、器物出众。

［22］寿基世积：长寿的基础是累世积成的。意谓积德行善是后代长寿的基础。

［23］桂子兰孙：对人子孙贤德的称誉。桂、兰喻指高雅纯洁。

［24］戏彩：亦作"戏彩斑衣"。春秋时期，楚国老莱子孝顺父母，自己已经七十多岁，还常常穿着五彩衣服扮小孩嬉戏以娱父母。后用作孝顺父母的典故。

［25］鸠杖鹦杯：古代帝王赏赐老者的纪念性礼物。鸠杖，即手杖顶端雕有斑鸠形状而得名。鹦杯，以鹦鹉螺制成的酒杯。

［26］地行仙：喻指高寿之人，典出《楞严经》。

［27］绣：缮写，书写。

［28］续：永乐大典本作"读"。

［29］曾元：曾孙，玄孙。元通"玄"。

［30］永锡尔类：语出《诗经·大雅·既醉》："孝子不匮，永锡尔类。"意思是孝子层出不穷，上天会恩赐孝顺的人。

［31］大德：元成宗年号。丁未：公元1307年。中元：七月十五日。樵：樵川，即今福建邵武。

译文

奉养老人的事情，记载在儒家礼制书籍中的内容已经很详备了。但是从后世来看，仍然有不够完备的地方。为什么呢？在唐尧、虞舜、夏禹、商汤、周文王的时代，风气纯正自然，人们生活在这样的时代，秉性淳朴厚道，因此能在血气方刚情性尚未稳定的年龄气血平和，在将欲衰老之际仍然保持筋骨强健。为人之子女孝敬爱护自己的父母长辈，应该在父母健康强壮的时候，就好好进行奉养，使他们居处舒适，按时供给甘美的食物，让他们所见所闻高兴快乐，这样便可使父母长辈安逸愉悦，保全生命而增加寿年。这样说来，《礼经》所记载的方法，也可以算得上完备了。然而后世之人质朴之风日益衰败，真气逐渐耗散，七情扰乱，六淫侵袭，有的人在壮年时就难免夭亡损伤，到了老年自然更加衰弱。孝顺的子孙们，殷勤地服侍在父母长辈身边，除了照顾老人睡眠、膳食、娱乐之外，尤其不能不担心他们的疾病问题。一旦有病而求助《礼经》，却只说"疾痛苛痒，而敬抑搔之"罢了。至于扁鹊经过洛阳而为老年病医生，也未曾见有文字记载流传，哪里能称得上完备？

县令陈直是个大孝之人，能够在《礼记》千年之后编写这本《奉亲养老书》，而且特别详细陈述老年疾病的医药治疗方法。包括四时调摄、食疗调治、备急方药等内容，共计二百三十三条，这本书已经是很详备了。我家乡先哲邹应龙文靖公的曾孙，敬直老人邹铉，推崇敬老奉亲的理念，研究整理陈直的书多年，还是抱憾其内容不够完备，因此又广泛搜集前贤的嘉言善行，奇闻异事，还有方药、饮食、器物服饰等适宜老年人养生保健的文献，整理订定为三卷。因而对于方药的阐述更加精当详细，这本书才开始称得上完备。

我听说世代久远、人才辈出的人家，才能世代积累而得长寿的根基。邹公的高祖母、叔祖母两位夫人，都已经年过九十，享受到子孙后辈极其周到细致的赡养。如今邹公也年已古稀，子孙贤德，全家孝顺，而庭院周围青山耸翠流水潺潺，竹色葱茏花香四溢，挂着雕鸠之杖，举着鹦鹉之杯，容颜虽然苍老而头发乌黑，见到的人都称他是不会衰老的地行仙。可见这本书在邹公家里的效验已经很久了。现在，邹公不再私藏他的经验，把这些经验汇辑起来，缮写刻印而公布天下，并且还殷切地劝导人们要重视自我保养的方法。认为能够知道自我保养，然后才能安享子孙的孝养。这是我深深叹服邹铉老人续编此书用心仁厚的原因。仁厚者一定长寿，因此像姜太公那样八十岁而为帝王之师，九十岁辅佐武王伐纣而建立周朝，一百岁受封齐国而制定法律政令，子孙百代为帝王辅佐之臣，由此发展下去就像商朝的彭祖那样活到八百多岁，曾孙玄孙，济济一堂，合家欢庆，绵延永远。这本书的养生效验，相信即使是千年之后仍能流传不止。《诗经》上说："上天会赐福给孝顺的人们。"又说："让他们长生不老。"请允许我为邹公再三诵祝。

时大德丁未年中元日樵川西麓危彻孙序

重刻《寿亲养老新书》序

凡人之情无不知爱其身而养之者,有疾无不知求所以治疗之者。仁人孝子之视其父母之身也,重于己之身;而其所以养父母也,厚于己之养;急父母之疾也,甚于己之疾;则所以用其心者,宜无所不至矣。

昔人谓天有阴阳风雨晦明之气,人有喜怒哀乐好恶之情,节而行之则和平调理,专一其情则溺而生疢[1]。调中养气,通滞解结,而反之于素,此医方之所以不容已也。然天之阴阳流行乎四时,而冬则闭枯;人之元气充满乎一身,而老则铄耗[2]。故摄养之道宜加详,而药物之施于老者尤难获效焉。人子之所以养其亲者,必顺四气之冲和而避其沴,调饮食之品宜而致其精,适起居顺好恶以怡其情。盖其道多端,而其事不容已也。奉老节目载在典籍者,纷漫而难竟,医方之散见医书而不一,得其总要者为难。余在花马池防秋遇见《寿亲养老新书》四册,其中养老治疾之方,佚老孝之事[3],不假旁搜,靡不毕备,真足以为奉亲之助而不可无者。顾其中多残缺[4],至有不可读者。宁夏兵粮道金宪解君学礼请重刻之，而且欲余言以弁其端。吁！昔陆宣公在忠州[5]，每手校方书，盖古人济人利物之心不以为小道而遗之如此，此其所以不可及也。

是书专于寿亲养老，循而行之，可以培调神气，翼助恬愉，使得全其天年，以极寿命之数，且足以启迪人孝爱之念，较之他方书，其利益顾不尤要与？仁人孝子得之，将不啻如异珍和璧，有不受而传者乎？可谓不徒刻也已。

万历四年丙子孟夏望日，总督陕西三边军务、都察院右都御史兼兵部左侍郎，益都石茂华书

注释

[1] 疢：泛指疾病。
[2] 铄：消损。
[3] 佚：安逸。
[4] 顾：只是。
[5] 陆宣公：陆贽，唐朝中期政治家。德宗时，曾任宰相，后受诬被免，降为忠州别驾。陆在忠州时，因当地气候恶劣，疾病流行，于是研习医术，收集民间验方，编有《陆氏集验方》。逝世后，谥号"宣"。

译文

人们都知道爱护自己的身体而好好保养，有病都知道寻求治疗的方药，这是人之常情。孝顺的人将父母的身体健康看得比自己都重要，奉养父母也超过对待自己，担心父母的疾病超过自己的疾病，这应该是他们无所不至用心尽心的原因。

古人说，天有阴阳风雨晦明六气，人有喜怒哀乐好恶的情绪，懂得节制则身体健康，沉溺某种情绪则会产生疾病。调养身体养护正气，疏通阻滞解除郁结，而恢复平常的健康，这就是医方不断增加的原因。然而，天地阴阳之气流行于春夏秋冬四季，冬天则万物枯萎闭藏；人

体元气充满一身，到老了则损耗枯竭。因此，养生之道应该更加详尽，而药物对于老年人来说更加难以获效。为人之子奉养父母长辈的方法，一定要顺应四时的平和之气而避免其淫邪之气，调理饮食之品类使其适宜而更加精当，调适起居顺其所好而使之心情舒畅。这大概就是养老的方法多种多样、养老的事务日益增添的原因。奉养老人的事务记载在书籍的，纷乱错杂难以穷尽，医方散见于各种医书，很难掌握其要旨。我在花马池防秋看到《寿亲养老新书》四册，其中养老治病的方药，孝敬老人使之安逸的事迹，不必从别处搜索，无不详尽完备，实在是养老不可缺少的必备书籍。只是其中多有残缺，甚至有无法阅读的地方。宁夏管理兵粮的金宪解学礼君重刻此书，并且要我写篇序言放在前面。唐代陆贽在忠州时，常常亲手收集整理医药方书，刻而编集《陆氏集验方》，像这样古人心存济人利物之念不以方技为小事而不为，这就是我们不如他们的地方。

该书专门载录奉养老人的事，按照书中所述去践行，可以培养精神调理气血，有助于心情愉悦，使老人保全身体，尽享天年，甚至益老延年达到高寿。而且可以启迪人们孝敬养护老人的心念，与其他方书比较，这本书的价值不是更高吗？作为仁爱孝敬之人，能得到这本书，将不只是获得和氏璧那样的奇珍异宝，难道还会有不接受此书、不传播此书的人吗？可以说这本书决不会白刻。

万历四年丙子孟夏望日，总督陕西三边军务、都察院右都御史兼兵部左侍郎，益都石茂华书

《寿亲养老新书》绍諴序

《寿亲养老新书》，为承奉郎兴化大令陈直手辑也。大德，敬直老人邹铉复搜采前闻，厘为四册。至万历宁夏兵粮道解君学礼重刻之，至于今又二百余年矣。板早散佚，书幸尚存。窃以医之为术大矣哉！范文正云：不为良相，即为良医。盖良相可以救人，良医亦可救人，其事位虽殊，而其为功于世则一也。乃俗学蒙昧，医术粗疏，虚实不知，寒热莫辩，诊脉而不究其原，用药而不察其变，尝致于左，补救为难，少壮气盛或悻而免，老弱气衰辄为所伤，此在常人犹堪悼惜，况人子也耶！故为子者，不可不知医。然孝子之侍亲也，止于痛痒抑搔而已，而于垂老卫生之术，临疾诊治之方，究或昧于机宜，失之制化。

是编也，专为老人而设。举凡服食起居、阴阳顺逆、寒暑燥湿、气体旺弱，甚至一动一静之间，莫不体究入微，摄养于未病之先，斟酌于既病之后，博采旁搜，靡不至当，俾有老亲者奉为指南。此盖仁人孝子之用心也，乌可任其磨灭！中州钟大令虑其书之失传，集资续刊以行于世，而请序于余，余嘉其志而乐为捐廉以成[1]。

时同治九年岁在庚午正月河南提刑按察使绍諴并序

注释

[1] 捐廉：旧谓官吏捐献除正俸之外的养廉银。

译文

《寿亲养老新书》，是承奉郎兴化大令陈直亲手编集的。元大德年间敬直老人邹铉再次搜集整理前代养老的遗闻逸事，编定为四册。到明代万历年间宁夏兵粮道解学孔重刻此书，至今又过了二百多年。其刻板早已散佚，而该书尚且幸存。我认为医学是一门博大精深的技术！范仲淹说过："不为良相，即为良医。"良相可以救人，医生也可以救人，虽然二者职位不同，但对于社会的贡献是一致的。然而，世俗的学医之人，多是蒙昧平庸，医术粗疏浅陋，虚实不知，寒热不辨，诊脉不能探究疾病之因，用药不能审查疾病的变化，常常导致药不对症，而很难补救，年少体壮之人或许能幸免意外，老弱气虚之人则难免受伤，对此，常人都感觉痛惜，何况作为人子呢？因此，作为人子，不可以不懂医学。然而孝子侍奉父母，仅仅只在于为他们按摩抓挠而已，而对于老年养生的技术，临床疾病的诊断治疗方法，终究不能明白其中的奥妙，而错失了治疗的关键。

该书专为老人而作，大凡饮食起居、阴阳顺逆、寒暑燥湿、身体盛衰，甚至一举一动的安排，无不审察入微，在未病之前调适保养，既病之后谨慎用药，博采众方，无不精确妥当，可以作为奉养老人的养生指南。这就是孝子孝孙用心良苦的表现，怎么能让其埋没无闻！中州钟大令担心该书失传，筹集资金以刊行流传，因而请我作序，我赞赏他的举动而非常乐意捐助以成其事。

时同治九年岁在庚午正月河南提刑按察使绍諴并序

《寿亲养老新书》张士弘序

余家藏旧有《养老奉亲书》，其言老人食治之方，医药之法，摄养之道，靡所不载。余仿之以奉吾母范阳郡太夫人李氏，食饮起居咸得其宜，寿高八旬而甚康健，则此书有益于人子大矣。然岁月既深，卷舒之久，字画模糊，编简脱落。惧后之览者不得其说，思获善本书而新之，以贻后人。求之数载弗果得，每郁郁以为欠事。至正辛巳夏五[1]，余叨承朝命，备员浙东宪使。访诸婺郡庠教授李子贞，得《寿亲养老书》。睹其篇帙节目，比余旧本尤加详备，昔之郁郁者，一旦豁然矣。因自念曰：与其得之难，孰若传之广。遂命工锓梓于学宫[2]，庶天下后世，皆得观览，以尽事亲之道云。

至正壬午中秋，范阳张士弘载拜书

注释

[1]至正辛巳夏五：至正辛巳年夏季五月，至正是元代元惠宗的年号，至正辛巳年即公元1341年。

[2]锓梓(qǐn zǐ 寝子)：刻板印刷。

译文

我家原藏有《养老奉亲书》，该书介绍奉养老人的食治方药、医药方法、养生之道，无所不载。我按照此书来奉养我的母亲李氏，饮食起居都非常适宜，如今年高八十而仍然健康如常，可见该书对奉养老人的作用是非常大的。然而，时间久远，书籍舒卷时间长了，难免字迹模糊，内容脱落。我担心后人不能得其要旨，打算获得好的版本之后重新刻印，留给后人。然而求之多年却不能如愿，为此常郁郁寡欢以为遗憾。至正辛巳年夏季五月，我受朝廷之命，作为浙东宪使的备员，拜访婺州郡学府教授李子贞，得以看到《寿亲养老书》，浏览其篇目内容，比我家所藏之本更加详细完备。往日的郁郁寡欢一下子消失了。因此，心中想到：与其得到该书如此之难，不如让该书广泛传播。因此就吩咐在府学刻板印刷，希望后世之人都能看到此书，以尽孝奉父母的心愿。

至正壬午中秋，范阳张士弘载拜书

《寿亲养老新书》黄应紫序

堂上慈亲八十馀,阶前儿辈戏相呼。旨甘取足随丰俭,此乐人间更有无。——康节翁诗。

先人怡轩居士,奉八十有三之母,大书屏间,时应紫方垂髫也。既壮,挟册从宜春通守邹爱山宦游。爱山爱其母,施及塾宾,所至令应紫侍七秩之母以行。咸淳庚午,寓上杭县斋,汀守刘审轩刊吕东莱《辨志录》,应紫与寓目焉。中间二则,载春夏奉亲事,注云《养老奉亲书》,于是方知此书之名。越二载,壬申至宜春,遍求于袁、吉文献故家,咸无焉。自后司马倦游[1],意谓此书不可复得矣。阅三十有余载,大德乙巳春,总管冰壑邹君缄其书视余。余手之不释,如获隋珠和璧之宝[2];口之不置,如聆虞韶商頀之音[3],已不胜其欣喜。未几,复以其续编来示,命名《寿亲养老新书》。其中嘉言懿行,雅事奇方,前书所未有者,粲然毕备,又何如其喜也!

君自吾杉迁樵南,重作文靖公故宅。楼居高明,剩有园池亭馆之胜,经史图书,琴棋觞咏,款亲友于玉壶中。诸郎诸孙,珠联玉立,善能承顺其志,怡悦其心,允谓人间至乐。湖山院落,云月为家,四时佳兴,自有《痴乐堂》

《樵南小隐》二记。新书锓梓，抑使世之养老奉亲者，同有此乐焉，锡类之仁远矣[4]。应紫虽不获再遂寸草春晖之志，而亦不忘于老莱斑衣之思。君昔官中都时，曾遇异人，授以怡神养性之旨，故续书多述老人之所以自养者。应紫之志喜，盖充然有得于斯。鹏鷃同游[5]，亦惟曰各安其分云尔。

是年冬至节日，同郡泰宁玉窗黄应紫德夫敬书

注释

[1] 司马倦游：指对某事不再报希望，心灰意冷，语出《史记·司马相如列传》："今文君已失身于司马长卿，长卿故倦游。"

[2] 隋珠和璧：隋侯之珠与和氏之璧。泛指珍贵的宝物。

[3] 虞韶商濩：虞舜时的《韶》乐和商汤时的《濩》乐，泛指美妙高雅的音乐。

[4] 锡类之仁：指纯孝之德，语出《诗·大雅·既醉》："孝子不匮，永锡尔类。"

[5] 鹏鷃同游：鹏：鹏鸟；鷃：即鷃雀，小鸟，指两种不同的事物一并而来。

译文

堂上慈亲八十馀，阶前儿辈戏相呼。

旨甘取足随丰俭，此乐人间更有无。——康节翁诗。

先祖怡轩先生，奉养八十三岁老母亲，把这首诗用大字书写在屏风上，那时应紫我才是一个小孩。后来长大了，我携带着书册跟随宜春太守邹爱山外出做官。爱山先生很爱他的母亲，对他门下的宾客也是这么要求的，每要去一个地方也让我带上七十多岁的母亲随行。咸淳庚午年，我们住在上杭县斋，汀守刘审轩正准备刊印吕东莱的《辨志录》，应紫有机会过目了一遍。中间有两则，记载了春夏季节奉养父母的事，注释为《养老奉亲书》，此时我才知道这本书的名字。过了两年，壬申年我来到宜春，拜访遍了袁州和吉州的藏书世家，都没有这部书，此后心灰意冷，心里以为这本书再也找不到了。过了三十多年，在大德乙巳年春天，总管邹冰壑先生带着他的书来看望我。我把这本书捧在手中，舍不得放下，如同获得了隋珠、和氏璧这样的宝物；口中念

诵这本书，而不再置理其他事物，如同聆听虞韶、商頀这样美妙的音乐，已没有更加欣喜的事了。过了没多久，他又寄来书的续编给我看，并把这书命名为《寿亲养老新书》。书中记载的嘉言懿行，高雅的事迹和奇妙的方药，是前书所没有的，都写得又明白又完备，真是让人不甚欣喜！

邹君从杉城迁居到樵川南面，重新修理了邹文靖公的故居。这里的楼房居室又高大又敞亮，有众多园池亭馆的胜景，丰富的经史图书，弹琴、下棋、喝酒、吟歌，款待亲戚朋友于宴饮当中。各位儿孙，像串联的珍珠玉石一样排列在身前，都很会遵从奉行尊长的心意，让各位长辈开心，可以称为人间至乐。在这里以湖山为院落，以云月为家园，四季都享受美景雅趣。自己撰写了《痴乐堂》《樵南小隐》二本杂记。新书即将出版，希望它能使得世间赡养老人侍奉双亲的人，都能分享到这份乐趣，上天赐福于孝顺子弟的仁爱是绵远流长的。应紫我虽然不能再满足以寸草心报答三春晖的志向，但也不曾忘却老莱斑衣娱亲的心思。邹先生以前在中都做官时，曾遇到一位奇异的方士传授他怡神养性的方法，所以在续增的书中叙述了很多老人怡神养性自我调养的方法。应紫我之所以为此高兴，就是对此有丰富的心得体会。鲲鹏与鹦同游，只能说：各自安于自己的本分吧。

是年冬至节日，同郡泰宁玉窗黄应紫德夫敬书

寿亲养老新书评译 卷之一

宋·陈直 纂

叶明花 蒋力生 章德林 撰著

饮食调治第一

主身者神，养气者精，益精者气，资气者食。食者，生民之天，活人之本也。故饮食进则谷气充，谷气充则气血盛，气血盛则筋力强。故脾胃者，五脏之宗也。四脏之气，皆禀于脾，故四时皆以胃气为本。《生气通天论》云：气味[1]，辛甘发散为阳，酸苦涌泄为阴。是以一身之中，阴阳运用[2]，五行相生，莫不由于饮食也。

注释

[1]气味：指食物和药物的性味。
[2]阴阳运用：指阴阳的相互依存、制约、转化。

译文

统领全身的是神志，奉养一身之气的是人体之精，补益人体之精的是人体之气，而资助人体之气的是饮食。饮食是人们生存生活的根本。因此，人若能吃进去饮食物，则谷气充盛，谷气充盛则气血充盛，气血充盛则经筋强健有力。因此，脾胃是五脏的根本。四脏的生生之气都禀受于脾，因此一年四季都以胃气为根本。《生气通天论》说："药物的性味中辛味和甘味可以向外向上发散，因此属于阳性；酸味和苦味能使人涌吐和泄泻，因此属于阴性。"因此，人身之中，阴阳相互作用，五行互生互长，都是由饮食发挥的作用。

若少年之人，真元气壮，或失于饥饱，食于生冷，以根本强盛，未易为患。其高年之人，真气耗竭，五脏衰弱，全仰饮食以资气血，若生冷无节，饥饱失宜，调停无度[1]，动成疾患。

注释

[1]调停：指调摄养息。

译文

就像人在少年的时候，气血充足，偶尔饮食不规律，吃了生冷之物，因其气血正值充足之时，因此不能轻易得病。但当人年事已高，气血耗散枯竭，五脏均衰弱，全都靠饮食来资助气血，如果没有规律和节制地贪吃生冷的东西，外加饮食不规律，就很容易生病。

凡人疾病，未有不因八邪而感。所谓八邪者，风、寒、暑、湿、饥、饱、劳、逸也。为人子者，得不慎之？

译文

凡是人得病，都会有邪气侵入人体，邪气即邪风、寒冷、暑热、湿气、过饥、过饱、过劳、安逸等。作为人子，能不谨慎吗？

若有疾患，且先详食医之法，审其疾状，以食疗之。食疗未愈，然后命药，贵不伤其脏腑也。

译文

若得了疾病，应该事先掌握食医的方法，审查疾病的表现，用食疗的方法调理，食疗效果不理想，再用药物治疗，谨防损伤脏腑。

凡百饮食，必在人子躬亲调治，无纵婢使慢其所食。

译文

作为人子，父母的日常饮食，一定要亲自安排，不能放纵下人怠慢了父母的饮食。

老人之食，大抵宜其温热熟软，忌其粘硬生冷。每日晨朝，宜以醇酒先进平补下元药一服[1]，女人则平补血海药一服[2]，无燥热者良，寻以猪羊肾粟米粥一杯压之，五味葱薤鹑鹜等粥皆可[3]。至辰时[4]，服人参平胃散一服，然后次第以顺四时软熟饮食进之。食后，引行一二百步，令运动消散。临卧时，进化痰利膈人参半夏丸一服。

注释

[1] 平补下元药：指药性平和补养真元的药物。
[2] 平补血海药：指药性平和补养冲脉的药物。
[3] 薤：指小蒜、野韭等。
[4] 辰时：指上午七点至九点。

译文

一般来说，老人的饮食，温热的和熟软的比较适宜，切忌黏滑的、坚硬的和生冷的。每天早晨，首先适合用醇酒冲服一次平补下丸药，女人适合吃一次平补血海药。一般以没有燥热的感觉为良好的表现，过一会儿喝一杯猪羊肾粟米粥压一压，用五味、葱、薤、鹑、鹜等粥也可以。到了八点左右，喝一次人参平胃散。

尊年之人[1]，不可顿饱，但频频与食，使脾胃易化，谷气长存。若顿令饱食，则多伤满，缘衰老人肠胃虚薄，不能消纳，故成疾患。为人子者，深宜体悉，此养老人之大要也。

注释

[1]尊年：指高年。

译文

老人饮食不可一次吃太饱，只需少量多次，使脾胃容易消化，消化能力得以长久。如果一次吃得太饱，容易引起痞满。因为老人肠胃功能下降，若不能消化就容易生病。作为人子，应该深刻体会了解，这是奉养老人的重要宗旨。

日止可进前药三服，不可多饵。如无疾患，亦不须服药，但只调停饮食，自然无恙矣。

译文

一日之内，可以吃前药三次，不能多吃。如果没有疾病，也可以不必服药，只需注意调节饮食，自然无病。

点评

上篇概论为奉养老人之总纲。老人无疾，饮食宜温热熟软，忌粘硬生冷；若有疾患，先详食医治法，审其疾状，以食疗之，食疗未愈，然后命药，贵不伤脏腑也。此篇将饮食调治居于第一，突出强调了老人真气耗竭，五脏衰弱，全仰饮食以资气血，而脾胃又为后天之本，谷气充则精血盛，可补年老体衰之不足。因此奉养老人法，必在人子躬亲调治饮食，饮食无差，可保万全。此外，亦强调尊年之人，不可顿饱，宜频频与食，使脾胃易化。除饮食调治外，亦可进食补药，若无疾患，但调停饮食即可。

形证脉候第二

《上古天真论》曰：女子之数七，丈夫之数八。女子七七四十九，任脉虚，冲脉衰，天癸竭[1]，地道不通。丈夫八八六十四，五脏皆衰，筋骨解堕，天癸尽，脉弱形枯。女子过六十之期，丈夫逾七十之年，越天常数。上寿之人，若衣食丰备，子孙勤养，承顺慈亲，参行孝礼，能调其饮食，适其寒温，上合神灵，下契人理，此顺天之道也。

注释

[1]天癸：促进生殖功能发育、成熟的精微物质。

译文

《上古天真论》说："女子七岁为一个周期，男子八岁为一个周期。女子四十九岁，任脉空虚，冲脉衰弱，天癸枯竭，经水不行。男子六十四岁，五脏衰弱，筋骨松懈，天癸枯竭，脉搏微弱，形体干枯。"女子过六十岁，男子过七十岁，即超过一般的生命年限。老年人。如果衣食富裕，子孙孝顺，顺父母之意，恭敬有礼，能调理父母的饮食，使寒温适度，合乎神灵和人理，这就是顺应天理大道。

高年之人，形羸气弱，理自当然。其有丈夫女子，年逾七十，面色红润，形气康强，饮食不退，尚多秘热者，此理何哉？且年老之人，痿瘁为常，今反此者，非真阳血海气壮也。但诊左右手脉，须大紧数，此老人延永之兆也。老人真气已衰，此得虚阳气盛，充于肌体，则两手脉大，饮食倍进，双脸常红，精神强健，此皆虚阳气所助也。须时有烦渴膈热，大府秘结[1]，但随时以平常汤药[2]，微微消解，三五日间，自然平复。常得虚阳气存，自然饮食得进。此天假其寿也。切不得为有小热，频用转泻之药通利，苦冷之药疏解。若虚阳气退，复归真体，则形气衽羸，藏府衰弱，多生冷疾，无由补复。

注释

[1]大府：指大肠。
[2]平常：原倒，据四库本乙正。

译文

老年人当羸弱憔悴为正常的生理现象，但有的老人，已年过七十，仍然面色红润，形体和肌体机能都很健康强盛，饮食不减，还常有轻微便秘、身热，这是什么道理呢？人到老年，肌体虚弱、甚至痿废是常见症状，而今与此相反，并非血气真的旺盛。只要是老人的左右手脉出现大紧数的脉象，说明是可以延年的征兆。老人本是精气已衰，而尚存虚阳气盛充满机体，则出现两手脉大，饮食多出平时一倍，面色常红，精神强健，这都是虚阳之气尚存的表现。若时常出现烦渴、胸膈发热、大便秘结等表现，只需用平日的汤药微微消解，三五日自然康复。若能保持虚阳之气延续，则饮食自然正常，这是上天使其得以延年而已。切不可因为有小热就频繁使用泻热之药或苦寒泄泻药治疗。如果虚阳之气消散，则形体气力羸弱，脏腑衰弱，常出现寒冷性疾病，将不能补救。

若是从来无虚阳之气，一向惫乏之人，全在斟量汤剂，常加温补，调停餤粥[1]，以为养治，此养老之先也。

注释

[1] 餤（dàn旦）：吃之意。

译文

如果是一向阳气虚弱、身体疲惫衰弱之人，就全靠汤药温补、调理饮食而奉养治疗。这是养老的第一要义。

点评

上篇名为"形体脉证"，论述了长寿老年的形体表现和脉学特征以及调养方法。开篇先指明女子过了六十岁，男子过了七十岁，便是高寿的人，需要子孙殷勤奉养。若这个寿数的人出了发热甚至便秘等热性症状，需要谨慎对待，如果老年人虽然有这些热象，但"面色红润，形气康强，饮食不退"，且脉大紧数，便是尚存的阳气充盛，是长寿的吉兆。若妄用转泻苦寒的方药，致阳气受损，反而会致形体羸弱，疾病缠身。而身体一向虚弱的老人要注意多用温补和饮食调养，这是养生的要义。

医药扶持第三

常见世人治高年之人疾患，将同年少，乱投汤药，妄行针灸，以攻其疾，务欲速愈。殊不知上寿之人，血气已衰，精神减耗，危若风烛，百疾易攻。至于视听不至聪明，手足举动不随，其身体劳倦，头目昏眩，风气不顺[1]，宿疾时发，或秘或泄，或冷或热，此皆老人之常态也。不顺治之，紧用针药，务求痊瘥，往往因此别致危殆。且攻病之药，或吐或汗，或解或利。缘衰老之人，不同年少，真气壮盛，虽汗吐转利，未至危困。其老弱之人，若汗之则阳气泄，吐之则胃气逆，泻之则元气脱，立致不虞[2]。此养老之大忌也。

注释

[1] 风气不顺：不能顺应自然环境和气候变化。
[2] 不虞：出乎意料，指死亡。

译文

经常看到现在的人治疗老年人的疾病与治疗年轻人一样，乱投汤药，妄用针灸，攻击疾病而想尽快治愈。但不知老年人气血已衰，精神损耗，如同风中的蜡烛一样危险，各种疾病很容易产生，听力视力均下降，手脚也不灵活，头晕体乏等。肝气不顺则旧病容易复发，或便秘，或泄泻，或发冷，或发热，这些都是老人的常见表现。若只用针灸和药物治疗，强求痊愈，往往会使病情加重，况且攻病之药，或涌吐，或发汗，或和解，或利便。因为年衰的老人与强壮的年轻人不同，虽发汗、涌吐或利便，也未必到危难的地步。老年人体弱，轻易发汗容易导致阳气外泄，涌吐容易导致胃气上逆，泻药容易导致元气虚脱，甚至迅速危及生命。这是养老的大忌。

大体老人药饵，止是扶持之法。只可用温平顺气、进食补虚、中和之药治之，不可用市肆赎买、它人惠送、不知方味及狼虎之药与之服饵[1]，切宜审详。若身有宿疾，或时发动，则随其疾状，用中和汤药调顺，三朝五日，自然无事。然后调停饮食，依食医之法，随食性变馔治之。此最为良也。

注释

[1] 狼虎之药：指药性峻烈。

译文

一般来说，老人服药只需扶持之法，即只可用温平、顺气、进食、补虚、中和等药治疗，不可服用市场上随意购买的或别人赠送的，不清楚方药组成的药物。切记详细审查。如果有宿疾，时常复发，则审查其病情，用中和汤药调理，三五日之后自然安康。然后调理饮食，按照食医的方法，根据食物的特性灵活调理。这是最佳的方法。

点评

本篇名为"医药扶持"，指出年老的人"血气已衰，精神减耗"，治病用药要慎用吐、汗、解、利等攻法，不要贪求速愈。不然伤害正气，反而会导致其疾病更重更多，甚至促使其死亡。年老人之人的治疗用药原则应是"扶持"，宜用温平、顺气、进食、补虚、中和的药物，治疗时宜随其症状，用中和汤药调顺，而后以食医之法，调停饮食。不要用来历不明、作用不明的药物。

性气好嗜第四

眉寿之人,形气虽衰,心亦自壮,但不能随时人事遂其所欲。虽居温给,亦常不足,故多咨煎背执[1],等闲喜怒,性气不定,止如小儿。全在承奉颜色[2],随其所欲。严戒婢使子孙,不令违背。若性怒一作,血气虚弱,中气不顺,因而饮食,便成疾患,深宜体悉。常令人随侍左右,不可令孤坐独寝。缘老人孤僻,易于伤感,才觉孤寂,便生郁闷。

注释

[1] 咨煎背执:唉声叹气,心情焦虑,心理逆反,固执任性。
[2] 承奉颜色:指看别人脸色行事。

译文

老年人形体气力虽然衰弱,心气仍不减,但是事情不能时刻满足其愿望。居住饮食虽能温暖舒服,仍感觉不满足。因此多脾气执拗,易喜怒无常,性情不稳定,如同小孩子一样,要顺应其性情,随其所欲。一定要严厉告诫下人和子孙,不要违背老人的意愿。如果愤怒发作,气血随之虚弱,中气不顺,在这种情况下进食,容易导致疾病。应当深刻体会,经常令下人贴身服侍,不可让老人独处或独睡,因为老人一般比较孤独,容易伤感,进而导致忧郁。

养老之法,凡人平生为性,各有好嗜之事,见即喜之。

有好书画者，有好琴棋者，有好赌扑者[1]，有好珍奇者，有好药饵者，有好禽鸟者，有好古物者，有好佛事者，有好丹灶者[2]。人之僻好，不能备举。但以其平生偏嗜之物，时为寻求，择其精绝者，布于左右，使其喜爱，玩悦不已。老人衰倦，无所用心，若只令守家孤坐，自成滞闷。今见所好之物，自然用心于物上，日自看承戏玩，自以为乐，虽有劳倦，咨煎性气，自然减可。

注释

[1] 赌扑：即赌博。
[2] 丹灶：古代道家炼丹用的炉灶。此处泛指道家炼丹术和道家思想。

译文

养老的法则，每个人都有自己的喜好，喜欢做自己喜欢的事，有喜欢书画的、有喜欢琴棋的、有喜欢珍奇玩物的、有喜好药物服食的、有爱鸟的、有爱古物的、有信佛的、有喜好炼丹术的，这些喜好不能一一列举，只需把老人平时喜欢玩的东西找出来放其左右，使老人能随时把玩，心情自然喜悦。老人本就虚衰疲倦，没有事情可以让他用心，如果让其孤独自处，容易导致郁闷，而今看见喜欢之物，自然移情于物，平日自己随意把玩，自以为乐，即使有劳倦煎熬，性情自然平顺。

点评

上篇论述老人年事已高，常需人陪其左右以抒发情感，正如小儿，当遂其所愿，随其所欲，不令其感觉孤寂无聊。如子女繁忙，不能日日随其左右，老人应自寻所乐，培养自己的兴趣爱好，使情感有所依托。人步入老年之后，日多闲暇，有好书画者，有好琴棋者，有好珍奇者，有好禽鸟者等等，当根据自己的喜好，适度赏玩，使心情愉悦，生活幸福。因此，情趣养生是老年人养生的一大法宝。

宴处起居第五

凡人衰晚之年,心力倦怠,精神耗短,百事懒于施为,盖气血筋力之使然也。全藉子孙孝养,竭力将护,以免非横之虞。凡行住坐卧,宴处起居[1],皆须巧立制度,以助娱乐。

注释

[1]宴处:指居住的地方。

译文

一般而言,人步入老年之后,心力疲倦,精神耗散,对很多事都不愿操心,这是气血衰弱,筋骨力气大不如前所导致的。完全依赖子孙孝顺奉养,竭力照料,谨防意外之灾。凡是行、住、坐、卧、宴处、起居,都要确立一定的标准,以助娱乐。

栖息之室,必常洁雅,夏则虚敞,冬则温密。其寝寐床榻,不须高广,比常之制三分减一,低则易于升降,狭则不容漫风。茵褥厚藉[1],务在软平。三面设屏,以防风冷。其枕宜用夹熟色帛为之,实以菊花;制在低长,低则寝无罅风[2],长则转不落枕。其所坐椅音倚,宜作矮禅床样,坐可垂足履地,易于兴居[3],左右置栏,面前设几,缘老人多困,坐则成眠,有所栏围,免闪侧之伤[4]。

注释

[1] 茵褥厚藉：垫在下面的厚床垫。
[2] 罅风：指从缝隙中吹来的风。
[3] 兴居：四库本作"兴起"。
[4] 闪侧之伤：猛然身体晃动，或向旁边歪斜，因动作过猛，使肌肉、筋骨受伤。

译文

居住之室，一定要保持干净雅致，夏天时保持虚静宽敞，冬天则温暖密闭。老人睡觉的床不一定要高大宽广，是一般床的三分之二即可。床低一些则易于上下，窄一些可以防御邪风。被褥要厚一些，一定要软和平整。三面设置屏风，以防冷风。枕头适宜使用夹熟色帛来做，里面塞满菊花，宜低一些长一些，低则睡觉时没有邪风，长则不容易落枕。座椅宜做成矮禅床的形状，坐下来脚可以踩到地，容易起来，左右两侧设置围栏，以免闪侧受伤。

其衣服制度，不须宽长。长则多有蹴绊[1]，宽则衣服不着身。缘老人骨肉疏冷，风寒易中，若窄衣贴身，暖气著体，自然气血流利，四肢和畅。虽遇盛夏，亦不可令袒露，其颈后连项，常用紫软夹帛，自颈后巾帻中垂下著肉，入衣领中至背甲间，以护腠理。尊年人肌肉瘦怯，腠理开疏，若风伤腠中，便成大患，深宜慎之。

注释

[1] 蹴绊：指走路时衣服缠住腿脚。

译文

衣服不需要宽长，长则容易绊倒，宽则不贴身。因为老人骨肉疏松，容易感受风寒，窄衣贴身，暖和护体，自然气血流利，四肢轻松有力。

即使在盛夏时节，也不可袒胸露背，在后颈部要用紫软夹帛，从颈后处垂下，贴身入衣领中，至后背肩胛骨之间，用来固护腠理。老年人肌肉疏松，腠理开疏，如果邪风侵入腠理之中，容易产生疾病。当深刻体会，谨慎小心。

点评

上篇论述了老人宴处起居的基本制度规则。从居室、床褥、睡枕、座椅、衣服等方面交代了老年人起居养生各个方面的宜忌。其中居室宜洁雅、宽敞、温密，床榻宜稍低易于上下、稍狭窄易于保暖，被褥宜厚软暖和，枕头宜低长而实以菊花，座椅宜作矮禅床样，垂足可履地，左右要置护栏，衣服不要宽长，以免贼风侵袭，老人骨肉疏松，腠理开疏，窄衣贴身可防风寒中伤。

贫富祸福第六

《经》曰[1]：自天子至于庶人，孝无终始，而患不及者，未之有也。人子以纯孝之心，竭力事亲，无终始不及之理，惟供养之有厚薄，由贫富之有分限。人居富贵，有奉于己而薄于亲者[2]，人所不录，天所不容，虽处富贵而即贫贱也。人虽居贫贱，能约于己而丰于亲者，人所推仰，天所助与，虽处贫贱而即富贵也。作善降之百祥，作不善降之百殃。善莫大于孝，孝感于天，故天与之福，所以虽贫贱而即富贵也。罪莫大于不孝，不孝感于天，故天与之祸，所以虽富贵而即贫贱也。善恶之报，其犹影响，为人子者，可不信乎？

注释

[1]《经》：指《孝经》，儒家重要经典之一。作者说法不一。其以孝为中心，集中地阐发了儒家的道德伦理思想。

[2]奉：唐本作"厚"。

译文

《孝经》说："从皇帝到平民，如果担心做不到自始至终坚持行孝的话，是从来都没有的事。"作为人子，当有至孝之心，尽力伺候父母，就没有做不到行孝的道理。只是供养的好坏与贫富条件有关。有人比较富贵，却厚待自己而不善待父母，这样的人被人所耻，天理不容，即使很富贵，实际上也是贫贱的。有的人虽然贫贱，但能约束自己而善待父母，这样的人被人敬仰，上天也会帮助他，虽然很贫贱。实际上很富贵。行善事大吉大利，不行善处处遭殃。行善最大者莫过于行孝道，被上天感应到，上天会赐福于他，所以虽然贫贱实际富贵。罪恶最大者莫过于不孝，被上天感应到，上天会责罚于他，所以虽然富贵实际贫贱。善恶之报，如影随形。作为人子，能不信吗？

奉亲之道，亦不在日用三牲[1]，但能承顺父母颜色，尽其孝心，随其所有，此顺天之理也。其温厚之家，不可慢于老者，尽依养老之方，励力行之。其贫下阙乏之家，养老之法，虽有奉行之心，而无奉行之力者，但随家丰俭，竭力于亲，约礼设具，使老者知其馨力事奉而止。将见孝心感格[2]，阴灵默佑。如姜诗之跃鲤[3]，孟宗之泣笋[4]，无非孝感所致，此行孝之明验也。

注释

[1]日用三牲：每日用猪、牛、羊奉养。

[2]感格：谓感于此而达于彼。

[3] 姜诗之跃鲤：出自《后汉书·列女传》。
[4] 孟宗之泣笋：出自《三国志·吴书》。

译文

奉养双亲之道，也不必每天大鱼大肉，只要能承顺父母颜色，尽自己的孝心，满足父母的需要，这就是顺应天理了。若是富裕之家，不可怠慢老人，尽力按照养老的方法去做；若是贫穷之家，养老时虽有孝心但没有奉养之力，只要能根据自家情况竭力奉养，以礼相待，让父母明白自己竭力奉养的心意就可以。如此孝心将感动神灵，神灵会默默保佑，就像姜诗的孝心感动神灵，自家房屋旁涌出鲫鱼一样，还有像孟宗为了给其母找寻竹笋而在竹林里哭泣，竹笋随即长出一样，这都是孝心感动神灵所致，是行孝的典型事例。

虑孝子顺孙，有窘乏不能依此法者，意有不足，故立此贫富祸福之说以齐之。

译文

我担心有的孝顺子孙不能按照此法行孝，因此写下该篇《贫富祸福》以告诫。

点评

上篇论述了子女奉养老人的基本法则，即不论贫穷或富裕皆当"承顺父母颜色，尽其孝心，随其所有"。每个人的贫富有差距，供养之力有厚薄，但不论贫富，皆当尽力而为，怀有一颗孝顺之心。虽然贫穷，但孝顺父母，也是一种富贵；虽然富裕，但薄寡于亲，也是一种贫穷。因此，老人在乎的不是有多少荣华富贵，而是子女的真心、孝心、尽心，做子女的当铭记。

戒忌保护第七

人，万物中一物也，不能逃天地之数[1]。若天癸数穷，则精血耗竭，神气浮弱，返同小儿，全假将护以助衰晚。

注释

[1]天地之数：指自然界赋予人类的寿命大限。

译文

人是万物当中的一个，不能逃脱天地的命数，如果天癸穷尽则精血耗竭，精神衰弱，犹如返回如小儿一样的状态，要全部借助养护以维持衰老的晚年生活。

若遇水火兵寇非横惊怖之事，必先扶侍老人于安稳处避之，不可喧忙惊动。尊年之人，一遭大惊，便致冒昧[1]，因生余疾。凡丧葬凶祸，不可令吊；疾病危困，不可令惊；悲哀忧愁，不可令人预报；秽恶臭败，不可令食；粘硬毒物，不可令餐；弊漏卑湿，不可令居；卒风暴寒，不可令冒；烦暑燠热[2]，不可令中；动作行步，不可令劳；暮夜之食，不可令饱；阴雾晦暝，不可令饥；假借鞍马，不可令乘；偏僻药饵，不可令服；废宅歇宇[3]，不可令入；坟园冢墓，不可令游；危险之地，不可令行；涧渊之水，不可令渡；暗昧之室，不可令孤；凶祸远报，不可令知；轻薄婢使，不可令亲；家缘冗事，不可令管。若此事类颇多，不克备举。但人子悉意深虑，过为之防，稍不便于老人者，皆宜忌之，以保长年。常宜游息精蓝[4]，崇尚佛事，使神识趣向，一归善道，此养老之奇术也。

注释

[1] 冒昧：恍恍惚惚，视物不清。
[2] 燠热：指闷热。
[3] 欹宇：歪斜的房屋。
[4] 精蓝：指佛寺。

译文

如果遇到水灾、火灾、兵事、强盗、横祸、恐怖等事，一定要先将老人安置在安全隐蔽的地方，不可喧嚷惊动。老年人一旦受到惊吓，则昏乱无措，因而诱发其他疾病。凡是丧葬之事、凶祸之灾不可以让老人吊唁，生病、危急、困难不可以让老人受惊，悲哀忧愁不可以让老人感觉到，腐烂酸臭、粘硬有毒的食物不可以让老人食用，简陋低下潮湿的地方不可以让老人居住，大风大寒、暑热邪不可以让老人感触，活动运动不可以让老人感到疲劳，晚饭不可以吃得太饱，阴雨天气不可以让老人感到饥饿，借来的车子不可以让老人坐，不常见的药物不可以让老人服用，荒废的宅院不可以让老人进去，坟地不可让老人过去，危险之地也不能去，昏暗的房间不可以让老人独处，凶祸灾事不可以让老人知道，轻薄的下人不可以对其太过宽容，家中冗杂琐事不可以让老人操心等等，诸如此类的事，不能一一列举。但作为人子，应该深思远虑，稍微对老人不利的事都应该忌讳，以保护老人能得长寿。可以经常拜佛念佛，让精神情趣回归善道，这是养老的独特的方法。

> **点评**

上篇简要论述了奉养老人的日常戒忌保护，包括饮食、服饵、起居、环境、情志等多个方面。老人精血亏虚，神气浮弱，返同小儿，故饮食上忌腐败、黏硬；服饵上不可乱服，宜谨慎选择；起居上忌居住湿冷之处；环境上不可触冒风寒、暑热，不可到坟园、深水等危险之地；情志上不可大惊、大悲、大愁等等。以上皆是奉养老年需要特别注意的。

四时养老总序第八

《四气调神论》曰：阴阳四时者，万物终始，死生之本也。逆之则灾害生，从之则苛疾不起，是谓得道。春温以生之，夏热以长之，秋凉以收之，冬寒以藏之。若气反于时[1]，则皆为疾疠，此天之常道也。顺之则生，逆之则病。《经》曰[2]：观天之道，执天之行，尽矣。人能执天道生杀之理，法四时运用而行，自然疾病不生，长年可保。

> **注释**

[1] 气反于时：四时阳气的变化，违背了正常规律。
[2]《经》：指《黄帝阴符经》。

> **译文**

《四气调神论》说："阴阳四时，是天地万物的终结与开始，生存或死亡的根本所在。忤逆阴阳四时规律就化生灾难和伤害，顺从便可不生疾病，这就称之为得道。"春天温暖万物生发，夏天炎热万物茂盛，秋天寒凉万物衰落，冬天寒冷万物闭藏，如果四季的规律不正常就会发生灾害，这是上天的大道。顺从上天的大道则能生存，不顺从则生病。《经》说："观察上天的大道，按照其规律行事，这样就可以了。"人如果能按照天道的规律行事，遵守四季的法则，自然不会生病，可得长寿。

其黄发之人，五脏气虚，精神耗竭，若稍失节宣，即动成危瘵。盖老人勤惰[1]，不能自调，在人资养以延遐算[2]。为人子者，深宜察其寒温，审其馐药，依四时摄养之方，顺五行休王之气[3]，恭恪奉亲，慎无懈怠。今集老人四时通用备疾药法，具陈于左。此方多用寒药，盖北人所宜。凡用药者，宜参处之。

注释

[1]勤：四库本作"卷力"，《安老怀劲书》作"倦"。
[2]遐算：指寿命。
[3]五行休王之气：指四时五行的气候变化规律。

译文

老人五脏气虚，精神耗竭，如果稍微照顾不周，即变生疾病。一般来说，老人倦怠懒惰，不愿自理，得人奉养能够延长寿命。作为人子，应该深刻体察老人之寒温，审慎用药进食，按照四季调摄饮食的方法方药，顺从五行旺盛衰弱的法则，恭敬恪守奉养老人的原则，不能有丝毫懈怠。现所收集老人四时通用的预防疾病的药物方法，详细列于后文（这些药方用的寒凉药物较多，大概适合北方人。凡是需要用药物治疗的，应该参考医生的处方服药）。

点评

上节简要论述了四时养老总的法则，即顺时而养，春生、夏长、秋收、冬藏。对于老人而言，饮食药物常需子女小心调理，因此要特别注意其饮食药物,以下几篇集录了老人四时通用备疾之药,可审其所宜而用之。

四时通用男女老人方

治老人风热上攻,头旋运闷,喜卧,怔悸,起即欲倒,背急身强,旋覆花散女人通用:

旋覆花半两[1]　前胡一两　麦门冬一两去心　蔓荆子半两　白术三分　枳壳三分[2],去穰麸炒　甘菊花三分　半夏半两,姜汁煮　防风半两　大黄虚人者用石膏　独活半两　甘草半两

上为末,每服三钱,水一中盏,入姜半分同煎,至六分,去滓温服,不计时候。

注释

[1] 两:古代计量单位,一两约30g。
[2] 分:古代计量单位,一分约0.3g。
[3] 麸炒:传统中药炮制法之一,属于炒法。将净制或切制后的药物用麦麸熏炒的炮制方法。又称麦麸炒、麸皮炒。麸炒法常用于补脾胃或作用强烈及有腥臭气味的药物。

译文

旋覆花散
主治:治疗老人风热上攻,头部眩晕闷重,喜欢躺卧,心跳剧烈,且节律不齐,起身就感觉要摔倒,背部拘急,身体僵硬(本方女人通用)。

组成：旋覆花 15g，前胡 30g，麦门冬 30g，去心，蔓荆子 15g，白术 1g，枳壳 1g，甘菊花 1g，半夏 15g，防风 15g，大黄（身体虚弱的人替换成石膏）15g，独活 15g，甘草 15g

制法：枳壳去穰，用麸皮炒黄；半夏用姜汁煮过。以上药物打成粉末，每次用 10g，用一中盏的水冲均，加入生姜 0.2g 一起煎煮，煎至药汁只剩六分之一，滤去药渣，倒出药汁。

服法：温服，随时都可服用。

老人补壮筋骨，治风走疰疼痛，并风气上攻下疰，羌活丸：

羌活　牛膝酒洗过[1]，焙干　川练子[2]　白附子　舶上茴香　黄芪去皮，锉　青盐　巴戟去心　黑附子炮裂[3]，去皮脐　沙苑　白蒺藜

上件等分，一处捣罗为末，酒煮面糊为丸，如梧桐子大。每服十丸，空心，临卧盐汤下。看老少，加减服。

注释

[1] 酒洗：传统中药炮制法之一，属于净制法，系将净制或切制后的药物，置适宜容器内，加入多量的酒，略洗后随即捞出或用原液反复清洗的炮制方法，具有净制、缓性、增效等作用。

[2] 川练子：即川楝子。

[3] 炮裂：传统中药炮制法之一，属于炮法，将药物直接置炭火灰中或受热的容器或辅料中，加热至发泡鼓起，表皮焦黑并出现裂纹。多用于炮制乌头、附子、天雄等药物。

译文

羌活丸

主治：治疗老人肾虚气弱，筋骨疏薄，易于为风寒湿邪所侵袭，痹阻经络，致筋骨疼痛，肢节不利，痛无定处。

组成：羌活，牛膝，川楝子，白附子，舶上茴香，黄芪，青盐，巴戟天，炮黑附子，沙苑，白蒺藜

制法：牛膝用酒浴洗，焙干；黄芪去皮，锉片；巴戟天去心；黑附子炮裂，去皮和脐。将诸味药等分混在一处，捣烂研末，用酒煮过的面糊制成药丸，如梧桐子大小。

服法：每次服用10丸，空腹及睡前用淡盐水送服。视年龄大小调整剂量。

老人和脾胃气，进饮食，止痰逆，疗腹痛气，调中，木香人参散 男子女人通用方：

木香 半两　人参 去芦头，半两　茯苓 去黑皮，一分　白术 半两，微炒　肉豆蔻 去皮，一分　枇杷叶 去毛，一分　厚朴 去粗皮，用姜汁制　丁香 半两　藿香叶 一分　甘草 半两，炙　干姜 半两、炮　陈皮 半两，汤浸去瓤

上件一十二味，修事了，秤分两，捣罗为末。每服二钱，水一盏，入生姜钱一片、枣二枚，同煎至六分，去滓温服。此药老人常服合吃。

译文

木香人参散（男女通用方）

主治：和脾胃之气，促进饮食，止痰逆，疗腹痛。

组成：木香15g，人参去芦头15g，茯苓0.3g，白术15g，肉豆蔻0.3g，枇杷叶0.3g，厚朴0.3g，丁香15g，藿香叶0.3g，炙甘草15g，炮姜15g，陈皮15g。

制法：人参去芦头，茯苓去黑皮，白术微微炒热，肉豆蔻去皮，枇杷叶去毛，厚朴去粗皮，用姜汁腌制，陈皮热水浸泡，去瓤。上12味药，按规定炮制后称取分量，捣碎为末。每次服6g，用水一盏，加

入如铜钱大小的生姜一片，大枣两枚，一起煎至六分，滤去药渣。

服法：温服。老人宜常服。

老人和脾胃气，治胸膈痞闷，心腹刺痛，不思饮食，枳壳木香散男子女人通用此方：

木香一两　神曲杵末，炒，四两　京三棱四两，炮　青橘皮去瓤，三两　甘草三两，炮　益智去皮，三两　白芷一两　桂心三两　莪术三两，炮　白术微炒，二两　枳壳麸炒，炮

上件药，捣罗为末。每服二钱，水一盏，入生姜、盐各少许，同煎至七分，并滓热服。

> 译文

枳壳木香散（男子女人通用此方）

主治：老年人和脾胃之气，治疗胸膈满闷，心腹刺痛，不思饮食。

组成：木香30g　神曲120g　京三棱120g　青橘皮90g　炮甘草90g　益智去皮90g　白芷30g　桂心90g　炮莪术90g　炒白术60g　炒枳壳60g。

制法：木香捣成末，炒熟；京三棱炮焦，青橘皮去瓤，甘草炮焦，益智仁去皮，白术微炒，枳壳麸炒，炮裂。诸药捣为末，每次服用6g，用水一杯，加入生姜、盐少许，一起煎至七分，取汁。

服法：温服。

解老人四时伤寒。四顺散男子女人通用此方：

麻黄去节　杏仁去皮　甘草炙　荆芥穗以上各等分

上同杵为末，每服一钱，入盐汤点热服。

译文

四顺散（男子女人通用此方）

主治：治疗老人四季外感风寒。

组成：麻黄、杏仁、炙甘草、荆芥各等分。

制法：麻黄去节、杏仁去皮，甘草蜜炙，以上诸药一起杵为末。

服法：每次服 3g，加入盐开水冲泡，热服。

治老人心脾积热，或流疰[1]，脚膝疼痛，黄芪散 男子女人通用：

黄芪　赤芍药　牡丹皮　香白芷　沙参　甘草炙　肉桂去皮　柴胡去苗　当归洗后炙

上件等分，捣罗为末。每服二钱，水一盏，姜三片，煎至五分，日进二服。春、冬每煎时，入蜜蒸瓜蒌煎半匙。忌粘食、炙爆等物。

注释

[1] 流疰：指毒邪流走不定，注无定处，而变生于较深部组织的一类化脓性病症。

译文

黄芪散（男子女人通用）

主治：治疗老人心脾积热，或流疰，脚膝疼痛。

组成：黄芪，赤芍药，牡丹皮，香白芷，沙参，炙甘草，肉桂，柴胡，炙当归各等份。

制法：肉桂去皮，柴胡去苗，当归酒洗后炙干。上药捣为末。

服法：每次服用 6g，用水一杯，姜 3 片，一起煎至五分，每天喝 3 次。春冬时，每次煎药时加入蜜蒸瓜蒌半匙。忌黏食、煎炸食物。

橘皮煮散，益元气，和脾胃，治伤寒。此名不换金散。但心腹诸疾，并用疗之男子女人通用：

橘皮去穰，秤一两用　人参　茯苓　白术各一两　木香一分　干姜炮　官桂半两，去皮秤　槟榔一两，鸡心者用　草豆蔻二个，去皮　半夏一分，麸炒　厚朴半两，入姜一分，同杵碎，炒干　枳壳半两，去穰麸炒　诃黎勒五个，煨熟去核　甘草半两，炮

上件，捣罗为末。每服一大钱，水一盏，姜、枣同煎至七分，热吃，不问食前食后并宜服，忌如常。

> **译文**
>
> **橘皮煮散（男子女人通用）**
> 主治：益元气，和脾胃，治疗伤于寒邪的疾病。又名不换金散。只要是心腹部位的诸般疾病都可以治疗。
> 组成：橘皮30g，人参、茯苓、白术各30g，木香0.3g，干姜、官桂15g，鸡心槟榔30g，草豆蔻2个，半夏0.3g，厚朴15g，枳壳15g，诃黎勒5个，炮甘草15g。
> 制法：橘皮去瓤，干姜炮焦，官桂去皮，草豆蔻去皮，半夏麸炒，厚朴与生姜0.3g一同捣碎炒干，枳壳去穰麸炒，诃黎勒煨熟去核，甘草炮熟。诸味药捣成粉末。
> 服法：每次服3g，用水一盏，生姜、大枣共同煎至七分，趁热食用，饭前饭后服用皆可，不用忌口。

治老人脏腑冷热不调，里急后重[1]，阑门不和[2]。香白芷散男子女人通用：

当归三钱，洗　香白芷三钱，洗　茯苓三钱，去皮　枳壳三钱，

麸炒　木香一钱

上件为末。每服一钱。水半盏、生姜少许，同煎至四分，温服。

> 注释

[1] 里急后重：中医证名，表现为腹痛窘迫，时时欲泻，肛门重坠，便出不爽。

[2] 阑门不和：阑门，中医指大小肠衔接的部位。阑门不和，指小肠受盛和大肠传化功能异常，肠道功能紊乱，表现为腹胀、腹泻、便秘等症状。

> 译文

香白芷散（男子女人通用）

主治：治疗老人饮食不节，饮食生冷或过食炙烤之物，使脏腑冷热失调，伤及肠胃，阑门不和。

组成：当归9g，香白芷9g，茯苓9g，枳壳9g，木香3g

制法：当归、香白芷酒洗，茯苓去皮，枳壳麸炒。诸药一起捣成粉末。

服法：每次服用3g，用水半盏，生姜少许，共同煎至四分，温服。

治老人大小便不通，匀气散通用：

生姜半两　葱一茎，和根、叶、泥用　盐一捻　豉三十粒

上件四味捣烂，安脐中，良久便通。

> 译文

匀气散（通用）

主治：治疗老人大小便不通。

组成：生姜15g，葱1茎，盐1捻，淡豆豉30粒。

制法：将葱根葱叶和泥使用。以上4味捣烂。

用法：敷于脐中，等一会便通了。

治老人小便不通。地龙膏：

白项地龙　茴香用时看多少

上件杵汁，倾于脐内，自然便通。

译文

地龙膏

主治：治疗老人因肾阳不足，膀胱虚冷导致的小便不通。

组成：白项地龙、茴香按需适量。

制法：以上2药一起捣杵成汁。

用法：将药汁倒入脐，大便自然通畅。

治老人脚膝疼痛，不能履地，七圣散：

杜仲　续断　萆薢　防风　独活　牛膝酒浸一宿　甘草以上各一两

上件为末，每服二钱，酒调下。

译文

七圣散

主治：治疗老人脚部和膝盖疼痛，不能踏地。

组成：杜仲、续断、萆薢、防风、独活、牛膝、甘草各30g。

制法：牛膝用酒浸泡一晚上。以上诸药共同捣为粉末。

服法：每次服6g，用酒调服。

治老人脾胃一切病，温白丸，兼治脾不承受，吐逆，泻痢，及宿食不消方通用：

半夏二两，汤洗，姜汁浸　白术一两，炮　丁香一分

上件为末。用生姜自然汁，和飞面为糊，搜和前药末为

圆，如梧桐子大。浓煎生姜汤下十圆，空心服。如腹痛并呕逆，食后服。

> **译文**
>
> **温白丸**（通用）
>
> 主治：治疗老人一切脾胃不适。兼治消化不良、呕吐、呃逆、泄泻、痢疾、宿食不消等病。
>
> 组成：半夏60g，白术30g，丁香0.3g。
>
> 制法：半夏用热水清洗，用姜汁腌制。白术炮焦。以上药物研末，用生姜汁和面为糊，将药末加入制成如梧桐子大小的药丸。
>
> 服法：煎浓姜汤服10丸，空腹服下。如果出现腹痛并呕逆，则食后服。

藁本散，治妇人血气，丈夫筋骨风，四肢软弱，及卒中急风，并寸白虫，但常服并皆攻治，或要出汗，解伤寒，汤使如后_{此方是孟相公进过}：

藁本　牛膝_{酒浸一宿焙干}　当归　麻黄_{去节，以上各一两}　羌活　独活　防风　肉桂_{去粗皮秤}　芍药　菊花　续断　五加皮　芎藭[1]　甘草　赤箭　枳壳_{麸炒去穰，以上各半两}　黑附子_{大者一个，炮制去皮脐}　细辛_{一分，去叶秤}

上件药一十八味，并须州土好者。使水洗过，细锉焙干，捣罗为末。空心温酒下二钱。如不饮酒，薄荷汤下。发汗解伤寒热，葱白酒下二钱，并服三五服为妙。

> **注释**
>
> [1] 芎藭：即川芎。

译文

藁本散（这方子是孟相公提供的）

主治：治疗因气血不足，筋骨懈怠，经络空虚，风邪侵袭筋骨所致的中风、四肢软弱等病。还可治疗绦虫病，只要常常服用皆可治疗。还可以使人出汗，解表散寒。

组成：藁本 30g，牛膝 30g，当归 30g，麻黄 30g，羌活 15g，独活 15g，防风 15g，肉桂 15g，芍药 15g，菊花 15g，续断 15g，五加皮 15g，川芎 15g，甘草 15g，天麻 15g，枳壳 15g，黑附子（选个大的）1个，细辛 0.3g。

制法：牛膝用酒浸泡一晚上，焙干；麻黄去节，肉桂去粗皮，枳壳麸炒去穰，黑附子炮制后去皮脐。上述18味药，必须是道地药材，用水洗净，磨细焙干，捣成粉末。

服法：空腹以温酒送服 6g。如果不饮酒，用薄荷汤送下；若发汗解伤寒用，以葱白酒送下药末 6g，共服 3 至 5 次效果最好。

治老人风冷展筋骨续断散方：

续断一两　牛膝二两　芎䓖一两　木瓜二两

上为细末，空心时，温酒调下一大钱。

译文

续断散

主治：治疗老人风冷所伤，筋骨疼痛证。
组成：续断 30g，牛膝 60g，川芎 30g，木瓜 60g。
制法：上药研为细末。
服法：空腹以温酒送服 3g。

坠痰化涎，和脾胃，人参半夏丸：

半夏一两，生姜四两取汁，先以汤洗半夏七遍，浸三日后，于日内煎干，

切作饼子，焙干　　白矾一两　　人参一两　　茯苓一两，去皮

上为末，以蒸饼水浸过，却用纸裹，煨熟为丸，如绿豆大。每日空心、夜卧，用淡生姜汤下十五丸。开胃口，姜枣汤下。风涎，用皂角一条，姜三片，萝卜三片，同煎汤下。

译文

人参半夏丸

主治：治疗老人因脾胃虚弱所致水湿不运，痰湿内生。此方有化痰湿，益脾胃之效。

组成：半夏30g，白矾30g，人参30g，茯苓30g。

制法：生姜120g榨汁，先将半夏半夏用热水清洗7遍，再用姜汁浸泡三日后，放在太阳下晒干，切成饼状焙干。茯苓去皮。将制好的半夏与其他三药用蒸过馒头的水浸过，再用纸裹起来煨熟，做成如绿豆大小的丸子。

服法：每天空腹或者睡前用淡生姜汤送服15丸。若要开胃，则用姜、枣汤送服；如果有风痰的，用皂角1条，生姜3片，萝卜3片，共同煎汤送服。

治老人暖食药，丁香丸，消食，治一切气闷，止醋心[1]，腹胀，利胸膈，逐积滞方男子妇人通用：

大乌梅一个，须是有裙襕者　　巴豆一个，新肥者和皮用　　香墨末炒半钱[2]，拣丁香五个须是新者用　　胡椒五粒，须是黑者　　干漆末炒，半钱，先炒为末　　桂花末炒，半钱。香墨、干漆、桂花三味研入

上为末，用马尾罗子罗过，用醋面糊为剂，臼中杵令匀，如绿豆大。温酒下五丸至七丸，茶下亦得，或入蜡茶末抄三钱更妙。

注释

[1] 醋心:指胃里泛酸。

[2] 香墨:用松烟和入胶汁、香料等加工而成的墨。

译文

丁香丸(男女通用)

主治:治疗老人食滞不化,脘腹胀闷,嗳气吞酸。方可理气宽胸,消食导滞。

组成:大乌梅(带裙襴)1个,巴豆(新鲜肥大)1个,炒香墨末1.5g,丁香(新鲜)5个,黑胡椒5粒,炒干漆末1.5g,炒桂花末1.5g。

制法:巴豆带皮使用;香墨,干漆,桂花3味炒成末,混合研磨均匀。诸味药一起打成粉,用马尾丝编织成的罗筛过,用醋和面粉拌成药糊,待凝固后,在臼中捣匀,制丸如绿豆大小。

服法:用温酒送服5至7丸,用茶送服亦可,也可加入蜡茶末9g服下更佳。

香草散,治妇人气羸,肠寒便白,食伤积滞冷结,肠不成。温脾肺,活荣生肌,进食,益冲任二经。

藘茹　桔梗　白芷　当归　地榆　芍药　槟榔　白豆蔻_{各半两}　麝香_{秤一钱}

上为末,每服二钱,水一盏,姜、枣同煎,至数沸,通口食前,日进三服。

译文

香草散

主治:治疗妇人气虚,肠胃寒冷,下痢白多赤少,饮食生冷,积滞不化。是方可温脾补肺,活血生肌,促进饮食,补益冲任。

组成:藘茹、桔梗、白芷、当归、地榆、芍药、槟榔、白豆蔻各

15g 麝香 3g

制法：上药研为末。

服法：每次服用 6g，用水一盏，生姜、大枣一同煎煮沸腾几次，饭前服用，每天服 3 次。

香枳汤，治老人大肠秘涩，调风顺气男子妇人通用：

枳壳去穰，麸炒 防风各一两 甘草半两，炙

上为末，每服二钱，百沸汤点服[1]，空心，食前各一服。

注释

[1] 百沸汤：久沸的水。

译文

香枳汤（男女通用）

主治：治疗老人风邪袭肺所致肺气壅滞，大肠腑气不降之便秘。

组成：枳壳、防风各 30g，炙甘草 15g。

制法：枳壳去穰、麸炒。三味药药一起研成粉末。

服法：每次服用 6g，用久沸的水送服，空腹和饭前各服一次。

治妇人男子久积虚败，壮元补血，健胃暖脾，止痰逆，消饮食，北亭丸[1]：

北亭二两，去除砂石 阿魏半两，同硇砂研令细，醋化去沙石 川当归净洗去苗梢用 厚朴去皮，姜汁炙令黄色 陈橘皮去穰用红 官桂去皮秤 干姜炮 甘草炙 川芎 胡椒拣好者 硇砂去皮用 大附子炮，去皮脐，以上各秤四两 茯苓二两 青盐二两，与硇砂、阿魏同醋研，去沙土 白术米泔水浸一宿，切作片子，焙干 五味子一两半，去沙土用之

上件，依法修事为末，将硇砂、阿魏、醋入面，看多少同煎稀糊，下药，更炼好蜜，同搜和拌匀，再入臼中杵千百下，丸如酸枣大。每服一丸。空心，盐汤茶酒任下，嚼破。女人一切病患并宜服此。

> **注释**

[1] 北亭：又作"北庭"。"北庭砂"的略称。

> **译文**

北亭丸

主治：治疗因癥瘕积聚日久所致元阳、元气亏虚，肌体失养之证。是方可壮元补血，健胃暖脾，止痰降逆，消食。

组成：北亭60g，阿魏15g，川当归120g，厚朴120g，陈橘皮120g，官桂120g，炮姜120g，炙甘草120g，川芎120g，胡椒120g，缩砂120g，炮附子120g，茯苓60g，青盐60g，白术，五味子45g。

制法：北亭去除砂石；阿魏同硇砂一起研磨成细粉，醋化，去砂石；川当归洗净，去苗梢；厚朴去皮，加姜汁炙成黄色；陈橘皮去穰用红，官桂去皮，干姜炮焦，甘草蜜炙，硇砂去皮，附子炮裂，去皮脐；青盐与硇砂、阿魏一同加醋研磨成细粉，去沙土；白术米泔水浸一宿，切片焙干；五味子去沙土。

诸药按要求炮制，共研为末，将硇砂、阿魏和醋加入面粉，煎成稀糊，再下其他药末，再加入上好蜂蜜，一同拌匀，置于臼中杵匀，做成酸枣大小的药丸。

服法：每次服用一丸，空腹时用、盐水、茶水或是酒水任意一样送下、服时嚼烂。女人一切疾患都可服用。

治老人一切风，乌犀丸：

天麻_{二两}　地榆_{一两}　玄参_{一两}　川乌头_{一两，炮制去皮}　龙

脑薄荷四两　藿香叶一两　皂角一挺，不蛀者，烧红入水中浸之　龙脑少许　麝香少许

上为末，炼蜜为膏，如皂子大。每服一丸，嚼吃。小儿半丸。已下，薄荷、茶酒调下。

> **译文**

乌犀丸

主治：治疗老人一切风疾。

组成：天麻60g，地榆30g 玄参30g，川乌头30g，龙脑薄荷120g，藿香叶30g，皂角（无虫蛀）1条，龙脑少许，麝香少许。

制法：川乌头炮制去皮，皂角烧红后放入水中浸泡。诸味药材一起研成粉末，加入优质蜂蜜制成药膏，做成如皂子大小的药丸。

服法：每次服用一丸，嚼食。小儿服用小于半丸，用薄荷水、茶水或酒任一送服。

镇心丸，养老人心气，令不健忘，聪耳明目方：

辰砂一两　桂一两　远志去心　人参以上各一两　茯苓二两　麦门冬去心　石菖蒲　干地黄各一两半

以上，除辰砂，并为末，合匀。

上炼蜜为丸，如桐子大。空心，薄荷酒吞下十丸至十五丸。留少朱砂为衣，益心气，养神，宜常服。

> **译文**

镇心丸

主治：治疗老人肾精不足，心血亏虚以致心肾不交，心中烦乱，健忘耳鸣。是方滋补肾水，益心气血，交通心肾，聪耳明目，安神定志。

组成：辰砂30g，肉桂30g，远志30g，人参30g，茯苓60g，麦门冬，

石菖蒲 45g，干地黄 45g。

制法：远志、麦冬去心。除辰砂外诸药外共同研成细末，加入蜂蜜做成药丸，如梧桐子大小。

服法：空腹以薄荷酒送服 10 至 15 丸。用朱砂粉包在药丸外边，可益心气养神。

治老人脾肺客热，上焦滞痰，凉心、润肺、消壅，枇杷叶散王昉进，男子女人通用：

枇杷叶炙，去毛　人参　茯苓　白术　羌活　黄芪各一两
甘草炙　半夏汤洗去滑，切破焙干，各半两

上为末，每服二钱，水一盏，入生姜、薄荷，煎至七分。食后，临卧温服。

> **译文**

枇杷叶散（王昉提供，男女通用）

主治：治疗老人因脾肺虚弱，易受热邪侵袭，致上焦痰壅。是方凉心润肺消壅。

组成：枇杷叶 30g，人参 30g　茯苓 30g　白术 30g　羌活 30g　黄芪 30g　炙甘草 15g　半夏 15g。

制法：枇杷叶蜜炙去毛，甘草蜜炙，半夏用热水洗去黏液，切开，焙干。诸味药一起研末。

服法：每次服用 6g，用水一盏，加入生姜、薄荷共煎至七分，饭后或临睡前温服。

羌活散，治老人耳聋眼暗，头项腰背疼痛，浑身疮癣。此乃肾脏风所攻也。

羌活　枳壳麸炒，去穰　半夏浸汤七遍　甘草炙　大腹子

防风　桑白皮各等分

上为粗末，每服二钱，水一盏，生姜煎至七分，温服。早辰，日午时，临卧各一服。

译文

羌活散

主治：治疗风邪侵袭，上扰清空所致耳聋眼昏。风湿侵袭所致头项腰背疼痛，浑身疮癣。

组成：羌活麸炒枳壳、半夏、炙甘草、大腹子、防风、桑白皮各等份

制法：枳壳麸炒，去穰，半夏用热水浸洗7遍，甘草蜜炙。诸味药材一起研磨成粗粉。

服法：每次服用6g，用水一盏，生姜煎水七分，温服。早晨、中午、临睡前各服一次。

搜风顺气，治老人百疾，七圣丸男子女人通用：

槟榔　木香　川芎　羌活　桂心各一两　郁李仁一两，去皮尖，炒令黄色　大黄一两一分，炒

上为末，炼蜜为丸，桐子大。不计时候，温酒下七丸。要利动，即加七丸。淡姜汤下亦得。

译文

七圣丸（男女通用）

主治：搜风顺气，治疗老年人各种疾病。

组成：槟榔30g，木香30g，川芎30g，羌活30g，桂心30g，郁李仁30g，大黄30g。

制法：郁李仁去皮尖，炒成黄色；大黄炒。诸味药一起研末，加入蜂蜜做成如梧桐子大小的药丸。

服法：每日用温酒服下7丸，随时都可以。想要通大便，则再加7丸，用淡姜汤送服。

点评

上节详细记述了四时通用男女老人日常所用方药。综观全篇方药，以风药、温热药、壮骨药、化痰药、化食药、理气药、补气药为主。概老人气血亏虚、筋骨痿弱、脾胃虚弱，多发生周身疼痛、四肢软弱、脾胃气滞、痰逆腹痛、大小便不利等老年性疾病。因此以风药、温热药、壮骨药配合治疗风湿疼痛，如用羌活、独活、川芎、麻黄、附子、牛膝、续断等祛风湿、活血、强腰膝；以化痰药、化食药、理气药配合治疗气滞痰逆腹痛，如用半夏、橘皮、枳壳、茯苓、生姜、丁香、巴豆等理气化痰、行气止痛、利尿通便。此外，亦适当加用补气养血之药，如黄芪、白术、人参、甘草、当归、白芍等，概老人气血虚衰，适当加入一些补益气血之药，是防治老人疾病应当注意的。

春时摄养第九

春属木，主发生[1]，宜戒杀，茂于恩惠以顺生气。春，肝气王，肝属木，其味酸，木能胜土。土属脾主甘，当春之时，其饮食之味，宜减酸益甘，以养脾气。肝气盛者，调嘘气以利之[2]。顺之则安，逆之则少阳不生，肝气内变。

注释

[1] 发生：春季是阳气生发、万物复苏、生命萌发的时令。
[2] 嘘气：六字诀其中之一。六字诀是在呼气的同时，口念"嘘、呵、呼、

呬、吹、嘻"六个字的读音进行养生锻炼的气功功法。

> **译文**

春季在五行属木,万物生长,应严禁杀戒,多施恩惠以顺应万物生长。春天肝脏的机能活跃,肝脏在五行亦属木,酸味通于肝脏,五行中木能克土,脾脏在五行属土,甜味通于脾脏,春天的饮食上宜适当减少酸味而增加甜味的摄入,以养护脾脏的生理功能。肝脏机能亢进的话,可以用六字诀的"嘘"字诀来疏导。顺应春天的生长之气,则一切安宁,若倒行逆施,则火气不能生长,肝脏的机能将发生变化。

春时阳气初升,万物萌发,正二月间,乍寒乍热。高年之人,多有宿疾,春气所攻,则精神昏倦,宿患发动[1]。又复经冬已来,拥炉熏衾,啗炙饮热,至春成积,多所发泄,致体热头昏,膈壅涎嗽,四肢劳倦,腰脚不任,皆冬所发之疾也,常宜体候。若稍利,恐伤脏腑。别主和气凉膈化痰之药消解[2];或只选食治方中性稍凉、利饮食,调停与进,自然通畅。

> **注释**

[1]发动:发作。
[2]主:四库本作"生"。

> **译文**

春天阳气刚刚生发,万物萌发,在二月间,天忽冷忽热。老年人一般有陈年旧病,受春天生发之气的影响,则精神容易疲倦,旧病容易复发。而且经过冬天的进补和温暖的防护,容易在体内堆积更多的营养和一些垃圾,到了春天生发的季节,这些东西被生发出来,容易导致体热头昏,胸闷痰多,肢体劳倦,腰腿无力,这些都是因为春天生发的缘故，应该多多注意。若用可以导致轻微腹泻的药物治疗，恐怕会伤及脏腑，只需用调和气血、凉膈化痰等药消导即可，或者选用食治方中性质稍微偏凉，能够消导饮食的药物进行调理，自然健康无病。

若别无疾状，不须服药，常择和暖日，引侍尊亲于园亭楼阁虚敞之处，使放意登眺，用摅滞怀[1]，以畅生气。时寻花木游赏，以快其意，不令孤坐独眠，自生郁闷。春时若亲朋请召，老人意欲从欢，任自遨游。常令嫡亲侍从。惟酒不可过饮；春时人家多造冷馔、米食等，不令下与；如水团兼粽，粘冷肥僻之物，多伤脾胃，难得消化，大不益老人，切宜看承。春时遇天气燠暖，不可顿减绵衣，缘老人气弱骨疏，怯风，冷易伤肌体。但多穿夹衣，遇暖之时一重渐减一重，即不致暴伤也。今具春时汤药如后。

注释

[1]用摅滞怀：抒发情怀。

译文

如果没有其他的疾病，不需要服药，选择暖和的天气，带老人到宽敞的庭院楼阁欣赏风景，舒畅情怀，以顺应春天的生发之气。时而欣赏花草，使心情愉快，不能让老人独处，免生郁闷。春天若是有亲朋好友相邀，老人有意前往，就任他去玩乐，不过要随身带着丫鬟照顾。此外，切记不能让老人多饮酒，春天人们喜欢制作冷食等，不能给老人吃，如水团、粽子等黏滑生冷等食物，容易伤脾胃，不易消化，尤其不适合老人食用，一定要仔细看护。春天如果天气突然变暖，不可骤然脱掉棉衣，因为老人气血虚弱，常常怕风，受寒很容易伤害身体，可以多穿几层衣服，随天气逐渐变暖而逐渐脱去，这样就保证不会骤然受寒。以下是春天适合服用的汤药。

春时用诸药方

治老人春时多昏倦，细辛散，明目，和脾胃，除风气，去痰涎男子女人通用：

细辛一两，去土　芎䓖二两　甘草半两，炙

上为末。每服一大钱，以水一盏，煎至六分，热呷，可常服。

> **译文**

细辛散

主治：治疗老人因春时外感风寒，上扰清空所致头昏困倦。是方明目，和脾胃，除风气，去痰涎。

组成：细辛30g，川芎60g，炙甘草60g。

制法：细辛去土，甘草蜜炙，2味药一起研末。

服法：每次服用3g，用水一盏，煎至六分，趁热喝，可经常服用。

治老人春时热毒，风攻颈项，头痛面肿，及风毒眼涩，菊花散：

菊花　前胡　旋覆花　芍药　玄参　苦参　防风各等分

上为末。食后临卧，用温酒调下三钱。不饮酒，用米饮调下亦得。

译文

菊花散

主治：治疗老人因风热邪气侵袭颈项所引起的头痛、面肿、目赤涩痛。

组成：菊花、前胡、旋覆花、芍药、玄参、苦参、防风各等分。

制法：上药研末。

服法：饭后临睡前，用温酒调服9g。如不饮酒，则用米汤调和服下。

治老人春时头目不利，昏昏如醉，壮热头疼，有似伤寒，惺惺丸通用：

桔梗　细辛　人参　甘草　茯苓　瓜蒌根　白术各一两

上为末，炼蜜为丸，如弹子大。每服一丸，温水化破。治头痛，药入口，当下便惺惺。

译文

惺惺丸

主治：治疗老人春季感受风寒邪气，伏热上攻所致头目不利，昏昏如醉，壮热头疼，症似伤寒。

组成：桔梗、细辛、人参、甘草、茯苓、瓜蒌根、白术各30g。

制法：上药研末，调入优质蜂蜜做成鸡蛋大小的药丸。

服法：每次服用1丸，用温水化开。治疗头痛，药一入口则立刻痊愈。

治老人春时，多偏正头疼，神效方通用：

旋覆花一两,焙　白僵蚕一两,炒　石膏一分,细研

上件为末，以葱煨熟，和根同杵为丸，桐子大。急痛，用葱茶下二丸。慢痛，不过二服。

译文

神效方

主治：治疗春季外感风寒，伏热上攻所致偏正头痛。

组成：旋覆花30g，焙白僵蚕30g，炒石膏0.3g。

制法：旋覆花焙干，白僵蚕炒黄，石膏研成细粉。3味药药研末，将葱煨熟，和根一起杵匀，做成梧桐子大小药丸。

服法：急性头痛的，用葱茶送服2丸。慢性头痛，服用不超过2次。

治老人春时胸膈不利，或时满闷[1]，坠痰饮子：

半夏不计多少，用汤洗十遍，为末　生姜一大块　枣七枚

上二味，以水二盏，药末二钱，慢火煎至七分，临卧时，去生姜频服。

注释

[1] 闷：原作"问"，据四库本改。

译文

坠痰饮子

主治：治疗老人脾胃多虚，易生痰湿，痰阻气机所致胸膈不利，满闷。

组成：半夏不计多少，生姜一大块，枣7枚。

制法：半夏用热水洗10遍，研末。将半夏末6g与生姜、大枣加水2盏用小火煎至七分。

服法：临睡时，去生姜，频频服用。

老人春时，宜吃延年草，进食顺气御药院常合进通用：

青橘皮四两，浸洗，去穰　甘草二两，为细末　盐二两半，炒

上三味，先洗浸橘皮，去苦水，微焙，入甘草同焙干，后入盐。每早晨嚼三两叶子，通滞气大好。

> **译文**

延年草（御药院常合提供，通用）

主治：老年人春天适宜进服本方，促进消化，调畅气机。

组成：青橘皮120g，甘草60g，炒盐75g。

制法：青橘皮用水浸洗，去穰，甘草研末，盐炒热。上3味药，先洗净橘皮去除苦水，微微焙干，与甘草一同焙干后加入盐。

服法：每天早上嚼两三片橘皮，疏通闷滞气机的效果非常好。

治老人春时诸般眼疾发动，黄芪散，兼治口鼻生疮：

黄芪　川芎　防风　甘草　白蒺藜略炒，杵去尖，出火毒。以上各一两　甘菊花三分，不得用新菊

上净洗晒干，勿更近火，捣为末。每服二钱，早晨空心、日午、临卧各一服，干咽或米饮调下。暴赤风毒，泪昏涩痛痒等眼，只三服。三两日永效。内外障服，久服方退。忌房室、毒物、火上食。凡患眼，切不得头上针络出血，及服皂角、牵牛等药，取一时之快，并大损眼。

> **译文**

黄芪散

主治：治疗春季肝气旺盛，风热上攻易致眼疾发生。兼治口鼻生疮。

组成：黄芪、川芎、防风、甘草、白蒺藜各30g，甘菊花（不得用新菊）0.9g。

制法：白蒺藜稍稍翻炒、捣去尖。上药洗净晒干，勿靠近火，捣为末。

服法：每次服6g，早上空腹时、中午、晚上临睡前各服一次，干

咽或米汤送下。暴赤、风毒、泪昏、目涩、目痛、目痒等眼病，只用服3次，两三天就可见效。如有白内障，需要长期服用才能痊愈。服药期间，忌房事、有毒之物、上火食物。凡是患有眼病的，一定不可以在头上扎针放血，以及服用皂角、牵牛等药物，图一时痛快而更伤眼睛。

治老人春时，胸膈不利，痰壅气噎，及咽喉诸疾，黍粘汤方：

黍粘子 三两，炒令香熟　　甘草 半两，炙

上为末，捣罗细末。每服一钱。食后、临卧，如常点之[1]。

注释

[1]如常点之：如平常用开水冲泡服。

译文

黍粘汤

主治：治疗老人春季外感风热，引动内热，致体热头昏，痰壅气噎，胸膈不利，咽喉肿痛。

组成：黍粘子90g，炙甘草15g。

制法：黍粘子翻炒，令其香熟；甘草蜜炙。2药研末，捣细。

服法：每次服用3g。饭后、临睡前，如平常用开水冲泡。

点评

上篇简要记述了春时摄养的基本法则和春时所用方药。上篇所述，饮食上春时宜减酸增甘，逐渐清淡；老人多有宿疾，春主生发，故易引发宿疾，往往导致痰涎壅膈，气机不利，此时宜用和气化痰凉膈药或只选用稍凉的食治方调理之；情志上常游园玩赏抒发情怀；此外，不可骤减衣物。篇中所载诸方，有治眼疾方，治头痛方，治痰方，治春时时气方，大抵因为春时主生发，气血向外向上布散，容易引发眼疾、

头痛和宿痰等病，可斟酌用之。

夏时摄养第十

夏属火，主于长养。夏，心气王，心主火，味属苦，火能克金。金属肺，肺主辛，其饮食之味，当夏之时，宜减苦增辛，以养肺气。心气盛者，调呵气以疏之。顺之则安，逆之则太阳不长，心气内洞[1]。

注释

[1]心气内洞：心气内虚。

译文

夏天在五行属火，万物茂盛。夏天，心脏的功能活跃，心在五行属火，苦味通于心，五行中火能克金。肺在五行属金，辛辣之味通于肺，夏天应该适当减少苦味而增加辛辣之味的摄入，以养护肺脏的生理功能，心脏的功能亢进的话，可以用六字诀的"呵"字诀疏导。顺应夏天的万物茂盛之气，则一切安宁，若倒行逆施，则火气不得旺盛，心脏功能将会受到影响。

盛夏之月，最难治摄。阴气内伏，暑毒外蒸，纵意当风，任性食冷，故人多暴泄之患[1]。惟是老人尤宜保护。若檐下过道，穿隙破窗，皆不可纳凉。此为贼风，中人暴毒。宜居虚堂净室，水次木阴，洁净之处，自有清凉。

注释

[1] 暴泄：又称暴注。指突然剧烈腹泻。

译文

盛夏时节，最难调理，因为阴气潜伏在体内，而体外暑热之气熏蒸，快然吹冷风，任意吃冷饮，容易导致腹泻等疾病，尤其老人更要加强看护。比如阴凉的过道、漏风的窗户等处，都不可乘凉，这些地方容易产生邪风，很易伤人，应该在虚静宽敞干净的室内，或者树荫下、溪水边，干净的地方，自然凉快。

每日凌晨，进温平顺气汤散一服。饮食温软，不令太饱，畏日长永，但时复进之。渴宜饮粟米温饮、豆蔻熟水。生冷肥腻，尤宜减之。缘老人气弱，当夏之时，纳阴在内，以阴弱之腹，当冷肥之物，则多成滑泄，一伤正气，卒难补复，切宜慎之。若须要食瓜果之类，量虚实，少为进之。缘老人思食之物，若有违阻，意便不乐。但随意与之，才食之际，以方便之言解之，往往知味便休，不逆其意，自无所损。

译文

每天清晨，喝一次温平顺气散。饮食要温热熟软，不能吃太饱，因夏天天长，可以少食多餐。渴了适合喝米汤等温热的汤水，或豆蔻煮水。尤其是生冷肥腻的食物，要适当减少，因为老人气血虚弱，夏天的时候人们腹中本就阳气不足，若再吃生冷肥腻的食物，很容易造成腹泻，一旦损伤正气，就很难恢复，一定要注意。如果想吃瓜果等食物，考量老人的虚实，稍微吃一些即可，因为老人如果有想吃的东西而吃不到的话，情绪便不快乐。可以尽量先让老人吃，当他刚吃到的时候，就找个借口劝说，不让其多吃，老人往往也是尝到食物的味道便不再多吃了。不要忤逆老人的意愿，自然健康无事。

若是气弱老人，夏至以后，宜服不燥热、平补肾气暖药三二十服，以助元气，若苁蓉丸、八味丸之类。

译文

如果老人的气血很虚弱，到夏至以后，适合服用不躁热、平补肾气之类的温暖的药物，可以服用二三十次，以补正气，像肉苁蓉丸、八味丸之类的药物。

宜往洁雅寺院中，择虚敞处，以其所好之物悦之。若要寝息，但任其意，不可令久眠。但时时令歇，久则神昏，直召年高相协之人[1]，日陪闲话，论往昔之事，自然喜悦，忘其暑毒，细汤名茶，时为进之，晚凉方归。谨选夏时汤药如后。

注释

[1] 直：连续不断。

译文

老人适合去干净的寺院、在宽敞的地方，把玩自己喜爱的东西。如果想要睡觉，就随他心意，但不可让其长睡，可以时而打盹儿，时间长了也会头脑不清醒，可以相约同龄人一起，闲话家常，谈论往昔之事，自然情致愉快，忘掉酷暑，一边饮茶一边畅谈也非常适合，这样一天就不知不觉过去了，晚上凉爽了即可回家。现选择夏天适合服用的汤药列于后文。

夏时用药诸方

治老人夏多冷气发动,胸膈气滞噎塞,脾胃不和,不思饮食,豆蔻散:

草豆蔻四两,以姜四两炒,香黄为度,和姜用　大麦蘖子十两,炒黄　神曲四两,炒黄　杏仁四两,去尖,炒熟　甘草四两,炙　干姜二两,炮制

上为末。每服一钱,如茶点之,不计时候服。

> **译文**
>
> **豆蔻散**
>
> 主治:老人夏季引动在内之冷气而致胸膈气滞噎塞,脾胃不和,不思饮食。
>
> 组成:草豆蔻120g,大麦蘖子300g,神曲120g,杏仁120g,炙甘草120g,干姜60g。
>
> 制法:草豆蔻,与姜120g同炒,以香黄为度,与姜同用。大麦蘖子炒黄,神曲炒黄;杏仁去尖,炒熟;甘草蜜炙,干姜炮焦。上药研为末。
>
> 服法:每次服用3g。像泡茶一样冲泡服用,可随时服用。

治老人,夏月宜服,平补下元,明目,苁蓉丸:

苁蓉四两　巴戟二两　菊花二两　枸杞子二两

上为末,炼蜜为丸,桐子大。每服,盐汤下二十丸。

> **译文**
>
> **苁蓉丸**
>
> 主治：用于老年人，适宜夏天服用，平补肾元，明目。
>
> 组成：苁蓉120g，巴戟60g，菊花60g，枸杞子60g。
>
> 制法：上药研末，调入蜂蜜做成如梧桐子大小的药丸。
>
> 服法：每次服用，用盐水送服20丸。

治老人夏月暴发腹痛及泄泻，木香丸：

轻好全干蝎二十个，每个擘三两段子，于慢火上炒。令黄熟　拣好胡椒三百粒，生　木香一分

上件药，同捣为末，湿纸裹烧，粟米饭为丸，如绿豆大。如患腹痛，每服十五丸，煎灯心、陈橘皮、生姜汤下。大便不调及泄泻，每服十五丸，煎陈橘皮汤下。

> **译文**
>
> **木香丸**
>
> 主治：治疗夏季贪凉饮冷，损伤肠胃引起的腹痛腹泻。
>
> 组成：轻好全干蝎20个，胡椒300粒，生木香0.3g。
>
> 制法：每个擘成两三段，于慢火上炒，令黄熟。上药同捣为末，用湿纸裹烧，在用粟米饭做成丸，如绿豆大小。
>
> 服法：如果患有腹痛，每次服用15丸，煎灯心草、陈橘皮、生姜汤送服。大便不调或者泄泻的，每次服15丸，煎陈橘皮水送服。

治老人夏月脾胃忽生冷气，心腹胀满疼闷，泄泻不止，诃子散：

诃子皮五个　大腹五个，去皮　甘草半两，炙　白术半两，微炒　草豆蔻十四个，用面裹，烧令面熟黄，去面并皮用　人参去芦头，半两

上为末。每服二钱,水一盏,入生姜少许,枣二个,同煎至六分,去滓温服。

译文

诃子散

主治:治疗老人夏月寒湿困脾,所致心腹胀满闷痛,泄泻不止。

组成:诃子皮5个,大腹子5个。甘草15g,白术15g,草豆蔻14个,人参15g。

制法:大腹子去皮,甘草蜜炙,白术微炒,草豆蔻用面包裹,煨烧至面熟发黄,去面去皮、人参去芦头。诸药研末。

服法:每次服6g,用水一杯,加入生姜少许,大枣2个,共同煎至六分,去渣滓温服。

治老人夏月因食冷,气积滞,或心腹疼痛等,宜常服:

京三棱三两,湿纸裹,煨熟透,别杵　蓬莪术二两,同上　乌药二两　益智去皮,二两　甘草三两,炙　陈橘皮二两,如乌药[1],用厚朴亦得

上为末。每服入盐点之,不计时候,一钱。

注释

[1]如乌药:疑脱一"无"字,当作"如无乌药"。

译文

主治:治疗老人夏季因食生冷损伤肠胃导致的食积不化,气机阻滞,心腹疼痛。

组成:京三棱90g,蓬莪术60g,乌药60g,益智仁60g,炙甘草90g,陈橘皮60g(如果没有乌药,用厚朴也有效)。

制法:京三棱90g用湿纸包裹,煨至熟透,单独杵粉,蓬莪术炮

制同前，益智仁去皮，甘草蜜炙。

服法：每次服用 3g，加入盐冲泡，随时可服。

治老人，夏月宜服，三圣丸，祛逐风冷气。进食和胃，去痰滞、腰膝冷痛：

威灵仙净洗去土，拣择焙干，秤五两　干姜二两，炮制　乌头二两，炮制，去皮脐，秤

上件为末，煮枣肉为丸，如梧子大。每服十五丸至二十丸，温姜汤下。

> 译文

三圣丸

主治：治疗夏季风寒痰湿痹阻经络气血，发为腰膝冷痛。是方祛逐风冷气，进食和胃，去痰滞。

组成：威灵仙150g，干姜60g，乌头60g。

制法：威灵仙去沙土充分清洗，拣择干净，焙干，干姜炮焦，乌头炮裂，去皮脐。诸药研末，和枣肉一起煮烂，制为如梧桐子大小的药丸。

服法：每次服用 15 至 20 丸，温姜汤送服。

治老人，夏月宜服平补楮实丸方，驻颜壮筋骨，补益元藏，疗积冷虚乏，一切气疾，暖胃进酒食，久服令人轻健。此神效方：

楮实半斤，轻杵去白及膜，拣择净，微微炒　鹿茸四两，茄子茸为上，其次亦得，净瓦上炙，令黄色；如无，则鹿角屑代之亦妙　大附子四两，炮，去皮脐，出火毒　怀州牛膝四两，去芦头，酒浸二宿，焙　紫巴戟四两，

洗去心　金钗石斛四两，去根，拣净，细细切之　川干姜二两，炮制，急于新水内净过　肉桂二两，去粗皮

上件，八味为末。楮实子一味，用砂盆别研二日，令烂细后，旋入前药末同研，拌令细匀，入煮枣肉同研拌得所，方入铁臼杵二千下，丸如桐子大。每服三十丸，温酒下。忌牛肉、豉汁。

译文

平补楮实丸

主治：治疗老年人，夏天适宜服用本方。本方有驻颜，壮筋骨，补益肾脏，治疗积冷虚弱乏力，一切气机疾病，暖胃促进饮食。久服让人身轻体健。此方有神效。

组成：楮实240g，鹿茸120g，大附子120g，怀州牛膝120g，紫巴戟120g，金钗石斛120g，川干姜60g，肉桂60g。

制法：楮实轻轻捣碎，去白络及膜，拣择干净，微微炒黄；鹿茸挑选茄子茸最好，其次也可，放在干净的瓦片上炙烤，令其黄色，如果没有，则用鹿角屑代替，也很好；大附子炮裂，去皮脐，排出火毒；怀州牛膝去芦头，用酒浸泡两晚上，焙干；紫巴戟洗净去心，金钗石斛去根，拣净，细细切片，川干姜炮焦，快速在干净水中洗一道，肉桂去粗皮。

以上8味研末，楮实子用砂盆单独研磨2天，待其烂细后，缓缓加入前药末中共同研磨，搅拌均匀，再加入煮熟的枣肉继续研磨、搅拌到差不多了，再放入铁白中杵2000下，做成如梧桐子大小的药丸。

服法：每次服用30丸，用温酒送服。忌食牛肉、豉汁。

治老人百疾，常服四顺汤：

神曲四两，入生姜四两去皮，一处作饼子，焙干　甘草一两半，炙黄　草豆蔻一两半，先炮熟，去皮，细锉用　大麦蘖子二两，炒香熟

上件为末，盐点之，一钱。

> **译文**

四顺汤

主治：治老人各种疾病，可以常常服用。

组成：神曲 120g，炙甘草 45g，草豆蔻 45g，大麦蘖子 60g。

制法：神曲与 120g 去皮生姜一起捣成药饼，焙干，甘草炙黄，草豆蔻先炮熟，去皮，，磨成细粉待用，大麦蘖子 60g 翻炒香熟。诸药一起研末混匀。

服法：每次服用 3g，用淡盐水送服。

妇人年老，夏月平补血海，活血去风，五倍丸：

五倍子二两　川芎二两，锉细　菊花二两　荆芥穗二两　旋覆花二两

上为末，蜜为丸，如桐子大。每日空心，五更、晚食后盐汤、酒下十五丸。吃至半月，日觉见渐安，手足有力，眼目鲜明，进得饮食，大旺血海。请每一日三服。若见大段安乐，一日只吃一服，尤佳。

> **译文**

五倍丸

主治：适用于老年妇女，夏季平补血海，活血祛风。

组成：五倍子 60g，川芎 60g，菊花 60g，荆芥穗 60g，旋覆花 60g。

制法：川芎磨成细粉，上药研末，调入蜂蜜做梧桐子大小的药丸。

服法：每日空腹服用，早晨、晚饭后以盐水、酒送服 15 丸。连吃半个月，感觉心中安宁，手足有力，眼睛明亮，进得饮食，血海渐旺。请每天服用 3 次。如果心情安乐，则每日只用吃一次，效果也很好。

治老人脾胃弱，不思饮食，吐泻霍乱，理中丸：

人参　甘草　干姜　白术各等分

上为末，炼蜜为丸，桐子大。每服十五丸，食前服。

> **译文**

理中丸

主治：治疗老人脾胃虚弱，不思饮食，吐泻霍乱。

组成：人参、甘草、干姜、白术各等分。

制法：上药共研为末，调入蜂蜜做成如梧桐子大小的药丸。

服法：每天服 15 丸，饭前服用。

夏月消食和气橘红散：

陈橘皮一斤半，汤浸，洗五七度，用净巾拭干后，用生姜五两，取自然汁，拌橘皮令匀，淹一宿，焙干，秤一斤　肉豆蔻半两　甘草五两

上，先将甘草寸截，用白盐五两，一处同炒，候盐红色、甘草赤色为度，一处为末，如茶点之。

> **译文**

橘红散

主治：夏季促进饮食消化，调和气机。

组成：陈橘皮 720g，生姜 150g，肉豆蔻 15g，甘草 150g。

制法：陈橘皮用热水浸泡，洗 5~7 遍，用干净毛巾擦干后，用生姜取汁拌匀，腌一宿，焙干，称 480g。将甘草切段，用白盐 150g 一同炒制，等盐的颜色变淡红，甘草变成深红色即成。诸味药一起捣碎为末。

服法：如同茶水一样冲泡服下。

夏月平胃，补老人元藏虚弱，腑气不顺，壮筋骨，益颜容，固精髓，八仙丸：

泽泻 三两　茯苓 二两,去粗皮　牡丹 三两　官桂 二两　附子 三两,炮,去皮脐　生干地黄 八两,洗干,杵　山茱萸 四两　干薯药 四两,微炒炙

右事持了，焙干，惟桂不焙，为末，炼蜜为丸，如桐子大。每日空心，温酒或盐汤下三十丸。

译文

八仙丸

主治：用于夏季调和脾胃，治疗老人肾气虚弱，腑气不顺，壮筋骨，益颜容，固精髓。

组成：泽泻90g，茯苓60g，牡丹90g，官桂60g，炮附子90g，生干地黄240g，山茱萸120g，干薯蓣120g。

制法：茯苓去粗皮，附子炮焦，去皮脐，生干地黄洗净晾干，捣碎，干薯蓣微微炒炙。以上各药按要求炮制完，除了官桂，均要焙干，共研为末，加入蜂蜜做成梧桐子大小的药丸。

服法：每日空腹温酒或盐水送服30丸。

点评

上篇简要记述了夏时摄养的基本法则和夏时所用方药。上篇所述，当夏之时，人体伏阴在内，脾胃相对虚弱，尤其老人更甚，因此要特别注意生冷肥腻宜减之，多温软熟食，宜减苦增辛；阴气内伏，尤当注意不可贪凉，在虚敞之室，静心安坐，自会凉爽舒适；此外，老人年事已高，需人陪同说话解闷，可邀老年朋友一同畅谈。篇中多记载针对夏月老人脾胃虚冷，不思饮食的食疗方，如豆蔻散、木香丸、理中丸等，用药多温里、行气、化食，如豆蔻、木香、干姜、白术、神曲等。

秋时摄养第十一

秋属金,主于萧杀。秋,肺气旺。肺属金,味属辛,金能克木。木属肝,肝主酸。当秋之时,其饮食之味,宜减辛增酸,以养肝气。肺气盛者,调呬气以泄之。顺之则安,逆之则太阴不收,肺气焦满。

译文

秋天在五行属于金,万物凋零。秋天肺脏的功能活跃,肺在五行亦属金,辛辣之味通于肺,五行中金能克木,肝脏在五行属于木,酸味通于肝,秋天应该适当减少辛辣之味而增加酸味的摄入,以保养肝脏的生理功能。肺脏功能亢进,可以用"呬"字诀疏导。顺应秋天的肃杀之气,则一切安宁,若有忤逆,则肺气不降而致肺脏焦枯、胸闷喘满。

秋时凄风惨雨,草木黄落。高年之人,身虽老弱,心亦如壮。秋时思念往昔亲朋,动多伤感。季秋之后[1],水冷草枯,多发宿患。此时人子最宜承奉,晨昏体悉,举止看详。若颜色不乐,便须多方诱说,使役其心神,则忘其秋思。其新登五谷,不宜与食,动人宿疾。若素知宿患,秋终多发,或痰涎喘嗽,或风眩痹癖[2],或秘泄劳倦,或寒热进退。计其所发之疾,预于未发以前,择其中和应病之药,预与服食,止其欲发。今布秋时汤药如后。

注释

[1] 季秋：农历九月。古代把一年十二个月分为：孟春、仲春、季春，孟夏、仲夏、季夏，孟秋、仲秋、季秋，孟冬、仲冬、季冬。一个季节包括三个月，依次取名为孟、仲、季。

[2] 风眩痹癖：风眩，因风邪导致的眩晕。痹，由风、寒、湿引起的肢体疼痛麻木。癖，指痞块生于两胁。

译文

秋天冷风冷雨不断，草木凋零，老年人身体虽然衰老，但心却要强，秋天容易思念往日亲朋，比较伤感。农历九月之后，天气寒冷，容易发病，此时，作为人子，更加应该好好奉养，不管白天黑夜，都要仔细看护。如果老人心情不畅，便要多多劝说，让其心神得以安宁而忘秋思之情。新收的粮食，不可让老人多食，容易引发宿疾。若身有宿疾，秋末则容易复发，或是痰涎壅盛、咳喘，或是眩晕、身痹疼痛，或是便秘、腹泻、劳倦，或是身体发热，预算其可能诱发的疾病，在发生之前就采取预防措施，选择性质平稳又能治病的药物，提前服用，防治疾病发生。现将秋天适合服用的汤药列于下文。

秋时用药诸方

治老人一切泻痢，七宝丹：

此药，如久患泻痢，诸药疗不差者，服此药无不差。若老人反脾泄滑[1]，大宜服此药。

附子炮　当归　陈橘皮　干姜以上各一两　吴茱萸　厚朴以姜汁炙　南椒以上三味，各半两　舶上硫磺一两[1]

上件七味，细锉，以慢火焙过，捣罗为末，与硫磺末同拌匀一处，煎米醋和作两剂，却以白面半斤，和令得所，亦令分作两剂。用裹药，如烧饼法，用文武火煨，令面熟为度。去却面，于臼中捣三百下，丸如桐子大。如患诸般泻痢，以米汤下二十丸，空心日午服。如患气痛及宿食不消，以姜盐汤下二十丸，空心日午服。如患气痛及宿冷并无忌。此方如神如圣，其效无及。

注释

[1]反脾泄滑：即脾泄，指饮食或寒湿伤脾，引致脾虚泄泻。症见腹胀满，泄注，食即呕吐。

[2]舶上硫磺：又称舶硫、舶硫磺、白硫磺，为海外进口硫磺。

译文

七宝丹

主治：治疗老年人各种泻痢。如果久患泻痢，服各种药都疗效不好，服这个月没有不见效的。若老年人得了食即呕吐、泻下如注的脾泄，用本方正好。

组成：炮附子30g，当归30g，陈橘皮30g，干姜30g，吴茱萸15g，厚朴15g，南椒15g，舶上硫黄30g。

制法：附子炮裂，厚朴加姜汁炒炙。上7味药磨成细粉，用慢火焙过，捣碎筛成粉末，与硫黄末一同拌匀，加米醋煎煮，和成2剂，再以白面240g，和在一起，再分成2剂，用纸裹药，做成药饼，用文武火煨熟，去除多余的面，在臼中捣300下，做如梧桐子大小的药丸。

服法：如果患有任一泻痢，用米汤送服20丸，空腹中午服用。如果患者患有气滞胀痛及宿食不消的，用姜盐汤送服20丸，空腹中午服用。如果患者气滞胀痛及冷痛，没有禁忌。此方十分神效，没有比这效果更好的了。

治老人乘秋，藏腑虚冷，滑泄不定，摄脾丸：

木香　诃子_{炮，去核}　厚朴_{生姜汁炙}　五倍子　白术_{各等分}

上为末，用烧粟米饭为丸，桐子大。每服十丸，米饮送下。

译文

摄脾丸

主治：治疗老人在秋季时，脏腑虚冷，大便滑泄不止。

组成：木香、诃子、厚朴、五倍子、白术各等分。

制法：诃子炮裂，去核，厚朴加生姜汁烧炙。上药研为末，用粟米饭做成如梧桐子大小的药丸。

服法：每次服用10丸，用米汤送服。

治老人秋肺壅滞，涎嗽间作，胃脘痰滞，塞闷不快，威灵仙丸：

干薄荷_{取末，一两}　皂角_{一斤，不蛀肥者，以河水浸洗，去黑皮，用银石器内，用河水软揉，去滓，绢滤去渣，熬成膏}　威灵仙_{洗择去土，焙干为末，四两}

上入前膏搜丸，如桐子大。每服三十丸，临卧生姜汤吞下。

译文

威灵仙丸

主治：治疗老人素有痰饮，秋季感寒，痰饮犯肺，肺气壅滞，咳嗽痰多，痰滞胃脘，塞闷不快。

组成：干薄荷30g，皂角480g，威灵仙120g。

制法：干薄荷打成粉末，皂角选没有虫蛀且肥大者，以水浸洗，去黑皮，用银石器盛放，用河水软揉，去滓，用绢布滤去渣，熬成膏。威灵仙清洗拣择去沙土，焙干，打成粉末。将两药粉加入皂角膏中搅拌，做成如梧桐子大小的药丸。

服法：每次服用 30 丸，临睡前用生姜汤送服。

治老人脾脏泄泻，中心气不和，精神倦怠，不思饮食，神授高青丸：

高良姜　青木香各一两

上二味为末，煮枣肉为丸，桐子大。干姜汤下，十五丸至二十丸。

> 译文

神授高青丸

主治：治疗老人脾胃虚弱，阳虚有寒，泄泻，精神倦怠，不思饮食。
组成：高良姜、青木香各 30g。
制法：上 2 味药研为末，与煮熟的枣肉共做成梧桐子大小药丸。
服法：干姜汤送服，服 15~20 丸。

治老人秋后多发嗽，远年一切嗽疾，并劳嗽痰壅，保救丹：

蛤蚧一个，如是丈夫患，取腰前一截雄者用之[1]。女人患，取雌者腰后一截用之　不蛀皂角二挺，涂酥炙，去黑皮并子　干地黄一分，熟蒸如饧　五味子一分　杏仁一分，去皮尖，用童子小便浸一伏时，入蜜炒黄色　半夏一分，浆水煮三七遍　丁香少许

上为末，炼蜜为丸，如桐子大。每日食前，一服五丸，姜汤下。

注释

［1］取腰前一截雄者用之：此处疑错序，据文义和后文，当作"取雄者腰前一截用之"。

译文

保救丹

主治：治疗老人肺肾亏虚，秋季咳嗽，一切慢性咳嗽疾病，以及久咳成劳痰壅证。

组成：蛤蚧1个，不蛀皂角2条，干地黄0.3g，五味子0.3g，杏仁0.3g，半夏0.3g，丁香少许。

制法：蛤蚧，如果患者是男性，取雄性腰前一截使用；如果患者是女性，取雌性腰后一截使用。不蛀皂角涂抹酥酪烧炙，去黑皮和子。干地黄充分蒸煮至糖饧状。杏仁去皮尖，用童子小便浸一昼夜，加蜜炒至黄色。半夏用浆水煮3到7遍。诸药一起研成粉末，加蜜制成如梧桐子大小的药丸。

服法：每日食前服用，一次服5丸，用姜汤送下。

治老人膈滞，肺疾痰嗽，生姜汤：

杏仁四两，去皮尖　生姜六两，去皮，细横切之　甘草三分　桃仁半两，去皮尖　盐花三两[1]

上以杏仁、桃仁、姜湿纸同裹煨，沙盆内研极细后，入甘草、盐再研，洁器贮之，汤点服。

注释

［1］盐花：细盐粒。

译文

生姜汤

主治：治疗老人脏腑虚弱，凉燥侵袭，肺失宣降，咳嗽痰多。

组成：杏仁120g，生姜180g，甘草0.9g，桃仁15g，盐花90g。

制法：杏仁去皮尖，生姜去皮，切成薄片，桃仁去皮尖。杏仁、桃仁、生姜同用纸裹好煨烧，再放入沙盆内一起研磨成极细的粉末，后加入甘草、盐再研磨，用干净的器具储存。

服法：用热水冲服。

治诸般腹泻不止，及年高久泻，健脾散：

川乌头炮,去皮脐,三分 厚朴去皮,姜汁制 甘草炙 干姜炮,各一两

上为末。每服一钱，水三合[1]，生姜二片，煎至二合，热服。并进二服，立止。

注释

[1] 合：古代计量单位，按宋制约为70g或70mL。

译文

健脾散

主治：治疗各种腹泻不止，及老人长期腹泻。

组成：川乌头0.9g，厚朴30g，炙甘草30g，干姜30g。

制法：川乌头炮裂，去皮脐，厚朴去皮，加姜汁炮制，甘草蜜炙，干姜炮焦。诸药一起研成粉末。

服法：每次服3g，用水210mL，生姜2片，煎至140mL，热服。同时服2剂，则能立即止泻。

点评

上篇简要记述了秋时摄养的基本法则和秋时所用方药。主要论述秋时人们容易伤感悲秋，老人更容易思念往昔之事，因此作为子女要细心体谅，多加疏导，悦其颜色。下篇多记载秋时腹泻诸方药，经过夏季的酷暑，长夏的蒸热，人的脾胃之气进一步消耗，又加五谷蔬果成熟，容易多食，脾胃难免受损而至腹泻，老人应当更加注意。故所载诸方大多为治疗秋季腹泻之方，如七宝丹、摄脾丸等，所用药物如干姜、吴茱萸、白术、橘皮、五倍子等温中、健脾、理气、涩肠而止泻。

冬时摄养第十二

冬属水，主于敛藏。冬，肾气旺，肾属水，味属咸，水克火。火属心，心主苦。当冬之时，其饮食之味，宜减咸而增苦，以养心气。肾气盛者，调吹气以平之。顺之则安，逆之则少阴不藏，肾之水独沉。

译文

冬天在五行属水，万物闭藏不出。冬天肾脏功能旺盛，肾脏在五行亦属水，咸味通于肾，五行水能克火。心脏在五行属火，苦味通于心。冬天应该适当减少咸味而增加苦味的摄入，以保养心脏的生理功能。肾脏功能亢进，可以用"吹"字诀疏导。顺应冬天的季节特点则万物安宁，忤逆则肾气不固，生气不足。

三冬之月，最宜居处密室，温暖衾服，调其饮食，适其寒温。大寒之日[1]，山药酒、肉酒时进一杯，以扶衰弱，以御寒气，不可轻出，触冒寒风。缘老人血气虚怯，真阳气少，若感寒邪，便成疾患，多为嗽、吐逆、麻痹、昏眩之疾。炙爆煎炉之物[2]，尤宜少食。冬月阳气在内，阴气在外，池沼之中，冰坚如石，地裂横璺，寒从下起，人亦如是。故盛冬月，人多患膈气满急之疾，老人多有上热下冷之患。如冬月阳气在内，虚阳上攻，若食炙爆燥热之物，故多有壅噎、痰嗽、眼目之疾。亦不宜澡沐，阳气内蕴之时，若加汤火所逼，须出大汗。高年人阳气发泄，骨肉疏薄，易于伤动，多感外疾。惟早眠晚起，以避霜威。晨朝宜饮少醇酒，然后进粥。临卧，宜服微凉膈化痰药一服。今列冬时汤药如后。

注释

[1]大寒：二十四节气之一，在每年的阳历1月21日左右。
[2]炙爆：唐本、万历本、四库本均作"冬燥"。

译文

冬天最适宜居住在密闭的房间里，这样可以很好地保暖。大寒这一日，可以喝一杯山药酒或肉酒，以强身健体，抵御寒气，不可以让老人轻易出门，感受寒冷之气。因为老人气血衰弱，阳气不足，受寒容易生病，多发生咳嗽、呕吐、麻痹、眩晕等疾病。烧烤煎炸之物，更应该少吃。冬天人体内热气旺盛，外界寒冷，冰冻地坼，寒冷邪气容易从下部侵袭人体，因此，人们容易发生胸膈喘急等疾病，老人容易发生上热下寒等疾病。冬天人体阳气旺盛，若阳气上攻，再吃烧烤燥热的食物，容易引发噎膈、咳嗽、眼睛等疾病。此外，冬天也不适合洗澡，本来阳气在体内比较旺盛，再加热水洗澡，容易导致大汗出，老年人若是阳气发泄出去，本就骨肉疏松薄弱，因此很容易生病。应该早睡晚起，以避寒霜，晨起适合少饮醇酒，然后再吃粥；睡前适合服用一次凉膈化痰的药物，只需稍微偏凉即可。现将冬天适合服用的汤药列于后文。

冬时用药诸方

治老人大肠风燥气秘，陈橘丸霍大使与冯尚药同定此方。

陈橘皮去穰，一两　槟榔细锉，半两　木香一分　羌活去芦头，半两　防风去芦头，半两　青皮去穰，半两　枳壳麸炒，去穰，半两　不蛀皂角两挺，去黑皮，酥炙黄　郁李仁一两，去皮尖，炒黄　牵牛微炒，杵细，罗取末，二两

上为末。郁李仁、牵牛同研拌匀，炼蜜为丸，桐子大。每服二十丸，食前用姜汤下。未利，渐加三十丸，以利为度。

> **译文**
>
> **陈橘丸（霍大使与冯尚药共同商定了此方）**
> 主治：老人气虚血少，外感风燥之邪而致便秘。
> 组成：陈橘皮 30g，槟榔 15g，木香 0.3g，羌活 15g，防风 15g，青皮 15g，枳壳 15g，不蛀皂角 2 条，郁李仁 30g，牵牛 60g。
> 制法：陈橘皮去穰，槟榔磨成细粉，羌活去芦头，防风去芦头，青皮去穰，枳壳麸炒，去穰，不蛀皂角去黑皮，涂酥酪炙黄，郁李仁去皮尖，炒黄，牵牛微炒，杵成细粉，用绢罗筛过取末。上药共研为末。郁李仁、牵牛一同拌匀，调入炼蜜做成梧桐子大小的药丸。
> 服法：每次服用 20 丸，饭前用姜汤送服。如还不大便，再加至 30 丸，

以大便通畅为度。

老人有热，壅滞不快，大肠时秘结，诸热毒生疮，搜风顺气牵牛丸：

牵牛_{二两，饭甑蒸过}[1] 木通_{一两} 青橘皮_{一两，去穰} 桑白皮_{一两} 赤芍药_{一两} 木香_{半两}

上为末，炼蜜为丸，如桐子大。每服十五丸至二十丸。丈夫酒下；妇人血气，醋汤下。

注释

[1]饭甑：古代蒸饭的器具。

译文

牵牛丸

主治：治疗风热邪毒壅于大肠之便秘，兼有热毒生疮。是方能搜风顺气。

组成：牵牛60g，木通30g，青橘皮30g，桑白皮30g，赤芍药30g，木香15g。

制法：牵牛在饭甑上蒸过，青橘皮去穰。上药研为末，调入炼蜜做成梧桐子大小的药丸。

服法：每次服用12~20丸。男人用酒送服；女人血气，用醋汤送服。

解老人热秘方：

大附子一个，烧留性[1]，研为末，每服一钱，热酒调下。

注释

[1]烧留性：又名烧存性，中药炮制方法之一。是把药烧至外部焦黑，里面焦黄为度，使药物表面部分炭化，里层部分还能尝出原有的气味。

> **译文**

解老人热秘方：

主治：治疗老人虚热便秘。

组成：大附子1个。

制法：大附子烧留性，研为粉末。

服法：每次服3g，用热酒调制服下。

> **点评**

上篇简要记述了冬时摄养的基本法则和冬时所用方药。主要论述因老人年老骨弱，尤当注意防寒保暖，如大寒之日可进山药酒、肉酒，此外，不可多沐浴，老人骨肉疏薄，沐浴后容易感受风寒，所以若沐浴一定要水温适宜，不可大汗出而冒风。篇中所载数方为冬时肠风秘结之方，概冬时多进补，饮食多荤腥，脾胃虚弱之人容易造成大肠秘结，运化失司，老人应当更加注意。故所载诸方均为疏解秘结之方，如陈橘丸、牵牛丸、解老人热秘方等，所用药物如陈皮、木香、牵牛等行气导滞而解大便秘结。

食治养老序第十三

昔圣人诠置药石疗诸疾病者，以其五脏本于五行。五行有相生胜之理也；荣卫本于阴阳，阴阳有逆顺之理也。故万物皆禀阴阳五行而生，有五色焉，有五味焉，有寒热焉，有良毒焉。人取其色、味、冷、热、良、毒之性，归之五行，处以为药，以治诸疾。顺五行之气者，以相生之物为药以养之；逆五行之气者，以相胜之物为药以攻之。或泻母以利子，或益子以补母，此用药之奇法也。

> **译文**
>
> 古代的人，依靠药石治病，是因为五脏属于五行，五行有相生相克，营卫之气属于阴阳，阴阳有逆有顺，因此万物都是因阴阳五行而生，有五色、无味、寒热、良毒，人们根据五色、五味、寒热、良毒性质的不同而按照五行的规律来选方用药，治疗疾病。顺应五行之气的，用五行相生的东西作为药物来养生，违反五行之气的，用五行相胜的东西作为药物来攻伐，或泻母利子，或益子补母，这是用药的独特方法。

《经》曰[1]：天地，万物之盗[2]。人，万物之盗。人所以盗万物为资养之法。其水陆之物为饮食者不啻千品。其五色、五味、冷热、补泻之性，亦皆禀于阴阳五行，与药无殊。大体用药之法，以冷治热，以热治冷，实则泻之，虚则补之，此用药之大要也。人若能知其食性，调而用之，则倍胜于药也。缘老人之性，皆厌于药而喜于食，以食治疾，胜于用药。况是老人之疾，慎于吐利，尤宜用食以治之。凡老人有患，宜先以食治，食治未愈，然后命药，此养老人之大法也。是以善治病者，不如善慎疾；善治药者，不如善治食。今以《食医心镜》《食疗本草》《诠食要法》《诸家治馔》，泊《太平圣惠方·食治诸法》，类成养老食治方。各开门目，用治诸疾，具列于左。为人子者，宜留意焉。

> 注释

[1]《经》：指《黄帝阴符经》。
[2]天地，万物之盗：万物摄取天地阴阳之气而生。

> 译文

《阴符经》说："天地，万物因其而生；人，因万物而生。"人利用万物以养自身，水中地上能作为食物的东西有上千种，它们的五色、五味、冷热、补泻等性质，都符合阴阳五行的属性，与药物并无二致。大概的用药法则，是用寒凉的药物治疗热病，用温热的药物治疗寒病，病属实证则用泻法，病属虚证则用补法，这是用药的一般规律。如果人们能懂得食物的阴阳五行之属性，合理选择使用，则比用药强千百倍，因为老人本就不喜欢喝药而喜欢食物，能用食物而治病祛疾，比用药物治病强多了，而且老年疾病，应小心谨慎，不能轻易用吐法、利法，尤其适合用食疗的方法治理。因此，当老人生病时，当先用食疗的方法治之，食疗效果不好再选用恰当的药物治疗，这是养老的重要法则。所以，善于治病的，不如善于预防疾病的；善于使用药物治病的，不如善于使用食物的。现从《食医心镜》《食疗本草》《诠食要法》《诸家治馔》及《太平圣惠方·食治诸法》中摘录整理，编成养老食治方，分门别类，用以治疗老人的疾病，详细列于下文，作为人子，应该多加留意。

> 点评

本篇"食治养老"论述了饮食调养对老年人养生的重要意义。其认为饮食调养和药物治疗的原理相同，都是根据人体脏腑气血五行阴阳的盛衰进行针对性的补益或攻克，但饮食在安全性和口味上远胜药物，因此老人"以食治疾，胜于用药"，进而提出奉养老人总的法则，是"凡老人有患，宜先以食治，食治未愈，然后命药"。为了帮助老年人更好地"食治养老"，作者特从《食医心镜》《食疗本草》等养生经典中摘录诸食治方，分类整理，详细列于下文。

食治老人诸疾方第十四

食治养老益气方 / 88　　食治眼目方 / 95

食治耳聋耳鸣方 / 101　　食治五劳七伤方 / 104

食治虚损羸瘦方 / 107　　食治脾胃气弱方 / 110

食治泻痢方 / 117　　食治烦热渴诸方 / 123

食治水气方 / 129　　食治喘嗽方 / 134

食治脚气方 / 140　　食治诸淋方 / 145

食治噎塞方 / 150　　食治冷气方 / 155

食治诸痔方 / 160　　食治诸风方 / 166

食治养老益气方

食治老人补虚益气，牛乳方：

牛乳五升[1]　　荜茇末一两

上件药入银器内，以水三升，和乳合。煎取三升，后入瓷合中，每于食前暖一小盏服之。

注释

[1] 升：古代计量单位，按宋制一升约为 700g 或 700mL。

译文

牛乳方

主治：治疗老人气虚血亏。

组成：牛乳 3500mL，荜茇末 30g。

制法：上 2 味，盛入银质器具内，加 2100mL 水和牛乳混合。共煎至剩 2100mL，然后盛入瓷具内。

服法：每次饭前温一杯服用。

食治老人补虚羸乏气力，法制猪肚方：

獖猪肚一枚[1]，洗如食法　人参半两,去芦头　干姜二钱,炮制,锉　椒二钱,去目,不开口者,微炒去汗　葱白七茎,去须,切　糯米二合[2]

上件捣为末，入米合和相得，入猪肚内缝合，勿令泄气。以水五升，于铛内微火煮令烂熟，空心服，放温服之。次，暖酒一中盏饮之。

注释

[1] 一：唐本作"二"。
[2] 二：万历年、四库本、瓶花本均作"三"。

译文

猪肚方

主治：治疗老人气虚乏力。

组成：獖猪肚一枚，人参 15g，干姜 6g，椒 6g，葱白 7 段，糯米 140g。

制法：獖猪肚像预备食材时一样清洗，人参去芦头，干姜炮制，磨粉，椒去种仁及闭口者，微炒去汗，葱白去须，切段。上药一起捣为末，加入米拌匀，再将药末和米放入猪肚内并缝合密封不漏气，放在铛内加水3500mL用小火煮至烂熟。

服法：空腹服用，待猪肚放至温热时食用。然后再喝中盏温酒。

老人益气牛乳方：

牛乳最宜老人，平补血脉，益心，长肌肉。令人身体康强润泽，面目光悦，志不衰。故为人子者，常须供之，以为常食。或为乳饼；或作断乳等，恒使恣意充足为度，此物胜肉远矣。

译文

老人益气牛乳方：

牛乳最适宜老人的饮食，可以平补血脉，益心，促进肌肉生长，让人身体健康强壮，肤色柔润光泽，面色光亮愉悦，意志不衰老。因此作为子女的，应当经常供养双亲牛奶，以能让双亲经常食用。亦可做成乳饼；或者作断乳用，只要让牛奶一直保持充足为好，牛奶比肉要营养很多。

食治老人养老，以药水饮牛，取乳服食方：

钟乳一斤，上好者，细研　人参三两，去芦头　甘草五两，炙微赤，锉　干地黄三两　黄芪三两，锉　杜仲三两，去皱皮用　肉苁蓉六两　白茯苓五两　麦门冬四两，去心　薯蓣六两　石斛二两，去根，锉

上药为末。以水三斗[1]，先煮粟米七升为粥，放盆内，用药一两搅令匀，少和冷水，与渴牛饮之令足，不足更饮之一日。饮时患渴，不饮清水。平旦取牛乳服之，生熟任意。

牛须三岁以上，七岁以下，纯黄色者为上，余色为下。其乳常令犊子饮之。若犊子不饮者，其乳动气，不堪服也。慎禁猪、鱼，生、冷、陈、臭。其乳牛清洁养之，洗刷饮饲须如法，用心看之。

注释

[1] 斗：古代计量单位，一斗为7000g或7000mL。

译文

主治：治疗老人虚损。

组成：上好钟乳石480g，人参90g，甘草150g，干地黄90g，黄芪90，杜仲90g，肉苁蓉180g，白茯苓150g，麦门冬120g，薯蓣180g，石斛60g。

制法：钟乳石头细细研成粉；人参去芦头；甘草炙至微赤，磨成细粉；黄芪磨成细粉；杜仲去皱皮备用；麦门冬去心；石斛，去根，磨成细粉。上药一起研粉。用21000mL水，先煮4900mL粟米为粥，盛入盆内，再加入药粉30g搅匀，稍微加入些许冷水，喂渴了的牛喝饱，如不够，则让牛再喝一日。让牛渴了的时候再给米粥喝，而不给清水喝。

服法：清晨取牛乳服用，生的熟的都可以。牛应在3岁以上，7岁以下，纯黄色的最好，其他颜色的则较一般。应让小牛经常吃母牛的奶，如果小牛不吃，说明牛乳动气了，就不可以服用了。忌食猪、鱼、生、冷、陈旧或臭的食物。所养的奶牛应当保持洁净，洗刷喂养应当得法，要用心饲养。

食治老人频遭重病，虚羸不可平复，宜服此枸杞煎方：

生枸杞根 细锉一斗，以水五斗，煮取一斗五升澄清　　白羊脊骨 一具，锉碎

上件药，以微火煎取五升，去滓，取入瓷合中。每服一

合，与酒一小盏合暖，每于食前温服。

> **译文**

枸杞煎方

主治：治疗老人频频罹患重病，身体亏虚羸弱难以恢复。

组成：生枸杞根2000g，白羊脊骨1具。

制法：生枸杞根磨成细粉，用水21000mL煮至10000mL，澄清备用。将羊脊骨洗净磨碎，倒入前药汤中，用文火煎至3500mL，去渣滓，盛入瓷盒中。

服法：每次服70mL。用酒一小盏共同加热，每次饭前温服。

食治老人补五劳七伤虚损，法煮羊头方：

白羊头蹄一副　胡椒半两　荜茇半两　干姜半两　葱白切,半升　豉半斤

头蹄须用草火烧令黄色，刮去灰尘。

上件药，先以水煮头蹄半熟[1]，内药更煮令烂，去骨，空腹适性食之。日食一具，满七具即止。禁生、冷、醋、滑、五辛[2]、陈臭、猪、鸡等七日。

> **注释**

[1]煮：此下唐平有"羊"字。

[2]五辛：五种有辛味的蔬菜。指蒜、葱、兴渠、韭、薤等五种。

> **译文**

法煮羊头方

主治：治疗老人五劳七伤虚劳。是方能补阳气，益精血，补虚劳。

组成：白羊头蹄1副，胡椒15g，荜茇15g，干姜15g，葱白350g，淡豆豉240g。

制法：白羊头蹄用草点火煨烧至其变黄，刮去灰尘。葱白切段。以上诸药，先用水煮羊头蹄至半熟，再加入其余药材煮至烂熟，去除羊骨。

服法：空腹适量食用。每天吃1具，吃够7具为止。禁食生、冷、醋、滑、五辛、陈臭、猪、鸡等7天。

治老人大虚羸困极，宜服煎猪肪方：

猪肪不中水者，半斤

上入葱白一茎于铫内[1]，煎令葱黄即止。候冷暖如身体，空腹频服之令尽，暖盖覆卧至日晡后，乃白粥调糜。过三日后，宜服羊肝羹。

注释

[1] 铫：diào，煮开水熬东西用的器具。

译文

煎猪肪方

主治：治疗老人消瘦虚极。

组成：猪脂肪（不掺水）240g。

制法：猪肪内加入葱白一根置于铫内煎煮至葱白变黄为止。

服法：待温度降到如体温一般，空腹频频服用完，盖好被子躺卧至下午3~5点，再服用肉糜白粥，过3天后，再服羊肝羹。

羊肝羹方：

羊肝一具，去筋膜，细切　羊脊肉二条[1]，细切　曲末半两

枸杞根五斤，锉，以水一斗五升，煮取四升，去滓

上用枸杞汁煮前羊肝等，令烂。入豉一小盏，葱白七茎

切，以五味调和作羹，空腹食之。后三日，慎食如上法。

注释

[1] 羊脊肉：羊脊骨两旁的肉。

译文

羊肝羹方

组成：羊肝1个，羊里脊肉2条，神曲末，枸杞根2400g。

制法：羊肝去筋膜，切细，羊里脊肉切细，枸杞根磨成细粉，以水10000mL煮取2800mL，去滓。用枸杞汁煮羊肝至烂熟。加入一小盏豆豉，葱白7段，用调料调和作羹。

服法：空腹食用。食后3天，饮食禁忌如煎猪肪方。

食治老人补虚劳，油面馎饦方：

生胡麻油一斤　浙粳米泔清一斤[1]

上二味，以微火煎尽泔清乃止，出贮之。取合盐汤二合，将和面作馎饦，煮令熟，入五味食之。

注释

[1] 浙粳米泔清：淘洗粳米第二遍的米泔水。

译文

油面馎饦方

主治：治疗老人虚劳。

组成：生胡麻油480g，浙粳米泔480g。

制法：上2味混匀，用小火煎煮至干为止，盛出贮存好。

服法：取出加入盐水40mL，再和面成汤饼，煮熟，加入调料食用。

> **点评**

以上为奉养老人益气食疗方。老人多气虚乏力,因此可以通过食疗的方法补虚益气。牛乳,养心肺,补虚弱,平补血脉,最宜老人;枸杞根,清虚热,退骨蒸,《神农本草经》:"久服坚筋骨,轻身不老";羊肝,养血,补肝,明目。文中所记载诸方,如牛乳方,羊肝羹方可以常吃以补益气血。

食治眼目方

食治老人肝脏虚弱,远视无力,补肝,猪肝羹方:

猪肝一具,细切,去筋膜　　葱白一握,去须,切　　鸡子二枚

上以豉汁中,煮作羹。临熟,打破鸡子,投在内食之。

> **译文**

猪肝羹方

主治:治疗老人肝脏虚弱,远视不清,补益肝脏。

组成:猪肝1个,葱白1把,鸡蛋2枚。

制法:猪肝细切,去筋膜;葱白去须,切段。前两味加入豆豉汁中,煮成汤羹。快熟时,打破鸡蛋,加入羹中。

服法:直接食用。

又方:

青羊肝一具,细切,水煮熟,漉干

上以盐酱醋和食之,立效。

> **译文**

又一个方

组成：青羊肝1个。

制法：切细，水煮熟，滤干。再加入盐、酱、醋和匀。

服法：直接食用，立刻见效。

又方：

葱子_{半斤，炒熟}

上为末，每服一匙。以水二大盏，煎取一盏，去滓，入米煮粥食之。

> **译文**

又一个方

组成：葱子240g。

制法：葱子炒熟，研末，每次服用一汤匙。用两大杯水，煎煮至一盏，除去渣滓，再加入米煮粥。

服法：直接食用。

食治老人青白翳。明目，除邪气，利大肠，去寒热，马齿实拌葱豉粥方[1]：

马齿实_{一升}

上为末，每服一匙，煮葱豉粥和搅_食之。马齿菜作羹粥吃，并明目极佳。

> **注释**

[1]拌：原作"伴"，据四库本改。

译文

马齿实拌葱豉粥方

主治：治疗老人青白翳。是方能明目，除邪气，利大肠，去寒热。

组成：马齿苋子700mL。

制法：将马齿苋子研末，每次服用一汤匙。煮葱豉粥与之和匀。

服法：直接食用。马齿苋制作成羹粥食用，具有很好的明目作用。

食治老人肝脏风虚，眼暗，乌鸡肝粥方：

乌鸡肝一具，细切

上以豉和米作羹粥食之。

译文

乌鸡肝粥方

主治：治疗老人肝脏虚损，眼目昏暗。

组成：乌鸡肝1具。

制法：乌鸡肝切细，与豆豉、米一起煮成羹粥食用。

服法：直接食用。

食治老人目暗不明，苍耳子粥方：

苍耳子半两　　粳米三合

上件捣苍耳子烂，用布绞滤以水一升[1]，取汁和米，煮粥食之。或作散，煎服亦佳。

注释

[1] 一：原缺，据四库本、瓶花本补。《太平圣惠方》、经钮堂钞本作"二"。

译文

苍耳子粥方

主治：治疗老人目暗不明。

组成：苍耳子 15g，粳米 60g。

制法：将苍耳子捣烂，用布绞滤出汁，加水 700mL，和米一同煮粥食用。

服法：直接食用。或者做成散，煎服亦可。

食治老人热发眼赤涩痛，栀子仁粥方：

栀子仁一两

上为末，分为四服。每服用米三合煮粥，临熟时，下栀子末一分，搅令匀，食之。

译文

栀子仁粥方

主治：治疗老人肝火上炎所致目赤涩痛。

组成：栀子仁 30g。

制法：上药研末，分成 4 次服用。每次用米 60g 煮粥，快熟时，加入栀子末一份，搅拌均匀。

服法：直接食用。

食治老人益精气，强志意，聪利耳目，鸡头实粥方[1]：

鸡头实三合

上煮令熟，去壳，研如膏，入粳米一合煮粥。空腹食。

注释

[1] 鸡头实：即芡实。

译文

鸡头实粥方

主治：治疗老人精气不足，目暗耳聋。是方能益精气，强志意，聪利耳目。

组成：芡实 60g。

制法：将芡实煮熟，去壳，研磨成膏，加入粳米 20g 煮粥。

服法：空腹食用。

治老人补中明目，利小便，蔓菁粥方：

蔓菁子二合　粳米三合

上捣碎，入水二大盏，绞滤取汁，着米煮粥。空心食之。

译文

蔓菁粥方

主治：治疗老人郁热上攻，目暗不明，小便不利。

组成：蔓菁子 40ml　粳米 60ml。

制法：将蔓菁子捣碎，加入水两大杯，用布绞滤成汁，再加米煮粥。

服法：空腹食用。

食治老人益耳目聪明，补中强志，莲实粥方：

莲实半两，去皮，细切　糯米三合

上先以煮莲实令熟，次入糯米作粥，候熟入莲实搅令匀，热食之。

译文

莲实粥方

主治：老人脾肾亏虚之目昏耳聋。

组成：莲实 15g，糯米 60g。

制法：莲实去皮，切细，煮熟。将糯米煮成粥，等熟时加入熟莲子搅拌均匀。

服法：趁热食用。

食治老人膈上风热，头目赤痛[1]**，目赤䀮䀮**[2]**，竹叶粥方：**

竹叶_{五十片，净洗}　石膏_{三两}　沙糖_{一两}　浙粳米_{三合}

上以水三大盏，煎石膏等二味。取二盏，去滓澄清用煮粥熟，入沙糖食之。

注释

[1]赤：万历本作"肿"。

[2]䀮䀮（huāng huāng 荒荒）：指目昏暗，视物不清。

译文

竹叶粥方

主治：治疗老人上焦风热，头痛目赤，视物不清。

组成：竹叶 50 片，石膏 90g，砂糖 30g，浙粳米 60g。

制法：竹叶洗净，用水 3 大盏与石膏一起煎煮至取 2 盏，去除渣滓，待水澄清，加入粳米煮粥，熟后加入砂糖食用。

服法：直接食用。

食治耳聋耳鸣诸方

食治老人久患耳聋,养肾脏,强骨气,磁石猪肾羹方:

磁石一斤,杵碎,水淘,去赤,用棉裹　猪肾一对,去脂膜,细切

上以水五升煮磁石,取二升,去磁石,投肾调和,以葱、豉、姜、椒作羹,空腹食之,作粥及入酒并得。磁石常留起,依前法用之。

译文

磁石猪肾羹方

主治:治疗老人长期肾虚耳聋。

组成:磁石480g,猪肾1对。

制法:磁石杵碎,用水淘洗,去赤色碎块,用棉包裹;猪肾去脂膜,切细。先将磁石用3500mL水煮至1400mL,滤去磁石,加入猪肾、葱、豆豉、姜、胡椒拌匀,煮成汤羹。亦可做成粥或者调入酒中。所剩磁石可以留下,依照前法继续使用。

服法:空腹食用。

食治老人肾气虚损耳聋,鹿肾粥方:

鹿肾一对,去脂膜,切　粳米三合

上于豉汁中相和,煮作粥。入五味,如法调和,空腹食之。作羹及作酒并得。

译文

鹿肾粥方

主治：治疗老人肾气虚损之耳聋。

组成：鹿肾一对，粳米 60g。

制法：鹿肾去脂膜，切细，与粳米加入豉汁调匀，煮成粥，加入调料调和。做成羹或者酒也可以。

服法：空腹食用。

食治老人五脏气壅、耳聋，乌鸡膏粥方：

乌鸡脂一两　粳米三合

上相和煮粥，入五味调和，空腹食之。乌鸡脂和酒饮亦佳。

译文

乌鸡膏粥方

主治：治疗老人五脏气壅，耳聋。

组成：乌鸡脂 30g，粳米 60g。

制法：将以上 2 味煮粥，加入调料调和。乌鸡脂调酒饮用效果也很好。

服法：空腹食用。

食治老人耳聋不差，鲤鱼脑髓粥方：

鲤鱼脑髓二两　粳米三合

上煮粥，以五味调和，空腹服之。

译文

鲤鱼脑髓粥方

主治：治疗老人肾精亏虚，耳聋。

组成：鲤鱼脑髓 60g，粳米 210g。

制法：上2味煮粥，加入调料调味。
服法：空腹食用。

食治老人肾脏气惫耳聋，猪肾粥方：

猪肾一两，去膜，细切　葱白二茎，去须，切　人参一分，去芦头　防风一分，去芦　粳米二合　薤白去茎，去须

上件药末，并米、葱、薤白，著水下锅中煮，候粥临熟，拨开中心，下肾，莫搅动，慢火更煮，良久，入五味。空腹食之。

> **译文**

猪肾粥方
主治：治疗老人肾气不足，耳聋。
组成：猪肾30g，葱白2根，人参0.3g，防风0.3g，粳米140g，薤白。
制法：猪肾去膜，细切，葱白去须，切段，人参去芦头，防风去芦头，薤白去茎，去须。将人参、防风研末，与米、葱、薤白共同放入锅中加水煮粥。待粥将熟时，拨开中间，下入猪肾，不要搅动，小火炖煮许久，加入调料调味。
服法：空腹食用。

> **点评**

以上二节为奉养老人明目食疗方和食治耳聋耳鸣方。老人多精亏血虚，肝肾亏损，因此常患耳目疾病，多有眼花、目暗、耳鸣、耳聋等疾患，此属生理性精血亏虚所致，若病势不急，可用以下食疗方常养之，如猪肝羹方、磁石猪肾羹方、鲤鱼脑髓粥方等。猪肝，补肝，养血，唐·孙思邈《千金方》："主明目"；鸡子，滋阴，补血，唐·甄权《药性论》："治目赤痛"；磁石，聪耳明目，《名医别录》："养肾脏，强骨气"；鲤鱼脑髓，益肾补脑填髓。

食治五劳七伤诸方

食治老人五劳七伤,下焦虚冷,小便遗精,宜食,暖腰壮阳道饼子方:

附子一两,炮制,去皮脐　神曲面三两　干姜一两,炮制,锉　桂心一两　五味子一两　肉苁蓉一两半,酒浸一宿,刮去皱皮,炙干　菟丝子一两,酒浸三日,曝干为末　羊髓二两　大枣二十枚,煮去皮核　酥[1]二两　蜜四两　白面一斤　黄牛乳一斤半　汉椒半两,去目及闭口者,微炒去汗

上为末,入面,以酥、蜜、髓、乳相和,入枣瓤熟搜于盆中,盖覆,勿令通风,半日久即将出。更搜令熟,捏作糊饼大,面上以筋挑之。即入炉燉中[2],上下以火爆令熟。每日空腹食五枚。一方入酵和更佳。

注释

[1]酥:即奶制成之酥油。
[2]燉:查无此字,当为鏊之误。鏊,即鏊,一种供烙饼用的铁制平底锅。

译文

暖腰壮阳道饼子方

主治:治疗老人肾阳虚衰,下焦虚冷,小便遗精。

组成：附子30g，神曲面90g，干姜30g，桂心30g，五味子30g，肉苁蓉45g，菟丝子30g，羊髓60g，大枣20枚，酥60g，蜜120g，白面480g，黄牛乳720g，汉椒15g。

制法：附子炮制，去皮脐；干姜炮制，磨成细粉；肉苁蓉45g用酒浸泡一晚上，刮去皱皮，炙干；菟丝子用酒浸泡3天，曝干，研成粉末；大枣煮烂去皮核，汉椒去目及闭口者，微炒去汗。以上诸药一同研磨成粉混匀，加入面粉，再用酥油、蜂蜜、羊髓、牛奶调匀，加入大枣肉在盆中充分搅拌，盖好，放于不通风处，放置半日取出，再搅拌使均匀，擀成糊饼大小，表面挑筋。再放入炉鏊中，用大火将上下两面爆熟。

服法：每次空腹食用5枚。或者加入酒糟调和服用更好。

食治老人五劳七伤，益下元，壮气海。服经月余，肌肉充盛。老、成、少年宜服食，雌鸡粥方：

黄雌鸡一只，去毛脏腹　肉苁蓉酒浸一宿，一两，刮去皱皮，切

生薯蓣一两，切　阿魏少许，炼过　粳米二合，淘入

上以上，先将鸡烂煮，擘骨取汁，下米及鸡、肉苁蓉等，都煮粥。入五味，空心食之。

译文

雌鸡粥方

主治：治疗老人五劳七伤，益肾元，壮气海。服用一个月，肌肉饱满有弹性。各个年龄段都适合服用。

组成：黄雌鸡1只，肉苁蓉30g，生薯蓣30g，阿魏少许，粳米140g。

制法：黄雌鸡去毛、脏、腹，肉苁蓉用酒浸泡一晚上，刮去皱皮，切成细片，生薯蓣且切片，阿魏炼过，粳米淘洗。先将鸡煮至烂熟，去除骨头，取汤，再加入米和鸡肉、肉苁蓉等，煮粥，再加调料调味。

服法：空腹食用。

食治五劳七伤，阳气衰弱，腰脚无力，宜食羊肾苁蓉羹方：

羊肾一对，去筋膜脂，细切　肉苁蓉一两，酒浸一宿，刮去皱皮，细切

上件药，和作羹，著葱白、盐、五味末等，一如常法。空腹服之。

译文

羊肾苁蓉羹方

主治：治疗老人五劳七伤，阳气衰弱，腰腿无力。

组成：羊肾1对，肉苁蓉30g。

制法：羊肾去筋膜脂，细切；肉苁蓉用酒浸泡一夜，刮去皱皮，细切。上2味共煮成羹，按常规烹饪方法，加入葱白、盐、调料等。

服法：空腹食用。

食治老人五劳七伤，阳气衰弱，强益气力，鹿肾粥方：

鹿肾一对，去脂膜，细切　肉苁蓉二两，酒浸一宿，刮去皮，切　粳米二合

上件药，先以水二盏，煮米作粥，欲熟，下鹿肾、苁蓉、葱。

译文

鹿肾粥方

主治：治疗老人五劳七伤，阳气衰弱，强壮气力。

组成：鹿肾一对，肉苁蓉60g，粳米140g。

制法：鹿肾去脂膜，切成细块，肉苁蓉用酒浸泡一晚上，刮去皮，切成细片。先用水2盏，煮米做成粥，快熟时加入鹿肾、苁蓉、葱。

食治老人虚损羸瘦诸方

食治老人腑脏虚损羸瘦，阳气乏弱，雀儿粥方：

雀儿五只，治如食法，细切　粟米一合　葱白三茎，切

上先将雀儿炒肉，次入酒一合，煮少时，入水二大盏半，下米煮作粥，欲熟，下葱白、五味等，候熟，空心服之。

> **译文**
>
> 雀儿粥方
> 主治：治疗老人脏腑虚损羸瘦，阳气虚弱。
> 组成：麻雀5只，粟米70g，葱白3根。
> 制法：麻雀像预备食材一样处理，切成细块，葱白切段。先将麻雀翻炒，再加入酒70mL，稍微煮一会，加入水两大盏半，下米煮成粥，快熟时，下葱白、调味料等。
> 服法：煮熟后，空腹服用。

食治老人虚损羸瘦，下焦久冷，眼昏耳聋，骨汁煮饼方：

大羊尾骨一条，以水五大盏，煮取汁二大盏五分　葱白五茎，去须，切　面三两　陈橘皮一两，汤浸，去白穰，焙　羊肉四两，细切　荆芥一握

上件药，都用骨汁煮五七沸，去滓。用汁少许，后搜面作索饼。却于汁中与羊肉煮，入五味，空腹服之。

译文

骨汁煮饼方

主治：治疗老人虚损羸瘦，腰膝无力，下焦虚冷，眼昏耳聋。

组成：大羊尾骨1条，葱白5根，面90g，陈橘皮30g，羊肉120g，荆芥1把。

制法：葱白去须，切段；陈橘皮热水浸泡，去白穰，焙干；羊肉切成细块。羊尾骨以水五大盏，煮取汁2大盏半。再用骨汤煮陈橘皮、葱白、荆芥，煮沸5~7遍。再用少许汤汁和面作面条。加入汤中与羊肉同煮，加入调味料调味。

服法：空腹食用。

食治老人虚损羸瘦，助阳，壮筋骨，羊肉粥方：

羊肉 二斤　　黄芪 一两，生锉　　人参 一两，去芦头　　白茯苓 一两　　枣 五枚　　粳米 三合

上件药，先将肉去脂皮，取精膂肉，留四两细切，余一斤十二两，以水五大盏，并黄芪等，煎取汁三盏，去滓，入米煮粥，临熟，下切了生肉更煮，入五味调和，空心食之。

译文

羊肉粥方

主治：治疗老人虚损羸瘦，助阳气，壮筋骨。

组成：羊肉960g，生黄芪30g，人参30g，白茯苓30g，枣5枚，粳米210g。

制法：生黄芪锉粉，人参去芦头。先将羊肉去肥去皮，取脊柱两旁的瘦肉，其中120g切细，其余840g，用水5大盏，加入黄芪诸药，煎煮取汁3盏，去除渣滓，再加入米煮粥，快熟时，下入切好的生羊肉共煮，加入调味料调味。

服法：空腹服食。

食治老人虚损羸瘦,令人肥白光泽,鸡子索饼方:

白面四两　鸡子四两　白羊肉四两,炒作臑[1]

上件,以鸡子清搜面作索饼,于豉汁中煮令熟,入五味和臑,空腹食之。

注释

[1]臑:肉羹。

译文

鸡子索饼方
主治:治疗老人虚损羸瘦,气血两亏。
组成:白面120g,鸡子120g,白羊肉120g。
制法:白羊肉炒成肉糜。用蛋清和面作面条,放入于豆豉汁中煮熟,加入调味料和羊肉糜。
服法:空腹食用。

食治老人肾气损,阴萎,固痹,风湿肢节中痛,不可持物,石英水煮粥方:

白石英二十两　磁石三十两,捶碎

上件药,以水二斗,器中浸,于露地安置。夜即揭盖,令得星月气。每日取水作羹粥,及煎茶汤吃皆用之。用却一升,即添一升。如此经年,诸风并差,气力强盛,颜如童子。

译文

石英水煮粥方
主治:治疗老人肾气亏损,阴痿,风湿痹痛,肢体疼痛,不能持物。
组成:白石英600g,磁石900g。

制法：两石锤碎，用 28000mL 水放入器皿中浸泡，器皿放置在露天地面。到夜晚揭盖，使可以吸收星月精华。

服法：每天取水煮羹粥，或者沏茶做汤食用亦可。用去水 700mL 则添加 700mL 新水。如此经过几年，一切风疾皆可去除，使气力强壮，面容年轻。

> **点评**
>
> 以上二节为奉养老人食治五劳七伤和虚损羸瘦方。老年人多虚损劳伤病，其一与其肝脾肾亏损有关，其二与日常不加强保养有关，因此奉养老人要多以食疗方补其肝脾肾，填精补髓。如暖腰壮阳道饼子汤，药用附子、干姜、桂心温补脾肾，五味子、肉苁蓉、菟丝子、羊髓填精补髓，大枣、酥蜜、黄牛乳补脾益气血。此外，如羊肾肉苁蓉方、骨汁煮饼方、羊肉粥方、鸡子索饼方，药用羊肾温补肾阳，肉苁蓉补肾阳、益精血，羊肉温补气血，鸡子滋阴补血，共奏温补精血的功效。索饼即古代的面条。

食治老人脾胃气弱方

食治老人脾胃气弱，不多食，四肢困乏无力，黄瘦，羊肉索饼方：

白羊肉四两　白面六两　生姜汁二合

上以姜汁搜面，肉切作臛头，下五味、椒、葱、煮熟，空心食之。日一服，如常作，益佳。

译文

羊肉索饼方

主治：治疗老人脾胃气弱，食少体瘦，四肢困乏无力。

组成：白羊肉 120g，白面 180g，生姜汁 140mL。

制法：用姜汁和面，羊肉切细作肉羹，加入调料、椒、葱煮熟。

服法：空腹食用。

食治老人脾胃气弱，食饮不下，虚劣羸瘦，及气力衰微，行履不得，鲫鱼熟鲙方：

鲫鱼肉半斤，细作鲙[1]

上投豉汁中，煮令熟，下胡椒、荜萝并姜、橘皮等末及五味，空腹食，常服尤佳。

注释

[1] 鲙：即脍，切细的肉。

译文

鲫鱼熟鲙方

主治：治疗老人脾胃气虚，不思饮食，体虚羸瘦，气力衰微，行走无力。

组成：鲫鱼肉 240g。

制法：鲫鱼肉细细切成片，将鱼肉投入豉汁中，煮熟，下胡椒、荜萝合并生姜、橘皮等末以及调料。

服法：空腹食用，经常服用最好。

食治老人脾胃气弱，饮食不多，羸乏，藿菜羹方：

藿菜四两，切之　鲫鱼肉五两

上煮作羹，下五味、椒、姜，并调少面，空心食之。常以三五日服，极补益。

> **译文**

蕽菜羹方

主治：治疗老人脾胃虚弱，食少乏力。

组成：蕽菜120g，鲫鱼肉150g。

制法：蕽菜切片，与鲫鱼肉共煮为羹，下调料、椒、生姜，并加入稍许面。

服法：空腹食用，每日常服3~5次，十分补益身体。

食治老人脾胃气弱，不能饮食，多困无力，酿猪肚方：

猪肚一个,肥者,净洗之　人参末半两　橘皮末半两　猪脾二枚,细切　饭半碗　葱白半握

上总内猪肚中相和，入椒、酱、五味讫，缝口合蒸之，令烂熟。空心渐食之。能作三两剂，兼补劳。

> **译文**

酿猪肚方

主治：治疗老人脾胃虚弱，不能饮食，困乏无力。

组成：猪肚1个，人参末15g，橘皮末15g，猪脾2枚，饭半碗，葱白半握。

制法：猪肚拣肥者，洗净，猪脾细细切片。将诸药纳入猪肚中拌匀，再加入椒、酱、调味料，后缝合猪肚蒸熟。

服法：空腹服食。每个猪肚能作2~3剂服用，可以补虚劳。

食治老人脾胃气弱，不多进食，行步无力，黄瘦气微，见食即欲吐，鸡子馎饦方[1]：

鸡子三枚　白面五两　白羊肉五两，作臑头

上件以鸡子白搜面，如常法作之，以五味煮熟。空心食之，日一服。常作极补虚。

注释

[1]馎饦：即现今煮面片。

译文

鸡子馎饦方

主治：治疗老人脾胃虚弱，食少无力，黄瘦气微，见食即吐。
组成：鸡蛋3个，白面150g，白羊肉150g。
制法：白羊肉切成肉糜，用蛋清和面，按常规方法做馎饦，加以调料煮熟。
服法：空腹食用，每日1次。常作为补虚上品。

食治老人脾胃气弱，食不消化，羸瘦，举动无力，多卧，曲末索饼子方：

曲末二两，捣为面　白面五两　生姜汁三两　白羊肉二两，作臑头

上以姜汁搜曲末，和面作之，加羊肉臑头，及下酱、椒、五味，煮熟。空心食之，日一服，常服尤佳[1]。

注释

[1]佳：四库本、唐本均作"益"。

译文

曲末索饼子方

主治：治疗老人脾胃虚弱，消化不良，赢瘦，无力多卧。

组成：曲末60g，白面150g，生姜汁90g，白羊肉60g。

制法：曲末捣为面，白羊肉切作肉糜。用姜汁调匀曲末，再和面，加入羊肉糜以及酱、椒、调味料，煮熟。

服法：空腹食用，每日1服，经常服用尤佳。

食治老人脾胃气弱，劳损，不下食，羊脊粥方：

大羊脊骨一具，肥者，捶碎　青粱米四合，净淘

上以水五升，煎取二升汁，下米煮作粥。空心食之。可下五味常服，其功难及，甚效。

译文

羊脊粥方

主治：治疗老人脾胃虚弱，劳损，不饮食。

组成：大羊脊骨1具，青粱米280g。

制法：大羊脊骨拣肥者，捶碎，青粱米淘洗干净。大羊脊骨加水3500mL煮成1400mL羊骨汁，下米煮成粥。

服法：空腹食用。可加入调料常服用，其功效是其他方子很难达到的，十分有效。

食治老人脾胃气弱，干呕、不能下食，羊血方：

羊血一斤，鲜者，面浆作片　葱白一握　白面四两，捍切

右煮血令熟，渐食之，三五服，极有验，能补益脏腑。

译文

羊血方

主治：治疗老人脾胃虚弱，干呕，不能饮食。

组成：羊血480g，葱白一把，白面120g。

制法：羊血拣新鲜的，切片，白面扞平，切片，用白面和羊血一起煮熟。

服法：直接慢慢食用，食用3~5服，十分有效，能补益脏腑。

食治老人脾胃气弱虚，呕吐，不下食，渐加羸瘦，粟米粥方：

粟米四合，净淘　白面四两

上以粟米拌面令匀，煮作粥。空心食之，一日一服。极养肾气和胃。

译文

粟米粥方

主治：治疗老人脾胃虚弱，呕吐，饮食不下，日渐消瘦。

组成：粟米280g，白面120g。

制法：粟米淘洗干净，和白面搅拌均匀，煮成粥。

服法：空腹食用，一日一服。十分补益肾气和胃。

食治老人饮食不下，或呕逆虚弱，生姜汤方：

生姜二两，去皮，细切　浆水一升[1]

上和少盐，煎取七合。空心常作，开胃进食。

注释

[1]浆水：即酸浆水。

> **译文**

生姜汤方

主治：治疗老人饮食不下，呕逆虚弱。

组成：生姜 60g，酸浆水 700mL。

制法：生姜去皮，细切成片，两味加盐少许，煎取 490mL。

服法：空腹服用。可开胃进食。

食治老人脾胃虚弱，恶心，不欲饮食，常呕吐，虎肉炙方：

虎肉半斤[1]，切作脔　　葱白半握，细切

上件以椒酱五味调炙之。空心食冷为佳，不可热食，损齿。

> **注释**

[1] 虎肉：老虎是珍稀濒危物种，是国家一级保护动物，购买虎制品为违法行为。

> **译文**

虎肉炙方

主治：治疗老人脾胃虚弱，恶心，不欲饮食，经常呕吐。

组成：虎肉 240g，葱白半把。

制法：虎肉切作细块，葱白切成细段，用椒、酱、调料炙烤虎肉。

服法：空腹食用时应冷食，不可热食，损伤牙齿。

食治老人脾胃气弱，不多食，瘦瘦，黄雌鸡馄饨方：

黄雌鸡肉五两　　白面七两　　葱白二合，切细

上以切肉作馄饨，下椒酱五味调和，煮熟。空心食之，日一服。皆益脏腑，悦泽颜色。

译文

黄雌鸡馄饨方

主治：治疗老人脾胃虚弱，食少，痿瘦。

组成：黄雌鸡肉150g，白面210g，葱白140g。

制法：葱白切成细段，鸡肉切碎切做成馄饨，加入椒、酱、调料调味，煮熟。

服法：空腹食用，每日1次，可益脏腑，美容。

食治老人泻痢诸方

食治老人脾胃气冷，痢白脓涕，腰肾疼痛，瘦弱无力，鲫鱼熟鲙：

鲫鱼肉 _{九两，切作鲙}　豉汁 _{七两}　干姜 _{半两}　橘皮末 _{半两}

上以椒酱五味调和豉汁，沸即下鲙鱼，煮熟下二味，空心食之。日一服，其效尤益。

译文

鲫鱼熟鲙

主治：治疗老人脾胃虚冷，泻痢白脓，腰肾疼痛，瘦弱无力。

组成：鲫鱼肉270g，豉汁210g，干姜15g，橘皮末15g。

制法：鲫鱼肉切作鲙，用椒和酱及调料调和豉汁，待水沸即下入鱼鲙，煮熟后下干姜和橘皮末。

服法：空腹食用，每日1次，效果很好。

食治老人肠胃冷气，痢下不止，赤石脂馎饦方：

赤石脂五两，碎筛如面　白面七两

上以赤石脂末和面，搜作之，煮熟，下葱酱五味臛头，空心食之。三四服皆愈。

> 译文

赤石脂馎饦方

主治：治疗老人胃肠虚冷，泻痢不止。

组成：赤石脂150g，白面210g。

制法：赤石脂打碎，筛成如面细粉，用赤石脂粉与面粉搅匀和面，煮熟，下入葱、酱、调料、肉糜。

服法：空腹服用。服用3~4次则愈。

食治老人脾胃气冷，肠数痢，黄雌鸡炙方：

黄雌鸡一只，如常法

上以五味椒酱刷炙之令熟，空心渐食之。亦甚补益脏腑。

> 译文

黄雌鸡炙方

主治：治疗老人脾胃虚冷，下痢。

组成：黄雌鸡1只。

制法：黄雌鸡按常法治净，用调料、椒、酱刷匀，烤熟。

服法：空腹食用，十分补益脏腑。

食治老人脾胃虚气，频频下痢，瘦乏无力，猪肝煎：

獖猪肝一具，去膜，切作片，洗去血　好醋一升

上以醋煎肝，微火令泣尽干[1]，即空心常服之。亦明目、

温中、除冷气。

注释

［1］泣：指醋煎肝时榨出的汁液。

译文

猪肝煎

主治：治疗老人脾胃气虚，频频下痢，瘦弱无力。

组成：獖猪肝1个（去膜，切作片，洗去血），好醋700mL。

制法：獖猪肝去膜，切成片，洗去血，用醋煎肝，小火煎至汁干。

服法：空腹常食。亦可明目、温中、除冷气。

食治老人脾胃虚弱，冷痛，泄痢无常，不下食，椒面粥方：

蜀椒一两，熬捣为末　白面四两

上和椒，拌之令匀，即煮，空心食之，日一服，尤佳。

译文

椒面粥

主治：治疗老人脾胃虚弱，冷痛，泄痢无常，饮食不下。

组成：蜀椒 30g，白面 120g。

制法：蜀椒熬干，捣碎为末，将蜀椒末、白面和匀后即刻烹煮。

服法：空腹食用，每日1服，尤佳。

食治老人冷热不调，下痢赤白，腹痛不止，甘草汤方：

甘草一两，切熬　生姜一两，刮去皮切　乌豆一合[1]

上以水一升，煎取七合，去滓，空心服之。不过三日服愈。

注释

[1] 乌豆：即黑豆。

译文

甘草汤

主治：治疗老人冷热不调，下痢赤白，腹痛不止。

组成：甘草30g，生姜30g，黑豆70g。

制法：甘草切开，熬干；生姜刮去皮，切片；诸药用水700mL，煎煮至490mL，除去渣滓。

服法：空腹服用。3日内能痊愈。

食治老人赤白痢，刺痛，不多食，瘦瘦，鲫鱼粥方：

鲫鱼肉七两　青粱米四两　橘皮末一分

上相和煮作粥，下五味椒酱葱调和，空心食之，二服。亦治劳，和脏腑。

译文

鲫鱼粥

主治：治疗老人脾胃虚弱，赤白痢，刺痛，食少，瘦瘦。

组成：鲫鱼肉210g，青粱米120g，橘皮末0.3g。

制法：将以上和匀，煮成粥，下入调料、椒、酱、葱调味。

服法：空腹食用，分两次服用。亦可治疗虚劳，和脏腑。

食治老人肠胃虚冷，泄痢，水谷不分。薤白粥方：

薤白一握，细切　粳米四合　葱白三合，细切

上相和作羹，下五味椒酱姜。空心食。常作取效。

> **译文**

薤白粥方

主治：治疗老人肠胃虚冷，泄痢，水谷不分。

组成：薤白1把，粳米280g，葱白210g。

制法：薤白、葱白细细切段，同粳米拌匀煮羹，下入调料、椒、酱和生姜。

服法：空腹食用。常服有效。

食治老人脾虚气弱，食不消化，泄痢无定，曲末粥方：

神曲二两，炙，捣罗为末　青粱米四合，净淘

上相和煮粥，空心食之，常三五服立愈。

> **译文**

曲末粥方

主治：治疗老人脾气虚弱，食不消化，泄痢不定。

组成：神曲60g，青粱米280g。

制法：神曲炙干，捣碎筛成末，青粱米淘洗干净，两物和匀煮粥。

服法：空腹食用，服用3~5次即可痊愈。

食治老人赤白痢，日夜无度，烦热不止，车前子饮：

车前子五合，绵裹，用水二升，煎取一升半汁　青粱米三合

上取煎汁煮作饮，空心食之，日三服，最除热毒。

> **译文**

车前子饮

主治：治疗老人肠胃湿热，赤白痢，日夜无度，烦热不止。

组成：车前子350g，青粱米210g。

制法：车前子用棉布裹好，加水1400mL煎成1000mL药汁，再与

青粱米一起煮成汁。

服法：空腹食用，每日 3 次。最能除热毒。

食治老人痢不止，日渐黄瘦无力，不多食，黍米粥方：

黍米四合，净淘　阿胶一两，炙，为末

上煮粥，临熟下胶末调和，空心食之，一服尤效。

> 译文

黍米粥方

主治：治疗老人下痢不止，阴血耗伤。

组成：黍米 280g，阿胶 30g。

制法：黍米淘洗干净，阿胶炙干，研末。将黍米煮粥，快熟时加入阿胶末调和。

服法：空腹服用，服用一次辄效。

食治老人下痢赤白，及水谷不度[1]，腹痛，马齿菜方：

马齿菜一斤，净淘洗

上煮令熟，及热，以五味或姜醋渐食之。其功无比。

> 注释

[1] 水谷不度：指大便没有节制，不受控制。

> 译文

马齿菜方

主治：治疗老人肠胃湿热，下痢赤白，大便不度，腹痛。

组成：马齿苋 480g。

制法：马齿苋淘洗干净，煮熟，趁热加入调料或姜、醋调味。

服法：直接食用。

> **点评**

以上二节为奉养老人食治脾胃气弱和泻痢方。脾胃为后天之本，年老之人天癸竭尽，不但先天精血日渐亏损，后天脾胃之气亦日渐虚衰，因此奉养老人要特别注意脾胃的养护，稍不留意就可能出现泻痢等疾病。羊肉、羊血等加生姜汁、曲末（即发面用的酵母的粉末）作粥或索饼最宜老人，可温补脾胃气血，又易消化。

食治老人烦渴热诸方

食治老人烦渴口干、骨节烦热，枸杞饮方：

枸杞根白皮一升[1]　小麦一升，净淘　粳米三合，研

上以水一斗煮二味，取七升汁，下米作饮，渴即渐服之。

> **注释**

[1] 枸杞根白皮：即地骨皮。

> **译文**

枸杞饮方

主治：治疗老人阴虚内热，烦渴口干，骨节烦疼。

组成：地骨皮700g，小麦700g，粳米210g。

制法：小麦淘洗干净，粳米研末。用水7000mL煮地骨皮和小麦，取用4900mL汁，加入粳米末饮用。

服法：如觉得渴了就慢慢服用。

食治老人烦渴不止，饮水不定，转渴，舌卷干焦，大麦汤方：

大麦二升　赤饧二合[1]

上以水七升，煎取五升，去滓，下饧调之，渴即服愈。

注释

[1]赤饧：用麦芽制成的饴糖。

译文

大麦汤方

主治：治疗老人阴虚，烦渴不止，饮水不止，舌卷干焦。

组成：大麦1400mL，赤饧140mL。

制法：用水4900mL煎煮大麦至3500mL，去渣滓，加入饴糖调和。

服法：渴时饮用。

食治老人烦渴，小便黄色无度，黄雌鸡羹方：

黄雌鸡一只，如常法　粳米二合，淘淅[1]　葱白一握

上切鸡和煮作羹，下五味，少著盐。空心食之，渐进当效。

注释

[1]淅：四库本作"净"。

译文

黄雌鸡羹方

主治：治疗老人阴虚内热，烦渴，小便色黄无度。

组成：黄雌鸡1只，粳米140g，葱白1把。

制法：黄雌鸡如常法处理，粳米淘洗澄清。将鸡肉切开和两药一

起煮成羹，下入调味料和少许盐。

服法：空腹食用，渐渐有效。

食治老人消渴热中，饮水不止，小便无度，烦热，猪肚方：

猪肚一具，肥者，净洗之　葱白一握　豉五合，绵裹

上煮烂熟，下五味调和，空心，切，渐食之，渴即饮汁。亦治劳热皆差。

> 译文

猪肚方

主治：治疗老人消渴，饮水不止，小便无度，烦热。

组成：肥猪肚一具，葱白一把，豆豉350g。

制法：猪肚洗净，豆豉用棉布包裹。将猪肚和葱豉煮烂熟，下入调味料调味。

服法：空腹，将猪肚切细慢慢食用。若觉得渴，则喝汤。亦可治疗虚劳发热。

食治老人烦渴，脏腑干枯，渴不止，野鸡臛方：

野鸡一只，如常法　葱白一握　粳米二合，细研

上切作相和羹，作臛，下五味椒酱。空心食之，常作服佳妙。

> 译文

野鸡臛方

主治：治疗老人烦渴，气阴两伤，脏腑干枯，口渴不止。

组成：野鸡1只，葱白1把，粳米140g。

制法：野鸡按常法处理，粳米研成细粉。三味一起煮成肉羹，下

入调味料、椒、酱调味。

服法：空腹食用，经常食用尤佳。

食治老人烦渴，饮水不足，日渐羸瘦困弱，兔头饮方：

兔头一枚，净洗之　　豉心五合，绵裹

上以水七升煮，取五升汁，渴即渐饮之，最效。

译文

兔头饮方

主治：治疗老人烦渴，喝不够水，日渐羸瘦，困乏。

组成：兔头1枚，豉心350g。

制法：兔头洗净，豉心用棉布包裹。用水4900mL煮兔头和豉心，取3500mL汤汁。

服法：渴时渐渐饮用，效果最好。

食治老人消渴烦闷，常热，身体枯燥，黄瘦，牛乳方：

牛乳一升，真者，微熬

上空心分为二服。极补益五脏，令人强健光悦。

译文

牛乳方

主治：治疗老人消渴烦闷，时常发热，身体干枯，黄瘦。

组成：牛乳700mL。

制法：微微熬煮。

服法：空腹，分2次服用。很好地补益五脏，令人强健。

食治老人消渴、壮热、躁不安，兼无力，青粱米饮方：

青粱米一升，净洗，淘之，研令细

上以水三升，和煮之，渴即渐饮服之，极治热，燥并除。

> [译文]

青粱米饮方

主治：治疗老人消渴，壮热，烦躁不安，无力。

组成：青粱米700g。

制法：青粱米淘洗干净，研成细粉，加用2100mL水煮成米饮。

服法：渴时慢慢饮用。能极好地治疗阴虚内热烦躁。

食治老人消渴热中，饮水无度，常若不足，青豆方：

青豆二升，净淘

上煮令烂熟。空心，饥即食之，渴即饮汁，或作粥食之，任性亦佳。

> [译文]

青豆方

主治：治疗老人胃热津伤之消渴热中，饮水没有节制，就像口一直渴一样。

组成：绿豆1400g。

制法：绿豆淘洗干净，煮至烂熟。

服法：空腹服用，饿了即食用，渴了则饮汤汁。作粥食用亦可，随时食用效果也不错。

食治老人消渴烦热，心神狂乱，躁闷不安，冬瓜羹方：

冬瓜半斤，去皮　豉心一合，绵裹　葱白半握上以和煮作羹，下五味调和，空心食之。常作粥佳。

> **译文**

冬瓜羹方

主治：治疗老人消渴烦热，精神狂乱，躁闷不安。

组成：冬瓜 250g，豉心 70g，葱白半把。

制法：冬瓜去皮，豉心用棉布包裹。三味煮粥作羹，下入调味料调味。

服法：空腹食用。经常服用更佳。

食治老人消渴消中，饮水不足，五脏干枯，芦根饮子：

芦根切，一升，水一斗，煎取七升半　青粱米五合

上以煎煮饮。空心食之，渐进为度，益效。忌咸食、炙肉、熟面等。

> **译文**

芦根饮子

主治：治疗老人肺胃热甚，消渴消中，饮水总是不够，五脏干枯。

组成：芦根 700g，青粱米 350g。

制法：芦根切段，用水 7000mL 煮至 5200mL 取汁，用芦根汁煮米成饮。

服法：空腹饮用，慢慢饮用为好。忌食咸、烤肉、熟面等。

食治老人消渴，诸药不差，黄瘦力弱，鹿头方：

鹿头一枚，炮，去毛，净洗之

上煮令烂熟。空心，日以五味食之，并服汁，极效。

译文

鹿头方

主治：治疗老人消渴，诸药无效，黄瘦无力。

组成：鹿头1枚。

制法：鹿头炮熟，去毛，洗净，加水煮烂。

服法：空腹食用，每天用调味料调味食用，并将汤饮下。效果极好。

点评

上节记载奉养老人食治烦渴热诸方。《黄帝内经》曰："（人）年四十而阴气自半也。"即人过四十体内阴液逐渐不足，尤其是女性，到更年期时往往身热燥烦口渴，因此奉养老人要常备滋阴润燥、清热止渴之食治方。如枸杞饮、冬瓜羹、芦根饮子等，药用枸杞根清虚热、退骨蒸，小麦、粳米益心气而养阴，冬瓜生津止渴，芦根清热除烦止渴。

食治老人水气诸方

食治老人水气病，身体肿，闷满气急，不能食，皮肤欲裂，四肢常疼，不可屈伸，鲤鱼臛方：

鲤鱼肉 十两　　葱白 一握　　麻子 一升，熬，细研

上以水滤麻子汁，和煮作臛，下五味椒姜调和，空心时渐食之，常服尤佳。

译文

鲤鱼臛方

主治：治疗老人水气病，身体水肿，满闷气急，不能饮食，皮肤欲裂，四肢疼痛，不可屈伸。

组成：鲤鱼肉300g，葱白一把，麻子700g。

制法：麻子熬，细细研末，加水滤出麻子仁汁，与其他2味和煮作羹。下入调味料、椒和姜调味。

服法：空腹慢慢服用。经常服用为好。

食治老人水气病，四肢肿闷沉重，喘息不安，水牛肉方：

水牛肉一斤，鲜

上蒸令烂熟，空心，切，以五味姜醋，渐食之，任性为佳。

译文

水牛肉方

主治：治疗老人脾胃虚弱，水气病，四肢肿闷沉重，喘息不安。

组成：鲜水牛肉480g。

制法：将水牛肉蒸至烂熟，切块，以调味料、姜和醋调味。

服法：空腹随时慢慢食用。

食治老人水气浮肿，身、皮肤燥痒，气急不能下食，心腹胀满，气欲绝。貒肉羹方：

貒肉一斤[1]，细切　　葱白半握，切　　粳米三合，淅

上和煮作羹，下五味椒姜，空心常食之，最验。

注释

[1] 貒：獾的别名。

译文

貒肉羹方

主治：治疗老人脾胃虚弱，水湿不运，身体浮肿，皮肤燥痒，喘急饮食不下，心腹胀满，像喘不过来气。

组成：貒肉 500g，葱白半把，粳米 210g。

制法：貒肉细细切碎，葱白切段，粳米洗净。上3味一同煮作羹，下入调料、椒、姜调味。

服法：空腹经常食用，效果最好。

食治老人水气肿满，身体疼痛，不能食，麻子粥方：

冬麻子一升，研取汁　　鲤鱼肉七两，切

上取麻子汁，下米四合，和鱼煮作粥，以五味葱椒，空心食，日二服。频作皆愈。

译文

麻子粥方

主治：治疗老人水气肿满，身体疼痛，不能饮食。

组成：冬麻子 700g，鲤鱼肉 210g。

制法：鲤鱼肉切片，冬麻子研磨取汁，两味同米 480g 煮粥，用调料、葱、椒调味。

服法：空腹食用，每日2次。频频食用。

食治老人水气胀闷，手足浮肿，气急烦满，赤豆方：

赤小豆三升，淘净　　樟柳根好者，切一升

上和豆煮烂熟，空心常食豆，渴即饮汁，勿别杂食，服三二服立效。

> **译文**

赤豆方

主治：治疗老人水气胀闷，手足浮肿，气急烦满。

组成：赤小豆2100g，樟柳根700g。

制法：赤小豆淘洗干净，樟柳根切碎，两味药同煮，以豆烂熟为度。

服法：空腹常常吃豆，渴了喝汁。不要搭配吃其他的食物，服用2~3服则能见效。

食治老人水气，面肿腹胀，喘乏不安，转动不得，手足不仁，身体重困或疼痛，郁李仁粥方：

郁李仁 二两，研，以水滤取汁　薏苡仁 五合，淘

上以煎汁作粥，空心食之，日二服，常立效。

> **译文**

郁李仁粥方

主治：治疗老人水气病，面肿胀满，喘乏不安，不能转动，手足不仁，身体重困或疼痛。

组成：郁李仁60g，薏苡仁350g。

制法：郁李仁研末，加水滤取汁；薏苡仁淘洗。将郁李仁汁与薏苡仁煮成粥。

服法：空腹食用，每日服用2次，立刻见效。

食治老人水气，面目手足浮肿，腹胀风急，桑白皮饮：

桑白皮 四两，切　青粱米 四合，研

上以桑汁煮作饮，空心渐食，常服尤佳益。

译文

桑白皮饮

主治：治疗老人水气，面目浮肿，腹胀喘急。

组成：桑白皮 120g，青粱米 280g。

制法：桑白皮切碎，青粱米研成细分。将上 2 味煮成饮品。

服法：空腹食用，经常服用尤佳。

食治老人水气疾，心腹胀满，四肢烦疼无力，白煮鲤鱼方：

鲤鱼一头，重二斤，煮如常法　橘皮二两

上和煮令烂熟，空心，以二味少著盐食之，常服并饮少许汁，将理为验。

译文

白煮鲤鱼方

主治：治疗老人水气病，心腹胀满，四肢烦疼无力。

组成：鲤鱼一头 960g，橘皮 60g。

制法：将上两味煮成烂熟，少放盐食用。

服法：空腹经常服用，并喝汤少许。

食治水气胀满，手足俱肿，心烦闷无力，大豆方：

大豆二升　白术二两　鲤鱼一斤

上以水和煮，令豆烂熟，空心常食之，鱼豆饮其汁，尤佳。

译文

大豆方

主治：治疗老人水气胀满，手足俱肿，心烦无力。

组成：大豆 1400g，白术 60g　鲤鱼 500g。

制法：用水煮上述三味，煮至大豆烂熟。
服法：空腹经常食用，喝汤，效果尤佳。

食治老人水气，身体虚肿，面目虚胀，水牛皮方：

水牛皮二斤，刮去毛，净洗　橘皮一两

上相和煮令烂熟，切，以生姜、醋、五味渐食之。常作尤益。

> 译文

水牛皮方

主治：治疗老人水气病，身体虚肿，面目虚胀。
组成：水牛皮960g，橘皮30g。
制法：水牛皮刮去毛，洗净，与橘皮一起煮至烂熟，切细，加入生姜、醋、调料调味。
服法：慢慢食用。常食有益。

食治喘嗽诸方

食治老人上气急，喘息不得，坐卧不安，猪颐酒方：

猪颐三具，细切　青州枣三十枚

上以酒三升浸之，若秋冬三五日，春夏一二日，密封头，以布绞去滓。空心，温，任性渐服之，极验。切忌咸热。

译文

猪颐酒方

主治：老人肺阴亏虚，咳逆上气，喘息不止，坐卧不安。

组成：猪颐 3 具，青州枣 30 枚

制法：猪颐细细切片，与枣用酒 2.1L 浸泡，如果是秋冬季浸泡 3~5 日，春夏季浸泡 1~2 日，密封好。用布绞滤取汁去滓。

服法：空腹，温服，效果极好。忌食咸、热者。

食治老人上气咳嗽，胸中烦满，急喘，桃仁粥方：

桃仁三两，去皮尖，研　青粱米二合，净淘

上调桃仁和米煮作粥。空心食之，日一服尤益。

译文

桃仁粥方

主治：治疗老人肺失清润，上气咳嗽，胸中烦满，急喘。

组成：桃仁 90g，青粱米 140g。

制法：桃仁去皮尖，研细，青粱米净淘。上两味煮成粥。

服法：空腹食用，每日一次最好。

食治老人上气咳嗽，烦热，干燥，不能食，饧煎方：

寒食饧四两　干地黄生者汁，一升　白蜜三合

上相和，微火煎之令稠。即空心每日含半匙，细咽汁，食后亦服，除热最效。

译文

饧煎方

主治：治疗老人肺阴不足，上气咳嗽，烦热，干燥，饮食不下。

组成：饴糖 120g，生地黄 700g，白蜜 210g。

制法：生地黄煮汁，加饴糖、白蜜和匀，小火煎煮至黏稠。

服法：空腹每日食用半汤匙，慢慢咽下，食后再服，最能除热。

食治老人上喘，咳嗽，身体壮热，口干渴燥，猪脂方：

猪肪脂一斤，切作臛

上于沸汤中投煮之，空心，以五味渐食之。其效不可比。补劳治百病。

译文

猪脂方

主治：治疗老人肺阴不足，喘咳，身体壮热，口干渴燥。

组成：猪肪脂 500g。

制法：猪肪脂切作细条，放入沸水中煮熟，用调料调味。

服法：空腹，慢慢服用。效果最好，可以补虚劳治百病。

食治老人上喘咳嗽，气急，面目浮肿，坐卧不得，苏煎方：

土苏四两　鹿髓三合　生地黄汁一升

上相和，微火煎之如饧即止。空心及食后常含半匙，细咽汁，三两日即差。

译文

苏煎方

主治：治疗老人肺肾亏虚，上喘咳嗽，气急，面目浮肿，坐卧不安。

组成：土苏 120g，鹿髓 210 mL，生地黄汁 700mL。

制法：三味调匀，用小火煮至黏稠。

服法：空腹食用或者饭后口含服半汤匙，慢慢咽下，2~3 日即愈。

食治老人气急，胸胁逆满，食饮不下，枣煎方：

青州枣三十枚，大者去核　　土苏三两　　饧二合

上相和，微火温令消，即下枣搅之相和，以微火煎，令苏、饧泣尽即止，每食上即噉一二枚，渐渐咽汁为佳。忌咸热炙肉。

译文

枣煎方

主治：老人气急，胸胁逆满，饮食不下。

组成：青州枣30枚，土苏90g，饴糖140g。

制法：青州枣去核。饴糖和土苏用小火煮烊，即下入枣搅匀，用小火煎煮，使土苏、饴糖的汁干了为止。

服法：每次食用1~2枚，慢慢咽下汤汁为好。忌食咸、热、烤肉。

食治老人咳嗽，胸胁引痛，即多见唾涕，煨梨方：

黄梨一大颗，刺作五十孔　　蜀椒五十粒　　面二两

上以蜀椒，每孔内一颗，软面软裹，放于塘灰火中，候煨令熟，去面、冷。空心切食，用三二服尤佳。不当，及热食之益甚，须羊肚肝羹治之。

译文

煨梨方

主治：治疗老人肺热咳嗽，胸胁引痛，多见唾涕。

组成：黄梨1大颗，蜀椒50粒，面粉60g。

制法：在黄梨上扎50个孔，将蜀椒纳入每个孔，再用面粉包裹，放于塘灰火中煨，待梨熟，去面候冷。

服法：空腹食用，使用2~3次即见显效。不可热食，若病情加重，则须用羊肚肝羹治疗。

食治老人上气咳嗽，喘急，烦热，不下食，食即吐逆，腹胀满，姜糖煎方：

生姜汁五合　沙糖四两

上相和，微火温之，一二十沸即止。每度含半匙，渐渐下汁。

译文

姜糖煎方

主治：治疗老人上气咳嗽，喘急，烦热，饮食不下，食入即吐，腹胀满。

组成：生姜汁350mL，砂糖120g

制法：以上用小火加热，沸腾10~20次。

服法：每次含服半汤匙，慢慢咽下。

食治老人咳嗽虚热，口舌干燥，涕唾浓粘，甘蔗粥方：

甘蔗汁一升半　青粱米四合，净淘

上以蔗汁煮粥，空心渐食之，日一二服，极润心肺。

译文

甘蔗粥方

主治：治疗老人咳嗽虚热，口舌干燥，涕唾浓粘。

组成：甘蔗汁1000mL，青粱米280g。

制法：青粱米淘洗干净，用甘蔗汁煮粥。

服法：空腹慢慢食用，每日1~2服，极润心肺。

食治老人上气，热，咳嗽引心腹痛，满闷，桃仁煎方：

桃仁二两，去皮尖，熬末　赤饧四合

上相和，微煎三五沸即止。空心，每度含少许，渐渐咽汁尤益。

> **译文**

桃仁煎方
主治：治疗老人肺阴不足，上气咳嗽引心腹痛，满闷。
组成：桃仁60g，赤饧280mL。
制法：桃仁去皮尖，打成粉末，与赤饧相和，用小火煮沸3~5次。
服法：空腹服用，每次含服少许，慢慢咽下。

食治老人咳嗽，烦热，或唾血，气急，不能食，地黄饮方：

生地黄半斤，研，如水取汁[1]

上以地黄汁煎作膏，空心渐食之，日一服，极效。

> **注释**

[1] 如水取汁：如，疑为"加"之误。

> **译文**

地黄饮方
主治：治疗老人阴虚咳嗽，烦热，唾血，气急，不能饮食。
组成：生地黄250g。
制法：生地黄研碎，加水取汁，煎煮成膏。
服法：空腹慢慢服用，每日服用1次，十分有效。

食治脚气诸方

食治老人脚气烦热[1]**，流肿入膝，满闷，猪肚生方：**

猪肚一具，肥者，细切作生

上以水洗，布绞令干，好蒜醋椒酱五味，空心常食之。亦治热劳，补益效。

注释

[1] 脚气：指两脚软弱无力，足胫肿满强直的一种疾病。

译文

猪肚生方

主治：治疗老人脚气烦热，流肿入膝，满闷。

组成：肥猪肚1具。

制法：将猪肚细细切作生片，用水洗净，用布将水绞干，再用好蒜、醋、椒、酱、调料调味。

服法：空腹常食。亦可治疗虚劳发热，补益效果甚好。

食治老人脚气毒闷，身体不任，行履不能，紫苏粥方：

紫苏子五合，熬，研细，以水投取汁　　粳米四合，净淘

上煮作粥，临熟下苏汁调之，空心而食之，日一服，亦温中。

译文

紫苏粥方

主治：治疗老人外感湿邪风毒，脚气满闷，身体虚弱，不能行走。

组成：紫苏子 350g。粳米 280g。

制法：紫苏子打碎，研细，加水榨汁；粳米淘洗干净。用粳米煮粥，快熟时加入苏子汁调和。

服法：空腹食用，每日服用 1 次。也有温中的效果。

食治老人脚气，逆闷，呕吐，冲心，不能下食，猪肾生方：

猪肾二只，去膜，细切作生

上以蒜醋五味，空心食之，日一服佳极。

译文

猪肾生方

主治：治疗老人脚气，逆闷，呕吐，气上冲心，饮食不下。

组成：猪肾 2 只。

制法：猪肾去膜，细切做生片，用蒜、醋、调料调味。

服法：空腹食用。每日 1 次最好。

食治老人脚气冲逆，身肿脚肿，大小便秘滞不通，气息喘急，食饮不下，郁李仁饮方：

郁李仁二两，细研，以水滤取汁　薏苡仁四合，淘研净

上以相和煮饮，空心食之，一二服极验。

译文

郁李仁饮方

主治：治疗老人脚气，气逆上冲，身肿脚肿，大小便不通，气喘，饮食不下。

组成：郁李仁60g，薏苡仁280g。

制法：郁李仁细细研碎，加水滤取汁；薏苡仁淘洗干净研碎。两味调匀煮汤。

服法：空腹食用，1~2服效果最好。

食治老人脚气逆，心闷烦燥，心神狂误，鲤鱼臛方：

鲤鱼一斤，取肉　莼菜四两　粳米三合，研

上切，以葱白一握，相和煮臛，下五味椒姜调和，空心食之。常服亦治水气。

> 译文

鲤鱼臛方

主治：治疗湿热下注之脚气，心闷烦躁，心神狂误。

组成：鲤鱼480g，莼菜120g，粳米210g。

制法：鲤鱼剔取鱼肉，粳米淘洗研碎。三物加葱白一把同煮成肉羹，再下入调料、椒、姜调味。

服法：空腹食用。经常服用可治疗水气病。

食治老人脚气，烦闷或吐逆，不下食，痹弱，麻子粥方：

麻子一斤，熬研，水滤取汁　粳米四合，净淘

上以麻子汁作粥，空心食之。日一服，尤益。亦中治冷气。

> 译文

麻子粥方

主治：治疗老人脚气，烦闷或吐逆，饮食不下，脚痹痛软弱。

组成：麻子480g，粳米280g。

制法：将麻子打碎研细，加水滤取汁，与淘洗干净的粳米一起煮粥。

服法：空腹食用。每日1次，效果很好。亦可治疗中焦有寒。

食治老人脚气烦燥或逆，心间愦，呕逆，水牛头方：

水牛头一枚，炮去毛，洗之

上煮头令烂熟，切，以姜、醋、五味空心渐渐食之，皆效。

> **译文**

水牛头方
主治：治疗老人脚气烦躁，气上冲心，神志迷糊，呕逆。
组成：水牛头1枚。
制法：水牛头去毛，洗净，煮至烂熟，切肉，用姜、醋、调料调味。
服法：空腹慢慢食用。

食治老人脚气毒冲心，身面浮肿，气急，熊肉腌方：

熊肉二斤，肥者，切作块

上切，以五味作腌腊，空心，日炙食之。亦可作羹粥，任性食之，极效。

> **译文**

熊肉腌方
主治：治疗老人脚气，湿邪风毒逆上冲心，身面浮肿，气急。
组成：熊肉（肥者）1000g。
制法：熊肉切块，用调味料腌制，食用前烤熟或做成肉羹。
服法：每日空腹食用，或者随时食用。

食治老人脚气攻心烦闷，胸腹胀满，乌鸡羹方：

乌鸡一只，治如常法　　葱白一握，细切　　米二合，研

上煮令熟。空心，切以五味作羹，常食之为佳。

译文

乌鸡羹方

主治：治疗老人脚气，烦闷，胸腹胀满。

组成：乌鸡1只，葱白1把，米140g。

制法：乌鸡按常法处理，葱白切成细段，米研末。将三物一同煮热，切块，用调料调味做羹。

服法：空腹食用，经常食用为好。

食治老人脚气，肾虚气损，脚膝无力、困乏，生栗方：

生栗一斤，以蒸熟透风处悬，令干

上以每日空心常食十颗。极治脚气，不测有功。

译文

生栗方

主治：治疗老人脚气，肾虚气损，脚膝无力，困乏。

组成：生栗480g。

制法：将生栗蒸熟，放于通风处晾干。

服法：每天空腹食用10颗。治疗脚气效果极好。

食治老人脚气烦痹，缓弱不随，行履不能，猪肾粥方：

猪肾二只，去膜切细　　粳米四合，淘　　葱白半握

上和煮作粥，下五味椒姜。空心食之，日一服，最验。

译文

猪肾粥方

主治：治疗老人肾虚，湿浊下注之脚气烦痹，缓弱不随，不能行走。

组成：猪肾2只，粳米280g，葱白半把。

制法：猪肾去膜，切细，粳米，淘净，三物共煮成粥，下入调料、

椒和姜。

服法：空腹食用，每日1次，效果最好。

食治老人脚气痹弱，五缓六急，烦燥不安，豉心酒方：

豉心_{三升，九蒸九暴为佳}　酒_{五升}

上以酒浸一二日，空心，任意温服三盏，极效。

译文

豉心酒方

主治：治疗老人湿热下注足膝，脚气痹弱，风湿痹痛，烦躁不安。
组成：豉心（九蒸九暴最好）2100g，酒3500mL。
制法：豉心用酒浸泡1~2日。
服法：空腹服用，随时温服三盏。效果极好。

食治诸淋方

食治老人五淋，小便涩痛，常频不利，烦热，麻子粥方：

麻子_{五合，熬研，水滤取汁}　青粱米_{四合，淘之}

上以麻子汁煮作粥，空心渐食之，一日二服，常益佳。

译文

麻子粥方

主治：治疗老人五淋，小便涩痛，尿频尿急，烦热。
组成：麻子350g，青粱米280g。

制法：麻子先水煮研末取汁，青粱米淘洗。再用麻子水煮青粱米做粥。

服法：空腹慢慢食用，一日食用2次，经常食用尤佳。

食治老人淋病，小便不通利，秘涩少痛，榆皮索饼方：

榆皮二两，切，用水三升，煮取一升半汁　　白面六两

上搜面作之，于榆汁拌煮，下五味葱椒，空心食之。常三五服，极利水道。

> 译文

榆皮索饼方

主治：治疗老人淋病，小便不通利，闭涩疼痛。

组成：榆皮60g，白面180g。

制法：先将榆皮切开，再用水2100mL煮取1000mL榆皮汁。白面搅匀发面，榆皮汁拌匀蒸煮，再下入调味料、葱、椒调味。

服法：空腹食用。经常食用3~5服，利尿效果极好。

食治老人五淋病，身体烦热，小便痛不利，浆水饮。

浆水三升，酸美者　　青粱米三合，研

上煮作饮，空心渐饮之，日二三服，亦宣利效。

> 注释

[1]浆水：一种饮料。类似米酒而味酸。又名酸浆。

> 译文

浆水饮

主治：治疗老人五淋，身体烦疼，小便疼痛不利。

组成：酸美浆水 2100mL，青粱米 210g。

制法：青粱米研细，同浆水煮成饮。

服法：空腹慢慢饮用。每日服用 2~3 次，亦能通利小便。

食治老人淋，小便秘涩，烦热燥痛，四肢寒栗，葵菜羹方：

葵菜四两，切　青粱米三合，研　葱白一握

上煮作羹，下五味椒酱，空心食之，极治小便不通。

译文

葵菜羹方

主治：治疗老人湿热淋病，小便闭涩，烦热燥痛，四肢寒栗。

组成：葵菜 120g，青粱米 210g，葱白一把。

制法：葵菜切成细段，青粱米研末。三物同煮成羹，下入调料、椒、酱调味。

服法：空腹食用。治疗小便不通效果极好。

食治老人淋，烦热，小便茎中痛，涩少不快利，青豆方：

青豆二升　橘皮二两　麻子汁一升

上煮豆临熟，即下麻子汁，空心渐食之，并服其汁皆验。

译文

青豆方

主治：治疗老人热淋，烦热，小便尿道疼痛，短少不畅。

组成：绿豆 1400g，橘皮 60g，麻子汁 700mL。

制法：将绿豆、橘皮煮至快熟时，下入麻子汁。

服法：空腹慢慢食用，连同汤汁一并服下。

食治老人五淋久不止，身体壮热，小便满闷，小麦汤方：

小麦一升　通草二两

上以水煮，取三升，去滓，渐渐食之，须臾当差。

> **译文**

小麦汤方

主治：治疗老人五淋不止，身体壮热，小便满闷。
组成：小麦 700mL，通草 60g。
制法：以上用水煮取 2100mL，去渣取汤。
服法：慢慢服用，很快病就能痊愈。

食治老人淋病，小便长涩不利，痛闷之极，苏蜜煎方：

藕汁五合　白蜜五合　生地黄汁一升

上相和，微火煎之，令如饧。空心含半匙，渐渐下。饮食了亦服。忌热食炙肉。

> **译文**

苏蜜煎方

主治：治疗老人淋病，小便涩滞不利，痛闷。
组成：藕汁 350mL，白蜜 350mL，生地黄汁 700mL。
制法：三汁混匀，用小火煎煮，煮至如麦芽糖一般。
服法：空腹含服半汤匙，慢慢服下。饭后亦可服用。忌食热性食物烤肉等。

食治老人五淋燥痛，小便不多，秘滞不通，苏粥方：

土苏二两　青粱米四合，淘净　浆水二升

上煮作粥，临熟下苏搅之。空心食之，日一服尤佳。

译文

苏粥方

主治:治疗老人五淋燥痛,小便不多,滞涩不同。

组成:土苏 60g,青粱米 280g,浆水 1400mL。

制法:青粱米淘洗干净,与浆水同煮粥,快熟时下入土苏搅匀。

服法:空腹食用,每日服用 1 次最好。

食治老人淋病,小便下血,身体热盛,车前子饮:

车前子五合,绵裹,水煮取汁　青粱米四合,淘研

上煮,煎汁作饮,空心食之。常服亦明目去热毒。

译文

车前子饮

主治:治疗老人淋病,小便下血,身体热盛。

组成:车前子 350g,青粱米 280g。

制法:车前子用棉布包裹,用水煮取汁,青粱米淘洗研末,两物煎煮成饮。

服法:空腹食用。经常服用亦可明目去热毒。

食治老人五淋秘涩,小便禁痛,膈闷不利,蒲桃浆方:

蒲桃汁一升[1]　白蜜三合　藕汁一升

上相和,微火温,三沸即止。空心服五合,食后服五合,常以服之,殊效。

注释

[1] 蒲桃:即葡萄。

> **译文**

蒲桃浆方

主治：治疗老人五淋涩痛，小便疼痛不堪，膈闷不利。
组成：蒲桃汁 700mL，白蜜 210mL，藕汁 700mL。
制法：以上相和，用小火煮沸 3 遍。
服法：空腹服用 350mL，饭后服用 350mL，经常服用。

> **点评**

上二节食治脚气方和食治诸淋方与前食治老人水气方共同记载奉养老人食治水邪为患诸方。水邪为患，与肺脾肾三脏关系密切，人至老年，肺脾气虚，脾肾两衰，肺气虚无以通调水道，脾土虚无以制水，肾为水脏，肾脏虚衰无以主水，从而导致水邪不走常道，滞留肌外皮内则成水肿，甚者为脚气（古代的一种常常伴有小腿和脚部水肿的一类疾病），滞留膀胱则成淋证（小便淋漓不畅）。故选用水牛肉、水牛皮、水牛头等水牛的相关部位，因水牛生于水中，牛在五行属土而益脾，食用水牛自然有培土以制水的功效；赤豆、大豆、青豆、栗子等补脾益肾，渗湿利水；麻子仁、郁李仁、桑白皮降肺气，利小便，消水肿。用方如水牛肉方、麻子仁粥等，皆可选择用之。

食治噎塞诸方

食治老人胸膈妨塞，食饮不下，渐黄瘦，行履无气，软弱，羊肉索饼方：

羊肉白者四两，切作臑头　白面六两　橘皮末一分

上捣姜汁搜面，作之如常肉，下五味、葱、椒、橘皮末

等，炒熟煮，空心食之，日一服。极肥健，温脏腑。

> **译文**

羊肉索饼方

主治：治疗老人中阳不足，津液不布之胸膈阻塞，饮食不下，黄瘦，行走无力，肢体软弱。

组成：羊肉 120g，白面 180g，橘皮末 0.3g。

制法：羊肉选白色的，切作肉羹。用姜汁和面，按一般方法做肉，下入调料、葱、椒、橘皮末等，炒熟。

服法：空腹食用，每日 1 次。可壮身体，温脏腑。

食治老人噎病，心痛闷，膈气结，饮食不下，桂心粥方：

桂心末一两　　粳米四合，淘研

上以煮作粥，半熟，次下桂末调和，空心，日一服。亦破冷气，殊效。

> **译文**

桂心粥方

主治：治疗老人噎病，心中痛闷，膈气结，饮食不下。

组成：桂心末 30g，粳米 280g。

制法：粳米淘洗，研去米壳，煮成粥，半熟时下入桂心末调和。

服法：空腹食用，每日 1 次。亦可除寒邪。

食治老人噎病，食不通，胸胁满闷，黄雌鸡馎饦方：

黄雌鸡四两，切作臛头　　白面六两　　茯苓末二两

上和茯苓末，搜面作，豉汁中煮，空心食之。常作三五服，极除冷气噎。

> **译文**

黄雌鸡馎饦方

主治：治疗老人中阳不足之噎病，饮食不下，胸胁满闷。

组成：黄雌鸡 120g，白面 180g，茯苓末 60g。

制法：黄雌切细，切成肉羹，与茯苓末和面粉和匀，放入豉汁中煮熟。

服法：空腹食用，时常服用 3~5 次，可助阳散寒。

食治老人噎病，食饮不下，气塞不通，蜜浆方：

白蜜一两　熟汤一升[1]

上汤令热，即下蜜调之，分二服，皆愈。

> **注释**

[1] 熟汤：即煮沸的开水。

> **译文**

蜜浆方

主治：治疗老人阴液不足之噎病，饮食不下，气塞不通。

组成：白蜜 30g，开水 700mL。

制法：将开水煮热，加入白蜜调和。

服法：分 2 次服用。皆能痊愈。

食治老人噎病气塞，食不通，吐逆，苏蜜煎方：

土苏二两　白蜜五合　生姜汁五合

上相和，微火煎之令沸。空心服半匙，细细下汁尤效。

译文

苏蜜煎方

主治：治疗老人气郁不疏之噎病，气塞，饮食不下，吐逆。

组成：土苏 60g，白蜜 350mL，生姜汁 350mL

制法：以上和匀，小火煎煮至沸腾。

服法：空腹服用半汤匙，细细咽下，效果尤佳。

食治老人噎病，胸满塞闷，饮食不下，姜橘汤方：

生姜二两，切　陈橘皮一两

上以水二升，煎取一升，去滓，空心渐服之，常益。

译文

姜橘汤方

主治：治疗老人痰气郁结之噎病，胸满塞闷，饮食不下。

组成：生姜 60g，陈橘皮 30g。

制法：生姜切片，与陈橘皮用水 1400mL 同煮，煎取 700mL，去渣。

服法：空腹慢慢服用，常服有益。

食治老人噎，脏腑虚弱，胸胁逆满，饮食不下，椒面粥方：

蜀椒一两，杵令碎　白面五两

上以苦酒浸椒一宿，明旦取出，以拌面中令匀，煮熟，空心食之，日二服常验。

译文

椒面粥方

主治：治疗老人中焦有寒之噎病，脏腑虚弱，胸胁逆满，饮食不下。

组成：蜀椒 30g，白面 150g。

制法：蜀椒捣碎，用苦酒浸泡一晚上，次日早晨取出，拌匀于面中，煮熟。

服法：空腹食用，每日2次，常常有效。

食治老人噎，冷气拥塞，虚弱，食不下，苏煎饼子方：

土苏二两　白面六两，以生姜汁五合调之

上如常法作之，空心常食，润脏腑，和中。

> 译文

苏煎饼子方

主治：治疗老人中焦有寒之噎病，冷气拥塞，虚弱，饮食不下。

组成：土苏60g，白面180g。

制法：用生姜汁350mL调和白面和土苏，按常法做饼。

服法：空腹经常食用。可濡润脏腑，调和肠胃。

食治老人咽食入口即塞涩不下，气壅，白米饮方：

白米四合，研　春头糠末一两

上煮饮熟，下糠米调之。空心服食尤益。

> 译文

白米饮方

主治：治疗老人咽食不下，气壅。

组成：白米280g，春头糠末30g。

制法：白米研去壳，煮粥，熟后下糠末调和。

服法：空腹食用最佳。

食治老人噎塞，水食不通，黄瘦羸弱，馄饨方：

雌鸡肉五两，细切　白面六两　葱白半握

上如常法，下五味椒姜，向鸡汁中煮熟，空心食之。日一服，极补益。

译文

馄饨方

主治：治疗老人噎塞，饮食不下，黄瘦羸弱。

组成：雌鸡肉150g，白面180g，葱白半把。

制法：雌鸡肉细细切块，如常法包成馄饨，下入调料、椒、姜，把馄饨放入鸡汤中煮熟。

服法：空腹食用。每日1次，十分补益身体。

点评

以上为奉养老人食治噎塞诸方。噎塞是由于食管干涩，食管、贲门狭窄等原因所致的以咽下食物梗塞不顺，甚则食物水饮不能下咽，食入即吐为主要临床表现的一类病证。老人津液不足、中阳不振，脏腑虚弱，兼常因宿疾导致痰饮壅滞，气机不畅，因此最易发生噎塞，苦痛非常。本节介绍了老年人如何用日常生活中常见的食材或药材，如羊肉、白面、雌鸡、蜀椒等，做成饼、粥、馄饨等美味食品，起到温阳散寒、顺气化痰等作用，通畅食道，改善噎塞症状，具有较好的可操作性和较高的临床指导意义。

食治冷气诸方

食治老人冷气，心痛无时，往往发动，不能食，桃仁粥方：

桃仁二两，去皮尖，研，水淘取　青粱米四合，淘研上以桃仁汁煮作粥，空心食之。常服，除冷温中。

> **译文**

桃仁粥方

主治：治疗老人寒凝血瘀之不规律心痛，经常发作，痛时不能饮食。

组成：桃仁60g，青粱米280g。

制法：桃仁去皮尖，研成细末，加水淘取汁；青粱米淘洗，细细研去壳。两物相和煮成粥。

服法：空腹食用。经常服用可温中驱寒。

食治老人冷气，心痛不止，腹胁胀满，坐卧不得，茱萸饮方：

茱萸末二分　青粱米二合，研细

上以水二升，煎茱萸末，取一升，便下米煮作饮，空心食之，一二服尤佳。

> **译文**

茱萸饮方

主治：治疗老人脏腑虚弱，感受寒邪，胃脘冷痛，腹胀胁满，坐卧不得。

组成：茱萸末0.6g，青粱米140g。

制法：青粱米细细研去壳、吴茱萸末加水1400mL煎至700mL，下米煮成米饮。

服法：空腹饮用，服用1~2次效果最好。

食治老人冷气，心痛缴结，气闷，桂心酒方：

桂心末一两　清酒六合

上温酒令热，即下桂心末调之，频服，一二服效。

译文

桂心酒方

主治：治疗老人阳气虚弱，感受寒邪，心腹疼痛，气闷。

组成：桂心末 30g，清酒 420mL。

制法：先将酒温热，即下桂心末调和。

服法：频频服用，1~2 服便会见效。

食治老人冷气，心痛牵引背脊，不能下食，紫苏粥方：

紫苏子三合，熬，细研　青粱米四合，淘

上煮作粥，临熟下苏子末调之，空心服为佳。

译文

紫苏粥方

主治：治疗老人寒凝气结，心痛引背。

组成：紫苏子 210mL，青粱米 280mL。

制法：紫苏子熬干，细研成末；青粱米淘洗干净。将青粱米煮粥，快熟时下入苏子末调和。

服法：空腹食用为佳。

食治老人冷气，卒心痛闷涩，气不来，手足冷，盐汤方：

盐末一合　沸汤一升

上以盐末内汤中调，频令服尽。须臾当吐，吐即差。

译文

盐汤方

主治：治疗老人寒凝气滞之卒心痛闷涩，气不来，手足冷。

组成：盐末 70g，开水 700mL。

制法：将盐末加入开水中调匀。

服法：频频服用全部。一小会以后应当会吐，吐出即痊愈。

食治老人冷气心痛，呕不多，下食烦闷，椒面馎饦方：

蜀椒一两，去目及闭口者，焙干为末，筛　白面五两　葱白三茎，切

上以椒末和面搜作之，水煮，下五味调和。食之常三五服，极效，尤佳。

> 译文

椒面馎饦方

主治：治疗老人胃中受寒，胃脘冷痛，呕逆不食，烦闷。

组成：蜀椒30g，白面150g　葱白3茎。

制法：蜀椒去目及闭口者，焙干研为末，筛细；葱白切段。用椒末和白面搅拌均匀，下水煮熟，加入调料调味。

服法：服用3~5次，效果极好。

食治老人冷气心痛，姜橘皮汤方：

生姜一两，切　陈橘皮一两，炙为末

上以水一升，煎取七合，去滓，空心食之，日三两服尤益。

> 译文

姜橘皮汤方

主治：治疗老人胃寒冷痛。

组成：生姜30g，陈橘皮30g。

制法：生姜切片，陈橘皮炙干为末。两味拌匀，用水700mL，煎取490mL，去渣。

服法：空腹服用，一日2~3次最好。

食治老人冷气，心痛郁结，两胁胀满，高良姜粥方：

高良姜二两，切，以水二升，煎取一升半汁　青粱米四合，研，淘

上以姜汁煮粥。空心食之，日一服，极益效。

译文

高良姜粥方

主治：治疗老人胃部受寒，胃脘冷痛，寒凝气滞，两胁胀满。
组成：高良姜60g，青粱米280mL。
制法：青粱米研去壳，淘洗干净，高良姜切片，用水1400mL，煎取1000mL姜汁，用姜汁煮粥。
服法：空腹食用，每日一次，十分有效。

食治老人冷气，心痛发动，时遇冷风即痛，荜茇粥方[1]**：**

荜茇末二合　胡椒末一分　青粱米四合，淘

上以煮作粥，熟，下二味调之。空心食，常服尤效。

注释

[1] 荜茇：胡椒科荜茇的果穗，味辛，性热。温中散寒，下气止痛。

译文

荜茇粥方

主治：治疗老人胃中受寒，胃脘疼痛，遇冷即痛。
组成：荜茇末140mL，胡椒末0.3g，青粱米280mL。
制法：青粱米淘洗干净，同两莱煮成粥，熟后下调料调味。
服法：空腹食用。常常服用效果更好。

食治老人冷气逆，心痛结，举动不得，干姜酒方：

干姜末半两　　清酒六合

上温酒热，即下姜末投酒中，顿服之，立愈。

译文

干姜酒方

主治：治疗老人心脾阳虚，心下结痛，举动不得。
组成：干姜末15g，清酒420mL。
制法：将酒温热，即下姜末入酒中。
服法：一次服完，立刻痊愈。

点评

以上记载奉养老人食治冷气诸方。老人脾肾阳虚，日久沉寒积冷最易为患，因此应在日常饮食调养方面多加注意，通过食疗起到温养阳气、预防冷气为患的目的。如用桂心酒方、高良姜粥方、干姜酒方等，均可起到温阳通脉、驱逐冷气的效果。药用桂心，温补心肾，高良姜、干姜温补脾胃，酒性善行，温阳通脉。

食治诸痔方

食治老人痔病，下血不止，肛门肿，猯狸羹方：

猯狸一两[1]，法如常治

上细切，以面及葱椒五味拌，作片炙熟。空心，渐食之。亦可作羹粥，任性尤佳。

> [!注释]

[1] 犳狸:疑为犳之误,犳,古同"野"。犳狸,即野狸,古人对山猫的称呼。

> [!译文]

犳狸羹方
主治:治疗老人痔疮,下血不止,肛门肿。
组成:狸30g。
制法:按常规做法,将狸治净,切成细块,用面粉和葱、椒、调料拌匀,做成薄片烤熟。或做成羹粥。
服法:空腹慢慢食用。随时可食。

食治老人痔,下血久不差,渐加黄瘦无力,鲤鱼鲙方:

鲤鱼肉十两,切作鲙,如常法

上以蒜醋五味,空心常食之。日一服差。忌鲊[1]、甜食。

> [!注释]

[1] 鲊:一种用盐和红曲腌的鱼。

> [!译文]

鲤鱼鲙方
主治:治疗老人痔疮下血,久久不愈,黄瘦无力。
组成:鲤鱼肉300g。
制法:鲤鱼肉,按平常的做法切成生鱼片,用蒜、醋、调料调味。
服法:空腹常常食用。每日1次辄愈。忌鲊、甜食。

食治老人痔,常下血,身体壮热,不多食,苍耳粥方:

苍耳子五合,熟,作水二升[1],煎取一升半汁 粳米四合,淘

上以前件煮作粥。空心食之。日常服亦可。煎汤服之,极效,破气明目。

注释

[1]作：四库本、唐本均作"拌"。

译文

苍耳粥方

主治：治疗老人痔疮下血，身体壮热，食少。

组成：苍耳子350mL，粳米280g。

制法：粳米淘洗干净。苍耳子煮熟，用水1400mL煎取1000mL药汁，用苍耳汁煮粥。

服法：空腹食用。经常服用亦可。煎汤服用效果极好，可破气明目。

食治老人痔，病久不愈，肛门肿痛，鳗鲡鱼臛方：

鳗鲡鱼肉 一斤，切作臛　　葱白 半握，细切

上煮作臛，下五味椒姜，空心渐食之。杀虫尤佳。

译文

鳗鲡鱼臛方

主治：治疗老人痔疮不愈，肛门肿痛。

组成：鳗鲡鱼肉500g，葱白半握。

制法：鳗鲡鱼肉切成肉糜，葱白切成细段。两物同煮成肉羹，下入调料、椒、姜调味。

服法：空腹食用。杀虫效果尤佳。

食治老人痔病下血不止，日加羸瘦无力，鹁鸽散方[1]：

鹁鸽 五只，治洗令净，曝令干

上捣为散。空心，以白粥饮服二方寸匕[2]，日二服最验。亦可炙食，任性。

注释

[1] 鸲鹆,即八哥鸟。

[2] 方寸匕:1方寸匕大小为古代1寸正方,其容量相当于10粒梧桐子大。

译文

鸲鹆散方

主治:治疗老人痔疮下血不止,日渐羸瘦无力。

组成:鸲鹆5只。

制法:鸲鹆治净,曝干,捣碎成散。

服法:空腹,用白粥送服2方寸匕鸲鹆散。一日2次效果最好。亦可烤食,随时食用。

食治老人五痔泄血不绝[1],四肢衰弱,不能下食,杏仁饮方:

杏仁二两,去皮尖,细研,以水浸之　粳米四合,淘之

上以杏仁汁相和,煮作饮,空心食之。日一服效。

注释

[1] 五痔:病名,肛门痔五种类型之合称。《备急千金要方》卷二十三:"夫五痔者,一曰牡痔,二曰牝痔,三曰脉痔,四曰肠痔,五曰血痔。"

译文

杏仁饮方

主治:治疗老人五痔,泄血不止,四肢衰弱,不能饮食。

组成:杏仁60g,粳米280mL。

制法:杏仁去皮尖,细细研碎,以水浸泡;粳米淘洗干净。两物相和,煮成饮。

服法:空腹食用。日服1次。

食治老人五痔久不愈，生疮疼痛，野猪肉羹方：

野猪肉一斤，细切　葱白一握　米二合，细研

上煮作羹，五味调和椒姜。空心渐食之。常作极效。

> **译文**

野猪肉羹方

主治：治疗老人五痔久不愈，生疮疼痛。

组成：野猪肉500g，葱白一把，米140g。

制法：野猪肉切成细块，米细细研去壳。三物煮成羹，用调料、椒、姜调味。

服法：空腹食用。经常食用效果极好。

食治老人五痔下血，常烦热，羸瘦，桑耳粥方[1]：

桑耳二两，水三升，煎取二升汁　粳米四合，淘之

上以桑耳汁煮作粥，空心食之。日一二服，皆效。

> **注释**

[1]桑耳：为寄生于桑树上的木耳。

> **译文**

桑耳粥方

主治：治疗老人五痔下血，经常烦热，羸瘦。

组成：桑耳60g，粳米280g。

制法：粳米淘洗干净；桑耳用水210mL煎汁140mL，用桑耳汁煮米做粥。

服法：空腹食用。每日1~2次，效果很好。

食治老人五痔,泄血不止,积日困劣无气[1],鸳鸯法炙方:

鸳鸯一枚,如常法

上以五味椒酱腌,火炙之令熟,空心渐食之。亦疗久瘘疮,绝验。

注释

[1]困劣无气:困乏无力。

译文

鸳鸯法炙方

主治:治疗老人五痔,泄血不止,气血亏耗,困乏无力。
组成:鸳鸯一枚。
制法:鸳鸯如常法治净,用调料、椒、酱腌制,用火烤熟。
服法:空腹食用。亦可治疗瘘疮,效果极好。

食治老人五痔,血下不差,肛门肿痛,渐瘦,鲇鱼方:

鲇鱼肉一斤　葱白半把[1]。

上以白煮令熟。空心,以蒜醋五味,渐渐食之,常作尤佳。

注释

[1]白:四库本无。把:万历本、经钮堂本均作"握"。

译文

鲇鱼方

主治:治疗老人五痔,血下不止,肛门肿痛,日渐消瘦。
组成:鲇鱼肉480g,葱白半把。

制法：两物用水清煮令熟。

服法：空腹时，用蒜、醋、调料调味，慢慢食用。经常食用效果更好。

> **点评**

以上为奉养老人食治痔疮诸方。痔疮的发病情况是随着年龄的增长而增加的，是老年人的常见病。罹患痔疮后，常表现肛门肿痛坠胀不适，下血不止，身体羸瘦，严重伤害了老年人的生活质量，因此应在日常饮食调养方面多加注意，本节介绍了痔疮的食疗方法：如苍耳粥方、鲤鱼鲙方、杏仁饮方、野猪肉羹方等，均可起到清热化湿、清肠润燥、畅通血瘀等效果，有效改善痔疮症状。

食治诸风方

食治老人中风，言语蹇涩，精神昏愦，手足不仁，缓弱不遂方：

葛粉 五两　荆芥 一握　豉 五合

上以搜葛粉，如常作之，煎二味，取汁煮之，下葱椒五味臛头，空心食之，一二服，将息为效。忌猪肉荞面。

> **译文**

缓弱不遂方

主治：治疗老人风中肌肤经络，言语蹇涩，精神昏愦，手足不仁。

组成：葛粉150g，荆芥1把，豆豉350g。

制法：按正常方法将葛粉拌匀；将荆芥、豆豉同煎取汁，用汤汁煮葛粉，下葱、椒、调料作羹。

服法：空腹食用，服1~2次。忌猪肉，荞面。

食治老人中风，口面㖞偏，大小便秘涩，烦热，荆芥粥方：

荆芥一把，切　青粱米四合，淘　薄荷叶半握，切　豉五合，绵裹

上以水煮取荆芥汁，下米及诸味，煮作粥，入少盐醋，空心食之。常服佳。

> 译文

荆芥粥方

主治：治疗老人中风，口面㖞偏，大小便秘涩，烦热。

组成：荆芥1把，青粱米280g，薄荷叶半把，豉350g。

制法：荆芥切段，青粱米淘洗干净，薄荷叶切碎，豆豉用棉布包裹。先用水煮取荆芥汁，再下入米和其他几味共煮成粥，加入少许盐和醋。

服法：空腹食用，坚持服效果好。

食治老人中风，缓弱不仁，四肢摇动，无气力，炙熊肉方：

熊肉一斤，切　葱白半握，切　酱椒等

上以五味腌之，炙熟。空心冷食之，恒服为佳。亦可作羹粥，任性食之尤佳。

> 译文

炙熊肉方

主治：治疗老人中风，缓弱不仁，四肢摇动，无气力。

组成：熊肉480g，葱白半把，酱、椒等。

制法：熊肉切块，葱白切段，两物用调料腌制，烤熟。

服法：空腹吃凉的，长期服用最好。亦可作羹粥食用，随时食用效果最好。

食治老人中风汗出，四肢顽痹，言语不利，麻子饮方：

麻子五合，熬，细研，水淹取汁　粳米四合，净淘，研之

上以麻子煮作饮。空心渐食之。频作极补益。

> **译文**

麻子饮方

主治：治疗老人气血虚弱，中风汗出，四肢顽痹，言语不利。

组成：麻子350g，粳米280g。

制法：粳米净淘，研去壳；麻子熬干细研，水淹取汁，用麻子汁煮米成饮。

服法：空腹服用。频频服用极补益。

食治老人中风，口目瞤动，烦闷不安，牛蒡馎饦方：

牛蒡根切，一升，去皮，曝干、杵为面　白米四合，净淘，研之

上以牛蒡粉和面作之，向豉汁中煮，加葱椒五味臛头，空心食之。恒服极效。

> **译文**

牛蒡馎饦方

主治：治疗老人风热邪毒中风，口目瞤动，烦闷不安。

组成：牛蒡根700g，白米280g。

制法：牛蒡根切开，去皮，曝干、捣杵成面。白米净淘，研去壳。再将牛蒡面、米粉和面做饼，加入豉汁中煮熟，加入葱、椒、调料、肉糜。

服法：空腹食用，长期服用效果极好。

食治老人卒中风，口噤，身体反张不语，大豆酒方：

大豆二升，熬之　清酒二升

上熬豆令声绝，即下酒投之，煮一二沸，去滓，顿服之，覆卧汗差，口禁，拗灌之。

> **译文**

大豆酒方

主治：治疗老人突然中风，口噤，身体反张，不能言语。

组成：大豆1400g，清酒1400mL。

制法：将大豆煎至不出声，即下入酒中，煮沸1~2次，去除渣滓。

服法：一次服完，卧床盖被出汗辄愈。如果口闭不开的，将嘴掰开灌服。

食治老人中风，头旋目眩，身体厥强，筋骨疼痛，手足烦热，心神不安，乌驴头方：

乌驴头一枚，炮去毛，净治之

上以煮令烂熟，细切。空心，以姜醋五味食之，渐进为佳。极除风热，其汁如酽酒[1]，亦医前患，尤效。

> **注释**

[1]酽酒：味醇的酒。

> **译文**

乌驴头方

主治：治疗老人虚风内动之中风，头旋目眩，身体强直，筋骨疼痛，手足烦热，心神不安。

组成：乌驴头1枚。

制法：乌驴头烧去毛，治净。煮至烂熟，将肉剔下，切细，用姜、醋、调料调味。

服法：空腹慢慢食用。极除风热，汤汁如醇酒一样。亦可治疗以前所患中风，尤效。

食治老人中风，四肢不仁，筋骨顽强，苍耳叶羹方：

苍耳叶五两，切好嫩者　豉心二合，别煎

上和煮作羹，下五味椒姜调和，空心食之尤佳。

译文

苍耳叶羹方

主治：治疗老人风湿侵袭之中风，四肢不仁，筋骨强直。

组成：苍耳叶 150g，豉心 140g。

制法：苍耳子拣嫩者切好，豉心别煎。将两物煮成羹，下入调料、椒、姜调味。

服法：空腹食用尤佳。

食治老人中风热毒，心闷，气壅，昏倒，甘草豆方：

甘草一两　乌豆三合　生姜半两，切

上以水二升，煎取一升，去滓，冷，渐食服之，极治热毒。

译文

甘草豆方

主治：治疗老人中风热毒，心闷，气壅，昏倒。

组成：甘草 30g，乌豆 210g，生姜 15g。

制法：生姜切片，三味用水 700mL 同煮至 350mL，去渣滓。

服法：候冷，慢慢服用，治疗热毒效果极好。

食治老人中风烦热，言语涩闷，手足热，乌鸡臛方：

乌鸡半斤，细切　麻子汁五合　葱白一把

上煮作臛，次下麻子汁、五味姜椒，令热，空心渐食之，补益。

> **译文**

乌鸡臛方

主治：治疗老人风热邪毒侵袭，中风烦热，言语涩闷，手足热。
组成：乌鸡250g，麻子汁350mL，葱白1把。
制法：乌鸡细细切块，加葱白共煮成肉羹，再下麻子汁、调料、姜、椒。
服法：热服，空腹食用。

食治老人中风，心神昏昧，行即欲倒、呕吐，白羊头方：

白羊头一具，治如常法

上以空心，用姜醋渐食之为佳。

> **译文**

白羊头方

主治：老人肝肾阴亏，阴虚风动之中风，心神昏昧，行即欲倒，呕吐。
组成：白羊头1具。
制法：白羊头按常法治净。
服法：空腹，用姜醋调味，慢慢食用。

食治老人中风邪毒，脏腑壅塞，手足缓弱，蒜煎：

大蒜一升，去皮，细切　大豆黄炒，二升

上以水一升，和二味，微火煎之，似稠即止。空心，每服食啖三二匙。亦补肾气。

译文

蒜煎

主治：治疗老人中风邪毒，痹着骨节经络，脏腑壅塞，手足缓弱。

组成：大蒜700g，大豆700g。

制法：大蒜去皮，细切，大豆炒黄。将两物混匀，加700mL水小火煎煮，煮至微微黏稠即可。

服法：空腹食用，每次食用2~3汤匙。亦可补益肾气。

食治老人久风湿痹，筋挛骨痛。润皮毛，益气力，补虚止毒，除面䵟，宜服补肾地黄酒方：

生地黄一升，切　大豆二升，熬之　生牛蒡根一升，切。

上以绢袋盛之，以酒一斗，浸之五六日，任性空心温服三二盏。恒作之尤佳。

译文

补肾地黄酒方

主治：治疗老人风湿痹痛，久患不愈，痉挛骨痛。是方可润皮毛，益气力，补虚止毒，除面䵟。

组成：生地黄700g，大豆1400g，生牛蒡根700g。

制法：生地黄切块，大豆煎干，生牛蒡根切块，三物用绢袋盛，用酒7000mL，浸泡5~6日。

服法：随时空腹服用2~3杯，长期服用尤佳。

食治老人风热烦毒，顽痹不仁，五缓六急，驼脂酒方：

野驼脂五两，炼之为上

上，空心，温酒五合，下半匙以上脂，调令消，顿服之，日二服，极效。

译文

驼脂酒方

主治：治疗老人感受风毒邪气，烦热，顽痹不仁，风寒湿痹。

组成：野驼脂（提炼过最好）150g。

制法：野驼脂提炼过的，用温酒350mL，将半汤匙驼脂调化。

服法：空腹一次服用完，每日服用2次。

食治老人风挛拘急，偏枯[1]，不通利，雁脂酒方：

雁脂五两，消之令散

上，每日空心，温酒一盏，下脂半合许，调，顿服之。

注释

[1]偏枯：即半身不遂。

译文

雁脂酒方

主治：治疗老人营卫俱虚之风中经络，半身不遂，不通利。

组成：雁脂150g。

制法：雁脂用热水浸泡令其微微融化，用温酒一盏，下入雁脂35g左右，调匀。

服法：每日空腹顿服。

食治老人风虚痹弱，四肢无力，腰膝疼痛，巨胜酒方：

巨胜子二升，熬　薏苡仁二升　干地黄半斤，切

上以绢袋贮，无灰酒一斗渍之[1]，勿令泄气。满五六日，任性空心温服一二盏尤益。

注释

[1]无灰酒：指不放石灰的酒。

译文

巨胜酒方

主治：治疗老人肝肾亏虚，风湿侵袭之四肢无力，痹痛，腰膝疼痛。

组成：巨胜子1400g，薏苡仁，干地黄250g。

制法：巨胜子煎干，干地黄切块，三物放入绢袋中贮存，用无灰酒7000mL浸渍，切勿漏气，贮存5~6日。

服法：空腹温服1~2杯，十分有益。

食治老人风冷痹，筋脉缓急，苍耳茶方：

苍耳子二升，熟杵为末。

上，每日煎服之。代茶常服，极治风热，明目。

译文

苍耳茶方

主治：治疗老人风寒湿痹，筋脉缓急。

组成：苍耳子1400g。

制法：苍耳子充分捣杵为末，将每日用水煎熟。

服法：代茶饮，治疗风热效果极好，可明目。

食治老人热风下血。明目，益气，除邪。治齿疼，利脏腑，顺气，槐茶方：

槐叶嫩者五斤，蒸令熟，为片，曝干，作茶，捣罗为末

上，每日煎如茶法，服之恒益。除风尤佳。

> **译文**

槐茶方

主治：治疗老人感受风热邪气而下血，齿痛。是方明目，益气，除邪，利脏腑，顺气。

组成：嫩槐叶2500g。

制法：槐叶拣嫩者，蒸熟，要做成片，就晒干，要做成茶，就捣碎筛成细末。

服法：每日煎煮代茶饮。一直服用十分有益，祛风效果尤佳。

> **点评**

以上记载奉养老人食治诸风方。俗语曰："老怕伤寒少怕劳"，老年人因为整体机能衰退，抵御外邪的能力下降，因此要严防外感，风邪为百病之长，善变数行，最易为患，因此奉养老人除了通过衣着防护风邪，更重要的是通过食疗抵御外邪。药用荆芥发散风邪，葱白通阳解表，苍耳祛风通鼻窍，所载诸方可适当选用之。

简妙老人备急方第十五

治一切伤损血出，消肿毒，秦王背指散：

宣连[1] 槟榔各等分

上为末。伤扑干贴，消肿冷水调，鸡翎扫妙。

> **注释**

[1] 宣连：指宣黄连。

译文

秦王背指散

主治:治疗一切跌打损伤出血,清热消肿。

组成:宣黄连、槟榔各等分。

制法:将上2味研为末。

服法:跌打损伤的直接用干药末贴敷。需消肿的用冷水调涂患处,用鸡毛扫匀。

治失音,回声饮子:

皂角一挺,刮去黑皮并子　萝卜三个,切作片

上以水二碗,同煎至半碗以下服之,不过三服,便语。吃却萝卜更妙。

译文

回声饮子

主治:治疗痰涎拥塞之失音。

组成:皂角1条,萝卜3个。

制法:皂角刮去黑皮和子,萝卜切成片,用水2碗,将2味共煎至半碗。

服法:直接服用,不超过3服,便能发音。连同萝卜一并吃完,效果更好。

治鼻衄,醍醐酒[1]:

上以萝卜自然汁半盏,热酒半盏,相和令匀,再用汤温过,服之立验。

注释

[1]醍醐酒:指美酒。

译文

醍醐酒

主治：治疗气火上冲之鼻衄。

组成：萝卜汁半杯，热酒半杯。

制法：将以上2种相合拌匀，再用热水温热。

服法：直接服用。

补下元，乌髭须，壮脚膝，进食，悦颜色，治腰疼，杜仲丸：

杜仲_{一两，炙令黄为度}　补骨脂_{一两，炒令香熟，为末}　胡桃仁_{一两，汤浸，去皮，细研}

上件三味，研令匀，炼蜜为丸，如梧桐子大。空心，温酒下三十丸。

译文

杜仲丸

主治：治疗下元亏虚，肾精不足，腰疼。是方补下元，乌髭须，壮脚膝，促进饮食，美容。

组成：杜仲 30g，补骨脂 30g，胡桃仁 30g。

制法：杜仲炙至黄色为度，补骨脂炒至香熟，研为末，胡桃仁热水浸泡，去皮，细研。3味药研磨均匀，加炼蜜制成如梧桐子大小的药丸。

服法：空腹，用温酒送服 30 丸。

治一切眼，洗眼药：

胆矾_{一两，煅令白，去火毒用}　滑石_{一两，研}　秦皮_{半两}　腻粉_{二钱匕}[1]

上，每用一字[2]，汤泡候温，闭目，洗两眦头，以冷为度。

注释

[1] 腻粉：又名汞粉、轻粉、峭粉。由水银、白矾、食盐合炼而成。

[2] 一字：指古人用铜钱抄药末时判断剂量的方法，以铜钱插入药末后，药末完全盖住铜钱上的一个字为基准，故名。一字约在 1.5~2g 左右。

译文

洗眼药

主治：治疗一切眼病。

组成：胆矾 30g，滑石 30g，秦皮 15g，腻粉 6g。

制法：胆矾煅烧至色白，去火毒后备用，滑石研细。将以上 3 味拌匀备用。

服法：每次用 0.3g，放入热水中泡，待水变温，闭眼，用水洗内外眼角，以水冷为度。

补益疗眼有黑花，明目川椒丸：

川椒一斤，每用盐一斤，拌淹一宿，三度换盐，淹三夜，取出煞干，去盐用　黑参半斤，锉

上二味为末，炼蜜为丸，如梧桐子大。每日盐汤下三十丸。食后，临卧服之。

译文

明目川椒丸

主治：治疗肾水不足之自觉眼有黑花。

组成：川椒 480g，黑参 240g。

制法：黑参锉碎，将川椒用盐 480g，拌匀腌一宿，换 3 次盐，腌 3 夜，取出煞干，去盐。再将川椒、黑参共研为末，加炼蜜制成如梧桐子大小的药丸。

服法：每日用盐热水送服 30 丸。饭后或睡前服用。

治肾脏虚冷，肝膈浮热上冲，两目生翳黑花，风毒久不治者：

青盐一两，生研　苍术一两，先用米泔水浸洗三日，焙干，切　木贼草一两，小便浸三日，焙干

上为末，空心，熟水调下一钱。如大段青白，不见物者，不过十服。小可，只三二服。

> **译文**

主治：治疗肾脏虚冷，感受风毒邪气，肝膈浮热上冲，两目生翳障，视物黑花。

组成：青盐30g，苍术30g，木贼草30g。

制法：青盐生研；苍术先用米泔水浸洗3日，焙干，切细；木贼草30g用小便浸3日，焙干。三味共研为末。

服法：空腹，用熟水调服3g。如果眼有大块青白翳障，目盲者，服用10次也能治愈。病不严重的，只需服用2~3次。

治眼有冷泪，木贼散：

木贼一两，为末　木耳一两，烧为黑灰

上件二味，同研令匀。每用二钱，以清米泔煎熟，放温调下。食后，临卧各一服。

> **译文**

木贼散

主治：治疗老人肝肾不足，精血亏虚，外感风邪，眼流冷泪。

组成：木贼30g，木耳30g。

制法：木贼研为末，木耳烧为黑灰。以上2味，共同研匀。

服法：每次用6g，用清米泔水煎熟，放置温热调服。饭后，睡前各服1次。

治肠风泻血,当日止方:

附子一两,炮去皮脐,为末　　绿矾四两,用瓶子盛之,火煅热,须候冷,取　　食盐一合　硫磺一两,同矾研,依前入瓶子内烧热,久候冷取出,研细用之

上二味,一处研令匀,粟米粥为丸,如桐子大。空心,用生地黄汁下三十丸,当日止。一月除根,亦可久服。助下元,除风气,补益脏腑。

> [译文]
>
> 当日止方
>
> 主治:治疗脏腑虚损,气血不调所致肠风泻血。
>
> 组成:附子30g,绿矾120g,食盐70g,硫黄30g。
>
> 制法:附子炮裂,去皮脐,研为末;绿矾放入瓶子中,用火煅热,须候冷,取出,硫黄与绿矾一同研末,放入瓶子内烧热,久候冷取出,研细后使用。以上共同研匀,用粟米粥做成如梧桐子大小的药丸。
>
> 服法:空腹,用生地黄汁送服30丸,当天即止血。服用一月则能除根,亦可以久服。可助下元,除风气,补益脏腑。

治泻痢,乳香散,和气,止脏毒泻血,腹内疼痛等:

乳香少许　诃子皮一分　当归半两　木香半分

上细锉,与乳香微炒,候当归干为度,杵为末。每服二钱,用陈米第三度泔,六分一盏,煎至五分。空心,午前服。此方最妙,患及百余日者,服之皆愈。

译文

乳香散

主治：治疗老人泄痢久不愈，正气虚弱，脏毒泻血，腹内疠痛。

组成：乳香少许，诃子皮0.3g，当归15g，木香0.15g。

制法：将诃子皮、当归、木香锉细，与乳香微炒，待当归干透，杵为末。每次取6g药末，用淘洗陈米第3遍的泔水一盏的五分之三，煎煮至二分之一。

服法：空腹午时前服用。此方效果最好，即使患病百日的人，服后也能痊愈。

芸香丸

治风血留滞，下成肠风，痔疾。

鹿角一两，烧令红，候冷，研　　芸薹子半两，微炒。

上二味为末，醋煮面糊为丸，如桐子大。每服十丸，饭饮下，温酒下亦得，空心，食前服。

译文

芸香丸

主治：治疗老人肾阳不足，风寒侵袭血脉，影响下焦形成肠风痔疮下血。

组成：鹿角30g，芸薹子15g。

制法：鹿角烧红，候冷，研成细粉，芸薹子微炒。以上2味研为末，用醋煮面糊做成如梧桐子大小的药丸。

服法：每次服用10丸，与饭同服下，或与温酒送服亦可。空腹，饭前服。

白香散

治一切恶疮，疼痛不可忍者：

枫香一分，纸衬于地上，食须令脆，细研　腻粉一分

上二味，同细研令匀。每有患者，先用口内含浆水令暖，吐出洗疮令净，后以药治之[1]。

注释

[1]后以药治之：四库本作："后以药末干傅之，疼痛立止，贴至差为度。"

译文

白香散

主治：治疗一切恶疮，疼痛不能忍受。

组成：枫香0.3g，腻粉0.3g。

制法：枫香用纸盛好放于地上，使之干脆，细细研碎。再与腻粉共同研细和匀。

服法：每当有患者，则先让口中含水至温热，后吐出将疮洗干净，再用药涂治。

飞龙夺命丹[1]

治一切恶疮，无名肿毒，服之神效。

蟾酥二钱，干者，老酒化　血竭一钱　乳香二钱　没药二钱　雄黄二钱　轻粉半钱　胆矾一钱　麝香五分　铜绿一钱　寒水石一钱　朱砂一钱，为衣　蜗牛二十一个，连壳用　脑子半钱　蜈蚣一条，去首足

上为细末。先将蜗牛研为泥，和前药为丸，如绿豆大。如丸不就，入酒打面糊为丸。每服二丸，先用白葱三寸，令

病人嚼烂，吐在手心，男左女右，将药丸裹在葱白内，用酒二三盏送下，于避风处，以衣盖之，约人行五里许，再热酒数杯，以助药力，发热，大汗出为度。

注释

[1] 飞龙夺命丹：此起至"神异散"二方，四库本及《安老怀幼书》均无，另作"刻圣散方""虎骨散"二方，现据二书辑补如下：

治金疮、水毒及木签刺、痈疽、热毒等，刻圣散方，金疮此药最妙。

糯米三升，拣去粳米，入瓮盆内，于端午前四十九日以冷水浸之，以一日两度换水，时轻以手掏转，碎去水，勿令搅碎。浸至端午日，取出，用干生绢裹，挂于通风处收之。

右旋取少许，炒，令焦黑，碾为末，冷水调，如膏药大小，裹定疮口，外以绢帛包定，更不要动，候疮愈。若金疮误犯生水，疮口作脓，烘渐甚者，急以药膏裹定，三食久，肿处已消，更不作脓，直至疮合。若痈疽毒疮初发，才觉㿉肿赤热，急以膏药贴之，一宿便消。喉闭及咽喉肿痛，吒腮，并用药贴项下及肿处。若竹木签刺入肉者，临卧贴之，明日揭看，其刺出在药内。若贴肿毒，干即换之，常令湿为妙。惟金疮水毒，不可换，恐伤疮口。

治手臂疼痛，冷重无力，虎骨散：

虎骨为粗末，炒黄二钱，羚羊角屑二两，芍药二两。

右一处酒浸一宿，焙，杵为末。每服二钱，食前暖酒调下。

译文

飞龙夺命丹

主治：治一切恶疮，无名肿毒，服之神效。

组成：干蟾酥6g，血竭3g，乳香6g，没药6g 雄黄6g，轻粉1.5g，胆矾3g，麝香1.5g，铜绿3g，寒水石3g，朱砂3g，蜗牛21个，蜈蚣1条。

制法：干蟾酥用老酒化开，蜗牛连壳用脑子，蜈蚣去头足。诸药研为细末混匀，将蜗牛研为泥，与前药相和为丸，如绿豆大小。如果做不成丸，则加入酒和面糊为丸，再裹朱砂为衣。

服法：每次服用2丸，先用白葱3寸，让病人嚼烂，吐在手心，男子选左手，女子选右手，将药丸裹在葱白内，用酒 2~3 杯送服，人待在避风处，盖好衣服，行走 5 里左右，再饮热酒几杯，以帮助药力生效，以身体发热、汗出为度。

神异散

治鱼口便毒疮[1]

金银花　天花粉　木鳖各一钱　甘草三分　连翘　黄芩各八分　山栀子七分　川山甲二钱　皂角针三钱　木香五分　大黄三钱

上锉，水一钟，煎至半钟，入黄酒一盏，煎三五沸，空心温服。

注释

[1] 鱼口便毒：病名。性病生于阴部（腹股沟）结肿成疮毒者。其未破溃之时叫便毒，既溃之后称鱼口，或左或右。与西医性病性淋巴肉芽肿相符。

译文

神异散

主治：治疗鱼口便毒疮。

组成：金银花 3g，天花粉 3g，木鳖各 3g，甘草 0.9g，连翘 2.4g，黄芩 2.4g，山栀子 2.1g，川山甲 6g，皂角针 9g，木香 1.5g，大黄 9g。

制法：上药锉细，用水 1 钟，煎煮至半钟，加入黄酒 1 盏，煎沸 3~5 次。

服法：空腹温服。

治上焦风热毒疮肿，黄芪散并治发背热毒：

黄芪二两　防风一两半　甘草一两，炙

上为末，如茶点服一钱。

译文

黄芪散

主治：治疗老人正气虚弱，风热邪毒侵袭上焦，发为上部疮肿及发背。

组成：黄芪60g，防风45g，甘草30g。

制法：甘草蜜炙，3味药共研为末。

服法：像泡茶一样用开水冲泡3g。

治风气，神白散：

白芷二两　甘草一两

上锉成骰子大，慢火一处炒，令深紫色，勿令焦黑。放地上，出火毒，杵为末。每服一钱半，水八分一盏，姜二片，枣二个，同煎至六分。通口服。如患伤寒时疾，去枣姜，却入葱白三寸、豉五十粒，依前服。如人行五七里已来，更服，汗出为妙。

译文

神白散

主治：治疗风邪侵袭肌体。

组成：白芷60g，甘草30g。

制法：上药锉成骰子大小，用小火炒至深紫色，切勿炒至焦黑，放在地上去除火毒，杵为末。

服法：每次服用4.5g，用水五分之四盏，姜2片，枣2个，共同煎至五分之三，口服。如果患有伤寒或者季节性流行病，不放枣、生姜，加入葱白3寸，豆豉50粒，依照前法服用，等候大约人行走5~7里路的时间，再服一次，汗出为最好。

治一切心腹刺痛，应痛丸：

乳香一两　五灵脂一两　没药一两　川乌头二两，去皮脐。

上为末，面糊为丸，如桐子大。每服，熟水吞下二十丸。

译文

应痛丸

主治：治疗一切心腹刺痛。

组成：乳香30g，五灵脂30g，没药30g，川乌头60g。

制法：川乌头去皮脐，将上药研为末，用面糊做成如梧桐子大小的药丸。

服法：每次服用，用温开水送服20丸。

治赤白痢方：

黄连半两　汉椒一两

上同炒，令黄色，去火毒，为末。以多年水梅肉丸，如绿豆大，每服二十丸，盐汤下。小儿加减用之。

译文

治赤白痢方

主治：治疗赤白下痢。

组成：黄连15g，汉椒30g。

制法：上2味共同炒至黄色，去火毒，研为末。用多年的水梅肉做成如绿豆大小的药丸。

服法：每次服用20丸，用盐水送服。小儿加减使用。

点评

上篇记载奉养老人简妙备急方。既是备急，当非日常食疗诸方，而是疾病发作时所用。纵观全篇，主要记载了治疗老人失音、眼疾、肠风、泻痢、疮毒疼痛、心腹刺痛等方药，可斟酌选用。

续添

一年老丰肥之人，承暑冒热，腹内火烧，遍身汗流，心中焦渴。忽遇冰雪冷浆，尽力而饮，承凉而睡，久而停滞。秋来，不疟则痢。

译文

一、年老体胖之人，暑热天，身上炎热、汗流浃背、特别口渴时不可骤然喝冷饮，若喝多后而睡着，冷饮容易阻碍阳气外散，入秋后不得疟疾便得痢疾。

一年老丰肥之人，不可骑马，恐有坠堕。宜别置乘座器具，稳当无失。

译文

一、年老体胖之人，不可以骑马，恐怕坠马摔伤，应该另外置办乘座出行的器具，保证牢稳而万无一失。

一老人目暗耳聋，肾水衰而心火盛也。若峻补之，则肾水弥涸，心火弥茂。

> **译文**
>
> 一、老人听力视力下降，是肾精亏损而心火旺盛导致的，如果峻补，则容易导致肾精更加亏损而心火更加旺盛。

一老人肾虚无力，夜多小溲。肾主足，肾水虚而火不下，故足痿。心火上乘肺，而不入脬囊，故夜多小溲。若峻补之，则火益上行，脬囊亦寒矣。

> **译文**
>
> 一、老人肾虚无力，夜尿多，肾和足关系密切，肾精亏损则火气不下降，因此导致足痿，心火乘肺金，而不下降通于膀胱，故夜尿多，如果峻补，容易导致心火更加旺盛升腾，膀胱不暖，寒冷而多尿。

一老人喘嗽，火乘肺也。若温补之则甚，峻补之则危。

> **译文**
>
> 一、老人咳嗽，是心火乘肺金的缘故，如果温补则加重病情，峻补的话则更加危险。

一老人脏腑结燥，大便秘涩，可频服猪羊血，或葵菜血脏羹，皆能疏利。

> **译文**
>
> 一、老人脏腑精液亏损，干结燥热，大便秘涩，可以经常服用猪羊血，或者是葵菜血脏羹，都可以通大便。

一老人可常服杏汤。杏仁板儿炒熟，麻子、芝麻子作汤服之，亦能通利。

译文

一、老人可以经常服用杏仁汤，杏仁炒熟，加胡麻子、芝麻子做汤，也可以通便。

右第一卷，备抄陈令尹元编《养老奉亲书》。

译文

上第一卷，抄录自陈令尹元编《养老奉亲书》。

寿亲养老新书卷之一毕

寿亲养老新书评译 卷之二

元·邹铉 增补

叶明花 蒋力生 章德林 撰著

保养

安乐之道[1]，惟善保养者得之。孟子曰[2]：我善养吾浩然之气。太乙真人曰[3]：一者，少言语，养内气；二者，戒色欲，养精气；三者，薄滋味，养血气；四者，咽精液，养脏气；五者，莫嗔怒，养肝气；六者，美饮食，养胃气；七者，少思虑，养心气。人由气生，气由神住，养气全神，可得真道。凡在万形之中，所保者，莫先于元气。摄养之道，莫若守中，实内以陶和；将护之方，须在闲日，安不忘危。圣人预戒，老人尤不可不慎也。春秋冬夏，四时阴阳，生病起于过用。五脏受气，盖有常分[4]，不适其性而强云为，用之过耗，是以病生。善养生者，保守真元，外邪客气不得而干之[5]。至于药饵，往往招徕真气之药少，攻伐和气之药多[6]。故善服药者，不如善保养。康节先生诗云[7]：爽口物多终作疾，快心事过必为殃。知君病后能服药，不若病前能自防。郭康伯遇神人授一保身卫生之术云：但有四句偈[8]，须是在处受持[9]。偈云：自身有病自心知，身病还将心自医。心境静时身亦静，心生还是病生时。郭信用其言，知自护爱，康强倍常，年几百岁[10]。

注释

[1] 安乐：指一种安宁和快乐的心理状态，也指安逸快乐的生活方式。

[2] 孟子（前372—前289年）：名轲。中国古代著名思想家、教育家、政治家、战国时期儒家代表人物。为孔子第四代弟子，继承并发扬了孔子的思想，著有《孟子》。

[3] 太乙真人：又称太一真人、泰一真人。清徽派的一位宗师。出自道教经典《太乙真人七禁文》

[4] 常分：定分。命运前定，人力难改，此处借指邪气侵犯脏腑有特定规律。

[5] 干：冒犯

[6] 和气：元气，中和之气。

[7] 康节先生：指邵康节。名雍，字尧夫，康节为谥号。宋代著名的卜士。

[8] 偈（jī 计）：佛经中的唱词。

[9] 在处受持：处处领受忆持。再处，凡所在之处，即处处，到处之意。受持，领受忆持，佛教用语，思想上接受相关的戒律，并身体力行。

[10] 几（jī 机）：将近。

译文

安乐度过晚年生活的方法，只有擅长保养身体的人才能找到。孟子说："我善于保养我的浩然正气。"太乙真人也说："一，少说话，保养体内的气；二，戒色欲，保精气；三，清淡饮食，养气血；四，吞咽金精玉液（唾液），养脏腑之气；五，莫生气愤怒，养肝气；六，精美饮食，养胃气；七，少思虑，养心气。"人体由气产生，气因神停，养护、保全人体的神和气，可以称得上是养生的真谛。在人体的诸多组成部分中，要保养的，首先是元气。保养元气最好的方法是保持内心的虚无清静，神气健全以达到陶冶调治的目的；调养的方法，要在闲暇中，居安思危。这是圣人预先保养准则，老人尤其不能不慎重对待。一年四季春夏秋冬，阴阳随着发生变化，人生病产生于人的七情、体力、饮食等过度，虚耗了自己的身体。五脏感受病气，都有定分，不适应五脏的特性却强行妄为，过度耗用自己的身体，因而生病。善于养生的人，会保存真元之气，不受外邪和时气的侵袭。至于服食、药膳，能培养真气的药是非常少的，多是攻伐、理气的药物，所以善于通过服食、药膳方法养生的人不如善于保养元气的人。邵康节先生曾作诗说:"吃伤败胃口的食物多了会导致疾病,开心过了头终究会造成祸殃。我知道你生病后可以通过吃药治疗,但是这不如能在未病时自己预防疾病。"郭康伯遇到一位神人,神人传授他一种保养方法,说:只有四句颂,必须在这里学习和实践。颂的内容是:自己的身体生病,自己的心是可以知道的;身体上的病还要疗养心神。人的心境平静的时候,身体就会随着平静下来;心神发生变化时,就是身体生病的时候。郭信采用了他的养生箴言,爱护自己的身体,身体比一般人强健了很多,可以活到几百岁。

服药

沈存中云[1]:人非金石,况犯寒暑雾露,既不调理,必生疾病,常宜服药,辟外气和脏腑也。平居服七宣丸、钟乳丸,量其性冷热虚实,自求好方。常服红雪三黄丸、青木香丸、理中丸、神明膏、陈元膏、春初冰解散、天行茵陈元散,皆宜先贮之,以防疾发,忽有卒急,不备难求。其防危救急不可阙者[2],伏火丹砂,保精养魄,尤宜长服。伏火硫黄[3],益气除冷癖,理腰膝,能食有力。小还丹,愈疾去风。伏火磁石,明目坚骨。伏火水银,压热镇心。金银膏,养精神,去邪气。如上方药,固宜留心。其余丹火,须冀神助,不可卒致,有心者,亦宜精恳,或遇其真。

注释

[1]沈存中：沈括，字存中，号梦溪丈人，汉族，浙江杭州钱塘县人，北宋政治家、科学家。

[2]阙：空缺

[3]伏火：炼制外丹的一种方法。指将矿石药加热处理（多与特殊的辅料一起），使其变为高温下不气化挥发的另一种物质，从而达到制伏矿石药火毒、利于服用的目的。

译文

沈存中说："人不是金石，而且还要经受寒暑雾露的侵袭，一直不调理身体，一定会生病的。应该经常服药调养，来辟出外气的侵害，调和脏腑。"日常可以服用七宣丸、钟乳丸，根据受邪的寒热虚实来选取合适的方药。可以经常服用的红雪三黄丸、青木香丸、理中丸、神明膏、陈元膏、春初冰解散、天行茵陈元散都适合提前储备着，以防突然生病。如果疾病突发又急，没有提前准备好药，到时候很难找到药。伏火丹砂是防危救急不可缺少的药，具有宝精养魄的功效，尤其适合长期服用。伏火硫黄，具有益气驱除冷癖、调理腰膝、增加食欲、增强气力的功效。小还丹，可以祛风治病。伏火磁石，可以明目、增强骨骼。伏火水银，可以清热宁心。金银膏，可以调养精神，驱除邪气。像上面列举的药，就应该留心预备着。其他的丹药，期望于神助，不一定终得。志向炼丹的人，也应该态度真诚，有的可以练成。

贮药

圆散皆以深笋沙合盛之[1]，勿用有油，即受湿。外为漆椟[2]，椟笋亦欲深，深则湿气难入。椟中侠灰，净磨之，勿漆，则不受润[3]，更集缯纩为襆厚襆之[4]，更以毡冒椟口[5]，纵有润气自缝中入，亦为毡纩所收。暑月三焙之，遇雨则入煴室[6]。贮茶如此亦善。药璞新瓷罂盛[7]，蜡纸幂之[8]，悬东檐楣上，令常得晨日，勿令沾雨，久阴则一焙，移置深室，晴复出之，数品同一罂可也。喜蛀物，用旧曾贮油麻罐净拭，置药其中，即不蛀。

注释

[1] 笋：同"榫"，器物利用凹凸方式连接处凸出的部分。
[2] 椟（dú 读）：函匣、柜一类的收藏用具。
[3] 润：潮湿。
[4] 缯纩（zēng kuàng 增旷）：缯帛与丝绵的并称。
[5] 冒：盖。
[6] 煴（yǔn 允）：温暖，暖和。
[7] 罂：大腹小口的瓦器。
[8] 幂（mì 秘）：以巾覆盖。此处谓用蜡纸包好遮住。

译文

丸散类药物都可以用掺了沙的深笋椟装，不用时出现油，就是受潮了。外面一层是漆椟，椟笋要有一定的深度，够深时湿气难以侵入。椟中间夹有灰尘，要擦干净，不上漆就不会受潮，甚至用缯帛丝绵厚厚的围上，再用兽毛做椟冒封其口，即使有潮气从缝隙中进入，也会被毡冒和缯帛丝绵吸收。在暑月多次用微火烘烤药物，雨天就收入在内室。茶叶按照这种方法储存，也是很好的。药物用新瓷器或罂具装，再用蜡纸封上，悬挂在东边的屋檐下，让它们经常接收晨光照射，不要淋到雨，阴天一久就用微火烘烤一次，移放在幽深的居室内；放晴后，再拿出来，多种药物可以一同放在同一个罂具里。容易被虫蛀的药物，把曾用来装油麻的罐子擦干净，用它来装这些药物就不会生蛀虫了。

煴阁

南方暑雨时，茶、药、图籍、皮毛、胶糊物、弓剑、色衣、笔墨之类，皆恶蒸溽，悉可置在阁中。若山居，即依山为阁，其高去地一丈，则不复有蒸润。阁中循壁为厨，厨三层，壁仍板弥之。前后开窗，梁上为长笐[1]，物可悬者，悬于笐，余悉置格上。天日明燥，即大开门窗，令纳风日，阴晦则密闭，中设煴炉，常令火气郁郁然。

又法：煴阁中布卧床，床下新出窑炭实之，乃置物床上，永不蒸润，更不须著火，其炭至秋供烧，明年复易新炭。床上慎不可卧，卧者多病喑，屡有验，盖为火气所烁也。

又法：有余力，则设一小阁子，但去地盈丈以上，自无蒸矣。

注释

[1]笐（háng杭）：意为古书上说的一种竹或竹子的行列或古代一种竹制弦乐器，此处指衣架。

译文

南方，暑天多雨时，茶、药、图籍、皮毛、胶糊物、弓剑、色衣、笔墨之类不喜闷热而潮湿环境的物品，都可以放置在阁楼中。如果是在山上居住，可以依山建阁，阁要高于地面一丈，就不会受蒸腾的潮气了。在阁中，依着墙壁设壁橱，分三层，墙壁仍然用木板封住。屋前后都设窗户，梁上是一排排的竹子，可以悬挂的物什都可以挂在上面，其他的都可以放置在橱格上。晴天干燥时，可以把窗户都打开，接收风吹日晒；阴雨天就密闭门窗，在阁中设火炉，让火炉的火保持将灭不灭的状态。

还有一种方法：阁楼中摆一张床，用新出窑的炭把床下填实，把怕潮的东西放在床上，就不会受潮，不需要点火，这些炭到秋天的时候可以用来供暖，第二年的时候再换新炭。不要睡在这个床上，否则多会嗓子哑，多次应验，大概因被火气灼伤的。

又有一个方法：如果还剩财力、人力，就设一个小阁子，距离地面超过一丈以上，自然就不会受潮了。

点评

上四篇，一论保养的重要性，二论服药的益处，三论贮药的注意事项，四论煴阁储物。"善服药者不如善保养"，保养之道在于静心节欲养元气，不过用精气神；至于服药，是古代的一种服食方法，文中记载有服食方药的，尚可参考用之，而服食硫黄、水银、金银膏等现已淘汰，不可取；贮药是古代储藏药物的方法，当今自备药草者少见，药店多之，故文中所载已不多用；煴阁乃为防止南方多雨之患而设，用以储物，农村或可参考设置。

集方

凡人少、长、老，其气血有盛、壮、衰三等。岐伯曰：少火之气壮，壮火之气衰。盖少火生气，壮火散气，况复衰火，不可不知也。故治法亦当分三等。其少日服饵之药，于壮老之时，皆须别处之。陈令尹集方，俱为老人备用，今所续编，亦皆据平日见闻，为老人对证处方者品列之。

注释

［1］长：成年

［2］岐伯：我国远古时代最著名的医家。

［3］少火之气壮，壮火之气衰：语出《黄帝内经·素问·生气通天论》。少火，指平和的阳气。壮火，指过亢的阳气。气：元气。此二句是为说明阴阳气正常有益于人，过亢有害于人，过犹不及。

［4］陈令尹：即陈直。因陈直曾任泰州兴化县令，故称"令尹"。令尹，原为楚国在春秋战国时代所特有的最高官衔，掌握政治事务，发号政令，总揽军政大权。后泛指县、府等地方行政长官。

译文

人一生分少、长、老三个阶段，人的气血分盛、壮和衰三个等级。岐伯说："阳气正常，能使元气旺盛；阳气太过，能使元气衰弱。因为正常的阳气，能增强元气；过度亢奋的阳气会损伤元气；更何况衰败的元气，这是我们不可能不知道的。"所以治法也应当分三等。少年阶段服用的药膳，到壮年、老年的时候，都需要分别处方。陈令尹收集的方剂，都是为老人准备以供使用的，现在我在他基础上所增编的，都是根据平时见闻，按老人证型处方的种类罗列下来。

天下受拜平胃散

常服温养脾元，平和胃气，宽中进食，仍治脾胃不和，膈气噎塞，呕吐酸水，气刺气闷，胁肋虚胀，腹痛肠鸣，胸膈痞滞，不美饮食。

川厚朴_{去粗皮秤} 陈橘皮_{汤洗，不去穰} 甘草_{以上各三两，锉} 南京小枣_{二百枚，去核切} 生姜_{和皮，四两，薄切} 茅山苍术_{五两，去皮，米泔浸一宿，锉}

上六味，用水五升，慢火煮干，捣作饼子，日干，再焙，碾为细末。每二钱入盐少许点。如泄泻，每服三钱，生姜五片，乌梅二个，盐少许，水一盏半，煎八分服。

此药人人常服，独此方煮透，滋味相和而美，与众不同，所以为佳，老人尤宜服之。

译文

天下受拜平胃散

主治：经常服用此方能够温养脾之原气，调和胃气，舒畅中焦，增进饮食，治疗由于脾胃功能失调导致的打嗝，食物吞咽受阻或食入即吐，呕吐酸水，胸胁胀痛刺痛，肠鸣伴有腹部疼痛，上腹部胀满不舒，口淡无味，不欲饮食等症状。

组成：川厚朴90g，陈橘皮90g，甘草90g，南京小枣200枚，生姜120g，茅山苍术150g。

制法：川厚朴去粗皮，陈橘皮用沸水浸洗，不去果肉，甘草锉末，南京小枣去核，生姜留皮，切成薄片，茅山苍术去皮，淘米水浸一晚，锉成末。以上6味药，用3500mL煮干，先捣烂成饼状，晒干后再用用微火烘烤，碾为细末。

服法：每次服用6g，加盐少许，用热水送服。如果腹泻，可以取该药9g，生姜5片，乌梅2个，少量盐，水一盏半，煎取八成服用。这个药人人都可以经常服用。只有这个药方在煮透后，滋味温和且味道很好，与其他药不同，所以是补养佳品，老人尤其适宜服用。

《易简方》

缩脾饮

草果、乌梅、缩砂、甘草各等分；干葛、白扁豆各减半，老人加附子。

每服五钱，水一碗，生姜十片，煎至八分，浸以熟水[1]，令极冷。暑月用此代熟水饮之，极妙。

注释

[1]熟水：此处指一种用植物或其果实做原料煎泡而成的饮料。

译文

缩脾饮

主治：清暑气，除烦渴，止吐泻霍乱，及暑月酒食所伤。

组成：草果、乌梅、砂仁、炙甘草各等分，干葛、白扁豆用量各减半，老年人服用另加附子。

制法：每次取15g，水一碗，生姜10片，煎取至八成，用熟水浸冷。

服法：夏月饮用此汤代替熟水，解暑效果极好。

降气汤

老人虚气上壅，当间以生附子加生姜煎，临熟以药汁浓磨沉香水再煎一沸，服之尤为稳当。

译文

降气汤

主治：老年人上盛下虚，膈壅痰实，咳嗽喘满，老人服用尤为稳妥。

组成：生附子，生姜，浓磨沉香水。

制法：生附子与生姜一起煎水，快熟时加入浓磨沉香水，再略煮沸一会。去滓取汁。

服法：温服。每隔一段时间服用一次。

调气散

老人寒疝作疼，不可攻击，改为㕮咀。每服二钱，水一大盏，生姜、紫苏、盐煎服，或煎茴香，盐、酒调下。末子亦得。

译文

调气散

主治：老年人寒疝腹痛。

组成：生姜、紫苏、盐，或加茴香。

制法：切碎成小块。

服法：每次服用6g，用一大盏水，煎服诸药，或加茴香同煎。用盐、酒送下，药末也有一定疗效。

养正丹

年高人脏腑寒秘者，尤宜服之。

译文

养正丹

主老年人伤于阴寒、阳虚不运所致之便秘，非常适合服用此方。

来复丹

老人寒秘，悉能主之。一法治老人寒气入腹，小便不通者，用生姜半两，连根叶和泥，葱一茎、盐一捻、豆豉五十粒，烂研略炒，盦脐中心。作两剂，更易用之，以利为度，亦良法也。

译文

来复丹

主治：各种老年人伤于阴寒、阳虚不运所致之便秘，均可治疗。或老年人腹部受寒，小便不通。

组成：生姜15g，葱1茎、盐1捻、豆豉50粒。

制法：生姜连根叶和泥同用，与其他3味一起碾烂后略炒。

服法：敷于脐中心，做2剂，交替使用，以大便通利为度，是非常好的方法。

震灵丹

老人血痢，白梅茶下。

译文

震灵丹

主治：老人痢疾带血。

组成：白梅。

服法：用茶汤送服。

红圆子

治大人小儿脾胃等患，极有神效。治病不能伤耗真气，应老人、小儿、妊妇，皆可服之。

译文

红圆子

治疗男女老少等各种脾胃疾病，效果极好。此方治病而不耗散人体之正气，老人、小孩、孕妇都可服用。

青州白圆子

治一切痰涎为患，常服有功。咳嗽痰实，咽喉作声，老人小儿皆宜服之。

译文

青州白圆子

治疗一切痰涎性疾病，长期服用有帮助。有咳嗽带痰，咽喉有水声等症状。老人、小孩都可服用。

予家已刊《易简方》大字本，兹不赘述本方。

译文

我已经出版了《易简方》的大字本，在这里就不用重复累赘的叙述这个方子了。

秘传六和丸[1]

益老扶羸，助脾活血，进美饮食，第一平和之剂。

熟地黄十两　破故纸　菟丝子　白茯苓去黑皮晒　山药并同十两，晒干　胡桃五十颗，须用赣州信丰产者佳

上先将熟地黄、破故纸、菟丝子三味酒浸一宿，次早饭

甑上蒸，日中曝干。九浸，九蒸，九曝，候十分干。次和白茯苓、山药二味，杵臼中，春令极细为末。次用胡桃研烂，和五味令匀，用酒煮面糊为丸，如梧桐子大。每服三十丸，空心温酒盐汤下。此方不犯铁气，所以佳妙。

注释

[1]丸：原作"元"，据原书目录改。

译文

秘传六和丸

主治：益老扶羸，助脾活血，促进消化，是药性第一平和的药。

组成：熟地黄 300g，破故纸 300g，菟丝子 300g，白茯苓 300g，山药 300g，胡桃（赣州信丰产）50 颗。

制法：白茯苓去黑皮，晒干，山药晒干。先将熟地黄、破故纸、菟丝子 3 味用酒浸泡一晚上；次日早晨放在饭甑上蒸，中午取下晒干，这样九浸九蒸九晒，直到彻底干透；再将白茯苓、山药二味混匀，在臼中，捣成极细粉末；再把胡桃研烂，把炮制好的药物混合调匀，加面粉用酒糊为如梧桐子大的药丸。

服法：每服 30 丸，空腹时，用温酒或盐汤送下。此方不犯铁气，所以效果很好。

神仙不老丸

不老仙方功效殊，驻颜全不费工夫。人参牛膝川巴戟，蜀地当归杜仲俱，一味地黄生熟用，菟丝柏子石菖蒲，更添枸杞皮兼子，细末蜜丸梧子如。早午临眠三次服，盐汤温酒任君须。忌餐三白并诸血，能使须乌发亦乌。

人参新罗者，须是团结、重实、滋润。去芦头，刷洗净，焙干，薄切，焙燥，

秤二两 川牛膝长三四尺而滋润者，去苗。刷洗净，焙干，寸截，用酒浸一宿，焙燥，秤一两半 川巴戟色黑紫，沉重，大而穿心者佳，若色带黄而浮轻者非。刷洗净，焙干，细切，刷，酒浸一宿，焙燥，秤二两 川当归大茎其稍如马尾状，滋润，辛甘芬香者，去芦头，刷洗净，焙干，细切，用酒浸一宿，焙燥，秤二两 杜仲截之多丝者，削去粗皮，只取其肉，如取肉桂之法。然后刷洗净，焙干，横理锉之如豆，用麦麸炒令丝断色黑，去麸别磨，秤一两半 地黄冬节前取，以水浸，沉者为是，以其浮者捣取汁，浸令浃，蒸毕，焙干。如是者三，色黑味甘为度。用时以生干、熟二种焙干，酒浸一宿，漉出，竹刀细切，焙干，各秤一两。忌铁器 菟丝子小如芥子，极坚硬者佳，大而轻者非。用新布缥起，挪洗焙干，以酒浸一宿，又添酒浸一宿，漉出，将温汤淋去酒，焙燥别磨，秤二两 柏子仁色红而滋润者，去壳取仁，秤一两，细研，临时和入众药 石菖蒲紧细节密者，去毛刷洗净，焙干，米泔浸一宿，再焙干，细切焙燥，秤一两 枸杞子色白而肥润，去蒂洗净，焙干，用酒浸一宿，焙干，秤一两 地骨皮色黄，入手轻者佳，重者非。略去浮皮，净洗，焙干，薄切焙干，秤一两

上十二味，选之贵精，制之如法，不可晒，只用慢火焙。若太燥则又失药气，只八分干，即于风前略吹，令冷热相激，便十分燥。取净秤分两，磨如细散，炼白蜜，以火日搜和，入木、石臼内，捣数百杵，圆如梧桐子大。每日空心、午间、临卧三次服。每服七十粒，盐酒、盐汤任下。忌食葱白、薤白、芦菔、豆粉及藕、诸般血。盖藕能破血，诸血能解药力。若三白误食，亦无它，止令人须发返白耳。合时，忌秽触并妇人、孝子、鸡犬等见。

陈书林晔云：此方非特乌髭发，且大能温养荣卫，补益五脏，和调六腑，滋充百脉，润泽三焦，活血助气，添精实髓，须是节欲，使药力相须，乃见功效之速。

译文

神仙不老丸

不老仙方功效殊，驻颜全不费工夫。人参牛膝川巴戟，蜀地当归杜仲俱，一味地黄生熟用，菟丝柏子石菖蒲，更添枸杞皮兼子，细末蜜丸梧子如。早午临眠三次服，盐汤温酒任君须。忌餐三白并诸血，能使须乌发亦乌。

主治：延年益寿，驻颜不老，乌须发。

组成：人参（朝鲜半岛出产）60g，川牛膝45g，川巴戟60g，川当归60g，杜仲45g，生、熟地黄各30g，菟丝子60g，柏子仁30g，石菖蒲30g，枸杞子30g，地骨皮30g。

制法：人参必须是质地紧密、重实、滋润的。去芦头，刷洗干净，焙干，切成薄片，再干燥；川牛膝选择长95~120cm而滋润者，去苗。刷洗干净，焙干，截成小段，用酒浸泡一晚上，干燥；川巴戟选择颜色黑紫，沉重，大而是穿心者，若色带黄而浮轻的就不要。刷洗干净，焙干，切成细块，再刷洗，用酒浸泡一晚上，干燥；川当归挑选大茎的稍端像马尾一样，滋润，辛甘芬香的，去芦头，刷洗干净，焙干，切成细块，用酒浸泡一晚上，干燥；杜仲选择切开多有丝线粘连者，削去粗皮，只取其肉，就像取肉桂的方法一样。然后刷洗干净，焙干，沿横理锉成豆子大小，用麦麸炒使其丝断色黑，去掉麸皮，单独研磨；地黄冬至前挖取，用水浸泡，选择下沉者，先取漂浮在水面者榨汁，用药汁浸下沉的，令其充分吸收，再蒸熟，焙干。如是这样3次，以选用的地黄色黑味甘为度。用时用生干、熟二种焙干，用酒浸泡一晚上，取出沥干，用竹刀细切，焙干。忌铁器；菟丝子选择小如芥子且极坚硬者，大而轻者不要。用新布包起，洗净焙干，用酒浸泡一晚上，再加酒浸泡一晚上，取出沥干，用热水淋去酒，干燥单独磨粉；柏子仁选择色红而滋润者，去壳取仁，细研成粉，用时再和入众药；石菖蒲选择紧细节密者，去毛刷洗净，焙干，用米泔水浸泡一晚上，再焙干，细切，干燥；枸杞子选择色白而肥润，去蒂洗净，焙干，用酒浸泡一晚上，焙干；地骨皮选择色黄，入手轻者，重者不要。略去浮皮，清洗干净，焙干，切成薄片，干燥。以上12味，选之精贵，制之如法，不可晒，只用慢火焙。只八分干，于风前略吹，令冷热相激，便彻底干燥，磨细。用炼白蜜在火日搅拌调和，制成如梧桐子大小的药丸。

服法：每日空腹、午间、临卧分3次服。每服700粒，任选盐酒、盐汤送下。忌食葱白、薤白、芦菔、豆粉及藕、诸般血制品。

陈晔（字书林）说：这个方剂不但能乌须发，还能温阳荣卫，补益五脏，和调六腑，滋充百脉，润泽三焦，活血助气，添精实髓，但必须要节制欲望，使药物效用增强，便可以很快见效。

三仙丹 又名长寿圆

一乌二术三茴香，久服令人寿命长。善治耳聋并眼暗，尤能补肾与膀胱。顺气搜风轻腰膝，驻颜活血鬓难苍。空心温酒盐汤下，谁知凡世有仙方。

川乌头一两，去皮尖，锉作骰子块，用盐半两炒焦烈　茴香三两，炒香　苍术二两，米泔浸一宿，用竹刀刮去粗皮，切片，用葱白一握，共炒黄

上为细末，酒糊为丸，如梧子大。每服五十丸，空心食前温盐酒或盐汤下，一日两服。切忌诸血。

陈书林云[1]：先公晚年常服此，饮啖倍进。后见钱都仓，年八十，须鬓皆黑，询其所以，云：自三十岁以后，日进一服。

注释

[1]陈书林：此下四库本有"晔"字。

译文

三仙丹（又名长寿丸）

一乌二苍术三茴香，久服令人延年益寿。善治耳聋和眼暗，尤能补肾与膀胱。顺气搜风轻腰膝，驻颜活血鬓难苍。空心温酒盐汤下，谁知凡世有仙方。

主治：能延年益寿，驻颜，善于治疗耳聋眼花等症，滋补肾与膀胱，祛风湿强腰膝。

组成：川乌头30克，茴香90克，苍术60克。

制法：川乌头去皮尖，锉成骰子块大小，用盐15克炒至焦黑发裂；茴香炒香，苍术洗米水浸泡一晚上，用竹刀刮去粗皮，切片，取葱白一握，一起炒黄。诸药一起研为细末，加面粉用酒煮成糊，捏成为如梧桐子大小的药丸。

服法：每服50丸，空腹时，用温酒或盐汤送下，一日2服。切忌诸血。

陈晔（字书林）说："亡父晚年经常服用它，饮食加倍。后来遇见钱都仓，已经八十岁，须发还乌黑着，询问他原因，他说从三十岁以后，每天服用一次。"

八仙丹

治虚损，补精髓，壮筋骨，益心智，安魂魄，令人悦泽，驻颜轻身，延年益寿，闭固天癸。

伏火朱砂　真磁石　赤石脂　代赭石　石中黄　禹余粮六味并用醋淬[1]　乳香　没药八味各一两

上为细末，匀研极细，糯米浓饮丸如梧桐子大，或如豆大。每服一粒，空心盐汤下。

有人年几七旬，梦漏，羸弱，气惙惙然[2]，虚损得此方服之，顿尔强壮，精气闭固，饮食如旧。

注释

[1]六：原作"五"，据四库本改。
[2]惙惙（chuò chuò 绰绰）然：气息短弱的样子。

译文

八仙丹

主治：治疗体虚受损，能填精生髓，强壮筋骨，补益心智，能治疗心神不安，令人光润悦目，驻颜轻身，延年益寿，闭固天癸。

组成：伏火朱砂30g，真磁石30g，赤石脂30g，代赭石30g，石中黄30g，禹余粮30g，（以上6味并火煅，醋淬），乳香（乳钵坐水盆中研）30g，没药30g。

制法：伏火朱砂、真磁石、赤石脂、代赭石、石中黄、禹余粮6味均用火煅，再醋淬。8味药混匀，均匀碾压成极细的粉末，用糯米浓汤调和做成梧桐子大或黄豆大小的药丸。

服法：每服1粒，空腹时盐水送服。

有人将近七十，梦遗，身体羸弱，气息短弱，身体虚损时得此方服用，突然觉得身体变强壮了，精气闭固，饮食恢复正常。

草还丹

延年益寿，耐寒暑，能双修德行，可登地仙。

补骨脂　熟地黄　远志　地骨皮　牛膝　石菖蒲。

上等分末，酒糊为丸，如梧桐子大。每服三五十丸，空心日午温酒下，盐汤、熟水亦可。

大治虚劳、白浊，乃翊圣真君降授与张真人方。服之百日，百病除；二百日，精髓满，视听倍常，神聪气爽，瘟疫不侵；服三百日，步骤轻健，鬓须如漆，反老还童。

译文

草还丹

主治：此方可延年益寿，使人耐寒暑。

组成：补骨脂、熟地黄、远志、地骨皮、牛膝、石菖蒲。

制法：以上药物各等分研为细末，用酒调糊为梧桐子大小的药丸。

服法：每次服用 30~50 丸，中午空腹时用温酒送服，用盐水和凉开水送服亦可。

此方治疗虚劳、白浊非常有效，是翊圣真君赏赐给张真人的方药。他服用了 100 天后，百病除；200 天后，精髓满，视力、听力高于常人，神气清爽，瘟疫不得侵袭；服用 300 天后，腿脚突然变得轻松矫健，鬓发胡须色黑如漆，返老还童了。

小丹

益寿延年，安宁神志魂魄，流滋气血脉络，开益智慧，释散风湿，耳目聪明，筋力强壮，肌肤悦泽，气宇泰定。

熟地黄　肉苁蓉酒浸，各六两　五味子　菟丝子酒浸，各五两　柏子仁别研　石斛　巴戟去心　天门冬去心　蛇床子炒　覆盆子各三两　续断　泽泻　人参　山药　远志去心炒焦　山茱萸　菖蒲　桂心　白茯苓　杜仲锉，炒丝断，各二两　天雄炮去皮脐，秤二两　炼成钟乳粉扶衰三两，续老二两，常服一两，气完则折去[1]

上为末，蜜丸，如梧桐子大。食前酒服三十丸至五十丸。忌五辛、生葱、芜荑、饧、鲤。虚人多起，去钟乳，倍地黄；多忘，倍远志、茯苓；少气神虚，倍覆盆子；欲光泽，倍柏子仁；风虚，倍天雄；虚寒，倍桂心；小便赤浊，三倍茯苓，一倍泽泻；吐逆，倍人参。

此方补劳益血，去风冷百病，诸虚不足，老人精枯神耗，女子绝伤断绪,并皆治之。

> 注释

[1]拆:原作"折",据文理与瓶花书屋本改。

> 译文

小丹

主治:此方有延年益寿之效。能够使人神志安宁,气血充盈,脉络通畅,增益智慧,风湿尽除,耳目聪明,筋力强壮,肌肤润泽,精力充沛。

组成:熟地黄180g,肉苁蓉180g,五味子150g,菟丝子150g,柏子仁90g,石斛90g,巴戟天90g,天门冬90g,蛇床子90g,覆盆子90g,续断60g,泽泻60g,人参60g,山药60g,远志60g,山茱萸60g,菖蒲60g,桂心60g,白茯苓60g,杜仲60g,天雄60g,炼成钟乳粉(扶衰90g,续老60g,常服30g,气虚不用)。

制法:熟地黄、肉苁蓉、五味子、菟丝子用酒浸泡,柏子仁单独研末,巴戟天、天门冬去心,蛇床子炒热;远志去心,炒焦;杜仲锉段,炒至丝断;天雄炮裂,去皮脐。诸药混匀研为细末,用炼蜜调匀制成如梧桐子大的药丸。

服法:饭前用酒送服30~50丸,忌五辛、生葱、芜荑、糖、鲤鱼。若体虚之人服用,,去掉钟乳,加倍地黄;若健忘,加倍远志、茯苓;若少气神虚,加倍覆盆子;若要使容颜光泽,加倍柏子仁;若风虚,加倍天雄;若虚寒,加倍桂心;若小便浑浊,加3倍茯苓,加倍泽泻;若出现吐逆,加倍人参。

本方补虚劳益血气,祛除风寒导致的各种疾病,以及诸般虚损不足,老人精气枯竭神气亏耗,女子月经量少经期不定甚至绝经,都可以治疗。

交感丹

俞居易之祖通奉云:予年五十一岁,遇铁瓮申先生,授此秘术，确志行持，服食一年，大有补益。平日所服药一切屏去，而饮食嗜好不减壮岁，此药之功大矣。今年八十有五，享天然之寿。爰以秘方传之世人，普愿群生，同登道果，后有牙药，可同用之。

茯神[1]四两　香附子一斤，用新水浸一宿，臼内锤去毛，炒令黄色

上为细末。炼蜜，圆如弹子大。每服一丸，早晨细嚼，用降气汤下。

注释

[1]茯：原作"伏"，据医理与瓶花书屋本改，下同。

译文

交感丹

主治：治情志不遂，不思饮食，面黄形羸，胸膈痞闷

组成：茯神120g，香附子480g。

制法：香附子去毛，用新汲水浸泡一晚上，翻炒成黄色。上2味药共为末，用优质蜂蜜调和制成如何弹丸大小的药丸。

服法：每日清晨服1丸，以降气汤送下。

俞居易的祖父通奉说：我今年51岁，遇见铁瓮申先生，传授我这个秘术，确定意向勤修行，服食一年后，对身体大有补益。平时服用的药都去掉了，但是饮食、嗜好不减壮年，可见药效的强大。今年85岁了，安享天年。于是把这个秘方传于世人，希望大众都能得道，修成正果，后面附有治疗牙疾的药，可以一同服用。

降气汤

茯神一两　香附子半两，制法如前　甘草一两半，炙

上为细末，每服二钱，沸汤点下前药。

译文

降气汤

主治：益气清神，升降阴阳，主气郁不伸。

组成：茯神30g，香附子60g，炙甘草45g。

制法：香附子制法同前交感丹，3药一起研为细末。

服法：每次服用6g，用沸汤冲泡，送服交感丹。

揩牙法

香附子五两，修治如前法，捣 生姜四两，同淹一宿，炒令焦黑 青盐二两，研细，拌匀，同上药收

上每夜临卧，以少许揩牙，如常法。

译文

揩牙法

主治：洁齿固齿。

组成：香附子150g，生姜120g，青盐60g。

制法：先将香附子按前法炮制，捣碎。生姜同香附淹一晚上，取出炒至焦黑，青盐研细，拌匀，同前2味药一起收储。

用法：以上药物每晚临睡前，取少量擦拭牙齿，每天坚持。

神仙训老丸

昔有宣徽使在钟南山路边，见村庄一妇人，年方二八，持杖责一老儿，年约百岁。宣徽驻车，令问何故。妇人至车前云：此老儿是妾长男。宣徽怪之，下车问其仔细。妇人云：适来责此长男，为家中自有神药，累训令服，不肯服，至令老迈，须发如霜，腰曲头低，故责之。宣徽因恳求数服并方

以归。常服延年益寿，气力倍常，齿落再生，发白再黑，颜貌如婴儿。

> **译文**
>
> 从前有个宣徽使在终南山的路边，见到一个村庄里的一个年龄才16岁的妇人，拿着棍棒责罚一个年约百岁的老人。宣徽使停车，令随从询问原因。妇人到车前说，这个老人是她的大儿子。宣徽使觉得很奇怪，就下车问详情。那妇人说，刚才责罚她的大儿子是因为自家中有神药，多次让大儿子服用，他不肯，到现在年老体弱，须发斑白，腰背弯曲，头抬不起来，所以才责罚他。宣徽使因此恳求数服方药和方子才离开。常服，可以延年益寿，增强气力，掉的牙齿也可以再生，斑白的头发可以变黑，颜面像婴儿一样细嫩。

生干地黄　熟干地黄各五两　川椒十两，不去核　牛膝三两，酒浸了为末　大黑豆一升，生用　干山药五两　雌雄何首乌各十两。雌者白，雄者赤，雄者不碾　肉苁蓉五两　枸杞五两　藁本十两，洗

上将雌何首乌为末，用水甑内旦辰蒸，日出晒，夜间露，如此九蒸九晒九露，数足，焙焦为末，酒糊丸，如梧桐子大。空心温酒盐汤下。忌萝卜。

此药性温无毒，治百病，补下元，光泽皮肤，婴儿亦可服之。

> **译文**
>
> **神仙训老丸**
> **主治**：此药性温无毒，治百病，补下元，光泽皮肤，婴儿也可以服用。
> **组成**：生干地黄150g，熟干地黄150g，川椒300g，牛膝150g，大黑豆700g，干山药150g，赤何首乌300g，白何首乌300g，肉苁蓉

150g，枸杞 150g，藁本 300g。

制法：川椒不去核，牛膝用酒浸洗，研为末，大黑豆生用，白何首乌碾碎，藁本洗净。将白何首乌研为末，放水甑内，早晨蒸，日出晒，夜间露，如此九蒸、九晒、九露，待次数满了，焙焦为末，用酒调糊为如梧桐子大小的药丸。

服法：空心温酒或盐汤送下，忌萝卜。

经进地仙丸

凡丈夫妇人五劳七伤，肾气衰败，精神耗散，行步艰辛，饮食无味，耳焦眼昏，皮肤枯燥，妇人脏冷无子，下部秽恶，肠风痔漏，吐血泻血，诸风诸气，并皆治之。

川牛膝酒浸一宿，切焙　肉苁蓉酒浸一宿，切焙　川椒去目　附子炮。以上各四两　木鳖子去壳　地龙去土，以上各三两　覆盆子　白附子　菟丝子酒浸，研　赤小豆　天南星　防风去芦　骨碎补去毛　何首乌　萆薢　川羌活　金毛狗脊去毛　乌药以上各二两　绵黄耆　人参各一两　川乌炮　白茯苓　白术　甘草各一两

上为细末，酒煮，面糊为圆，如梧桐子大。每服三四十圆，空心温酒下。

译文

经进地仙丸

主治：具有益气健脾，补肾温阳，壮筋骨，活经络之功效。主治丈夫妇人，五劳七伤，肾气衰败，精神耗散，行步艰辛，饮食无味，耳焦眼昏，皮肤枯燥。妇人脏冷无子，下部秽恶，肠风痔漏，吐血泻血，诸风诸气。

组成：川牛膝 120g，肉苁蓉 120g，川椒 120g，附子 120g，木鳖子 90g，地龙 90g，覆盆子 60g，白附子 60g，菟丝子 60g，赤小豆 60g，

天南星60g，防风60g，骨碎补60g，何首乌60g，萆薢60g，川羌活60g，金毛狗脊60g，乌药60g，绵黄芪30g，人参30g，川乌30g，白茯苓30g，白术30g，甘草30g。

制法：川牛膝用酒浸泡一晚上，切片，焙干；肉苁蓉用酒浸泡一晚上，切片，焙干；川椒去目，附子炮裂，木鳖子去壳，地龙去土，菟丝子酒浸，研末，防风去芦，骨碎补去毛，金毛狗脊去毛，川乌炮裂。上为细末，用酒煮面调糊为如梧桐子大的药丸。

服法：每服30~40丸，空腹时温酒送下。

陶隐居以此方编入《道藏》。时有人母，幼年得风气疾，久治不瘥，五十余年。隐居处此方修合，日进二服。半年，母病顿愈，发白返黑，齿落再生。至八十岁，颜色如少年人，血气筋力倍壮，耳目聪明。其家老仆七十余岁，窃服此药，遇严冬，御绨葛，履霜雪无寒色。有别业去家七十里，每使老仆往返不移时，又能负重，非昔时比，几成地仙。

> **译文**

陶弘景把该方编入《道藏》。当时有一个人的母亲，在年幼时得风气病，久治不愈，已经50多年了。陶弘景为她开了这首方剂并制药，让她每天服2次。半年后，那个母亲的病忽然痊愈，白发变黑，落齿再生。到80岁的时候，容颜还像少年人一般，气血筋力增强，耳聪目明。她家的老仆人70多岁了，偷偷服用此药，寒冬穿葛布，走在雪地里不觉得冷。有另外的产业距离家70里，每次让老仆人往返用不到2个小时，且还可以负重，这是以前不能比的，即将成为地仙了。

八味丸

刘戴花方，老人常服，延寿延年。

川巴戟一两半，酒浸去心，用荔枝肉一两，同炒赤色，去荔枝肉不要

高良姜一两，锉碎，用麦门冬一两半，去心同炒，赤色为度，去门冬子

川练子二两，去核，用降真香一两，锉碎同炒，油出为度，去降真香　吴茱萸一两半，去梗，用青盐一两，同炒后，茱萸炮，同用　胡芦巴一两，用全蝎十四个，同炒后，胡芦巴炮，去全蝎不用　山药一两半，用熟地黄同炒焦色，去地黄不用　茯苓一两，用川椒一两，同炒赤色，去椒不用　香附子一两半，去毛，同牡丹皮一两，同炒焦赤色，去牡丹皮不用

上一处，研为细末。盐煮，面糊为丸，如梧桐子大。每服四五十丸，空心食前盐汤下，温酒亦得。

此方温，平补肝肾，清上实下，分清浊二气，补暖丹田，接华池真水，三车不败，五漏不生，热不流于上膈，冷不侵于脾胃，令人耳目聪明。治积年冷病，除累岁沉疴，兼治遗精、白浊、妇人赤白带下。其效如神。

译文

八味丸

刘戴花推荐的药方，老年人常服，可以延年益寿。

主治：此方有温补肝肾，暖丹田，聪耳目之功效。主治积年冷病，及遗精，白浊，妇人赤白带下，效果极好。

组成：川巴戟45g，高良姜45g，川楝子60g，吴茱萸45g，胡芦巴30g，山药45g，茯苓30g，香附子45g。

制法：川巴戟用酒浸泡，去心，与荔枝肉30克一同炒成赤色，去荔枝肉不要；高良姜锉碎，与去心的麦门冬45克，一同炒成赤色，去门冬；川楝子去核，用降真香30克，锉碎同炒，以油析出为度，去降真香；吴茱萸去梗，用青盐30克同炒后，将吴茱萸炮炒，与眼同用；胡芦巴与全蝎14个同炒后，炮熟，去全蝎不用；山药，与熟地黄同炒焦色，去地黄不用；茯苓，与川椒30克一同炒赤色，去椒不用；香附

子去毛，与牡丹皮 30 克一同炒焦色，去牡丹皮不用。上药研为细末，用盐水煮的面团调糊为如梧桐子大的药丸。

服法：每服 40～50 丸，空腹时用盐汤或温酒送下。

双补丸

刘上舍之祖在京师辟雍[1]，得史载之家传方，服此四十载，享年八十七岁。

熟地黄 半斤，补血　菟丝子 半斤，补精

上为细末，酒糊为丸，如梧桐子大。每服五十丸，人参汤下。

此方治下部虚冷，平补，不热不燥。气不顺，沉香汤下；心气虚，茯苓汤下；心经烦燥，酸枣仁汤下；小便少，车前子汤下；小便多，益智汤下。

注释

[1] 辟雍：旧指大学所在地。

译文

双补丸

刘上舍的祖辈曾在京师大学得到了史载之的家族祖传药方，服用此药方四十年，享年八十七岁。

主治：此方补血补精，治疗下焦虚寒，平补，不热不燥。

组成：熟地黄 240g，菟丝子 240g。

制法：研为细末，用酒调糊为如梧桐子大小的药丸。

服法：若气不顺，用沉香汤送服；若心气虚，茯苓汤送服；若心经烦闷燥热，酸枣仁汤送服；若小便少，车前子汤送服；若小便多，益智汤送服。

二黄丸

黄德延曰：夫人心生血，血生气，气生精，精盛则须发不白，颜貌不衰，可以延年益算。其夭阏者，多由服热药，性燥不能滋生精血也。予深烛此理，以谓药之滋补，无出生熟二地黄、天麦二门冬，世人徒知服二地黄，而不知以门冬为引导，则服二地黄者，徒过去尔。生地黄生精血，用天门冬引入所生之地；熟地黄补血，用麦门冬引入所补之地，四味互相。该说载于《本草》，可考而知。而又以人参为通气之主，使五味并归于心。药之滋补，无出于此。

译文

黄德延说："人的心生血，而血生气，气生精，精气旺盛则须发不会变白，容颜不会衰老，可以延年益寿。那些夭亡的人，多是因为服用热性药，热性的药物性燥不利于精血滋生。我深明这个道理，认为滋补的药物不外乎生地、熟地、天冬、麦冬，一般人只知道服用二地黄，却不知道用门冬为药引，就只服二地黄，只不过是服用过而已。生地生精血，天冬把生地的药效引到精血产生的脏器，熟地补血，用麦冬把熟地的效用引到生血的脏腑，四味药相辅相成。"这个说法记载于《本草》一书中，可以考证。而且，又因为人参是通气的主要药物，使五味药都归心经。药物的滋补功效，没有超出这个的了。

生地黄　熟地黄　天门冬_{去皮}　麦门冬_{去心，各一两}　人参_{一两}

上五味为末，炼蜜为丸，如梧桐子大。每服三十丸至五十丸，空心温酒盐汤下。

此方常服，十日明目，十日不渴，自此以往，可以长生。

予登真人之位，此药之功也。

> **译文**

二黄丸

主治：常服此方有滋养精血，明目生津之效。

组成：生地黄 30g，熟地黄 30g，天门冬 30g，麦门冬 30g，人参 30g。

制法：天门冬去皮、麦门冬去心。上 5 味研为末，用炼蜜调糊为如梧桐子大小的药丸。

服法：每服 30 丸~50 丸，空腹时温热的酒水或盐汤送下。

扶羸黑白丹

治年尊气血虚耗，精血少不能荣养经络，精神枯瘁，行步战掉，筋脉缓纵，目视茫茫。

黑丹：

用麋茸，去床骨、皮毛，酒浸一宿，酥炙令黄。又用鹿茸，事治如麋茸之法。各等分，并为细末，酒糊为丸，如梧桐子大。

白丹：

用钟乳粉一味，糯米糊为丸。

上用此二丹，杂之而服。如觉血少，即多用黑丹；如觉气不足，即多用白丹。温酒或米饮吞下，空心食前服。史丞相常服此二丹。

> **译文**

扶羸黑白丹

主治：老年人气血虚耗，精血虚少，不能荣养经络，导致精神枯槁憔悴，行步不稳，筋脉缓纵，目视茫茫。

黑丹

组成：麋茸、鹿茸各等分。

制法：麋茸去床骨、皮毛，用酒浸泡一晚上，涂酥油炙烤令发黄；鹿茸和麋茸一样炮制。2味药一起捣碎为末，用酒调糊为如梧桐子大小的药丸。

白丹

组成：钟乳石粉。

制法：用糯米调糊为如梧桐子大小的药丸。

服法：以上2种丹药，搭配服用。如觉血少，即多用黑丹。如觉气不足，即多用白丹。每服30丸，空腹，食前用温酒或米饮送下。史丞相常服这2种丹。

还少丹

西川罗赤脚方。大补心肾，治一切虚败，心神耗散，筋力顿衰，腰脚沉重，肢体倦怠，血气羸乏，小便昏浊。服药五日，颇觉有力；十日，精神爽健；半月，气稍壮；二十日，耳目聪明；一月，夜思饮食。久服令人身体轻健，筋骨壮盛，怡悦颜色。妇人服之，姿容悦泽，大暖子宫，去一切等疾。

山药　牛膝酒浸一宿，焙干。以上各二两　远志　山茱萸　白茯苓　五味子　肉苁蓉酒浸一宿，切，焙干　石菖蒲　巴戟去心　楮实子　杜仲去粗皮，姜汁并酒涂　茴香各一两　枸杞子　熟干地黄各半两

上为细末，炼蜜入枣肉为丸，如梧桐子大。每服三十丸，温酒盐汤下。日进三服，空心，食前。看证候加减用药：身热，加山栀子一两；心气不宁，加麦门冬子一两；精液少，加五

味子一两；阳气弱，加续断一两。

译文

还少丹

西川罗赤脚提供的药方。能大补心肾，治一切虚败，心神耗散，体力突然衰弱，腰脚沉重，肢体倦怠，血气羸乏，小便浑浊。服后第5日觉有力，第10日精神爽健，半月后气力稍盛，20日后视力增加，1月后夜思饮食，久服令人身体轻健，筋骨壮盛，怡悦颜色。妇女服之，姿容悦泽，大暖子宫，去一切疾病。

主治：主治一切虚损，神志俱耗，精力不爽，腰脚沉重，肢体倦怠，气血羸乏，小便浑浊，子宫久冷；脾胃怯弱，心忪恍惚，精神昏愦，气血凝滞，饮食无味，肌瘦体倦，目暗耳聋

组成：干山药60g，牛膝60g，山茱萸30g，白茯苓30g，五味子30g，肉苁蓉30g，石菖蒲30g，巴戟30g，远志30g，杜仲30g，楮实子30g，茴香30g，枸杞子15g，熟干地黄15g。

制法：牛膝用酒浸泡一晚上，焙干，白茯苓去皮，肉苁蓉用酒浸泡一晚上，焙干，巴戟去心，远志去心，杜仲去粗皮，用生姜汁并酒合和涂抹，炙烤令熟。以上各药为末，用优质蜂蜜掺入枣肉调糊为如梧桐子大小的药丸。

服法：每服30丸，饭前空心以温酒、盐汤送下，每日3次。

根据证状加减用药：身热，加山栀子30g；心律不齐，加麦门冬子30g；精液少，加五味子30g；阳气弱，加续断30g。

胜骏丸[1]

治老人元气不足，真气虚弱，及诸虚，寒湿气迸袭，手足拳挛，屈伸不得，筋脉不舒，行步不随。常服益真气，壮筋骨。治肤，散一切风。

附子一枚重八九钱，重去皮脐　当归一两，酒浸一宿　天麻酒浸

牛膝酒浸　酸枣仁炒　防风各一两　熟地黄酒浸　没药别研

木香不见火　全蝎去嘴、足、稍尾　羌活　甘草炙　槟榔　萆薢炒

苁蓉酒浸　破故纸　巴戟各一两　木瓜四两　麝香二钱半，别研

乳香半两，别研

上二十味，除乳香、没药、麝香别研外，捣罗为末。用生地黄三斤，净洗研烂如泥，入无灰酒四升，烂煮如膏。以前药拌匀，杵令坚，每两分作十丸。每服一丸。细嚼，临卧酒送下。如服半月，见效甚速。无事人服此，亦壮筋力，行步如飞，故名胜骏。此药专在地黄膏要熬得好，惟春夏好合，以有生地黄也。若合半剂，每味减半。此方黄谦仲传于永福陈学谕。

注释

[1]丸：原作"元"，据原书目录及四库本改。

译文

胜骏丸

主治：具有补肝肾，壮筋骨，祛风湿的功效，主要用来治疗元气不足，真气虚弱，及诸虚寒湿气进袭，肝肾不足，风寒湿邪侵袭，手足挛急，脚趾连脚面拘急，行走疼痛，筋脉不伸等一切足弱、鹤膝诸风。

组成：附子1枚（约24~27g），当归30g，天麻30g，牛膝30g，酸枣仁30g，熟地黄30g，防风30g，熟地黄30g，没药30g，木香30g，全蝎30g，羌活30g，炙甘草30g，槟榔120g，萆薢120g，苁蓉120g，破故纸120g，巴戟天120g，木瓜120g，乳香15g，麝香8g。

制法：附子去皮脐，当归用酒浸泡一晚上，天麻用酒浸泡，牛膝用酒浸泡，酸枣仁炒，熟地黄用酒浸泡，没药单独研磨，木香不见火，全蝎去嘴、足、稍尾，甘草蜜炙，萆薢炒，苁蓉用酒浸泡，乳香单独研磨，麝香单独研磨。以上诸药为细末，用生地黄1440g净洗，研烂如泥，

入无灰酒 2800mL，煮烂如膏，加入前药末匀和，捣杵结实。每 30g 药末作 10 个药丸。

服法：每服 1 丸，细嚼，临睡酒送下。地黄春夏极多，遇冬或无地黄，就用蜂蜜作如梧桐子大小的药丸。每服 50 丸，盐汤温酒送下。如服此药 5~7 日或半月，见效甚速，行步如飞，千里可至，所以名叫胜骏。

此药专在地黄膏要熬得好，惟春夏好合，因为有生地黄。若合半剂，每味减半。此方黄谦仲传于永福陈学谕。

鲙齑散

老人脾胃久弱，饮食全不能进，两服立效。王医继先进高庙方。

附子七个，炮　丁香　藿香叶　官桂　木香各三钱　人参半两

上为末，每服二大钱，以寻常辣糊齑半盏，热调服，用匙挑服之。

> **译文**

鲙齑散

主治：此方主治老人脾胃久弱，饮食全不能进。二服就能见效

组成：附子 7 个，丁香 9g，藿香叶 9g，官桂 9g，木香 9g，人参 15g。

制法：附子炮裂，以上诸药为末，每次服用 6g。

服法：用寻常的辣椒酱半盏加热后调服，用勺子挑取服用。

姜黄散

治老人脾泄。

鹰爪黄连一两，断作小段　生姜四两，净洗，和皮切作骰子块

上于银器内同炒，得姜焦黄色，去姜。以黄连碾为细末，腊茶清调下二钱，不拘时。吴兴沈漕德器传。

译文

姜黄散

主治：主治老年人脾虚腹泻。

组成：鹰爪黄连 30g，生姜 120g。

制法：鹰爪黄连切成小段，生姜净洗，连皮切成骰子块大小。将上 2 味药放入银器内一起炒，炒至生姜成焦黄色后，去生姜。将黄连研为细末。

服法：用腊茶调服 6g，服用时间不限。

这个方是吴兴漕官沈德器传授。

通利散

治老人秘涩。

和剂方嘉禾散[1]须用广州增城县随风子

上每服三大钱，水一盏半、生姜三片、枣二枚，煎至七分，入蜜一匙，再煎，去滓，不拘时。制帅谢尚书用光传。

注释

[1] 嘉禾散：出自宋《太平惠民和剂局方》卷三。

译文

通利散

主治：治疗老人大肠秘涩。

组成：嘉禾散

枇杷叶 30g，薏苡仁 30g，白茯苓 30g，人参 30g，缩砂仁 30g，大腹子 1g，随风子 1g，杜仲 1g，石斛 1g，藿香叶 1g，木香 1g，沉香 1g，陈皮 1g，谷芽 15g，槟榔 15g，丁香 15g，五味子 15g，白豆蔻 15g，青皮 15g，桑白皮 15g，白术 30g，神曲 3g，半夏 3g，炙甘草 45g。

制法：枇杷叶去毛，充分涂抹姜汁，炙烤至香熟；薏苡仁微炒，白茯苓去皮，人参去芦，缩砂仁去皮，大腹子微炒；杜仲去皮，用姜汁与酒调和涂抹．炙烤至香熟；石斛切细，用酒拌，微炒；陈皮去白，谷芽微炒，槟榔炒，五味子微炒，白豆蔻微炒，去皮，青皮去瓤，桑白皮微炒，白术炒熟，神曲微炒；半夏用热水洗7遍，将生姜 0.3g 切作片子，与半夏同捣烂，捏成饼炙烤成黄色，甘草蜜炙。诸药一起捣碎，筛成细末。

服法：上药每次服用 10g，水一杯半、生姜 3 片、枣 2 枚，煎至 7 分，加入蜜一匙，再煎，去滓，不限时间。

这个方是制帅谢用光尚书传授。

脾约丸

治老人津液少，大便燥，小便涩，其脾为约。

大黄二两，酒洗，焙　厚朴　枳壳　白芍药各半两　麻子仁一两，微炒　杏仁三分

上为末，蜜丸如梧桐子大。每服二十丸，温水下，加至三十丸。

译文

脾约丸

主治：治疗老年人肠燥津亏导致的大便干结，小便短涩，便秘属脾约者。

组成：大黄 60g，厚朴 15g，枳壳 15g，白芍药 15g，麻子仁 30g，杏仁 0.9g。

制法：大黄用酒浸泡，焙干，厚朴刮去皮，涂抹姜汁后炙烤，枳

壳用麦麸炒，去瓤，麻子仁微炒。上药一起混匀研为细末，用优质蜜制成如梧桐子大小的药丸，用酒浸泡一晚上，焙干。

服法：每服20丸，温水送下，可增加至30丸。

磨积丸

治老人磨滞积，去浮肿。

厚朴　白姜　缩砂　胡椒　青皮　苍术　麦芽　陈茱萸　肉桂_{不见火}

上用醋同盐煮，再焙干为细末。酒糊为丸，如梧桐子大。每服十丸，日午或临睡，香附子煎汤吞下，橘皮汤亦得。此方老幼常服，快脾进食。

> **译文**
>
> **磨积丸**
>
> 主治：老人积滞，去浮肿。
>
> 组成：厚朴，白姜，缩砂，胡椒，青皮，苍术，麦芽，陈茱萸，肉桂。
>
> 制法：上药用醋和盐一起煮，其中肉桂在其他药煎好熄火后放入，煮好后取出诸药焙干为细末。用酒调糊为如梧桐子大小的药丸。
>
> 服法：每天服用10丸，中午或临睡前，用香附子煎汤送下，橘皮汤亦可。此方老幼常服，能健脾促进消化。

白芷丸

治老人气虚头晕。

白芷　石斛　干姜_{各一两半}　细辛　五味子　厚朴　肉桂　防风　茯苓　甘草　陈皮_{各一两}　白术_{一两一分}

上为细末，炼蜜丸，如梧桐子大。每服三十丸，清米饮下。不饥不饱服。邵致远年八十有三，有此疾，得此方，数服即愈。杨吉老传。

> **译文**
>
> **白芷丸**
>
> 主治：老人气虚头晕。
>
> 组成：白芷45g，石斛45g，干姜45g，细辛30g，五味子30g，厚朴30g，肉桂30g，防风30g，茯苓30g，甘草30g，陈皮30g，白术30g。
>
> 制法：诸药一起捣为细末，用炼蜜调糊为如梧桐子大小的药丸。
>
> 服法：每次服30丸，用清米汤送下。不饥不饱时服用。
>
> 邵致远83岁时患有气虚头晕的疾病，得到了此方，服用几次就好了。（本方杨吉老传授）

治眼昏夜光育神丸

养神明，育精气，主健忘，益智聪心，补血不壅燥，润颜色，远视移时，目不眵眵，脏腑调适。久服目光炯然，神宇泰定，语音清彻，就灯永夜，眼力愈壮，并不昏涩，不睡达旦，亦不倦怠。服两三月后，愈觉神清眼明，志强力盛，步履轻快，体气舒畅，是药之效。常饵如饮食，一日不可辍。惟在修合，洗濯洁净。药材须件件正当，不宜草率。

熟地黄洗，晒干，酒浸　远志净洗，就砧上捶碎，取皮去骨木　牛膝去芦　菟丝子净洗，晒干，以酒浸，别研如泥　枳壳净洗去穰，麸炒赤色　地骨皮须自取净，洗净，砧上捶打，取皮　当归净洗，晒干，焙亦得

以上七味各等分，逐一秤过，分两平，除地黄、菟丝子别器用酒浸，其余五味同锉细，共入一钵内或瓷瓮内。若每

件十两,都用第一等无灰浓酒六升,同浸三宿,取出,文武火焙干。须试火,令得所,不可太猛,恐伤药性。十分焙干,捣罗为末,以两手拌令十分匀。炼蜜为丸,如梧桐子大。每服空心盐酒下三十丸,加至四五十丸,亦不妨。若不饮酒,盐汤亦得,但不如酒胜。炼蜜法,冬五滚,夏六七滚,候冷,以纸贴惹去沫,丸后都入微火焙,少顷,入瓷收。陈书林云:黄牧仲司谏常服此药,晚年目视甚明,因传其方。

译文

治眼昏夜光育神丸

此方养神明,育精气,主治健忘,能益智聪心,补血不壅燥,润颜色,长时间远视,眼睛也不花,脏腑调适。长期服用目光炯然,神宇泰定,语音清彻,在灯下看一晚书,视力还是很好,并不昏涩,不睡达旦,亦不倦怠。服两三月后,越来越觉神清眼明,志强力盛,步履轻快,体气舒畅,这是这个药的神奇功效。把它当饮食一样常吃,一日不可少。只是在制作药物的时候,一定要洗濯干净,严格按照要求,不宜草率。

主治:明目,去翳障。养神益精,益智聪心,补而不壅燥,润颜色,调脏腑,常服目光炯然,神宇泰定,语言清晰,步履轻快,就灯永夜不倦。治疗眼目病,精衰眼昏。

组成:熟地黄、远志、牛膝、菟丝子、枳壳、地骨皮、当归各等分。

制法:熟地黄洗净,晒干,用酒浸泡;远志净洗,放在砧上捶碎,取皮去骨木;牛膝去芦;菟丝子净洗,晒干,用酒浸泡,单独研磨成泥;枳壳净洗,去瓤,用麦麸炒成赤色;地骨皮须自取,净洗,放在干净的砧板上捶打取皮;当归净洗,晒干,焙干也可以。除了地黄、菟丝子要单独放在器皿内用酒浸泡,其余5味,一起锉成细粉,放入钵内或瓷瓮内,如果每件300g,都用第一等无灰浓酒4200mL,一起浸泡3个晚上,取出,用文武火焙干,要注意火候,不可太猛,恐伤药性,充分焙干,捣碎筛罗成细末,用两手搅拌令充分混匀,加炼蜜调糊为如梧桐子大小的药丸,。提炼蜂蜜的方法,冬天煮沸5次,夏天煮沸6~7次,候冷,用纸条沾去浮沫。制成丸后都用微火焙一会,再放入瓮中收储。

服法:每服30丸,空腹时用盐、酒送下,加至40~50丸亦不妨。若不饮酒,盐汤亦得,但不如酒效果好。

陈书林说:黄牧仲司谏常常服用此药,晚年视力非常好,因此把这个方广泛传播。

李守愚取黑豆紧小而圆者,侵晨以井花水吞二七粒,谓之五脏谷,到老视听不衰。

译文

李守寓选取紧小而圆的黑豆,天快亮的时候用清晨刚从井中提的水送服14粒,认为黑豆是滋养五脏的谷物,坚持服用,到老仍目明耳聪。

《本草》云:熟地黄、麦门冬、车前子相杂,治内障眼有效。屡试信然。其法:细捣罗,蜜丸如桐子大。三药皆美,捣罗和合,异常甘香,真奇药也。

译文

《本草》载有:熟地黄、麦冬、车前子搭配使用,可以有效治疗白内障。试验多次,效果都让人信服。具体用法:把药物捣细碎,在用罗筛去杂质,用蜜调糊为如梧桐子大小的药丸。三味药都很好闻,捣碎、过筛,参合一起,气味香甜,可谓是奇药了。

牢牙乌髭方

绍定壬辰[1],江淮赵大使克复盱眙时[2],纳合行省相公,名买住,来金陵,予在赵监军厅同会。纳合年逾七十,鬓发髭须皆不白。质其所由,谓吾国有行台,出典藩镇,髭须皓然,数载归朝,而须发皆黑。人怪其异,自序遇一方,牢牙乌髭,岁久得效,因传其方,却不言分两,续乙巳年会张经历朝请,始得分两云。紫壶温尉序。

注释

[1] 绍定壬辰:绍定是南宋是南宋皇帝宋理宗的年号,壬辰是纪年,即绍定五年,公元 1232 年。

[2] 盱眙:古代行政区。治在今江苏盱眙县东北。绍定五年(1232 年),金将以盱眙降宋,宋改盱眙军为招信军,辖天长、招信两县,隶属于淮南东路。

译文

牢牙乌髭方

绍定五年,江淮赵大使收复盱眙时,纳合作为掌管军政事务的宰相,以买住房为由,到金陵来,我在赵监军的客厅里,与他会面。纳合已经七十多岁了,鬓发胡须都还不曾变白。我问他原因,他对我说,他国有个行台官员到藩镇任职时须发斑白,过了几年回朝,须发都变黑了。大家对他的变化都很好奇,他自己说是遇到一个方子,具有护齿乌发的功效,需要久服才能见效。因而流传他的方子,却不说药材的分量,直到乙巳年当张经历,被皇帝传唤,才得具体的药物剂量。

旱莲草二两半　此草有二种:一种是紫菊花,炉火客用之;此一种,再就北人始识之,《本草》中名鲤肠草,孙真人《千金方》名金陵草,浙人谓之莲子草,其子若小莲蓬故也　**芝麻莘**三两,此是压油了麻枯饼是也　**诃子**二十个,并核锉　**不蛀皂角**三铤　**月蚕沙**二两　**青盐**三两半,盖青盐吾乡少,且贵价,只以食盐代之,但药力减少　**川升麻**三两半,最治牙痛上为末，醋打薄糊为丸，如弹子大，捻作饼子，或焙或晒。以干为度。先用小口瓷瓶罐子，将纸筋泥固济，曝干，入药饼在瓶内，塘灰火中烧令烟出，若烟淡时，药尚存性，急取退火，以黄泥塞瓶口，候冷，次日出药，旋取数丸旋研为末。早晚用如揩牙药，以温汤灌嗽_{使牙药时，须少候片时，方使灌漱}。久用功莫大焉。

乌髭方甚多，此方颇为奇异，故抄之。

译文

牢牙乌髭方

主治：坚固牙齿，乌黑须发，主治牙齿松动，鬓发早白。

组成：旱莲草75g，芝麻莘90g，诃子20个，不蛀皂角3铤，月蚕沙60g，青盐105g，川升麻105g。

制法：旱莲草，此草有2种，1种是紫菊花，炉火客常有；另1种，北方人见得多，《本草》中名鲤肠草，《孙其人千金方》名金陵草，浙江人叫它莲子草，因为它的种子像小莲蓬的缘故。芝麻莘，这个就是压油了的麻枯饼，诃子连核锉成末。诸味药一起捣碎为末，用醋调和后打薄捏成如弹子大的药丸，，捻作饼子，或焙或晒，以干为度；先用小口瓷瓶罐子，将纸筋泥固济，晒干，将药饼放在瓶内，以黄泥塞瓶口，候冷，次日出药。

用法：取出药丸，马上研为末，将其作为擦拭牙齿的药早晚各用一次，以温水灌漱口（使用本牙药后，不要立刻漱口，要稍微等候片刻，才开始灌漱）。长期使用改善非常明显。

乌髭方有很多，但这个方子效果特别奇异，所以抄录它。

吾祖知县承议公家传常用牢牙方：

荆芥_{不见火}　土芎　细辛　当归

上为末，使时未可便用水漱，须令药气入牙内，良久方漱为佳。常用至老，牙不动摇。

译文

常用牢牙方

主治：坚固牙齿。

组成：荆芥，土芎，细辛，当归。

制法：荆芥不要见火，4味药一起研为末。

用法：使用时不要立马用水漱口，需要等药效渗透牙齿内部，等段时间漱口效果更好。

点评

作者认为人在不同年龄阶段，身体气血阴阳状态的强弱盛衰也各不同。老人气血津液不足、脏腑衰败，在这种生理状态下，很容易滋生疾病或感染时疾，也容易使疾病迁延难愈演变成顽疾，所以要根据老人的生理、病理情况，服用适宜的补益防病治病的方药。《集方》篇的方药是按照老人生理状态和好发疾病的原则，作者根据自己的生活经历，在陈直收录的方药的基础上增加了许多方药汇总而成，总共32个方。这些方药主要用于因为老人气血津液精阴阳虚衰而出现的阳虚诸寒证、眼耳不聪、发白齿摇等病证，还有益气健脾、益脑增髓、补肾益精等功效的药方。纵观全篇，不管是补益方，还是疗疾方用药多是药性和缓、适合长期服用，对现代老人补益身体、治疗慢性病选方、用药也具有指导意义，比如以秘传六和方为基础方来补脾活血，以二黄丸补益气血津液，以磨积散为基础方治疗老人食多积滞等，具体使用，需要咨询医生，不可乱用、滥用。

东坡治脾节饮水说

脾能母养余脏，养生家谓之黄婆。司马子微著《天隐子》，独教人存黄气入泥丸，能致长生。太仓公言，安谷过期，不安谷不及期。以此知脾胃全固[1]，百疾不生。近见江南一老人，年七十三，状貌气力如四五十人。问其所得，初无异术，但云平生习不饮汤水耳。常人日饮数升，吾日减数合，但只沾唇而已。脾胃恶湿，饮少胃强，气盛液行，自然不湿。或冒暑远行，宜不念水。此可谓至言不烦。周曼叔比得肿疾，皆以利水药去之。中年以后，一利一衰，岂可去乎[2]？当及今无病时，力养胃气。若土能制水，病何由生？向陈彦升云：少时得此疾，服当归、防己之类，皆不效，服金液丹，灸脐下乃愈[3]。此亦固胃助阳之意，但火力外物，不如江南老人之术。姜、桂辣药，例能胀肺，多为肿媒，不可服。

陈书林云：友人陈昊卿，年六十二，面色光泽。扣之以何道致此，云常时绝不饮汤水，虽羹汁亦少呷。参以坡公之说，方审昊卿之言为信。

注释

[1] 全：四库本作"令"。

[2]去：四库本及《永乐大典》作"数"。

[3]灸：原作"炙"，据《永乐大典》改。

译文

脾脏能滋养其他脏腑，被养生家称为土母。司马子微写的《天隐子》中，特地教人存脾气到脑神，可以使人长生不死。太仓公说过，病人能正常饮食，预后良好；不能正常饮食的，预后不佳。由此可知，脾胃健康，百病不生。最近遇到一个江南的老人，七十三岁了，身形、容貌和力气都像四五十岁一般。问他怎么办到的，他觉得没有什么奇异的方法，只是平时习惯了很少喝水。一般人一天能喝几升水，他自己每天比别人少一些，而且只是沾湿嘴唇而已。脾胃喜燥恶湿，喝水少能增强胃气，脾胃气盛能促进水液运化，体内自然就不会产生湿邪。有人在暑热的时候远行，也不要多喝水。这可以称为至言不烦了。周曼及其叔接连患肿疾，都是用利水药治疗的，隔年后，一个转好，一个加重，哪能算治愈呢？应该趁现今没有生病之时，尽力养护胃气。如果脾胃能运化水液，疾病从哪些产生呢？从前陈彦升说："年少的时候患肿病，服用当归、防己之类的药物都是没有功效的，服用金液丹，灸脐下，才能痊愈。"这也起顾护胃气，补助阳气的功效，但是艾灸、药物的功效，不如江南老人的养生方法。姜、桂这些辛辣的药物，是能胀肺的药类，多是导致肿疾的媒介，不可服用。

陈书林说："我的朋友陈昊卿，已经六十二，颜面光泽。问他用何种办法保养，他说，只是平时几乎不喝水，即使是羹汤也少喝。参考苏东坡的见解，再看昊卿的说法，可以相信。"

点评

这段文字主要介绍了东坡用节饮水的方法治疗脾病水肿，一些养生家认为不饮汤水能顾护脾胃以养生。脾喜燥恶湿，胃喜润恶燥，如果脾气虚弱，不能运化水液，适当减少饮水是可以的，但是正常人如果饮水过少，对胃和机体是不利的。现代医学认为，正常人每天平均耗水量为2000~2500毫升，体内物质氧化可生水300毫升，故每日应补充水分2200毫升,包括饮食中的含水量。夏天每日补充水分在3000毫升左右,才能满足人体需要。发烧感冒时,一定要喝水,以补充因体温上升而流失的水分,还能促使身体散热,帮助病人恢复健康;中暑、膀胱炎、便秘和皮肤干燥等疾病患者,多喝水在一定程度上能缓解病情。但患有浮肿、心脏功能衰竭、肾功能衰竭等疾病的病人不宜多喝水,否则会加重心脏、肾脏负担,易加剧病情,要根据医生建议饮水。正常人饮水可以少量多次,不能等口渴时再喝水,口渴已是体内轻微失水的表现。

饮食用暖

王玠,密人[1]。常食道傍[2],有一老人进言,饮食须用暖。盖脾喜温,不可以冷热犯之,惟暖则冷热之物至脾皆温矣。又因论饮食,太冷热皆伤阴阳之和。《晁氏客语》

注释

[1]密人:密须国人。密须国,今在河南新密市境内。
[2]常:四库本作"尝"。

译文

王玠,密须国人。经常在路边吃东西。有一个老人对他说,饮食要用温热的。因为脾脏喜温,不可以用过冷过热的饮食侵犯它,只有脾暖则冷热的饮食到脾胃都温热了。又因为议论饮食,太冷太热都会不利于阴阳调和。

> **点评**
>
> 王玠，字道渊，号混然子，元曲作家，道士，南昌修水（今属江西省）人，著有《还真集》。作者借王玠的故事，告诉人们脾胃喜温，饮食温度不可过冷过热，只有饮食温度适宜才能顾护脾胃，并举晁说之的观点证实自己的观点。晁说之在《晁氏客语》中提倡："盖脾喜暖，不可以冷热犯之，惟暖则冷热之物至脾皆温矣。又因论饮食太冷热，皆伤阴阳之和。"老人脾胃机能衰退，更接受不了刺激，所以老人饮食要控制温度，不要太冷太热，太冷损伤脾胃阳气，太热灼伤口腔和食道，这些都不利于老人的健康。

戒夜饮说

酒，古礼也。奉祭祀，会宾亲，制药饵，礼有不可缺者。用之有时，饮之有度，岂可以为常而不知节哉？《礼经》：宾主百拜而酒三行者[1]，盖重其道而不容轻故尔，岂令人浮沉于其中乎？予家祖父处世养生，惟务淡薄[2]，皆享年八九十上下。予自幼年性喜恬退[3]，今又七十馀矣。饮酒止一二盏，才夜即睡，明早即起。居常既罕病，且康健，亦自知节戒之功然也[4]。人生天地间，贫贱者多，贵而富岂易得哉！倘能戒夜饮，顺阴阳，正寤寐[5]，保精气，使一身神识安宁，百邪不侵，安享天年，岂不幸欤！好生君子审而察之。此序见《陈氏经验方》，不记何人所作。

注释

[1] 行：量词。斟酒劝饮一遍。
[2] 淡薄：同"淡泊"，淡泊名利。
[3] 恬退：淡于名利、安于退让。
[4] 戒：戒除不良嗜好。
[5] 正：合乎法则的。

译文

酒，是古时的礼制。祭祀供奉，宴请宾客亲友，制作药物、食物，是礼制不可缺少的。不经常地使用它，饮酒有度，怎么可以因为它是常物就不知道节制呢？《礼经》说："宾客和主人多次行礼祝酒才三次的原因，大约是重视礼仪才不容许轻视它，哪能让人沉沦酒中呢？"我的父亲和祖父为人处世和养生，只追求淡泊，都享世八九十年上下。我自小性格就偏于淡于名利、安于退让，现在我已经七十多岁了。饮酒就喝一两杯，到夜晚就睡觉，天一亮就起床。我平时很少生病，而且身体健康，我自己也知道这是节制的功效。人生在世，贫贱的人很多，富贵怎么能轻易得到的呢？如果能戒掉夜晚饮酒，顺从阴阳的变化，按时睡觉、起床，保存精气，让身上的神识安宁，病邪不能侵袭，可以安享晚年，难道不是一种幸事吗？喜欢养生的人，可以仔细地察验。（这篇序言见《陈氏经验方》，不知是何人所著）

点评

酒，是古代人生活中不可或缺的居家之品，在祭祀、药用、宴饮宾客等方面都是必备的，但是作者认为饮酒应"用之有时，饮之有度"，不能因为必备之品就不知道节制。作者通过"戒夜饮"一事告诫众人，养成良好的生活习惯，起居有常，节制嗜欲，保养精气，能使人精神安宁，疾病不侵，安享天年，爱护生命的人，应该可以践行。生活习惯是影响人健康的重要因素，很多慢性病的产生主要是因为不良的生活习惯导致的。老人体虚正亏，良好的生活习惯更是顾护正气、预防疾病的重要方法。养生良好的生活习惯，要从小开始，要坚持到老。

擦涌泉穴

其穴在足心之上[1],湿气皆从此入。日夕之间常以两足赤肉,更次用一手握指,一手磨擦,数目多时,觉足心热,即将脚指略略动转[2],倦则少歇,或令人擦之亦得,终不若自擦为佳。陈书林云:先公每夜常自擦至数千,所以晚年步履轻便。仆性懒,每卧时只令人擦至睡热即止,亦觉得力。乡人郑彦和自太府丞出为江东仓,足弱不能陛辞。枢莞黄继道教以此法,逾月即能拜跪。雩人丁邵州致远病足半年[3],不能下床,遇一道人,亦授此法,久而即愈。今笔于册,用告病者,岂曰小补之哉!

东坡云:杨州有武官侍真者,官于二广十余年[4],终不染瘴,面色红腻,腰足轻快。初不服药,唯每日五更起坐,两足相向,热磨涌泉穴无数,以汗出为度。

欧公平生不信仙佛,笑人行气[5],晚年云:数年来足疮一点,痛不可忍,有人传一法,用之三日,不觉失去。其法:重足坐,闭目握固,缩谷道,摇飐为之,两足如气球状,气极即休,气平复为之,日七八,得暇即为,乃般运捷法也。文忠痛已即废。若不废,常有益。又《与王定国书》云:摩脚心法,定国自己行之,更请加工不废,每日饮少酒,调节饮食，常令胃气壮健。涌泉穴在足心陷者中，屈足卷指宛宛中，足少阴脉所出，为井地。

> [注释]

[1] 上：原作"土"，据四库本及《安老怀幼书》改。
[2] 指：原作"脂"，据四库本及《安老怀幼书》改。
[3] 霅：浙江省湖州市的别称。因境内有霅溪而得名。
[4] 二广：指宋代广南西路与广南东路。即今广西壮族自治区与广东省。
[5] 行气：亦称"服气""食气""炼气"。道教早期修炼方术之一。是指一种以呼吸吐纳为主，而往往辅以导引、按摩的养生内修方法。一般又分外息法和内息法两大类。

> [译文]

这个学位在足心，湿邪是从这个穴位侵犯人体的。朝夕之间，经常在两足足心，轮番用一只手握着足趾，一个摩擦，摩擦的次数多了，感到足心发热，开始慢慢转动脚趾，疲倦后稍微歇息，或者让别人擦也可以，但终究不如自己擦的好。陈书林说："先父每夜擦脚心数千次，所以到晚年腿脚还很轻便。我性格懒散，每天在睡时只让人擦到睡着脚热就可以了，也觉得效果很好。同乡郑彦和从太府丞职位外任到江东仓，腿脚不便不能离朝上任。枢莞黄继道把这个方法传授给他，过来一个月就可以谢恩上任了。湖州人丁邵州因远途导致足病半年，不能下床行走，遇见一个道士，也把这个方法传授给他，过一段时间就痊愈了。如今把这个方法记载在这本书里，哪能说是小补充呢？"

苏轼说："扬州有一个叫侍真的武官，在两广地区为官十多年，都没被瘴气感染，面色红腻，腰膝轻快。开始没有服用药物，只是每天五更坐起，两脚相对，用热手擦涌泉穴，出汗方止。"

欧阳修平生不信佛神之说，讥嘲别人行气，在晚年却说："患足疮数年，疼痛不能忍受，有人传授一个治疗方法，用了几天，不觉间病已去。具体方法：迭足坐，闭目双手握固，肛门上提，摇动磋摩脚心，感觉两足如气球状，气胀到极点就停下，平复了就再做，一天七八次，得空就坐，是般运简单方法啊。"欧阳修的足疾刚好便停止练习，如果没有停止练习，会有更多的好处。又在《写给王定国的信》中说："擦脚心法，定国自己练习，请坚持不懈，每天少饮酒，调节饮食，往往使胃气健壮。"（涌泉穴是在足心凹陷处正中，屈足蜷缩脚趾脚心碗形凹陷里，是足少阴肾经所出之地，是井地）

擦肾俞穴

陈书林云：余司药市仓部轮差[1]，诸军请米受筹，乡人张成之为司农丞监史同坐。时冬严寒，余一二刻间两起便溺，问曰：何频数若此。答曰：天寒自应如是。张云：某不问冬夏，只早晚两次。余谂之曰：有导引之术乎？曰：然。余曰：旦夕当北面[2]。因暇专往叩请，荷其口授曰：某先为李文定公家婿，妻弟少年遇人有所得，遂教小诀：临卧时坐于床，垂足，解衣，闭气，舌柱上腭，目视顶，仍提缩谷道，以手磨擦两肾俞穴，各一百二十次，以多为妙，毕即卧。如是三十年，极得力。归禀老人，老人行之旬日，云：真是奇妙。亦与亲旧中笃信者数人言之，皆得效。今以告修炼之士云。

> **注释**
>
> [1]差：原作"羌"，据《永乐大典》及《安老怀幼书》改。
> [2]北面：指拜师求教，旧时老师的座位是坐北朝南，学生北面受教，以示尊敬，故以北面代指以弟子礼拜师求教。

> **译文**

陈书林说:"我任药市仓部轮差一职,军部请米受筹时,同乡张成之任司农丞监史同坐。当时正值寒冬,我一二刻就要小便。他问道,为什么会这样频繁呢?我回答说,天冷自然就变成这样了。张成之说,他不论冬夏一天只早晚去两次厕所。我追问他,有导引术吗?他说,有。我说:有时间一定要向您求教。后来空闲时间专门前往他家叩拜请教,蒙其恩德,口授教我说到:先父是李文定公的女婿,舅舅少年时遇到的人送的。于是教我口诀:临睡的时候,垂足坐于床前,松解衣带,闭气,舌抵上腭,眼神上视头顶,提肛收腹,用手摩擦两次的肾俞穴,各120次,多多益善,擦完即睡。坚持30年,效果极好。回家告诉家里的老人,老人练习了十余日,说:感觉很好。也说与亲朋好友中相信此法的一些人,都收到不错的功效。现告诉修炼养生的人。"

> **点评**

作者介绍了两个按摩保健防病的方法,擦涌泉穴、擦肾俞穴,两个穴位均与肾关系密切,按摩两个穴位能补肾阳、强腰膝的功效。期间还介绍了呼吸导引之法,一是治疗足疮导致的足痛,一是治疗严冬尿多的病症,两法都是有人亲身练习实践证实有效作者才在书中介绍的。现代人大病小病就去医院,或是自己扛着,不知道预防和自我治疗,作者在这里介绍的方法,简单易操作,且没有什么毒副作用,值得尝试。

东坡《酒经》

南方之氓,以糯与秔杂以卉药而为饼,嗅之香,嚼之辣,揣之枵然而轻,此饼之良者也。吾始取面而起肥之,和之以姜液，蒸之使十裂，绳穿而风戾之，愈久而益悍，此曲之精者也。米五斗为率而五分之，为三斗者一，为五升者四。三斗者以酿，五升者以投，三投而止，尚有五升之赢也。始酿以四两之饼，而每投以二两之曲，皆泽以少水，足以散解而匀停也。酿者必瓮按而井泓之，三日而井溢，此吾酒之萌也。酒之始萌也，甚烈而微苦，盖三投而后平也。凡饼烈而曲和，投者必屡尝而增损之，以舌为权衡也。既溢之，三日乃投，九日三投，通十有五日而后定也。既定乃注以斗水，凡水必熟而冷者也。凡酿与投，必寒之而后下，此炎州之令也[1]。既水五日乃篘[2]，得三斗有半，此吾酒之正也。先篘半日，取所谓赢者为粥，米一而水三之，揉以饼曲凡四两，二物并也，投之糟中，熟捣而再酿之五日，压得斗有半，此吾酒之少劲者也，劲正合为四斗。又五日而饮，则和而力，严而猛也。篘之不旋踵而粥投之[3]，少留则糟枯，中风而致酒病也[4]。酿久者酒醇而丰，速者反是，故吾酒三十日而成也。

洪内翰曰：此文如太牢八珍，咀嚼不嫌于致力，则真味愈隽永。今附编与耆英喜文章者玩之。欧公《醉翁亭记》用二十一"也"字，此经用十六"也"字，每一"也"字上必押韵，暗寓于赋，而读之者不觉其激昂渊妙，殊非世间笔墨所能形容也。

注释

[1]炎州：《楚辞·远游》："嘉南州之炎德兮，丽桂树之冬荣。"后以"炎州"泛指南方广大地区。

[2]篘：滤酒的器具，亦指滤酒。

[3] 之：原夺，据四库本补。
[4] 致：原无，据四库本补。《永乐大典》作"成"。

译文

　　从南方来的百姓，用糯米和粳米结合草药做成饼，闻着香，吃着辣，拿着虚大而且轻，这是这个饼的优点。我在面刚发起来的时候，用姜汁和面，蒸到开花，然后用绳穿上，受风吹，时间越久功效越好，这是酒曲的精华。米按五等分的比值划分它的，21L占一份，3.5L占4份，21L的米用来酿，3.5L的米用来添加，分3次加完，还剩3.5L。刚开始酿的时候用120g的饼，每次投60g的曲子，都用少量的水滋润，能够使曲均匀散结就可以停止。酿酒的用具必须用瓮并用井水冲灌，3天后，井水上溢，这是我的酒发酵了。刚开始发酵的酒很烈，且味道微苦，大概经过3次加曲后，酒的性味就平和了。但凡是酒饼烈，但酒曲性平和，投曲的人要根据多次尝试的经验去相应的增减，舌头的感觉是权衡的标准。当已经溢出来的时候，3天加曲一次，9天加3次，经过15天就可以停止了。停止后，注入7L水，水必须是冷开水。凡是用来酿酒和投加的原料都需要是凉下来后再用，这是南方酿酒的规定。注入水5日后用酒筻取酒可得24.5L，这是我的纯酒。先用酒筻取酒过半天，取盈余的做粥，米、水按一比三的比例，用120g的饼曲，把两种东西和在一起，放在酒渣里，揉搓均匀后再酿5天，按压可得半斗，这是我的酒劲较小的酒，纯酒和酒劲较小的合在一起，共28L。过了五日后再喝，酒劲温和却有力、厉害且猛烈，用稻草围着不摇晃瓮底，把粥加入其中，酒很少，而且酒糟干枯、受风，导致酒坏。酿的时间久的酒味道甘醇丰厚，酿的时间短的酒味道与它相反，所以我的酒30天才成。

　　洪内翰说，这篇文章像珍馐美味，一直咀嚼体会也不会觉得疲倦，只会觉得它更意味深长。现附编上，以供那些德高望重并喜欢文章的老人玩味。欧阳修的《醉翁亭记》用了21个"也"字，东坡的《酒经》用了16个"也"字，每一个"也"字上必须押韵，并在文中暗藏寓意，而且读者不由得觉得文辞激昂玄妙，断不是世间文字能形容得当的。

> **点评**

这是一篇美文,古人交相称赞,认为其是"殊非世间笔墨所能形容也。"文中详细介绍了东坡酿制好酒的方法,也看出东坡先生擅长酿酒和对酒的喜爱。如何酿制出好酒,是古今一直追寻的问题,现在的酿酒工艺也不似从前,酿造出的酒也不似从前。有酿酒爱好者,可以按照这个方法尝试一下,看看能不能酿造出"和而力严而猛""醇而丰""少劲"的美酒。

仲长统《乐志论》

使居有良田广宅,背山临流,沟池环匝,竹木周布,场圃筑前,果园树后。舟车足以代步涉之难;使令足以息四体之役。养亲有兼珍之膳,妻孥无苦身之劳。良朋萃止,则陈酒肴以娱之;嘉时吉日,则烹羔豚以奉之。踌躇畦苑,游戏平林。濯清水,追凉风,钓游鲤,弋高鸿。讽于舞雩之下,咏归高堂之上。安神闺房,思老氏之玄虚;呼吸精和,求至人之彷佛。与达者数子论道讲书,俯仰二仪,错综人物。弹南风之雅操,发清商之妙曲。逍遥一世之上,睥睨天地之间。不受当时之责,永保性命之期。如是则可以陵霄汉,出宇宙之外矣,岂羡夫入帝王之门哉!

> 译文

生活要有良田,宽阔宅院背山临水,河流环绕,竹子树木遍布,宅前建菜园和场院,果园建在宅后。拥有的马车和船只可以避免出行时出现步行和涉水的困难,能够解除肢体的劳役。奉双亲能有精美的食物,妻子和儿女不用伤身的劳作。好友欢聚一堂,有好酒好菜招待;吉日良时,煮好猪羊供奉祖先。在田园漫步,在林间玩乐。泛舟河中,追逐凉风,悠然垂钓,弋设飞雁。在舞雩台下讥刺世事,在高堂上一起吟诗作赋。在卧房中调养心神,体悟老庄玄妙的思想;通过呼吸吐纳保精,追求至人不真切的样子。与有专长的人一起谈书论道,行为举止间,人各不相同。弹奏像《南风》这样高雅的曲子,哼唱比商调高半个音的美妙音乐。逍遥一世,不问世事。不接受世间教条,可以长寿。如果一直坚持就可以上天,到宇宙的外面,哪能羡慕入朝为官呢?

> 点评

仲长统(179—220年),字公理,山阳郡高平(今山东省邹城市西南部)人,著有《昌言》。东汉末年哲学家、政论家。仲长统才华过人,但性豪爽卓异,洒脱不拘,敢直言,不矜小节,默语无常,时人称为狂生。《乐志论》形象地描绘仲长统的人生理想,是一种无劳苦又无干扰的闲适生涯,一种隐居避世、养性保寿的养生术,体现了传统的道家养生观。而且仲长统还认为,奉养过厚,并非好事,正因个人淫乐,影响后代,使得其先天不足,疾病难医,以致少高寿之人。这种见解也解释了现代"富贵病"的产生和危害,多因营养过剩、护卫过当所致,可能会遗传后代。古人云:"良田千顷,不过一日三餐。广厦万间,只睡卧榻三尺。"老人,最需心平气和,知足常乐,放弃攀比,清淡饮食、营养均衡,方能安享晚年。

照袋[1]

王少保仁裕每天气和暖,必乘小驷,从三四苍头,携照袋,贮笔砚、《韵略》、刀子、笺纸、并小乐器之类,名园佳墅,随意所适。照袋以乌皮为之,四方有盖并襻,五代士人多用之。偶阅此事,寓笔于兹,视沈存中游山之具,尤为简便。

注释

[1]照袋:随身携带的盛放文具杂物的袋子。

译文

王少保当天气和暖的时候,一定会乘坐马,带三四个奴仆,带着照袋,装上笔砚、《韵略》、刀子、笺纸和一些小乐器之类东西,到名园佳墅,随心所欲地观赏。照袋要用黑色的皮革做成,四方形有盖有襻,五代时期的士人常用。(偶然看到此事,记录在此,与沈存中的游山器具相比,更加简便)

点评

"照袋"是随身携带以放置杂物的袋子。宋·陶谷《清异录·卷下》"器具门"篇里介绍的"方便囊":"唐季王侯竞作方便囊,重锦为之,形如今之照袋。每出行,杂置衣、巾、篦、鉴、香药、词册,颇为简快",就是一种外出游玩方便携带用具的袋子,现代人出去游玩背的包、拿的行李箱之类的。

处方

人有常言,看方三年,无病可治。治病三年,无药可用。噫!有是哉。余近苦脚膝酸疼,吕惠卿处以经进地仙丹,连服三日而愈。由是知天下无不可治之病,医书无不可用之方,特在于遇医之明不明耳。地仙丹,见前第十八方。

译文

常言道,看了很久方书也不会治病,治病久了,没有现成的方药可用。嗯,是这样的啊。我近日为脚膝酸疼烦恼,吕惠卿用经进地仙丹治疗,我连服三天就痊愈了。因此才知道世间没有不可以治疗的疾病,医书上的方都是可以用的,只在于遇到的医生医术高不高明(地仙丹,见前文"集方"第18个方)。

点评

作者借自己的亲身经历说明了医学需要理论和实践的结合,二者缺一不可,而且这个过程是需要很长时间的,不可一蹴而就。没有临床经验,纸上谈兵,真正临证时,不知选何方;若是基础知识不牢,治病时很难灵活运用方药。只有高明的医生,才能做到"天下无不可治之病,医书无不可用之方。"

食治方

凡饮，养阳气也。凡食，养阴气也。天产动物，地产植物。阴阳禀质，气味浑全。饮和食德，节适而无过，则入于口，达于脾胃；入于鼻，藏于心肺。气味相成，阴阳和调，神乃自生。盖精顺五气以为灵，若食气相恶，则伤其精；形受五味以成体，若食味不调，则伤其形。阴胜则阳病，阳胜则阴病。所以谓安身之本，必资于食。不知食宜，不足以存生。古之别五肉、五果、五菜，必先之五谷。以夫生生不穷，莫如五谷为种之美也。苟明此道，安腑脏，资血气，悦神爽志，平疴去疾，何待于外求哉！孙真人谓：医者先晓病源，知其所犯，以食治之，食疗不愈，然后命药[1]。陈令尹书食治之方已备，续编糜粥之法已详。此卷所编诸酒、诸煎、诸食治方，有草木之滋焉。老人平居服食，可以养寿而无病，可以消患于未然；临患用之，可以济生而速效也。

食治诸方，不特老人用之，少壮者对证疗病，皆可通用。负阴抱阳，有生所同，食味和调，百病不生。保生永年，其功则一。

注释

[1] 医者先晓病源，知其所犯，以食治之，食疗不愈，然后命药：出自《千金方·食治》。

译文

喝酒可以养护阳气，食物可以养护阴气。天然出产的是动物，土地所产的物品是植物。先天具有阴阳之性，气味俱全。饮食均衡规律，节制不过量，吃进嘴里，到达脾胃；气味进入鼻中，藏在心肺中。气味互相补充、成全，阴阳相互调和，神自然产生。人体之精因五气调顺为灵动，如果食物之气互相敌对，则会损伤精；人的形体接受五味的滋养才得以成形，如果食物的味不调和，就会损伤形体。阴气过盛会损伤阳气，阳气过盛会损伤阴气。所以有生命延续的根本，必然是来源于食物。不知道饮食宜忌，不能很好地养生。自古五肉、五果、五菜的区分，一定是在五谷之前。不断地生长、繁殖的事物，没有比以五谷为种子更美好的了。如果能明白这个道理，安养脏腑，滋生气血，神志舒爽，治病去疾，哪需要从身体外求得？孙真人说，医生必须要先明白产生疾病的根源，明白疾病侵袭的部位，通过饮食调治，食疗不能治愈，然后才用药治疗。陈令尹的书中食疗方已经很完备了，粥谱的续编也结束了。这卷的内容是各种酒、膏方和食疗方，主要是具有滋养功效的草木。老人日常服食，可以延寿去疾，防患于未然；生病时服食，可以辅助生机，提高疗效。

这些食疗方，不是老人专用，少壮之人对症治疗时也可以使用。机体内含着阴阳两种相反而又相成之气，万物都是一样的，饮食五味调和，百病不生。养生延年，这是养生的一种功效。

点评

作者提出"形受五味以成体，若食味不调则伤其形"。脾胃为后天之本，是机体继续生命的动力来源，而动力的原料便是饮食。饮食得当，脏腑正常消化吸收，机体营养充分的同时没有负担。若是饮食失当，或多或少，或是五味偏嗜、或偏冷偏热，都不利于脏腑消化吸收，长此以往，机体工作负担增多，或是营养失衡，都不利于机体的健康。老人的机体本来已处于衰退的阶段，更受不得这样的刺激，所以在日常生活中要注意饮食，以预防疾病，延年益寿。

真一酒

米、麦、水三一而已，此东坡先生真一酒也。

拨雪披云得乳泓，蜜蜂又欲醉先生真一，色味颇类予在黄州日所酝蜜酒也。稻垂麦仰阴阳足，器洁泉新表里清。晓日著颜红有晕，春风入髓散无声。人间真一东坡老，与作青州从事名。

东坡云：予在白鹤新居，邓道士忽扣门，时已三鼓，家人尽寝，月色如霜。其后有伟人，衣桄榔叶，手携斗酒，丰神英发如吕洞宾。曰：子尝真一酒乎？就坐，三人各饮数杯，击节高歌。袖出一书授予，乃真一法及修养九事。其末云九霞仙人李靖。既出，恍然。

译文

真一酒

大米、小麦、水三者合一而已，这就是东坡先生的真一酒。

拨开雪披着云终得乳汁，甘甜的真一酒真让人沉醉（真一酒，颜色气味颇相似我在黄州时候所酿的蜜酒）。酒中融合稻子和小麦包含阴阳，酒器和泉水都是清新的。朝阳照在人脸上使之富含红晕，春风吹在身上无声消散。人世间有一个名为苏东坡的老人，因参与青州名酒制作著名。

苏东坡说："我刚居住在白鹤的时候，邓道士忽然敲门，当时已经三更了，月色洁白如霜，家里的人都已经入睡了。他身后还有一个高大的人，穿着桄榔叶，手里拿着一斗酒，像吕洞宾一般丰神俊朗，说，你要尝尝真一酒吗？三人就坐，分别喝了几杯，打着拍子高歌。他从袖口拿出一本书，载有真一酒的制作方法和修养的九种办法，书尾写着九霞仙人李靖。人已经离开,我还在恍惚着。"

桂酒

《楚词》曰[1]:奠桂酒兮椒浆[2]。是桂可以为酒也。有隐居者,以桂酒方教吾,酿成而玉色,香味超然,非世间物也。

捣香筛辣入瓶盆,盎盎春溪带雨浑。收拾小山藏社瓮,招呼明月到芳樽。酒材已遣门生致,菜把仍叨地主恩。烂煮葵羹斟桂醑,风流可惜在蛮村。

注释

[1]《楚词》:即《楚辞》,我国古代一部诗歌总集,西汉刘向辑,东汉王逸为作章句。收战国楚人屈原、宋玉和汉代淮南小山、东方朔、王褒、刘向等人的辞赋,以屈原作品为主。

[2]奠桂酒兮椒浆:出自《九歌·东皇太一》。

译文

桂酒

《楚辞》中写到:奠桂酒兮椒浆。可以用玉桂酿成美酒。有隐居者,以桂酒方教吾,酿成而玉色,香味超然,非世间物也。

捣香筛辣入瓶盆,盎盎春溪带雨浑。收拾小山藏社瓮,招呼明月到芳樽。酒材已遣门生致,菜把仍叨地主恩。烂煮葵羹斟桂醑,风流可惜在蛮村。

天门冬酒

醇酒一斗,六月六日曲末一升,好糯米五升作饭,天门冬煎五升。米须淘讫晒干,取天门冬汁浸。先将酒浸曲如常法,候炊饭适寒温,用煎和饮[1],令相人投之。春夏七日,勤看勿令热，秋冬十日熟。

庚辰岁正月十二日，天门冬酒熟，予自漉之，且漉且尝，遂以大醉。

自拨床头一瓮云，幽人先已醉奇芬。天门冬熟新年喜，曲米春香并舍闻。菜圃渐疏花漠漠，竹扉斜掩雨纷纷。拥裘睡觉知何处，吹面东风散缬纹。

注释

[1]饮：按《永乐大典》当作"饭"。

译文

天门冬酒

取醇酒700mL，和六月六日曲末700g，好糯米3500 g做饭，天门冬煎3500 g。米必须充分淘洗并晒干，取天门冬汁浸。像平常一样先将酒浸曲，炒饭到适当温度，用煎和饮，令相入投之。春夏需要7日，勤查看勿令热，秋冬需要10日熟。

苏东坡曾作诗《庚辰岁正月十二日，天门冬酒熟，予自漉之，且漉且尝，遂以大醉》。道：自拨床头一瓮云，幽人先已醉奇芬。天门冬熟新年喜，曲米春香并舍闻。菜圃渐疏花漠漠，竹扉斜掩雨纷纷。拥裘睡觉知何处，吹面东风散缬纹。

山药酒

补虚损，益颜色。用薯蓣于砂盆中细研，然后下于铫中。先以酥一大匙熬令香，次旋添酒一盏，搅令匀，空心饮之。

川人黄葛峰次辰，冬月霜晨，常以待客。

又方

治下焦虚冷,小便数,瘦损无力。生薯药半斤,刮去皮,以刀切碎,研令细烂。于铛中著酒,酒沸下薯,不得搅。待熟,著盐、葱白,更添酒。空腹饮三二盏,妙。

译文

山药酒

此酒能补虚损,益颜色。把山药放在于砂盆中细研,然后下于铫中。先以酥一大匙熬令香,然后添酒一盏,搅拌均匀,空腹饮用。

川人黄葛峰次辰,冬月霜晨的时候,常用此酒待客。

又方

治下焦虚冷,小便数,瘦损无力。生山药240g,刮去皮,以刀切碎,研令细烂。于铛中煮酒,酒沸后下山药,不得搅。等熟后,加盐、葱白,再添一些酒。空腹饮三二盏,效果佳。

菖蒲酒

通血脉,调荣卫,主风痹,治骨立痿黄医所不治者。服一剂,经百日,颜色丰足,气力倍常,耳目聪明,行及奔马,发白更黑,齿落再生,昼夜有光,延年益寿。久服得与神通。

菖蒲

上捣绞取汁五斗,糯米五斗,炊熟,细曲五斤,捣碎,相拌令匀。入瓷器密盖三、七日即开。每温服一中盏,日三。

译文

菖蒲酒

主治:可通血脉,调荣卫,主治风痹,还可治疗形体消瘦、皮肤痿黄,医生治疗无效的案例,服一剂,经100日,颜色丰足,气力倍常,耳目聪明,行及奔马,发白更黑,齿落再生,昼夜有光,延年益寿。久服得与神通。

组成：菖蒲。

制法：将菖蒲捣绞取汁 3500mL，再取糯米 3500g，煮熟，将细曲 2400g，捣碎，相拌均匀。入瓷器密盖 3~7 日打开。

服法：每次温服一中盏，一日 3 次左右。

又方

菖蒲三斤，薄切，日中晒令极干，以绢囊盛之。玄水一斗清者_{玄水者，酒也}。悬此菖蒲，密封闭一百日，出视之如绿菜色。以一斗熟黍米内中，封十四日间出。饮酒，则三十六种风有不治者，悉效。

> 译文

又方

主治：三十六种风有不治者。

组成：菖蒲 1440g，玄水（即是酒）700mL，熟黍米 700g。

制法：菖蒲薄切，中午晒到极干，用绢囊装盛。将此菖蒲悬在清酒上，密封闭 100 日，等看见酒液呈现出绿菜色，将熟黍米放入其中，密封 14 日间打开。

服法：饮酒。

又方

菖蒲一斗，细锉，蒸熟　生术一斗，去皮，细锉

上二味都入绢袋盛，用清酒五斗，入不漏瓮中盛，密封。春冬二七、秋夏一七日取开。每温饮一盏，日三。令人不老，强健，面色光泽，精神。

译文

又方

主治：令人不老，强健，面色光泽，精神焕发。

组成：菖蒲 700g，生术 700g。

制法：菖蒲细锉，蒸熟；生术去皮，细锉。上 2 味用绢袋装盛，用清酒 3500mL，放进不漏瓮中盛好，密封。春冬 14 天、秋夏 7 天取开。

服法：每次温饮 1 盏，一日 3 次。

菊花酒

壮筋骨，补髓，延年益寿，耐老。

菊花_{五升}　生地黄_{五升}　枸杞子根_{五斤}

上三味都捣碎，以水一石，煮出汁五斗，炊糯米五斗，细曲碎令匀，入瓮内密封，候熟，澄清。每温服一盏。

东坡云：菊黄中之色，香味和正；花、叶、根、实，皆长生也。又云：仙姿高洁，宜通仙灵。

译文

菊花酒

主治：此酒能壮筋骨，补髓，延年益寿，延缓衰老。

组成：菊花 3500g，生地黄 3500g，枸杞子根 2400g。

制法：上 3 味都捣碎，以水 70L，煮出汁 35L，煮糯米 35g，细曲碾碎与糯米搅匀，一起放入瓮内密封，候熟，澄清。

服法：每次温服 1 盏。

苏东坡说："菊花，颜色为黄，香味温和纯正，它的花、叶子、根和果实的寿命都很长。"又说，菊花姿貌非凡，品性高洁，适合与神仙交流。

紫苏子酒

紫苏子一升，微炒　　清酒三升

上捣碎，以生绢袋盛，纳于酒中，浸三宿，少少饮之。日华子云：苏子主调中，益五脏，下气补虚，肥健人，润心肺，消痰气。

> **译文**
>
> **紫苏子酒**
>
> 主治：苏子主调中，本药能益五脏，下气补虚，肥健人，润心肺，消痰气。
>
> 组成：紫苏子 700g，清酒 2100mL。
>
> 制法：紫苏子微炒，捣碎，用生绢袋盛，纳于酒中，浸泡 3 个晚上。
>
> 服法：少量服用。

枸杞子酒

明目驻颜，轻身不老，坚筋骨，耐寒暑，疗虚羸黄瘦不能食。服不过两剂，必得肥充，无所禁断。

枸杞子五升，干者，捣　　生地黄切，三升　　大麻子五升，捣碎

上先捞麻子令熟，摊去热气，入地黄、枸杞子相和得所，纳生绢袋中，以酒五斗浸之。密封，春夏七日，秋冬二七日。取服，多少任意，令体中微有酒力，醺醺为妙。谚云：去家千里，勿食萝摩、枸杞。此言其补益精气，强盛阴道。久服令人长寿。叶和羊肉作羹，益人。

译文

枸杞子酒

主治：效可明目驻颜，轻身不老，坚筋骨，耐寒暑，治疗虚羸黄瘦不能食等症。服用不超过2剂，就能使肌肉肥满充实，不需要忌口。

组成：枸杞子3500g，生地黄2100g，火麻子3500g。

制法：拣选干燥枸杞子捣碎，生地黄切块，火麻子捣碎。先将麻子过一道水令熟，摊去热气，放入地黄、枸杞子搅拌均匀，再一起放入生绢袋中，以酒3500mL浸泡。密封，春夏7日，秋冬14日。

服法：取服，多少任意，令体中微有酒力，微醺为妙。

谚语有云：离家千里，勿食萝摩和枸杞。此言说的是枸杞能补益精气，强盛阴道。久服令人长寿。枸杞叶与羊肉作羹，对人体有益。

术酒

术三十斤，去黑皮，净洗捣碎，以东流水三石，于不漏器中渍之，三十日压漉去滓[1]，以汁于瓷器中盛贮。夜间候流星过时，抄自己姓名，置于汁中，如是五夜，其汁当变如血。旋取汁以浸曲，如家酝法造酒。酒熟任性饮之，十日万病除，百日发白再黑，齿落更生，面有光泽。久服延年，不老。忌桃、李、蛤肉。服此酒者，真康节所谓："频频到口微成醉，拍拍满怀都是春"也。

注释

[1]三十日：四库本及《永乐大典》均作"二十日"。

译文

术酒

主治：服十日万病除，百日发白再黑，齿落更生，面有光泽。久服延年，不老。

组成：术 15kg，去黑皮，净洗捣碎。

制法：术去黑皮，净洗捣碎，以东流水 210L，放在不漏器中淹渍，30 日压滤去滓，将榨出的汁倒入瓷器中盛贮。夜间候流星过时，抄自己姓名，置于汁中，如是泡五个夜，其汁的颜色变得如血一样。旋取汁以浸曲，如家酝法造酒。

服法：酒熟任性饮之，忌桃、李、蛤肉。服此酒者，真康节所谓："频频到口微成醉，拍拍满怀都是春"也。

苏合香酒

苏合香丸_{有脑子者，炙去脑子}

上用十分好醇酒，每夜将五丸浸一宿，次早温服一杯，除百病，辟四时寒邪不正之气。旧酒尤佳。

译文

苏合香酒

主治：可除百病，辟四时寒邪不正之气。

组成：苏合香丸。

制法：苏合香丸含有冰片者，炙去冰片，用十分好的醇酒，每夜 5 五丸浸一宿，旧酒尤佳。

服法：次日早上温服一杯。

醉乡宝屑

经进八仙散

壮脾进食，令人饮酒不醉。宣和初，华山贡士张老人，号为铁翁居士，入山采药，遇道人在石岩坐共酌。约有八人，手中各出一物，亦令张翁坐，与少酒饮。饮数杯，各赐手中之物，张翁熟视之，乃八味药也。兼求其方，名曰八仙锉散。

干葛_{纹细嫩有粉者} 白豆蔻_{去皮壳} 缩砂仁_{实者} 丁香_{大者}。以上各半两 甘草_{粉者，一分} 百药煎_{一分} 木瓜_{盐窨，加倍用} 烧盐_{一两}

上件八味，共细锉，人不能饮酒者，只抄一钱细嚼，温酒下，即能饮酒。醉乡宝屑，无如此方之妙。

译文

经进八仙散

主治：实脾，增进食欲，让人喝酒不容易喝醉。宣和初期，华山有一贡士叫张老人，自号铁翁居士，上山采药时遇到道士们坐在石头上饮酒。大概是8个人，手里都拿出一个东西，也请张老人入座一起喝酒。喝了数杯后，道士们都把手中的东西给了张老人，张老人仔细看手中的东西，是八味药物。张老人顺带着求取方剂配伍，命名为八仙锉散。

组成：干葛（纹细嫩有粉者）15g，白豆蔻15g，缩砂仁（实者）

15g，丁香（大者）15g，甘草（粉者）30g，百药煎0.3g，木瓜，烧盐30g。

制法：白豆蔻去皮壳，木瓜盐窨，加倍用。上8味药，共细锉。

服法：人不能饮酒者，只抄0.3g，细嚼，温酒调下。即能饮酒。

丁香饼子

温胃去痰，解酒进食，宽中和气，仍治积滞不消，心腹坚胀，痰逆呕哕，噫酢吞酸，胁肋刺痛，胸膈痞闷，反胃恶心等证。

半夏汤泡，二两　白茯苓去皮，一两　丁香半两，不见火　白术一两，炒　川白姜一两，炒　甘草一两，炙　白扁豆用姜汁浸，蒸熟，焙，一两　橘红二两，去白，莫汁浸一宿，焙

上为细末，用生姜汁煮，薄面糊为饼，如大棋子大。每服一饼，细嚼，生姜汤下，不以时。

译文

丁香饼子

主治：温胃去痰，解酒进食，宽中和气。主积滞不消，心腹坚胀，痰逆呕哕，噫酢吞酸，胁肋刺痛，胸膈痞闷，反胃恶心等证。

组成：半夏60克，白茯苓30克，丁香15克，白术30克，川白姜30克，甘草30克，白扁豆30克，橘红60克。

制法：半夏用热水浸泡，白茯苓去皮，丁香不见火，白术炒熟，川白姜炒，甘草蜜炙，白扁豆用姜汁浸，蒸熟，焙，橘红去白络，用姜汁浸一宿，焙干。上药研为细末，用生姜汁煮薄面调糊为如大棋子大的饼。

服法：每服1饼，细嚼，生姜汤送下，不拘时候。

柑皮散

治酒毒烦渴，或醉未醒。

柑子皮二两，洗，焙干

上一味，捣罗为散。每服三钱匕[1]，水一盏，煎三五沸，温服。或入少盐末，沸汤点。未效，再服。

注释

[1]匕：原作"七"，据文理与丛书本改。下同。

译文

柑皮散

主治：酒毒昏闷烦渴，或醉不醒。

组成：柑子皮60g。

制法：柑子皮洗净，焙干，捣碎，筛罗成散。

服法：每服3钱匕，用水一盏，煎3~5沸，温服；或入少量盐末，用沸水冲服。未效冉服。

石膏汤

治饮酒过多，大醉难醒。

石膏五两　葛根锉　生姜细切，各半两

上锉如麻豆大。每服五钱匕，水二盏，煎至一盏，去滓温服，不拘时候。

译文

石膏汤

主治：治饮酒过多，大醉难醒。

组成：石膏150g，葛根15g，生姜15g。

制法：葛根锉末、生姜细切，以上诸药切碎混匀成麻豆大。

服法：每服5钱匕，用水2盏，煎至1盏，去滓温服，不拘时候。

解酒葛花散[1]

葛花一两

右捣为散。沸汤点一大钱匕，不拘时。亦可煎服。

又方

葛根细锉，作粗末。每服三钱，水一盏煎，去滓温服。

又方

干桑椹二合，用酒一升，浸一时久，取酒旋饮之，即解。

大寒凝海，惟酒不冰。酒大热，不可多饮。邵康节诗又云[2]：斟有浅深存爕理，饮无多少系经纶。在老人斟酌间何如耳。

注释

[1]葛花散：原无，据原书目录补。
[2]邵康节：邵雍，北宋理学家

译文

解酒葛花散

主治：具有饮酒不醉，醉亦不伤人之功效。主治酒醉。

组成：葛花30g。

制法：上药捣为散。

服法：用沸水冲泡1大钱匕，不拘时。亦可煎服。

又方

主治：主治酒醉。

组成：葛根。

制法：葛根细锉，作粗末。

服法：每服10g，水1盏煎，去滓温服。

又方

主治：治酒醉、解酒。

组成：干桑椹140g，酒700mL。

制法：将干桑椹放入酒中浸泡，浸一时久。

服法：取酒回旋搅匀后，慢慢饮用，醉即解。

大寒凝海，唯有酒不会结冰。酒性大热，不可多饮。邵康节诗中写道：斟有浅深存燮理，饮无多少系经纶。在老人斟酌间何如耳。

> **点评**

这里介绍的主要是具有补益祛病功效的药酒和解酒方药。该篇一方面详细介绍了这些药酒的原料、制作方法、饮用的方法或功效等，有助于喜爱饮酒的人群养生；一方面介绍醉酒的解酒方药，主要功效是增加酒量、解酒毒、理气护脾胃等。饮酒合适有利于健康，过度饮酒有损健康，本篇发挥饮酒的有利方面，规避饮酒的不利方面，趋利避害。老人偶尔喝点药酒，不仅能通经活脉，加入一些药材，制成药酒，增加补益治病的功效，但是喝多伤身，所以可以用山药酒用以补虚悦颜，菊花酒用以补髓壮筋骨，单用葛花用以解酒等。

诸煎

地黄煎

每年十月，用生地黄十斤，浮洗漉出，一宿后，捣压取汁，鹿角胶一大斤半，生姜半斤绞取汁，蜜二大升，酒四升。以文武火煎地黄汁数沸，即以酒研紫苏子滤取汁，下之。又煎二十沸以来下胶；胶尽下酥蜜，同汁煎良久，候稠如饧，贮洁器中。凌晨取一匕，以温酒调服之。

东坡答滕达道书：蒙惠地黄煎，扶衰之要药，若续寄为幸。又与翟东玉书云：药之膏油者，莫如地黄，啖老马皆复为驹。吾晚学道[1]，血气衰耗，如老马矣，欲多食生地黄而不可得也。此药以二八月采者良。

注释

[1]学道：学习道艺，即学习儒家学说，如仁义礼乐之类。

译文

地黄煎

主治：滋阴温阳、益精生血、补虚扶弱。

组成：生地黄4800g，鹿角胶720g，生姜240g，蜜1400mL，酒2800mL。

制法：每年十月，生地黄浮洗漉出，一晚上后，捣压取汁，生姜绞取汁。以文武火煎地黄汁数沸，即以酒研紫苏子滤取汁，倒入地黄汁中。又煎20沸以来下鹿角胶；胶尽下酥蜜，同汁煎良久，待黏稠如饧，取出贮藏在洁器中。

服法：凌晨取1匕，以温酒调服之。

苏轼在回滕达道的书信使说："谢谢你送的地黄煎，这是抗衰的要药，如果你继续送给我，我会很荣幸。"他又在与翟东玉的书信中说道："膏方，少有比得过地黄膏的，连老马吃了都能恢复成少壮的骏马。我晚年还在学习道艺，血气已亏，就像老马一样，想要多吃生地却吃不到啊。地黄在二月或八月采的是良品。"

金樱子煎

经霜后,以竹夹子摘取,于木臼中转杵却刺,勿损之。擘为两片,去其子,以水淘洗过,烂捣入大锅,以水煎,不得绝火。煎约水耗半,取出澄滤过,仍重煎似稀饧。每服取一匙,用暖酒一盏调服,其功不可具载。

沈存中云:金樱子止遗泄,取其温且涩。世之用者,待红熟,取汁熬膏,大误也。红熟则却失本性。今取半黄时采为妙,十一月、十二月采佳。

《本草》云:疗脾泄下痢,止小便利,涩精气。久服令人耐寒轻身,方术多用之。

译文

金樱子煎

主治:补肾益精,固肠止泻,活血驻颜。

组成:金樱子。

制法:经霜后以竹夹子摘取,于大木臼中转杵却刺,勿损之,擘为2片,去其子,以水淘洗过,烂捣,入大锅,以水煎,不得绝火,煎约水耗半,取出澄滤过,仍重煎至似稀饧。

服法:每服取1匙,用暖酒1盏调服。

沈存中云:金樱子能止遗泄,取性温且涩。世人之用者,等待其红熟透,取汁熬膏,是十分错误的。红熟则却失其本性。应取半黄时采摘为妙,十一月、十二月采佳。

《本草》云:疗脾泄下痢,止小便利,涩精气。久服令人耐寒轻身,方术多用之。

金髓煎

枸杞子不计多少,逐日旋采摘红熟者,去嫩蒂子,拣令洁净,便以无灰酒于净器浸之。须是瓮,用酒浸,以两月为限,用蜡纸封闭紧密,无令透气。候日数足,漉出于新竹器内盛贮,旋于沙盆中研令烂细,然后以细布滤过。候研滤皆毕,去滓不用,即并前渍药酒,及滤过药汁搅匀,量银锅内多少升斗作番次,慢火熬成膏。切须不住手用物搅,恐粘底不匀。候稀稠得所,然后用净瓶器盛之,勿令泄气。每早晨温酒下二大匙,夜卧服之。百日中身轻气壮。积年不废,可以延寿。

译文

金髓煎

主治:具有身轻气壮、积年不废,可以延寿之功效。主治肝肾阴虚型头发早白。

组成:枸杞子不拘多少。

制法:每天采摘,摘红熟的果实,去掉嫩蒂子,拣干净后,用无灰酒置于净器中贮之;必须要用瓮,用酒浸好,时间以2个月为限,用蜡纸封闭紧密,不要透气,等候日数足,滤出,于新竹器内盛贮,然后于沙盆中研令烂细,然后以细布滤过,候研滤皆毕,去滓不用,即并前渍药酒及滤过药汁搅匀,搅拌次数量银锅内多药液的剂量决定,次慢火熬成膏,切须不住手用物搅,恐粘底不匀,候稀稠得所,然后用净瓶器盛之,勿令泄气。

服法:每服2大匙,早晨温酒送下,夜卧服之。

茯苓煎

白茯苓五斤,去黑皮捣筛,以熟绢囊盛,于三斗米下蒸之,米熟即止,曝干,又蒸。如此三过,乃取牛乳二斗和合,著铜器中,微火煮如膏,收之。每食以竹刀割取,随性任饱,服之则不饥。如欲食,先煮葵菜汁饮之,任食无碍。

译文

茯苓煎

主治：具有养老延年之功效。主治脾虚，体倦乏力，便溏及病后虚弱。

组成：白茯苓。

制法：上药治下筛，以熟绢囊盛，于2100g米下蒸之，米熟即止，晒干，又蒸，如此3过，乃取牛乳1400mL和合，着铜器中，微火煮如膏，收之。

服法：每食以竹刀割取，随性任饱，服之则不饥。如欲食，先煮葵菜汁饮之，任食无碍。

又方

养老延年服茯苓方，华山铤子茯苓，研削如枣许大，令四方有角。安于新瓷瓶内，以好酒浸，以三重纸封其头，候百日开，其色当如饧糖。可日食二块，百日后肌体润泽；服一年后，可夜视物；久久食之，肠化为筋，可延年耐老，面若童颜。

《本草》：茯苓补五劳七伤，安胎，暖腰膝，开心益智，止健忘。忌醋及酸物。

译文

又方

养老延年服茯苓方，选用华山铤子茯苓，研削如枣大，切成四方有角的形状。放于新瓷瓶内，用好酒浸着，以三重纸封其口，等候100日打开，其色当如饧糖。可每日食用2块，100日后肌体润泽；服1年后，可夜视物；久久食之，肠化为筋，可延年耐老，面若童颜。

《本草》记载：茯苓补五劳七伤，安胎，暖腰膝，开心益智，止健忘。忌醋及酸物。

补骨脂煎

唐郑相公为南海节度,七十有五,越地卑湿,伤于内外,众疾俱作,阳气衰绝。乳石补益之药,百端不应。有诃陵国舶主李摩诃献此方[1],经七八日,觉其功神验,自尔常服之。其方用破故纸十两,拣洗为末,用胡桃肉去皮二十两,研如泥,即入前末。更以好炼蜜和匀如饴,盛瓷器中。旦日以温酒化药一匙服之。不饮酒者温熟水化下,弥久则延年益气,悦心明目,补添筋骨。但禁食芸薹、羊血。

注释

[1] 诃陵国:古南海国名。

译文

补骨脂煎

唐朝的郑相公出任南海节度使时,已经75岁,百越之地地势低,环境潮湿,郑相公表里都受到病邪侵害,多种疾病一起发作,阳气衰微。服用各种补益药石,各种治疗方法都没有效果。有一位诃陵国名叫李摩诃的船主把这个方子献给了郑相公,服用了七八天,感觉它的功效很好,从此就经常服用。

主治:益气延年、安神明目、强壮筋骨。

组成:补骨脂300g,去皮的核桃肉600g

制法:将补骨脂挑选、洗净、磨为细末,用去皮的核桃研成泥,加到补骨脂末中。再用上好的炼蜜和匀成如饴糖状,用瓷器装好。

服法:每天早晨用温酒化开1汤匙的药服用。不喝酒的人可以用温开水化开药服用。禁止食用芸薹和羊血。

五味子煎

五味子红熟时采得，蒸烂，研取汁，去子熬成稀膏。量酸甘入蜜，再火上待蜜熟，俟冷，器中贮作汤。肺虚寒人，可化为汤，时时服。作果，可以寄远。

五味皮肉甘酸，核中辛苦有咸味，此则五味具也。移门子服之十六年，色如玉女，入水不沾，入火不灼。

《本草》云：主益气，咳逆上气，劳伤羸瘦，补不足，强阴益精，养五脏，除热生阴，中肌。入药生曝，不去子。

译文

五味子煎

主治：五味皮肉甘酸，核中辛苦有咸味，此则五味具也。移门子服之十六年，色如玉女，入水不沾，入火不灼。《本草》记载：主益气，咳逆上气，劳伤羸瘦，补不足，强阴益精，养五脏，除热生阴，中肌。入药生曝，不去子。

组成：五味子。

制法：五味子红熟时采得，蒸烂，研取汁，去子熬成稀膏。量酸甘入蜜，再火上待蜜熟，俟冷，放入器皿中贮存作药膏。

服法：肺虚寒人，可化为汤，时时服。做成果子，可以长途运输。

薄荷煎

消风热，化痰涎，利咽膈，清头目。

龙脑　薄荷叶一斤　川芎三两　桔梗五两，去芦　甘草四两　防风三两　缩砂仁一两

上为末，炼蜜为剂。此药看之甚可忽，用之大有功。仓卒之中，亦可应手解利。

治遍身麻痹，百节酸疼，头昏目眩，鼻塞脑痛，语言声重，项背拘急，皮肤瘙痒，或生瘾疹，及治肺热喉腥，脾热口甜，胆热口苦。又治鼻衄唾血，大小便出血，及脱著伤风，并沐浴后风，并可服之。

两眼暴赤肿痛，可以生薄荷取汁，更调此药令稀，贴两太阳，临睡更贴上下两眼睑，次日即散。

治肠风下血，可用此药二贴，和雪糕圆，如梧桐子大。作二服，空心熟水下，即止。

译文

薄荷煎

主治：消风热，化痰涎，利咽膈，清头目。主遍身麻痹，百节酸疼，头昏目眩，鼻塞脑痛，语言声重，项背拘急，皮肤瘙痒，或生隐疹，及肺热喉腥，脾热口甜，胆热口苦；又治鼻衄唾血，大小便出血，及伤风。

组成：龙脑，薄荷叶480g，川芎90g，桔梗150g，甘草120g，防风90g，缩砂仁30g。

制法：桔梗去芦，以上诸药一起捣碎研磨拌匀为药末，用炼蜜制成药丸。

服法：每服1丸，细嚼茶、酒任下。

两眼暴赤肿痛，可以生薄荷取汁，更调此药令稀，贴两太阳，临睡更贴上下两眼睑，次日即散。

治肠风下血，可用此药2贴，和雪糕做成如梧桐子大的药丸。分2次服用，空腹时用温开水送下，即止。

麦门冬饮

东坡诗云：一枕清风直万钱，无人肯买北窗眠。开心暖胃门冬饮，知是东坡手自煎。

《本草》云：麦门冬，根上子也。安魂定魄，止渴肥人，治心肺虚热，并虚劳客热头痛。亦可取苗作熟水饮之。

陶隐居云：以四月采。冬月作实如青珠，根似穬麦，故谓麦门冬。以肥大者为好，用之汤泽，抽去心，不尔令人烦。

译文

麦门冬饮

苏东坡作诗写道：一枕清风直万钱，无人肯买北窗眠。开心暖胃门冬饮，知是东坡手自煎。

《本草》记载：麦门冬，根上子也。能安魂定魄，止渴肥人，治心肺虚热，并虚劳客热头痛。亦可取苗作熟水饮之。

陶隐居云：在四月采摘。因为冬天果实形似青珠，根似穬麦，故谓麦门冬。以肥大者为好，用开水泡，抽去心，不然服用后令人心烦。

甘露饮

常服快利胸膈，调养脾胃，快进饮食。

干饧糟头醅者，六分　生姜四分，洗净和皮

右相拌捣烂，捏作饼子，或焙或晒，令干。每十两用甘草二两炙，同碾罗为末。每服二钱，入少盐，沸汤点，不拘时候。

此方专治翻胃、呕吐不止，饮食减少。常州一富人病翻胃，往京口甘露寺设水陆，泊舟岸下，梦一僧持汤一杯与之。饮罢，犹记其香味，便觉胸膈少快。早入寺，知客供汤乃是梦中所饮者，胸膈尤快。遂求其方，修制数十服后疾遂瘥，名

曰观音应梦散。予得之，常以待宾，易名曰甘露饮。在临河[1]，治一书吏，旋愈，切勿忽之。陈书林[2]

注释

[1] 河：《永乐大典》、四库本、《安老怀幼书》均作"汀"。
[2] 陈书林：四库本无。《永乐大典》、《安老怀幼书》均作"陈书"。

译文

甘露饮
主治：快利胸膈，调养脾胃，快进饮食。
组成：干饧糟头（酢者）6份，生姜4份。
制法：生姜洗净和皮使用，2药相拌捣烂，捏作饼子，或焙或晒，令干。每300g用60g炙甘草一同碾罗为末。
服法：每服0.6g，加少盐，用沸水冲泡，不拘时候。

这个方子专治翻胃、呕吐不止，食欲减退。常州有一个富人患有翻胃病，去京口的甘露寺举行水陆法会。停船上岸后梦到一僧人拿一碗汤给他。刚喝完，还记着汤的香味，就感觉胸膈松快了很多。早晨到寺庙，得知喝到的供客人饮用的汤是梦里所喝的，胸膈尤其松快。于是求取这个方子，修制并服用数十剂后，疾病就痊愈了，命名为观音应梦散。我得到这个这个方子，经常拿来招待宾客，易名为甘露饮。在临河时，治疗一个文职官员，随即痊愈，请不要忽视此方的功效。

点评

本篇主要介绍一些补益和治病的食治方药，多制成膏丸剂型，缓和药性，适合长期服用。根据老人因精血亏虚而出现的诸证，附上地黄煎、金樱子煎、金髓煎等方药及其服法，补老年之亏损以祛病益寿。治病方药主要介绍几个制作相对简单、药效实用且毒副作用小的的方药，比如薄荷煎、麦门冬饮和甘露饮等，有利于人们日常生活中通过饮食治疗一些常见疾病。

糯米糕

治小便数。用纯糯米糕一掌大，临卧炙令软熟啖之，仍以温酒下。不能饮，温汤下，坐行良久，待心间空便睡。盖糯稻能缩水，凡人夜饮酒者，是夜辄不尿，此糯之力也。

又方

有人渴，用糯禾秆斩去穗及根，取其中心，净器中烧作灰，每用一合许，汤一碗沃浸良久，澄去滓，乘渴顿饮之。此亦糯稻缩水之力也。

译文

糯米糕

治疗小便频数。用纯糯米糕大约一掌大小，临卧煻炙令熟软后食用，再用温酒送下。不能饮酒，就用温开水送下，坐行良久，待心间空便睡。原来糯稻能缩水，凡人夜饮酒者，这个夜晚不会起夜上厕所，这就是糯米的功效。

又方

有人渴，用糯禾秆斩去穗及根，取其中心，净器中烧作灰，每用70g左右，汤一碗浸泡良久，澄去滓，乘渴顿饮之。此也是糯稻缩水的功效。

杏仁粥

杏仁 二两，去皮尖，研　猪肺 一具，去管和研，令烂如糊

上用瓦瓶煮粥，令熟，却将瓷碗放火上炙，令热，以猪肺糊在碗内[1]，便泻粥盖之，更以热汤抵令熟后服之，大能补肺气。

译文

杏仁粥

主治：能补肺气

组成：杏仁60g，猪肺1具。

制法：杏仁去皮尖，研末，猪肺去管，与杏仁末一起研磨，令烂如糊。以上用瓦瓶煮粥，煮熟后，将瓷碗放火上炙，加热，再把猪肺糊在碗内，然后盖上盖子。

服法：等热汤把猪肺蒸熟后服用。

人参粥

人参_{半两,为末}　生姜_{取汁,半两}

上二味，以水二升，煮取一升，入粟米一合[2]，煮为稀粥，觉饥即食之。治反胃吐酸水。

注释

[1] 肺：原作"肚"，据《永乐大典》、四库本及《安老怀幼书》改。

[2] 粟：原作"栗"，据《永乐大典》、四库本改。

译文

人参粥

主治：治反胃吐酸水。

组成：人参15g，生姜15g。

制法：人参为末，生姜取汁，两味药相合，用水1400mL，煮至700mL，放入粟米70g，煮为稀粥。

服法：感觉饿了就服用。

枸杞叶粥

枸杞叶_{半斤,细切}　粳米_{二合}

上二味，于石器中相和，煮作粥，以五味末、葱白等调和食之。

> **译文**

枸杞叶粥

主治：补虚益精，清热明目。

组成：枸杞叶240g，粳米140g。

制法：枸杞叶细切。上二味，置于石器中相混合，煮作粥。

服法：用调料、葱白等调和食用。

烧肝散

治男子妇人五劳七伤，胸膈满闷，饮食无味，脚膝无力，大肠虚滑，口内生疮，女人血气，并宜服之。

肉豆蔻三个，和皮　官桂　香白芷　当归　破故纸　人参　茯苓　桔梗各半两

上为末。每服四钱半，羊肝四两作片，糁药在上，以纸裹后，用南粉涂，文武火煨熟，米饮嚼下。

> **译文**

烧肝散

主治：治男子妇人五劳七伤，胸膈满闷，饮食无味，脚膝无力，大肠虚滑，口内生疮，女人血气，都宜服之。

组成：肉豆蔻3个，官桂15g，香白芷15g，当归15g，破故纸15g，人参15g，茯苓15g，桔梗15g。

制法：肉豆蔻连和皮用，诸药一起研为末。每服13.5g，羊肝140g切片，糁药在上，用纸包裹，用南粉涂，文武火煨熟。

服法：用米汤嚼下。

参归腰子

治心气虚损。

人参半两，细切　当归半两，上去芦，下去细者，取中段切　猪腰子一只

上以腰子用水两碗，煮至一盏半，将腰子细切，入二味药，同煎至八分。吃腰子，以汁送下。有吃不尽腰子，同上二味药滓焙干，为细末，山药糊为丸，如梧桐子大。每服三五十丸。此药多服为佳。

昆山神济大师方，献张魏公丞相，韩子常知府阁中服之有效。

平江医者丁御干谓葛枢密云：此药本治心气怔忡而自汗者，不过一二服即愈，盖奇药也。

> 译文

参归腰子

主治：心气虚损。

组成：人参15g，当归15g，猪腰子1只。

制法：人参细切；当归去芦，下去细须，取中段切片。猪腰子用水2碗，煮至1盏半，将腰子细切，放入二味药，同煎至八分。吃腰子，以汤汁送下。有吃不完的腰子，同上2味药滓焙干，为细末，用山药调糊为如梧桐子大的药丸。

服法：每服30~50丸。此药多服为佳。

此乃昆山神济大师方，献给张魏公丞相，韩子常知府阁中服之有效。

平江医者丁御干告诉葛枢密说：此药本治心气怔忡而自汗者，不过一二服即愈，真是奇药啊。

甲乙饼

治痰喘嗽咳。

杏仁一两，去皮尖　牡蛎粉一两，同杏仁炒黄色　青黛一两

上研匀，入蜡一两，熔，搜丸如弹子大，捏作饼。每用一饼，合日柿中，湿纸裹煨，约药熔，方取出火毒。细嚼，糯米饮送下。

译文

甲乙饼

主治：痰喘嗽咳。

组成：杏仁30g，牡蛎粉30g，青黛30g。

制法：杏仁去皮尖，牡蛎粉同杏仁炒成黄色。3味药研磨均匀，加入熔化的蜡30g，搅拌捏成如弹子大的药丸，捏作饼。每用一饼，合日柿中，用湿纸包裹煨烤，待药差不多熔化了取出。出火毒。

服法：细嚼，用糯米饮送下。

茯苓面

东坡与程止辅书云：旧苦痔疾二十一年，今忽大作，百药不效，欲休粮以清净胜之，而未能。今断酒肉与盐酪酱菜，凡有味物皆断。又断粳米饭，惟食淡面一味。其间更食胡麻、茯苓面，少许取饱。胡麻，黑脂麻是也，去皮，九蒸曝。白茯苓去皮，入少白蜜为麨[1]，杂胡麻食之，甚美。如此服食多日，气力不衰，而痔渐退。又云：既绝肉五味，只知此麨及淡面，更不消别药，百病自去。此长年之真诀，但易知而难行尔。

注释

[1]麨:《永乐大典》及四库本均作"面"。炒的米粉或面粉,是一种干粮。

译文

茯苓面

苏轼给程正辅写信说道:"痔疮困扰我已经二十一年了,最近突然发作,用力很多药都没有效果,想通过不吃饭保持肠道清净来治疗,却没能成。现在我戒酒、肉、盐、奶酪和咸菜,凡是有滋味的吃食都戒断了。又把米饭也戒了,只吃清淡的面食。期间改吃了胡麻、茯苓面,很少吃饱。胡麻,即黑芝麻,去皮,蒸九次晒九次。白茯苓,去皮,加一些白蜜,炒熟,和黑芝麻一起吃,味道很好。这样吃了多日,力气没有衰减,而且痔疮渐渐消退了。"又说:"已经断了肉和五味,只吃炒面或清淡的面食,疾病自愈。这是长生的秘诀,但是知道容易坚持做却很难。"

萝卜菜

治酒疾下血,旬日不止。

生萝卜

上一味,拣稍大圆实者二十枚,留上青叶寸余及下根,用瓷瓶取井水煮,令十分烂熟。姜米淡醋,空心任意食之,立止。用银器重汤煮尤佳。

译文

萝卜菜

主治:治酒疾下血,多日不止。

组成:生萝卜。

制法:生萝卜,挑拣稍大圆实者20枚,留上青叶寸余及下根,用瓷瓶取井水煮,煮到十分烂熟。加姜米淡醋。

服法：空腹随时服用，食后立刻止血。用银器隔水蒸煮效果更好。

羊肺羹

治小便频数，下焦虚冷。

羊肺一具,细切　羊肉四两,细切

上二味，入五味作羹，空腹食之。

译文

羊肺羹

主治：治小便频数，下焦虚冷。

组成：羊肺1具，羊肉120g。

制法：羊肺、羊肉细切，加入调料，煮成汤羹。

服法：空腹时食之。

山芋羹[1]

生山芋半斤,削去皮　小豆叶嫩者,一斤

上二味，豉汁中入五味，煮羹食之。

注释

[1] 山芋羹：原作"又方"，据原书目录改。

译文

山芋羹

主治：小便频数，下焦虚冷。

组成：生山芋240g，嫩小豆叶480g。

制法：，生山芋削去皮，与小豆叶一起放入豉汁中加调料，煮成羹。

服法：吃羹。

又方

生山芋半斤，削去皮　薤白切，一握

右二味，以豉汁煮羹，入五味如常法，空腹食之。

译文

又方

主治：同上。

组成：生山芋240g，薤白一握。

制法：生山芋削去皮，薤白切段，2味一起放入豉汁中加调料，按常法煮成汤羹。

服法：空腹吃羹。

又方

生山芋半斤，削去皮

上拍碎，慢火煎酒二升，候酒沸，旋下山芋，入盐椒、葱白，空腹饮之。

译文

又方

主治：同上。

组成：生山芋240g。

制法：生山芋削去皮，拍碎，用慢火与酒1400mL同煎，候酒沸，慢慢下山芋，加入盐椒、葱白。

服法：空腹饮用。

点评

主要介绍一些治病、保养的日常药膳的方药组成、制作、保存和服用方法。这些药膳的组成药材和食物都比较常见，制作比较简单，对于现代人在日常生活中防病治病、养生保健有一定的指导意义，例如，补肺气服杏仁粥，参归腰子治心气虚损，甲乙饼治疗痰喘咳嗽等，这些药膳可以经常服用，辅助治疗。

百合

治肺脏壅热烦闷。

新百合四两

上用蜜半盏和蒸，令软。时时含一枣大，咽津服之。

译文

百合

主治：治肺脏壅热烦闷。
组成：新鲜百合120g。
制法：百合用蜜半盏调匀后蒸，使其变软。
服法：时时含一枣大小，咽津送服。

黄精

饵黄精，耐老不饥。其法：可取瓮子去底，釜上安顿，令得所。盛黄精令满，密盖蒸之，令气溜，即暴之。第二遍蒸之亦如此。九蒸九暴，凡生时有一硕，熟有三四斗方好。蒸之不熟，则刺人咽喉，既熟曝干，不尔朽坏。食之甘美，补中益气，安五脏，润心肺，轻身延年，饥岁可以与老小休粮。《食疗》云：根、叶、花、实皆可食之。但相对者是，不对者名偏精，不可食。

译文

黄精

主治：使人耐老不饥。食之甘美，补中益气，安五脏，润心肺，轻身延年，收成不好的年岁可以给老小代替粮食食用。

组成：黄精。

制法：取瓮子去底，放在釜上固定。往里装满黄精，密盖后蒸煮，把蒸汽排掉，然后曝干。第2遍蒸之亦如此。九蒸九暴，如果生药有70kg，就要蒸熟至21~28kg。如果没蒸熟，则刺人咽喉，熟后曝晒干，就不容易腐坏。

服法：随意服用。

《食疗本草》记载：其根、叶、花、实皆可食之。但相对者才是黄精，不对者名扁精，不可食用。

金樱子丸

补肾秘精，止遗泄，去白浊，牢关键，神妙。

金樱子一升，捣碎，入好酒二升，银器内熬之，候酒干至一升以下，去滓，再熬成膏　桑白皮一两，炒　鸡头粉半两，夏采，日干　桑螵蛸一分，酥炙　白龙骨半两，烧赤为末　莲花须二分

上为末，入前膏子，搜为丸，如梧桐子大。空心盐汤、温酒下三十丸。如丸不就，即用酒面糊为之。

译文

金樱子丸

主治：补肾秘精，止遗泄，去白浊，牢关键。

组成：金樱子700mL，桑白皮30g，鸡头粉30g，桑螵蛸0.3g，白龙骨15g，莲花须0.6g。

制法：金樱子捣碎，入好酒1400mL，放在银器内熬煮，待酒干至700mL以下，去滓，再熬成膏，桑白皮炒，鸡头粉夏季采收，放在太

阳下曝干、桑螵蛸酥炙，白龙骨烧红，研为末。以上诸药，入前膏子，搜为丸，如梧桐子大。如果药膏做不成丸，就用酒面糊来制作。

服法：空心盐汤、温酒下 30 丸。

青娥丸

治肾气虚弱，腰痛俯仰不利。秘精，大益阳事。老人服此，颜色还童；少年服此，行步如飞。

破故纸十两，以水淘过，用香油炒，如藏腑虚冷，麦麸炒　杜仲五两，须是六两方得五两，锉如骰子大，麦麸炒黄色　胡桃仁五十个，以糯米粥相拌，白内捣五六百下，只用此粥为丸

上丸如梧桐子大。每服三十丸，空心盐酒下。

此方赵进道从广州太守处得之，久服大有神效，遂作诗一绝以纪其功：十年辛苦走边隅，造化工夫信不虚。夺得风光归掌内，青娥不笑白髭须。

> **译文**

青娥丸

主治：肾气虚弱，腰痛俯仰不利。秘精，大益阳事。老人服此，颜色还童；少年服此，行步如飞。

组成：破故纸 150g，胡桃仁 50 个。

制法：破故纸以水淘洗，用香油炒，如脏腑虚冷，用麦麸炒；杜仲，必须用 180g 加工，才能得到 150g，切成如骰子大，用麦麸炒黄色，胡桃仁以糯米粥相拌，白内捣 500~600 下，只用此粥为丸。几味制成如梧桐子大小药丸。

服法：每服 30 丸，空腹时用盐酒送下。

这首方剂是赵进道从广州太守那里得到的，久服功效甚佳，于是作一首七言绝句来纪念青娥丸的功效：在边境任职的这十年里很辛苦，很相信机遇和努力，赢得了风光荣誉，青娥丸不讥笑我斑白的须发。

服椒法

书林陈晔括为之歌[1]：

青城山老人，服椒得妙诀。年过九十余，貌不类期耋。再拜而请之，忻然为我说：

蜀椒二斤净拣去梗核及闭口者，净秤　解盐六两洁其色青白，龟背者良，研细，糁盐慢火煮，煮透滚菊末糁盐在椒上，用滚汤泡，过椒五寸许，经宿，以银、石器慢火煮，止留椒汁半盏。扫干地，铺净纸[2]，倾椒在纸上，覆以新盆，封以黄土，经宿取置盆内。将干菊花末六两拌滚令匀[3]，更洒所余椒汁，然后摊于筛子内晾干。菊须花小，色黄，叶厚，茎紫，气香，味甘，名曰甘菊蕊，可作羹者为真，阴干为末。

初服十五圆，早晚不可辍。每月渐渐增，累之至二百。初服之月，早十五粒，晚如之。次月，早晚各二十粒，第三月增十粒，至二百粒止。盐酒或盐汤，任君意所歠。服及半年间，胸膈微觉塞。每日退十丸，还至十五粒。俟其无碍时，数复如前日。服半年后，觉胸膈间横塞如有物碍，即每日退十粒，退至十五粒止，俟其无碍，所服仍如前。常令气熏蒸，否则前功失。须终始服之，令椒气早晚熏蒸，如一日不服，则前功俱废矣。饮食蔬果等，并无所忌节。

一年效即见，容颜顿悦泽，目明而耳聪，须乌而发黑。补肾轻腰身，固气益精血。椒温盐亦温，菊性去烦热。四旬方可服，服之幸毋忽。逮至数十年，功与造化埒。耐老更延年，不知几岁月。四十岁方可服，若四十岁服至老，只如四十岁人颜容，此其验也。嗜欲若能忘，其效尤卓绝。我欲世人安，作歌故怛切。

注释

[1] 晔：四库本为"煜"。

[2] 铺：原作"炼"，据《永乐大典》及四库本改。

[3] 匀：原夺，据《永乐大典》及四库本补。

译文

服椒法

《服椒法歌》是宋朝诗人陈晔所作的五言古诗。全诗写了诗人前去拜访青城山上九十岁高龄的对服用辣椒有诀窍的老人，经多次拜访，感动老人，老人详细的给诗人进行解说，并且诗人进行记录以流传后代。

青城山老人，服椒得妙诀。年过九十余，貌不类期耋。再拜而请之，忻然为我说。蜀椒贰斤净，解盐六两洁。糁盐慢火煮，煮透滚菊末。初服十五圆，早晚不可辍，每月渐渐增，累之至二百。盐酒或盐汤，任君意所歠。服及半年间，胸膈微觉塞。每日退十圆，还至十五粒。俟其无碍时，数复如前日。常令气熏蒸，否则前功失。饮食蔬果等，并无所忌节。一年效即见，容颜顿悦泽。目明而耳听，须乌而发黑。补肾轻腰身，固气益精血。椒温盐亦温，菊性去烦热。四旬方可服，肥之幸毋忽。逮至数十年，功与造化埒。耐老更延年，不知几岁月。嗜欲若能忘，其效尤卓绝。我欲世人安，作歌故怛切。

主治：悦泽容颜，明目聪耳，乌须黑发。补肾轻腰身，固气益精血。

组成：蜀椒960g，解盐180g，菊花180g。

制法：蜀椒拣净去目及闭口者；解盐选择色青白，有龟背纹者；菊花，必须是色黄，叶厚，茎紫，气香，味甘的甘菊蕊，可作羹的那种才是真的，阴干为末。将盐撒在椒上，用开水泡，水没过椒10cm左右，泡一晚上，取出放入银质、石质器皿中用慢火煮，直至剩下半盏椒汁。将地面打扫干净，铺净纸，把椒倒在纸上，用新盆覆盖，再用黄土固封，一个晚上后将椒取出放入盆内，将干菊花末倒入搅拌均匀，再将剩下的椒汁，然后摊于筛子内晾干。

服法：初次服用的月份，早15粒，晚上也是如此。次月，早晚各20粒，第3月增10粒，至200止，用盐酒或盐汤送下。服半年后，觉胸膈间横塞如有物碍，即每日退10粒，退至15粒止，俟其无碍，所服仍如前。必须坚持服用，令椒气早晚熏蒸，如一日不服，就前功尽弃。饮食蔬果，不用忌口。

服豨莶法

豨莶，俗呼火炊草，春生苗叶，秋初有花，秋末结实。近世多有单服者，云甚益元气。蜀人服之法：五月五日、六月六日、九月九日，采其叶，去根茎花实，净洗曝干。入甑中，层层洒酒与蜜蒸之，如此九过则已，气味极香美，熬捣筛蜜丸服之。云治肝肾风气，四肢麻痹，骨间疼，腰膝无力，亦能行大肠气。张乖崖《咏进表》云：谁知至贱之中，乃有殊常之效。臣吃至百服，眼目轻明；至千服，髭鬓乌黑，筋力较健，效验多端。陈书林《经验方》叙述甚详，疗诸疾患各有汤使。今人采服，一就秋花成实后和枝取用，洒酒蒸曝，杵臼中舂为细末，炼蜜为丸以服之。

译文

服豨莶法

豨莶草，俗称火炊草，春天生苗叶，初秋开花，秋末结果实。近代多有人单服此药，认为甚补元气。蜀人这么服用：五月五日、六月六日、九月九日，采其叶，去根茎花实，净洗曝干。放入甑中，层层洒酒与蜜蒸之，如此九过则已，气味极香美，熬捣筛蜜丸服之。主治肝肾风气，四肢麻痹，骨间疼，腰膝无力，也能行大肠气。

张乖崖《咏进表》说：谁知至贱之中，乃有殊常之效。臣吃至百服，眼目轻明；至千服，髭鬓乌黑，筋力较健，效验多端。

陈书林《经验方》叙述甚详，疗诸疾患各有汤使。今人采服，一就秋花成实后和枝取用，洒酒蒸曝，杵臼中舂为细末，炼蜜为丸以服之。

> **点评**
>
> 本篇作者借鉴了道家养生方法——服食法，服食方包括了单味药和方剂。单味药选取了百合和黄精，这两味药都是滋阴药，其中百合能养心润肺，清心安神，黄精能补气养阴，健脾润肺益肾。在现代生活中，人们也经常食用百合和黄精，没有毒副作用，补益效果比较平和，适合现代人日常根据身体需要服用。而金樱子丸和青蛾丸是很多医家治疗肾虚的常用的方剂，而且组成药材得药性比较平和，比较适宜日常补益使用。而服椒法和服豨莶法是蜀地（现四川一带）的养生经验，因四川独特的地势造就当地潮湿的气候环境，使当地人多患湿邪病。蜀椒，性辛温走窜，入脾胃经，长于温中燥湿、散寒止痛；豨莶草，性辛苦寒，归肝肾经，善于祛风湿、利关节、解毒，治疗风湿痹痛效果好，酒制具有补益肝肾的功效，可治疗筋骨无力等症，一可燥脾胃湿邪，一可祛形体湿邪，对于长居蜀地的人来说，是非常有用的防病治病的药物。现代人，可以舍弃作者提供的复杂制作过程，冬天天气寒冷的时候，做饭可以放一些花椒，护卫脾胃阳气；身体酸痛沉重无力的时候，可以用豨莶草泡酒饮用或擦拭身体，都是不错的养生防病方法。

妇人小儿食治方

陈令尹书精细哏好处，在食治诸方。然老人晚景，儿孙眷辑，团栾侍奉。诸妇妊娠，望得雄之喜；诸孙襁褓，快含饴之乐。其间或有疢疾者，在日前，岂不萦怀！余畴昔闻见所抄，有妇人小儿食治诸方，用之良验。今附益于编末，亦以资耆英闲览，且以备用云。

> **译文**
>
> 陈令尹书中精细、有趣的地方在"食治诸方"篇。但是老人晚年生活状态是子孙绕膝,都身边孝敬待奉。怀胎的妇人,心怀得子美好期望;刚生下的孙子,能有含饴弄孙的快乐。在这期间,有人在眼前生病,怎么能不挂怀呢?从前见闻和摘抄的部分内容,有妇人小儿食治方,使用效果很好,现在书末附上,也方便贤人雅士闲暇时浏览,且以备不时之需。

血气诸方

地黄粥

治妇人血气不调。

生地黄汁_{二合}　粟米_{一合}　粳米_{一合}　诃黎勒_{炮,去核为末,半两}　盐花_{少许}

上以水三升,先煮二米,将熟,次入诃黎勒末、地黄汁、盐花,搅匀,煮令稀稠得所,分二服。

> **译文**
>
> **地黄粥**
>
> 主治:女性气血失调,产后恶露不行。
>
> 组成:生地黄汁 140mL,粟米 70g,粳米 70g,诃黎勒 15g,盐花少许。
>
> 制法:诃黎勒炮,去核,研为末。用水 2.1L,先把两米煮到快熟的时候,然后加入诃黎勒末、地黄汁、盐花搅匀,尽量煮得稀稠一些。
>
> 服法:分 2 次服用。

猪肚粥

治妇人腹胁血癖气痛,冲头面熻熻,呕吐酸水,四肢烦热,腹胀。

白术二两　槟榔一枚　生姜一两半,切,炒

上三味,粗捣筛,以猪肚一枚,治如食法。去涎滑,纳药于肚中,缝口。以水七升,煮肚令熟。取汁,入粳米及五味同煮粥,空腹食之。

译文

猪肚粥

主治:女性腹胁血癖气痛,冲头面熻熻,呕吐酸水,四肢烦热,腹胀等症状。

组成:白术60g,槟榔1枚 生姜45g。

制法:生姜切片,炒。以上3味药,捣成粗末,取猪肚1个,去除杂质,将药物放入猪肚中,缝口。用4.9L水将其煮熟。取其汤汁,加入粳米和五味子一起煮粥。

服法:空腹服用。

羊肉面棋子

治妇人血气癖积,脏腑疼痛泄泻。

小麦面四两　肉豆蔻去谷,为末　荜拨为末　胡椒为末　蜀椒去目,并闭口炒出汗。各一钱末

上五味拌匀,以水和作棋子,用精羊肉四两,细切,炒令干。下水五升,入葱、薤白各五茎,细切,依常法煮肉,以盐醋调和,候熟滤去肉,将汁煮棋子,空腹热食之。

译文

羊肉面棋子

主治：女性血气癖积，脏腑疼痛泄泻等疾病。

组成：小麦面 120g，肉豆蔻 3g，荜茇 3g，胡椒 3g，蜀椒 3g。

制法：肉豆蔻去壳，研末；荜茇研末，胡椒研末，蜀椒去目并闭口，炒出汗。诸药一起研为末，拌匀，用水调和作棋子，用精羊肉 120 克，细切，炒令干，加水 3.5L，入葱、薤白各 5 茎，细切，依常法煮肉，以盐、醋调和，候熟，滤去肉，用汁煮棋子。

服法：空腹时热食。

猪肾棋子

治妇人血积久瘕冷气，心腹常疼。

小麦面_{四两}　良姜_末　茴香_末　肉苁蓉_{去皮，炙为末}　蜀椒_{各一钱，末}　獖猪肾_{一对，去脂膜，切如绿豆大}

上六味，除肾外，以水切作棋子[1]，先将肾以水五碗煮，次入葱、薤白各少许。候肾熟，以五味调和如常法，入药棋子，再煮令熟。分三次，空腹食之。

注释

[1] 切：《安老怀幼书》作"和"。

译文

猪肾棋子

主治：女性血积久瘕冷气，心腹常疼等症。

组成：小麦面 120g，高良姜 3g，茴香子 3g，肉苁蓉 3g，蜀椒 3g，獖猪肾 1 对。

制法：高良姜研末，茴香子研末，肉苁蓉去皮，炙干，研末，蜀椒研末，豮猪肾去脂膜，切如绿豆大。6味药，除肾外，以水和，切作棋子大，先将肾以水5碗煮，再入葱、薤白各少许，候肾熟，用调料按日常烹饪方法调味，入药棋子，再煮令熟。

服法：分3次，空腹食用。

半夏拨刀[1]

治妇人痃癖血气，口吐酸水。

大麦面四两　半夏汤洗去滑尽，炒半两，为末　桂去粗皮，一钱，为末

上三味，同以生姜汁并米醋少许和，切作拨刀，熟煮如常法，空心食之。

注释

[1]拨刀：即汤饼，又称傅饦。

译文

半夏拨刀

主治：女性痃癖血气，口吐酸水等症。

组成：大麦面120g，半夏15g，桂枝3g。

制法：半夏用热浸洗去黏液，充分炒熟；桂枝去粗皮，研末。3味药，同以生姜汁和少量米醋调和，切作拨刀，按常法煮熟。

服法：空腹服用。

妊娠诸病

麦门冬粥

治妊娠胃反,呕逆不下。

生麦门冬_{去心净洗,切碎研烂绞汁,取一合} 白粳米_{净淘,二合} 薏苡仁_{拣净去土,一合} 生地黄_{肥者,四两,净洗切碎研烂,绞汁三合} 生姜汁_{一合}

上以水三盏,先煮煎粳米、薏苡仁二味令百沸,次下地黄、麦门冬、生姜三味汁相和[1],煎成稀粥,空心温服。如呕逆未定,晚后更煮食之。

注释

[1]和:四库本作"合"。

译文

麦门冬粥

主治:妊娠反胃,恶心呕吐、不能进食等症。

组成:生麦门冬汁70mL,白粳米140g,薏苡仁70g,生地黄120g,生姜汁70mL。

制法:生麦门冬去心,净洗,切碎,研烂,绞取汁;白粳米净淘,薏苡仁拣净,去土;生地黄净洗,切碎,研烂,加水绞汁210mL。上5味药,以水3盏,先煮煎粳米、薏苡仁2味令百沸,再下地黄、麦门冬、生姜三汁相和,煎成稀粥。

服法：空腹温服，如呕逆还不好，晚些再煮些食用。

生地黄粥

治妊娠下血漏胎。

生地黄汁一合　糯米净淘，一合

上先将糯米煮作粥，熟后下地黄汁，搅调匀服之。每日空腹服。

> **译文**
>
> **生地黄粥**
> 主治：女性妊娠期间阴道出血。
> 组成：生地黄汁70mL，糯米70g。
> 制法：糯米淘净，煮作粥，熟后下地黄汁，搅调匀服之。
> 服法：每日空腹服用。

陈橘皮粥

治妊娠冷热气痛连腹，不可忍。

陈橘皮汤浸去白，焙，一两　苎麻根刮去土，曝干，一两　良姜末，三钱　白粳米择净，半合

上四味，除粳米外，捣罗为散，每服五钱匕。先以水五盏煎至三盏，去滓，入粳米半合、盐一钱，煮作粥食之。空心一服，至晚更一服。

> **译文**
>
> **陈橘皮粥**
> 主治：妊娠冷热气痛连及腹部，疼痛难以忍受。

组成：陈橘皮30g，苎麻根30g，高良姜10g，白粳米35g。

制法：陈橘皮用热水浸泡，去白络，焙干；苎麻根刮去土，晒干；高良姜研末，白粳米择净。上4味，除粳米外，捣碎筛罗为散，每服5钱匕，先以水5盏，煎至3盏，去滓，加粳米35g，盐3g，煮作粥食用。

服法：空腹服用1服，到晚上，再服1服。

豉心粥

治诸种疟疾，寒热往来。

豆豉心二合，以百沸汤泡，细研　　茈葫去苗，二钱，末　　桃仁汤浸去皮尖，研，三十个

上先将豆豉心、桃仁，以白米三合、水半升同煮为粥。临熟入茈葫末，搅匀食之。

> **译文**

豉心粥

主治：治诸种疟疾，寒热往来。

组成：豆豉心140g，桃仁30枚，柴胡9g。

制法：豆豉心用多次煮沸的开水冲泡，沥干后细细研末；桃仁热水浸泡，去皮尖，研末，柴胡去苗，研末。上先将前2味，以白米210g，按常法煮粥，快熟时，再入柴胡末。

服法：搅匀后食用。

阿胶粥

治妊娠胎动不安。

阿胶一两，捣碎，炒令黄燥，捣为末　　糯米

上先将糯米煮粥，临熟下阿胶，搅匀温食之。

译文

阿胶粥

主治：妊娠胎动不安。

组成：阿胶 30g，糯米适量。

制法：阿胶捣碎，炒令黄燥，捣为末，先将糯米煮粥，临熟下阿胶。

服法：搅匀后，趁温食用。

鹿头肉粥

治妊娠四肢虚肿，喘急胀满。

鹿头肉<small>半斤</small>　蔓荆子<small>去土，一两</small>　良姜　茴香<small>炒令香。各半两</small>

上四味，除鹿肉外，捣罗为末。每服四钱匕，先将水五盏煮鹿肉，候水至三盏去肉，下白米一合同药末，候米熟下五味，调和得所。分作三服，一日食尽。

译文

鹿头肉粥

主治：益气健脾，利湿消肿。适用于妇女妊娠四肢虚肿、喘急胀满。

组成：鹿头肉 240g，蔓荆实 30g，高良姜 15g，茴香子 15g。

制法：将蔓荆子、高良姜、茴香子捣碎筛罗为末，每用 10 克。先煮鹿肉，熟后去肉下粳米与药末同煮粥。临熟少加作料调和即成。

服法：分作 3 次食，一日食尽。

鲤鱼粥

治妊娠安胎。

鲤鱼<small>一尾，治如食法</small>　糯米<small>一合</small>　葱<small>二七茎，细切</small>　豉<small>半合</small>

上以水三升，煮鱼至一半，去鱼入糯米、葱、豉，煮粥食之。

译文

鲤鱼粥

主治：妊娠安胎。

组法：鲤鱼1尾，糯米70g，葱14茎，豉35g。

制法：鲤鱼按照正常食材处理方法治疗净，葱细切。用水2.1L，煮鱼至一半，去鱼入糯米、葱、豉。

服法：煮粥食之。

葱粥

治妊娠数月未满损动。

葱_{三茎}　糯米_{三合}

上以葱煮糯米粥食之。如产后血运，用之亦效。

译文

葱粥

主治：妊娠数月未满损动，产后出血。

组成：葱3茎、糯米210g。

制法：以葱煮糯米粥。

服法：趁热食用。

竹沥粥

治妊娠常若烦闷。

淡竹沥_{三合}　粟米_{二合}

上以水煮粟米成粥，临熟下竹沥更煎，令稀稠得所，温食之。

译文

竹沥粥

主治：妊娠期间心情烦闷。

组成：淡竹沥210mL，粟米140g。

制法：用水把粟米煮成粥，临熟下竹沥再煎一会，令稀稠合适。

服法：趁热食用。

苎麻粥

治妊娠胎不安，腹中疼痛，宜常食。

生苎麻根一两，净洗，煮取汁二合　白糯米二合　大麦面一合　陈橘皮浸去白，炒半两，末

上四味，以水同煮为粥，令稀稠得所，熟后入盐少许。平分作二服，空腹热食之。

译文

苎麻粥

主治：凉血，止血，安胎之功效。妊娠胎不安，腹中疼痛，宜常食。

组成：生苎麻根30g，白糯米140g，大麦面70g，陈橘皮15g。

制法：生苎麻根净洗，加水煮取汁140g，陈橘皮热水浸泡，去白络，炒干。四物按常规方法煮粥，要稀稠合适，熟后方入盐花少许

服法：平分作2服。趁热食用。

鲤鱼羹

治妊娠伤动，胎气不安。

鲜鲤鱼一头，理如食法　黄芪锉，炒　当归切，焙　人参　生地黄各半两　蜀椒十粒，炒　生姜一分　陈橘皮汤浸去白，一分　糯米一合

上九味,锉八味,令匀细,纳鱼腹中,用绵裹合,以水三升煮鱼熟,将出去骨取肉,及取鱼腹中药,同为羹,下少盐醋,热啜汁吃,极效。

译文

鲤鱼羹

主治:妊娠伤动,胎气不安。

组成:鲜鲤鱼1头,黄芪15g,当归15g,人参15g,生地黄15g,蜀椒10粒,生姜0.3g,陈橘皮0.3g,糯米70g。

制法:鲜鲤鱼按食材治净;黄芪锉碎,炒;当归切片,焙干;蜀椒炒出汗,陈橘皮热水浸,去白络。上9味,将除了鱼的那8味都混合均匀,纳鱼腹中,用棉布包裹,以水210mL,煮鱼熟,快出锅时,去骨,取肉及取鱼腹中药同为羹,下少盐、醋。

服法:趁热啜汁吃。

黄鸡臛

治妊娠四肢虚肿,喘急,兼呕逆不下。

黄雄鸡一只,去头足及皮毛、肠胃等,洗净去血脉,于沸汤中掠过,去腥水 良姜一两 桑白皮刮净,锉,一两半 黄芪拣锉,一两

上四味,锉后三味,与鸡同煮,候鸡熟去药,取鸡留汁。将鸡细擘去骨,将汁入五味调和,入鸡肉再煮,令滋味相入了。随性食之,不计早晚,不妨别服药饵。

译文

黄鸡臛

主治:妊娠四肢虚肿,喘急,兼呕逆不下。

组成:黄雄鸡1只,高良姜30g,桑白皮45g,黄芪30g。

制法：黄雄鸡去头足及皮毛肠胃等，净洗去血脉，在沸汤中抄过，去腥水。桑白皮刮净，锉碎，黄芪拣净，锉碎。上4味药，锉碎后3味，与鸡同煮，候鸡熟去药，取鸡留汁，将鸡细擘去骨，在汁中放入调料调味，入鸡肉再煮，令滋味相入了。

服法：随性食之，不计早晚，不要妨碍别服的药。

鸡子羹

治妊娠胎不安。

鸡子一枚　阿胶炒令燥，一两

上取好酒一升，微火煎胶，令消后，入鸡子并盐一钱和之。分作三服，相次食之。

> 译文

鸡子羹

主治：妊娠胎动不安。

组成：鸡蛋1枚、阿胶30g。

制法：阿胶炒令燥，放入700mL好酒中，微火煎，融化后，加入鸡蛋和盐3g调和。

服法：相次食之。

山芋面棋子[1]

治妊娠恶阻呕逆，及头痛，食物不下。

生山芋一尺，于沙盆内研，令尽，以葛布绞滤过　苎麻根一握，去皮，烂捣碎

上研匀，入大麦面三两，和搜细切，如棋子大，于葱薤羹汁内煮熟，旋食之。

注释

[1]棋子：原无，据原书目录补。

译文

山芋面棋子

主治：妊娠恶阻呕逆，及头痛，食物不下。

组成：生山芋30厘米，苎麻根1握。

制法：生山芋在沙盆内研磨，令充分碎裂，用葛布绞滤取汁；苎麻根去皮，捣碎。2药研匀，入大麦面90克，和搜细切如棋子大。于葱薤羹汁内煮熟。

服法：马上食用。

木瓜面棋子[1]

木瓜一枚，大者，切　蜜二两

上二味于水中同煮，令木瓜烂，于沙盆内细研，入小麦面三两，搜令相入，薄捍，切为棋子。每日空心，用白沸汤煮强半盏，和汁淡食之。

注释

[1]木瓜面棋子：原作"又方"，据原书目录改。

译文

木瓜面棋子

主治：妊娠胃反呕逆不下食。

组成：木瓜（大者）1枚，蜜60mL。

制法：木瓜切开，二味于水中同煮，把木瓜煮烂，放于沙盆内细研，加入小麦面90g，搅拌混合均匀，捍成薄片，切为棋子。

服法：每日空腹，用白开水煮强半盏，和汁淡服用。

鸡肉索饼

治妊娠，养胎脏，及治胎漏下血，心烦口干。

丹雄鸡一只，取肉，去肚，作臑　　白面一斤

上二味，搜面作索饼，和臑任意食之。

> **译文**

鸡肉索饼
主治：治妊娠各病，养胎脏，及治胎漏下血，心烦口干。
组成：丹雄鸡1只，白面480g。
制法：丹雄鸡取肉，去肚，切成肉酱，与面粉混匀作索饼。
服法：饼夹肉酱任意食之。

鸡子酒

治妊娠血下不止。

鸡子五枚，取黄

上取好酒一盏，同煎如稀饧，顿服之。未差更作服之，以差为度。

> **译文**

鸡子酒
主治：妊娠血下不止。
组成：鸡蛋5枚。
制法：鸡蛋取蛋黄，取好酒一盏，一起煎如稀汤。
服法：一口气服尽，没有痊愈，再服一次，以痊愈为度。

小豆饮

治妊娠漏胎，血尽子死。

赤小豆_{半斤}　蜀椒_{去目，并闭口炒，出汗，十四枚}　乌雌鸡_{一只，理如食法}

上三味，以水二升，同煮令熟。取汁，时时饮之。未差，更作服之。

> **译文**
>
> **小豆饮**
> 主治：妊娠漏胎，血尽子死。
> 组成：赤小豆 240g，蜀椒 14 枚，乌雌鸡 1 只。
> 制法：蜀椒去目并闭口，炒出汗；乌雌鸡按食材治净。用水 1400mL，煮鸡、豆、椒令熟，取汁。
> 服法：时时饮之。未差，更作服之。

葱豉汤

治妊娠伤寒头痛。

豉_{一合}　葱白_{一握，去根，切}　生姜_{一两半}

上以水一大盏，煮至六分，去滓分二服。

> **译文**
>
> **葱豉汤**
> 主治：妊娠伤寒头痛。
> 组成：豉 70g、葱白 1 握、生姜 45g。
> 制法：葱白去根，切段；3 味药用水一大盏，煮至六分，去滓。
> 服法：分 2 次服。

产后诸病

论曰：妊娠者十月既足，百骨皆坼，肌肉开解，然后能生。百日之内，犹名产母，时人将调一月，便为平复，岂不谬乎？若饮食失节，冷热乖理，血气虚损，因此成疾。药饵不和，更增诸病。今宜以饮食调治为良。

译文

我认为：妇人怀胎十个月的时间已经足够了，胎儿的骨骼、肌肉都长开，之后就可以生产了。生产的一百天内妇人还是产妇，一般产妇调养一个月便认为身体已经恢复，难道不是错误的吗？如果饮食不节，冷热分离，血气亏虚，因而导致疾病产生。药食调理不当，更加会增生疾患。现在用饮食调治是很好的方法。

鲍鱼羹

治产后乳汁不下。

鲍鱼肉_{半斤，细切}　麻子仁_{一两半，别研}　葱白_{二茎，切碎}　香豉_{半合，别研}

上先将水三升煮鱼肉，熟后，入后二味，煮作羹，任意食之。

译文

鲍鱼羹

主治：产后乳汁不下。

组成：鲍鱼肉 240g，麻子仁 45g，香豉 35g，葱白 3 茎。

制法：鲍鱼肉切细，麻子仁单独研磨，香豉单独研磨，葱白切碎。先麻子仁加水 2.1L 煮鱼肉，熟后，入后 2 味，煮作羹。

服法：任意食之。

猪蹄粥

治产后乳汁不下。

母猪蹄_{一只，治如食法，以水三盏，煮取二盏，去蹄}　王瓜根_{洗切}　木通_{锉碎}　漏芦_{去芦头。各一两}

上四味，除猪蹄汁外，粗捣筛。每服三钱匕，以煮猪蹄汁二盏，先煎药至一盏半，去滓，入葱、豉、五味等，并白米半合，煮作粥，任意食之。

译文

猪蹄粥

主治：养血下乳，清热润肌。适用于妇女产后贫血、乳汁不足。

组成：母猪蹄 1 只，王瓜根 30g，木通 30g，漏芦 30g，粳米 35g。

制法：猪蹄按食法治净，用水 3 盏，煮取 2 盏，去蹄；王瓜根洗净切开，木通锉碎，漏芦去芦头。将王瓜根、木通、漏芦粗捣筛，每次用 3 钱匕，将猪蹄汁 2 盏，煎诸药至 1 盏半，去渣，入米并加少许葱、姜及食盐煮成粥。

服法：任意食用。

猪蹄羹

治产后乳汁不下。

母猪蹄二只，净洗，锉　　木通一两半，锉作寸段

上先将木通，以水五升，煎取四升。去木通，和猪蹄入五味，如常法煮羹，任意食。

又方

猪蹄一具，洗锉　　粳米一合，净淘

上用不拘多少，入五味煮作羹，任意食，作粥亦得。

> [译文]
>
> **猪蹄羹**
>
> 主治：产后乳汁不下。
>
> 组成：母猪蹄 2 只，木通 45g。
>
> 制法：母猪蹄净洗，锉；木通锉作寸段。先将木通，以水 3.5L，煎取 2.8L。去木通，和猪蹄入作料，按常法煮羹。
>
> 服法：任意食。
>
> **又方**
>
> 主治：同上。
>
> 组成：猪蹄 1 具，粳米 70g。
>
> 制法：猪蹄洗净，锉；粳米淘净。两物加作料煮作羹。
>
> 服法：任意食用，作粥亦得。

牛肉羹

治产后乳无汁。

牛鼻肉净洗，切作小片

上用水煮烂，入五味，如常法煮作羹，任意食之。

译文

牛肉羹

主治：产后乳无汁。

组成：牛鼻肉。

制法：牛鼻肉净洗，切作小片；用水煮烂，，如常法煮作羹。

服法：任意食用。

鹿肉臛

治产后乳无汁。

鹿肉四两，洗切

上用水三碗煮，入五味作臛，任意食之。

译文

鹿肉臛

主治：产后乳无汁。

组成：鹿肉120g。

制法：鹿肉洗净，切碎，用水3碗煮成肉糜。

服法：任意食用。

三肉臛

治产后乳汁不下。

龟肉二两，洗切　羊肉三两，洗切　獐肉三两，洗切

上用水不拘多少，入五味煮为臛，食之。

译文

三肉臛

主治：产后乳汁不下。

组成：龟肉60g，羊肉90g，獐肉90g。
制法：三肉治净，切碎，用水不拘多少，加调料煮为肉糜。
服法：任意食用。

苏麻粥

治妇人产后有三种疾，郁冒则多汗，汗则大便秘，故难于用药，惟此粥最佳，且稳。

紫苏子　大麻子_{二味各半合，洗净，研极细，用水再研，滤汁二盏，分二次，粥啜}

上此粥不独产后可服，大抵老人诸虚，久风秘[1]，皆得力。尝有一贵人母，年八十四，忽腹满头疼，恶心不能食。医家供补脾进食、治风清头目药，数日疾益甚。恳予辨之。予曰：误矣！此老人风秘，脏腑壅滞，聚膈中，则腹胀恶心，不喜食，至巅头痛神昏，如得脏腑流畅，诸疾悉去。予进此，而气泄，下结粪如胡椒十余，少间通利，诸证悉去。许学士方。

注释

[1]风秘：因风邪而导致大便秘结的症状。

译文

苏麻粥

主治：治妇人产后三种常见疾病，郁冒则多汗，汗则大便秘，所以难于用药，惟此粥效果最佳，且安全性好。

组成：苏子35g　麻子35g。
制法：2味洗净，研极细，用水再研，滤汁2盏，分2次煮粥服用。
服法：空腹食用。可长期服。

苏麻粥不单产后的人可以服用，老人大部分虚损症状，久患风秘，都很有效。曾经有个贵人的母亲，84岁，突然出现腹满、头痛、恶心不能进食。医生给开了是补脾进食，治风清头目的药，几天后，病情加重。请我去辨病。我说："误诊了。这个老人患风秘，脏腑壅滞不通，气滞膈中，导致腹胀、恶心，食欲不佳，甚至出现巅顶痛、神识不清。如果使脏腑气机流畅，这些症状自除。于是我推荐了这个粥方，老太太服用后，郁滞的气立刻就通泄了，还排出了十余枚如胡椒大小的干燥粪便，过了一会儿，全身气机通利了，各种症状便全部解除了。"（许学士提供的药方。）

茯苓粥

治产后无所苦，欲睡而不得睡。

白茯苓_{去黑皮，取末，半两}　粳米_{二合}

上二味，以米淘净煮粥，半熟即下茯苓末，煮熟，任意食之。

译文

茯苓粥

主治：产后无所苦，欲睡而不得睡。
组成：白茯苓15g，粳米140g。
制法：白茯苓去黑皮，取末。上2味，以米淘净煮粥，半熟即下茯苓末，煮熟。
服法：任意食用。

地黄粥

治初产，腹中恶血不下。

生地黄_{五两，捣，绞汁三合}　生姜_{捣，绞取汁三合}　粳米_{净淘，三合}

上先将米如常法煮粥，临熟下地黄及生姜汁，搅令匀，空腹食之。

译文

地黄粥

主治：主产后恶露不行。

组成：生地黄150g，生姜，粳米210g。

制法：生地黄捣烂，绞取汁210mL；生姜捣烂，绞取汁210mL；粳米淘洗干净。先将粳米煮粥，临熟下地黄及生姜汁，搅匀。

服法：空腹食用。

紫苋粥

治产前后赤白痢。

紫苋叶_{细锉，一握}　粳米_{二合}

上先以水煎苋叶，取汁去滓。下米煮粥，空心食之，立瘥。

译文

紫苋粥

主治：产前后赤白痢。

组成：紫苋叶1握，粳米140g。

制法：紫苋叶细细锉碎，用水先煎苋叶，取汁去滓，下米煮粥。

服法：空腹时食用。

滑石粥

治产后小便不利，淋涩。

滑石_{半两，别研}　瞿麦穗_{一两}　粳米_{三合}

上以水三升，先煎瞿麦取二升半，滤去滓。将汁入米，煮如常粥，将熟入盐少许，葱白三寸，方入滑石末，煮令稀稠得所。分作三度食之。

> **译文**

滑石粥

主治：产后小便不利，淋涩。

组成：滑石 15g，瞿麦穗 30g，粳米 210g。

制法：滑石研碎。用水 2.1L，先煎瞿麦取汁 1.8L，滤去滓，将瞿麦汁与米按常法煮粥，快熟时，入盐少许，下葱白 10cm，再下滑石末，煮令稀稠得所。

服法：分 3 次食用。

羊肉粥

治产后七日后，宜吃此粥。

白羊肉 去脂膜，四两，细切　　粳米 净淘，三合　　生地黄 汁三合　　桂 去粗皮，锉取末，一分

上以水煮肉并米，熟后入地黄汁并桂末，令得所。以五味调和，空心任意食之。

> **译文**

羊肉粥

主治：产后诸病。

组成：白羊肉 120g，粳米 210g，生地黄汁 210mL、桂枝 0.3g。

制法：白羊肉去脂膜，细切；粳米净淘，桂枝去粗皮，取末。用水煮肉并米，熟后入地黄汁并桂末，煮至合适。加作料调味。

服法：空腹任意食之，产后 7 日后服。

猪肾粥

治产后寒热状如疟,猪肾粥方:

猪肾去脂膜,细切,一对　香豉一合　白粳米二合　葱三茎,细切

上四味,以水三升,煮猪肾、豉、葱至二升,去滓,下米煮如常法,以五味调和作粥食之。未瘥更作。

> **译文**

猪肾粥
主治:产后寒热状如疟。
组成:猪肾1对,香豉70g,白粳米140g,葱3茎。
制法::猪肾去脂膜,细切;葱细切。4味药,用水2.1L,煮猪肾、豉、葱至1.4L,去滓,下米煮如常法,以调料调和作粥食之。
服法:作粥食用。

黄雌鸡饭

治产后虚羸,补益。

黄雌鸡一只,去毛及肠肚　生百合净洗择,一果　白粳米饭一盏

上将粳米饭、百合入在鸡腹内,以线缝定,用五味汁煮鸡令熟。开肚取百合粳米饭,和鸡汁调和食之,食鸡肉亦妙。

> **译文**

黄雌鸡饭
主治:补益。主治女子产后虚羸。
组成:黄雌鸡1只,生百合1颗,白粳米饭1盏。
制法:黄雌鸡去毛及肠肚,生百合冲洗捡择干净。先将粳米饭、百合入死鸡腹内,以线缝定,用五味汁煮鸡令熟,开肚,取回百合、粳米饭。
服法:和鸡汁调和食用;吃鸡肉效果也很好。

黄雌鸡羹

治产后虚损。

黄雌鸡一只肥者，理如食法　葱白五茎，切　粳米半升

上三味，依常法以五味调和为羹，任意食之。

> **译文**

黄雌鸡羹

主治：产后虚损。

组成：肥黄雌鸡 1 只，粳米 350g，葱白 5 茎。

制法：黄雌鸡按食法治净，粳米淘洗干净。三味药，依常法加调料煮羹。

服法：任意食用。

猪肚羹

治产后积热劳极，四肢干瘦，饮食不生肌肉。

獖猪肚一件，净洗，洗以小麦煮令半熟取出，肚细切，令安一处　黄芪锉碎，半两　人参三分　粳米三合　莲实锉碎，一两

上以水五升煮猪肚，入人参、黄芪、莲实，候烂，滤去药并肚，澄其汁令清，方入米煮，临熟入葱白、五味调和作粥。任意食。

> **译文**

猪肚羹

主治：产后积热劳极，四肢干瘦，饮食不生肌肉。

组成：獖猪肚 1 枚、黄芪 15g、人参 0.9g、粳米 210g、莲实 30g。

制法：獖猪肚净洗，先以小麦煮令半熟，取出肚细切，备用；黄

芪锉碎，莲实锉碎。用水 4.5L 煮猪肚，入人参、黄耆、莲实，候烂，滤去药并肚；澄其汁令清，方入米煮；将熟，入葱白调料调和作粥。

服法：任意食用。

鲫鱼羹

治产后乳无汁。

鲫鱼一斤　蛴螬五个

上依常法煮羹，食后食之。

> **译文**
>
> **鲫鱼羹**
> 主治：产后乳无汁。
> 组成：鲫鱼 480g，蛴螬 5 个。
> 制法：依常法煮羹。
> 服法：食后食用。

鲫鱼鲙

治产后赤白痢。

鲫鱼一斤，治如食法　莳萝　陈橘皮汤去白，焙　芜荑　干姜炮　胡椒各一钱，为末

上取鲫鱼作鲙，投热豉汁中，入盐、药末，搅调，空腹食之。

> **译文**
>
> **鲫鱼鲙**
> 主治：产后赤白痢。

组成：鲫鱼 480g，莳萝 3g，陈橘皮 3g，芜荑 3g，干姜 3g，胡椒 3g。

制法：鲫鱼按食法治净，陈橘皮用热水浸泡，去白络，焙干；干姜炮焦，胡椒研末。取鲫鱼作鲙，投热豉汁中，入盐、药末，搅调均匀。

服法：空腹食用。

脯鸡糁

治产后心虚怔悸，遍身疼痛。

黄雌鸡一只，去毛头足肠胃，净洗，以小麦两合，水五升，煮鸡半熟，即取出鸡，去骨　蜀椒去目，并闭口炒，汗出，取末一钱　茈胡去苗，二钱　干姜末半钱　粳米三合

上先取水再煮鸡及米，令烂、入葱、薤、椒、姜、茈胡末等，次又入五味盐酱，取[1]熟，任意食之。

注释

[1]取：四库本作"煎"。

译文

脯鸡糁

主治：产后心虚怔悸，遍身疼痛。

组成：黄雌鸡 1 只，蜀椒 3g，柴胡 6g。干姜末 1.5g，粳米 210g。

制法：黄雌鸡去毛头足肠胃，洗净，与小麦 140g、水 350mL 煮鸡半熟，即取出鸡，去骨；蜀椒去目并闭口，炒汗出，取末；柴胡去苗。先取水再煮鸡及米令烂，入葱、薤、椒、姜、柴胡末等，次又入调料、盐、酱，煮熟。

服法：任意食用。

猪肾臐

治产后风虚劳冷，百骨节疼，身体烦热[1]。

猪肾一对，去脂膜，薄切　　羊肾一对，去脂膜，薄切

上以五味并葱白豉为臐。如常食之，不拘时。

注释

[1] 身：四库本作"其"。

译文

猪肾臐

主治：妇女产后风虚劳冷，百骨节疼，身体烦热。

组成：猪肾1对，羊肾1对。

制法：猪肾去脂膜，薄切；羊肾去脂膜，薄切。两物用调料并葱白、豉一起做成肉酱。

服法：如常食用，不拘时。

冬瓜拨刀

治产后血壅消渴，日夜不止。

冬瓜研，取汁三合　　小麦面四两　　地黄汁三合

上三味一处搜和，如常面，切为拨刀。先将獐肉四两细切，用五味调和煮汁，熟后，却漉去肉，取汁，下拨刀面，煮令熟。不拘多少，任意食之。

译文

冬瓜拨刀

主治：产后血壅消渴，日夜不止。

组成：冬瓜，小麦面120g，地黄汁210mL。

制法：冬瓜研碎，榨取汁210mL。将三物按常法搅匀和面，切为拨刀。先将獐肉120g细切，加调料调和煮汁熟，却滤去肉取汁，下拨刀面煮令熟。

服法：不拘多少，任意食用。

煨猪肝

治产后赤白痢，腰腹疼痛，不能下食。

猪肝四两　芜荑末，一钱

上将猪肝薄切，掺芜荑末于肝叶中[1]，五味调和，以湿纸裹，塘灰火煨熟，去纸食。

注释

[1]中：四库本作"上"。

译文

煨猪肝

主治：产后赤白痢，腰疼腹痛，不能饮食。

组成：猪肝120g，芜荑3g。

制法：芜荑捣末。上薄切猪肝，掺芜荑末于肝叶中，加调料调和均匀，用湿纸裹，塘灰火煨熟。

服法：空心食用。

生藕汁饮

治产后恶血不利，壮热虚烦。

生藕汁　地黄汁各半盏　蜜一匙　淡竹叶一握，切，以水一盏半，煎取汁半盏

上四味同煎沸熟，温分三服，日二夜一。

> **译文**

生藕汁饮

主治：产后恶血不利，壮热虚烦。

组成：生藕汁半盏，地黄汁半盏，蜜1匙、淡竹叶1握。

制法：淡竹叶切，用水1盏半，煎取汁半盏、四味药一起煎沸熟。

服法：分3份温服，白天2次，夜晚1次。

又方

治妇人蓐中好食热面酒肉[1]，变成渴燥。

生藕汁　生地黄汁_{各半盏}

上二味，相和温暖，分为三服。

> **注释**

[1]蓐中：谓妇女产后休息复原的一段时间。

> **译文**

又方

主治：妇人月子中喜欢吃热面酒肉，导致经常口渴。

组成：生藕汁各半盏，生地黄汁各半盏。

制法：两汁混和均匀，加热。

服法：趁温服用，分为3服。

> **点评**

妇人有特殊的生理时期，主要的就是经带胎产，作者根据女性不同的生理时期总结出效验的食疗方药，包括血气诸方、妊娠诸病方和产后诸病方。女性以肝为先天，因肝藏血主疏泄，与气血关系最为密切，其中血气诸方治疗女性因气血不调而出现的诸多病症；女性妊娠期间，胎儿的生长和孕妇的身体素质都会对孕妇产生极大的影响，一些妊娠疾病也可能出现，常见的有孕吐、胎漏、胎动不安等，其中妊娠诸病方列举了一些安胎和治疗妊娠常见病的食疗方；女性产后气血大伤，肌肉开解，要十分注意身体的保养，保养不当可能会导致恶露不止、乳汁不下和产后虚损诸证，产后诸病方列举了一些产后常见疾病的食疗方。现代人生活节奏加快，女性承受社会、工作的压力增加，身体负担加重，这些食疗方用药常见、简单，制作简便，很适合现代女性居家日常治病、防病食用。气血不调可经常食用地黄粥，妊娠呕吐可食用麦门冬粥，胎动不安可服阿胶粥、鲤鱼粥，乳汁不下食用猪蹄粥、牛肉粥等。

小儿诸病

四米汤

治小儿泄注。

粱米　稻米　黍米各三合　蜡如半弹丸大

上以东流水二升，煮粱米三沸，绞去滓。以汁煮稻米三沸，去滓。用汁煮黍米三沸，绞去滓。置蜡于汁中，候蜡消。每服半合，空心午后各一，随儿大小增减。

> **译文**
>
> **四米汤**
> 主治：小儿泄泻。
> 组成：粱米210g，稻米210g，黍米210g，蜡如半弹丸大。
> 制法：用干净水1.4L，煮粱米3沸，绞去滓；以汁煮稻米3沸，

去滓；用汁煮黍米3沸，绞去滓；置蜡于汁中，待蜡消。

服法：每次服35mL，空腹时和午后各1次，随小孩年龄大小增减。

牡丹粥

治小儿癖瘕病。

牡丹叶　漏芦 去芦头　决明子 各一两半　雄猪肝 去筋膜，切研，二两

上以水三升，煎前三味，去滓，取一升半，入猪肝及入粳米二合，煮粥如常法。空腹食之，随儿大小加减。

> **译文**
>
> **牡丹粥**
>
> 主治：活血消积。适用于小儿癖瘕，症见两胁下出现结块，时痛时止或平时摸不到，痛时才能触及。
>
> 组成：牡丹叶45g，漏芦45g，决明子45g，雄猪肝60g。
>
> 制法：漏芦去芦头，猪肝去筋膜，洗净切片。先将前3味药用水2.1L煎煮，去渣，取药汁1L，在加入猪肝及粳米1.4g煮作粥。
>
> 服法：空腹食用，随小孩年龄大小增减。

扁豆粥

治小儿霍乱。

扁豆茎 切，焙，一升　人参 二两

上以水三升，先煮扁豆茎令熟，下人参，煎至二升，去滓，取汁煮粟米三合为粥，与乳母食。临乳儿时，先将去少许冷乳汁，然后乳母常食此粥，佳。

译文

主治：小儿霍乱。

组成：扁豆茎 700g，人参 60g。

制法：扁豆茎切开，焙干，加水 2.1L 煮，煮熟后下人参，煎至 1L，去滓取汁，用药汁煮粟米 70g 为粥。

服法：平时可给乳母食用，食后在给患儿哺乳时，先按去少许冷乳汁，然后再哺乳。乳母常食此粥。效果好。

猪子肝

治小儿久痢。

猪子肝一具

上切作片，炙熟，空心食之。

译文

猪子肝

主治：小儿久泄久痢。

组成：猪肝 1 块。

制法：切片，并烤熟。

服法：空腹服用。

鸡子饵

治小儿秋夏中暴冷，忽下痢，腹胀，乍寒乍热，渴甚。

鸡子二枚，去壳　胡粉半两，炒令黄[1]　黄蜡一枣大

上先下[2]黄蜡于铫子内，微火上熔，次下鸡子黄及胡粉调和，候冷作饼，与儿空心午后食之，量儿大小增减。

注释

[1] 胡粉：铅粉。古时用于傅面或绘画。
[2] 下：四库本作"将"。

译文

鸡子饵

主治：治疗小儿夏秋季节受凉所致的泄泻痢疾，腹胀痛，忽冷忽热，口渴等症。

组成：鸡子 2 枚，胡粉 15g，黄蜡一枣大。

制法：鸡子去壳，胡粉炒黄。先将黄蜡放入碗中架在微火上溶化，然后下胡粉与蛋黄调和，待冷后做成饼状。

服法：空腹喝，午后服用，随小孩年龄大小增减。

牛乳饮

治小儿哕。

牛乳 一合　生姜汁 半合

上于银器中，慢火同煎至六七沸。一岁儿饮半合，仍量儿大小，以意加减。

译文

牛乳饮

主治：治疗小儿呕哕。

组成：牛奶 70mL，生姜汁 35mL。

制法：两汁置于银器中，慢火同煎至 6~7 沸。

服法：一岁小儿饮用 35mL，根据孩童实际大小增减用量。

甘草豆方

冬月小儿解诸热毒,老人亦宜服之。

大黑豆 三升,净洗　　甘草 三两,细锉

右用水六升,煮令烂熟。时时以三五十颗与小儿食之,汁亦可服。又可用已煮过黑豆入香药末,和匀,甑上蒸,令香软尤佳。

译文

甘草豆方

主治:此方主治冬季里小儿的各种热毒疾病,老人也适合服用。

组成:大黑豆 2.1L,甘草 90g。

制法:大黑豆净洗,甘草细锉,两物用水 4.2L 煮到烂熟,也可将煮过的黑豆加入香药末,搅拌均匀,放到饭甑上蒸,蒸至香软为佳。

服法:经常拿 30~50 颗给小孩食用,汤汁也可以服用。

点评

婴幼儿形气未充,脏腑娇嫩,抵御外邪的能力较弱,饮食不能自主,所以比较容易感受外邪和患胃肠道疾病。在小儿诸病方中列举的食疗方主要是防止胃肠疾患的,比如泄泻、痢疾、胃肠道感冒等,还列举了一些时邪外感的食疗方,组成简单,制作方便,味道也比较清淡,十分适合家庭使用。例如,小儿泄泻食用四米汤,小儿热毒不解食用甘草豆方,久痢疾服用猪子肝等。

慈觉顾老奉亲[1]

夫孝子之事亲也，日以鸡鸣盥漱毕，敬念精诚，立于寝门之外，微声馨欬，安详而入，温恭省问安否如何。起则奉其衣服，沃盥奉其盘水[2]。所服汤药审而后进，徐禀晨馐喜馔何物，更益珍甘，尽其精制。视其寒温，尝其旨否。父母嗜之，则喜色见于面目，喜气达于声音。意所不欲，则敬请易馔。固无它命，则下色怡声勉以强食。问其所以，微或不康，则具汤药而进之。事竟而食，则视于父母而为之多少。食已，进见问其起居，言必雍容尽丁爱敬，先意承志务达其心。疾痛苛痒，则抑搔之。出入卧起，敬扶持之。果实汤茗，随意而具。沐浴洗靧[3]，燖汤而请[4]。复问晡时欲何饮食，侍奉之仪，皆仿前式。

注释

[1] 慈觉顾老奉亲……：原本无，据萧源等辑《永乐大典》卷之一万一千六百二十《寿亲养老书·四》补，见人民卫生出版社1986年版《永乐大典医药集》820~821页。

[2] 沃盥（guàn 冠）：浇水洗手。盘，古时用来盛水的木制托盘。《礼记·内则》："少者奉盘，长者奉水，请沃盥。"

[3] 洗靧（huì 会）：洗脸。

[4] 燖（xún 寻）汤：把水烧热。

译文

慈觉顾老奉亲

孝顺的子女事奉父母，每日在鸡鸣时起身漱洗完毕，恭敬地怀着真诚的心意，站在父母的卧室门外，轻声咳一下，然后从容稳重地步入卧室，温和恭敬地询问身体是否安好。如果父母要起床就要为他们准备好衣服，如果父母要洗漱就为他们准备好用具清水。父母所要服的汤药须仔细检查后再奉上，慢慢地问他们早餐喜欢吃什么，更要增加一些珍美可口的食物，并且尽力精心制作。注意温度是否合适，品尝下味道是否正好。父母如果喜欢吃，那么喜悦的神色会显现于面目，发出喜悦的声音。如果他们不太想吃，就恭敬地给他们更换食物。如果确实没有其他食物可以替换，那么就要和颜悦色地劝他们尽量吃东西。询问他们不想吃的原因，即使是稍稍感到不舒服，那也要备办汤药敬奉他们。伺候好父母的事情后再自己吃饭，根据父母的状况决定吃多少。吃完了，再进室内询问父母的日常起居情况，言语必须大度从容而且充满敬爱，首先要顺承父母的心愿务必符合他们内心的意志。父母有疾病痛痒，就要按摩推糅谨慎地治疗，出入起卧，要恭敬地搀扶。日常食用的水果茶汤，要按照他们的心意预备。父母要沐浴洗脸，要先把水烧热了再请他们来。再问晚餐想吃什么，侍奉的礼仪，都效仿前面的方式。

父母所处，冬则燠密，夏则清凉。父母于寐，则相其裯席[1]厚薄，必使安体。衾裯单复，务于适宜，寒则温衾，热则扇枕。俟其安寝，然后退宿，复思明日之事焉，此犹世间之孝也。当念三途长夜[2]，恶趣轮回[3]，虽欲报恩，如何息苦。应欲朝夕劝进父母，归依三宝[4]，发菩提心[5]，调伏贪嗔，不昧因果。搜寻古教，瞻礼圣容，于佛业戒[6]，随力奉持。发明大事因缘[7]，修习念佛三昧[8]。或行礼以助道，或宴坐以澄神，皆未来成佛之因，历劫无穷之孝，事亲至此，不可以有加矣。

注释

[1]裀(yīn 因)席:席褥、床垫。

[2]三途长夜:佛教观点。三途,即火途(地狱道)、血途(畜生道)、刀途(饿鬼道)。长夜,凡夫流转生死不已,直至由无明之睡眠中觉醒之漫长时间,称为长夜,乃比喻生死之迷。《唯识论》曰:"未得真觉,恒处梦中,故佛说为生死长夜。"

[3]恶趣轮回:佛教观点。恶趣,即五恶趣,指地狱、饿鬼、畜生、人、天五种轮回处所。相对于西方极乐世界而言,均为不良之趋所。轮回,佛教认为众生各依善恶业因,在天道、人道、阿修罗道、地狱道、饿鬼道、畜生道等六道中生死交替,有如车轮般旋转不停,故称。

[4]三宝:佛教观点。指佛、法、僧。佛指大知大觉的人,法指佛所说的教义,僧指继承或宣扬教义的人。后代指佛教。

[5]菩提心:全称阿耨多罗三藐三菩提心,又作无上正真道意,指勤行精进求真道之心,是佛教修行之始,被誉为一切正愿之始,诸佛之种子。

[6]业戒:持守佛教戒律。

[7]大事因缘:又称"一大事因缘",谓佛陀出现于世间之唯一大目的,是为向众生开显人生之真实相。

[8]念佛三昧:佛教的修行方式。指以观念佛德或称念佛名为观想内容的禅定方法。

译文

父母居住的地方,冬天要温暖密闭,夏天则要清新凉爽。父母睡觉的地方,要仔细挑选厚薄合适的床垫,一定要让他们感觉舒服。被子床单的厚薄,务必要合适。天冷时要温暖被窝,天热时要把枕头扇凉。待父母安稳地睡着了,再退回自己房间睡觉,再想想明天的事情安排。这便是世俗社会的孝顺啊。要想到在生死长夜中,五趣轮回,即使想要报答父母之恩,哪比得上平息人生的痛苦。应该早晚劝勉父母,皈依三宝,生发菩提怜悯之心,调节控制贪婪嗔恚之心,明白事物的因果关系。努力搜寻古代圣贤的教诲,瞻仰礼拜圣贤们的尊容,礼佛持戒,都根据自己的能力来奉养持守。阐发说明佛祖开示的人生真相,修习念佛三昧的禅定方法。或顶礼拜佛以坚定向道之心，或静坐以澄静心神，这都是未来成佛的因缘，是历劫无穷的孝顺，事奉父母到了这种境界，才算是无以复加了。

郭琮，台州黄岩县仁风里人[1]。至性孝悌，浮沈民伍[2]，少丧父，常有罔极之叹[3]。事母张氏，颇极恭顺。娶妻有子，而移居母室。供给衣食，必萃珍异。凡父母之所欲，必亲以奉之。或经家人之手，则忧形于色，虑失母之意。居常不过中食[4]，绝饮酒茹荤者三十年，祈母之寿也。母年一百四岁，耳目不衰，饮食不减，乡党异之。至道三年[5]，耆老陈赞[6]，睹诏书存恤孝悌，因率同里四十人，具状郭琮行孝事诸漕运使，乞闻朝廷。漕使驰诣其家，以根其事实。因召母出与之坐，饮以醇酎[7]，嗟叹良久。遂具表以闻，太宗览而嘉之[8]，降诏书旌表门闾，除其徭役。观者荣之，母次年无疾而终，香气盈室。琮哀号逾礼，几乎灭性，乡间率金帛以助葬。至今黄岩感琮之行善以事父母者，十其二三矣。

注释

[1]民伍：与民为伍，即为一般百姓。

[2]台州黄岩县：今浙江省台州市黄岩区。

[3]罔极：典出《诗·小雅·蓼莪》："父兮生我，母兮鞠我……欲报之德，昊天罔极。"表达感谢父母生养恩德，感觉无以报答。

[4]不过中食：指佛教信徒只于中午进斋食，过午不食。

[5]至道三年：至道是宋太宗的最后一个年号，至道三年即公元997年。

[6]耆老：指年老而有地位的士绅。

[7]醇酎（zhòu 宙）：一种上等酒名。

[8]太宗：指宋太宗赵炅。北宋第二任皇帝。宋太祖之弟。原名匡义，后

改光义，即位后改炅。

译文

郭琮，台州黄岩县仁凤里人。本性至为孝顺，生活在一般百姓家庭，少时丧父，常有无法报答父母之恩的感叹。侍奉母亲张氏非常恭顺。娶妻生子后，便移居到母亲的居室。供给母亲的衣食，必定要精选高档优质的。凡母亲所想要的，一定会亲手奉上。有时经家人之手，便会面带忧色，担心没有满足母亲的意愿。日常都只是中午吃一餐，戒绝饮酒茹荤三十多年，以祈祷母亲能够长寿。他的母到了一百零四岁，听力视力没有衰弱，食量没有减少，同乡的人都很惊异。宋至道三年，乡绅耆老陈赞，看到了要慰劳奖励孝悌之人的诏书，因此率领同里四十人，将郭琮所行的孝事完整地向漕运使汇报，请求他上报朝廷。漕运使立即赶到郭琮家，以核定事迹的真实。因此让他母亲出来见面，将醇酎给她饮用，感叹了很久。于是将这事向朝廷上表报告，宋太宗看后连声夸赞，于是赐下诏书旌表门闾，免除他的徭役。看到的人都为其骄傲。郭琮的母亲第二年无疾而终，香气充满室内。郭琮哀哭悲号超过礼仪的要求，几乎要死去，全乡提供金钱布帛来帮助他安葬母亲。到现在黄岩地区被郭琮的孝行感动而用心孝顺侍奉父母的人，十个中就有两三个是啊。

顾忻，泰州泰兴县永丰里人[1]。十岁丧父，以母多病，荤辛不入口者十载。鸡初鸣具冠带，率妻子诣母之室，问其所欲，如此五十年，未尝一日改志。所居远郡城几乎百里，每遇二税入输[2]，语其昆季曰：家之极难者愿付我，必克荷之。不愿输税，虑离母之左右，以失其欲也。以是昆仲常多之[3]。母老目忽不能睹物，忻日夜号泣，祈祷天地，刺血写佛书数十卷，母目忽明，以至烛下亦能缝纫，精神轻健，虽少妇之不若。晚年忽语其子曰：吾仿汝不食荤食矣。遂不过中食。

颜色如童稚，年九十无疾而终。

注释

[1] 泰州泰兴县：今江苏省泰州市泰兴市

[2] 二税：夏秋两季完纳的赋税。征二税始于唐，后世因之。

[3] 多之：看重他，称赞他。多，重视，贤良，引申为称赞，赞美。

译文

顾忻，泰州泰兴县永丰里人。十岁的时候父亲就去世了，因为母亲多病，十年不吃荤腥。鸡刚叫时便穿戴好冠带，带妻子和孩子来到母亲的居室，问她想吃什么，如此五十年，一天也没有改变过。他居住的地方离郡城将近有一百里远，每逢夏秋缴纳税收的时候，就对他兄弟说：家里最困难的事情交给我，一定会努力承担。不想亲自进城纳税，担心离开母亲身边，会让母亲不如意。因此兄弟们常常夸赞他。母亲年老后忽然眼睛看不见东西，顾忻日夜号泣，祈祷天地，针刺放血抄写佛书数十卷，母亲眼睛忽然明亮了，甚至在烛光下也能缝纫，精神矫捷健朗，即使那些年轻妇女也不如她。晚年忽然对她儿子说：我要效仿你不吃荤食啊。于是从此过了午时就不进食。面色红润如孩童，年到九十无疾而终。

寿亲养老新书卷之二毕

寿亲养老新书评译 卷之二

元·邹铉 增补

叶明花 蒋力生 章德林 撰著

太上玉轴六字气诀

黄庭山人邹应博述

《道藏》有《玉轴经》[1]，言五脏六腑之气，因五味熏灼不和，又六欲七情积久生疾，内伤脏腑，外攻九窍，以至百骸受病。轻则瘤癖[2]，甚则盲废，又重则丧亡。故太上悯之[3]，以六字气诀治五脏六腑之病。其法以呼而自泻出脏腑之毒气，以吸而自采天地之清气以补之。当日小验，旬日大验，年后万病不生，延年益算。卫生之宝，非人勿传[4]。

注释

[1] 道藏：道教书籍的总称。
[2] 瘤癖：瘤，积久难治的疾病。癖，病名，两胁间的积块。
[3] 太上：指古之圣人。
[4] 非人勿传：非得可靠之人，切勿滥传。

译文

《道藏》中载有《玉轴经》一书，书中论述了五脏六腑之气，由于饮食五味的熏灼而导致气血不和，又因为七情六欲累积日久而生病。在内损伤脏腑，在外伤及九窍，以致于四肢百骸得病。轻者发生难治的积块，重者导致目盲，感官及肢体废用，再严重的则丧失生命。所以得道者怜悯苍生，授以六字气诀来治疗五脏六腑的疾病。该方法通过呼气排放出脏腑之毒气，通过吸气吸取大自然的清气而补养脏腑。

运用此法，当天就能小有效验，十多日之后则有显著效果，一年之后则万病不生，延年益寿。该方法堪称是卫护生命的法宝，如果没有可靠的人，就不要传授了。

呼有六，曰呵、呼、呬、嘘、嘻、吹也。吸则一而已。呼有六者，以"呵"字治心气，以"呼"字治脾气，以"呬"字治肺气，以"嘘"字治肝气，以"嘻"字治胆气，以"吹"字治肾气。此六字气诀，分主五脏六腑也。凡天地之气，自子至巳为六阳时，自午至亥为六阴时。如阳时，则对东方，勿尽闭窗户，然忌风入，乃解带正坐，扣齿三十六以定神。先搅口中浊津[1]，漱炼二三百下，候口中成清水，即低头向左而咽之，以意送下。候汩汩至腹间[2]，即低头开口，先念"呵"字，以吐心中毒气。念时，耳不得闻"呵"字声，闻即气粗，反损心气也。念毕，仰头闭口，以鼻徐徐吸天地之清气，以补心气。吸时耳亦不得闻吸声，闻即气粗，亦损心气也。但呵时令短，吸时令长，即吐少纳多也。吸讫，即又低头念"呵"字，耳复不得闻"呵"字声。呵讫，又仰头以鼻徐徐吸清气以补心，亦不可闻吸声。如此吸者六次，即心之毒气渐散，又以天地之清气补之，心之元气亦渐复矣。再又依此式念"呼"字，耳亦不可闻"呼"声。又吸以补脾，耳亦不可闻吸声。如此者六，所以散脾毒而补脾元也。次又念"呬"字以泻肺毒，以吸而补肺元，亦须六次。次念"嘘"字，以泻肝毒，以吸而补肝元。"嘻"以泻胆毒，吸以补胆元。"吹"以泻肾毒，吸以补肾元。如此者，并各六次，是谓小周。小周者，六六三十六也。三十六而六气遍，脏腑之毒气渐消，病根渐除，祖气渐完矣。次看是何脏腑受病，如眼病，即又念"嘘""嘻"二字各十八遍，仍每次以吸补之，总之为三十六讫，是为中周。中周者第二次三十六，通为七十二也。次又再依前"呵""呼"，"呬""嘘""嘻""吹"六字法，各为六次，并须呼以泻之，吸以补之，愈当精虔，不可怠废。此第三次三十六也，是为大周。即总之为一百单八次，是谓百八诀也。午时属阴时，有病即对南方为之。南方属火，所以却阴毒也。然又不若子后巳前面东之为阳时也。如早起床上面东，将六字各为六次，是为小周，亦可治眼病也。凡眼中诸症，惟此诀能去之，他病亦然。神乎！神乎！此太上之慈旨也。略见《玉轴真经》，而详则得之师授也。如病重者，每字作五十次，凡三百而六腑周矣。乃漱炼咽液叩齿讫，复为之，又三百次讫，复漱炼咽液叩齿如初。如此者三，即通为九百次，无病不愈。秘之！秘之！非人勿传。

注释

[1] 津：唾液
[2] 汩汩：象声词。水流声，波浪声。

译文

呼气有六种方法，分别是呵、呼、呬、嘘、嘻、吹。吸气则只有一种方式而已。六种呼气法，通过呼"呵"字治理心气，呼"呼"字治理脾气，呼"呬"字治理肺气，呼"嘘"字治理肝气，呼"嘻"字治理胆气，呼"吹"字治理肾气。这六字气诀，分别主管五脏六腑。大凡天地之气，自子时至巳时为六阳时，自午时至亥时为六阴时。如果是六阳时练功，则面向东方，不要把门窗紧闭，但要避免有风吹入，准备好之后，松解衣带，端身正坐，叩齿36次，以安定心神；先用舌在口中搅动津液，反复漱炼200~300下，等到口中唾液成清水之后，即向左侧低头咽唾液，用意念徐徐送下。等到津液汩汩地流至腹部，便低头开口，先念"呵"字，以吐出心中之毒气。念的时候，耳中不能听到自己发"呵"字的声音，如有听到，说明气息过粗，反而有损于心气。念完之后，仰头闭口，用鼻缓缓吸入天地之清气，以补益心气，吸气时耳中也不能听到吸气声，听到即说明气息过粗，也对心气有损伤。呼吸时要注意，呼气时务必短促，而吸气时务必深长，即呼少吸多。吸气完毕，接着又低头念"呵"字，耳中同样不能听到"呵"字音，念"呵"完毕，又仰头，用鼻缓缓吸入清气，以补益心气，同样不能听到吸气声。如此呼吸6次，则心中的毒气渐渐散除，又用天地的清气补益，那么心中的元气就逐渐恢复了。再依照此方式念"呼"字，耳中同样不能听到"呼"字声。然后吸气以补益脾气，耳中同样不能听到吸气声。如此重复6次，能够散除脾脏中的毒气，补益脾中元气。再发"呬"字以泻肺脏中毒气，吸气以补益肺脏元气，同样须重复6次。再发"嘘"字以泻肝脏中毒气，吸气以补益肝脏元气。再发"嘻"字以泻胆腑中毒气，吸气以补益胆腑元气。再发"吹"字以泻肾脏中毒气，吸气以补益肾脏元气。这样每个字念6次，叫作"小周"。所谓小周，就是共六六三十六次。36次呼吸而6个脏腑之气都能遍及，脏腑的毒气逐渐消除，病根逐渐消除，元气逐渐充实。再看是哪一个脏腑有病。如果是眼病，即再念"嘘""嘻"2字各18遍，每次仍然用吸气法补益脏腑元气，总共36遍完毕，叫作"中周"。所谓"中周"，就是进行第2次36个呼吸，与前"小周"共72次。然后再依照前面所讲"呵""呼""呬""嘘""嘻""吹"六字气法，每字再做6次，同样须以呼气泻毒气，以吸气补元气，练功要越发的诚敬，不能有所惰怠偏废。这是第3次36个呼吸，叫作"大周"，也就是总共108次呼吸，所以叫作"百八诀"。中午午时属阴时，如果人有病需练功，应面朝南方操作。南方属火，所以这个方位可以祛除阴毒。但不如子时以后巳时以前的阳时，以面朝东方练习为好。例如在早晨起坐床上面向东方，将六字各做6次，叫作小周，也能治眼病。大凡眼睛的各种病症，只有这个口诀可以治疗，其他疾病也是如此。神奇啊，神奇啊！这真是得道之人仁惠的诏旨。这个口诀，简略的可以见于《玉轴真经》，而详细的方法则是要得到明师的传授。如果是病重之人，每一字可练习50次，共300次，这样则五脏六腑之毒气可祛元气可补。然后再漱炼口中唾液、叩齿，完毕后重复练习300次，之后漱炼口中唾液、叩齿如初。反复进行3次，即共为900次，无病不愈。珍贵啊，珍贵啊！非得其人，不要轻易传授！

《四时摄养论》中有云：春，肝气盛者，调嘘气以利之。夏，心气盛者，调呵气以疏之。秋，肺气盛者，调呬气以泄之。冬，肾气盛者，调吹气以平之。但言调此四气，而书中未详及四气之诀。今举曾叔祖朴庵《炎詹集》中《玉轴六气》全文以明之。黄玉窗云：爱山袁倅得朴庵亲传，每日子、午、卯、酉四时，行持六字密室中，竹帘布帷隔风为上。亦尝得爱山亲授口诀云。

译文

《四时摄养论》中提到，春季，对于肝气盛的，可以调嘘气来通利。夏季，对于心气盛的，可以调呵气来疏导。秋季，对于肺气盛的，可以调呬气来宣泄。冬季，对于肾气盛的，可以调吹气来平衡。书中只提到了调和四气，并未详细阐述调和四气的具体方法。现列举曾叔祖朴庵《炎詹集》中的《玉轴六气》全文来阐明调四气的具体方法。黄玉窗说：爱山袁倅得到了朴庵的亲自传授，每天的子、午、卯、酉4个时辰，在密闭的房间修炼六字诀，最好用竹帘或者布帷来遮挡风。自己曾经得到爱山亲自教授口诀。

> **点评**

介绍了六字诀的操练方法与主治病症。作者认为六字诀能疗五脏六腑之疾,呼气能祛脏腑毒气,吸气能采天地清气补养脏腑,是祛病防灾、延年益寿之妙法。根据一天阴阳、受病脏腑、四季的不同,练习的具体方法也随之变化,但是主要的动作是固定的,主要由叩齿、咽津、呼吸气组成。六字诀作为中国传统养生方法之一,历史悠久,自秦汉的《吕氏春秋》中就有关于用导引呼吸治病的论述,流传到现代,可见其生命力之旺盛,也反映了它的养生价值。对于现代人快节奏的工作、生活,亚健康成为一种常态,身体素质急需提高。而练习六字诀,简单方便,没有特定的场合要求,对现代人是十分有用的健身防病的养生功法。

食后将息法

平旦点心讫[1],即自以热手摩腹,出门庭行五六十步消息之。中食后,还以热手摩腹,行一二百步,缓缓行,勿令气急。行讫,还床偃卧[2]。颗苏煎枣啜半升以下人参、茯苓、甘草等饮,觉似少热。即以麦门冬、竹叶、茅根等饮,量性将理。食饱不宜急行及走,不宜大语、远唤人、嗔喜卧睡。觉食散后,随其所业,不宜劳心力。腹空即须索食,不宜忍饥。生硬粘滑等物,多致霍乱。秋冬间,暖裹腹。腹中微似不安,即服厚朴、生姜等饮。如此将息,必无横疾。

注释

［1］平旦：清晨，刚天亮。
［2］偃卧：仰卧。

译文

早晨吃完点心，便自己用热手抚摩腹部，走出门庭步行五六十步以消化它。中午吃饭之后，仍然用热手抚摩腹部，行走一二百步，慢慢地行走，不要让气急促。行走之后，回到床上仰卧。吃几颗苏煎枣，饮用半升以下人参、茯苓、甘草等煎的汤，感觉稍微发热。就用麦门冬、竹叶、茅根等煎汤饮用，按照药性调理。吃饱后不宜快步行走和奔跑，不宜大声说话、呼唤远处的人、生气、高兴以及卧睡。感觉食物消化以后，可以进行工作，但不宜过于劳心。肚子空了就要找食物，不宜忍受饥饿。生冷、坚硬、黏滑的食物，多吃会导致霍乱。秋冬期间，要使腹部保持温暖。腹中若稍微有不舒服，即服用厚朴、生姜等煎的汤。像这样保养，必将没有暴病。

点评

这里主要介绍了饭后调养身体的方法。包括饭后摩腹散步、午休、药膳调养、禁忌和秋冬护卫脾胃阳气法等。脾胃为气血生化之源，后天之本，脾胃消化水谷精微，提供机体生命活动的能量，顾护脾胃是保持身体健康的重要条件。饭后将息法是前人养生经验的总结，侧重于在日常生活中保养脾胃，老少皆宜，非常实用，十分具有科普价值。

养性

鸡鸣时起，就卧床中导引讫，栉漱即巾正坐，量时候寒温吃点心饭若粥[1]。若服药，先饭食。服药吃酒消息讫，入静室烧香诵经，洗雪心源，息其烦虑。良久事了即出，徐徐步庭院散气，地湿，即勿行，但屋下东西步，令气散。家事付与儿子，不宜关心。平居，不得嗔叫、用力、饮酒至醉，并为大害。四时气候和畅之日，量其时节寒温，出门行三二里，及三百二百步为佳。量力行，但勿令气乏喘而已。亲故相访间同行出游百步，或坐，量力谈笑，才得欢通，不可过度耳。人性非合道者，焉能无闷？须畜数百卷书，《易》《老》《庄》等。第一勤洗浣，以香沾之。身数沐浴令洁净，则神安道胜也。左右供使之人，得清净子弟，小心少过谦谨者，自然事闲，无物相恼，令人气和心平。凡人不能绝嗔，若用无理之人，易生嗔怒，妨人导性。

注释

[1] 若：四库本作"或"。

译文

早晨鸡鸣时起床，在床上做导引术。做完导引术后，梳头、漱口洗脸，端身正坐，根据时节气候的寒温选择，吃点心饭或粥。如果需要服药，应先吃饭。等所服的药和饮用的酒消化完毕后，进入安静的屋子，烧香、诵经，清洁心性，使心中的烦恼、思虑平息。一段时间后，烧香、诵经完毕，走出屋子，在庭院中慢慢行走散除身上的气味，如果地是湿的，就不要在庭院中行走，只需在屋顶下行走，使气味散去便可。家中事务全部交给子女打理，自己不宜太过关心。平日里，不应生气大叫、用力太过、饮酒至醉，这三件事对人有很大伤害。等到天气舒适的日子，根据季节冷暖，出门行走二三里路，或走二三百步为最好。量力而为，不可使自己乏力或气喘。有亲戚和朋友来拜访，期间一同外出游玩行走百步或坐在一起，聊天也应量力而为，切不可太过劳累，这样才能高兴。如果一个人的为人处世不与大道相合，怎么会没有烦恼呢？因此应当多读书，如《周易》《老子》《庄子》等。勤洗涤最为重要，洗完后要傅上香粉。多洗澡使身体洁净，这样才能使精神舒畅和谐。身边的侍从，一定要是性格安静的晚辈，应当仔细、不犯错、谦虚恭谨，这样自然清闲，没有令人烦恼的事物，使人心平气和。大凡人不能避免生气，如果使用了不讲道理的人，则容易使人生气，而妨碍疏导心性。

二篇之旨，养卫得理，皆沈存中《怀山录》所述。存中名括

译文

两篇的主旨在于掌握养性卫生的规律，都是沈存中《怀山录》所论述的内容。（沈存中名为沈括）

点评

该篇介绍了老人保持心平气和的方法。内容非常详细，都是日常各种琐碎之事，包括坐卧、导引、沐浴盥洗、饮食、服药、礼佛、散步、出游、仆人等，是一套非常完整的养性方法。随着我国经济的发展，老龄化问题日益突出，其中"空巢老人"现象尤其引人关注。子女由于各种原因离家后，独守"空巢"的中老年夫妇因此产生的心理失调症状，称为"家庭空巢综合征"，随着社会老龄化程度的加深，空巢老人越来越多，已经成为一个不容忽视的社会问题。可见，家庭环境的改变，老人要及时调节自己的心理状态。这套方法有现实的借鉴意义，退休或无子女在身边的老人在日常生活中规划自己的生活，培养兴趣爱好，让晚年的生活更加充实、快乐。

用具茶汤诸法

安车

轮不欲高,高则摇,车身长六尺,可以卧也。其广合辙。辋以索系合之[1],索如条大可也[2]。车上设四柱,盖密帘,竹织绢糊黑漆。少加棕,棕重又蔽眼,害于观眺。箱高尺四寸,设茵荐之外[3],可以隐肘为法。车后为门,前设扶板,加于箱上,在前可凭,在后可倚。临时移徙,以铁距子簪于两箱之上。板可阔尺余,令可容书策及肴樽之类。箱下以板弥之,卧则障风。近后为窐户,以备仄卧观山也。车后施油幰,幰两头施轴如画帧,轴大如指。有雨则展之,傅于前柱。欲障日、障风,则半展或偏展一边,临时以铁距子簪于车盖梁及箱下。无用则卷之,立于车后。车前为纳陛,令可垂足而坐。要卧则以板梁之令平。琴、书、酒榼、扇、帽之类,挂车柱及盖间车后皆可也。

注释

[1]辋:车轮的外框。索:粗绳子。
[2]条:枝条,细而长的树枝。
[3]荐:草席。

译文

安车

车轮的高度不要过高，过高会使车子摇晃；车子的长度最好是可以允许体长190cm的人躺卧最佳；车厢的宽度和车轮轮距匹配最好。车轮的外框用粗绳系紧，与内框相合，绳粗如树枝一样就可以。车上要装上四个柱子，盖上密帘，围上竹织，糊上绢，涂上黑漆，但是要少加棕木，棕木重，且遮挡视线，不利于远观。车厢高45cm，设茵草织的车垫于车厢外，可以隐藏胳膊肘。车后为车门，于车门前设扶板，加在车厢上，不论前后，都便于依靠；当要搬家迁移的时候，可以用铁爪钉插在两个车厢上。车板宽可30cm多，可以装下书籍及吃食、饮具之类的东西。车厢下用板子封实，睡觉的时候可以挡风。车厢后设小的圆形窗户，方便侧卧时看外面的风景。车后设油布车幔，车幔的两头加上像画轴一样横轴，粗如手指，在下雨的时候展开，贴在前柱上，可以挡雨；想遮阳挡风的时候，可以半展或侧开一角。用时，以铁爪钉插在车盖的横梁上和车厢下；不用时，卷起来立在车后即可。车前称为纳陛，是让人垂足坐的地方，想躺下就用模板架平。琴、书、酒具、扇和帽子之类的可以挂在车柱、车盖间和车后等地方。

汉召申公以安车蒲轮，闵子骞、江革皆尝为亲御车。邵康节诗云：喜醉岂无千日酒，惜花还有四时花。小车行处人观看，满洛城中都是家。又云：大瓮子中消白日，小车儿上看青天。司马温公崇德待康节不至，有诗云：淡日浓云合复开，碧嵩清洛远萦回。林端高阁望已久，花外小车犹未来。康节和章亦有"万花深处小车来"之句。老人游观，雅宜小车之适，存中《怀山录》以安车为首云。

译文

汉朝申培有可以安坐的马车，闵子骞和江革都曾为他赶马车，邵康节作诗说:"喜醉岂无千日酒,惜花还有四时花。小车行处人观看,满洛城中都是家。"又说:"大觳子中消白日,小车儿上看青天。"司马光在崇德阁中没等到康节,写诗说:"淡日浓云合复开,碧嵩清洛远萦回。林端高阁望已久,花外小车犹未来。"邵康节和章也有"万花深处小车来"的诗句。老人游玩观光,以优雅舒适的小车最为正好,沈存中的《怀山录》中以安车为题名论述过。

游山具

游山客不可多,多则应接人事劳顿,有妨静赏,兼仆众所至扰人。今为三人,具诸应用物,共为两肩,三人荷之。操几杖持盖杂使,更三人足矣。肩舆者未预,客有所携,则相照裁损。无须重复[1],惟轻简为便。器皿皆木漆,轻而远盗,惟酒杯或可用银。钱一二千,使人腰之。操几杖者可兼也。

注释

[1]须:《永乐大典》、四库本、《安老怀幼书》均作"浪"。

译文

游山具

游山时,宾客不要太多,宾客太多则忙于应酬人情事理而使得身心劳累,有碍于安静的欣赏景色,再加上众多仆人就更会使得扰人。现在一共三个人游山,将所有需要使用的东西,一并做成两副扁担,三个人共同来分担。带着坐几和手杖,拿着雨伞和杂物,三个人轮流来拿就足够了。不要轿子,客人如果随身带了些东西,则亲自看一看要减少些什么。不需要反复叙述,只需要轻松简单就好。所带的器皿最好都是木头的,这样不仅重量轻而且可以避免被偷,只有酒杯可以是银的。带一两千钱财,可以挂在腰上,也可以让拿坐几和手杖的人拿着。

行具二肩

甲肩

左衣篋一

衣，被，枕，盥漱具，手巾，足巾，药汤，梳。

右食匦一

竹为之，二鬲，并底盖为四。食盘子三，每盘果子楪十。矮酒榼一，可容数升[1]。以备沽酒。匏一，杯三。漆筒合子贮脯修、干果、嘉蔬各数品，饼饵少许，以备饮食不时应猝。惟三食盘相重为一鬲，其余分任之。暑月果修皆不须携。

> **注释**

[1]升：原作"胜"，据四库本及《安老怀幼书》改。

> **译文**

出行的用具是两副扁担

甲扁担

左边是1个装衣服的箱子：

衣、被、盥洗洗漱用具，手巾，足巾，药汤，梳子。

右边1个餐盒：

餐盒是竹子做的，2个锅，加上底座和盖子共4件。装吃的盘子共3个，每盘水果10碟，矮酒榼1个，可以装下好几升，以备买酒。水瓢1个，水杯3只。漆筒和盒子可以存放干肉、干果、美蔬各几种，饼类少许，以提前准备好饮食来应对不定时的突发情况。只将3个食盘相重叠放在一个锅里，其他的随意分放。如果是在夏季，不用携带水果。

乙肩

竹鬲二，下为柜，上为虚鬲。

左鬲上层：书箱一

纸，笔，墨，砚，剪刀，韵略，杂书册。柜中食碗楪各六，匕箸各四，生果数物，削果刀子。

右鬲上层：琴一，竹匣贮之。

摺叠棋局一，柜中棋子。茶二三品：腊茶，即辗熟者。盏托各三，瓢匕等。

附带杂物：小斧子，刀子，斩药锄子，蜡烛，柱杖，泥靴，雨伞，凉笠，食铫，虎子[1]，急须子[2]，油筒。

注释

[1] 虎子：尿壶，古代多为虎形。
[2] 急须子：为"煮茶、暖酒器名"。

译文

乙扁担：

竹子做的鬲2个，下层作为柜子，上层为空的。

左边的鬲上层放书箱1个：

里有纸，笔，墨，砚，剪刀，韵略，杂书册。

下层柜子里吃饭用的碗和碟各6个，勺子和筷子各4件。果品数种，削水果的刀子。

右鬲上层：琴1把，用竹匣存放。

可以折叠的棋盘1个，柜中放棋子。茶2~3品：即辗熟的腊茶。茶盏和盏托各3套，水瓢和勺子等

附带的杂物有：小斧子，刀子，斩药锄子，蜡烛，柱杖，泥靴，雨伞，凉笠，食铫，虎子，急须子，油筒。

老人心闲无事，每喜出游。康节诗所谓"待天春暖秋凉日，是我东游西泛时"也。《怀山录》述游山之具，适用之宜。倪尚书思《经锄堂杂志》，记雪川城内外游赏去处，凡四十二所，谓每月一游，则日月可度[1]。每岁一游，则可阅三十年。日日游太频，劳费可厌。岁一游太疏，今酌其宜，每月往一处游。一月之中，又择良晨美景，具山殽野蔬，或邀一两宾，无宾携子弟同行。庶疏数得中，亦康节所谓"遍洛阳城皆可游"也。

注释

[1] 月：《永乐大典》，四库本均作"日"。

译文

老人心情闲散没有杂事，常常喜欢出游。邵康节的诗有"待天春暖秋凉日，是我东游西泛时"之句。《怀山录》阐述了游山所需的器物，以适用为理念。倪思尚书的《经锄堂杂志》，记载了雪川城内外可以游赏的地方，总共42处，可以说每月游完一番，则天天都有景看。如果每年游玩一次，则可以观赏30年。每天游玩则过于频繁，耗费人力财力，而使得厌烦。一年游玩一次又太过松散，今斟酌最好的方案，则是每月去往一处游玩。一个月期间，又可以选择良辰美景之时，用器物装好佳肴野菜，也可以邀请一两个客人同行，如果没有客人也可以带上子弟同行。人的数量适中，就如邵康节所说的"遍洛阳城皆可游"。

居山约

余营兼山，本以藏拙，已就粗安，可以忘归。诸儿之意，眷恋挽留，又难遽绝。今与汝曹约：每月二十日在山，十日在家。独甚暑甚寒两月，则全在家，恐山中不便也。山中不可独，须子弟一人侍。置历轮流，四子每人一旬，周而复始。其当旬者，饮膳之类，专一掌之。其余在家，有效时新，各随其意，多少不拘，无亦不责。其或有商议事，合要来此，不必当旬，自宜前禀。自六月为始，各于旬下书名。如当旬有私干，兄弟那容[1]。倪尚书之子：祖仁、祖义、祖礼、祖智、祖信、祖常。祖常有最良之誉。

注释

[1] 那容：那，音挪，即挪换。互相调换通容。

译文

关于山中居住的相关约定

我居住在兼山，根本原因在于为了保持谦逊，已经大体上比较安定，因而能够一去不复返。我的儿子们对我表示眷恋和挽留，我又难以马上断绝。所以现与你们立下约定：每个月20天在山中，10天在家中。唯独最热和最冷的2个月，则全待在家中，因担心山中不方便。在山中不可独自一人，须有一位晚辈在身边服侍。轮流根据设立的历法服侍，4个儿子每人10天，周而复始。正处当班时的人，饮食之类的事物，由他专门管理。其他人则在家中，如果有最新的则效仿之，每个人都顺随自己的意愿，多少都不计较，即使没有也不责备。如果儿子有事情要找我商讨，则应该要来山中找我，不一定非要在他当班的时候，自己觉得合适就可以向我禀报了。从六月开始，每个人在自己当班的10个日期下写上自己的名字。如果在当班时有自己的事情要去办，兄弟间可以相互调换通融。（倪尚书的儿子：祖仁、祖义、祖礼、祖智、祖信、祖常。其中祖常被誉为是最优秀的）

老人之性，有喜山居者。沈存中云：山林深远，固是佳境。

独往则多阻，数人则喧杂，必在人野相近，心远地偏，背山临流，气候高爽，土地良沃，泉石清美。如此，得十亩平坦处，便可葺居[1]。左右映带，冈阜形胜，最为上地。地势好，则居者安也。缔造规模，从人意匠。中门外作池，可半亩余，种芰荷菱芡。绕池岸种甘菊，既可采，又可观赏。

注释

［1］葺居：建屋居住。

译文

老人的性格，如果喜欢在山中居住。沈存中说：山林深远，固然是很好的环境。独自前往则阻碍很多，人太多又过于喧闹，所以一定要在城市与乡间的交界处，远离尘世的干扰，靠着山挨着水，气候爽快，土地肥沃，泉水清澈，山石美丽。像这样，获取十亩平坦的地方，就可以修建房屋居住。如果周围景物相互映衬，山川壮阔优美，则是最好的地方。地势好，则居住的人可以心情安稳。建筑的规模，顺从人心来建造。中门可以修建半亩左右的水池，种植荷与菱角芡实。围绕水池岸种植甘菊，既可以采摘，又可以观赏。

欹床

如今之倚床，但两向施档，齐高合曲尺，上平僧家亦有偏禅倚，亦有仄档。然高低不等，难为仄倚。若背倚左档，则右档可几臂；倚右档，则左可几臂。左右几互倚，令人不倦。仍可左右蟠足[1]，或枕档角欹眠，无不便适。其度：座方二尺，足高一尺八寸，档高一尺五寸从地至档共高三尺三寸。木制藤绷，或竹为之尺寸随人所便增损。

注释

[1]蟠：四库本作"盘"。

译文

欹床

当今的倚床，只有两边有横木条扶手，高度相同与直角尺一样，上方是平的（和尚也有偏禅倚，椅子也有窄的横木条扶手。但是高低不相同，难以侧着倚靠）。如果背倚着左边的扶手，则右边的扶手可以支撑手臂。如果背倚靠在右边的扶手，则左边的扶手可以支撑手臂。左右两边的座椅相互倚靠，则可以让人不疲倦。仍然可以在左右两边盘腿，也可以头枕着扶手一角，倚靠着睡觉，且不会不方便、舒适。扶手椅的尺寸：坐垫是 64cm 的正方形，椅子腿高 58cm，扶手高 48cm（从地面到扶手共 106cm）。木制的用藤条绷紧，也可用竹子制作（尺寸可以依照人的方便而进行加减）。

饱食缓行初睡觉，一瓯新茗侍儿煎。脱巾斜倚绳床坐，风送水声来耳边。裴晋公诗也。

译文

裴度的诗有"饱食缓行初睡觉，一瓯新茗侍儿煎。脱巾斜倚绳床坐，风送水声来耳边"之句。

醉床

为床长七尺，广三尺，高一尺八寸，自半以上别为子面，嵌大床中间。子面广二尺五寸，长三尺，皆木制，韦综之[1]韦综欲涩，欲眠人身不退。韦下虚二寸，床底以板弥之，勿令通风。子面嵌下与大床平，一头施转轴当大床中间。子面底设一拐撑，分为五刻。子面首挂一枕，若欲危坐即撑起，令子面直上，便可靠背，以枕承脑。欲稍偃，则退一刻。尽五刻，即与大床平矣。凡饮酒不宜便卧，当倚床而坐，稍倦则稍偃之。困即放平而卧，使一童移撑，高下如意，不须卧大床[2]，以尽四体之适。大床两缘有二尺余，前后皆有窍孔为直，凡孔其下为笋[3]，欲倚手则欹于各窍孔中。

以上二床便于佚老[4]，制度皆佳。

注释

[1]韦综：韦，皮条。用皮条编起来。
[2]卧大床：《永乐大典》、四库本均无，《安老怀幼书》作"执定务"。
[3]笋：笋，通"榫"。器物在凹凸接合之处，凸出的部分。
[4]便于佚老：方便老人。

译文

醉床

床长224cm，宽96cm，高58cm，在床高一半的位置往上附加一层可以活动的床垫，套入大床中间。床垫宽80cm，长96cm，皆木制，用皮条编起来（皮条编的要不太光滑，容易让人睡着，而不愿离开）。皮条下面空出64cm，床底用木板填充，不能透风。子面嵌入大床中，与大床齐平，一头用上转轴（位置应当在大床中间）。子面的底部设置一个拐撑，分成5个刻度。子面的头部挂一个枕头，如果想要端坐即将床撑起，让子面垂直向上，便后背可以倚靠，用枕头可以托着头部。如果想稍微仰起，则可以退一个刻度。退完5个刻度，则床底与大床齐平了。大凡饮酒后不宜立刻躺下，应当倚靠床而坐，稍微有一些累了就稍微仰卧一些。困了就将床底放平而躺下，让一个仆人移动拐撑，调整到高矮如意的位置，不一定要平躺在大床上，让四肢尽量伸展最为合适。大床两侧边缘有64cm左右，前后都有绳索的孔，孔的下边是笋，如果想让手有所倚靠则将筍嵌于各个孔中。

以上两种床，都可使老人安逸，形制和尺寸都设计的很优秀。

观雪庵

庵长九尺，阔八尺，高六尺，以轻木为格，纸糊之。三面如枕，屏风上以一格覆之。面前施夹幔，中间可容小坐床四具，不妨设火及饮具，随处移行。背风展之，迥地即就雪中卓之，比之毡帐轻而门阔，不碍瞻眺。施之别用皆可，不独观雪也。

译文

观雪庵

庵长288cm，宽256cm，高192cm，用重量轻的木头作为窗户，用纸上。三面墙犹如枕头一样，屏风上部用一个窗户盖住。每面墙前方装有夹幔，中间可以放下4套坐具，不妨碍生火和放置饮水的用具，可以随意移动。将屏风背风展开，在很远的地方就可以靠近雪，在雪中竖立，与毡帐相比重量轻而且门更宽，不妨碍远望。把它作为别的用处也可以，不仅仅是用来观雪的。

此庵即东坡之择胜亭也。东坡守汝阴，作亭以帷幕为之，世所未有。铭略云：乃作新亭[1]，筳楹栾梁。凿枘交设，合散靡常[2]。赤油仰承，青幄四张。我所欲往，十夫可将[3]。与水升降，除地布床。又云：岂独临水，无适不臧[4]。春朝花郊，秋夕月场。无胫而趋，无翼而翔。敝又改为，其费易偿。榜曰择胜，名实允当。观此铭，则其制度可备见也。子由亦云[5]：子瞻以幄为亭[6]，欲往即设，不常其处，名曰择胜。

作四言一章，辙爱其文。故继之。略云：我兄和仲，塞刚立柔。视身如传，苟完不求。山磐水嬉，习气未瘳。岂以吾好，而俾民忧。颍尾甚清，颍曲孔幽。风有翠幄，雨有赤油。匪舟匪车，亦可相攸。养老奉亲者为之，良可以供游观之适云。

注释

［1］新：《择胜亭铭》原作"斯"。
［2］合散靡常：可拆散、组合，非固定不变。
［3］十：《择胜亭铭》原作"一"。
［4］臧：善，好。
［5］子由：苏辙，字子由。
［6］子瞻：苏轼，字子瞻。

译文

观雪庵就是东坡的择胜亭。苏东坡在汝阴时，用帷幕修建了择胜亭，这是世上所从未有过的。《择胜亭铭》中简单地说了一下："乃作新亭，筵楹栾梁。凿枘交设，合散靡常。赤油仰承，青幄四张。我所欲往，十夫可将。与水升降，除地布床。"又说道："岂独临水，无适不臧。春朝花郊，秋夕月场。无胫而趋，无翼而翔。敝又改为，其费易偿。榜曰择胜，名实允当。"通观这篇《择胜亭铭》，可以完全看到择胜亭的制作和规格，子由也说道："子瞻以幄为亭，欲往即设，不常其处，名曰择胜，作四言一章。辙爱其文，因此续作。"大致是："我兄和仲，塞刚立柔。视身如传，苟完不求。山磐水嬉，习气未瘳。岂以吾好，而俾民忧。颍尾甚清，颍曲孔幽。风有翠幄，雨有赤油。匪舟匪车，亦可相攸。"养老或者侍奉双亲的人可以制作，也可以适合供游玩观赏。

蒲花褥

九月掇蒲，略蒸，不尔则生虫。暴令燥[1]，投布囊中。将取花如柳絮者，欲为坐褥或卧褥。以帛为方囊，满实蒲花，杖鞭令匀，厚五六寸许，其上复以褥表囊之。虚软温燠，他物无比。春间不御，则褫去褥表，出囊复笐燥处略暴之[2]，岁岁如此。南方海闽中有木绵，亦不及蒲花之柔暖。

注释

[1] 暴：晒。
[2] 笐：衣架。

译文

蒲花褥

农历九月摘蒲花，略微蒸一蒸，不然则会生虫。蒸完拿到太阳下晒干，放入布袋中。选取像柳絮样的花，做成坐垫或者床垫。用丝布做方的袋子，装满蒲花，用木杖鞭打使花分布均匀，厚度大约16~20cm，在其上面要用垫子布裹起来。蒲花褥十分柔软温暖，是其他不能比的。春季不用御寒，则可以脱去褥子的罩子，将垫子用衣架撑起放在干燥处略微晒一下，年年如此。虽然南方海闽中有木棉，也不如蒲花柔软。

汤鎗 鎗音掌，非器

温酒，为铁、铜鎗，深三寸，平底，可贮二寸汤。以酒杯排汤中，酒温即取饮。冬时拥炉静话，免使僮仆纷纷，殊益幽致。

译文

汤鎗

用来温酒的器具，由铁、铜所铸，深10cm，底部是平的，可以贮存7cm高的热水。将酒杯排齐放在热水中，待酒温热即可以取出饮用。冬天围着火炉一边饮酒一边聊天，尽量不要让仆人纷扰，十分幽雅别致。

羊羔酒

米一石，如常法浸浆。肥羊肉七斤，曲十四两，诸曲皆可。将羊肉切作四方块，烂煮。杏仁一斤同煮。留汁七斗许，拌米饭曲，更用木香一两，同酝，不得犯水。十日熟，味极甘滑。此宣和化成殿方。

译文

羊羔酒

按照通常的方法将20L米浸浆，肥羊肉3360g，任意一种酒曲420g，将羊肉切成四方块煮烂，再加入480g杏仁一同煮。去羊肉，留汁约14L，加入酒曲搅拌均匀，加入木香30g，一同酿酒，不能与水接触。大概10天就可以酿成，其味道极为甜美爽滑可口。这是宣和化成殿方。

雪花酒

羊精脊肉一斤，去筋膜，温水浸洗，批作薄片[1]。用极好酒一升，煮令肉烂，细切，研成膏。别用羊筒髓三两[2]，肾萆脂一两，于银锅内熔作油，去滓，却入先研肉膏内，并研令匀。又入龙脑少许，拌和，倾入瓷瓯内[3]，候冷。每用时取出切作薄片，入酒杯中，以温酒浸饮之。龙脑候极温方入，如无脑，入木香少许，亦佳。二味各入少许尤佳。

二酒宜为旨甘之奉。

注释

[1]批：劈，削。
[2]筒：四库本作"骨"。
[3]瓯：四库本作"瓶"。

译文

雪花酒

用羊精脊肉480g，除去筋膜，温水浸泡清洗后切成薄片。用上好的白酒200mL将肉煮烂、切碎后研磨成膏状。另外再取羊骨髓90g，肾窠脂30g放入锅内熔炼成油，弃肉渣，将熔炼好的油与先前研成的羊肉膏一起搅拌均匀，再加入少量冰片再次拌匀，装入瓷瓶中待其自然冷却，即成。每次食用时，取出切成薄片，放入酒杯中加温酒浸泡后饮用。冰片要在最温时才可放入，若无冰片，加入少量木香亦可。两味药各加少量，效果更好。

羊羔酒和雪花酒，最适宜作为慈孝养亲的美味佳肴。

荼蘼酒

好酒一斗，用木香一块，以酒一杯于砂盆内，约磨下半钱许，用细绢滤入瓶，密封包。临饮取荼蘼百英[1]，浮沉酒面，人不能辨。查花和露红小蓓取十个[2]，去枝叶，用生纱袋盛挂于瓶口，近酒面一寸许，密封瓶口，三两日可饮。或以汤柑皮，旋滴汁数点于酒盏内，亦佳。此酒色香味三绝，宜奉老人清兴。酴醾本酒名也，世所开花，原以其颜色似之，故取其名。《唐书·百官志》：良酝著令供酴醾酒，今人或取花以为枕囊。故黄山谷诗云：名字因壶酒，风流付枕帏。

注释

[1] 英：花。

[2] 查：四库本作"杏"。

译文

茶䕷酒

好酒 7L，木香 1 块，先用一杯酒在砂盆中将木香研磨成细末约 1.5g，用细绢过滤后投入酒中，将酒瓶密封。饮酒前，将茶䕷花洒入并浮沉酒中，酒的色泽、醇香如茶䕷花一样艳丽、芬芳，几近难以分辨。再选取 10 只花朵及含苞待放的花骨朵，除去枝叶，装入生纱袋，悬挂在瓶口约酒面 3cm 的位置，密封瓶口，过 2~3 天即可饮用。或用热水洗净柑皮，立刻滴入柑汁数滴于酒杯中，色香味俱佳。酴醿酒色香味三绝，最适宜奉养老人以培其雅致。酴醿，原为酒名，后因自然界中有一种花与酴醿颜色相似，故取名为酴醿花。《唐书·百官志》记载："良酝署下令供给酴醿酒，现今有人摘取酴醿花做枕囊。"所以黄山谷有诗云："花名取自壶中酒，风流付于枕帏中。"

香炭

以精石炭屑之，生葵叶杂捣为饼，钱大，暴干。焚香，虽致冷湿地，火亦不减。石炭相郡煤子最佳。余处者性急，动之则火灭，不得已清泉者次之，长泉者又为下。

译文

香炭

将精石炭磨成屑，将生葵叶捣为饼，做成钱币大小，晒干。焚香，即使到了湿冷的地方，火力依旧不减。石炭是相郡的煤子最好。别的地方的大都性急，动一动火就容易灭，如果不得已而没有相郡的，则可以选择次一点的清泉煤子，长泉的就更次了。

一法：杉炭末五两，胡粉、黄丹各一两，合捣为细末，着糯米胶和匀作饼子[1]，候干，火内烧通红，以纸灰埋香炉中，焚香经夕不灭不消。

注释

[1] 糯：精米。

译文

另一方法：杉树炭末150g，胡粉、黄丹各30g，共同捣为细末，用精米作胶和匀做成饼，待干燥，放入火中烧至通红，用纸灰裹好埋香炉中，焚香经过一晚都不会熄灭。

降真香

虚堂清夜，宴坐焚之。降真香一斤，沉香四两，龙脑一分，蜜和之。

茅香时烧少许亦佳。《本草》云：可入印香中，合香附子末用。

译文

降真香

空荡的房间，清静的夜晚，坐禅时焚降真香。降真香480g，沉香120g，龙脑0.3g，用蜂蜜和匀。

茅香不时烧一少许也很好。《本草》中提到：茅香可以作为印香的组成部分，与香附子末同用。

四品奇香

雪梅香　　丁香一分沉檀半，胫炭筛研半两来。捻取些儿炉口爇[2]，人人道是雪中梅。

注释

[1]胫炭：即羊胫炭，指炭中圆细紧实如羊胫骨者。
[2]爇：音"若"。焚烧。

译文

雪梅香

丁香 0.3g，沉香、檀香各 0.15g，羊胫炭研磨筛 15g。捻取些粉末在炉口焚烧，人人称之为雪中梅。

江梅香

人人尽道是江梅，半两丁香一分茴。更用藿零俱半两，麝香少许是良媒。

译文

江梅香

人人皆称道的是江梅香，丁香 15g，茴香 0.3g。再加藿香、茯苓各 15g，麝香少许。

百花香

一两甘松二两芎，麝香少许蜜和同。圆如弹子安炉上，恰似百花凝晓风。

译文

百花香

甘松 30g，川芎 60g，麝香少许，诸药用蜂蜜和匀。做成如弹子的药丸，使用时安在炉上，就像百花香气弥漫的晓风。

长春香 二两笺香三两檀,麝香脑子一钱宽。华堂静处炉烟起,清韵长春赛蕙兰。

> 译文

长春香

笺香 60g,檀香 90g,麝香、龙脑各 3g。在正厅安静的地方起火焚香,清香气久久不散赛过蕙兰。

御爱四和香

沉香　檀香　降真　笺香　茅香　海螵蛸_{各一两重}　麝香_{二钱重}　樟脑_{一钱半重}　龙骨_{半两}　蜜

右诸香锉碎,蜜和匀后,用龙骨、麝、脑碾细,和入新瓦瓶内,封闭勿令气出,经三日方倾出。限三日过,遇四更时分[1],当天取露气,天明便收,阴干。如此三次,研为末。用蜜、些子黄蜡调作饼子,用瓷器收。遇烧时,用水一盏傍香炉边方烧香。

香方甚多,独此方用龙骨锁住其烟不散,所以为妙。

> 译文

[1] 四更:指凌晨 1~3 点。

> 译文

御爱四和香

沉香、檀香、降香、笺香、茅香、海螵蛸各 30g,麝香 6g,樟脑 4.5g,龙骨 15g、蜜。

上述诸香锉碎,用蜜调匀,然后用龙骨、麝、脑碾细,共同和匀放入新瓦瓶内。密封好,不要漏气,经过 3 天就可以取出。3 天一过,到凌晨 1~3 点时，吸取当天的露汽，天亮就可以收起，再阴干。像这样做 3 遍，再研为末。用蜜、些许黄蜡，调制成饼，用瓷器收好。焚烧的时候，用水一杯放于香炉旁边则可以烧香。

香的方子有很多，只有此方用龙骨能锁住烟，使烟不散开，所以说十分奇妙。

试茶

采嫩芽，先沸汤，乃投芽，煮变色，挹取，握去水。小焙中焙欲干，鎗内略炒使香，磨碾皆可。坐圃临泉，旋撷旋烹[1]，芳新不类常韵。

注释

[1]旋：临时。

译文

试茶

采摘茶叶嫩芽，先将水煮至沸腾，随即将茶叶嫩芽投入沸水中煮至变色，捞出茶叶，用手把茶叶水挤干后，小火烘焙，再转中火烘焙，茶叶即将要干时，放入浅口平底锅翻炒至有香味散出，取出磨碎或研成细末即可。闲坐茶园，傍山依水，随采随煮，其茶香清新飘溢，不同于寻常的饮茶韵致。

香茶

上春嫩茶芽，每五百钱重，以绿豆一升去壳蒸焙，山药十两，一处细磨。别以脑、麝各半钱重，入盆同研，约二千杵。纳罐内，密封，窨三日后可以烹点[1]。愈久香味愈佳。

注释

[1] 窨：深藏。

译文

香茶

采摘农历正月的嫩茶芽，每1500g，用绿豆700g去壳蒸熟烘干，再取山药300g，混于一处细细研磨，另加冰片、麝香各1.5g，倒入盆中共同捣研约2000下，装入罐中密封保存，窨藏3天后，就可以烹煮沏泡了。此外，窨藏时间越久，香味就越馨香。

柏汤方

采嫩柏叶，线系垂挂一大瓮中，纸糊其口，经月取，如未甚干，更闭之。至干取为末，如嫩草色。不用瓮，只密室中亦可，但不及瓮中者青翠，若见风则黄矣。此汤可以代茶，夜话饮之尤醒睡。饮茶多则伤人气，耗精害脾胃。柏汤甚有益，如太苦，则加少山芋尤佳。《外台秘要》有代茶新饮，然作药味，不若柏汤。隐居道话，尤助幽尚。

译文

柏汤方

采摘鲜嫩的柏叶，用线系好，垂挂在大瓮中，用纸糊住瓮口密封，存放1个月后取出，如果柏叶没有完全干，再密封好。直到干了再取柏叶研为末，柏叶依旧如嫩草的颜色。不用瓮，也可存放在不通风的房间中，但是不如存放在瓮中颜色青翠，如果受到风吹，则会变黄。此柏汤可以替代茶饮，夜晚聊天饮用此汤，十分提神。饮茶太多，则会伤人元气，损耗人体之精和脾胃。柏汤则十分有益，如果觉得太苦，则稍许加些山芋也很好。《外台秘要》记载有代茶新饮，用药物作饮，也不如柏汤。隐居修道的人说，柏汤尤其幽美高尚。

三妙汤

地黄、枸杞实各取汁一升，蜜半升，银器中同煎如稀饧。每服一大匙，汤调酒调皆可。实气养血，久服弥益人。

译文

三妙汤

主治：补气养血，长期服用非常补益身体。
组成：地黄汁 700mL，枸杞汁 700mL，蜂蜜 100mL。
制法：三物倒入银器中共同煎煮成稀麦芽糖样。
服法：每次服用一大汤匙，用热水或酒送服。

干荔枝汤

蔗糖一斤，球糖亦好　大乌梅润者二两，汤浸，时复换水，澄去酸汁，不去核，焙干　桂去皮为末　生姜二两，薄切作片，焙干

右先将乌梅、生姜为细末，入在沙糖内，与桂末拌和匀，再取粗隔过，如茶点吃。欲作膏子吃，乌梅用去核，修事如上法，不焙。桂作小片为末，姜切片不焙，用水三碗煎至二碗，汤调服。暑热心烦，井水调服。叶龙图传，暑月可常合服之。

译文

干荔枝汤

主治：暑热。
组成：蔗糖（球糖也可）480g，大乌梅（新鲜）60g，桂枝，生姜60g。
制法：大乌梅用热水浸泡，经常换水，滤去酸汁，不用去核，焙干；桂枝去皮研末；生姜切作薄片，焙干。先将乌梅、生姜研为细末，放

入砂糖中,与桂末共同拌匀,再用筛子滤过粗大的.

服法:作为茶点食用。如果想做成膏吃,将乌梅去核,像前面所提到的对乌梅进行处理,不要焙干。桂切为小片研为末,姜片切片不焙,用水3碗煎至2碗,用热水调服。如果暑热心烦,则用井水调服。叶龙图传,夏季可以经常服用。

清韵汤

缩砂仁三两　石菖蒲一两　甘草半两

右末,入盐点服。

> **译文**

清韵汤
主治:脾胃湿寒引起的中焦不适。
组成:缩砂仁90g,石菖蒲30g,甘草15g。
制法:共研为末。
服法:加入盐冲水服用。

橙汤

橙子十个[1]　干山药一两　甘草二两　盐四两,炒　白梅四两,捶碎去仁核[2]

右先用橙子、山药、甘草、白梅,一处研细,捏作饼子,焙干为末。入檀香半两尤佳。

> **注释**

[1]十个:原作"核",据《永乐大典》、四库本改,《安老怀幼书》作"十两"。
[2]核:原作"十个",据《永乐大典》、四库本、《安老怀幼书》改。

译文

橙汤

主治：口渴，口干。

组成：橙子 10 个，干山药 30g，甘草 60g，盐 120g，白梅 120g。

制法：盐炒热，白梅捶碎，去仁核。先将橙子、山药、甘草、白梅，共同研细，捏作饼子，焙干研为末。再加入檀香 15g 尤佳。

服法：像茶一样冲泡饮用。

桂花汤

黄桂花二斤，拣净去青柄，研细，以瓷器盛贮复合，略蒸化　干姜一两　甘草一两，略炒

右末和匀，量入炒盐，盛贮莫令漏气，如常点服。

译文

桂花汤

主治：冷气，心腹刺痛，胸膈痞闷，饮食无味。

组成：黄桂花 960g，干姜 30g，甘草 30g。

制法：黄桂花拣择干净的，剪去青柄，研细，用瓷器盛贮密封，再略微蒸化，甘草略炒。将上末和匀，加入适量炒盐，再盛好贮存密封不漏气。

服法：像茶一样冲泡饮用。

醍醐汤

神曲二两　盐十两，炒　官桂二两　甘草七两　乌梅八两，洗，拍碎　干姜二两，煨

右先将五味焙干为末，后入炒盐，和匀作一处，新磁罐收。

译文

醍醐汤

主治：解暑热，止烦渴。

组成：神曲60g，盐300g，官桂60g，甘草280g，乌梅240g，干姜60g。

制法：盐炒热，乌梅洗净，拍碎，干姜煨干。先将上5味焙干研为末，然后加入炒盐，和匀置于一处，用新瓷罐贮存。

服法：像茶一样冲泡饮用。

洞庭汤

真橘皮四两，不去白，去蒂，擘作小钱大，冷水浸一宿，晒干　生姜四两，净洗擦

右将姜与橘皮同淹一宿，晒干，焙干，入甘草一两三钱，炙黄。好白盐梅二十个，去核，以白面拍作片子，无油铫内爆干，入炒白盐一两半，同一处为末，沸汤点用。

译文

洞庭汤

主治：治疗恶心上逆，气机不畅。

组成：真橘皮120g，生姜120g。

制法：真橘皮不去白络，去蒂，擘作小钱币大小，冷水浸泡一晚上，晒干，生姜洗净擦干。将姜和橘皮共同腌制一晚上，然后晒干，焙干，加入炙甘草39g，去核优质白盐梅20个，用白面拍成片状，放入没有油的铫内爆干，加入炒白盐45g，共同研为末。

服法：开水冲服。

木瓜汤

生姜四两，取汁　木瓜十两　白盐五两　甘草五两　紫苏十两

右炒姜、盐，拌和苏、瓜、甘草，三日取出，晒干为末，沸汤点服。手足酸，服之妙。

又一方，加缩砂、山药，炒为末，消食化气壮脾。

译文

木瓜汤

主治：治疗手足酸痛。

组成：生姜120g，木瓜300g，白盐150g，甘草150g，紫苏300g。

制法：生姜榨汁。将生姜、盐共炒，再与紫苏、木瓜、甘草拌匀。3日后取出，晒干研末。

服法：热水冲服。

还有一方，加入缩砂仁、山药，炒为末，可消食化气壮脾。

韵梅汤

半黄梅百个，捶去仁　青椒四两，拣净秤　姜一斤，去皮研　甘草四两，炙为末　盐半斤

右件安净钵内，一处拌匀，烈日晒半月，以色变稍紫为度，更约度稀稠得所为佳。须用晒半月日，安净瓶内点用。以上诸方，皆得之秘传，宜供汤药之用。

译文

韵梅汤

主治：中焦虚寒。

组成：半黄梅100个，青椒120g，姜480g，甘草120g，盐240g。

制法：半黄梅捶去核，青椒择拣干净，姜去皮，研成细末，甘草蜜炙，研为末。将诸药置于干净的钵内，拌匀，置于太阳下暴晒半月，以颜色变为稍紫色为度，衡量稀稠度合适为佳。必须晒半个月，置于干净

的瓶内备用。(上述所有方子,皆为秘传,适宜作为汤药使用)。

服法:加水温服。

熟水

稻叶、谷叶、楮叶、橘叶、樟叶皆可,采阴干,纸囊悬之[1],用时火炙使香,汤沃[2],幂其口良久。

注释

[1]囊:用口袋装。悬:挂,吊挂。
[2]沃:浸泡。

译文

熟水

稻叶、谷叶、楮叶、橘叶、樟叶皆可,采摘阴干,用纸袋装好悬挂起来,使用时用火烤香,再用热水浸泡,可以盖在口上很长时间。

紫苏熟水[1]

前朝翰林院[2]。定熟水,以紫苏为上,沉香次之,麦门冬又次之。苏能下胸膈滞气,功效至大。炙苏须隔竹纸,不得翻,候香,以汤先泡一次,倾却再泡用,大能分气,极佳。

注释

[1]紫苏熟水:原无,据原书目录补。
[2]翰林院:四库本作"太医院"。

译文

紫苏熟水

前朝翰林院。拟定熟水方,是以紫苏为最好,沉香其次,麦门冬更次。

紫苏能通下胸膈滞气，功效很好。炙烤紫苏，须用竹纸隔开，不可以翻动，等待烤香，用热水先泡一次，过一会儿再冲泡，很能通利滞气，效果极好。

> **点评**

该篇内容主要介绍了一些玩乐雅趣的用具和用法，包括游玩观景用具、饮茶品酒用具、焚香调汤的方法等，即可以陶冶情操，又有助于强身健体。从本篇可见，古人的闲暇生活丰富多彩、精致高雅，虽然时代变化，现代人不可能重复古人的生活，但是这给现代人一个提示，老人的生活也可以很精彩。富闲在家的老人，可以培养自己兴趣爱好，栽花养鱼、三五好友品茶下棋，游览祖国山河等，都是不错的选择。

补养药膳诸法

地黄粥

切地黄二合，候汤沸，与米同下鎗，先取酥二合，蜜一合，同炒令香熟，别贮之。候粥欲熟乃下，同煮取熟。

> **译文**
>
> **地黄粥**
>
> 切地黄140g，等候水沸腾，和米共同下入鎗内，先取奶酥140g，蜂蜜70mL，共同炒至香熟，再用别的器具贮存。等粥快熟时下入，共同煮熟。

胡麻粥

乌油麻去皮，蒸一炊[1]，曝干，更炒令香熟。每用白秔米一升，胡麻半升，如常煮粥法为之，临熟加糖蜜任意，极香甘。胡麻多治之，临时取用。

> **注释**
>
> [1] 一炊：指烧一顿饭的时间。

> **译文**
>
> **胡麻粥**
>
> 胡麻去皮，蒸烧一顿饭的时间，然后曝干，再炒香熟。每次使用时，

用白秔米 700g，胡麻 350g，像平常一样煮粥，快熟时加入糖、蜜，量随意，十分香甜。胡麻可以多准备一些，需要用时再临时取用。

乳粥

牛羊乳皆可。先淅细秔米令精细，控令极干。乃煎乳令沸，一依用水法，乃投米煮之，候熟即挹置碗中。每碗下真酥半两，置粥上令自熔如油，遍覆粥上，食时旋搅，美无比。

> 译文

牛奶、羊奶皆可。先将细秔米淘洗精细，将米中水完全控去。再将奶煮沸，一依用水法，则放入米共煮，等熟了后再倒入碗中。每碗放真奶酥 15g 至粥上自然融化如油，完全覆盖粥上，食用的时候搅动一下，美味无比。

山芋粥[1] 薯蓣生于山者名山药，一名山芋

山芋山生者佳，圃种者无味。取去皮，细石上磨如糊。每碗粥用山芋一合，以酥二合、蜜一合，同炒令凝，以匙揉碎，粥欲熟投搅令匀，乃出。

> 注释

[1] 山芋：四库本作"薯芋"。

> 译文

山芋粥

薯蓣生长在山上的称为山药，又叫山芋。山芋生长在山里的最好，菜园里种的无味。将山芋去皮，在细石上磨如糊状。每碗粥用山芋 70g，加入奶酥 140mL、蜂蜜 70mL，共同炒至凝固，用汤匙揉碎，待粥快熟时将炒好的山芋碎放入粥中搅匀，则能出锅。

栗粥

小栗去壳，切如米粒。每秔米一升，栗肉二合，同米煮，更无他法。

> **译文**
>
> **栗粥**
>
> 将小板栗去壳，切如米粒大小。每份粥用秔米700g，栗肉140g，共煮，无别的方法。

百合粥

生百合一升，切，蜜一两，同水窨熟，投欲熟粥中，每碗用三合。

> **译文**
>
> **百合粥**
>
> 生百合700g，切开，蜂蜜30g，与水一同窨熟，再放入快熟的粥中，每碗粥放入210g。

麋角粥

新麋角一具，寸截，流水内浸三日，刷腥秽，以河水入砂瓶或银瓶内，以桑叶塞瓶口，勿令漏气，炭火猛煮，时时看候，如汤耗，旋益热汤。一日许，其角烂似熟山芋，掐得酥软即止，未软更煮，慎勿漏气，漏气则难熟。取暴干为粉，其汁澄滤，候清冷，以绵滤作胶片，碗盛，风中吹干。麋角胶别入药。每粥一碗，入麋角粉五钱，盐一匙同搅，温服。

译文

麋角粥

新的麋角一具，寸寸截段，放入流动的水中浸泡3日，刷去腥秽，将河水盛入砂瓶或银质瓶内，用桑叶塞住瓶口，使瓶密封，再用炭火猛煮瓶子，一直看着，如果水煮干，再加入热水。煮1天左右，麋角煮烂成像熟山芋一样，掐一下感觉酥软就不用再煮了，如果未软则需要再煮，切记不能漏气则很难煮熟。熟烂以后，则取出晒干，研成粉末，等麋角汤汁澄清、冷后，用棉布滤过作麋角胶片，用碗盛好放置于风中吹干。麋角胶可另外入药，每一碗粥，再放入麋角粉15g，盐一汤匙搅匀，温服。

枸杞子粥

枸杞子生研，挼取汁[1]，每一碗粥可用汁一盏，加少熟蜜同煮。

注释

[1] 挼（liè 列）：扭转。

译文

枸杞子粥

生枸杞子研磨，扭转取汁，每一碗粥可用生枸杞汁一杯，再加少许熟蜜共同煮。

马眼粥

新黑豆一斗，净淘入大釜中，如常用水煮令熟，擗去汁[1]，再入釜，以熟麻油浸之，豆上油深四指，密盖之，慢火煮，直候露出豆，即以匙拌转更煮，直令泣尽油即住。每粥一釜，可下熟豆三五碗，欲熟入，拌匀食之。

又法：

白米二升，别煮令熟。大颗黑豆一升，先以薄灰汁煮豆令熟。漉出豆，却以清水烧沸，依前入豆再煮，透出[2]，却以沙糖六两，用水两碗化滤过，入盐二两、酱三两，只用水取酱汁同煮熟。桃仁、杏仁皆可为粥，生去皮尖，略炒令香，细研，水绞取浓汁，随意入粥中煮，临时加酥蜜亦可。金罂术煎亦可作粥，一如用糖法。

诸山蔬可作粥者，皆只如菜粥法。

注释

[1] 擗：音辟。析出汁水。
[2] 透出：此下《永乐大典》、四库本及《安老怀幼书》均有"灰气漉出"四字。

译文

马眼粥

新黑豆7L，淘洗干净盛入釜中，像平常一样，用水煮熟，析去汤汁，再盛入釜中，用熟麻油浸泡黑豆，豆上油的深度有4指高，密封盖好。用文火煮，直至黑豆露出油面，再用汤匙搅拌至熟，直到没有油了即可。每个煮粥的釜，可以下入熟豆3~5碗，等快熟的时候下入，拌匀即可食用。

另一方法：

白米400mL，分开煮熟。大颗黑豆200mL，先用薄灰汁将豆煮熟。滤出豆子，将清水煮沸，下入豆子再煮，透出灰气。滤除，再用砂糖180g，水2碗，待砂糖溶化后滤过，加入盐60g，酱90g，只用水溶酱汁，共同煮熟。桃仁，杏仁皆可煮粥，生用去皮和尖，略微炒香，研细，泡入水中绞出浓汁，随意取多少放入粥中共煮，临时加奶酥蜂蜜也可，加金罂术煎亦可，作粥如同用砂糖的方法一样。

各种可以作粥的蔬菜，煮粥的方法要按照做菜粥那样。

《礼记·内则》言：子事父母，妇事舅姑，进盥授巾之后，问所欲而敬进之，以饘酏为先。饘厚粥，酏薄粥也。故此篇详述《怀山录》中诸药糜法。陆放翁云：平旦粥后就枕，粥在腹中，暖而宜睡，天下第一乐也。

> **译文**
>
> 《礼记·内则》中有："子侍奉父母，女侍奉舅姑，侍奉盥洗衣物之后，再提供所想要的，以饘酏为最先"。饘厚粥，酏薄粥也。因此此篇详细论述了《怀山录》中的各种煮药糜方法。陆放翁说："清晨喝粥后躺下，粥在腹中，暖而适宜睡觉，天下最美的事情。"

紫不飥法

新黑豆煮取浓汁，搜面作汤饼，极甘美，能去面毒，令不蒸热，服丹石人尤宜食此。杂蓴菜为羹，妙。

> **译文**
>
> **紫不飥法**
>
> 新黑豆煮取浓汁，和面作片汤，极其甜美，能去除面的毒性，不要蒸热，服用丹药的人尤其适宜吃这个。将蓴菜做成羹，十分美妙。

沈存中云：面治壅热，益气力，但不可多食，致令愤闷。料理有法，节而食之。馎饦、蒸饼及糕、索饼，起面等法在《食经》中。此法用黑豆汁搜面，则无毒矣。

译文

沈存中说：面可以治疗壅热，补益气力，但不可食用过多，以致满闷。料理有正确的方法，有节制的食用，馎饦、蒸饼及糕、索饼，发面的正确方法在《食经》中。此方法用黑豆汁和面，则没有任何毒性。

造山药面法

取山药去皮薄切，日中暴干，柳箕中挼为粉，下筛。如常面食之，加酥蜜为淳面尤精。益气力，长肌肉，久服轻身，耳目聪明，不饥延年。

译文

造山药面法

将山药去皮切薄片，放置太阳下暴晒干燥，在置于柳条做的簸箕中揉搓为粉末，再过筛。像平常吃面一样食用，加用奶酥、蜂蜜浇灌，使猪油面尤其精妙。可以益气力，长肌肉，长期服用可以使身体轻松，耳目聪明，不饥饿，延年益寿。

造干地黄法

九月末掘取肥大者，去须熟蒸，微暴干，又蒸，暴干。食之如蜜[1]，可停。

注释

[1] 蜜：原作"密"，据《永乐大典》改。

译文

造干地黄法

九月末摘取肥大的地黄，去除须，蒸熟，微微晒干，再蒸，再晒干。直到吃起来像蜜一样甜的时候，就可以不用蒸晒了。

芭蕉脯

蕉根有两种，一种粘者为糯蕉，可食。取作手大片，灰汁煮令熟，去灰汁，又以清水煮，易水令灰味尽，取压干，乃以盐、酱、芜荑、椒、干姜、熟油、胡椒等杂物研渥，一两宿出焙，略捶令软。食之全类肥肉之味。

> **译文**
>
> **芭蕉脯**
>
> 芭蕉根有两种，一种是黏的，叫作糯蕉，可以食用。摘取制作成片如手掌大小，用浸泡芭蕉根的汁煮熟，去除灰汁，再用清水煮，换水使浸泡的味道去除干净，取出压干，用盐、酱、芜荑、椒、干姜、熟油、胡椒等物研湿润，一两夜后取出焙干，稍微捶一捶使之变软。吃起来非常像肥肉的味道。

牛蒡脯

十月以后取根洗干，去皮切成片[1]，少煮勿太烂，硬者即熟煮，并捶令软。下杂料物，如芭蕉脯法，渥焙取干。

笋脯，一如牛蒡脯法。

> **注释**
>
> [1] 切成片：《永乐大典》、四库本均无，《安老怀幼书》作"用慢火"。

> **译文**
>
> **牛蒡脯**
>
> 十月以后摘取牛蒡根洗净晾干，去皮切成片，稍微煮一煮勿煮太烂，根很硬的则煮熟，并捶软。然后下入各种调料，像做芭蕉脯的方法一样，

焙干。

笋脯,做法与牛蒡脯一样。

莲房脯

取嫩莲房去蒂,又去皮留中间络[1],入灰煮沍,一如芭蕉脯法。焙干,以石压令區,作片收之。

注释

[1]留中间络:《永乐大典》、四库本均无,《安老怀幼书》作"用井新水"。

译文

莲房脯

摘取鲜嫩的莲房,去蒂,再将皮去除,留下中间的络,放入浸泡莲房的水中煮汁,如做芭蕉脯的方法一样。焙干用石头压扁,制作成片状收起。

薝蔔鲊

薝蔔花,即栀子也。采嫩花酿作鲊[1],极香美。白乐天方斋,刘禹锡馈以菊苗齑、芦菔鲊,换取乐天六班茶二囊,以自醒酒。

注释

[1]鲊:泛指腌制的食品。

译文

薝蔔鲊

薝蔔花,即栀子。采鲜嫩的花酿作鲊,极其香美。白乐天方斋,刘禹锡将菊苗齑、芦菔鲊作为礼物,换取乐天六班茶二袋,用以醒酒。

干蕨菜

采嫩蕨菜蒸熟，以干灰拌之，同爆极干，濯去灰，又暴干收之。临食，汤浸令软。味如合蕈。

> **译文**
>
> **干蕨菜**
>
> 采摘鲜嫩的蕨菜蒸熟，用干灰拌匀，一同爆干，洗去灰，再晒干收起。准备吃前，用热水浸泡使之变软。味道如同合蕈一样。

石芥、荤菜

此二物极辛，为菹大佳[1]。

> **注释**
>
> [1]菹：音"租"。腌菜。

> **译文**
>
> **石芥、荤菜**
>
> 此两物味极辛，做成腌菜最好。

苦益菜[1]

苦益菜、青蘘苦麻，皆可作羹。

苦麻即今俗谓之胡麻者，叶作羹，大甘滑。其苗名青蘘。

> **注释**
>
> [1]益：四库本作"盖"。

译文

苦益菜

苦益菜、青蘘苦麻,皆可作羹。

苦麻即现今俗称的胡麻,其叶做成羹,十分甜滑。它的苗叫青蘘。

松蕊

去赤皮取嫩白者,蜜渍之,略烧令蜜熟,勿太熟,极香脆。

译文

松蕊

去除红色的皮,选取鲜嫩色白者,用蜜浸渍,稍微烧使蜜熟,不要太熟,十分香脆。

白芷

蜜渍、糟藏,皆可食。

译文

白芷

用蜜浸渍、酒糟浸泡,皆可食用。

防风芽

防风芽如胭脂色,天门冬芽如马椿,芹菜、芎芽,又有蘼芜、枸杞芽、菊芽、荇菜、水藻、牛膝芽、地黄嫩叶,皆如常菜治之。

译文

防风芽

防风芽色如胭脂,天门冬芽如马椿,芹菜、芽芎,又有蘼芜、枸杞芽、菊芽、荇菜、水藻、牛膝芽、地黄嫩叶,皆如平常蔬菜处理之。

东坡诗云:秋来霜露满东园,芦菔生儿芥有孙。我与何曾同一饱,不知何苦食鸡豚。况药菜之佳乎。

译文

苏东坡有诗说:"秋来霜露满东园,芦菔生儿芥有孙。我与何曾同一饱,不知何苦食鸡豚。"况药菜之佳乎。

水苔

立春前采嫩者,淘泽令极净,其间多沙石蝶虫。取得压干,只入盐油完椒,切薤白同入瓶中酿为醑[1],醋浸食之,甚佳。又可油炒,加盐酱亦善。

注释

[1]醑:美酒。

译文

水苔

立春前采摘鲜嫩者,淘洗使之十分干净,水苔中间常有沙石蝶虫。将水苔压干,只需放入盐、油、蜀椒,再切薤白共同放入瓶中酿为美酒,用醋浸泡食用,味道很好。也可以用油炒,加盐、酱也不错。

瓜齑

生甜瓜拣取未熟者，每十斤随瓣切开，去穰不用。就百沸汤绰过，以盐五两匀擦翻转，豆豉末半升，酽醋升半，面酱斤半，马芹、川椒、干姜、陈皮、甘草、茴香各半两，芜荑二两，并为细末，同瓜一处拌匀，入瓷瓮内淹压，于冷处顿之，经半月后则熟。瓜色明透，绝类琥珀，味甚香美。

译文

瓜齑

拣取还未熟的生甜瓜，每300g，随瓣切开，除去瓜穰。放入烧开百遍的热水中焯过，用盐150g擦均匀，豆豉末350mL，酽醋350mL，面酱720g，马芹、川椒、干姜、陈皮、甘草、茴香各15g，芜荑60g，共研为末，和甜瓜置于同一地方拌匀，存入瓷瓮中腌制，放置于凉爽的地方保存，经过半月后则熟透。瓜的颜色变透明，与琥珀十分类似，味道十分香美。

菜齑

大菘菜丛采[1]，十字劈裂。莱菔取紧小者，破作两畔，同向日中晒去水脚。二件薄切作方片，如钱眼子大，入净罐中，以马芹、茴香、杂酒、醋、水等，令得所，调净盐浇之。随手举罐，撼触五七十次，蜜[2]盖罐口，置灶上温处，仍日一次如前法撼触，三日后可供。菜色青白间错，鲜洁可爱。

注释

[1]大菘菜：大白菜。丛采：整棵采下。
[2]蜜：通"密"。

译文

菜齑

大白菜整颗采下,横一刀竖一刀切开。白萝卜拣取紧致而小的,切成两半,同放在太阳下晒去水分。将以上2种切成方形薄片,如同钱币大小,存入干净的罐中,以马芹、茴香、杂酒、醋、水等,适当的处置,调纯盐浇在菜上。随手将罐子举起,摇动50~70次,密封罐口,放置于灶上温热的地方,依然按照前法每日摇动,6天后就可食用。菜色泽青白相间,鲜洁可爱。

藕齑

嫩藕梢随意切作方块,如骰子大,就蟹眼汤内,快手绰上。取牵牛花揉汁,淹染片时,投冷熟水中涤过控干。以马芹、盐花泡汤,入少醋,加蜜作齑[1],澄冷浇供之。

注释

[1]齑:切碎的腌菜、酱菜或肉等。

译文

藕齑

将嫩藕梢随意切成方块,如骰子大小,放入刚开的水中快速焯过。拣取牵牛花揉成汁,腌制藕梢一小会儿,再放入冷开水中洗过,控干。用马芹和盐泡汤,加入少许醋,再加入蜜做成的腌菜,等待其冷、澄清浇在菜上食用。

豆齑

先取湿沙纳磁器中,以绿豆匀撒其上,如种艺法,深桶覆藏室中,勿令见风。日一次掬水洒透,俟其苗长可尺许摘取,蟹眼汤绰过[1],以料齑供之。赤豆亦可种,然不如绿豆之佳。

注释

[1] 蟹眼汤：水刚沸腾，泡沫如蟹眼大小。焯过：放下即捞起。

译文

豆斋

先将湿的啥子放入瓷器内，在上面均匀撒上绿豆，如同种植的方法一样，用很深的桶盖好，贮存在不通风的房间中。每日掬一次水洒透桶，等待其苗长到30cm长左右后摘取，放入刚沸腾的水中焯过，加入调料、腌菜即可食用。红豆也可种植，但是不如绿豆好。

荠羹

俗谓荠为东风菜，方言讹而为公爹菜，谓可以奉公爹也。

东坡与徐十三书云：今日食荠极美，天然之珍，虽不甘于五味，而有味外之美。其法，取荠一二升许，净择，入淘了米三合，冷水三升，生姜不去皮，捶两指大，同入釜中，浇生油一蚬壳，当于羹面上。不得触，触则生油气，不可食。不得入盐醋。君若知此味，则陆海八珍皆可厌也。天生此物，以为幽人山居之禄[1]，辄以奉传，不可忽也。羹以物覆则易熟，而羹极烂乃佳也。

注释

[1] 以为幽人山居之禄：可以作为隐居在山中人的一种享受。

译文

荠羹

（俗称荠为东风菜，因方言而讹传为公爹菜，称可以供奉公爹）

东坡的《与徐十三书》中有：今日食荠菜极其鲜美，是天然的珍品，虽然不甘于五味，而有五味之外的鲜美。其做法，拣取荠菜700~1400mL，洗净，放入淘洗好的米210mL，冷水2100mL，生姜不去皮，捶成两个指头大小，一同放入釜中，浇上一扁螺壳生油，油在羹的表面。不能触碰，触碰则会生油气，不可食用了。不能加盐和醋。如果您知道了这个的味道，则陆地和海里的八种珍品食物都可以抛弃了。老天造此物，作为隐居于山的人的一种享受，就献出以传后人，不可以粗心。羹用物覆盖，则容易熟，而羹煮至非常烂熟，则好。

《本草》：荠和肝气明目。凡人夜则血归于肝，为宿血之藏。过三更不睡，则朝旦面色黄燥，意思荒浪[1]，以血不得归故也。若肝气和则血脉流通，津液畅润。东坡尝有诗云：时绕麦田求野荠，强为僧舍煮山羹。陆放翁亦有诗云：小着盐醯助滋味，微加姜桂助精神。风炉歙钵穷家活，妙诀何曾肯授人。

注释

[1]意思荒浪：神思恍惚。

译文

《本草》有："荠和肝明目。"大凡人到了晚上则血归于肝，以藏血。过了夜晚12点不睡觉，则会导致晨起面色黄燥，神思恍惚，是血不能归于肝所导致的。如果肝气和，则血脉流通，津液顺畅滋润。东坡有诗：时绕麦田求野荠，强为僧舍煮山羹。陆放翁也有诗说：小着盐醯助滋味，微加姜桂助精神。风炉歙钵穷家活，妙诀何曾肯授人。

笋鳜

东坡回钱穆父书云：竹萌蒙佳贶，取笋箪、菘心与鳜鱼相和，清水煮熟，用姜、芦菔自然汁及酒等三物等[1]，入少盐，渐渐款洒之，过熟可食。不敢独味此，请依法作与老嫂共之。

注释

[1]芦菔:即萝卜。

译文

笋鳜

东坡回复钱穆父的信中说:竹笋是很好的赠品,拣取竹笋、白菜心与鳜鱼相和,用清水煮熟,把姜、萝卜榨出汁,和酒等三种,加入少许盐,慢慢撒入,等待熟了就可以食用。不敢自私地独自享用,请依照此方法,制作给老少食用。

老人有性喜茹素,不忍害物者,菽水之奉[2],在嘉蔬药菜,料理如法,殊益于人。杞、菊、芎、术等苗,嫩时采食之,或煮或齑,或炒或罨,悉用土苏卤豉汁加盐,下饮甚良。蔓菁作齑最妙。不断五辛者,春秋嫩韭,四时采薤甚益。绿豆、紫苏、乌麻须宜贮,俱能下气。其余豉酱之徒,食所不可少,皆须贮蓄。肉食,心不害物,但以钱买,犹愈于杀。第一戒,慎勿杀,若肉须新鲜,似有气息,则不宜食。烂脏损气,切须慎之戒之。

注释

[1]菽水:豆与水。比喻清淡饮食。

译文

老人有喜欢吃素,不忍心伤害动物的,可以侍奉清淡的饮食,如很好的蔬菜药菜,料理得法,对人十分有益。杞、菊、芎、术等,苗嫩的时候采摘食用,可以煮、齑、炒、罨,全都可以用土苏、卤豉汁加盐,饮下特别好。用蔓菁做齑最精妙。没有戒五辛的,春秋的嫩韭,四季的薤都特别好。绿豆、紫苏、乌麻可以保存好，这些都可以下气。其余的可以做成酱，是饮食所不可或缺的，都须贮存一些。吃肉，不要有伤害动物，只可用钱买，比杀害动物更好。第一件需要戒除的事情，谨慎不要杀戮，如果吃肉一定要吃新鲜的，似乎在冒气，则不可食用。会损坏脏腑元气，切记一定要慎之戒之。

> 点评

在该篇，作者介绍了可作为早餐的药膳，有药粥、面、饼、药脯、药菜羹等，制作简单，取材常见，品种繁多。其中药粥的现实意义比较大，因为其取材简单，原料都可以买到，制作也是最简单的，其他的制作比较复杂，有些药材需要新鲜，不易得到。所以老人在家时，早餐可以煮些药粥，保养生命。

种植诸法

庭槛园林间，种植可爱玩之物，如世间花果，人家自有。此不悉载，今抄东坡一书、诚斋一诗于左：

> 译文

庭院围栏园林之中，种植可以赏玩之物，比如世界上的花果，人人的家中都拥有。这没有详尽的记载，现抄录苏东坡的一封书信和杨诚斋的一篇诗于后：

东坡与程全父书

白鹤峰新居成，从天伥求数色果木。太大则难活，小则老人不能待，当酌中者。又须土碪稍大，不伤根者。柑、橘、柚、荔枝、杨梅、枇杷、松、柏、含笑、栀子，谩写此数品，不必皆有，仍告书记其东西。

> **译文**
>
> **东坡的《与程全父书》**
>
> 白鹤峰新建成的住所，从大自然谋取多种颜色的果树。树太大则难以存活，太小则老人不能等待，应当折中选取。移植树木时护根的泥土要稍微大一些，从而不损伤根部。柑、橘、柚、荔枝、杨梅、枇杷、松、柏、含笑、栀子，散漫地写下这些品种，不必都有，依然在书信中记载了这些。

诚斋三三径诗

东园新开九径。江梅、海棠、桃、李、橘、杏、红梅、碧桃、芙蓉，九种花木，各植一径，命曰"三三径"。其诗云：三径初开是蒋卿，再开三径是渊明。诚斋奄有三三径，一径花开一径行。

> **译文**
>
> **诚斋《三三径》诗**
>
> 东园新开了九条道路。江梅、海棠、桃、李、橘、杏、红梅、碧桃、芙蓉，九种花木，分别种于每一条路上，命名为"三三径"。有诗说道："三径初开是蒋卿，再开三径是渊明。诚斋奄有三三径，一径花开一径行。"

欧阳公示谢道人种花诗云[1]：浅深红白宜相间，先后仍须次第栽。我欲四时携酒去，莫教一日不花开。

注释

[1]欧阳公:指宋代欧阳修。

译文

欧阳公的《示谢道人种花》诗有:"浅深红白宜相间,先后仍须次第栽。我欲四时携酒去,莫教一日不花开。"

西园胡大壮一喜种花卉,以窥造化生育之妙,喜饮醇酎,以寓经纶燮理之方。

译文

西园胡大(字壮一),喜欢种植花卉,用来摸索天地间植物生长的奥妙,喜欢饮用未掺水的极浓醇的酒,以表示有管理天下的才能。

芸香

古人藏书,谓之芸香是也。采置书帙中即去蠹,置席下去蚤虱。栽园庭间,香闻数十步,极可爱。叶类豌豆,作小丛,生秋间,叶上微白如粉,江南人谓之七里香。江南极多。大率香草,多只是花过则已,纵有叶香者,须采掇嗅之方香。此草远在数十步外,此间已香,自春至秋不歇,绝可玩也。

译文

芸香

古人藏书,称之为芸香。采摘芸香放置在书中可以防虫蛀蚀书,放置在床席下可以防跳蚤虱子。种植在园庭的空地中,在数十步以外就可以闻到香味,十分可爱。叶子像豌豆一样,长成一小丛,生长在秋季间,叶子上微微白色如粉末,江南人称之为七里香。江南十分多见。大抵有香味的植物，多只是开花的时候香，花一凋谢也就没有香味了，即便有叶子香的，必须采下来用双手端闻才能闻到香味。这种植物，远在数十步之外，就能闻到香味，从春至秋季不停止，绝对可以玩赏。

茅香

闲地种之，可洗手，终日香。一年数次刈，闲屋中时时烧少许亦佳。《本草》云：苗叶可煮作浴汤，令人身香，同蒿本尤佳。仍入印香中，合香附子用。

译文

茅香

无用的土地可以种茅香，可以用来洗手，终日有香气。一年可割好几次，放到空闲的屋子里经常烧少许也很好。《本草》有：茅香的苗叶可以煮水作为洗浴用，可使身体香，与蒿本一起尤佳。可以放入印香中，与香附子合用。

枸杞

拣好地，熟劚加粪讫[1]，然后逐畦长开垄，深七八寸，令宽，乃取枸杞连茎锉长四寸许，以草为索，慢束如羹碗大，于垄中立种之。每束相去一尺，下束讫，别调烂牛粪，稀如面糊，灌束子上，令满，减则更灌，然后以肥土壅之。满讫，土上更加熟牛粪，然后灌水。不久即生。乃如剪韭法[2]，从一头起首割之。得半亩，料理如法，可供数人。其割时与地面平高，留则无叶，深剪则伤根。割仍避热及雨中，但早朝为佳。

注释

[1] 斸：挖。
[2] 乃：原作"花"，据四库本及《安老怀幼书》改。

译文

枸杞

选择一块好的土地，挖好后掺入粪便，然后姜田地依次开垄，深21~25cm，使垄有一定宽度，然后可以拣取枸杞连茎，锉成长12cm左右，将草作为绳子，每束扎成汤碗粗细，立于垄中种植。每术相间一尺距离，放完枸杞束，则将牛粪调烂，稀如面糊，灌在每束上，使之灌满，等束里牛粪变少了，再灌，然后将肥土培在根上，盖满完毕。土上再加上熟牛粪，然后灌水。不久以后就会长出花，像剪韭菜一样，从一头起连头割下，可以割半亩。再料理得法，可以供多人食用。割的时候高度与地面平齐，留的多了，则没有叶，剪的太深，则会伤根。割时应该避开天热和下雨的时候，只有早上最好。

又法，但作束子，掘坑方一尺，深于束子三寸，即下束子讫，着好粪满坑填之，以水沃粪下，即更着粪填，以不减为度，令粪盖束子一二寸即得。生后极肥嫩，数数锄壅，每月一加粪，尤佳。

译文

另外一个方法，只做成束，挖长宽皆是32cm的方坑，坑深比束高10cm，即埋下束，用好粪填满坑，用水灌溉粪下，即一层粪一层水，以粪不再减少为度，使粪盖过束3~6cm即可。生长出来的枸杞极其肥嫩，经常将土锄松，每月加粪一次，效果更好。

又法，但畦中种子如种菜法，土粪下水。当年疏瘦，二年以后悉肥。勿令长苗,即不堪食。如食不尽,即剪作干菜,以备冬中。常使如此,从春及秋,其苗不绝。取甘州者为真,叶厚大者是有刺,叶小者是白棘,不堪服食。

译文

另外一方法,在畦中种枸杞子如同种菜一样,盖好土和粪以后下水。种的当年疏松瘦小,2年以后就长肥了。不要让苗生长,长苗了就不能吃了。如果吃不完,则可以剪下来做成干菜,以备冬季食用。经常这样做,从春天到冬天,它的苗都不会断绝。甘州的最好,叶厚大的有刺,叶小的是白棘,不能食用。

又法,枸杞子于水盆内,按令散讫,暴干。𪨗地作畦,畦中去却五六寸土,勿作垄,缚草穰作稆[1],似臂长短,即以泥涂稆令遍,以安垄中,即以子布泥上。一面令稀稠得所,乃以细土盖之,令遍;又以烂牛粪盖上,令遍;又布土一重,令与畦平。待苗出,时时浇灌。及堪采,即如剪韭法,更不要煮炼。每种用二月初一,每年但五度剪,不可过也。凡枸杞生西河郡谷中及甘州者,其味过于蒲萄。今兰州西去邺城、灵州、九原并大,根茎尤大。

注释

[1]缚草穰作稆:把禾草缚成禾把子。

译文

还有方法,将枸杞子放于水盆内,拨散开来,曝干。挖地作田,田中去除16~20cm的土,不用开垄,把禾草缚成禾把子,约手臂长短,即用泥土涂遍禾把，以安置在垄中，即将子散步在泥上。使泥的稀稠适当，然后将细土完全盖在上面。再将烂牛粪完全覆盖；再盖一层土，使之与田齐平，等苗长出后。经常浇灌和堪采，就如同剪韭的方法一样，不要煮炼。每年二月初一种下，每年最多只能剪5次，不可过多。大凡生长在西河郡谷和甘州的枸杞，其味道比葡萄还好。当今的兰州西边的邺城，灵州，九原的枸杞都很大，根茎尤其大。

甘菊

移根最佳，若少时折取苗，乘雨湿种，便活。一年之后，落遍地，长服却老。冬中收子，剪如韭法。

译文

甘菊

移根最好，若小时折取苗，乘雨多潮湿的时候种下就能活。一年之后，遍地都是，长服可以延年。冬季收种子，如剪韭法。

陆龟蒙《杞菊赋》云：惟杞与菊，偕寒互绿。或颖或苕，烟披雨沐。我衣败绨，我饭脱粟。羞惭齿牙，苟且粱肉。蔓延骈罗，其生实多。尔杞未棘，尔菊未莎。其如予何，其如予何。东坡云：天随生自言常食杞菊，及夏五月，枝叶老硬，气味苦涩，犹食不已。余守胶西，与通守刘君循古城废圃，求杞菊食之，扪腹而笑，后作《杞菊赋》云：人生一世，如屈伸肘。何者为贫，何者为富，何者为美，何者为陋？或糠覈而瓠肥，或粱肉而黑瘦。何侯方丈[1]，庾郎三韭。较丰约于梦寐，卒同归于一朽。吾方以杞为粱，以菊为糗。春食苗，夏食叶，秋食花实，而冬食根，尚庶几乎河西南阳之寿。张南轩赋云：张子为江陵之数月，时方仲春，草木敷荣，经行郡圃，意有所欣，爰命采掇，付之庖人。汲清泉以细烹，屏五味而不亲，甘脆可口，蔚其芳馨。尽日为之加饭，而他物不足以前陈。又云：天壤之间，孰为正味？厚或腊毒，淡乃其至[2]。猩唇豹胎，徒取诡异；山鲜海错，纷纠莫计。苟滋味之或偏，在脏腑而成赘。惟杞与菊，微劲不苦，滑甘靡滞。非若它蔬，善呕走水。既瞭目而安神，复沃烦而涤秽。桥南阳于西河，又颓龄之可制。随寓必有，约居足恃。雪消壤肥，其茸葳蕤[3]。与子婆娑，薄言掇之。古铫瓦盆，啜汁咀蔬。高论唐虞，咏歌《书》《诗》。嗟乎！微斯物，孰同先生之归。于是相属而歌，殆日晏以忘饥。

注释

[1] 何侯方丈：当为"何侯万文"。何侯，指西晋开国元勋何曾，其被封爵朗陵县侯，故称。史载何曾生活极其奢侈，每日的饮食耗费上万文钱，留有"日食万钱"的典故。

[2] 厚或腊毒，淡乃其至：味厚者可能极易损害身体，味淡者是最好之味。

[3] 其茸葳蕤：指菊杞生长茂盛。

译文

陆龟蒙的《杞菊赋》有："惟杞与菊，偕寒互绿。或颖或苕，烟披雨沐。我衣败绨，我饭脱粟。羞惭齿牙，苟且粱肉。蔓延骈罗，其生实多。尔杞未棘，尔菊未莎。其如予何，其如予何。"东坡说：天随生自己说过经常吃杞菊，就是在夏天五月份，长的枝叶老硬，气味苦涩，也不停止食用。我作为胶西守，与通守刘君循在古城废圃菜园，求杞菊吃，按腹而笑，而后作《杞菊赋》有："人生活在这世界上，就像手肘一样有时伸直也有时弯拢。什么叫贫困，什么叫富有？什么叫美艳，什么叫丑陋？有的人吃粗糠照样长得白白胖胖，有的人整天山珍海味却还是长得黑瘦。何曾每天饭菜花费万钱，庾杲之翻来覆去吃的还是韭菜。这只是在梦里比较丰盛和贫寒，到头来还是一死。我以杞菊为食，春天吃它的苗，夏天吃它的叶子，秋天吃它的花和果实，冬天吃它的根，说不定我还能像子夏和南阳地方的人那样长寿呢！"张南轩赋有：张子治理江陵几个月，当时还是仲春时节，草木茂盛，经过郡的菜园子，见而意动，细心地采摘，给予厨师。用清澈泉水烹调，屏去五味而不亲，甘脆可口，十分芳香。尽日为之加饭，而他物不足以前陈。又说道：天地之间，什么是正味，味厚可能极易损害身体，味淡者是最好之味。猩唇、豹胎，无用且奇特怪异；山鲜海味，纷乱不要计较。假使有不正的滋味，在脏腑就会成为累赘。只有杞与菊，微微有劲而不苦，滑甜而不黏滞。不和其他蔬菜一样，容易导致呕吐下利。可以明目安神，又可除烦理肠胃。桥南阳于西河，又颓龄之可制。随寓必有，约居足恃。雪化以后土壤肥沃，杞菊茂盛。与子婆娑，薄言掇之。古铫瓦盆，啜汁咀斋。高论唐虞，咏歌《书》《诗》。嗟呼！微斯物，孰同先生之归。于是相属而歌，殆日晏以忘饥。

地黄

十二月耕地，至正月可，止三四遍，细爬讫。然后作沟，沟阔一尺，两沟作一畦。畦阔四尺，其畦微高而平，硬甚不受雨水。苗未生，间得水即烂，畦中又拨作沟，沟深三寸。取地黄切长二寸，种于沟内。讫，即以熟土盖之，其土厚三寸以上。每种一亩，用根五十斤。盖土讫，即取经冬烂草覆之。候牙稍出，以火烧其草，令烧去。其苗再生，叶肥茂，根益壮。自春至秋，凡五六耘，不得锄。八月堪采，根至冬尤佳。若不采，其根太盛，春二月当宜出之。若秋采讫，至春不复更种，其生者，犹得三四年。但采讫比之明年耨耕而已，参验古法，此为最良。按《本草》，二月、八月采，殊未穷物性也；八月残叶犹在，叶中精气未尽归根。二月新苗已生，根中精气已滋，不如冬月采殊妙，又与蒸暴相宜。古人云：二月、八月非为种者，将为野生，当须见苗矣。欲食叶，但露散后摘取傍叶，忽损中心正叶，甚益人，胜诸药。东坡诗云：地黄饲老马，可使光鉴人。吾闻乐天语，喻马施之身白乐天《采地黄》诗：凌晨荷插去，薄暮不盈筐。携来朱家门，卖与白面郎。与君啖肥马，可使照地光。愿易马残粟，救此苦饥肠。我衰正伏枥，垂耳气不振。移栽附沃壤《本草》：古称地黄宜黄土。今不然，大宜肥壤，虚地则根大而多汁。蕃茂争新春。沉水得穤根言以水沉而试之也。《日华子》云：浮者名天黄；半浮半沉者，名人黄；沉者名地黄。其沉者佳也。重汤养陈薪于鼎釜水中，更以器盛水而煮，谓之重汤。投以东阿清阿胶出东阿，其用皮有老少，则胶有清浊。和以北海醇。崖蜜助甘冷，山姜发芳辛山姜，术名，古方用术。融为寒食饧寒食日，研杏仁为酪，以煮麦粥，以饧沃之，咽作瑞露珍。丹田自宿火，渴肺还生津。愿饷内热子，一洗胸中尘。

译文

地黄

十二月开始耕地，至正月可以停止，耕3~4遍，将地爬细。然后作沟，沟宽32cm，两条沟作一畦。畦宽128cm，畦微高而平，十分坚硬，不怕雨水。苗未生出，期间遇水土就会烂，畦中又拨成沟，沟深10cm。拣取地黄切成长6.4cm，种于沟内，则可以用熟土盖上，土厚10cm以上。每种一亩，用根24000g，盖好土，再取历经冬季的烂草盖上。等芽梢生出，用火烧草，等烧完。苗能再生，叶肥茂盛，根壮盛。从春到秋季，共有5次耕耘，不能锄，八月能采摘。根至冬季尤佳，如果不采，根长的太大，春季二月就应当挖出。如果秋季采，到春季不能再种，生的，也还得需要3~4年。采完到明年除草就行，参照以上方法，此为最好。按《本草》中所记载的，二月、八月采摘，竟没有知晓事物的本性；八月残叶还在，叶中精气未穷尽而归根。二月新苗已经生出，根中充满精气的滋润，不如冬季采摘好。又蒸和晒适宜，古人说：二月、八月不去种植，则将会变成野生的，应当要见到幼苗了。如果要吃叶的，等露水散去后摘取旁叶，切勿损伤中间的正叶，十分能补益身体，胜于各种药。

东坡诗有：地黄饲老马，可使光鉴人。吾闻乐天语，喻马施之身（白乐天《采地黄》诗：凌晨荷插去，薄暮不盈筐。携来朱家门，卖与白面郎。与君啖肥马，可使照地光。愿易马残粟，救此苦饥肠）。我衰正伏枥，垂耳气不振。移栽附沃壤（《本草》：古诗称地黄最好是黄土的。现今不然，大宜肥沃的土地，空旷的地则根大而多汁）。蕃茂争新春。沉水得穤根（是说将根放入水中试一试看是否沉入水中。《日华子》云：浮起的叫天黄；半浮半沉的，叫人黄；沉水里的叫地黄。沉水的好）。重汤养陈薪（在鼎釜水中，用器具盛水而煮，称之为重汤）。投以东阿清（阿胶出自东阿，其用皮有老少，则胶有清浊）。和以北海醇。崖蜜助甘冷，山姜发芳辛（山姜，术名，古方用术）。融为寒食饧（寒食日，研杏仁为酪，用来煮麦粥，以饴糖浇灌之），咽作瑞露珍。丹田自宿火，渴肺还生津。愿饷内热子，一洗胸中尘。

五加

取根，深掘肥地二尺，埋一根，令没旧痕，甚易活。苗生，从一头剪取，每剪讫，锄土壅之。

> 译文

五加

拣取根，挖掘肥沃的土地6.4cm深，埋一根，盖上土，使之没过原有痕迹，十分易于存活。苗生出，从一头剪取，每次剪完，锄土盖上。

五加,盖天有五车之星精也[1]。金应五行[2],人应五德[3],位应五方[4],物应五车[5]。青精入茎,有东方之液。白气入节,有西方之津。赤气入华,有南方之光。玄精入根,有北方之饴。黄烟入皮,有戊己之灵。五神镇主,相转育成,用之者真仙,服之者返婴。久服轻身耐老,明目下气,补中益精,坚筋骨,强志意。五叶者良,叶可作蔬菜食。五月、七月采茎,十月采根,阴干。张子声、杨建始、王叔才、于世彦皆服此酒,得寿三百年,有子二十人。世世有得服五加酒散而获延年者,不可胜计。或只为散以代汤茶而饵之,验亦然也。

注释

[1] 五车:星名。亦称五潢,属毕宿,共有五星。
[2] 五行:指金、木、水、火、土,古人认为这五种物质构成世界万物。
[3] 五德:即仁、智、义、礼、信五德。
[4] 五方:指东、西、南、北、中五个方位,五方土音。
[5] 五车:古代统治者使用的五种车子。

译文

五加,是五车星的精华。金与五行相应,人与五德相应,位置与五方相应,这个东西亦与天上的五车星相应。青精入于它的茎中,有东方之液。白气入于它的枝节,有西方的津。红气进入它的花中,有南方的光。黑精入它的根中,有北方的甘饴。黄烟进入它的皮内,有戊己土的灵气。五神使主安定,相互转化相互促进,服用后,可以返老还童,成为仙。长期服用,可使身轻延年,明目顺气,补中益精,强壮筋骨,坚定意志。五叶很好,叶可以作蔬菜食用。五月、七月采茎,十月采根,阴干。张子声、杨建始、王叔才、于世彦都服用五加做的酒,而活了三百年,有二十个孩子。每代人都服五加酒和散,而获得长寿,数不胜数。或者只服用散来替代汤茶,也十分有效。

青蘘 胡麻苗也

取八棱者，畦中如菜法种之，生苗为菜食。秋间依此法种之，甚滑美。

译文

青蘘（胡麻苗也）

青蘘要选用有8个棱的，在畦中如种菜的方法种植，生苗可以作为菜食用。秋季按照此方法种植，十分滑美。

百合

上好肥地，加粪熟劚讫[1]。春中取根，大劈取瓣，于畦中如种蒜法，五寸一瓣种之，直作行。又加粪灌水，苗出即锄四边，令绝无草。春后看稀稠得所处，更别移亦得。畦中干即灌水。三年后，其大如拳，然后取食之。又取子种亦得，或一年以后，二年以来始生，甚迟，不如种瓣。

注释

[1] 劚：指锄地。

译文

百合

选取上好肥沃的土地，加熟粪锄好地，除完草。中春时选取根，劈成大瓣，放于畦中像种蒜一样种植，隔16cm的距离，种一瓣，沿直线种下。再加粪灌水，等长出苗就锄去四周的杂草。春季的尾声，寻找稀稠适宜的地方，移栽也可以。畦中如果没水了，就灌水。3年后，百合长得大如拳头，则可以摘取食用了。也可以取种子种植，要么1年以后，要么2年后才开始生长，十分缓慢，不如直接种百合瓣。

黄精

择取叶参差者是真,取根擘破,稀种。一年以后,极稠种无得。其苗,香美可食。

> **译文**
>
> **黄精**
>
> 选取叶参差不齐的,把根擘破,稀散地种植。1年以后,种地太密集的则不会有收获。黄精苗,香美可以食用。

苜蓿

择肥地斸令熟,作垄种之,极益人。还须从一头剪,每剪加粪,锄土拥之。

> **译文**
>
> **苜蓿**
>
> 选取肥沃的土地,将地锄熟,再挖垄种植,对人十分有益。还须将一头剪去,每次剪完加粪,再锄土盖好。

合欢 萱草也

移根畦中,稀种一年,自稠。春剪苗,食如枸杞。秋夏不堪食。

> **译文**
>
> **合欢**(萱草也)
>
> 将合欢根移栽畦中,稀散地种上,一年以后,自然会变密集。春季可以剪苗,吃起来像枸杞一样。秋季、夏季不能食用。

牛蒡

取子畦中种,种时乘雨即生。若有水不候雨也。地须加粪,灼然后肥。旱则沃水,剪如上法。菜中之尤益者,但多种,食苗及根茎,益于人。

> 译文

牛蒡
将种子放于畦中种下,种植需等待有雨水的时候则能生长。如果有水则不需要等雨。地里须施粪,灼烧以后土地就能肥沃。土地干旱则浇灌水,剪苗就像前文所提的方法一样。是菜里面十分有益身体的,尽管多多种植,食用苗和根茎,都对人有益。

莲子

八九月取坚黑子,瓦上磨尖头,直令皮薄,取墐土作熟泥封[1],如三指大长,使带头兼重,令磨须尖泥。欲种时,掷至池中,重头向下,自能周正,薄皮上易生,数日即出。不磨者率不可生。

> 注释

[1]墐土:黏土。

> 译文

莲子
八月、九月选取坚硬色黑的种子,在瓦上将头磨尖,使皮变薄,将黏土熟化封好,像三根手指的大小和长短,使圆的那头更重,另外磨去种子须上的泥巴。要种时,投掷到池子中,重头向下,自己就能调整到正确位置,薄皮上易于生长,几天以后就可发芽。不磨头的,不能生长。

藕

春初掘取藕三节，无损处，种入深泥，令到硬土。谷雨前种，当年有花。

> 译文

藕

初春时挖藕三节，将没有破损的地方，种入深泥中，直到碰到硬土。谷雨节气前种植，当年就能开花。

藕可作粉。其法：取粗藕不限多少净洗，截断，浸三宿，数换水。看灼然洁净[1]，然后漉出，碓中碎捣[2]，以新布绞取汁，重捣取汁，尽为度，又以密布滤去粗恶物，澄去清水，如稠难澄，以水搅之然后澄，看水清即泻去，一如造米粉法。

> 注释

[1] 灼然：明显貌。
[2] 碓：木石做成的捣米器具。

> 译文

藕可以作粉，方法：选取粗藕，随意多少，清洗干净，截断，浸泡三天，换几次水，等明显干净了，然后漉去水取出，放入碓中捣碎，再用新布绞取汁，再捣再取汁，以汁取尽为度，然后用密布滤去粗的杂质，让杂质沉淀去除清水，如果很稠难以沉淀去，则可以用水搅匀，然后沉淀。等看到水清亮了，即可以将液体倒出，再像做米粉的方法一样做藕粉。

鸡头[1]

鸡头粉,取新熟者去皮,熟捣实如上法。

菱角粉,去皮,如上法。

姜粉,以生姜烂研,捩汁,如上法,以和羹。

葛粉,去皮如上法,开胃止烦热。

茯苓粉,锉如弹子,以水浸,去赤汁如上法。

松柏粉,春采嫩叶如上法。须垂露采为之。经宿则无粉如嫩草,郁郁可爱。

注释

[1]鸡头:芡实的异名。

译文

鸡头

鸡头粉,取新成熟的去皮,将芡实捣碎像前文做法一样。

菱角粉,将菱角去皮,像前文方法一样做成粉。

姜粉,将生姜研烂,将汁扭干,像前文方法一样制作成粉,可以和羹食用。

葛粉,去皮像前文方法一样,可以开胃止烦热。

茯苓粉,锉成像弹子大小,用水浸泡,去除赤汁,再同前法一样做粉。

松柏粉,春季采摘嫩叶像前文一样做成粉。须选用有垂露的采下。如果经过一晚,则没有粉,像嫩草一样,郁郁可爱。

脱果

木生之果,八月间以牛羊滓和土,包其鹤膝处_{被端干相楼黄纹处}。如大杯,以纸裹囊覆之,麻绕令密致。重则以杖柱之,任其发花结实。明年夏秋间,试发一包视之,其根生则断其本,埋土中，其花实皆晏然不动，一如巨木所结。予在萧山县见山寺中橘木，止高一二尺，实皆如拳大，盖用此术也。大木亦可为之，尝见人家有老林檎木，根已蠹朽，圃人乃去木本二三尺许，如上法，以土包之，一年后土中生根，乃截去近根处三尺许，包入地后，遂为完木。

译文

脱果

树木生的果实，八月期间用牛羊粪和土，包在树木的鹤膝处（和远端的树干相接黄纹处），像大杯一样，用纸做成袋子盖好，用麻绳致密缠好。太重，则用木杖支撑，让其自然开花结果。第二年夏季和秋季之间，试着打开一包检查下，其根生长了的，则断其根，埋入土中，其花和果实则不去动它，就像巨树所结。我在萧山县看到寺中的橘树，树高32~64cm，果实像拳头一样大，应该是用了这个方法。大树也可以用这种方法，曾经看别人有老的苹果树林，根已经腐朽了，种园的人就将树根除去64~100cm，如同前面的方法，用土包好，一年后，土中就会生出根，再截去100cm离根近的树根，再包入地，则为完好的树。

凡种果木，须望前种[1]，实多；望后种，实少。

注释

[1]望：农历每月十五日称为望。

译文

大凡种植果树，须每月十五日前种植，果实多；十五日以后种，果实少。

百部

山地种之，如百合法。多种为佳，取根挼汁濯衣[1]，令不生虱，仍洁白如用皂角也。

注释

[1]挼：两手揉搓。

译文

百部

山中的土地种植，就像种百合一样。多多种植为好，取根搓汁洗衣，可以使虱子不生，洁白干净就像用了皂角洗一样。

上自杞菊以次，为粥、为蔬、为脯、为粉，须自种植充饶足用。百部之种，亦可为浣濯之供。

译文

以上杞菊之后的9种果蔬，可作粥、作蔬菜、作脯、作粉，须自己多多种植充足可用。种百部，也可以供浣洗之用。

菖蒲石

怪石奇峰，以沙石器种之。旦暮易水则茂，水浊及有泥滓则萎。一寸九节者，服之可以乌髭，轻身延年。夜，檠灯间置一两盆[1]，可以收烟不熏人眼。东坡诗云：碧玉碗盛红玛瑙，青盆水养石菖蒲。曾茶山诗云：窗明几净室空虚，尽道幽人一事无。莫道幽人无一事，汲泉承露养菖蒲。文石清漪，斯几案间良玩也。

注释

［1］檠：灯架。

译文

菖蒲石

在怪石奇峰中，用沙石种植石菖蒲。早晚换水则生长茂盛，水浑浊不净或者有泥滓则萎靡不生。一寸九节的石菖蒲，服用可以乌发，轻身延年。夜晚，灯架间放置一两盆菖蒲，可以吸收灯的烟而使不熏人的眼睛。东坡有诗："碧玉碗盛红玛瑙，青盆水养石菖蒲。"曾茶山诗有："窗明几净室空虚，尽道幽人一事无。莫道幽人无一事，汲泉承露养菖蒲。"美石清澈，可谓是桌子上的好玩意。

点评

古代文人多是向往山水田园生活的，尤其是在很多山水诗人的佳作的熏陶下，到老年，对土地和田园本能的热爱和向往，可能是因为土地给人以安定的感觉。作者开设种植诸法这一篇，建议人们种植果蔬、药材、香木等，不仅能陶冶情操，享受田园之乐，还具有实用价值，果树的果实能食用，药材有治病、防病的功效，香木能清新空气等。老人随着身体机能的退化，自我价值的实现不如从前，尤其是城市的老人，退休了，突然闲下来，不知如何安排自己的生活了。可以向作者学习，种花植树，享受田园之美，看着自己种植的植物的健康成长，自豪感油然而生，找回人生的自信。

燕闲清赏诸法

相鹤

相鹤不必如《鹤经》所说，但取其标格立瘦，唳声清彻者为胜。凡老鹤所生，则气韵清古，三年顶赤则能唳。细论其法：颈欲细而长，身欲人立而不横，足欲瘦而节欲高。颈肥则类雁，身横则类鹜，胫粗韵俗则类鹳，声浊体肥则类鹅，皆下材也。为雏食鱼稻甚多[1]，老则食谷渐少，甚老则不食。惟华亭县鹤窠村所出者为得地。他处虽时有，皆凡格也。养处须有广水茂木，风月清旷之地。尝食生物则格韵高野。畜之笼樊，饲以熟，熟则多肥浊，而精彩羽毛，日渐摧藏，类乎鸡矣。

注释

[1]雏：原作"虽"，据四库本改。

译文

挑选仙鹤

挑选仙鹤，不一定要像《鹤经》中所说的那样，只需选择有风范、站立且瘦的鹤，叫声清晰的最好。大凡老鹤所展现的，则是气度清雅古朴，三年左右鹤顶变为赤色而能鸣叫。详细论述选鹤的方法：鹤的颈部要细而长，身体要像人一样直立而不是横着的，足部要瘦而且骨节的位置要高。颈部如果太肥就像雁了，身体横着的就像鹜了，小腿太粗气韵就平凡了像鹳一样，声音浑浊体胖就像鹅一样，都是品级低的鹤。鹤在幼时，吃鱼和稻子很多，老了的时候则吃粮食渐渐减少，很老的时候则基本上不进食。只有华亭县鹤窠村是盛产鹤的沃土。别的地方虽然偶尔也有，但都格调平凡。饲养鹤的地方应当有宽广的水域和茂密的树林，风景优美清静空旷的地方。鹤如果吃活物，则格调气韵很高有野性。如果畜养在笼子里，用熟食饲养则大都体肥声浊，而美妙的羽毛，日渐衰退，变得像鸡一样了。

养龟

龟者寿物，养庭槛中，可以爱玩，愈于观他物。尤宜畜山龟，《尔雅》谓之摄龟者，腹下壳能开合。此龟啖蛇，蛇甚畏之，庭槛中养此龟，则蛇不复至；以至园圃中多畜之，大能辟蛇。兼此龟不赖水，陆地蓄之不失其性。予在随州时，寓法云寺之后，有竹园，常苦多蛇，寺僧乃蓄龟于园中，自尔不复有蛇。相鹤、养龟二事皆《怀山录》所述。

译文

养龟

龟是长寿的动物，养在庭院中的笼子里，可以用来玩乐，更可以观察其他生物。尤其饲养山龟最好，《尔雅》称之为摄龟，腹部下面的壳可以开合。这种龟吃蛇，蛇非常害怕它，如果在庭院的笼子里饲养此龟，则蛇就不会来了；以至于种植蔬菜和水果的地里大都饲养它，能很大程度上驳斥蛇。这种龟可生活在陆地和水中，也不是一定要生活在水中，陆地饲养也不会使他失去本性。我在随州的时候，寄居在法云寺后面，有竹园，经常苦于蛇太多，因此寺中和尚饲养山龟于竹园中，从养龟开始就不再有蛇。（观察鹤、养龟两件事都在《怀山录》中有叙述）

收画

子弟遇好图画，极宜收拾。在前士大夫家，有耕莘筑岩[1]、钓渭浴沂[2]、荀陈德星[3]、李郭仙舟[4]、蜀先主访草庐[5]、王羲之会兰亭[6]、陶渊明归去来[7]、韩昌黎盘谷序[8]、晋庐山十八贤[9]、唐瀛洲十八学士[10]、香山九老[11]、洛阳耆英[12]。古今事实皆绘为图，可以供老人闲玩，共宾友高谈。人物、山水、花木[13]、翎毛，各有评品、吟咏，亦以广后生见闻。梅兰竹石，尤为雅致。瑶池寿乡图庆寿，近年有《寿域图》，备列历代圣贤神仙耆寿者，丹青妆点，尤为奇玩。

注释

[1]耕莘筑岩：耕莘，指伊尹耕于有莘的田野。筑岩，指殷高宗时的贤相，在傅岩从事筑版。

[2]钓渭浴沂：钓渭，指姜太公遇文王钓鱼于渭水。浴沂，指孔子弟子交游且浴且舞。

[3]荀陈德星：指荀淑与陈实相会，相会时人比喻为德星相聚。

[4]李郭仙舟：《后汉书·郭太传》载，李膺与郭泰同舟而济，从宾望之，以为神仙，故称"李郭仙舟"。后常用为友人相亲之典。

[5]蜀先主访草庐：指刘备草庐访诸葛亮。

[6]王羲之会兰亭：指王羲之于晋永和九年三月三日与好友四十一人，会于山阴兰亭。

[7]陶渊明归去来：指陶渊明作《归去来辞》。

[8]韩昌黎盘谷序：指李愿隐居于盘谷，韩愈有《韩昌黎盘谷序》。

[9]晋庐山十八贤：晋朝庐山十八贤人。

[10]唐瀛洲十八学士：唐太宗在长安城设文学馆，以杜如晦、房玄龄、虞世南、褚亮、姚思廉、李玄道、蔡允恭、薛元敬、颜相时、苏勖、于志宁、苏世长、薛收、李守素、陆德明、孔颖达、盖文达、许敬宗共十八人为学士，常讨论政事、典籍，当时称之为"十八学士"。

[11]香山九老：指唐代白居易、胡杲、吉皎、郑据、刘真、僧如满、张浑、李元爽、卢真九人，在洛阳龙门寺聚会，称"香山九老"。

[12]洛阳耆英：文彦博、富弼、司马光等聚集洛阳，共十三人置酒相乐。

[13]木：四库本作"卉"。

译文

收藏画作

晚辈遇见美好的画作，最好收集起来。在前士大夫的家中，有伊尹耕于有莘之野，殷高宗的贤相为劳役筑版，姜太公遇文王钓鱼于渭水，孔子弟子交游且浴且舞，荀淑与陈实相会，李膺与郭泰同舟而济，刘备草庐访诸葛亮，王羲之与友人会于兰亭，陶渊明辞官归去，韩愈为李愿送行，晋朝庐山十八贤人，唐代瀛洲十八学士，香山九老，洛阳耆英会等名画。古今之事都描绘成画，可供老人闲玩，可以与宾友无拘无束的谈论。人物、山水、花木、羽毛，每个都可以评价体察和吟咏，也可以拓宽后人的见闻。梅、兰、竹、石，尤其雅致。瑶池寿乡图可以庆祝生日，近几年有《寿域图》，详列历代圣贤神仙长寿的人，用颜料修饰，尤为供玩赏的珍品。

王维字摩诘，九岁知属辞，擢进士，工草隶，善画，名盛于开元、天宝间。宁、薛诸王，待若师友，画思入神，至山平水远，云势石色，绘工以为天机所到。别墅在辋川，地奇胜，与裴迪游其中，赋诗相酬为乐。东坡云：味摩诘之诗，诗中有画；观摩诘之画，画中有诗。秦太虚云：余为汝南，得疾卧直舍，高仲符携《辋川图》示余曰：阅此可以疗疾。余本江海人，得图喜甚，即使二儿从旁引之，阅于枕上，恍然若与摩诘入辋川，度华子冈，经孟城坳，憩辋口庄，泊文杏馆，上斤竹岭并木兰柴，绝茱萸沜，蹑槐陌，窥鹿柴，返于南北垞，航欹湖[1]，戏柳浪，濯奕家濑，酌金屑泉，过白石滩，停竹里馆，转辛夷坞，抵漆园，幅巾杖屦，棋奕茗饮，或赋诗自娱，忘其身之匏系于汝南也[12]，数日疾良愈。

注释

[1] 欹：四库本及《安老怀幼书》均作"歇"。
[2] 匏系：指阻滞于一地，才能无法发挥。

译文

王维字摩诘，九岁时就精通诗文，选拔为进士，善于草书、隶书，擅长画画，在开元、天宝年间十分出名，宁王、薛王待他像老师和朋友，绘画的思路出神入化，甚至其所绘的山平水远，云势石色，绘工都以为得到了大自然的神韵。供游玩的房舍在辋川，辋川景色十分优美，与裴迪在辋川游玩，作诗互赠十分快乐。东坡说：品味摩诘之诗，诗中有画；观赏摩诘之画，画中有诗。秦太虚说：我作为汝南地方官，患病卧床于官舍中，高仲符带着《辋川图》展示给我说：看此画可以治疗疾病。我本是浪迹四方之人，得到此画十分高兴，就让两个儿子在旁边将画伸展开来，躺在枕头上观赏，仿佛像与摩诘一起去了辋川，过华子冈，经孟城坳，休息于辋口庄，停留在文杏馆，上斤竹岭和木兰柴，越过茱萸沜，踏过槐树路，观赏鹿柴胜景，返回到南北篱，坐船游于欹湖，玩弄随风摆动的柳枝，洗涤于奕家濑，酌饮金屑泉，过白石滩，停留在竹里馆，游转于辛夷坞，到达漆园，盖着头巾，拿着手杖穿着鞋屦，下围棋饮茶，或者作诗自娱，忘却自己困在在汝南无法施展抱负，几日之后疾病就治愈了。

龙眠居士李公麟字伯时，能行草书，善画，尤工人物，人以比顾陆顾凯之、陆知微，晚年致仕归老，肆意于泉石间，作《龙眠山庄图》，为世所宝。韩子苍题《太乙真人莲叶图》云：

太乙真人莲叶舟，脱巾露发寒飕飕。轻风为帆浪为楫，卧看玉宇浮中流。中流荡漾翠绡舞，稳如龙骧万斛举。不是峰头十丈花，世间那得叶如许。龙眠画手老入神，尺素幻出真天人。恍然坐我水仙府，苍烟万顷洛鄰鄰。玉堂学士今刘向，禁直岩峣九天上。不须对此融心神，会植青藜夜相访。观画之趣，二事可参。

> **译文**
>
> 龙眠居士李公麟，字伯时，善于草书，擅长绘画，尤其善于画人物，当时之人将其与顾陆（顾恺之、陆知微）相比拟，晚年退休，辞官养老，在山水之间无拘无束地游玩，画了《龙眠山庄图》，成为世上的珍宝。韩子苍为《太乙真人莲叶图》题诗："太乙真人莲叶舟，脱巾露发寒飕飕。轻风为帆浪为楫，卧看玉宇浮中流。中流荡漾翠绡舞，稳如龙骧万斛举。不是峰头十丈花，世间那得叶如许。龙眠画手老入神，尺素幻出真天人。恍然坐我水仙府，苍烟万顷洛鄰鄰。玉堂学士今刘向，禁直岩峣九天上。不须对此融心神，会植青藜夜相访。"观赏画的乐趣，可以参照以上两件事迹。

置琴

朱文公《琴赞》云：养君中和之正性，禁尔忿欲之邪心。乾坤无言物有则，我欲与子钩其深。欧阳公云：予尝有幽忧之疾，退而闲居，不能治也。既而学琴于友人孙道滋，受宫声数引[1]，久而乐之，不知疾之在其体也。夫疾生乎忧者也。药之毒者，能攻其疾之聚；而不若声之至者，能和其心之所不平。心而平，不和者和，则疾之忘也宜哉。奉亲者能琴，时为亲庭鼓一二操，亦足以娱悦其意，和平其心。《琴师六言》

云：擘托抹挑打摘，先后轻重疾徐，最是一般妙处，更要其人读书。斯亦子弟藏修息游之一益云。

注释

[1]宫：五音之一。引：琴曲。古琴曲有《九引》。

译文

置办琴器

朱文公的诗《琴赞》有："养君中和之正性，禁尔忿欲之邪心。乾坤无言物有则，我欲与子钩其深。"欧阳修说：我曾经患有过度忧劳的疾病，辞官而悠闲自在的安居，不能治好。既而向友人孙道滋学琴，学会了琴曲几首，渐渐地变得愉快，感觉不到身上有疾病。这个疾病因忧愁而生。药的功效，可以治疗各种疾病，但不像乐曲那样能治根，能平和心中平复不了的情绪。心情因而平稳，使不和谐的和谐，就使得疾病被忘却了，这样真是太好了。侍奉亲人的人会弹琴，常常为亲人在庭院中弹奏一二首曲子，也足以愉悦他的心情，使他的心情平稳和谐。《琴师六言》一诗中有："擘托抹挑打摘，先后轻重疾徐，最是一般妙处，更要其人读书。"这也是晚辈常常想着学习弹琴的一个好处。

延方士

湖州东林沈东老，能酿十八仙白酒。一日有客自号回道人，长揖于门曰：知公白酒新熟，远来相访，愿求一醉。公见其风骨秀伟，跫然起迎[1]，徐观其碧眼有光，与之语，其声清圆。于古今治乱，老庄、浮图氏之理，无所不通，知其非尘埃中人也[2]。因出酒器十数于席间，曰：闻道人善饮，欲以鼎先为寿，如何？公曰[3]：饮器中，钟鼎为大，屈卮螺杯次之，梨花、蕉叶最小，请戒侍人次第速斟，当为公自小至大以饮之。笑曰：有如顾恺之食蔗渐入佳境也。又约周而复始，常易器满斟于前，笑曰：所谓杯中酒不空也。回公兴至即举杯。常命东老鼓琴，回浩歌以和之。又尝围棋以相娱，止奕数子，辄拂去，笑曰：只恐棋终烂斧柯。回公自日中至暮，已饮数斗，无酒色。东老欲有所叩，回公曰：闻公自能黄白之术[4]，未尝妄用，且笃于孝义，又多阴功，此余每日所以来寻访，而将以发之也。东老因叩长生轻举之术[5]。回公曰：四大假合之身[6]，未可离形而顿去。东老摄衣起谢：有以喻之。回公曰：此古今所谓第一，最上极则处也。饮将达旦，瓮中所酿，止留糟粕而无余沥。回公曰：久不游浙中，今日为公而来，当留诗以赠，然吾不学世人用笔书。乃就擘席上榴皮，画字题于庵壁，其色微黄而渐加黑。其诗云：西邻已富忧不足，东老虽贫乐有余。白酒酿来缘好客，黄金散尽为收书。已而告别。东老启关送之[7]，天渐明矣。握手并行，至舍西石桥，回公先度乘风而去，莫知所适。

注释

[1] 踅然起迎：指高兴地起迎。
[2] 尘埃：世俗。
[3] 公曰：四库本作"道人曰"。
[4] 黄白之术：指道家炼丹术。
[5] 长生轻举之术：指长生不老成仙之方法。
[6] 四大假合之身：佛教认为人的身体是由地、水、火、风构成。
[7] 关：四库本作"门"。

> 译文

延请方士

湖州东林沈东老,能酿十八仙白酒。一天有一位外来人自称回道人,在门口拱手高举继而落下敬礼说:知道您有新酿好的白酒,从很远的地方来拜访您,想来此一醉。沈东老看他俊秀奇伟,高兴地起迎,慢慢地看到他绿色的眼中有光,和他交谈,他的声音清亮圆润。关于古今的安定和动乱,道家、佛家的理念思想,没有不精通的,知道他不是世俗之人。于是拿出几十套酒器,放在席间,说道:听说修道之人善于饮酒,最好要用鼎来向尊长祝寿,这是为何呢?沈东老说:喝酒的器具中,钟鼎是最大的,其次是有曲柄的酒杯,梨花和蕉叶最小,请告诫仆人依次快速斟酒,应当让您从小杯至大杯饮用。回道人笑着说道:这就像顾恺之吃甘蔗一样从尾至头,越来越好。又约定好像这样周而复始,经常置换酒器斟满于面前,笑着说道,这就像孔融所说的杯中酒不空吧。回道人酒兴至,就举杯共饮。经常让沈东老弹琴,回道人大声唱歌以附和。又曾下围棋来娱乐,只对弈了数回合即停下来,将棋子拂去,笑着说道:只恐怕局终时斧柯都已烂了。回道人从正午到傍晚,已经饮酒很多斗了,依然面无酒色。东老想要询问事情,回道人说:我听说您会炼丹之术,未曾乱用,仅仅专用于孝敬奉养父母,又做了很多不为人知的善事,这就是我今日寻访的原因,并且想将您的事迹发扬出去。东老于是询问长生不老升仙之法。回道人说:人的身体是由地、水、火、风构成,不可以离开形体而突然升仙。东老撩起衣裳下摆起身感谢说道:有道理我明白了。回道人说:这是古往今来被称为第一,最上乘的境界啊。饮酒快到天亮了,瓮中所酿的酒,只剩糟粕而没有剩下一滴酒。回道人说:很久没有到浙中游玩了,今天为了见您而来,应当作诗以送给您,然而我不学世人用笔书写。于是就掰下酒席上的石榴皮,画字题于草庐的墙上,字的颜色微黄而渐渐加黑。他的诗说道:"西邻已富忧不足,东老虽贫乐有余。白酒酿来缘好客,黄金散尽为收书。"然后告别。东老开门送别回道人,天渐渐亮了。手握着手一起走,到了居舍西边的石桥,回道人先乘风而去,不知所踪。

延名衲

成都一僧诵《法华经》甚专,虽经兵乱,卒不能害。忽一山仆至云:先生请师诵经。引行过溪岭数重,烟岚中一山居,仆曰:先生老病起晚,请诵《至宝塔品》。见报,欲一听之,至此果出。野服杖藜,两耳垂肩,焚香听经罢,入不复出。以藤盘竹箸,秫饭一盂,杞菊数瓯,无盐酪,美若甘露,得衬钱一环。仆送出路口,问曰:先生何姓?曰:姓孙。问:何名?仆于僧掌中书"思邈"二字,僧大骇,仆遽失之。三日山中寻求,竟迷旧路,归视衬资,乃金钱一百文也。由兹一饭,身轻无疾。天禧中,僧一百五十岁矣,后隐不见。

译文

延请名僧

成都一名僧人诵读《法华经》十分专心,即使历经兵荒马乱,最终也没有受到伤害。忽然一位仆人到僧人那里说道:家中先生想请师傅诵经。引领走过几重山岭和溪水,山中雾气中有一居所,仆人说道:先生年迈患病不能早起,请师傅诵读《至宝塔品》。先生见仆人来禀报,想完整听一听,到此时终于出来了。着装朴素,挂着黎木手杖,两耳垂肩,点香听完经,就回到屋中,不再出来。僧人用藤条做的盘子和竹筷子享用,高粱饭一盂,杞菊几杯,无盐奶酪,像甘露一样美味,并获得了诵经报酬一环。仆人送别僧人出至路口,僧人问道:先生姓什么。仆人说:姓孙。师傅问道:叫什么名字。仆人在僧人手掌中写下"思邈"二字,僧人十分惊讶,仆人随即消失。又在山中寻找了三天,竟然迷路了,回到家中看了看得到的钱,居然是金钱一百文。吃了一顿养生饭,身轻无病。天禧年间,僧人已一百五十岁了,后来就隐居不见了。

款延方士谈《真诰》，时约名缁听梵书，二士共谈，必说妙法，真有所遇，岂不乐哉。

译文

款待方士，聊一聊《真诰》，时常约见名僧听一听佛书，两人再交谈一番，必定会谈论到精妙的方法，如果真能遇见，岂不是很快乐。

肃客

朱文公晚年野服见客，榜客位云：荥阳吕公尝言：京洛致仕官与人相接[1]，皆以闲居野服为礼，而叹外郡或不能，然其指深矣。某叨恩致事，前此蒙宾客下访，初亦未敢援此，遽以老人野逸自居。近缘久病，艰于动作，遂以野服从事，上衣下裳，大带方履，比之凉衫，自不为简，所便者束带足以为礼，解带足以燕居，且使穷乡下邑，复见京都旧俗之美，亦补助风教之一端也。又云：衰病之余，不堪拜跪。亲旧相访，亦望察此。非应受者，并告权免。庶几还答，不至阙礼。

注释

[1] 致仕：指交还官职，即辞官。

译文

招待客人

朱文公晚年，穿着朴素接见客人，在客位写了个告示说道：荥阳吕公曾经说过：京城辞去职务的官员，与接待客人，大都独居穿着朴素知书达理，而感叹京都以外的州郡也许做不到这样，明白他所指的有更深的意思。有一人受恩辞官，在此之前承蒙宾客拜访，开始不敢效仿此事，仓促地说自己是老人隐居。亲戚久病，行动十分困难，因此穿朴实的衣服办理事务，上穿衣服，下穿裙子，大腰带和方鞋，与凉衫相比，自然还不够简单，但这个方便之处是有束带满足了礼仪要求，松解足带而闲居，而且可以让穷乡外县，重新展现出京都旧俗的美丽，也可以帮助风俗教化的一方面。又说道：衰老与生病之外，不能承受跪拜。亲人和老友来拜访，也希望能知晓。不应接受拜访的，一并告之权当作免了。或许可以答复，而不至于缺少礼节。

罗鹤林云：余尝于赵季仁处见其服，上衣下裳。衣用黄、白、青皆可，直领两带结之，缘以皂如道服，长与膝齐。裳必用黄，中及两旁，皆四幅不相属。头带皆用一色，取黄裳之义也。别以白绢为大带，两旁以青或皂缘之，见侪辈则系带，见卑者则否，谓之野服，又谓之便服。

译文

罗鹤林说：我曾在赵季仁家看见他穿的穿着，上面衣服下面裙裳。衣服黄、白、青色的都可以，衣服样式是直领的，用带子绑住就好，边缘是皂色的，就像道袍一样，长度与膝盖齐平。裙裳一定是黄色的，中间和两边，分别为四块不相连的布。头上的带子用同一种颜色，取黄裳的意义。另外用白绢做腰带，两边的边缘用青色或者黑色，会见同辈的则系着腰带，会见晚辈则不用系带，叫这个为野服，又称其为便服。

记事

周益公云[1]：苏子容闻人引故事，必令人检出处。司马温公闻新事，即便抄录，且记所言之人。故当时谚曰：古事莫语子容，今事勿告君实。

注释

[1]周益公：周必大，字子充，又字洪道。宋·绍兴进士，官至左丞相。

译文

记事

周必大说：苏子容听人引用典故，必定会叫人去查寻出处。司马温公听到新的事情，就会抄录下来，并且记录是谁说的。因而当时有谚语说：谈论典故不要告诉子容，今时之事不要告诉君实。

司马公对宾客，无问贤愚长幼，悉以疑事问之。有草簿数枚，常致座间，苟有可取，随手抄录，或对客即书，率以为常，其书字皆真谨。刘元城见时，已有三十余册。

译文

司马公对待宾客，不管贤愚长幼，详尽的询问难以辨别的事情。有草稿本好几本，时常喜欢待在有座椅的屋里，如果有可取的事情，就随手抄录，或者对着宾客就书写下来，这已成为习惯，他所记录的每个字都认真郑重。刘元城见他时，已经记录了三十多册。

曾祖南谷文靖公，叔祖朴庵提刑，皆有日记。朴庵所记，名《长生历》，有序云：司马温公日记，凡十年作一帙[1]，一日之事，无论善恶必载焉。限以十年，所以推一期进德与否也。夫子三十而立，自是十年则有加于前矣。至从心之时，盖涉历四十年。圣人所以密推熟察，以自验其道艺所造，功力所成者至矣。夫甲乙周而时已久矣，时愈久而行愈进，此圣人之所以为圣人也。温公之帙，岂其原亦出于此欤。《长生历》亦十年为一帙

注释

[1]帙：书的一函为一帙。

译文

曾祖南谷文靖公，叔祖朴庵提刑，都有日记。朴庵所记录的，名叫《长生历》，有序言说：司马温公的日记，十年作为一函，所记录每天的事情，无论善恶都必定记录。十年为一个期限，因此可以推断一个时期品德是否高尚。男人三十而立，自此十年之后则比之前更好。到从心所欲时，大概要经历四十年。圣人因此紧密询问，详细检查，用来检验自己学问到达了什么造诣，在学术上的成就已经至极了。甲乙循环一周，时间已经很久远了，时间越久，向前迈进的也越多，这就是圣人为什么能成为圣人。温公的书册，哪里不是出于这个原因呢。（《长生历》也是十年时间作为一函）

二老相访

周益公以宰相退休，杨诚斋以秘书监退休，为庐陵二大老。益公尝访诚斋于南溪之上，留诗云：杨监全胜贺监家，赐湖岂比赐书华。回环自辟三三径，顷刻能开七七花。门外有田供伏腊，望中无处不烟霞。却惭下客非摩诘，无画无诗只谩夸。诚斋和云：相国来临处士家，山间草木也光华。高轩行李能过李，小队寻花到浣花。留赠新诗光夺月，端令老子气成霞。未论藏去传贻厥，拈向田夫野老夸。好事者绘以为图，诚斋题云：平叔曾过魏秀才，何如老子致元台。苍松白石青苔径，也不传呼宰相来。用魏野诗翻案也。诚斋冢嗣东山先生伯子，以集英殿修撰，致仕家居，年八十。云巢曾无疑，益公门人也，年尤高。尝携茶袖诗访伯子，其诗云：

褰衣不待履霜回，到得如今亦乐哉。泓颖有时供戏剧，轩裳无用在尘埃。眉头犹自怀千恨，兴到何如酒一杯。知道华山方睡觉，打门聊伴茗奴来。伯子和云：雪舟不肯半涂回，直到荒林意盛哉。篱菊苞时披宿雾，木犀香里绝纤埃。锦心绣口垂金薤，月露天浆贮玉杯。八十仙翁能许健，片云得得出巢来。其风味庶几可亚前二老云。

译文

两位长者互相拜访

周益公作为宰相退休，杨诚斋作为秘书监退休，实为庐陵二位年高受敬仰之人。益公曾经到南溪拜访诚斋，并留下了诗："杨监全胜贺监家，赐湖岂比赐书华。回环自辟三三径，顷刻能开七七花。门外有田供伏腊，望中无处不烟霞。却惭下客非摩诘，无画无诗只谩夸。"诚斋作诗和道："相国来临处士家，山间草木也光华。高轩行李能过李，小队寻花到浣花。留赠新诗光夺月，端令老子气成霞。未论藏去传贻厥，拈向田夫野老夸。"有热心的人将此事绘画为图，诚斋题诗："平叔曾过魏秀才，何如老子致元台。苍松白石青苔径，也不传呼宰相来。"借用魏野的诗而另立新说。诚斋的嫡长子即东山先生杨伯子，作为集英殿修撰而退休在家闲居，年八十，曾无疑号云巢，是周益公的门生，年事更高。曾经带着茶叶袖中藏诗拜访东山先生长子，他的诗写道："褰衣不待履霜回，到得如今亦乐哉。泓颖有时供戏剧，轩裳无用在尘埃。眉头犹自怀千恨，兴到何如酒一杯。知道华山方睡觉，打门聊伴茗奴来。"杨伯子作诗和道："雪舟不肯半涂回，直到荒林意盛哉。篱菊苞时披宿雾，木犀香里绝纤埃。锦心绣口垂金薤，月露天浆贮玉杯。八十仙翁能许健，片云得得出巢来。"诗的风格差不多和前二老一样了。

二老相访，倡妍酬丽[1]，四诗可观。放翁诗云：老人无一事，有兴即吟诗。唱者和者，皆须兴到也。

注释

[1]倡妍酬丽：古代学者互相拜访交流时，用填写诗词的方式相酬答，谓之倡酬。倡妍酬丽，即是以描述相见时妍丽风景的诗词相酬答。

译文

二位长者互相拜访，用描述相见时美丽风景的诗词相酬答，这四首诗值得欣赏。放翁诗有："老人无一事，有兴即吟诗。"一唱一和，都须兴致到。

储书

邵康节诗云：花木四时分景致，经书万卷号生涯。有人若问闲居处，道德坊中第一家。欧阳文忠公《六一堂记》云：琴一张，棋一局，酒一壶，藏书一万卷，集录金石遗文一千卷，以吾一翁老于此五者之间，是为六一。陆放翁《书巢记》云：陆子既老且病，犹不置读书，名其室曰：书巢。吾室之内，或栖于椟，或陈于前，或枕藉于床，俯仰四顾，无非书者。吾饮食起居，未尝不与书俱，间有意欲起，而乱书围之，至不得行。辄自笑曰：此非吾所谓巢者耶。二公盖储书以自佚其老者也。丁度之祖顗[1]，尽其家赀以置书，至八千卷，且曰：吾聚书多矣，必有如学者为吾子孙。度力学有守，登服勤嗣学科，仕至参政。曾子固平生嗜书[2]，家藏至六万余卷，手自雠封[3]，白首不倦，此储书以遗其子孙者也。《孟子》有贤父兄之言，惟以书教子弟者而后为贤。晋人有佳子弟之目，惟从父兄之教而知书者而后为佳。

注释

[1] 丁度：字公雅。北宋大臣、训诂学家。
[2] 曾子固：曾巩字子固，北宋嘉祐进士，文学家、史学家、政治家。
[3] 手自雠封：雠，音"酬"。亲自校对。

译文

收藏图书

邵康节的诗有："花木四时分景致，经书万卷号生涯。有人若问闲居处，道德坊中第一家。"欧阳文忠公的《六一堂记》写道：琴一张，棋一局，酒一壶，藏书一万卷，收集抄录的《金石遗文》一千卷，再加上我这一老翁在这五物之间，最后成为六个一了。陆放翁《书巢集》有：陆子不仅年迈而且患病，仍然不停止读书，将他的家称之为：书巢。我的屋子里面，有的书堆在木箱上，有的书陈列在前面，有的书放在床上当枕头，抬头低头环顾四周，没有没有书的地方。我的饮食起居，不曾不与书在一起，偶尔想要站起来，但杂乱的书围绕着我，有时到了不能行走的地步。于是就自己笑着说：这不是我所说的书巢吗？二位先生大概是用藏书来自图安逸吧。丁度的祖父丁顗，倾尽家产用来置办书籍，到了八千卷，说道：我已经收集了很多书了，在我的子孙中必定有好学的人。丁度努力学习有操守，担任勤务，考试文辞，官做到了参政。曾子固平生喜好读书，家中藏书至六万余卷，亲自校对，即使到老头发都白了也不知疲倦，他储书是为了传给子孙。《孟子》中有"贤父兄"的论述，唯有教导劝勉子弟看书才能使其成为贤才，晋代人有"佳子弟"的名录，只有听从父兄教导而热爱读书认真读书的人才会变得优秀。

唐杜荀鹤诗云：欺春只爱和醅酒，讳老犹看夹注书。放翁诗云：灯前目力依然在，且尽山房万卷书。

译文

唐代杜荀鹤的诗："欺春只爱和醅酒，讳老犹看夹注书。"放翁的诗："灯前目力依然在，且尽山房万卷书。"

欧公诗云：至哉天下乐，终日在书案。家仲本云：至乐莫如读书，至要莫如教子。又云：人家教子弟如养芝兰然，既积学以培植之，又须积德以浇灌之。

译文

欧阳修诗有："至哉天下乐，终日在书案。"家仲本云："至乐莫如读书，至要莫如教子。"又说道：人们教育晚辈，就犹如养芝兰一样，既要积累学识来培植他，又要积累德行来浇灌他。

子弟储书，正以备侍旁检阅。陈后山左右图书，日以讨论为务，其志专，欲以文章名后世。夜与诸生会宿，忽思一事，必明烛繙阅，得之乃已。或以为可待旦者，后山曰：不然，人情乐因循，一放过则不复省矣。故其学甚博而精，尤好经术，非如唐之诸子，作诗之外，他无所知。魏衍昌世亦彭城人，从后山学，年五十余，见异书犹手自抄写，藏书数千卷云。

译文

晚辈收藏图书，一定要求放整齐以方便检阅。陈后山身边都是书籍，白天以讨论为首要任务，他志向专一，想要通过文章来名扬后世。夜晚与学生会聚寝宿，忽然想到一件事情，就一定点亮蜡烛翻阅书籍，得到了答案才肯停止。有的人认为可以等到白天再翻阅，后山说：不是这样的，喜欢推迟拖拉是人之常情，如果一旦错过则不再能觉悟了。因此他的学问非常渊博和精通，尤其喜欢经学，不像唐代的许多学术思想家，除了作诗之外，其他的就不知道了。魏衍昌也是彭城人，向后山学习，五十多岁，看见不同的书籍就自己亲自抄写，藏书有好几千卷。

点评

　　这些内容主要介绍古代文人雅士的风雅之事和逸闻趣事。从中可以窥见古人丰富的精神生活，高雅的兴趣爱好，相鹤、养龟、收画、储书、置琴，崇道等。在古代，琴棋书画被称作文房四艺，是文人墨客比较崇尚的娱乐活动。古人认为，抚琴、弈棋、写字、作画，或是听琴、观棋、赏字、阅画，能赏心悦目，养性助乐，陶冶情操，调济精神，有益于健康和长寿。对于现代老人，也是一样。培养良好的兴趣爱好，可以丰富人的精神世界，比较看书赏画、聚友品茶，游山玩水、种花种豆等等，根据自己的条件，选择适合自己的，丰富晚年生活，怡情易性，益寿延年。

寿亲养老新书卷之三毕

寿亲养老新书评译 卷之四

元·邹铉 增补
叶明花 蒋力生 章德林 撰著

古今嘉言善行七十二事

古今嘉言善行七十二事[1]：

注释

[1]古今嘉言善行七十二事：原无，据原书目录补。

译文

下举古往今来美善的言行七十二件事：

《颜氏家训》曰[1]："夫所以读书学问，本欲开心明目，利于行耳。未知养亲者，欲其观古人之先意承颜[2]，怡声下气[3]，不惮劬劳[4]，以致甘腝[5]，惕然惭惧[6]，起而行之也。"经史传记述孝子顺孙、嘉言懿行，联篇累牍，不胜其纪。今略举数十条，以激发夫人孝爱之心，必有目之心之而兴起者。

注释

[1]颜氏家训：南北朝时期颜之推著，是古代著名的家庭教育书籍。以下引文出自该书《勉学》篇。

[2]先意承颜：先于父母之意而顺从父母之愿。

[3]怡声下气：声音和悦，态度恭顺。

[4]劬（qú 渠）劳：劳累，劳苦。

[5]腝（ní 尼）：甘美熟烂。

[6]惕然惭惧：忐忑不安，惭愧恐惧。

译文

《颜氏家训》中说道:"人之所以要读书学习,本来就是为了开拓心境眼界,以利于自己的行为。不知道奉养父母的人,要让他们看看古人如何体察父母心意,顺从父母的愿望,低声下气和颜悦色,不怕劳累,奉上甘软可口的食物,由此感到内心不安,羞愧恐惧,从而振奋起来效法古人。"古代经籍史书及各种传记里记录孝子贤孙、嘉言德行的事迹,连篇累牍,难以尽记。现在粗略列举几十条,以激发人们孝敬爱重之心,肯定有看到并用心记下而付诸实践的人。

文公《家礼》曰[1]:"凡子事父母,妇事舅姑[2],天欲明,咸起,盥漱、栉[3]、总[4],具冠带。昧爽适父母舅姑之所省问[5]。父母舅姑起,子供汤药,妇具晨羞[6]。供具毕,乃退,各从其事。"

注释

[1]《家礼》:指南宋朱熹所著《朱子家礼》。
[2]舅姑:称夫之父母。俗称公婆。
[3]栉(zhì 志):梳理头发。
[4]总:束发。
[5]昧爽:拂晓,黎明。
[6]晨羞:早晨膳食。羞,同"馐"。

译文

朱熹《朱子家礼》说道:"大凡儿子事奉父母,媳妇事奉公婆。天快亮的时候,都要起来,洗脸漱口、梳头,包上头巾,穿戴好衣服帽子。天刚拂晓,就要到父母公婆的住处请安问好。父母公婆起床后,儿子奉上药物,媳妇奉上早点。供奉完毕,于是告退,各人分别去做各人的事情。"

按《内则》曰[1]：子事父母，妇事舅姑：鸡初鸣，适父母舅姑之所。及所，下气怡声，问衣寒燠，疾痛苛痒，而敬抑搔之 怡，悦也；苛，疮也；抑，按也；搔，摩也。温公曰[2]：丈夫唱诺，妇人道万福，问侍者：夜来安否？何如？侍者曰：安，乃退。其或不安节，则侍者以告。此即《礼》之晨省也。出入，则或先或后而敬扶持之 先后随时便也。进盥，少者奉盘，长者奉水，请沃盥，盥卒，授巾 盘，承盥水者。巾以拭手。问所欲而敬进之 所欲，如下文饘酏之类。柔色以温之 温，籍也。承尊者，必和颜色也。饘酏 粥也，稠者为饘，稀者为酏、酒醴 厚者为酒，薄者为醴、芼羹 鱼肉为羹，芼之以菜、菽、麦、蕡、稻、黍、粱、秫 菽，大豆也。蕡，麻也。稻、黍、粱、秫，皆米也，唯所欲 随所爱，枣、栗、饴、蜜以甘之 饴，饧也。四者味皆甘；堇、荁、枌[3]、榆免、薧、滫、瀡以滑之 堇与荁相类，枌与榆相类。四物，新者曰免，干者曰薧。滫、溲也；瀡，滑也。数者性皆滑，脂膏以膏之 脂膏亦类也，角者曰脂，无角曰膏，二者皆肥而泽。父母舅姑必尝之而后退 尊长举箸，子妇乃各退就食。温公曰：药物乃关身之切务，人子当亲自检数，调煮供进。不可但委婢仆，脱若有误[4]，即其祸不测。晨羞，俗谓点心。《易》曰：在中馈[5]。《诗》曰：惟酒食是议[6]。凡烹调饮膳，妇人之职也。近年妇女骄倨[7]，皆不肯入庖厨。今纵不亲执刀匕，亦当检校监视，务令精洁。刘氏曰：问其意之所欲食者，则敬顺其心以进之，和柔其色以温之，芬芳其意以奉之，庶其亲喜而不厌也。孝子之事其亲，必养其志，常使欢欣，乐其子之能养。

注释

[1]《内则》：即《礼记·内则》，多记闺门之轨仪原则。

[2] 温公：即司马光，宋代著名政治家、文学家，死后被追封为温国公，谥文正，所以后世尊称为"温公"。著有《资治通鉴》《稽古录》《涑水纪闻》等。

[3]扮(fén 焚):即白榆。

[4]脱若:倘若,假如。

[5]中馈:指家中供膳诸事。见《易·家人》:"无攸遂,在中馈。"

[6]《诗》曰:见《诗经·小雅·斯干》:"无非无仪,唯酒食是议,无父母诒罹。"

[7]骄倨:傲慢不恭。

译文

考察《礼记·内则》说道:儿子事奉父母,媳妇事奉公婆:每天鸡叫头遍的时候,就要去父母、公婆的住处。到了住处,声色柔和地询问衣着冷暖,身体有什么病痛不适,从而恭敬地为之按摩搔揉(怡,就是愉悦。疴,瘙痒。抑,按压;搔,按摩。司马光说:男子作揖行礼,女子口称万福请安。询问侍候之人,老人晚上是否睡得安稳,有没有发生什么事?侍候者说:安稳,才能告退。如果有不安稳的情况,侍候者应该报告。这就是《礼记》晨昏省问的礼节)。老人要出入走动,儿子、媳妇就应该在前或在后的恭敬扶持(在先在后,怎么方便怎么来)。到了洗漱的时候,年轻的捧着盘子,年纪大些的奉上洗脸水,请老人洗手洗脸,洗完,递上毛巾(盘子,是用来承接洗脸水的。毛巾是用来拭手的)。询问老人想吃什么,就恭敬地奉上(想吃的,就是下文的膳食之品),和颜悦色地侍候(温,就是慰藉。奉承尊敬的长辈,一定要和颜悦色),馆酏(就是粥啊,稠粥为馆,稀粥为酏)、酒醴(味醇厚的为酒,味清薄的为醴)、鱼肉菜羹(鱼肉为羹,搭配苇菜)、菽饭、麦饭、蕡饭、稻米饭、黍米饭、粱米饭、秫米饭(菽是大豆,蕡是麻仁,稻、黍、粱、秫,均为米类),都要根据老人的喜好来供奉(随其所爱),用红枣、栗子、饴糖、蜂蜜放在粥饭里,使饭食甘甜(饴糖,就是麦芽糖啊,这四个都是味道甘甜的),用或免或薧或滫或瀡的堇菜叶、萱菜叶、扮叶、榆叶调和搭配,使饭菜润滑容易下咽(堇菜与萱菜相似,扮叶和榆叶相似,这四种菜蔬,新鲜的称免,干陈的称薧,滫为泔汁,瀡为滑润。以上几味食物都是润滑之品)。一定要父母公婆食用之后,方可告退(等到老人家举起筷子,儿子媳妇才能退下就餐)。

司马光说:"进服药物乃是关乎身体生命的重要事情,为人之子应当亲自检查核数，煎熬供服，不能只交付给仆人，倘如有什么失误，那么造成的祸患不可估量。晨羞，俗语叫点心。《周易·家人》有"在中馈"之语。《诗经·小雅·斯干》称"唯酒食是议。"大体上烹饪膳食，是妇女的职责。只是近年来妇女傲慢不逊，都不肯进厨房。当今即便不能亲自下厨烹煮，应该检查监督，务必使食物精美洁净。刘某说：询问老人之意愿想吃什么东西，就要敬重顺从老人的心愿而进奉，和颜悦色来温慰老人，清香美味以事奉老人，希望使老人家欢喜高兴而不厌恶。孝顺之子事奉父母，一定要调节父母的情志，经常使老人欢心愉悦，高兴接受儿子的奉养）。

《曲礼》曰[1]："凡为人子之礼，冬温而夏凊，昏定而晨省。"定，安其床衽也[2]。省，问其安否如何。温公曰：父母舅姑将寝，则安置而退。丈夫唱诺，妇人道安置。此即《礼》之昏定也。

注释

[1]《曲礼》:《礼记》中的一篇。
[2] 床衽：床席。

译文

《礼记·曲礼》："大凡做儿女的礼节是：冬天要让父母温暖，夏天要让父母凉爽，晚上要替老人安排好床褥枕席，早晨要向老人请安问候。"（定，就是安排床衽枕席。省，询问老人是否舒适安康。司马光说：父母公婆要就寝时，子女安置好床席而告退，男的作揖，女的问安好。这就是《礼记》的昏定之礼。）

老莱子少以孝行养亲[1]。年七十，父母俱存。著五色斑斓之衣，为婴儿戏于亲侧。言不称老，为亲取食上堂。足跌而偃，因卧地为婴儿啼，或弄雏于亲侧，欲亲之喜。身老寿而双亲具庆，亘古今鲜俪者也。

注释

[1]老莱子：古之孝子。《艺文类聚》卷二十引《列女传》："老莱子孝养二亲，行年七十，婴儿自娱，着五色采衣。尝取浆上堂，跌仆，因卧地为小儿啼，或弄乌鸟于亲侧。"

译文

老莱子从年轻时起就以孝道奉养双亲。待他到了七十岁，父母还健在。老莱子就穿着色彩斑斓的衣服，扮着小孩子戏耍于父母身边。他不说自己年事已高，而是躬自为父母送饭食。走路摔倒就顺势倒地，像婴儿般啼哭，有时也在父母身边玩弄小鸡，希望父母开心高兴。老莱子自己高寿，而且父母双亲也都安康福庆，从古至今很少有这样的双全者啊。

东汉黄香事父竭力致养[1]，暑则扇床枕，寒则以身温席。晋王延[2]，事亲色养，夏则扇枕席，冬则以身温被，隆冬盛寒，体常无全衣，而亲极滋味。二人之孝行，甚相类也。

注释

[1]黄香：字文疆，东汉江夏安陆（今湖北云梦）人，一说湖北房陵（今湖北房县）人。少时博学能文，以孝行奉亲，名播京师，时称"天下无双，江夏黄香"。初任郎中，曾被诏入东观，读官藏典籍，官至尚书令。

[2]王延：两晋十六国汉国官吏，字延元，西河人也。官至金紫光禄大夫。

译文

东汉时期的黄香尽心竭力事奉他的父亲，夏天在床边为父亲扇扇，冬天用自己的身体来温暖床席。晋代王延和颜悦色孝敬双亲，夏天为父母用扇凉床席，冬天用自己的身体来温暖父母的被褥，隆冬极寒之时,他常常衣着单薄,而父母则享尽美味佳肴。这两个人的孝行很相似。

陈太丘诣荀朗陵[1],贫俭无仆役,乃使元方将车[2],季方持杖从后[3],长文尚少[4],载著车中。既至,荀使叔慈应门[5],慈明行酒[6],余六龙下食[7],文若亦小[8],坐著膝前。于时奏真人东行[9],两家父子会聚之乐,至矣哉!

陈寔,字仲弓,为太丘长[10]。荀淑举方正,补朗陵侯相。纪字元方,寔长子,至德绝俗,与寔高名并著;而弟谌又配之。每宰府辟召,羔雁成群。世号三君,谌字季方。淑有八子,俭、绲、靖、焘、汪、爽、肃、专,居西豪里。县令曰:高阳氏有才子八人,署其里为高阳里,时人号曰:八龙。于时德星聚,太史奏:五百里贤人聚。

注释

[1]陈太丘:陈寔,字仲弓,东汉颍川许县(今河南许昌东)人。初为县吏,后任太丘长。诣:拜访。荀朗陵:即荀淑,字季和,东汉颍川颍阴(今河南许昌)人。曾任朗陵侯相,后弃官归隐。此则引文原出《世说新语·德行第一》。

[2]元方:陈纪,字元方,陈寔长子。将车:驾车。

[3]季方:陈谌,字季方,陈寔第六子。

[4]长文:陈群,字长文,陈纪之子,陈寔之孙。

[5]叔慈:荀靖,字叔慈,荀淑第三子。

[6]应门:到门口迎接。慈明:荀爽,字慈明,荀淑第六子。

[7]六龙:荀淑生子八人,时称"八龙"。除荀靖、荀爽外,其余六子:俭、绲、焘、汪、肃、专,故称"六龙"。下食:奉食上菜。

[8]文若:荀彧(163年—212年),字文若。颍川颍阴(今河南许昌)人。东汉末年著名政治家、战略家,曹操统一北方的首席谋臣和功臣。

[9]于时奏真人东行:《世说新语·德行第一》作"于时太史奏:'真人东行。'"

[10]丘:原夺,据四库本补。

> 译文

陈寔拜访荀淑，他贫穷节俭没有仆人，就让长子元方驾车，幼子季方拿着手杖跟在后面。孙子长文还小，就坐在车上。到达荀淑住处之后，荀淑让叔慈在门口迎接，宴饮之时让慈明斟酒，荀淑其他几个儿子负责上菜端饭。文若也还年幼，就坐在荀淑膝前。当时太史上奏：才德之士向东出行。两家父子宴饮聚会，开心至极！

（陈寔，字仲弓，任太丘长。荀淑为人正直而被举荐，补官朗陵侯相。陈纪字元方，为陈寔长子，德行高迈不同凡响，与陈寔一样声名卓著；而他的弟弟陈谌，也和他一样般配。每次朝廷征召人才，作为聘礼的鹅羊，成群结队。当时之人，把陈寔父子三人称为三位君子。陈谌字季方。荀淑有八个儿子：荀俭、荀绲、荀靖、荀焘、荀汪、荀爽、荀肃、荀专，居住在西豪里。当地县令称：高阳氏有八位才俊，标榜其里为高阳里，当时的人称其为"八龙"。这时德星相聚，太史官奏称：方圆五百里，贤人聚集。）

朱文公《聚星亭画屏赞》云[1]："猗欤陈子[2]，神岳钟英[3]。文渊懿范[4]，道广心平[5]。愿言怀人[6]，曰我同志[7]。故郎陵君，荀季和氏[8]。连峰对起，丽泽潜滋[9]。爱而不见，有黯其思[10]。簿言造之[11]，顾无仆役[12]。独呼二儿[13]，驾予以出。青刍黄犊，布幰柴车[14]。策纪前卫[15]，杖谌后趋[16]。所造伊何？高阳之里。维时荀君，闻至而喜。顾谓汝靖[17]，往应于门[18]。七龙矫矫[19]，布席开樽。靖肃而前，翁拜其辱[20]。何误斯晨[21]，得见清穆[22]。命爽行觞[23]，旅馈次陈[24]。献酬交错，礼度情亲。载笑载言，罔非德义[25]。益迈乃猷[26]，以辅斯世。髧髦两稚[27]，亦置膝前。源深本固，莫出匪贤。崇台回极[28]，于以占天。犹曰兹野，德星萃焉[29]。高山景行[30]，好德所同[31]。课忠责孝[32]，独概余衷[33]。"

注释

[1]朱文公《聚星亭画屏赞》：朱熹为颍川陈氏聚星亭画屏所作赞文。节选自《晦庵先生朱文公文集》卷八十五。

[2]猗欤（yī yú 一余）：赞叹、称羡之称。陈子：即陈寔。

[3]钟：汇聚，聚集。英：灵秀之气。

[4]文渊懿范：陈寔谥曰文范先生。

[5]道广：道德广为传颂。

[6]愿言：殷切之言。

[7]同志：志同道合之人。《国语·晋语四》："同姓则同德，同德则同心，同心则同志。"

[8]故郎陵君，荀季和氏：即荀淑，字季和，曾补郎陵侯相。

[9]丽泽：喻指"欣悦"。《周易·兑》："丽泽，兑。"潜滋：深藏浸润。

[10]有黯其思：指思慕深切。

[11]薄言：急急忙忙。

[12]顾：只是。

[13]独：仅仅，唯独。

[14]布幰（xiǎn 显）：布做的车帷幔。柴车：简陋的车。

[15]纪：陈纪，陈寔长子。

[16]谌：陈谌，陈寔第六子。

[17]靖：即荀靖。

[18]应：策应，迎接。

[19]七龙：除荀靖之外的荀淑七个儿子。

[20]辱：隆重。

[21]误：耽误，耽搁。

[22]清穆：清和，清静。

[23]爽：即荀爽。

[24]馈：饮馔。

[25]罔非：无非。

[26]迈：远。猷（yóu 尤）：谋略，计划。

[27]髧髦（dàn máo 但毛）：古代幼儿垂在前额的头发。稚：幼儿。

[28]崇：高。

[29]德星萃焉：喻人才汇聚。《续晋阳秋》："陈仲弓从诸子侄造荀父子，

于时德星聚。"

[30] 高山景行：道德高尚，行为光明正大。

[31] 好德：崇尚道德。

[32] 课：考核。责：求。陆机《文赋》："课虚无以责有。"

[33] 独：独自，特别。概：关切，系念。

译文

朱熹《聚星亭画屏赞》："高明卓越陈子仲弓，汇聚山川灵秀精英。谥称文范名实相符，道德流播心气和平。怀想其人思念殷切，古之朋友与我志同。昔有高人朗陵侯相，名叫荀淑表字季和。荀陈交和双峰并峙，君子欢欣彼此浸润。相互倾慕未能见面，思之黯然内心焦虑。急急切切专门拜谒，家贫俭朴没有仆役。仅仅带上两个儿子，亲自驾车出行访问。青青草料黄牛之犊，以布为幔柴车简陋。陈纪在前挥鞭引导，陈谌持杖紧随车后。造访之处大概在哪？有乡赫赫高阳之里。此时荀淑闻讯大喜，吩咐荀靖迎接于门。其余七子矫矫如龙，端菜布席提壶把樽。荀靖在前恭敬侍候，荀淑拜受礼仪隆重。怎能耽搁美好时辰，能够见到清和之人。安排荀爽逐一斟酒，供客肴馔依次列陈。相互酬谢杯盏交错，依礼合度情密如亲。气氛融洽笑语欢声，所言无非道义德仁。谋略计划更加深远，自可辅佐世道人心。还有两个髫发幼儿，置于膝前参与其胜。渊源深远根本牢固，没有一个不是贤圣。台阁高耸回转极致，于此可以占问天公。太史奏称五百里内，德星聚集人才荟萃。品行高尚正大光明，崇尚道德意气相同。以忠为课唯孝是求，我的内心特别系念。"

有客诣陈太丘[1]，谈锋甚敏[2]。太丘乃令元方、季方炊饭。太丘问："炊何迟留？"元方长跪，曰："君与客语，乃俱窃听。炊忘著箄[3]，今皆成糜。"太丘曰："尔颇有所识否[4]？"二子长跪，俱说，言无遗失。太丘曰："如此，俱成糜自可[5]，何必饭邪！"

注释

[1]诣：拜访。此则引自《世说新语·夙惠第十二》。
[2]谈锋：谈话的劲头。
[3]箅：蒸饭用的竹制盛器。
[4]识（zhì制）：记忆，记住。
[5]糜：粥。

译文

有客人拜访陈寔，相谈甚欢。陈寔让元方、季方做饭。陈寔问为何饭食迟迟没有做好？元方直身而跪，回答说："您和客人说话，我们就在外边悄悄听着，蒸饭时忘了放竹箅，饭都煮成粥了。"陈寔问："你们记住了什么吗？"元方、季方长跪在地，一起叙说，所说毫无遗漏。陈寔说："要是这样的话，都做成粥也行啊，何必非要吃饭呢！"

王长豫为人谨顺[1]，事亲尽色养之孝[2]。丞相见长豫辄喜[3]，敬豫辄嗔[4]。长豫与丞相语，常以谨密为端[5]。观其亲之喜愠[6]，则其子之为人可知矣。悦字长豫，导长子。恬字敬豫，导次子。丞相，导也。

注释

[1]王长豫：王悦，字长豫，王导长子。此则引自《世说新语·德行第一》。
[2]色养：和颜悦色地奉养父母。
[3]丞相：即王导。东晋初为元帝、明帝、成帝三朝宰辅。
[4]敬豫：王恬，字敬豫，王导次子。
[5]端：根本。
[6]喜愠：喜怒形色。

译文

王悦为人谨慎恭顺，奉养双亲总是和颜悦色地极尽孝道。王导看见长子王悦就高兴,而看见次子王恬就生气。王悦与王导说话,常把谨慎周密作为最根本的事。观察一个人父母的喜怒情绪,就可以知道他儿子的为人。(王悦,字长豫,王导长子。王恬,字敬豫,王导次子。丞相,即王导)

王羲之牵诸子[1],抱弱孙。一味之甘,割而分之,以娱目前。羲之生七子。羲之又有子。长,凝之,字子直。第二子徽之,字子猷。最幼子献之,字子敬。孙祯之,徽之之子[2]。

注释

[1]王羲之:字逸少,东晋时期著名书法家,有"书圣"之称。历任秘书郎、宁远将军、江州刺史,后为会稽内史,领右将军。代表作《兰亭序》被誉为"天下第一行书"。在书法史上,他与其子王献之合称为"二王"。此则出自·宋谢维新所撰《古今合璧事类备要前集·卷二十七·亲属门》。

[2]之子:原本,据《永乐大典》及四库本补。

译文

王羲之牵着各位儿子,抱孙儿。有好吃的食物,分给儿孙,让他们开心。王羲之养有七个儿子,一个孙子。(王羲之长子,王凝之,字子直。次子,王徽之,字子猷。幼子王献之,字子敬。王羲之之孙,王祯之,为王徽之之子)

后周李迁哲除真州刺史[1],其本州也。男女六十九人。缘汉十余里,第宅相次。姬媵之有子者[2],分处其中。迁哲鸣笳导从[3],往来其间,纵酒欢宴。子孙参见,或忘其年名,披簿以审之。

注释

[1] 李迁哲：字孝彦，南北朝安康人。世为山南豪族，仕于江东。年少成才，有识度，性慷慨，善谋划。建德二年，进爵安康郡公，建德三年，卒于襄阳，终年64岁，赠金州总管，谥号壮武。此则出《古今合璧事类备要前集·卷二十七·亲属门》。

[2] 姬媵：妾。

[3] 鸣笳导从：鸣笳：吹奏笳笛。古代贵官出行，前导鸣笳以启路。导从：古时帝王、贵族、官僚出行时，前驱者称导，后随者称从，因谓之导从。

译文

后周李迁哲官拜真州刺史，家族有六十九人，他们的宅第一家挨着一家，沿着汉水，有十余里。其妾育子者，也在其中。李迁哲出行时鸣笳导从，游走期间，畅饮欢乐。有子孙拜见他的时候，迁哲忘记其年名，就要翻阅薄籍来查看。

汉陆贾五男[1]，常乘安车驷马，从歌鼓瑟，侍者十人。约其子曰：过汝，汝给人马酒食。其往来击鲜之乐，未得如迁哲之子孙众多。

注释

[1] 陆贾：汉初楚国人，西汉思想家、政治家、外交家。陆贾早年追随刘邦，因能言善辩常出使诸侯。刘邦和文帝时，两次出使南越，说服赵佗臣服汉朝，对安定汉初局势做出极大的贡献。吕后时，说和陈平、周勃同力诛吕。著有《新语》等。此则出自《汉书·卷四十三·郦陆朱刘叔孙列传》。

译文

汉朝陆贾生有五个儿子，经常乘坐安车或驾四匹马的高车。跟随车乘的歌者鼓瑟的侍者就有十人。陆贾与他的儿子们约定说："经过你们的家时，你们就给侍者和马匹酒食。"陆贾出行时的快乐是很难得的，只是其子嗣也没有李迁哲那么多。

唐郭子仪诸孙数十人[1]，每群孙问安，不尽辨，颔之而已。此亦可以为盛也。子仪中书令二十四考[2]，寿八十五。

注释

[1]郭子仪：华州郑县人，唐代名将、政治家、军事家。主要成就为平定安史之乱，收复长安、洛阳；击败吐蕃、党项的入侵。此则出自《旧唐书·卷一百二十·列传第七十》。

[2]中书令二十四考：指郭子仪任中书令甚久，主持官吏的考绩达二十四次。

译文

唐朝郭子仪孙辈数十人，每当群孙向他请安，他都不能完全认出来，点头而已。这也是一个庞大的家族啊！（郭子仪长期担任中书令，主持官吏的考绩达二十四次，终年八十五岁）

唐河东节度使柳公绰[1]，在公卿间最名，有家法。中门东有小斋，自非朝谒之日，每平旦辄出至小斋。诸子仲郢皆束带晨省于中门之北[2]。公绰决私事，接宾客，与公权及群从弟再会食。自旦至暮，不离小斋。烛至，则命一人子弟执经史，躬读一过讫，乃讲议居官治家之法，或论文，或听琴，至人定钟，然后归寝。诸子复昏定于中门之北。凡二十余年，未尝一日变易。公绰、公权、公谅兄弟三人。公器，公度其从兄弟也。公绰一子四孙：子仲郢，孙璞、珪、璧、玭。公权，字诚悬；子仲宪；孙玭，字直清。公绰，子仲郢，事公权如事公绰。见公权未尝不束带。为京兆尹，出遇公权于通衢[3]，必下马端笏立候，公权过，乃上马。公权莫归，必束带迎候于马首。公权屡以为言。仲郢终不以官达有小改。公绰妻韩氏，相国体之曾孙，家法严肃俭约，为缙绅家楷范，常命粉苦参、黄连、熊胆和为丸，赐诸子。每永夜习学，含之以资勤苦。仲郢以礼律身，居家无事，常端坐拱手；出内斋，亦肃容束带；三为大镇[4]，厩无良马，衣不薰香；公退必读书，手不释卷，事事皆可法也。

注释

[1] 柳公绰：字宽，小字起之，唐朝大臣、书法家，唐代京兆华原人。柳公权之兄。性格庄重严谨，喜交朋友豪杰。聪敏好学，颇有才略。大和六年，柳公绰去世，赠太子太保，谥号"成"（一作元）。此则引自宋·司马光所撰《家范》。

[2] 仲郢（yǐng 影）：即柳仲郢，字谕蒙，柳公绰之子。束带：整饰衣服，表示端庄。

[3] 通衢：四通八达的道路。

[4] 大镇：重镇；大藩镇。

译文

唐河东节度使柳公绰，在公卿间很有声望，他家法甚严。家里中门东面有间小屋，如果不是朝谒的日子，柳公绰每天早晨就到小屋子去。其家族子弟都整饰衣服，早晨在中门之北向公绰问早安。公绰处理私事，接待宾客，和公权及家族群弟聚会吃饭，从早到晚，都在小屋。到了晚上，就让一个年轻后辈读过一遍经史类的书籍，再给他讲如何做官，如何当家，有时也评论文章，听人弹琴，等到人定钟才回到卧室，家族子弟又在中门之北向公绰问晚安。二十几年以来，每日坚持如此，从未改变。（柳公绰、柳公权、柳公谅兄弟三人。柳公器柳公度是他们的从兄弟。柳公绰有一子四孙：儿子柳仲郢，孙子柳璞、柳珪、柳璧、柳玭。柳公权，字诚悬；其子柳仲宪；其孙柳玭，字直清。）公绰的儿子仲郢侍奉叔父公权就像侍奉父亲公绰一样。仲郢去拜见公权时都衣着端正。仲郢做京兆尹的时候，出门在街上遇到公权，必定下马拿着笏板等候公权，公权走过去，仲郢才上马。公权晚上回家，仲郢定要衣着端庄，立于马前迎接公权回来。公权因此和仲郢谈过很多次，但仲郢并不因其官至高位而有丝毫改变。公绰的妻子韩氏，是相国的曾孙女，家法甚严，是官家之模范，经常让人将苦参、黄连、熊胆和粉为丸，赐给家族子弟。每每有子弟长夜学习，就含着药丸，让大家更勤勉向学。仲郢用道德规范要求自己，在家里没事的时候，经常正襟危坐，两手相合；进出内斋也要仪容端庄，衣着整齐；多次官至高位，但自家马厩没有上等好马，衣服也不熏香；仲郢不在朝而在家时，定要读书，手不释卷，做事都有一定之规。

柳玭曰：崔山南昆弟子孙之盛[1]，乡族罕比。山南曾祖王母长孙夫人，年高无齿。祖母唐夫人，事姑孝，每旦栉、縰、笄，拜于阶下，即升堂乳其姑。长孙夫人不粒食数年而康宁。一日疾病，长幼咸萃，宣言无以报新妇，有子、有孙皆得如新妇孝敬，则崔之门安得不昌乎！崔山南昆弟，唐世系博陵。第二房崔颋，八子，世比荀氏八龙。琯，字从律，为山南西道节度。

注释

[1] 崔山南：名琯，唐代博陵人，官至山南西道节度使，人称"山南"。此则引自元·郭居敬编录的《全相二十四孝诗选集》。

译文

柳玭说，崔山南兄弟子孙众多，乡族之中没能和他相比的。崔山南曾祖王母长孙夫人，年纪大了，没有牙齿。山南祖母唐夫人，侍奉婆婆十分孝敬，每天早晨为婆婆梳头带簪，拜于堂下，升堂就喂她婆婆喝奶。长孙夫人不吃饭已经多年，身体康健。一日长孙夫人突然生病，家中长幼都聚在她身边，她说没有什么可以报答儿媳妇的，如果家里的子孙都像她一样能得到儿媳妇这样的孝敬，那整个家族怎能不繁荣昌盛！（崔山南的兄弟，唐代世系博陵。崔颋生有八子，堪比荀淑的八龙。)

张苍[1],口中无齿,饮乳寿百余岁。秺城有人年一百四十岁,不复能食谷,饮曾孙妇乳。见《南史·梁须萧印传》。

> **注释**

[1] 张苍:西汉丞相,封北平侯,阳武县富宁集乡张大夫寨村人。张苍校正《九章算术》,制定历法,也是中国历史上主张废除肉刑的一位古代科学家。

> **译文**

张苍,没有牙齿,喝奶,活到一百多岁。秺城有人一百四十岁了,不能吃谷物了,就喝曾孙媳妇的乳汁。此则引自《南史·梁须萧印传》。

东汉姜诗[1],事母至孝,妻奉顺尤笃。母好饮江水,水去舍六七里,妻常溯流而汲。姑嗜鱼鲙,又不能独食。夫妇常力作供鲙,呼邻母共之。舍侧忽有涌泉,味如江水,每旦辄出双鲤鱼,常以供二母之膳。子妇同心竭力,以致其养,不易得也。

> **注释**

[1] 姜诗:东汉广汉雒县汛乡人,以孝道闻名。此则出自《全相二十四孝诗选集》。

> **译文**

东汉姜诗,侍奉母亲很是孝顺,他妻子比他还孝顺。姜母喜欢喝江水,江边离家有六七里,他妻子就常常跑到江边取水给婆婆喝。婆婆喜欢吃鱼片,又不想一个人吃,夫妇二人就做好了,叫邻居家老母一起过来吃。家旁边忽有泉水,味道如江水一般,每天早晨都出现两条鲤鱼,夫妇就经常用鲤鱼为二位老人做饭。儿子媳妇同心协力,竭尽全力奉养老人,这是很难得的事情。

节孝徐先生[1],事母谨严。非有大故,未尝去其侧。日具太夫人所嗜,或不获,即奔走阛市[2],若有所亡。人或慕其纯孝,损直以售之。亲戚故人或致甘毳,诚不至,礼不恭,弗受也。所奉馔皆手自调味,太夫人饮食时,先生率家人在左右为儿嬉,或讴歌以说之。故太夫人虽在穷巷,而奉养与富贵家等,无须臾不快也。先生名积,字仲车。自儿童不为嬉戏,寡言笑,庄毅如成人。事母太夫人笃孝,朝夕冠带问起居。一日幞头晨省[3],外氏诸妇大笑之。翌日复如是,笑不已。被笑旬日,弥恪[4]。自是至老不废。《童蒙训》云[5]:先生因具公裳见贵官。忽自思云:见贵官尚必用公裳,岂有朝夕见母而不具公裳者乎。遂晨夕具公裳,揖其母。先生应举,贡礼部。不忍一日去其亲,遂徒步载母,西入京师,中进士第。同榜第一人许安世[6],率同年数十人拜太夫人于堂上,仍以百千为太夫人寿,数往返,先生终拒之。先生年过壮,未娶,或勉之,答曰:娶非其人,必为母病。予非敢忘嗣,固有待也。初从安定胡先生学,潜心力行,不复仕进。其学以至诚为本。精思《六经》,而喜为文词。老而不衰。政和六年,谥节孝处士。

注释

[1]徐积:北宋聋人教官。字仲车,楚州山阳人,著有《节孝集》二十卷。

此则引自《童蒙训》。

[2] 阛市：都市；城市。

[3] 幞头：古代一种头巾。古人以皂绢三尺裹发，有四带，二带系脑后垂之，二带反系头上，令曲折附项，故称"四脚"或"折上巾"。

[4] 恪：庄严。

[5]《童蒙训》：又称《吕氏童蒙训》，共三卷，宋代吕本中撰。吕本中，原名大中，字居仁，世称东莱先生，宋寿州人。吕本中编撰《童蒙训》，是以他的曾祖父吕公著、祖父吕希哲、父亲吕好问为主线。吕本中编写《童蒙训》的宗旨是为了光宗耀祖，使祖宗的德业能流芳千古，并以此勉励自己的后人，书中颂扬的是儒家提倡的正统思想。

[6] 许安世：开封襄邑（今河南睢县）人，字少张。生于宋仁宗宝元三年，卒于宋神宗元丰七年。宋英宗治平四年丁未科状元。以诗文为欧阳修、王珪等文坛巨匠所称重。

译文

节孝徐先生侍奉母亲，孝顺而恭谨。如果不是有大事情，不曾离开母亲身边。每天准备老母亲喜欢的饭食，如果找不到，就在市场里反复奔走找寻。有的商人欣赏他的孝道，就赔本卖给他。亲戚朋友有送美食给他家的，如果不是诚心诚意，或者礼数不到，他都不接受。他都是亲自下厨给母亲做饭，母亲吃饭时，他就带着妻小在母亲身边玩耍嬉闹，或者唱歌，让老人开心。所以，虽然家境并不富裕，但是老母亲得到的奉养却是和富贵人家一样的，从来没有不开心的时候。徐先生名积，字仲车。小时候不喜欢嬉闹，寡于谈笑，端庄坚强如成人一般。他侍奉母亲甚是孝顺，每天早晚都侍奉母亲起居。有一天，徐先生穿着公服去给母亲请早安，外氏妇人都笑话他。第二天，他还是这样。就这样被笑话了十天，他却越来越坚定要如此。从此以后，便一直如此坚持下去。《童蒙训》说道："先生要穿公裳摆见贵官。"他就自己琢磨：见贵官尚且必须穿公服，哪里有早晚拜见母亲不穿公服的道理？于是每天早晚都穿着公服拜见母亲。徐先生参加科举考试，到礼部去做贡生。因其不忍心离开母亲一日，就徒步载着母亲，西入京城。与徐先生同榜的第一人许安世，带着同年参加科举的几十人拜太夫人于堂上，祝老妇人千岁，往返数次，都被徐先生拒绝了。先生年过壮年，仍未娶妻，有人劝他，他回答说："娶错了人，母亲一定会不高兴。我不是忘记传宗接代的事情，我会一直等那个对的人。"他当初跟随安定胡先生潜心学习，身体力行，不再做官。徐先生治学以至诚为本。精心思考《六经》，好作文词。到老了仍很勤勉。政和六年，谥节孝处士。

任元受事母尽孝[1]。母老，多疾病，未尝离左右。元受自言：老母有疾，其得疾之由，或以饮食，或以燥湿，或以语话稍多，或以忧喜稍过，尽言皆朝暮候之，无毫发不尽。五脏六腑中事，皆洞见曲折，不待切脉而后知。故用药必效，虽名医不逮也。张魏公作都督[2]，欲辟之入幕。元受力辞曰：尽言方养亲，使得一神丹可以长年，必持以遗母，不以献公也。况能舍母而与公军事邪！魏公太息而许之。程明道先生曰：事亲者，不可以不知医。

注释

[1]任元受：宋代医生。字尽言，生平履贯未详，精于医术，事母至孝，亲尝汤药，并由此于医理颇见长进，医名亦噪一时。此则出自陆游《老学庵笔记》卷三。

[2]张魏公：即张浚，字德远，世称紫岩先生。汉州绵竹人。南宋名相、抗金名将、民族英雄、学者，西汉留侯张良之后，封魏国公。

译文

任元受侍奉母亲极尽孝道。任母年老，总是生病，元受从未离开母亲身边。他认为老母亲生病的原因，要么因为饮食、天气，要么因为说话太多、情绪不好。元受从早到晚都守在母亲身边，侍奉得无微不至。母亲五脏六腑哪里出现了问题，不等切脉，他就知晓。所以用药必效，纵使名医都赶不上他。张魏公作都督时，想引进他做幕僚。元受推辞说他要侍奉母亲，假使得到长生不老之丹药，一定留给母亲，不会献给都督。更何况要他抛下母亲，而跟着都督参与军事呢！魏公长叹一口气，答应了他。程明道先生说："侍奉双亲，不能不懂医。"

陆放翁曰：先公守南都时，有直秘阁张山者，开封人，判留司御史台事，年八十余矣，视听步履饮食悉如少壮。或问何术至此？曰：吾无他术，但顷尝遇异人授一药，服之，数十年未尝一日辍耳。其法：用香附子，姜黄，甘草三物，同末之，沸汤点。晨起空心服三四钱。名降气汤。以为人所以多疾病者，多由气不降，故下虚而上实。此药能导之使归下耳。乡人有效之者，或返致虚弱。盖香附子、姜黄，泻气太甚。而然不知山何以独能取效如此。意其别有它术，特托此药以罔人。及渡江见一武官王升者，亦七十余矣，康强无病。问何所服药？则与山正同。而后知人之于药，各有所宜，不可强也。

注释

[1]陆放翁：陆游，字务观，号放翁，汉族，越州山阴人，尚书右丞陆佃之孙，南宋文学家、史学家、爱国诗人。此则出自宋·徐度《却扫编》。

译文

陆游说他父亲当初在南都当官时，有个叫张山的开封人，任御史台一职务，年八十有余，眼力目力脚力饮食方面都还跟年轻时一样。有人问他修炼了什么才能做到这样？他说并没有修炼，只是有一次遇到一个非比寻常的人，给了他一种药，几十年来从未间断地服用。制作方法如下：香附子，姜黄，甘草三味药，磨粉煮沸，每天早晨空腹服用三四钱，名为降气汤。人之所以生病，多由气不降，故下虚而上实。此药能导气下降。同乡人有效仿他服药的，但身体反而变得虚弱了。估计是香附子、姜黄泻气太过所致。不知道张山为什么服用此药如此有效。猜想他可能在修炼某种方术，只是假托此药来诳人。陆游有一次渡江碰到一名叫王升的武官，也七十多岁了，身体康健强壮，没有疾病。问他服用什么药，结果和张山所服相同。所以陆游就知道，针对每个人都有不同的合适的药，不能所有人都服用一种药。

祖光禄少孤贫[1]，性至孝。常自为母炊爨作食[2]。王平北闻其佳名，以两婢饷之，因取为中郎。祖讷，字士言，能清言。温峤荐为光禄大夫[3]。王乂，字叔元，为平北将军。

注释

[1]祖讷：字士言，范阳遒人。官至光禄大夫。西晋时期大臣，此则引自《世说新语·德行第一》。

[2]爨（cuàn 窜）：烧火煮饭。

[3]温峤（288年—329年）：字泰真，一作太真，太原祁县人，东晋名将。

译文

祖讷幼年丧父，家境贫寒，但他对母亲很孝顺。经常自己做饭给母亲吃。王乂将军听到他孝子的贤名，就送两名婢女给他，并提拔为中郎将。（祖讷，字士言，善谈玄理。温峤推荐其为光禄大夫。王乂，字叔元，是平北将军。）

吴隐之[1]，事母孝谨。与太常韩康伯邻居[2]。康伯母，贤明妇人也。谓康伯曰：汝若居铨衡，当举如此辈人。及康伯为吏部，隐之遂阶清级[3]。古人以孝行取人，贤明之妇，亦知此义。

注释

[1] 吴隐之：字处默，东晋濮阳鄄城人，三国时期曹魏侍中吴质六世孙，生当东晋后期。曾任中书侍郎，左卫将军，广州刺史等职，官至度支尚书，著名廉吏。此则出自《晋书·吴隐之传》。

[2] 韩康伯：韩伯，字康伯，颍川长社人，东晋玄学家、训诂学家。韩伯幼年家中贫困，大寒时节。哲学思想以老庄思想为主，长大后清静平和善于思辩，用心于文艺。后举秀才，征召任职皆不就任。晋简文帝在藩镇时，引为谈客，从司徒左西属转任抚军掾、中书郎、散骑常侍、豫章太守，入朝任侍中。后改任丹杨尹、吏部尚书、领军将军。病重后朝廷改任为太常，还未就任便已去世，时年四十九岁。

[3] 清级：显贵的官位。

译文

吴隐之侍奉母亲孝顺恭谨。他家与韩康伯家是邻居。韩康伯的母亲是一位贤明的妇人。她对韩康伯说："你将来如果有机会选拔人才，应当推举吴隐之这样的人。"等到韩康伯在吏部做官的时候，吴隐之就官至显位。古人任人唯孝，鲜明的妇人也知道这个道理。

吕侍讲希哲言[1]：孝子事亲，须事事躬亲，不可委之使令也。尝说：《谷梁》言：天子亲耕，以供粢盛[2]；王后亲蚕，以供祭服。国非无良农工女也，以为人之所尽事其祖祢，不若以己所自亲者也。此说最尽事亲之道。又说：为人子者，听于无声，视于无形，未尝顷刻离亲也。事亲如天。顷刻离亲，则有时而违天。天不可得而违也。吕侍讲，字原明，申国正献公公著之长子。正献公居家简重寡默，不以事物经心。而申国夫人性严，有法度。虽甚爱公，然教公事事循蹈规矩。甫十岁，祁寒暑雨，侍立终日。不命之坐，不敢坐也。日必冠带以见长者。平居虽甚热，在父母长者之侧，不得去巾袜、缚裤，衣服。唯谨行步，出入无得入茶肆、酒肆。市井里巷之语，郑卫之音，未尝一经于耳。不正之书、非礼之色，未尝一接于目。内则正献公与申国夫人教训之严；外则焦先生千之，字伯强[3]化导之笃。故公德器成就，大异众人。公尝言：人生内无贤父兄，外无严师友，而能有成者少矣。

注释

[1] 吕希哲：北宋教育家、官员，字原明，学者称荥阳先生，寿州人，作品有《登单州城楼》、《和尧夫打乖吟》、《绝句四首》。此则引自《童蒙训》。

[2] 粢（zī 资）盛：古代盛在祭器内以供祭祀的谷物。

[3] 焦千之：字伯强，北宋官员。原籍汝阴椒陂，移居丹徒。焦千之自幼勤奋好学，为人厚道，乐于助贫。年轻时成为地方上博学多才、品德高尚的知名人物。

译文

吕侍讲说孝子侍奉老人，须要事必躬亲，不可以派人来完成。《谷梁传》中说道："天子亲耕，王后亲蚕，以供祭祀。国家不是没有好的农民女工，是因为如果让别人去侍奉自己的祖先，不如尽自己所能去亲自侍奉自己的祖先。"此说最能阐明事亲之道。吕侍讲又说，为人子要"听于无声，视于无形"，片刻不能离开父母身边。侍奉父母要像对待上天一样。离开父母半步，就有可能违背上天，上天是不可违背的。吕侍讲，字原明，是申国正献公（公著）的长子。正献公持家简约寡言，对家务事并不操心。但申国夫人，性情严厉，做事有一定之规。夫人虽然很喜欢吕侍讲，但是教他要循规蹈矩地做事。吕侍讲风雨无阻地侍奉在父母身边。不让他坐，他绝不敢坐下。每天必定穿戴端庄正式拜见长者。天气热的时候，如果在长辈面前，依然穿戴整齐。出门时也很严谨，绝不出入茶馆、酒肆等地。市井闲言碎语，靡靡之音，不曾入耳。不正经的书、人，不曾入目。在家正献公与申国夫人严格教导,在外焦先生(名千之,字伯强)注重开化。所以吕侍讲德才兼备,和常人不同。吕侍讲曾说过:"一个人,如果在家没有有贤德的父兄,在外没有严格的师友,那么是很难成才的。"

司马温公曰[1]:凡诸卑幼,事无大小,毋得专行,必咨禀于家长。又曰:凡子受父母之命,必籍记而佩之,时省而速行之,事毕则返命焉。或所命有所不可行者,则和色柔声,具是非利害而白之,待父母之许,然后改之。若不许,苟于事无大害者,亦当曲从。若以父母之命为非而直行己志,虽所执皆是,犹为不顺之子。况未必是乎。

注释

[1] 司马温公:司马光,字君实,号迂叟。汉族。陕州夏县涑水乡人,世称涑水先生。北宋政治家、史学家、文学家。此则出自《司马氏居家杂仪》。

译文

司马光说,年幼的人,无论事情大小,都不能擅自做决定,须要向家长请教。还说,作为子女,受到父母的差遣,须要及时记下来并遵照着去执行,办完事要向父母回复。如果父母要求的事情有办不到的,就要和颜悦色,温声细语地向父母说明事情的是非利害,等父母同意了,再修正办事方法。如果父母不答应,要是对于整件事没有太大影响,也要按照父母的意思去操办。如果认为父母错了,而直接按照自己的方式去办事,即使做对了,也是不孝子。何况自己的意思也未必正确!

吴顾恺[1],每得父书,常扫洒几案,舒书于上,拜跪读之。每句应诺,阅毕,再拜。得父之书,犹拜跪而读。受父之命,其敬佩而行,当何如耶?

注释

[1]吴顾恺:此则引自宋·祝穆所撰《古今事文类聚别集·卷二十六·人事部》。

译文

吴顾恺每每拿到父亲的书信,都要将书桌清洁干净,把书信放在桌上,拜跪而读之。读完之后,再拜。读父亲的书信,尚且如此,那领受父亲的指命,又会多么的尊敬顺从呢?

包孝肃拯[1],字希仁。始及第[2],以亲老侍养不仕宦,且十年。人称其孝。

范忠宣纯仁[3],字尧夫。再调官,皆不赴。文正公遣之。公曰:纯仁岂可重于禄食而轻去父母邪。虽近,亦不能朝夕在侧。遂终养焉。

二公以事亲为重,以仕进为轻,可法也。

注释

[1]包拯:字希仁。庐州合肥人。北宋名臣,孝肃是其谥号。
[2]及第:科举应试中选。
[3]范纯仁,字尧夫,谥忠宣。北宋大臣,人称"布衣宰相"。参知政事范仲淹次子。建中靖国年间去世,追赠开府仪同三司,谥号忠宣。著有《范忠宣公集》。

译文

包拯,字希仁。当初中举的时候,因家中有老人需要奉养,没有去做官,持续了十年。世人皆称其为孝子。

范纯仁,字尧夫。两次调官都没有去赴任。文正公派他去上任。纯仁说他不可以为了俸禄就离开父母呢。即便离得近,也不能每天早晚都在双亲身边。于是,他奉养双亲,养老送终。

这两个人都以侍奉双亲的事情为重,以仕途为轻,可以尊为效仿的典范。

王逢原《思归赋》云[1]:吾父八十,母发亦素。尚尔为吏,夐焉遐路。嗷嗷晨乌[2],其子反哺。我岂不如。郁其谁素[3]。惟秋之气,憀慄感人[4]。日兴愁思,侧睇江滨[5]。忆为童子,当此凛辰。百果始就,迭进其珍。时则有紫菱、长腰、红芡、圆实,牛心绿蒂之柿,独包黄肤之栗,青芊连区,乌椑五出[6]。鸭脚受彩乎微核,木瓜镂丹而成质。青乳之梨,頳壶之橘[7]。蜂蛹淹醝,樬楂渍蜜[8]。膳羞则有鵁鶄[9]、野雁、泽凫、鸣鹑。清江之膏蟹,寒水之鲜鳞,冒以紫姜,杂以荌首,觞浮萸菊,俎荐菁韭,坐溪山之松篁,扫门前之桐柳[10]。僮仆不哗,图书左右。或静默以终日,或欢言以对友。信吾亲之所乐,安闾里其滋久。切切余怀,欲辞印绶。固非效渊明之褊心[11],耻折腰于五斗。

注释

[1]王逢原:王令,字逢原,初字钟美,原籍元城。他一生不求仕进,以教授生徒为业,王安石对他极为赏识。

[2]嗷嗷:叫呼声,叫喊声。

[3]素:四库本作"诉"。

[4]憀慄:犹凛冽,寒气袭人貌。

[5]睇:斜视,流盼。

[6]长腰:即长腰米,稻米的品名。乌椑:柿树的一种,其实色青黑。

[7]頳:颜色变红。

[8]醝(cuó 痤):盐的别名。樬楂:即樬楂,果木名。落叶乔木。果实亦名樬楂,味涩,可入药。

[9]鵁鶄(jiāo jīng 交青):即池鹭。

[10]萸:茱萸。菁:韭菜的花。松篁:松与竹。

[11]褊(biǎn 扁)心:心胸狭窄。

译文

王逢原《思归赋》中说:"吾父八十,母发亦素。尚尔为吏,夐焉遐路。嗷嗷晨乌,其子反哺。我岂不如。郁其谁素。惟秋之气,憀慄感人。日兴愁思,侧睇江滨。忆为童子,当此凛辰。百果始就,迭进其珍。时则有紫菱、长腰、红芡、圆实,牛心绿蒂之柿,独包黄肤之栗,青芉连区,乌椑五出。鸭脚受彩乎微核,木瓜镂丹而成质。青乳之梨,颊壶之橘。蜂蛹淹醝,榅櫨渍蜜。膳羞则有鸡鹃、野雁、泽凫、鸣鹑。清江之膏蟹,寒水之鲜鳞,冒以紫姜,杂以荄苔,觞浮荚菊,俎荐菁韭,坐溪山之松筦,扫门前之桐柳。僮仆不哗,图书左右。或静默以终日,或欢言以对友。信吾亲之所乐,安同里其滋久。切切余怀,欲辞印绶。固非效渊明之褊心,耻折腰于五斗。"

潘岳《闲居赋》云[1]:太夫人在堂,览止足之分[2],无浮云之志。筑室种木,逍遥自得。池沼足以渔钓,春税足以代耕。灌园鬻蔬,供朝夕之膳。牧羊酤酪,俟伏腊之资[3]。凛秋暑退,熙春寒往。微雨新晴,六合清朗。太夫人御板舆,升轻轩,远览王畿,近周家园,席长筵,列子孙;柳垂阴,车结轨;或宴于林,或禊于汜[4]。昆弟斑白,儿童稚齿。称万寿以献觞,或一惧而一喜。寿觞举,慈颜和。浮杯乐饮,丝竹骈罗[5]。顿足起舞,抗音高歌。人生安乐,孰知其他。

王潘二赋,仕宦而志于事亲者,良可讽味。

注释

[1]潘岳:即潘安,字安仁。河南中牟人。西晋著名文学家、政治家。与石崇、陆机、刘琨、左思并为"贾谧二十四友",潘安为首。潘安被誉为"古代第一美男"。

[2]止足:谓凡事知止知足,不要贪得无厌。

[3]酤酪:用马牛羊等乳汁制成的酒。伏腊:古代两种祭祀的名称。"伏"在夏季伏日,"腊"在农历十二月。

[4]禊（xì细）：祭名。古人祓除不祥之祭。常在春秋二季于水滨举行。农历三月上巳行春禊，七月十四日行秋禊。汜：水边。

[5]骈罗：骈比罗列。

译文

潘岳《闲居赋》中说：太夫人在堂上，我恪守知止知足的本分，收敛起富贵的念头，在乡间盖房植树，过起逍遥自在的生活。池塘的鱼，足以供我垂钓，舂米为税足以使我耕田，灌园卖菜，用以供给早晚的饭食；牧羊橐乳用以供给伏腊祭祀的费用。每当暑气消退的凉爽秋日，或是寒风过后和煦的春天，一场小雨之后，天朗气清。太夫人坐上轻车，可以在家园周游，也可以到远处去观赏京城的近郊。摆上长长的筵露，子孙们列坐。车子停在柳阴下。采摘了园中的精美水果，打捞了池里的红色鲤鱼。有时候在树林中摆宴，有时候在水边举行禊祭。头发花白的兄弟，和年幼的孩子们，都举杯敬祝太夫人万寿。大家为老人的长寿而欢喜，也为老人的年迈而担心，举杯祝寿之后，太夫人面色和悦。于是，丝竹演奏，大家劝酒痛饮。顿足跳起舞来，高声唱歌。真是"人生安乐，孰知其他"。

王潘二赋中所说的，那些在做官，但想要侍奉双亲的人，真可好好品味。

黄山谷手书云[1]：王铉稚川，元丰初[2]，调官京师，寓家鼎州[3]，亲年九十余矣。尚阅贵人家歌舞，醉归，书其旅邸壁间云：雁外无书为客久，蛮边有梦到家多[4]。画堂玉佩紫云响，不及桃源《欸乃歌》[5]。余访稚川于邸中而和之，诗曰：五更归梦常苦短，一寸客愁无奈多。慈母每占乌鹊喜，家人应赋《庋庌歌》[6]。身如病鹤翅翎短，心似乱丝头绪多。此曲朱门歌不得，湖南湖北《竹枝歌》。王稚川既得官都下，有所盼，忘归。余戏作林夫人《欸乃歌》二章与之。《竹枝歌》

本出三巴,其流在湖湘耳。《欸乃》,湖南歌也。诗曰:花上盈盈人不归,枣下纂纂实已垂[7],腊雪在时听马嘶,长安城中花片飞。从师学道鱼千里,盖世成功黍一炊。日月倚门人不见,看尽林乌返哺儿。四诗之作,可谓尽朋友责善之义。山谷至孝,奉母安康君,至为亲涤虎子[8],未尝顷刻不供子职。故锡类之意,力劝稚川以归侍云。

注释

[1]黄山谷:黄庭坚,字鲁直,号山谷道人,晚号涪翁,洪州分宁人,北宋著名文学家、书法家,为盛极一时的江西诗派开山之祖。著有《山谷词》,且黄庭坚书法亦能独树一格,为"宋四家"之一。此则出自《山谷年谱·别集·卷十一》。

[2]元丰:宋神宗赵顼年号(1078年—1085年)。

[3]鼎州:古地名,治所在武陵(今常德市)。辖境相当今湖南常德、汉寿、沅江、桃源等县地。

[4]蛩(qióng 穷):蟋蟀的别名。

[5]桃源《欸乃歌》:指王佋家乡的民歌。

[6]《㢘㢞(yǎn yí 演移)歌》:古琴曲名。相传百里奚在楚为人牧牛,秦缪公闻其贤,以五羊之皮赎之,擢为秦相。其故妻为佣于相府,堂上作乐,妇自言知音,因援琴抚弦而歌曰:"百里奚,五羊皮。忆别时,烹伏雌,炊㢘㢞;今日富贵忘我为!"见《乐府解题》引汉应劭《风俗通》。

[7]纂纂:集聚貌。

[8]虎子:便壶,因形作伏虎状,故名。

译文

黄山谷手书写到:王稚川,元丰初年,调任京师,老家在鼎州。双亲九十多岁了。曾经到富贵人家去看歌舞,喝醉回来后,在其住的旅馆的墙上写道:"雁外无书为客久,蛩边有梦到家多。画堂玉佩萦云响,不及桃源《欸乃歌》。"我到稚川的旅馆去拜访他,和其诗曰:"五更归梦常苦短,一寸客愁无奈多。慈母每占乌鹊喜,家人应赋《陟岵歌》。""身如病鹤翅翎短,心似乱丝头绪多。此曲朱门歌不得,湖南湖北《竹枝歌》。"后来王稚川在京城得到官职,便有了仕途之心,忘了回家之念。我开玩笑地作了林夫人《欸乃歌》二章给他。《竹枝歌》本出三巴,其流传在湖湘。《欸乃》,是湖南的歌。诗曰:"花上盈盈人不归,枣下纂纂实已垂,腊雪在时听马嘶,长安城中花片飞。从师学道鱼千里,盖世成功黍一炊。日月倚门人不见,看尽林乌返哺儿。"这四首诗可以说尽到了朋友责善的义务。山谷是孝子,侍奉母亲极周到,亲自为母亲清洗便壶,时时刻刻都在尽儿子的职责。山谷赠诗给稚川,是想劝他回家侍奉双亲。

明道、伊川二先生之母夫人侯氏[1],事舅姑以孝谨称,与太中公晌相待如宾客。公赖其内助,礼敬尤至。而夫人谦顺自牧。虽小事未尝专,必禀而后行。

> 注释

[1] 明道:程颢,字伯淳,北宋理学家。受学于周敦颐,世称明道先生。此则出自元·张光祖《言行龟鉴》。

> 译文

明道、伊川二位先生的母亲侯氏,以孝顺恭谨侍奉公婆而著称,侯氏与其丈夫也相敬如宾,为其夫君的贤内助。丈夫对妻子礼敬有加,妻子对丈夫也谦逊恭顺自律,即使是小事也先请示才做决定。

伊川曰[1]:先夫人侯氏,七八岁诵古诗曰:女子不夜出,夜出秉明烛。自是日暮则不复出房阁。既长,好文而不为辞章。见世之妇女以文章笔札传于人者,则深以为非。

注释

[1]伊川：即程颐，字正叔，北宋洛阳伊川人，人称伊川先生，程颢之弟。北宋理学家和教育家。此则出自朱熹《近思录》。

译文

伊川说他母亲侯氏，七八岁就诵读古诗："女子不夜出，夜出秉明烛。"从此侯氏天黑后便不出闺阁。长大之后，善写文章却也不作诗作词。看到有别的妇女写文章写信传于他人，就不以为然。

杨诚斋夫人罗氏[1]，年七十余。每寒月，黎明即起，诣厨躬作粥一釜，遍享奴婢，然后使之服役。其子东山先生启曰：天寒何自苦如此？夫人曰：奴婢亦人子也。清晨寒冷须使其腹中略有火气，乃堪服役耳。东山曰：夫人老，且贱事何倒行而逆施乎！夫人曰：我自乐此，不知寒也。汝为此言，必不能如吾矣！

注释

[1]杨万里：字廷秀，号诚斋。吉州吉水人。南宋大臣，著名文学家、爱国诗人，与陆游、尤袤、范成大并称"南宋四大家"。因宋光宗曾为其亲书"诚斋"二字，故学者称其为"诚斋先生"。开禧二年，杨万里病逝，年八十。获赠光禄大夫，谥号"文节"。杨万里一生作诗两万多首，传世作品有四千二百首，被誉为一代诗宗。此则见于宋·罗大经《鹤林玉露》。

译文

杨诚斋夫人罗氏，年七十有余。每到寒冬，黎明就起床，亲自到厨房做一锅粥，赏给下人，再让他们干活。其子杨启问罗氏为何天这么冷还要为难自己？罗氏回答说，虽是下人，也是人子，清晨寒冷，得喝点热粥让肚子里有火气，才能干活。杨启说罗氏年纪大了，何苦自己做这样的事情,不是倒行逆施嘛!罗氏说她高兴这样,不觉得冷,杨启这么说,肯定以后还不如她自己。

东山守吴兴,夫人于郡圃种紵[1],躬缉织以为衣,时年八十余矣。东山月俸,分以奉母。夫人忽小疾,既愈,出所积券曰:此长物也。今宜悉以谢医,则吾无事矣。平居,首饰止于银,衣止于紬绢[2]。生四子三女,悉自乳。曰:饥人之子以哺吾子,是诚何心哉!其家采椽土阶[3],如田舍翁,三世无增饰。史良叔守庐陵,官满来访,入其门,升其堂,目之所见,无非可敬可仰,可师可法者,所得多矣。因命画工,图之而去。

注释

[1] 紵(zhù 注):苎麻。

[2] 紬(chóu 绸):粗绸。

[3] 土阶采椽:采椽:以柞木作屋椽,相传上古帝王宫室以此构建,后作为俭约的典实。土阶:土台阶,指居室简陋。

译文

杨启在吴兴任职时,罗氏在园地里种麻,亲自织衣服,那时候老夫都八十多岁了。杨启每月的俸禄都拿出一些奉养罗氏。罗氏有一次忽然生小病,病愈之后,她拿出积蓄,说:"这些财物都拿去感谢医生吧,我就不会生病了。"平时罗氏的衣着首饰都比较朴素。生养了四子三女,都是亲自喂养。她说:"饿到别人家的孩子,来哺育我自己的孩子,这是什么居心啊!"他们家装修简单,一点都不奢华。史良叔在庐陵任职时来他们家拜访,进到他家,发现有很多可以学习效法之处,于是就命画工画下来。

诚斋、东山，清介绝俗，固皆得之天资，而妇道母仪所助者亦多矣。《左传》：文伯之母老而犹绩。文伯曰：以歜之家而主犹绩乎[1]。母曰：王后亲织玄紞[2]；公侯之夫人加以纮綖[3]；卿之内子为大带；命妇成祭服；列士之妻，加之以朝服；自庶士以下皆衣。其夫社而赋事，烝而献功。男女效绩，愆则有辟，古之制也。"罗鹤林大经云：观诚斋夫人，乃知古今未尝无列女，未尝无贤母。

注释

[1] 歜（chù 触）：盛气怒貌。
[2] 玄紞（dǎn 胆）：古代礼冠上系塞耳玉的丝带。
[3] 纮綖（hóng yán 宏延）：古代冠冕上装饰的绳带。《国语·鲁语下》载公父文伯劝其母勿绩，其母教训文伯应勤职不息，并谓"王后亲织玄紞，公侯之夫人加之以纮、綖……男女效绩，愆则有辟，古之制也。"后因以"纮綖"为贵显人家妇女具有勤俭美德的典故。

译文

杨诚斋父子，是清高脱俗的才子；而他们这样也与妇道母仪有不少关系。《左传》曰："文伯的母亲虽然年迈，但仍然织布。文伯问母亲为什么还要织布。其母答道：王后亲自织礼冠上系塞耳玉的丝带；公侯夫人再装饰以绳带；卿之内子做大带，命妇做祭服；列士之妻再做朝服；庶士以下做上衣。他们的夫君一起分配劳作之事，向上报告功绩。男女分工干活，延误了则要惩罚。这是自古以来的制度。"罗鹤林（大经）中说道："看到诚斋夫人的事迹，才知道古今不是没有列女，也不是没有贤母。"

籍溪胡氏《宗系记序》云：吾家自上世以来，事亲从兄，多以孝悌闻。曾祖十四公有二兄，虽已异居，每事必先咨长兄，次咨仲兄。二兄许取而后取，二兄许行而后行。曾祖妣余太君感末疾，十年不离床席，饮食起居，梳沐、盥漱、便圊，皆须人抱负扶掖。子孙妇女左右奉事，惟惧渐不如其意。祖妣章太君，妣余氏，叔祖妣吴令人，更互直侍，衣不解带，目不交睫，朝夕匪懈。余太君常慰劳之曰：吾无以报汝等。天当以佑汝等。吴令人果膺福庆，是生文定公，登巍科[1]，历显任。其立朝，正色直言，无所假借。所以纳忠君父之意，虽死不忘。宪昔侍文定，居漳滨十五年，见其躬事二亲，可谓尽之矣。奋由白屋[2]，二亲安乐，享禄养者二十年，皆生受官邑之封。此人间所稀有。令人慈母也，通诗书，达义理，愉颜柔色以事之，不足以为难。中大公严毅豪勇，不可少犯。文定所以事之者，未始徇其意。每每以正道开说，中大久而益亲信之。有晚生儿女三人。初以为虑。文定视之如一，嫁幼妹与己女，装遣奁具无少异。中大临终，以二荆授文定曰：二弟若不才，为汝之羞，可严教之。文定泣对曰：誓不忍挞之。其后，循循然诱以学术，迪以道义，立之婚宦[3]，皆克有成立，至使一家烝烝，虽妇女儿童，咸知恭顺之道。实由文定躬行之化所及也。孔子曰：人之行莫大于孝[4]。有子曰：孝悌也者，其为仁之本欤[5]。后代子孙，当务勉行孝悌，以无忝所生。庶几门风益振，家声不坠，岂不善哉！胡文定公，安国，字康侯，仕至给事中。二弟：长，安止，仕至郡倅；次，安老，仕至知州。三子：长致堂寅，字明仲；仲五峰宏，字仁仲；季宁籍溪宪，字原仲，仕至秘书省正字。西园大壮字季履，五峰第三子。

注释

[1]文定公：胡安国，又名胡迪，字康侯，号青山，谥号文定，学者称武夷先生，后世称胡文定公。建宁崇安人，北宋学者。巍科：犹高第。古代称科举考试名次在前者。

[2]白屋：指不施彩色、露出本材的房屋；一说，指以白茅覆盖的房屋，为古代平民所居。亦指平民或寒士。

[3]之：四库本作"身"。

[4]孔子……孝：出自《孝经·圣治章第九》。

[5]有子……本欤：出自《论语·学而》。

译文

籍溪胡氏《宗系记序》中写道：我们家族的人多以孝顺父母，敬爱兄长而著称。曾祖十四公有二兄，虽然已经不住在一起，但是每事必定先跟长兄商议，再跟仲兄商议。征得二兄同意后方才定夺。曾祖母余太君四肢患病，十年不离床席，饮食起居，梳洗、如厕，都需要人背扶着。儿媳孙媳都在身边侍候，还害怕有做得不周全的地方。祖母章太君，母亲余氏，叔祖母吴令人，更是倒班来侍奉曾祖母，衣不解带，目不交睫，从早到晚都不曾懈怠。余太君常慰劳她们说："我无以为报。老天爷会保佑你们的。"吴令人果然应了吉言，生了胡文定，一举中第，历任高官。胡文定在朝期间，正义直言，绝不徇私。要忠于君父的意志，到死也不会忘怀。宪昔侍奉文定，在漳滨住了十五年，看到他亲自侍奉双亲，可谓尽了孝道。本是贫寒人家，侍奉双亲，使之安康快乐，后官至高位，受到封赏。这种事是很少见的。吴令人是慈母，知书达理，温柔待人，不会难为人。但中大公为人严厉勇猛豪放，不可冒犯他。胡文定侍奉他，未必顺着他的意思，往往都是跟他讲道理，久而久之中大公越来越亲近信任文定。家中有晚生的弟弟妹妹三人，一开始吴令人和中大公颇为担心，但胡文定就当自己儿女一样对待他们，小妹妹出嫁的嫁妆和自己的女儿的一样。中大公临终时，给文定荆条，说要是两个小弟弟不才，你就严格管教他们。文定哭着回答说他不忍心打他们。后来，文定对二位小弟教导有方，从婚姻到仕途，都有所成，让整个家族蒸蒸日上，即便是妇女儿童，都知道恭顺之道。这其实都是文定躬行教化的功劳啊。孔子曰："人之行莫大于孝。"有子曰："孝悌也者，其为仁之本欤。"后世子孙，应当努力行孝悌之义，才不愧为胡家子孙。但愿家风益振，不辱家族世传的声名美誉。这就太好了！（胡文定，字康侯，官至给事中。有二位弟弟：大弟弟，胡安止，官至郡倅；小弟弟，胡安老，官至知州。有三个儿子：长子至堂寅，字明仲；次子五峰宏，字仁仲；三子宁籍溪宪，字原仲，官至秘书省正字。西园大壮字季履，五峰第三子。）

元魏杨播[1]，家世纯厚，并敦义让。昆季相事，有如父子，椿、津恭谦兄弟，旦则聚于厅堂，终日相对，未曾入内。有一美味，不集不食。厅堂间，往往帏幔隔障，为寝息之所，时就休偃[2]，还共谈笑。椿年老，曾他处醉归，津扶持还至。假寝阁前，承候安否。椿、津年过六十，并登台鼎[3]，而津常旦暮参问，子侄罗列阶下。椿不命坐，津不敢坐。椿每近出或日斜不至，津不先饭。椿还，然后共食。食则津亲授匙箸，味皆先尝。椿命食，然后食。津为肆州，椿在京宅。每有四时嘉味，辄因使次附之。若或未寄，不先入口。一家之内，男女百口，缌服同爨[4]，庭无间言。杨播，字延庆，事元魏孝文帝为平东将军。椿，字延寿，位至司徒。津，字罗汉，为司空。椿、津俱事明太后。椿尝戒子孙云：吾兄弟在家，必同盘而食。若有近行不至，必待其还，亦有过中不食，忍饥相待。吾兄弟八人，今存者三，不忍别食也。闻汝兄弟，时有别斋独食者，又不如吾一世也。又云：仕魏以来，高祖而下，七郡守，三十二刺史。内外显仕少比。

注释

[1] 杨播：字元休，改字延庆，恒农华阴人，南北朝时期北魏官员、将领。少时仪表不凡，奉养双亲竭尽礼度。初为中散大夫，历任给事中、龙骧将军、员外常侍、卫尉少卿、太府卿，初为侍中、华州刺史等，借占老百姓的田地，遭御史王基弹劾，削除官爵。延昌二年卒。熙平年间，追赠镇西将军、雍州刺史，并复爵位，谥号为壮。此则见于《魏书·卷五十八·列传第六十四》。

[2] 休偃：犹休息。

[3] 台鼎：古称三公为台鼎，如星之有三台，鼎之有三足。泛指高官。

[4] 缌服同爨：谓家人在一起吃饭，和睦共处。缌服：即缌麻服，多指关系较远的族亲。

译文

杨播，家风纯良笃厚，正义礼让。兄弟之间，宛如父子，杨椿、杨津兄弟之间恭谨谦让，早晨就聚在堂屋，一天都在一起，不回自己屋里。有珍馐佳肴，不等人到齐了不吃，堂屋总有帏幔隔障，大家有时就在堂屋休息了，还可以谈笑。杨椿年老，有时在外面喝醉，杨津就把他扶回家中。睡觉时，要问安。杨椿、杨津年过六十，都担任了高官。杨津经常早晚都询问，子侄都在阶下。杨椿不让坐下，津不敢坐。杨椿如果出门，日落还没回家，杨津就等他回来，全家再开饭。吃饭时，杨津亲自递上勺子筷子给杨椿，都让杨椿先吃。杨椿说让大家吃，全家才开始吃饭。杨津为肆州，杨椿在京宅。每次有四季美食，杨津都会先寄给杨椿，如果还没寄，自己不会先吃。全家上下，有百口人，都在一起吃饭，和睦共处（杨播，字延庆，元魏孝文帝时为平东将军。杨椿，字延寿，官至司徒。杨津，字罗汉，官至司空。椿、杨津都侍奉明太后）。杨椿曾告诫子孙说："我兄弟在家，一定要一起吃饭。如果出近门还没回家，必须等他回来再吃饭。也有过午不食，忍饥也要等他回来。我兄弟八人，还在世的有三人，不忍心不等他就吃饭。听说你们这辈的兄弟，有自己在屋里先吃的，这就不如我们这一辈了。"还说："在魏做官以来，从高祖往下，咱们家族，有七人当过郡守，有三十二人做过刺史。无论在朝廷还是地方，像我们这样仕途显赫的是少有的。"

司马温公与其兄伯康，友爱尤笃，伯康年将八十，公奉之如严父，保之如婴儿。每食少顷，则问曰：得无饥乎？天少冷，则拊其背曰[1]：衣得无薄乎？

> 注释

[1]拊：抚摩。此则见于《言行龟鉴》。

> 译文

司马光和他哥哥伯康，兄弟情谊笃深。伯康年近八十，司马光像侍奉父亲一样侍奉兄长，像保护孩子一样保护他。每次吃完饭一会儿，就问他是不是又饿了。天气刚刚有一点冷，就问他是不是衣服薄了。

范忠宣知襄城县[1]，承事伯兄，照管汤药、饮食、居处、衣服，必躬必亲，如孝子之事严父。事亲从兄，仁义之实，爱敬之理。与生俱生。仁之至，义之尽也。

> 注释

[1]范忠宣：范纯仁，字尧夫，谥忠宣。北宋大臣，人称"布衣宰相"。参知政事范仲淹次子。此则见于《言行龟鉴》。

> 译文

范忠宣是襄城知县，侍奉伯兄，照料他们的衣食住行，事必躬亲，就像孝子侍奉严父。对待家族兄长，也仁至义尽，爱敬有加。

温公耆英真率会约[1]：序齿不序官[2]。为具务简素。

朝夕食，各不过五味。苹果脯醢之类[3]，各不过三十器。酒巡无算，深浅自斟；主人不劝，客亦不辞。逐巡无下酒时，作菜羹不禁。召客共用一简。客注可否于字下，不别作简。或因事分简者，听会日早赴，不待促。违约者，每事罚一巨觥。

公自序其诗云：作真率会，伯康与君从七十八岁，安之七十七岁，正叔七十四岁，不疑七十三岁，叔达七十岁，光六十五岁，合五百一十岁。口号成诗，用安之前韵伯康，温公之兄。君从，席汝言。安之，王尚恭。正叔，楚建中。不疑，王谨言。[4]七人五百有余岁，同醉花前今古稀。走马斗鸡非我事，纾衣丝发且相辉。经春无事连翩醉[5]，彼此往来能几家。切莫辞斟十分酒，尽从他笑满头花。

注释

[1]温公耆英真率：宋神宗熙宁元丰年间，西京洛阳集结了一大批因反对变法而闲居的耆宿老臣，结成了相对稳定的交游群体，其中的士人领袖当推太尉判河南府兼西京留守潞国公文彦博、守司徒开府仪同三司致仕韩国公富弼、端明殿学士兼翰林侍读学士判西京留台太中大夫司马光。其中标志性的交游事件则为元丰五年（1082年）文彦博发起的耆英会、同甲会，以及元丰六年（1083）司马光发起的真率会。它们皆是不同主题下的宴饮聚会，"耆英"强调与会者的年龄、官爵之高，"同甲"即是同龄之意，"真率"则意味着朴素的饮食、简便的礼节和坦率的心情。它们属于宋初以来士大夫仿慕白居易洛阳九老会的怡老聚会系列，秉承着洛阳"尚齿不尚官"的旧俗。其中耆英会、真率会最为著名，后者更为一时之盛。当时真率会的参与者除了司马光之外，尚包括文彦博、司马旦、席汝言、王尚恭、楚建中、王慎言、宋道、范纯仁、鲜于侁、祖无择等人。

[2]序齿：按年龄长幼排定先后次序。

[3]醢：肉酱。

[4]君从：席汝言，宋人，字君从，官终尚书司封郎中。安之：王尚恭，字安之，河南人。宋仁宗景祐元年进士，官至朝议大夫。正叔：楚建中，字叔正，洛阳人，

宋代大臣。不疑：王谨言，字不疑，宋代大臣。

[5]事：原夺，据四库本补。此诗出自《温国文正司马公文集》。

> 译文

温公"耆英真率会"约定中说，要按照年龄而不是官阶定尊卑。聚会要简约朴素。早晚餐，都不能超过五道菜。果脯肉酱之类，不能超过三十种。喝酒不管，自己斟酌；主人不劝酒，客人也不辞酒。如果下酒菜不够了，就多做菜，不限量。请客人就用一张束帖。如果有其他情况要另做束帖的，要提前说明。聚会时要提前到，不会派人去催促。违约者，每件事罚喝一大杯酒。

司马光自序其诗说道，"真率会"，伯康与耆英从七十八岁，安之七十七岁，正叔七十四岁，不疑七十三岁，叔达七十岁，光六十五岁。加起来五百一十岁。口号成诗，用安之前韵（司马伯康，司马光之兄。君从，席汝言。安之，王尚恭。正叔，楚建中。不疑，王谨言）作诗道："七人五百有余岁，同醉花前今古稀。走马斗鸡非我事，纻衣丝发且相辉。经春无事连翩醉，彼此往来能几家。切莫辞斟十分酒，尽从他笑满头花。"

南阳刘驎之为相[1]，冲长史[2]。冲尝至驎之家。驎之方条桑，谓冲：使君既枉驾，宜先诣家君。冲诣其父。父命乃还，拂短褐与冲言。父使驎之自持浊酒菹菜供宾。冲勅人代之。父辞曰：若使官人，则非野人意也。德星之聚，慈明行酒，六龙下食。

> 注释

[1]刘驎之：即刘子骥，晋河南南阳人。传说刘子骥是陶渊明的一个远房亲戚，两人志趣相投，经常结伴游山玩水。此则出自《世说新语·栖逸第十八》。

[2]冲：即桓冲（328年—384年），东晋名将，字幼子，谯国龙亢（今安徽还远）人，大司马桓温之弟。历中军将军、都督江扬豫州军事、车骑将军等职。

> **译文**
>
> 南阳刘驎之当宰相时,恒冲为长史。恒冲有一次到驎之家。驎之正在采桑,对冲说:"使君既然屈尊拜访,请先去见我父亲吧。"恒冲就先去拜访他父亲了。刘父让驎之回家,并让他亲自拿着酒菜招待恒冲。恒冲让下人替驎之做这些,刘父说:"若让差人做,就没有在野人家的意趣了。当年德星聚会,荀慈明也亲自斟酒,且让荀家六龙帮忙端菜。"

宋胡侍讲瑗[1],治家甚严。闺门整肃,尤谨内外之分。诸子常侍立左右,宾至则供亿茶汤[2],待客不用使令,而以子弟,礼度娴雅。杜子美诗亦有"问答未及已,儿女罗酒浆"之句。

> **注释**
>
> [1]胡瑗:字翼之。中国北宋学者。理学先驱、思想家和教育家。因世居陕西路安定堡,世称安定先生。庆历二年至嘉祐元年历任太子中舍、光禄寺丞、天章阁侍讲等。此则出自元·胡炳文所撰《纯正蒙求》。
> [2]供亿:按需要而供给。

> **译文**
>
> 宋朝胡瑗侍讲,治家很严。闺阁严谨,尤其重视内外之分。他的儿子常侍奉在他左右,有宾客来访,就供给茶汤,接待来宾,不用下人,而是让家族子弟去应酬,礼仪法度文静优雅大方。正如杜甫诗曰:"问答未及已,儿女罗酒浆。"

横渠先生曰[1]:若亲之故旧所喜,当极力招致。宾客之奉,当极力营办。务以悦亲,不可计家之有无。然又须使之不知其勉强劳苦。苟使见其为而不易,则亦不安矣。

注释

[1]横渠先生：即张载，字子厚，凤翔郿县横渠镇人，北宋思想家、教育家、理学创始人之一。世称横渠先生，尊称张子，封先贤，奉祀孔庙西庑第38位。其"为天地立心，为生民立命，为往圣继绝学，为万世开太平"的名言被当代哲学家冯友兰称作"横渠四句"，张载与周敦颐、邵雍、程颐、程颢合称"北宋五子"，有《正蒙》、《横渠易说》等著述留世。此则出自《近思录》。

译文

横渠先生说，招待亲友和宾客，均应极力操办。一定要让亲人开心，不能计较家里的情况，但是又不能让他们知道自己的为难。如果让他们知道咱们的辛苦，他们就会不安了。

唐·张士严父病，药须鲤鱼。冬月冰合，有獭衔鱼至前，得以供父。父遂愈。宋·查道，字湛然，歙州人。母病，思鳜鱼羹。方冬苦寒，道泣祝于河，凿冰脱巾以取之，得鳜尺许，以馈母，疾寻愈。孝感之事，无世无之。孟宗得笋之事尤奇。陈遗之铛底饭[1]，蔡顺之异器椹，尤于患难中得力。真西山参政，性笃孝，为母吴夫人祈福，词云：天下之乐，莫如以禄之及亲。人子之情，尤欲其亲之难老。母疾愈，醮谢。词云：莫亲乎母，实为命以相依。盖高者天，惟尽诚而可动。愿损臣身之算，以延母氏之龄。炉薰之烬未销，囊药之功已应。孝行之简在帝心若此，为人子者，可不敬诸。

注释

[1]铛：古代的锅。有耳和足，用于烧煮饭食等，以金属或陶瓷制成。此则出自《全相二十四孝诗选集》。

> **译文**

唐朝张士严的父亲生病了,药引子要鲤鱼。冬天河水都结冰了,有水獭叼着鱼到岸边,这才能给父亲下药,于是父亲的病就好了。宋朝查道,歙州人,其母生病,想吃鳜鱼羹。正值严寒,查道就在河边凿冰来捕鱼,做给母亲吃,母亲的病很快就好了。孝感之事,每世每代都有。孟宗得笋之事尤奇,陈遗之铛底饭,蔡顺之异器椹,尤于患难中得力。真西山性情孝顺,为母亲祈福道:"天下之乐,莫如以禄之及亲。人子之情,尤欲其亲之难老。"母亲病好了,祈祷说:"莫亲乎母,实为命以相依。盖高者天,惟尽诚而可动。愿损臣身之算,以延母氏之龄。"香炉中的香灰还未熄灭,药的功效便已显现,孝行就是这样简在帝心,做人子的,怎么可以不敬畏呢。

应璩《古乐府》云[1]:昔有行道人,陌上见三叟[2]。年各百余岁,相与锄禾莠[3]。住车问三叟:何以得此寿?上叟前致辞:量腹节所受。中叟前致辞:室内妪粗丑。下叟前致辞:暮卧不覆首。要哉三叟言,所以能长久。晦翁《语录》或云[4]:俗语:夜饭减一口,活得九十九。先生曰:此出《古乐府·三叟诗》。

> **注释**

[1]应璩:字休琏。三国时曹魏文学家。汝南南顿人。博学好作文,善于书记。应璩原有集10卷,已散佚。明代张溥辑其诗、文共10余篇,与应休作品合为《应德琏、应休琏集》,入《汉魏六朝百三家集》中。

[2]陌:田间小路。

[3]莠:草名。田间常见杂草,生禾粟下,似禾非禾,秀而不实。因其穗像狗尾,故俗名狗尾草。

[4]晦翁:即朱熹,字元晦,又字仲晦,号晦庵,晚称晦翁。

译文

应璩《古乐府》云:"昔有行道人,陌上见三叟。年各百余岁,相与锄禾莠。住车问三叟:何以得此寿?上叟前致辞:量腹节所受。中叟前致辞:室内姁粗丑。下叟前致辞:暮卧不覆首。要哉三叟言,所以能长久。"晦翁《语录》有云:"俗话说:夜饭减一口,活得九十九。"先生说:这出自《古乐府·三叟诗》。

唐·柳公度[1],年八十,有强力。人问其术,对曰:吾平生未尝以脾胃熟生物,暖冷物;不以元气佐喜怒耳。

注释

[1]柳公度:柳公绰之堂兄弟,善摄生。此则出自宋·马永卿所撰《懒真子》。

译文

唐朝柳公度,年高八十,仍强健有力。有人问他修炼的方法。他回答说:"我这辈子从来不吃生的或冷的食物;也不因喜怒而动真气。"

此下十数条述老人所以观颐自养者

富郑公[1],年八十,书座右云:守口如瓶,防意如城。

注释

[1]富郑公:字彦国,洛阳人。宋天圣八年以茂才异等科及第,富弼历知县、签书河阳节度判官厅公事、通判绛州、郓州,召为开封府推官、知谏。此则出自宋·赵善璙所撰《自警编·卷二·操修类》。

译文

以下十几条都是写老人如何养生的

富郑公,年高八十,座右铭为:"守口如瓶,防意如城。"

张廷老[1]，名琪，年七十余，步趋拜起健甚。自言：夙兴必拜数十[2]。老人气血多滞，拜则支体屈伸，气血流畅，可终身无手足之疾。

注释

[1] 张廷老：张琪，唐安江原人。此则出自《老学庵笔记》。
[2] 夙兴：早起。

译文

张琪，年七十有余，步伐矫健。他说他每天晨起都要弯腰鞠躬几十次。老人气血瘀滞，这样可以伸展身体，使气血通畅，终身手脚都不会有疾病。

唐仲俊[1]，年八十五六，极康宁[2]。自言：少时，因读《千字文》有所悟，谓"心动神疲"四字也。平生遇事，未尝动心，故老而不衰。

注释

[1] 唐仲俊：陆游妻子唐婉之父。此则出自《老学庵笔记》。
[2] 康宁：健康。

译文

唐仲俊，年八十五六，非常健康。他说他年轻时，读《千字文》时有所感悟的，就是"心动神疲"这四个字。生平遇上什么事，都不曾动心，所以年老而不衰。

太医孙君昉，字景初，自号四休居士。山谷问其说，四休笑曰：粗茶淡饭饱即休，补破遮寒暖即休，三平二满过即休，不贪不妒老即休。山谷曰：此安乐法也。夫少欲者不伐之家也，知足者极乐之国也。四休家有三亩园，花木郁郁。客来煮茗，谈上都贵游人间可喜事，或茗寒酒冷，宾主皆忘。其居与余相望，暇则步草径相寻，故作小诗，遗家僮歌之，以侑酒茗[1]。诗曰：太医诊得人间病，安乐延年万事休。又曰：无求不着看人面，有酒可以留人嬉。欲知四休安乐法，听取山谷老人诗。

注释

[1] 侑（yòu 右）：劝。此段见于宋·黄庭坚《四休居士诗》序。

译文

太医孙君昉，字景初，自号四休居士。山谷问他是如何养生的，他笑着回答说："粗茶淡饭饱即休，补破遮寒暖即休，三平二满过即休，不贪不妒老即休。"山谷说这是安乐的好法子。少欲的人家里不会遭难，知足者纵享极乐世界。四休居士家有三亩园地，花木郁郁葱葱。有客人来访，就一起喝茶，谈论京都人事，有时茶凉了，因为兴致盎然，宾主竟都浑然不知。他家就住在我对面，有空就过去看看，有时作了诗，就让家童唱出来，来劝茶劝酒。诗曰："太医诊得人间病，安乐延年万事休。"又："无求不着看人面，有酒可以留人嬉。欲知四休安乐法，听取山谷老人诗。"

山谷四印云：我提养生之四印，君家所有更赠君。百战百胜不如一忍，万言万当不如一默。无可简择眼界平，不藏秋毫心地直。我肱三折得此医，自觉两踵生光辉。团蒲日静鸟吟时，铲薰一炷试观之。四休四印，老、少、富、贫，普同受用。

> **译文**
>
> 山谷四印云："我提养生之四印，君家所有更赠君。百战百胜不如一忍，万言万当不如一默。无可简择眼界平，不藏秋毫心地直。我肱三折得此医，自觉两踵生光辉。团蒲日静鸟吟时，炉薰一炷试观之。"四休居士四印为："老、少、富、贫。"这对所有人都适宜。

东坡云[2]：旧说南阳有菊水，水甘而芳，居民三十余家，饮其水皆寿，或至百二三十岁。蜀青城山老人村，有见五世孙者，道极险远，生不识盐醯[2]，而溪中多枸杞，根如龙蛇，饮其水故寿。

> **注释**
>
> [1]东坡：苏轼，字子瞻，又字和仲，号铁冠道人、东坡居士，世称苏东坡、苏仙，眉州眉山人，祖籍河北栾城，北宋文学家、书法家、画家。此段出自苏轼《和桃源诗序》。
> [2]醯：醋。

> **译文**
>
> 苏东坡说旧时南阳有菊水，水甜而香，附近居民三十多家，喝这水的都长寿，有的人甚至能活到一百二三十岁。蜀青城山老人村，有能见五辈的老人。村子周围地势复杂，所以那里的人都不知盐醋。村里的溪水旁多枸杞，根如龙蛇般盘结，人们都喝这溪水，所以长寿。

道人中，往往多有耆寿者[1]。陆放翁云：青城山上官道人。

此人也，巢居，食松麨，年九十矣。人有谒之者，但粲然一笑。有所请问，则托言病聩[2]，一语不肯答。予尝见之于丈人观道院，忽自语养生曰：为国家致太平，与长生不死，皆非常人所能。且当守国使不乱，以待奇才之出。卫生使不夭，以须异人之至。不乱不夭，皆不待异术，惟谨而已。予大喜，从而叩之，则已复言聩矣。

注释

[1] 耆寿：高寿。此则出自《老学庵笔记》。
[2] 聩：耳聋。

译文

道人多长寿。陆游说青城山上官道人。此人巢居，食松麦，年高九十。有人拜访他，只是粲然一笑。如果有人向他请教养生之道，他就称病说自己耳聋，不可回答。陆游曾在丈人观道院见过他，他突然说了自己的养生之法："为国家致太平与长生不死，都不是常人所能做到的。且当守国使不乱，以待奇才之出。如果保持健康使人不至夭亡，以待异人的到来。而国家不乱身体不衰。不需要什么神奇特殊的方法，只要素日言行严谨慎重就可以了。"陆游听后很开心，想再请教一些，他就又说自己听不到了。

放翁又云：老叶道人，龙舒人，不食五味，年八十七八，平生未尝有疾。居会稽舜山，天将寒，必增屋瓦，补墙壁使极完固，下帷设帘[1]，多储薪炭，杜门终日，及春乃出。对客庄敬，不肯多语。予每访之，殊无它语。一日默作意，欲叩其所得。才入门，即引入卧内，烧香，具道其遇师本末，若先知者,亦异矣夫!

注释

[1]廉:边角。此则出自《老学庵笔记》。

译文

陆游又说有位老叶道人,龙舒人,不食五味,年高八十七八,平生未尝有病。住在会稽舜山,天要变冷的时候,肯定要添砖加瓦,修葺房屋,帷帐加边,储备足够的柴炭,每天不出门,到春天才出门。待客人庄重尊敬,寡言少语。陆游每次去拜访他,他都说话不多。有一天,陆游又去拜访他,想向他问道。进门之后,就被带进卧室,他向陆游说出拜师经历,就像已提前查知他的来意,也是一位奇人异士啊!

盱江有日峰邱道人,号河南子,年九十余,皓发朱颜。冬夏一单衣,雨雪不张盖。叔祖西岩寺丞,招之来泰宁,留十余载。携一道篮,系一小牌了,上书诗四句云:老迟因性慢,无病为心宽。红杏难禁雨,青松耐岁寒。常跣足卖卜于市,得钱则散与小儿,儿争拾之。黄玉窗与二三友扣问功名,皆笑而不言,独指玉窗云:子寿高。尝问养生之术,但指小牌子上诗四句视焉。今历五十余年,信知其言之有味也。

注释

[1]跣足:赤脚,光着脚。

译文

盱江有日峰邱道人,号河南子,年九十余,白发红颜。一年四季都穿单衣,雨雪天气不穿蓑衣。叔祖西岩寺丞,招他来泰宁,留在身边十几年。他总是携一道篮,系一小牌子,上书诗四句云:"老迟因性慢,无病为心宽。红杏难禁雨,青松耐岁寒。"他常常光脚在街上算卦,得到的钱都给街上小儿,他们就争抢着去捡。黄玉窗与二三友去找他卜算功名,他笑着不说话,唯独指着玉窗,说他会高寿。有人问他养生之道,他都指着他小牌子上的四句诗给人看。现在过去五十年了,想起他说的话,真是有道理。

《太乙真人七禁文》其六曰:美饮食,养胃气。彭鹤林耜云:夫脾为脏,胃为腑。脾胃二气,互相表里。胃为水谷之海,主受水谷。脾为中央,磨而消之,化为血气,以滋养一身,灌溉五脏。故修生之士,不可以不美其饮食。所谓美者,非水陆毕备、异品珍羞之谓也。要在乎生冷勿食,尘硬勿食;勿强食,勿强饮,先饥而食,食不过饱;先渴而饮,饮不过多。以至孔氏所谓"食饐而餲,鱼馁而肉败,不食[1]"等语。凡此数端,皆损胃气,非帷致疾,亦乃伤生。欲希长年,此宜深戒。而亦养老奉亲与观颐自养者之所当知也。

注释

[1]食饐而餲(ài 爱):食物经久而腐臭变味。馁:指鱼类腐烂。出自《论语·乡党篇》。

译文

《太乙真人七禁文》第六条曰:"美饮食,养胃气。"彭鹤林(彭耜)说,脾为脏,胃为腑。脾胃二气,互相表里。胃为水谷之海,主受水谷。脾为中央,磨而消之,化为血气,以滋养一身,灌溉五脏。所以修身养性的人,不可以吃不好。所谓美食,不是佳肴珍馐。而是不能吃生冷坚硬之物;不能暴饮暴食;饿之前就吃,也不能过饱;渴之前先喝,不能饮水太过。所以孔子说："食物腐败变味,鱼烂了,肉坏了,不要吃。"如果犯了这些,都会损伤胃气,导致疾病的发生。如果想长寿,就要按照这些法则去养生。这也是侍奉双亲和自己养生都应该遵守的法则。

黄山谷云:烂蒸同洲羔,灌以杏酪。食之以匕不以箸。南都拨心面,作槐芽温淘糁[1],以襄邑抹猪,炊共城香稻,荐以蒸子鹅;吴兴庖人,斫松江鲈鲙;继以庐山康王谷水,烹曾坑斗品。少焉,解衣仰卧,使人诵东坡赤壁前后赋,亦足以一笑也。此虽山谷之寓言,然想像其食味之美,安得聚之以奉老人旨甘?

注释

[1]糁:以米和羹。

译文

黄山谷说:"烂蒸同洲羔,灌以杏酪。食之以匕不以箸。南都拨心面,作槐芽温淘糁,以襄邑抹猪;炊共城香稻,荐以蒸子鹅;吴兴庖人,斫松江鲈鲙;继以庐山康王谷水,烹曾坑斗品。吃完美食后过一会儿,解衣而卧,让人诵读东坡的前后《赤壁赋》,真是开心的事情啊!"这虽然是山谷假托的话,但是也能想象出其中的美味,怎样才能把这些佳肴都汇集起来奉给老人吃呢?

东坡《老饕赋》云[1]:庖丁鼓刀,易牙烹熬[2]。水欲新而釜欲洁,火恶陈而薪恶劳。九蒸暴而日燥,百上下而汤鏖[3]。尝项上之一脔,嚼霜前之两螯[4]。烂樱珠之煎蜜,滃杏酪之蒸羔[5]。蛤半熟以含酒,蟹微生而带糟。盖聚物之夭美,以养吾之老饕。婉彼姬姜[6],颜如李桃。弹湘妃之玉瑟，鼓帝子之云璈[7]。命仙人之萼绿华，舞古曲之郁轮袍[8]。引南海之玻璃，酌凉州之蒲萄。愿先生之耆寿，分余沥于两髦[9]。候红潮于玉颊，惊暖响于檀槽[10]。忽累珠之妙曲，抽独茧之长缲[11]。闵手倦而少休，疑吻燥而当膏。倒一缸之雪乳，列百柁之琼艘[12]。各眼滟于秋水，咸骨醉于春醪[13]。美人告去，已而云散，先生方兀然而禅逃。响松风于蟹眼，浮雪花于兔毫。先生一笑而起，渺海阔而天高。

注释

[1]《老饕赋》：此文出自《苏文忠公全集》。饕：饕餮，指贪食者。

[2]庖丁：厨师。《庄子·养生主》："庖丁为文惠君解牛。"易牙：春秋时齐桓公宠臣，长于调味，善逢迎，传说曾烹其子为羹以献桓公。

[3]麛：长久煎煮，烧炼。

[4]螯：螃蟹的变形的第一对脚。

[5]潏：大水沸涌貌。

[6]姬姜：春秋时，姬为周姓；姜，齐国之姓，故以"姬姜"为大国之女的代称，也用作妇女的美称。

[7]湘妃：舜二妃娥皇、女英。相传二妃没于湘水，遂为湘水之神。帝子：指娥皇、女英。云璈：即云锣。打击乐器。

[8]萼绿华：仙女的名字，相传是九嶷山中得道的女仙；郁轮袍：琵琶曲名，相传是唐朝诗人王维所作。

[9]余沥：剩酒。髦：头发下垂至眉。

[10]檀槽：檀木制成的琵琶、琴等弦乐器上架弦的槽格。亦指琵琶等乐器。

[11]曲：明·茅维本《苏文忠公全集》作"唱"。缲：抽丝。

[12]柁：即舵。

[13]滟：水浮动貌。醉：原作"碎"，据茅维本《苏文忠公全集》改。

译文

苏东坡《老饕赋》云："庖丁鼓刀，易牙烹熬。水欲新而釜欲洁，火恶陈而薪恶劳。九蒸暴而日燥，百上下而汤鏖。尝项上之一脔，嚼霜前之两螯。烂樱珠之煎蜜，滃杏酪之蒸羔。蛤半熟以含酒，蟹微生而带糟。盖聚物之夭美，以养吾之老饕。婉彼姬姜，颜如李桃。弹湘妃之玉瑟，鼓帝子之云璈。命仙人之萼绿华，舞古曲之郁轮袍。引南海之玻璃，酌凉州之蒲萄。愿先生之耆寿，分余沥于两髦。候红潮于玉颊，惊暖响于檀槽。忽累珠之妙曲，抽独茧之长缲。悯手倦而少休，疑吻燥而当膏。倒一缸之雪乳，列百柁之琼艘。各眼滟于秋水，咸骨醉于春醪。美人告去，已而云散，先生方兀然而禅逃。响松风于蟹眼，浮雪花于兔毫。先生一笑而起，渺海阔而天高。"

《苕溪渔隐》曰[1]：东坡于饮食，作诗赋以写之，往往皆臻其妙。如《老饕赋》《豆粥诗》是也。《豆粥诗》云：江头千顷雪色芦，茅檐出没晨烟孤。地碓舂粳光似玉[2]，沙瓶煮豆软如酥。我老此身无着处，卖书来问东家住。卧听鸡鸣粥熟时，蓬头曳履君家去。又《寒具诗》云：纤手搓来玉数寻，碧油煎出嫩黄深。夜来春睡无轻重，压扁佳人缠臂金。寒具，乃捻头也，出刘禹锡《佳话》。《过子忽出新意，以山芋作玉糁羹，色香味皆奇绝，天酥陀则不可知，人间决无此味也》诗云：香似龙涎仍酽白[3]，味如牛乳更全清。莫将北海金齑鲙[4]，轻比东坡玉糁羹。诚斋《菜羹诗》亦云：云子香抄玉色鲜，菜羹新煮翠茸纤。人间脍炙无此味，天上酥陀恐尔甜。

注释

[1]《苕溪渔隐》：即《苕溪渔隐丛话》，南宋中国诗话集。胡仔编撰，前集六十卷，后集四十卷。共一百卷，五十余万字。前集六十卷成于高宗绍兴十八年（1148年），后集四十卷成于孝宗乾道三年（1167年）。

[2] 地碓（duì 对）：即碓，舂米用具。

[3] 皽白：纯白。

[4] 金齑：指切成细末的精美食物。

译文

苕溪渔隐说苏东坡写的关于饮食的诗赋都恰到好处地描绘出美食的精妙之处。例如《老饕赋》、《豆粥诗》就是这样的作品。《豆粥诗》云："江头千顷雪色芦，茅檐出没晨烟孤。地碓舂粳光似玉，沙瓶煮豆软如酥。我老此身无着处，卖书来问东家住。卧听鸡鸣粥熟时，蓬头曳履君家去。"又《寒具诗》云："纤手搓来玉数寻，碧油煎出嫩黄深。夜来春睡无轻重，压扁佳人缠臂金。"《过子忽出新意，以山芋作玉糁羹，色香味皆奇绝，天酥陀则不可知，人间决无此味也》诗云："香似龙涎仍皽白，味如牛乳更全清。莫将北海金齑鲙，轻比东坡玉糁羹。"杨诚斋《菜羹诗》也说："云子香抄玉色鲜，菜羹新煮翠茸纤。人间脍炙无此味，天上酥陀恐尔甜。"

宋太宗，命苏易简讲《文中子》[1]，有杨素遗子《食经》羹藜含糗之说。上因问：食品何物最珍？对曰：物无定味，适口者珍。臣止知齑汁为美。臣忆一夕寒甚，拥炉痛饮，夜半吻燥。中庭月明，残雪中覆一齑盎，连咀数根。臣此时，自谓上界仙厨，鸾脯凤胎，殆恐不及。屡欲作《冰壶先生传》纪其事，因循未果也。上笑而然之。唐·刘晏五鼓入朝[2]，时寒，中路见卖蒸胡处，热气腾辉。使人买，以袍袖包裙褐底啖，谓同列曰：美不可言。此亦"物无定味，适口者珍"之意也。

注释

[1] 苏易简：北宋官员。字太简，梓州铜山人。太宗太平兴国五年进士第一，状元。以文章知名，主要作品有《文房四谱》《续翰林志》。《文中子》：隋朝王通所作。王通，字仲淹，号文中子，思想家、教育家。此则引自宋·文莹《玉壶野史》卷五。

[2] 刘晏：字士安。曹州南华人。唐代著名经济改革家、理财家，信奉道家。幼年才华横溢，号称神童。《全唐文》《全唐诗》录有其作品。

译文

宋太宗让苏易简讲解《文中子》，其中内容有杨素传给其子《食经》，里面提及的"羹藜含糗"说法。太宗就问苏易简："什么食物是最珍贵的？"苏易简回答说："物无定味，适口者珍。臣觉得菜汁是人间美味。臣记得有一天晚上特别冷，在炉子旁边喝酒，夜里觉得口干。借着中庭明亮的月光，在残雪之中发现切碎的齑菜，就吃了好几根。那个时候臣感觉天界的仙厨，鸾脯凤胎，都比不上这个好吃。好几次都想写《冰壶先生传》，记录这件事，但一直没写成。"太宗笑了笑，表示认可他的观点。唐朝刘晏五鼓入朝，当时天冷，路上遇到有卖热气腾腾的蒸胡的，就叫人买给他，用袖口和裙边包起来吃，他跟旁边的人说："真是太好吃了。"这就是"物无定味，适口者珍"吧。

倪正父思云[1]：鲁直作《食时五观》[2]，其言深切，可谓知惭愧者矣。余尝入一佛寺，见僧持戒者，每食先淡吃三口：第一，以知饭之正味。人食多以五味杂之，未有知正味者。若淡食，则本自甘美，初不假外味也。第二，思衣食之从来。第三，思农夫之艰苦。此则五观中已备其义。每食用此为法，极为简易。且先吃三口，白饭已过半矣。后所食者，虽无羹蔬，亦自可了，处贫之道也。又云：造物劳我以生，逸我以老。少年不勤，是不知劳也；年老奔驰，是不知逸也。天命我逸，而我自劳，可乎？又曰：吾乡有前辈三人：其一，施大任参政，享年九十有四；其一，李季叔参政，享年八十有一；其一，沈持要詹事，今年已八十有二，耳目聪明，步履轻捷，夜书细字。三贤难老，皆以绝欲早，故效验彰彰如此。然则欲求长年者，可不以为法乎！

注释

[1] 倪思：字正甫，湖州归安人，宋代学者、官吏。南宋乾道二年进士，中博学宏词科。其博学多才，著有《齐山甲乙稿》《兼山集》《经鉏堂杂志》。此段出自《经鉏堂杂志》。

[2]《食时五观》：即黄庭坚所作《士大夫食时五观》短文，虽三言两语，却表达了自己对饮食生活所取的态度。他认为士君子都应本着这"五观"精神行事，黄庭坚在仕途上屡遭贬谪，《食时五观》写的不仅是饮食，更是生活。食时五观：指禅宗在用餐之前所要做的一种观想。

译文

倪正父（倪思）说，黄庭坚作《食时五观》，其言真切。倪思曾经到一寺庙，看到僧人吃饭，都是先淡吃三口：第一口先尝饭的纯正滋味。饭菜多是五味杂陈，不知道以哪种味道为主。如果淡吃，就能知道它本来的味道，而不是借其他东西的味道。第二口，是要思考衣食是从哪里来的。第三口，是要思考农民的艰辛。这在《食时五观》中已有阐发。每次吃饭都用这种方法，很简单。先吃了这三口饭，白饭都吃完一半了。后面再吃，即便没有羹汤蔬菜，也可以吃完，贫困的时候就要这样过。倪思还说，老天爷就是让人年轻时要辛苦，老了的时候就可以安逸。年轻时不辛勤，就不知道什么是劳苦。年老了还奔波，就是不会享受安逸。老天爷让我享受安乐，我自己还劳碌，为什么这样做呢！倪思又说，他同乡有三人进士及第：其一，施大任参政，享年九十有四；其一，李季叔参政，享年八十有一；其一，沈持要詹事，今年已八十有二，仍然耳聪目明，步履轻盈，夜里也能写小字。这三位贤者，他们之所以能长寿，是因为他们早就无欲无求。所以想要长寿的人，怎么能不按照这个方法去养生呢！

倪正父《经鉏堂杂志》"述五事"云：静坐第一，观书第二，看山水花木第三，与良朋讲论第四，教子弟第五。"述齐斋十乐"云：读义理书，学法帖字，澄心静坐，益友清淡，小酌半醺，浇花种竹，听琴玩鹤，焚香煎茶，登城观山，寓意奕棋。虽有他乐，吾不易矣。

译文

倪正父《经鉏堂杂志》中的"述五事"说："第一是静坐，第二是看书，第三是赏山水花木，第四是与好友论道，第五是教导后辈。""述齐斋十乐"说："读义理书，学法帖字，澄心静坐，益友清淡，小酌半醺，浇花种竹，听琴玩鹤，焚香煎茶，登城观山，寓意奕棋。虽然还有其他娱乐方式，但我也不换啊。"

刘后村云[1]：外舅林宝章象，晚岁奉祠[2]。旧庐略缮葺，小圃粗种艺。体中佳时，幅巾短褐，野眺露坐，悠然忘归。二子：公遇、公选，朝夕侍公，跬步不离。家庭讲肄[3]，偶有会意，公辄喜曰：天下至乐不出闺门之内。公遇兄弟，安隐约习，苦淡耆年。一灯荧然[4]，语必达旦。至言妙义，不缘师授，亦非言语文字可传。公遇号寒斋，二子：同，字子真；合，字子常。守寒斋孝友之规，子常事兄如父，家政听焉。子真亦极友爱，连床之语至曙[5]，一膳之珍必剖，制行同孝谨，临财同廉让，读书同义趣，作文同机键，奕世传一心，百年如一日。父子兄弟自为师友，世未有如林氏家庭讲肄之乐者也。

注释

[1] 刘后村：即刘克庄，初名灼，字潜夫，号后村，福建省莆田市人。南宋豪放派诗人。

[2] 奉祠：宋代五品以上官员，年老不能任事或退休，多被任为宫观使等官，实无职事，只领俸禄，称为"奉祠"。

[3] 讲肄：指讲学。

[4] 荧然：烛光微弱之貌。

[5] 曙：日出之时。

译文

刘后村说他岳父林宝章（林象），晚年奉祠。将家中旧房子略微修葺一下，在小园子里养花草。身体还不错时，身穿短袖，在野外坐着，闲适自得，都忘记回家。宝章有两个儿子，公遇和公选，他们从早到晚都侍奉在宝章左右，寸步不离。家里讲学，偶有感悟，宝章就会很开心，觉得天下最大的乐趣就是在家里啊。公遇和公选兄弟二人一生都性情淡泊，安定平静。经常通宵达旦地畅谈。其中的微妙，不是老师教的，只可意会不可言传。公遇号寒斋，二子：同，字子真；合，字子常。寒斋家风历来是事父母孝顺、对兄弟友爱，子常就待长兄如父，家庭事务的管理工作都听兄长的。子真对待弟弟也很友善，同榻共枕一定聊到天亮，珍馐美味一定共食，对待父母都孝顺恭谨，对财物都互相谦让，读书作文也都兴趣相投，二人同心，百年如一日地友爱。父子兄弟互为师友，世间没有像林家这样家庭讲习这样快乐的事情。

鹤林罗大经[1]云：余家深山中，每春夏之交，苍藓盈阶，落花满径。门无剥啄，松影参差，禽声上下。午睡初足，旋汲山泉，拾松枝，煮苦茗，啜之。随意读《周易》《国风》《左氏传》《离骚》《太史公书》，及陶、杜诗，韩、苏文数篇。从容步山径，抚松竹，与麛犊共偃息于长林丰草间[2]。

坐弄流泉，漱齿濯足。既归，竹窗下，山妻稚子作笋蕨，供麦饭，欣然一饱。弄笔窗间，随大小作数十字，展所藏法帖、墨迹、画卷，纵观之。兴到则吟小诗，或草《玉露》一两段，再烹苦茗一杯，出步溪边，邂逅园翁溪友，问桑麻，说秔稻[3]，量晴校雨，探节数时，相与剧谈一饷。归而倚杖柴门之下，则夕阳在山，紫绿万状，变幻顷刻，悦可人目。牛背笛声，两两来归，而月印前溪矣。唐子西诗云[4]：山静似太古，日长如小年。玩味此句最妙，然识其妙者盖少。彼牵黄臂苍，驰猎于声利之场者，但见滚滚马头尘，匆匆驹隙影耳。人能真知此妙，则东坡所谓：无事此静坐，一日是两日。若活七十年，便是百四十。所得不已多乎！《易》曰：观颐，观其自养也[5]。康节诗云[6]：老年躯体素温存，安乐窝中别有春。尽道山翁拙于用，也能康济自家身。此自养之旨也。善自养如鹤林，斯可以佚老矣[7]。

注释

[1] 罗大经：字景纶，号儒林，又号鹤林，南宋吉州吉水人，宝庆二年进士。著《易解》十卷。取杜甫《赠虞十五司马》诗"爽气金天豁，精淡玉露繁"之意写成笔记《鹤林玉露》一书。

[2] 麛：幼鹿。

[3] 秔：粳稻。

[4] 唐子西：即唐庚，字子西，人称鲁国先生。眉州丹棱唐河乡人。北宋诗人。宋哲宗绍圣进士，宋徽宗大观中为宗子博士。

[5]《易》……观其自养也：见《易·颐》："观颐，自求口实。"观颐：观察研究养生之道。

[6] 康节：即邵雍，字尧夫，北宋著名理学家、数学家、道士、诗人，生于林县上杆庄，与周敦颐、张载、程颢、程颐并称"北宋五子"。著有《皇极经世》

《观物内外篇》《先天图》《渔樵问对》《伊川击壤集》《梅花诗》等。

[7]佚老：使老年或老人安乐。

译文

罗大经说，他家在深山中，每逢春夏之交，苍藓盈阶，落花满径。门无剥啄，松影参差，禽声上下。睡好午觉，就汲山泉，拾松枝，煮苦茗，饮之。随心所欲地阅读《周易》《国风》《左氏传》《离骚》《太史公书》，及陶渊明、杜甫的诗，韩愈、苏轼的文数篇。从容步山径，抚松竹，与麑犊共偃息于长林丰草间。坐弄流泉，漱齿濯足。回家后，妻子和孩子已经做好饭，一家人开心地在一起吃饭。想练字时，就随大小作数十字，展所藏法帖、墨迹、画卷，纵观之。有兴致了就作诗，有时就写两段《鹤林玉露》，再煮茶喝，漫步溪边，邂逅园翁溪友，问桑麻，说秔稻，量晴校雨，探节数时，一起聊上片刻。回家，在家门口看夕阳，美轮美奂，赏心悦目。牧童吹着笛子骑着牛，双双归来，而月亮也已经出来了。唐子西诗云："山静似太古，日长如小年。"这句话最妙，但很少有人能识其妙。那些追名逐利的人，只是时间的匆匆过客而已。人生的妙处在于东坡所说"无事此静坐，一日是两日。若活七十年，便是百四十。"能做到这样的人太少了！《易》中有云："观颐，观其自养也。"邵康节诗云："年躯体素温存，安乐窝中别有春。尽道山翁拙于用，也能康济自家身。"这是自养的要旨。善于自养的人就像罗大经一样，就可以年老安乐了。

邵康节先生《年老逢春吟》云[1]：年老逢春雨乍晴，雨晴况复近清明。天低宫殿初长日，风暖园林未啭莺[2]。花似锦时高阁望，草如茵处小车行。东君见赐何多也，又复人间久太平凡八首。《首尾吟》云：尧夫非是爱吟诗，诗是尧夫喜老时。明着衣冠为士子，高谈仁义作男儿。敢于世上明开眼，肯向人前浪皱眉。六十七年无事客，尧夫非是爱吟诗凡十一首。《惜芳菲吟》云：绿杨阴里寻芳遍，红杏香中带醉归，末联云：芳樽有酒慈亲乐[3]，犹得阶前戏彩衣凡四首。《击壤集》一编，老人怡神悦目，时可吟玩。《无名公传》[4]，自叙尤详。性喜饮酒，命之曰太和汤。所饮不多，不喜过醉。其诗曰：饮未微酡[5]，口先吟哦。吟哦不足，遂及浩歌。所寝之室，谓之安乐窝。冬煖夏凉，遇有睡思，则就枕。其诗曰：墙高于肩，室大如斗。布被暖余，藜羹饱后。气吐胸中，充塞宇宙。闻人言人之善，就而和之，又从而喜之。其诗曰：乐见善人，乐闻善事，乐道善言，乐行善意。闻人之善，如佩兰蕙。晚有二子，教之以仁义，授之以六经。家素业儒，口未尝不道儒言，身未尝不道儒行。其诗曰：羲轩之书[6]，未尝去手。尧舜之谈，未尝离口。当中和天，同乐易友。吟自在诗，饮欢喜酒。百年升平，不为不偶。七十康强，不为不寿。老境从容，善于自养，孰有如康节翁者乎？

注释

[1]《年老逢春吟》：见于邵雍《伊川击壤集》，《首尾吟》《惜芳菲吟》并同。
[2] 哢：鸟鸣。
[3] 芳樽：指精致的酒器。
[4]《无名公传》：邵雍自传，收于南宋·吕祖谦《皇朝文鉴》。
[5] 酡（tuó 陀）：饮酒脸红貌。
[6] 羲轩：羲，即伏羲，传说中三皇之一；轩，即轩辕，黄帝的名字，传说中的五帝之一。羲轩泛指上古圣人。

译文

邵康节先生《年老逢春吟》云："年老逢春雨乍晴，雨晴况复近清明。

天低宫殿初长日,风暖园林未啭莺。花似锦时高阁望,草如茵处小车行。东君见赐何多也,又复人间久太平。"《首尾吟》云:"尧夫非是爱吟诗,诗是尧夫喜老时。明着衣冠为士子,高谈仁义作男儿。敢于世上明开眼,肯向人前浪皱眉。六十七年无事客,尧夫非是爱吟诗。"《惜芳菲吟》云:"绿杨阴里寻芳遍,红杏香中带醉归。"末联云:"芸樽有酒慈亲乐,犹得阶前戏彩衣。"《击壤集》一编,老人怡神悦目,可以吟诵以当消遣。《无名公传》中自叙详尽。素喜饮酒,谓酒为"太和汤",喝酒不多,也不会喝醉。他作诗道:"饮未微酡,口先吟哦。吟哦不足,遂及浩歌。"所住之处,谓之"安乐窝",冬暖夏凉,想睡就睡。他作诗道:"墙高于肩,室大如斗。布被暖余,藜羹饱后。气吐胸中,充塞宇宙。"听到别人说好人好事,他就一起附和,也很开心。他作诗道:"乐见善人,乐闻善事,乐道善言,乐行善意。闻人之善,如佩兰蕙。"晚年得二子,教之以仁义,授之以六经。家族素来秉承儒学,儒家思想深入到他们的一言一行之中。他作诗道:"羲轩之书,未尝去手。尧舜之谈,未尝离口。当中和天,同乐易友。吟自在诗,饮欢喜酒。百年升平,不为不偶。七十康强,不为不寿。"年老而从容自得,善于自养的人说的就是邵康节了!

吕东莱伯恭《横山吴氏佚老庵记》云[1]:横山吴君珉,治别室之西偏,榜以佚老。休工归役,斤斧收声,辑杖立于前,闻窃语于阶者曰:棋陇绳畦,坻粟京稼[2],筹算挂壁,万货四臻。此吾主人翁所以佚其老也。少进至于门,闻行语于途者曰:丰林邃宇,樽俎靖嘉,鸥鹭不惊,风月相答。此吾豪长者所以佚其老也。又进至于郊,闻聚语于塾者曰:培嗣以学,既梀既敷[3];秩壶以礼,既序既伤[4]。此吾乡丈人所以佚其老也。他日,吴君为予道之。予曰:夫三者之言何如?吴君曰:阶得吾粕,途得吾漓[5],塾得吾醇。出浸远,吾名吾室义其究于此乎。予曰：未既也。畏峤登舆[6]，身闲心慄。厌市筑墉[7]，目静耳喧。君虽善自佚，逾闑以往[8]，肩颒腹枵，者踵相接[9]，岁或不升，尪瘠困惫，呻吟交于大逵[10]。专一室之佚，乐乎哉？君里中望也，盍劝族党，愒劳振乏，已责纾逋[11]，同其美于是乡，则尽横山表里，皆吾佚老庵也。其视尺椽半席，广狭何若？君谢曰：厚矣！子之拓吾境也。顾童奴陷其说于壁间以劝。此记为勉耆英力行好事。敛岁济赈，实积阴功，必有紫府真人延之于上座者[12]。

注释

[1] 吕伯恭：吕祖谦，字伯恭，世称"东莱先生"，为与伯祖吕本中相区别，亦有"小东莱先生"之称。婺州人，南宋著名理学家、文学家。著有《东莱集》、《历代制度详说》《东莱博议》等，并与朱熹合著《近思录》。《横山吴氏佚老庵记》收于《吕祖谦全集》。

[2] 坯：高地。

[3] 橏：同"茂"。敷：传播，扩展。

[4] 秩：官职。壶：古代滴水计时的器具。饬：谨慎，谨严。

[5] 漓：同"醨"，薄酒。

[6] 峤：本指高而锐的山，泛指高山或山岭。

[7] 墉：城墙。

[8] 闑（niè 孽）：古代门中央所竖的短木，代指门。

[9] 腹枵（xiāo 消）：空腹，饿着肚子。

[10] 逵：四通八达的道路。

[11] 愒：珍视。纾：排除。逋：懈怠，稽迟，拖延。

[12] 紫府：道教称仙人所居。

译文

东莱吕伯恭的《横山吴氏佚老庵记》中说，横山的吴珉先生，在山偏西侧修了个别室，给它取名为"佚老"。有天工作结束，劳动者回家，斤斧收声的时候，吴先生杵着拐杖，站在别室的前庭，听到有人屋外阶前悄悄地说："把田地规划的整整齐齐，把粮食储备在干燥高处，把筹算工具挂在墙上随时备用，让充足的货源从四面八方汇聚到这里，是我们家主人养老的方法。"过了一会吴先生走到门口，又听到在路途上聊天的人说："庭院秀丽房屋高，筵席丰盛色香美，鸥鹭安静无喧闹，风清月明气候好，这是家里条件好的人家的养老方式啊。"吴先生又走到了郊外，听到聚在学堂外的人说："教育子嗣向学，他们人数众多又成果丰硕，教导家人行礼，他们尊卑有序又相亲相爱，是乡中长老养老的方式。"有一天，吴先生向我说了这件事。我问吴先生："您觉得这三人说的怎么样。"吴先生说："阶前那人的话让我感觉在喝酒糟，途中那人话让我感觉在饮薄酒，书塾那人的话让我感觉在饮醇酒，走的越远，听到话越得我心，我给我的别室取名"佚老"，就是这个原因吧。"我说："这些还不够啊，担心山路的陡峭便乘坐肩舆，身体清闲心却还在恐惧；讨厌城市喧嚣便砌筑高墙，眼睛是清净了耳朵却还是很闹。您虽然善于自养，但屋门外面饥寒交迫的人还摩肩接踵，一旦年岁不好，饿的皮包骨头全身无力的人在大道上呻吟。您独自在房间里修养，感觉快乐吗？先生在乡里深孚众望，何不劝勉族人朋友，安抚那些穷困疲惫的人，减少他们的赋役，免除他们的债务和杂税，让他们与我们一起幸福地生活在这个乡里，这样整个横山表里，都是我们的"佚老庵"，这与那小小房子半大席面相比，广狭如何？"吴先生说："这样更大啊，您拓宽了我的境界。"于是让奴仆将他的观点刻在墙壁上规劝自己。这篇记文劝勉年高有德者力行好事，周济乡亲，是实实在在地积阴功啊，这样的人以后一定能上天成仙。

辛稼轩词寿赵茂中郎中，时以置兼济仓，里中赈济，除直秘阁，《沁园春》云[1]：

甲子相高，亥首曾疑，绛县老人。看长身玉立，鹤般风度，方颐须磔[2]，虎样精神。文烂卿云，诗凌鲍谢[3]，笔势骎骎更右军[4]。浑余事，羡仙都梦觉，金阙名存。　　门前父老欣欣，换奎阁[5]，新褒诏语温。记他年帷幄，须依日月，只今剑履，快上星辰。人道阴功，天教多寿，看到貂蝉七叶孙[6]。君家里，是几枝丹桂[7]，几树灵椿[8]？

又呈茂中，前章记广济仓事，《满江红》云：

我对君侯，长怪见，两眉阴德。更长梦，玉皇金阙，姓名仙籍。旧岁炊烟浑欲断，被公扶起千人活。算胸中，除却五车书，都无物。　　溪左右，山南北，花远近，云朝夕。看风流，杖履苍髯如戟，种柳已成陶令宅[9]，散花更满维摩室[10]。劝人间且住五千年，如金石。

注释

[1] 辛稼轩：辛弃疾，原字坦夫，后改字幼安，号稼轩，山东东路济南府历城县人。南宋豪放派词人、将领，有"词中之龙"之称。与苏轼合称"苏辛"，与李清照并称"济南二安"。作品有词集《稼轩长短句》等传世。

[2] 磔：张开。

[3] 鲍谢：南朝诗人鲍照和谢朓的并称，一说鲍照和谢灵运的并称。

[4] 右军：晋王羲之曾任右军将军，后称羲之为"右军"。

[5] 奎阁：收藏珍贵典籍文物的楼阁。

[6] 貂蝉：指侍中、常侍之官。亦泛指显贵的大臣。

[7] 丹桂：比喻子息。

[8] 灵椿：比喻年高德劭的人。

[9] 陶令：指晋陶潜。陶潜曾任彭泽令，故称。

[10] 维摩：维摩诘的省称，佛经中人名。《维摩诘经》中说他和释迦牟尼同时，是毗耶离城中的一位大乘居士。尝以称病为由，向释迦遣来问讯的舍利弗和文殊师利等宣扬教义。为佛典中现身说法、辩才无碍的代表人物。后常用以泛指修大乘佛法的居士。

译文

辛弃疾为赵茂中写词祝寿,其实也是为了劝谏茂中广开粮仓,赈济百姓,整治内阁。《沁园春》云:

"甲子相高,亥首曾疑,绛县老人。看长身玉立,鹤般风度,方颐须磔,虎样精神。文烂卿云,诗凌鲍谢,笔势驳驳更右军。浑余事,羡仙都梦觉,金阙名存。 门前父老欣欣,换奎阁,新褒诏语温。记他年帷幄,须依日月,只今剑履,快上星辰。人道阴功,天教多寿,看到貂蝉七叶孙。君家里,是几枝丹桂,几树灵椿?"

辛弃疾又就开仓济民之事写词给茂中,《满江红》云:

"我对君侯,长怪见,两眉阴德。更长梦,玉皇金阙,姓名仙籍。旧岁炊烟浑欲断,被公扶起千人活。算胸中,除却五车书,都无物。

溪左右,山南北,花远近,云朝夕。看风流,杖履苍髯如戟,种柳已成陶令宅,散花更满维摩室。劝人间且住五千年,如金石。"

赵龙图自咏《念奴娇》云[1]:

吾今老矣,好归来,了取青山活计。甲子一周余半纪,谙尽人间物理。婚嫁随缘,田园粗给,知足生惭愧。心田安逸,自然绰有余地。 还是初度来临,葛巾野服,不减貂蝉贵。门外风波烟浪恶,我已收心无累。弟劝兄酬,儿歌女舞,乐得醺醺醉。满堂一笑,大家百二十岁。

注释

[1]《念奴娇》:宋·赵龙图所作,收于《全宋词》。

译文

赵龙图自作《念奴娇》道:

"吾今老矣,好归来,了取青山活计。甲子一周余半纪,谙尽人间物理。婚嫁随缘,田元粗给,知足生惭愧。心田安逸,自然绰有余地。　还是初度来临,葛巾野服,不减貂蝉贵。门外风波烟浪恶,我已收心无累。弟劝兄酬,儿歌女舞,乐得醺醺醉。满堂一笑,大家百二十岁。"

辛稼轩寿人七十《感皇恩》云:

七十古来稀,人人都道:不是阴功怎生到。松姿虽瘦,偏耐雪寒霜冷。看君霜鬓底,青青好。　楼雪初晴,庭闱嬉笑,一醉何妨玉壶倒。从今康健,不用灵丹仙草。更看一百岁,人难老。

又为婶母王氏庆七十《感皇恩》云:

七十古来稀,未为稀有,须是荣华更长久。满床靴笏[1],罗列儿孙新妇。精神浑似个,西王母。　遥想画堂,两行红袖。妙舞清歌拥前后。大男小女,逐个出来为寿,一个百岁,一杯酒。

《最高楼》诗洪内翰七十云:

金闺老,眉寿正如川。七十且华筵。乐天诗句香山里,杜陵酒债曲江边[2]。问何如,歌窈窕,舞婵娟。　更十岁,太公方出将;又十岁,武公方入相。留盛事,看明年。直须腰下添金印,莫教头上欠貂蝉。向人间,长富贵,地行仙。

《鹊桥仙》为人庆八十,席间戏作云:

朱颜晕酒,方瞳点漆,闲傍松边荷杖。不须更展画图看,自是个寿星模样。　今朝盛事,一杯深劝,更把新词齐唱。人间八十最风流,长贴在儿儿额上。

又为岳母庆八十云:

八旬庆会，人间盛事，齐劝一杯春酿。胭脂小字点眉间[3]，犹记得旧时宫样。　　彩衣更着，功名富贵，直过太公以上。大家着意记新词，遇着个十年便唱。

《品令》族姑庆八十，来索俳语[4]：

更休说，便是个，住世观音菩萨。甚今年，容貌八十岁，见底道，才十八。　　莫献寿星香烛，莫祝灵龟椿鹤[5]，只消得，把笔轻轻去，十字上，添一撇。

注释

[1]靴笏：靴与笏。古代官员在朝觐或其他正式场合用。
[2]乐天：白居易，字乐天。杜陵：杜甫，自号少陵野老。
[3]字：四库本作"事"。
[4]俳语：讲究对偶的骈体文字。
[5]灵龟椿鹤：神龟仙鹤。

译文

辛弃疾为七十老者贺寿作词《感皇恩》云：

"七十古来稀，人人都道：不是阴功怎生到。松姿虽瘦，偏耐雪寒霜冷。看君霜鬓底，青青好。　　楼雪初晴，庭闱嬉笑，一醉何妨玉壶倒。从今康健，不用灵丹仙草。更看一百岁，人难老。"

辛弃疾又为婶婶七十大寿作词《感皇恩》云：

"七十古来稀，未为稀有，须是荣华更长久。满床靴笏，罗列儿孙新妇。精神浑似个，西王母。　　遥想画堂，两行红袖。妙舞清歌拥前后。大男小女，逐个出来为寿，一个百岁，一杯酒。"

又作《最高楼》诗庆洪内翰七十大寿云：

"金闺老，眉寿正如川。七十且华筵。乐天诗句香山里，杜陵酒债曲江边。问何如，歌窈窕，舞婵娟。　　更十岁，太公方出将；又十岁，武公方入相。留盛事，看明年。直须腰下添金印，莫教头上欠貂蝉。

向人间,长富贵,地行仙。"

又作《鹊桥仙》为人庆八十大寿云:

"朱颜晕酒,方瞳点漆,闲傍松边荷杖。不须更展画图看,自是个寿星模样。　　今朝盛事,一杯深劝,更把新词齐唱。人间八十最风流,长贴在儿儿额上。"

又为岳母八十大寿作词云:

"八旬庆会,人间盛事,齐劝一杯春酿。胭脂小字点眉间,犹记得旧时宫样。　　彩衣更着,功名富贵,直过太公以上。大家着意记新词,遇着个十年便唱。"

又作《品令》,为八十岁族姑祝寿:

"更休说,便是个,住世观音菩萨。甚今年,容貌八十岁,见底道,才十八。　　莫献寿星香烛,莫祝灵龟椿鹤,只消得,把笔轻轻去,十字上,添一撇。"

张于湖孝祥[1],帅潭洲日,寿黄倅永存母淑人,《木兰花》云:

慈闱生日[2],见说今年年九十。戏彩盈门,大底孩儿七个孙。　　人间盛事,只这一般难得似,愿我双亲,都似君家太淑人[3]。

注释

[1]张孝祥:字安国,别号于湖居士,汉族,历阳乌江人。南宋著名词人,书法家。唐代诗人张籍的七世孙。张孝祥善诗文,尤工词,风格宏伟豪放,为"豪放派"代表作家。有《于湖居士文集》《于湖词》等传世。

[2]慈闱:母亲的代称。

[3]淑人:古命妇封号。

译文

于湖居士张孝祥为母亲黄永存淑人祝寿,作《木兰花》云:

"慈闱生日，见说今年年九十。戏彩盈门，大底孩儿七个孙。人间盛事，只这一般难得似，愿我双亲，都似君家太淑人。"

曾祖参政文靖公寿伯母太夫人上官氏《木兰花》词云[1]：

吾家二老，前有高平生癸卯。若到今辰，讵止荣华九十龄[2]。共惟伯母，九十新年还又五。五五相承，好看重逢乙巳春。

上官氏，朋溪宁国府判梦得，朴庵编修，户部提刑应博之母[3]；高平郡夫人江氏，文靖公之祖母，皆年过九十，吾家二寿母也。

又有《鹧鸪天》二阕云：

九十吾家两寿星。今夫人赛昔夫人。百年转眼新开秩。十月循环小有春十月二十一生。生日到，转精神，目光如镜步如云。年年长侍华堂宴，子子孙孙孙又孙。

寿母开年九十三，佳辰就养大江南。缇屏晃耀新宁国[4]，绣斧斓斑老朴庵。倾玉斝，擘黄柑[5]。两孙垂绶碧于蓝，便当刊颂崆峒顶[6]，留与千年作美谈。

文靖公在朝日，寿母昌国叶夫人词云：

帝里风光别是天，花如锦绣柳如烟。还逢令节春三二，又庆慈闱岁八千。斟寿斝，列长筵，子孙何以咏高年。各裒千首西湖什，一度生朝献一篇。

《任静江经略安抚日元夕奉亲出郊》词云：

彩结轻车五马随，倾城争出看花枝。笙歌十里岩前去，灯火千门月下归。莲炬引，老莱衣，蛾眉无数卷帘窥。

谁知万里逢灯夕,却胜寻常三五时。

《寿母词》云:

满二望三时中春三十日生。春景方明媚。又见蟠桃结子来,王母初筵启。　　无数桂林山,不尽漓江水,总入今朝祝寿杯,永保千千岁。

朴庵编修户部,知平江府日,寿母上官太夫人《感皇恩》云:

觅得个州儿,稍供彩戏。多谢天公为排备。一轮明月,酝作清廉滋味[7],倾入寿杯里,何妨醉。　　我有禄书呈母,年万计,八十三那里暨,便和儿算,恰一百四十地,这九千余岁长随侍。

《鹧鸪天》云:

天遣丰年祝母龄,人人安业即安亲。探支十日新阳福,来献千秋古佛身。儿捧盏,妇倾瓶,更欣筵上有嘉宾。紫驼出釜双台馈[8],玉节升堂两使星。

家居日,《鹧鸪天》寿词云:

诸佛林中女寿星,千祥百福产心田。喜归王母初生地,满劝麻姑不老泉[9]。　　吾梦佛,半千员,一年一佛护庭萱[10]。数过九十从头数,四百余零一十年。

序云:十月二十一日,吾母太淑人生日也。今年九十,仰荷乾坤垂佑,赐以福寿康宁。愿益加景覆,令其耳目聪明,手足便顺,五脏六腑和气流通。常获平安之庆,子孙贤顺。寸禄足以供甘旨也。

注释

[1] 曾祖参政文靖公：即邹应龙，又作应隆，字景初，泰宁城关水南街人。南宋官员。端明殿大学士，签书枢密院事、参知政事。其词收于《全宋词》中。

[2] 讵：副词，表示否定。相当于"无""非""不"。

[3] 博：四库本作"传"。邹应博，南宋官员。开禧元年登第，历知婺州，提点江南西路刑狱。邹应龙从弟。

[4] 缇：浅绛色。

[5] 玉斝（jiǎ 甲）：玉制的酒器。擘：分开，剖裂。

[6] 崆峒：山高峻貌。

[7] 酝：酿造。

[8] 紫驼：指用驼峰做成的珍贵菜肴。馈（kuì 馈）：通"馈"。进食于人。

[9] 麻姑：神话中仙女名。传说东汉桓帝时曾应仙人王远召，降于蔡经家，为一美丽女子，年可十八九岁，手纤长似鸟爪。

[10] 萱：古称母亲居室为"萱堂"。后因以"萱"为母亲或母亲居处的代称。

译文

曾祖参政文靖公为伯母太夫人上官氏贺寿，作《木兰花》词云：

"吾家二老，前有高平生癸卯。若到今辰，讵止荣华九十龄。共惟伯母，九十新年还又五。五五相承，好看重逢乙巳春。"

上官氏，是朋溪宁国府判（梦得），朴庵编修，户部提刑（应博）之母；高平郡夫人江氏，是文靖公之祖母，她们都年过九十，是家中二位老寿星。

又有《鹧鸪天》二阕云：

"九十吾家两寿星。今夫人赛昔夫人。百年转眼新开秩。十月循环小有春（十月二十一生）。　　生日到，转精神，目光如镜步如云。年年长侍华堂宴。子子孙孙孙又孙。"

"寿母开年九十三，佳辰就养大江南。缇屏晃耀新宁国，绣斧斓斑老朴庵。　　倾玉斝，擘黄柑。两孙垂绶碧于蓝，便当刊颂崆峒顶，留与千年作美谈。"

文靖公在朝时，为母亲昌国叶夫人作词云：

"帝里风光别是天，花如锦绣柳如烟。还逢令节春三二，又庆慈闱岁八千。斟寿斝，列长筵，子孙何以咏高年。各裒千首西湖什，一度生朝献一篇。"

邹应龙作《任静江经略安抚日元夕奉亲出郊》词云：

"彩结轻车五马随，倾城争出看花枝。笙歌十里岩前去，灯火千门月下归。 莲炬引，老莱衣，蛾眉无数卷帘窥。谁知万里逢灯夕，却胜寻常三五时。"

《寿母词》云：

"满二望三时（中春三十日生），春景方明媚。又见蟠桃结子来，王母初筵启。 无数桂林山，不尽漓江水，总入今朝祝寿杯，永保千千岁。"

朴庵编修户部，知平江府日，为母亲上官太夫人作《感皇恩》云：

"觅得个州儿，稍供彩戏。多谢天公为排备，一轮明月，酝作清廉滋味，倾入寿杯里，何妨醉。我有禄书呈母，年万计，八十三，那里暨，便和儿算，恰一百四十地，这九千余岁长随侍。"

作《鹧鸪天》云：

"天遣丰年祝母龄，人人安业即安亲。探支十日新阳福，来献千秋古佛身。 儿捧盏，如倾瓶，更欣筵上有嘉宾。紫驼出釜双台馈，玉节升堂两使星。"

在家里，作《鹧鸪天》寿词云：

"诸佛林中女寿星，千祥百福产心田。喜归王母初生地，满劝麻姑不老泉。 吾梦佛，半千员，一年一佛护庭萱。数过九十从头数，四百余零一十年。"

其序云：十月二十一日，是母亲大人九十大寿。感谢上天赐予福寿安康。愿老母亲福泽深厚，耳聪目明，手脚灵活，五脏六腑和气流通。愿老人吉祥平安，子孙孝顺。

黄玉窗祖母张氏，寿八十有三。乃翁怡轩居士赋词有"八十加三迎九十，还似婴童"之句。其居与朴庵对门。朴庵闻之，喜曰：吾仁邻亦有寿母如此耶。怡轩庆母年开九秩诗云[1]："又见梅妆碧玉枝，弟兄相聚著莱衣[2]。西方佛庆明朝诞，南极星腾寿日辉。百岁阿弥开九秩，两房孙子戏重闱。年年得侍高堂醉，坐对天花散漫飞。"

注释

[1]秩：十年为一秩。

[2]著莱衣：相传春秋时期楚国老莱子侍奉双亲至孝，行年七十，犹著五彩衣，为婴儿戏。后因以"莱衣"指小儿穿的五彩衣或小儿的衣服，著莱衣表示对双亲的孝养。

译文

黄玉窗祖母张氏，八十有三。怡轩居士赋词有"八十加三迎九十，还似婴童"之句。他家与朴庵住对门。朴庵听说后，高兴地说原来邻居也有如此高寿的老母。怡轩庆祝母亲九十大寿，诗云："又见梅妆碧玉枝，弟兄相聚着莱衣。西方佛庆明朝诞，南极星腾寿日辉。百岁阿弥开九秩，两房孙子戏重闱。年年得侍高堂醉，坐对天花散漫飞。"

刘随如镇寿赵路分八十，《感皇恩》云[1]：

八十最风流，那谁不喜。况是精神可人意。太公当日，未必荣华如此。儿孙列两行，莱衣戏。　　好景良辰，满堂和气，唱个新词，管教美愿同彭祖[1]，尚有八百来岁，十分才一分，那里暨。此词亦用那里暨三字，盖本于康伯可之词。

注释

[1]《感皇恩》：宋人刘镇所作，收于《全宋词》中。

[2]彭祖：传说中的人物。因封于彭，故称。传说他善养生，有导引之术，活到八百高龄。

译文

刘镇为庆赵路分八十大寿作《感皇恩》云：

"八十最风流，那谁不喜。况是精神可人意。太公当日，未必荣华如此。儿孙列两行，莱衣戏。　　好景良辰，满堂和气，唱个新词。管教美愿同彭祖，尚有八百来岁。十分才一分，那里暨。"（本首词亦用"那里暨"三字，大概根据康伯可之词）

程沧洲寿后溪刘侍郎云[1]：

朱颜白发炯双瞳，一念平生造物通。内阁图书真学士，西园几杖老仙翁。木公金母人间现，桂子桐孙寿籍同[2]。遥想彩衣围四世，后溪无日不春风。

注释

[1] 程沧洲：即程公许，字季与，一字希颖，号沧州。嘉定进士。历官著作郎、起居郎，数论劾史嵩之。后迁中书舍人，进礼部侍郎，又论劾郑清之。屡遭排挤，官终权刑部尚书。有文才，今存《沧州尘缶编》。

[2] 木公金母：即仙人东王和西王母。后用于祝寿，比喻庆寿之主人夫妇。桂子：桂花。桐孙：桐树新生的小枝。

译文

程沧洲为后溪刘侍郎贺寿云：

"朱颜白发炯双瞳，一念平生造物通。内阁图书真学士，西园几杖老仙翁。木公金母人间现，桂子桐孙寿籍同。遥想彩衣围四世，后溪无日不春风。"

姚状元赋《吕氏宜老堂》云[1]：此堂清不着珠玑[2]，只要双亲佚老宜。春酒尽堪眉寿介[3]，斑衣长似乳时嬉。妇垂鹤发陪姑帨，翁捻银髯课子诗。饱饮菊花潭上水，鸡窠犹自拜孙枝。二诗贵华富艳，人间至乐孰加焉。李守为承旨奉使，过海至琼道，逢一翁自称杨避举，年八十一。其叔父皆年一百二十余。又见其祖宋卿，年九十五。次见鸡窠中有小儿出头下视，宋卿曰：此九代祖也。不语不食，不知其几岁矣。

注释

[1] 姚状元：即姚勉，字述之、成一，号蜚卿、飞卿，古天德乡灵源村人，南宋诗人。淳祐十二年中举，宝祐元年进士及第，廷对第一，点为状元。作品有《雪坡文集五十卷》传世。

[2] 珠玑：珠宝，珠玉。

[3] 眉寿：长寿。

译文

姚状元作《吕氏宜老堂》，赋云：

"此堂清不着珠玑，只要双亲侒老宜。春酒尽堪眉寿介，斑衣长似乳时嬉。妇垂鹤发陪姑恾，翁捻银髯课子诗。饱饮菊花潭上水，鸡窠犹自拜孙枝。"二诗贵华富艳，人间至乐孰加焉。（李守为承旨奉使，过海至琼道，遇到一位老人，自称杨避举，八十一岁。其叔父都一百二十多岁。又见其祖父宋卿，九十五岁。又见鸡窝中有小孩儿探出头来，宋卿说：这是九代祖。不说话不吃饭，不知到他的年纪。）

唐《九老图》白乐天诗序云：胡杲年八十九，吉皎年八十八，刘真年八十七，郑据年八十五，卢真年八十三，张浑年七十七，居易年七十七，于东部履道坊合尚齿之会，七老相顾，既醉且欢。静而思之，此会希有。因各赋七言韵诗一章以记之。乐天诗云：七人五百八十四，拖紫纡朱垂白须[1]。囊里无金莫嗟叹，樽中有酒且欢娱。吟成六韵神还旺，饮到三杯气尚粗。嵬峨狂歌教婢拍，婆娑醉舞遣孙扶。天年高迈二疏传，人数多于四皓图。除却三山五天竺，人间此会且应无。

或传诸好事者，有二者年貌绝伦，同归故乡，亦来斯会。洛中遗老李元爽年一百三十六，禅僧如满归洛，年九十五，皆年之尤高者也。续命书姓名年齿，写其形貌附于图右。乐天赠之诗云：雪作须眉云作衣，辽东华表暮双归。当时一鹤尤希有，何况今逢两令威。

注释

[1]拖紫纡朱：形容地位显贵。朱、紫指高官所佩印绶之颜色。

译文

唐《九老图》白居易诗序云，胡杲年八十九，吉皎年八十八，刘真年八十七，郑据年八十五，卢真年八十三，张浑年七十七，居易年七十七，在东部履道坊举行老人聚会。七位老人喝醉了酒，很是欢畅。静下来一想，这样的聚会很是难得。所以每个人都赋七言韵诗一章来纪念这次聚会。白居易诗云："七人五百八十四，拖紫纡朱垂白须。囊里无金莫嗟叹，樽中有酒且欢娱。吟成六韵神还旺，饮到三杯气尚粗。嵬峨狂歌教婢拍，婆娑醉舞遣孙扶。天年高迈二疏传，人数多于四皓图。除却三山五天竺，人间此会且应无。"

也有人说有其他人来参加这次聚会。有两位气质非凡的老者，就在其中。他们是洛中遗老李元爽年一百三十六，禅僧如满归洛，年九十五。于是就叫人记下他们的姓名年龄，并画出他们的相貌。白居易还写诗赠予他们："雪作须眉云作衣，辽东华表暮双归。当时一鹤尤希有，何况今逢两令威。"

宋，洛阳耆英会。文潞公年七十七[1]，留守西都。富韩公年七十九，致政在里第，二公弼亮[2]，三朝为国元老，与席司封汝言等，于韩公之第，买酒相乐。宾主十有二人，图于妙觉僧舍。司马温公，年未七十，亦与焉。潞公命温公序其事。诸公皆有诗。温公诗云：

洛下衣冠爱惜春，相从小饮任天真。随家所有自可乐，为具更微谁笑贫。不待珍羞方下箸，只将佳景便娱宾。庾公此兴知非浅，藜藿终难作主人[3]。

潞公请老致仕后，再起平章军国重事，制书云："吕望惟贤，起佐文王之治；周公已老，留为孺子之师"。继而请老，复以太师致仕。年九十二，寿独高于诸公云。

注释

[1] 文潞公：文彦博，字宽夫，号伊叟。汾州介休人。北宋时期著名政治家、书法家。为相期间，大胆提出裁军八万之主张，为精兵简政，减轻人民负担，被世人称为贤相。有《文潞公集》四十卷，《全宋词》录其词一首。

[2] 弼亮：指相位。

[3] 藜藿：藜和藿，泛指粗劣的饭菜，此处用指贫贱的人。

译文

宋朝洛阳的一次老人聚会，其中有：文潞公年七十七，留守西都。富韩公年七十九，致政在里，两位大人辅佐帝王，三朝为国元老，与席司封汝言等，于韩公之第，买酒来为大家助兴。宾主一共十二人。司马光虽然不到七十岁，但是也来参加了。文潞让司马光记录下这次聚会。司马光作诗云：

"洛下衣冠爱惜春，相从小饮任天真。随家所有自可乐，为具更微谁笑贫。不待珍羞方下箸，只将佳景便娱宾。庾公此兴知非浅，藜藿终难作主人。"

文潞告老后再次任职，评处国家大事，制书说，子牙贤德，辅佐周文王治理天下；周公年高，却还辅政周成王。终以太师之职再次告老。时年九十二，比其它几位老先生都年高。

点评

该卷主要是介绍作者目见或听闻的孝顺子孙孝敬长辈的事迹。

中华民族是很重视孝道的，认为百善孝为先，孝是一种优良品德。孔子在《学而篇》指出"孝悌而好犯上者，鲜矣"，认为孝是一切道德的基础。《诗经》中有："父兮生我，母兮鞠我，拊我畜我，长我育我，顾我复我，出入腹我。欲报之德，昊天罔极，"赞誉父母的养育之恩，倡导子女要积极回报父母的恩情。

中国早已进入老龄化社会，老人的养老问题是家庭和社会面临的大问题。家庭里，子孙如何孝敬长辈，孔子认为孝敬父母要根据父母的需要来，在《为政》篇里根据不同人的情况给予不同的回答的，告诉孟懿子要做到"生，事之以礼；死，丧之以礼，祭之以礼"，孟武伯不要让"父母唯其疾之忧"等。

在社会中，如何养护老人、爱护老人，孔子在《礼运》"大同"篇里说："大道之行也，天下为公。选贤与能，讲信修睦。故人不独亲其亲，不独子其子。使老有所终，壮有所用，幼有所长。矜寡孤独废疾者，皆有所养。……是谓大同"，认为社会上尊老爱幼，各个年龄段的人群都能做他们该做的事，孤寡老人都能被赡养，是解决养老问题，构建和谐社会的方法。

寿养养老新书卷之四毕

国家古籍整理出版资助项目
"十三五"国家重点图书规划项目

常用养生古法选编

养生四要译评

（明）万全 原纂
蒋力生 叶明花 章德林 撰著

江西科学技术出版社

图书在版编目（CIP）数据

养生四要译评/（明）万全原纂；蒋力生，叶明花，章德林撰著.--南昌：江西科学技术出版社，2019.12

（常用养生古法选编）

ISBN 978-7-5390-6212-9

Ⅰ.①养… Ⅱ.①万… ②蒋… ③叶… ④章… Ⅲ.①养生（中医）—中国—明代 Ⅳ.① R212

中国版本图书馆CIP数据核字（2017）第324764号

选题序号：KX2017005
图书代码：D171116-101
责任编辑：张旭 王凯勋
责任印制：夏至寰
封面设计：傅司晨

养 生 四 要 译 评
YANSHENG SIYAO YIPING

（明）万全 原纂

蒋力生 叶明花 章德林 撰著

出版发行	江西科学技术出版社有限责任公司
社址	南昌市蓼洲街2号附1号
	邮编：330009 电话：（0791）86623491 86639342（传真）
印刷	雅昌文化（集团）有限公司
经销	各地新华书店
开本	787mm×1092mm 1/16
字数	208千字
印张	17
版次	2019年12月第1版 2019年12月第1次印刷
书号	ISBN 978-7-5390-6212-9
定价	100.00元

赣版权登字：-03-2017-475

版权所有，侵权必究

（赣科版图书凡属印装错误，可向承印厂调换）

前 言

健康是人类永恒的追求，是个人全面发展的核心指标。实现全民健康，是民族昌盛和国家富强的重要标志。

新中国成立后，党和政府在领导社会经济发展的进程中，始终把人民的安康放在首要的位置，在大力发展人民卫生事业，改善医疗卫生条件，提高医疗水平的同时，还特别重视开展爱国卫生和全民健身运动，人民的健康素养和健康水平均获得大幅提高。进入新世纪以来，中国政府大幅度增加对人民健康的投入，促使我国主要健康指标获得明显改善，人民的健康感、幸福感不断提高。特别是党的十八届五中全会确立了建设"健康中国"的战略目标，紧接着又召开了全国卫生与健康大会，并制定了《"健康中国2030"规划纲要》，标志着我国卫生与健康工作进入了一个全新的阶段。最近，国务院又发布了《关于实施健康中国行动的意见》，为落实健康中国战略提出了具体的行动部署。《健康中国行动》由健康中国行动推进委员会颁布。实施健康中国行动，强调坚持预防为主，倡导健康文明生活方式，预防控制重大疾病，加快推动从以疾病为中心转变为以人民健康为中心，动员全社会落实预防为主方针，明确健康是个人、家庭、社会、政府、国家的责任，根本的目的就是提高全民健康水平。

《健康中国行动》主要内容是启动实施十五项重大行动，第一项就是健康知识普及行动。在这项行动中，基于中西医并重的前提，有关中医药的行动目标，从个人和家庭的层面来说，就是要学习了解、掌握中医养生保健知识，应用适宜的中医养生保健技术方法，开展自助式中医健康干预；从社会和政府的层面来说，就是要"深入实施中医治未病健康工程，推广普及中医养生保健知识和易于掌握的中医养生保健技术和方法"，同时还要继续"开展'中医中药中国行'活动，推动中医药健康文化普及，传播中医养生保健知识"。因此，无论从满足群众需求还是从承担社会责任来说，宣传普及中医养生保健治未病知识，推广应用适宜的中医养生保健方法技术，是每一个中医药工作者责无旁贷的任务和担当。

为了助推"健康中国"建设，恪尽传播中医养生保健知识和方法的责任，我们启动了《常用养生古法选编》（下文简称《选编》）的编纂整理项目。该项目2016年列入国家普及类古籍整理图书专项，2017年分别增列为"2011-2020年国家古籍整理出版规划项目"和"十三五国家重点图书、音像、电子出版物出版规划项目"，获得国家专项资金资助。

《选编》收入古代养生名著5种，包括《养性延命录》《寿亲养老新书》《养生四要》《老老恒言》和《颐身集》。其中《颐身集》是部丛书，又包括《摄生消息论》《修龄要指》《勿药元诠》《寿人经》《延年九转法》等5部著作。因此，《选编》实际收书9种。作为普及类的古籍整理项目，《选编》的编纂是集版本、校勘、标点、注释、语译、点评工作为一体的综合性工作，实施起来难度并不小。

首先，如何来确定"常用"，颇费思量。中华养生古籍成百上千，哪些是常用的？哪些是不常用的？并无严格的区分。但有一点可以明确下来，即常用的必须是实用的，而实用的又必然是有效的。可是，怎样来判断古代养生方法的有效无效，恰恰又是一个难题。作为个体的生命，短短的百年之间，难以尽行体验各种养生方法的效果，但作为中华民族的集体记忆，还是有案可稽的，这就是有效的必定是简便易行的。只有简便易行才会广

泛流传，历久不衰。反之，如果方法复杂，内容烦琐，或是技术艰深，备办不易，不是一般人所能做到，传承就可能受限。因此，逻辑经验告诉我们，方法简便，易于掌握，影响广泛，流传久远就是我们作为常用养生古法著作的选择原则。

其次，古代常用的养生方法并不意味着今天也能常用。如何把古代的知识和方法变成今天的知识方法，不仅是古籍普及的价值所在，也是我们这次古籍整理工作的重点用力之处。《选编》收入的书，远的已经有1500多年，近的也差不多300年了。如何把这些古代著作，这些用文言文记载的古代养生知识和方法，让现代人看得懂，学得会，用得上，真正能起到养生的效果，这就需要我们的整理工作做得扎实、做得平常、贴近老百姓养生的实际，尤其在注释、翻译、点评的时候，把"古为今用，通俗易懂"作为《选编》工作的价值追求和出发点。只有这样，才能谈得上弘扬传承优秀养生文化，才能实现养生文化的创造性转化和创新性发展。

再次，养生之事，对于大多数人来说，是"意速而事迟，望近而应远"，是"可以理知，难以目识"的行为，这在嵇康的《养生论》中早有批评。对于养生效果的评价，不仅是个历史问题，也是一个现实问题。我们这里所说的"常用""实用""有效"，都是基于文献来说的，到底能不能常用，有没有实用，有效还是无效，既需要养生实践的体悟与验证，更需要有现代评价指标的测量。还是陆游说得好，"纸上得来终觉浅，绝知此事要躬行"。古人的养生经验，只能提供一个参照；古人的养生智慧，只能唤起一种启迪。真正把书本上的东西，变成自己的东西，还得靠持之不懈的实践。

《选编》的编纂整理严格按照《中医古籍整理校注通则》和《中医药古籍整理工作细则》（修订稿）的要求进行，历时三年，终克告成。唯需说明的是，三年来尽管我们战战兢兢如履薄冰，以对生命无比敬畏的态度

来进行《选编》的整理工作，但由于水平所限，书中错误缺点在所难免，恳请学界和读者提出批评指正。不过，是书付印在即，我们还是无比欣慰的，虽然不敢说我们为实施健康中国行动做出了什么贡献，随着本书的出版，古人的养生智慧和方法能为当下的全民养生提供有益的借鉴，又何尝不是一件快乐愉悦的事呢！

《常用养生古法选编》项目组　蒋力生　叶明花　章德林

2019年12月

凡 例

1.原书底本为繁体竖排，今改为简体横排，繁体字改为简化字，正文中夹有小字注时仍为小字排版；原书行文格式中"右件""右以""右为""右如"等"右"字，径改为"上"。

2.采用现代标点方法，对全书进行标点。方药中的药名中间空一格，不加标点；药名后夹注说明拣择制作及分量等小字时，首字顶格药名，句末不加标点。

3.校勘以对校、本校为主，辅以他校，慎重使用理校。凡底本有误者，从校本改后出注；文字互异者，不改底本，出注说明。具体校勘时，根据下列文字现象，区别处理：

凡底本因写刻时笔画小误所致的错别字，径改不出注；非写刻时笔画小误所致的错别字，径改并出注说明。

现已废除的异体字，径改不出注；现仍保留的异体字，保留原字，出注说明。

俗体字，径改为规范正体字，不出注。

通假字、古今字，保留原字，出注说明。多次出现者，只在首见时说明，余不加注。

凡脱、衍、残、疑或避讳字，或径补，或径删，或径改，或保留原字，均出注说明。

4.注释的总体要求是简明扼要，通俗易懂，不作训诂考据，不出疏证。

凡疑难生僻字，加以注音和解释，注音用汉语拼音加同音字的方法，并在所注字后加括号显示。

凡名物典故、征引文献，仅简要释义，或简介人物年代、里籍、仕履，或指明出处，不作深入阐述。

5. 语译以直译为主，间以意译，诗词典故一般不译。临床方剂的语译，一般以"主治""组成""制法""服法"的形式，按照原方内容组织译文。

6. 点评 要求抓住要点、突出特色，语言精练，点到为止。

7. 原书所载药物剂量均为古代剂量，语译时按《中国文史简表汇编》所载《中国历代量制演变简表》和《中国历代衡制演变简表》，进行了换算，仅作参考。

8. 原书所载"穿山甲""虎骨"等药物，为保持原貌，不作删节，但今已列为国家保护动物，不入药用，请读者注意。

9. 本书所载临床方药，应在医生指导下运用。

《养生四要》导读

《养生四要》5卷，明·万全纂。该书广泛汇辑儒、道、易、医等各家养生理论和经验，提出"寡欲""慎动""法时""却疾"的养生纲要，提纲挈领，执简驭繁，论述十分精要，是一部实用性很强的养生名著，对后世养生实践产生深远影响。

一、成书背景

万全，谱名事全，字全仁，号密斋，晚年自称"通仙""江湖逸叟"，湖北罗田大河岸镇人。明代著名医学家。生于明弘治十二年己未（1499年），卒于万历十年壬午（1582年），享年八十四岁。

万全祖籍豫章（今江西南昌进贤县），"家世业医，方脉悉有异传"，尤以幼科鸣世。其祖父谱名万梅素，字兰窗，号杏坡，居江西进贤县杨家山万家湾，精岐黄之术，为万氏幼科第一世。父亲万筐，谱名松寿，字恭叔，号菊轩。明成化十六年庚子（1480年）自江西进贤徙居湖北罗田，子承父业，为万氏小儿科第二世。万全出生于罗田，天资聪颖，自幼习儒，八岁能诗文。拜同里大儒张玉泉、胡柳溪为师，颇得其传。后入县学为诸生，举业之余，旁通医学，时或应诊，为学中师友提供医药之便。惜考运不济，屡试失利，三十岁后即绝意科场，一以行医为务。自此五十多年间，万全谨遵父训，"本之《素》《难》，求之《脉经》，考之《本草》，参之长沙、河间、东垣、丹溪诸家之书，抽关启钥，探玄钩隐"，医术日益精进，幼科更擅专门，是为万氏小儿科第三世。行医足迹遍及罗田、蕲春、黄山、黄冈、麻城，甚或武昌、郧阳、江西湖口、鄱阳等地，成为与李时珍齐名的鄂东四大名医。

万全不仅勤于临床、精于辨证，活人无数，名震一时，而且善于总结，乐于笔耕，老而弥奋，著述甚丰。据毛德华《万全生平著述考》统计，万全一生撰有17种著作。其中，《养生四要》《保命歌括》《伤寒摘锦》《广嗣纪要》《女科要言》《片玉心书》《育婴秘诀》《幼科发挥》《片玉痘疹》《痘疹心法》等10种，结集为《万密斋医学全书》，共108卷。清初即已刊行于世。另有《素问浅解》《本草拾珠》《伤寒蠡测》《脉诀约旨》《医门摘锦》《保婴家秘》6种著作，万全自认为系早期著述，不够成熟，"不敢自售以买笑"，故未能梓行。此外，还有一本《幼科指南》，系万全之孙万机对《片玉心书》的修订之作，虽有万机的个人经验掺入，但主体内容还是先祖遗教的《片玉心书》，理应视为万全之著。

万全不仅是位卓越的临床医生，也是一个深谙生命之道的养生大家，所著《养生四要》，向为养生界所推许重视。该书纂于《广嗣纪要》之后，是从养生的角度，阐发《广嗣纪要》的生生之义。书中卷一的《寡欲》记载说："予尝集《广嗣纪要》，一修德，二寡欲。然则寡欲者，其延龄广嗣之大要乎？"这里，万全明确指出了养生与广嗣的内在联系。寡欲不仅是广嗣的关键，也是养生的核心内容。只不过，广嗣的寡欲着眼于培养健康聪明的后代，保养精气是为了精盛而强，以便为繁育后代提供良好的先天条件；养生的寡欲着眼于自身的调摄，控制情欲，保全真气，自然有益于身体健康强壮，属于后天的调理。当然，以后天补先天，自身体魄健壮，精气充盈，对于后代的繁育昌盛是一种基本保证。从这点来说，养生也是广嗣的重要措施。因此，《养生四要》也可以看作是《广嗣纪要》的发挥之作。

二、内容特点

《养生四要》为养生名著，书凡五卷。书前有万全按语一通，直揭纂书意旨。

文曰："养生之法有四：曰寡欲，曰慎动，曰法时，曰却疾。夫寡欲者，谓坚忍其性也；慎动者，谓保定其气也；法时者，谓和于阴阳也；却疾者，谓慎于医药也。坚忍其性，则不坏其根矣；保定其气，则不坏其枝矣；和于阴阳，则不犯其邪矣；慎于医药，则不遇其毒矣。养生之要，何以加于此矣。"万全认为，寡欲以保精，慎动以养气，法时而和阴阳，却疾而慎医药，此四者是养生之关键，可谓执简驭繁，易知易行之养生原则。

卷一为"寡欲"，专论色欲、食欲之节制。万氏开宗明义，指出"食色，性也。故饮食男女，人之大欲存焉"。强调要正确对待人伦大欲，反对绝灭生理。对色欲而言，万氏认为"寡欲乃延龄广嗣之第一紧要者"，告诫人们要懂得损益之道，反对过早过频的房事活动及所谓御女采战之术，主张节欲养生。精力亏缺者，还应辅以药物治疗，故列有补肾利窍丸、萤火丸等补肾方剂。对食欲而言，征引《内经》之论，倡导饮食有节，力戒酒食之伤。文后对于酒伤食积者，载录解酲醒酒、消食导滞之方若干，如葛花解酲汤、十枣汤、加味二陈汤、木香消积丸等，颇切实用。

卷二为"慎动"，专论动静养气之道。征引各家论述，认为"必清必静，无劳汝形，无摇汝精，乃可长生"。强调形体和情志两方面都要清静不扰，尤其对儒家静坐调息、慎独收心之法特别尊崇。对于脏腑情志损伤者，辅以药物调理，故载录四物平肝汤、黄连安神丸、定志丸等，反映了万氏基于临床的养生指导思想。

卷三为"法时"，专论顺应四时阴阳变化及脏腑生理特点的养生大法。四时有寒热温凉的交替，万物有生长收藏的演进，效法四时阴阳变化的规律，就是要遵循《内经》"春夏养阳，秋冬养阴"的原则，与自然万物一道在运动变化的过程中升降出入、往来流转，达到天人合一的境界。根据四时脏腑的生理特点，书中还创设了不少对应的养生方，如春天解宿毒的消毒丸、去春温的易老九味羌活汤，夏天解暑的清暑益气汤、生脉散，秋天治疟的补中益气汤，冬天治嗽的参苏饮等。

卷四为"却疾",专论未病先防、谨慎用药的养生原则。书中引述各家论述,反复申明"不治已病治未病"的道理。载录的近五十首方剂,或治脾或理肾,或补阴或壮阳,皆以提高正气、增强五脏为依归。

卷五为"养生总论"经验,指出:"养生之道,只要不思声色,不思胜负,不思得失,不思荣辱,心无烦恼,形无劳倦,而兼之以导引,助之以服饵,未有不长生者也。"万氏所言,意谓养生之道除了寡欲、慎动、法时、却疾四者外,还须综合调理,不可偏执。

总之,全书论述养生之道,既有理论,又有方法,既有技巧,又有方药,简明实用,便于推广。且全书所论,有3个突出的特点:

1. 揭橥要领,统帅诸法

养生之事,千门万法,端绪纷繁,记载于书籍者,汗牛充栋,数以千计,即便穷年累月地学习,亦难得究竟。历史上能删繁就简,揭示纲要者,似乎只有万全《养生四要》和袁黄《摄生三要》两书。袁黄出生晚于万全,其书是否受万全的影响,不得而知,但以聚精、养气、存神为养生之纲要,确乎得养生之真谛,示人以方便法门,较之那些广论博议者,相距难以道里计。而万全的可贵之处,在于他能在理学盛行、养生修持成为时尚的社会背景下,以简约的篇幅把复杂的养生之法进行高度的概括,而将养生的原则要领揭橥出来,使养生者能够提纲挈领,直探根本,少走弯路,不至茫然失措。尤其在卷首的百言按语,更是准确精辟,可谓是金匮真言。本书无名氏序称:"盖书之要,要养也,要少也。"直接点明本书的主旨,生命之道在于保养,保养的关键在于精简。大道至简。养生的关键也是简单易行。《内经》云"知其要者,一言而终,不知其要,流散无穷",讲的也是这个道理。

2. 守正中医,融合各家

《养生四要》一书,广泛征引儒、道、易、医乃至民间的各种理论、观点,用以论证寡欲、慎动、法时、却疾的重要。如儒家的孔子、孟子、周子、邵子、苏东坡、韩愈、《诗经》《书经》《周礼》，道家的广成子、《悟真篇》《心印经》，医家的孙思邈、王太仆、朱丹溪、张洁古、张子和，《易经》的象、卦辞及民间的谚语、俗语等。但无论所引何家之说，完全以《黄帝内经》等中医经典理论为依归，贯穿之，解释之，让各家的观点统一于中医理论，即在中医理论指导下，开展养生实践，而不是远离或背叛中医理论。这样，也就使养生活动避免陷入不切实际甚或荒诞、虚妄的境界。

如卷五《养生总论》记载："凡头面、胸腹、脊膂诸穴，有宜灸者，不过三壮，不可多灸。有人灸丹田穴，动则五六十壮，谓之随年壮。人问其故，答曰：若要身体安，丹田、三里常不干。噫！此齐东野人语也。人能谨其嗜欲，节其饮食，避风寒，虽不灸丹田、三里，身自无病而常安也。否则，正气一虚，邪气自攻，以灸补虚，是以油发火也。无益而反害之。"

这里，万全对"若要身体安，丹田、三里常不干"的民谚提出了批评，并以中医理论为据，指出了所谓"随年壮"灸法的荒谬及害处。

3. 立足临床，贯通医药

与一般养生家不同，万全不仅有着长期的养生实践，得享高寿，而且有着五六十年的诊疗经历，积累了丰富的临床经验，对于药物方剂的功效有着深刻认识，因而能够在养生活动中自觉地结合药物扶持，把形养与食养、药养有效地结合起来，以便达到更好的养生效果。或者说，万全能够以一个临床医家的眼光，更多地从临床的角度去考虑养生的方法和措施。因而，书中记载了110多首养生方剂，涉及的药物多达240多种，如卷一的八益丸、七损丸、补肾利窍丸、荧火丸等，卷二的四物平肝汤、黄连安神丸、定志丸等，卷三的加减升麻和气饮、消毒丸、易老九味羌活汤、良方神术散、胃风汤、益元散、补中益气汤、参苏饮等，卷四的滋阴大补丸、参苓白术丸、天王补心丹、补阴丸、蠡斯丸、壮阳丹及地黄酒、薯蓣酒、何首乌酒、天门冬酒、春寿酒等，卷五的延年益寿不老丹、鹿角霜丸、何首乌丸、乌须固本丸、却老乌须健阳丹、益母草丸、万灵膏等。这些药方，大部分都是作者亲自应用过，有着良好的抗老扶衰或强身健体效果的方剂，因而实用性很强。这种基于临床角度的药物养生，是本书的一大特色。作者紧密结合临床来指导养生，有实例，有验方，其临床养生指导之经验，值得深入研究。

三、版本源流

根据毛德华《万全生平著述考》的推断，《养生四要》纂于《广嗣纪要》之后，成书于万历三四年间，由邵武知府李之用作序，并刊刻于万历二十至二十八年邵武任上。惜明刻本早佚，现知《养生四要》存世的最早刊本为万全五世孙万达所刻，约刊行于清顺治十一年至十六年间，后汇辑于《万氏全书》。但存世的万达刻本，既无总书名，也无明确的编排序次，所称"万氏全书"之名只在刻书序中出现，不过已知万达刊刻之书共有10种，计108卷。万达刻本之后，传世的"万氏全书"刻本先后有：康熙五十一年汉阳张坦议视履堂刻本，总题《万密斋书》；雍正二年金溪胡略清畏堂刻本，此本曾经敷文堂、同人堂先后两次挖补重印，乾隆六年重印本题名为《万密斋医学全书》；乾隆四十三年后又有忠信堂刻本，此本启用视履堂原板，复为检刷，仍题《万密斋书》。

现据《中国中医古籍总目》及《中国古籍总目》所载，《养生四要》的传世版本列具如下：

1. 单行本

①万达刻本，现存罗田县卫健委（原卫生局）。

②敷文堂本，现存上海图书馆、中国中医科学院图书馆等处。

2. 丛书本

①清康熙五十一年视履堂刻本。现存上海中医药大学图书馆等处。

②忠信堂刻本。现存中国中医科学院图书馆等处。

此次整理译评，以视履堂本为底本，主校本为忠信堂本，参校本为敷文堂本。

目 录

卷之一·····································5
　寡欲第一·······························7
卷之二····································53
　慎动第二·····························54
卷之三····································91
　法时第三·····························92
卷之四···································129
　却疾第四····························130
卷之五···································215
　养生总论····························216

序

书之义,屏嗜好,适寒暄,顺翕张[1],调滋渗[2]。少长贤愚,得要者昌,反之殂也[3]。予以为少年丈夫子,宜置一通座隅[4]。夫识者情之导[5],盛者欲之潢[6],识不确则逸佪,盛不辑则殒随。却顾者却步[7],考祥者考终[8],卮漏而补[9],鲜不决矣。

始予总角[10],修博士业[11],曾见曾大父母、大父,几杖弗戒[12],星星充庐[13]。洎孝廉时[14],王父鹤发[15],先大人承莱彩[16],化日融融[17],春风涣涣,何其恬耶!则岂非葆真孕素[18],不凿不摇之所召乎[19]?居有间[20],再从阿宜称为元朗者一大儿[21],穿贯经坟[22],初试即驰誉国中[23],再试食会馔[24],三试战棘围[25],拟高等,暂辍[26];次亦不失计然才[27]。然皆弱冠骈骈[28],以衷损逝[29]。青阳不遰[30],兰芽早折,悲夫!维其时,使蚤通降性之诀[31],复有长虑,引而掖之[32],以不凿不摇,第无论青紫[33],无论什一[34],声音笑貌,至今存可也。予为此惧,行梓是书,遗之家塾。盖书云"要",要养也,要少也。始之愉愉[35],其终也戚[36]。识其戚而豫焉,虽不老聃氏之如[37],尚可籛铿氏如也[38]。

老聃天定，籛铿人定。

注释

[1]翕张：敛缩舒张。语出《老子》："将欲歙之，必固张之。"此指阴阳气机的开阖消长。

[2]滋渗：滋，滋养，补益；渗，漏泄。此指饮食水谷的摄入排出。

[3]舛（chuǎn，喘）：错乱，不幸。

[4]座隅：座位旁边。此指座右铭。

[5]识：思想意识。

[6]盛：旺盛；强烈。潢：大水涌至貌。

[7]却顾：反复衡量思考。却步：停止行走。

[8]考祥：考察祸福得失的征祥。祥，征祥；征兆。语出《周易·履卦》："视履考祥，其旋元吉。"考终：犹考终命，享尽天年。语出《尚书·洪范》："五曰考终命。"孔安国注："各成其长短之命以自终，不横夭。"

[9]卮：古代酒器名。

[10]总角：古时未成年的人束发为两结，形状如角，故称。借指童年。

[11]修博士业，汉代设置五经博士，选取国内最有学问的人担任，教授、考核学子儒家经典上的知识。修博士业即开始学习科举考试的课业。

[12]几杖：坐几和手杖、皆老者所用，古常用为敬老者之物。戒：戒除。

[13]星星：头发花白貌，代指高龄老人。

[14]孝廉：又称"举孝廉"，汉代选拔人才的科目，后明清两代引申为对举业的称呼。

[15]王父：祖父。

[16]莱彩：即老莱子彩衣娱亲，指子女孝顺父母，尽力让父母开心。

[17]化日：春明景和，万物化生之日。

[18]葆真：保持纯真的本性。葆，古同"保"。语出《庄子·田子方》："缘而葆真，清而容物。"孕素：犹"抱素"，保持淳朴的本质，语出《汉书·礼乐志》："易乱除邪，革正异俗，兆民反本，抱素怀朴。"

[19]不凿：不受六凿干扰。语本《庄子·外物》："心无天游，则六凿相攘。"六凿，指由眼、耳、口、鼻等孔窍引起的欲求，皆是扰乱心神的因素。不摇：指精气不扰动。语本《庄子·在宥》："无劳女形，无摇女精。"

[20] 有间：时间不久。

[21] 再从阿宜：即远房侄子。再从，次于至亲而同祖的亲属关系叫从；又次一层，同曾祖的亲属关系叫再从。阿宜，侄子的别称，语出唐·杜牧《冬至日寄小侄阿宜诗》："小侄名阿宜，未得三尺长。"

[22] 经坟：即经书坟典，儒家典籍的代称。

[23] 国中：都邑、乡里。

[24] 食会馔：会馔是明代地方政府为官学中廪生提供的免费膳食，食会馔指经过童试获得地方官学的廪生资格。

[25] 棘围：指科举时代的考场。唐、五代试士，以棘围试院以防弊端，故称。

[26] 暂：突然

[27] 计然才，指具有生财致富的才干。计然，春秋时人，生卒年不详。因精通计算，称为"计然"。是先秦著名经济学家、思想家、战略家。

[28] 弱冠：古代男子二十岁行冠礼，身体未壮，所以称弱。后来称男子二十岁左右的年龄为弱冠之年。骈骈：并行貌，此指兄弟二人。

[29] 衷：通"中"，中途。

[30] 青阳：指春天。

[31] 蚤：通"早"。降性：通过减少欲望来修治性情。

[32] 掖：扶持、帮助。

[33] 第：姑且。青紫：代指功名，青紫为古代高官服饰的颜色。

[34] 什一：即以十搏一，古代重要经商手段，代指经商发财。

[35] 愉愉：心情舒畅，愉快。

[36] 戚：忧愁，悲伤。

[37] 老聃：即老子，名李耳，字聃，生卒年不详。修道养寿，著有《道德经》，后世尊为道家始祖。

[38] 籛铿，即彭祖，其姓籛名铿，为古代长寿者，相传活了八百岁。

译文

本书的义蕴，就是要人们屏弃过度的嗜欲贪好，适应四时寒热气候的变化，顺从阴阳气机的开阖消长，调节饮食水谷的摄入和排出。无论老少贤愚，能掌握这些养生的要点就能昌顺兴盛，否则就会出现错乱不幸。我认为青少年男子，应该把这些话写下来置于座位旁边。

思想意识是情感的引导，强烈的追求使欲望汹涌而至，如果思想认识不够坚定，那么安逸就会伺机而入，如果强烈的追求不能收敛，那么灾祸就会如影随形。反复考虑后果的人就会停下追求的脚步，能够考察祸福征祥的人才能获得长寿善终，酒杯漏了才去修补，很少有不破裂的。

在我幼年开始修习科举课业时，曾经见到过曾祖父、曾祖母和祖父，老人用的倚几手杖不会戒除，家里多有白发老人。到了我开始考举业的时候，祖父已经满头白发，父亲大人像古代老莱子那样的孝顺，家中气氛祥和欢洽，有如春风荡漾温暖宜人，这是多么舒适安逸的日子啊！这难道不是保养真元抱守素朴、不耗损心神不扰乱精气带来的效果吗？过了一段时间，远房侄子元朗的大儿子，才学贯通经史典籍，初次参加考试便闻名乡里，再次考试成了官学的廪生，第三次参加科举考试，本想获得更高的功名，却突然中止了；二儿子也是一个像古代计然那样的人才。然而兄弟两个都在弱冠之年，双双相继去世。春天才开始没多久，兰草的嫩芽却早早折断了，真是让人伤心悲痛！我想那个时候，如果能让他俩早点认识安心降性的道理，对未来有更深远的谋虑，引导他帮助他，不耗损心神不扰乱精气，姑且放下对功名的追求，对财富的经营，有可能他们的声音笑貌至今还在。对此我十分忧虑担心，因而刊刻印行这本书，并把书放在家族的私塾中。书名叫"要"，"要"就是调养，"要"就是精要。有些事开始的时候让人舒畅愉悦，但最终的结果却往往使人忧伤悲哀。意识到忧伤的结果而预防它，即使不能像老聃氏那样长生久视，也可以成为像彭祖那样的长寿者。老聃是由上天注定的，彭祖是自我修持而成的。

养生四要译评 卷之一

明·万全 纂

蒋力生 叶明花 章德林 撰著

全按，养生之法有四，曰寡欲[1]，曰慎动[2]，曰法时[3]，曰却疾[4]。夫寡欲者，谓坚忍其性也；慎动者，谓保定其气也；法时者，谓和于阴阳也；却疾者，谓慎于医药也。坚忍其性，则不坏其根矣；保定其气，则不疲其枝矣；和于阴阳[5]，则不犯其邪矣；慎于医药，则不遇其毒矣。养生之要，何以加于此哉！

注释

[1] 寡欲：人要控制自己的欲望，不可贪多纵欲。
[2] 慎动：保养、安定人的元气。
[3] 法时：顺应时令气节，让人的阴阳得以调和。
[4] 却疾：在求医用药方面要谨慎。
[5] 阴阳：代表一切事物的最基本对立关系。

译文

万全考察认为，养生的方法有四种：寡欲，慎动，法时，却疾。所谓寡欲，即是说人要控制自己的欲望，不可贪多纵欲；所谓慎动，是指保养、安定人的元气；既谓法时，是指顺应时令气节，让人的阴阳得以调和；所谓却疾，是指在求医用药方面要谨慎。控制欲望，坚定性情，就不会伤坏人身体的根本；保养、安定元气，就不会使人的肢体丧失机能；阴阳调和，就不会触犯邪气；在医药方面谨慎，就不会遭受药物毒性的侵害。养生的要点，不会比这些更精辟的了。

寡欲第一

夫食[1]、色[2]，性也[3]。故饮食、男女，人之大欲存焉。口腹之养，躯命所关；不孝有三，无后为大[4]。此屋庐子之无解于任人之难也[5]。设如方士之说[6]，必绝谷[7]，必休妻[8]，而后可以长生[9]，则枵腹之瘠[10]，救死不赡[11]，使天下之人坠厥宗者[12]，非不近人情者之惑欤。

注释

[1] 食：食欲。

[2] 色：性欲。

[3] 性：本性。

[4] 后：后代子嗣。

[5] 屋庐子之无解于任人之难：屋庐子无法解答任国人的诘问。典出《孟子·告子下》：任人有问屋庐子曰："礼与食孰重？"曰："礼重。""色与礼孰重？"曰："礼重。"曰："以礼食，则饥而死；不以礼食，则得食，必以礼乎？亲迎，则不得得妻；不亲迎，则得妻，必亲迎乎？"屋庐子不能对。

[6] 设如：假如。方士：即方术之士，古代自称能访仙炼丹以求长生不老的人。

[7] 绝谷：不吃食物。

[8] 休妻：不娶妻生子。

[9] 长生：长生不老。

[10] 枵腹之瘠：犹饥饿之病。枵，空也。瘠：瘦弱的人。

[11] 救死不赡：满足活命都难。赡，足，充足；足够。"不赡"等于说"来不及"。

[12] 坠厥宗：坠，即落下，引申为失去。厥，他的。意思是绝他的子嗣。

译文

食欲和性欲都是人的本性。所以饮食、男女的两性生活是人类的基本生理欲望。人吃东西，关系到人的生长发育和生命延续；古人说，不孝的情形有三种，其中没有子嗣后代是最大的不孝。这是屋庐子所无法解答的任人问难。假如像某些方术之士所说的，一定要不吃食物，不娶妻生子，才能得以长生不老的话，人人都空腹饥馑，人人都不娶妻生子，这样活下去都难，使天下人都断子绝孙，这难道不是些不近人情者的蛊惑之词吗？

孔子曰：少之时，血气未定[1]，戒之在色[2]。盖男子八岁，肾气实[3]，发长齿更，二八肾气盛，精气溢焉[4]。精者[5]，血之液[6]；气者，精之导也[7]。少之时，气方盛而易溢。当此血气盛，加以少艾之慕[8]，欲动情胜，交接无度，譬如园中之花，早发必先萎也，况禀受怯弱者乎[9]！古人三十而娶，其虑深矣。

注释

[1] 血气：指的是人身体的发育，是一个特指概念。

[2] 戒：警惕、戒备。

[3] 肾气：肾精化生之气。指肾脏的功能活动。主要表现在生殖、生长和发育机能的活动。

[4] 精气：人体精与气的统称，精气同正气，泛指构成和维持生命的精华物质及其功能。

[5] 精：构成人体和维持生命活动的基本物质。精包括先天之精和后天之精。禀受于父母，充实于水谷之精，而归藏于肾者，谓之先天之精；由饮食物化生的精，称为水谷之精。水谷之精输布到五脏六腑等组织器官，便称为五脏六腑之精。

[6] 血：是循行于脉中而富有营养的红色液态物质，是构成人体和维持人

体生命活动的基本物质之一。

[7] 气者，精之导也：精之生成源于气，精之生理功能赖于气之推动和激发。气，人体内活力很强运行不息的极精微物质，是构成人体和维持人体生命活动的基本物质之一。

[8] 少艾：年轻美貌。也指年轻美貌的女子。

[9] 禀受：犹承受。旧常指受于自然的体性或气质。怯弱：体质虚弱。

译文

孔子说：年少的时候，血气还不成熟，要戒除对女色的迷恋。男子八岁，肾气盛，头发长长，乳齿也更换了。到了十六岁，肾气旺盛，精气满溢而能外泻，两性交合，就能生育子女。精髓可以化生血液，精之生成源于气，并且赖于气的推动和激发来化生。这个时候气血充盛，加上对年轻貌美女子的倾慕，情欲萌动而不能自已，房事没有节制，就好像园中的花一样，太早的开放必定会先枯萎，更何况那些先天禀赋不足的人。古人主张三十岁娶妻生子可谓是考虑深远。

古男子三十而娶，女子二十而嫁。大衍之数五十[1]，天地之中数也，阳数二十五，阴数二十五。男子三十而娶，因其阳常不足，故益之以五；女子二十而嫁，因其阴常有余，故损之以五也。是故长男在上[2]，少女在下[3]，则震兑交而为归妹也[4]；少男在上[5]，长女在下[6]，则艮巽交而为蛊也[7]。归妹之吉，帝乙以之[8]；蛊之凶[9]，晋侯之疾不可为也。

注释

[1] 大衍之数五十：语出《周易·系辞上》。大衍，就是演天地之变。大衍之数，就是推演天地万事万物用的数。

[2] 长男：原指家中的长子，此处指年纪较女方年长的男性。

[3] 少女：原指家中的小女儿，此处指较男方年少的女性。

[4] 震兑交：八卦所代表的意象中，震卦代表长男，兑代卦表少女，所以长男少女相交可视为震兑相交之象。归妹：《周易》卦名；兑下震上。

[5] 少男：原指家中最小的儿子，此处指较女方年轻的男子。

[6] 长女：原指家中最年长的女儿，此处指较男方年纪更大的女性。

[7] 艮巽交：八卦所代表的意象中，巽卦代表长女，艮卦代表少男，所以长女少男相交可视为巽艮相交之象。蛊：《周易》卦名，巽下艮上。

[8] 归妹之吉，帝乙以之：语本《易·归妹》："六五。帝乙归妹，其君之袂。不如其娣之袂良。月几望。吉。"帝乙：商代君主。归妹卦，震兑二卦相交，少女与长男结合，符合阴阳调平之理，为吉，故算归妹（妹可出嫁）。帝以合归妹之卦以成婚而吉。

[9] 蛊之凶，晋侯之疾不可为也：语本《左传·昭公元年》："晋侯求医于秦，秦伯使医和视之。曰：疾不可为也，是谓近女室，疾如蛊……"晋侯：晋平公。蛊卦，艮巽二卦相交，阴阳失调，易使人惑乱，此谓交女太多，阳更不足，为凶。晋侯沉溺于此，所以疾病不可治愈。

译文

古代男子要到30岁娶妻生子，女子要到20岁谈婚论嫁。因为大衍之数是50，这是天地的中数，阳数25，阴数25。男子要到30岁娶妻生子，是因为阳气常常不足，所以在25的基础上加5，女子到20岁出嫁是因为阴气常常有余，所以在25的基础上减去5。所以就像年长的男性在上，年轻的女性在下，这样震兑相交而形成归妹卦也；如果年少的男性在上，年长的女性在下，这样艮巽相交就成了蛊卦。归妹卦的吉象，是帝乙也要遵照的；蛊卦的凶象，导致了晋平公的疾病无法治愈。

人能知七损八益，则形与神俱，而尽终其天年[1]，不知此者，早衰之道也。何谓七损八益？盖七指女子之数也，其血宜泄而不宜满；八者男子之数也，其精宜满而不宜泄。故治女子者，当耗其气以调其血，不损之则经闭而成病矣；

男子者，当补其气以固其精，不益之则精涸而成病矣。古人立法，一损之[2]，一益之[3]，制之于中，使气血和平也。

注释

[1] 天年：赋之年岁，即自然寿命。
[2] 损：消耗。
[3] 益：增补。

译文

如果一个人知晓七损、八益，就会身形与心神清静配合一致而健康长寿直至自然死亡。不知道的，就会过早地衰亡。什么叫做七损、八益呢？七是代表女性的数字，女性的气血宜于外泻而不宜过于充足；八是代表男性的数字，男子的精气适宜于充足而不宜于外泻。所以，医治妇女，应当消耗她的气，以便调养她的血，如果不损耗过多的气，就会使妇女因闭经而产生疾病；医治男子，则应当增补男子的气，以便固守他的精气，如果不增补男子的气，就会使男子精气衰竭而疾病缠身。古人制定的法则是，一方面消耗女子的气，一方面增补男子的气，并恰当控制，使人气血和顺。

八益丸

男子常服，补气固精。

熟地黄酒拌，九蒸九晒，焙干，八两[1]，忌铁器　黄柏去皮，盐水炒褐色，四两　知母去皮毛，四两　莲肉去心[2]，二两　芡实肉二两

共为细末，炼蜜杵千余下[3]，为丸如梧桐子大。每服五十丸，空心食前温酒送下，以美膳压之[4]，忌萝卜。

注释

[1] 两：古代重量单位，一两约为30g。

［2］莲肉：即莲子。

［3］炼蜜：经过熬炼的优质蜂蜜。

［4］美膳：视履堂本作"米醋"。

译文

八益丸

主治：男子经常服用，能够补气固精。

组成：熟地黄 240g，黄柏 120g，知母 120g，莲肉 60g，芡实肉 60g。

制法：熟地黄用酒拌，九蒸九晒，烘干，不要用铁器；黄柏去皮，用盐水炒成褐色；知母去皮、毛；莲子去掉莲心；5 味药一起捣成碎末，加入优质蜂蜜，一起捣杵 1000 多次，制成梧桐子大小的药丸。

服法：每次服用 50 丸，空腹饭前用温酒送下，用美食压住，不要食用萝卜。

七损丸

女子宜服，抑气调血。

香附米净一斤[1]，童便浸三日，一日一换，取起舂烂，焙干　当归酒洗，四两　川芎六两

上为细末，酒煮神曲为丸，如梧桐子大。每服五十丸，空心食前茴香汤送下。

注释

［1］斤：古代重量单位，1 斤等于 16 两，约 480g。

译文

七损丸

主治：女子应该经常服用，有抑气调血的功效。

组成：香附米 480g，当归 120g，川芎 180g。

制法：香附米用童便浸泡 3 日，每日换 1 次童便，取出后舂烂，焙干；当归用酒浸洗。3 味药一起捣成细末，与酒煮神曲调成糊，制成梧桐子大小的药丸。

服法：每次服用 50 丸，饭前空腹用茴香汤送服。

今之男子，方其少也，未及二八而御女[1]，以通其精，则精未满而先泄，五脏有不满之处，他日有难形状之疾[2]。至于半衰，其阴已痿，求女强合，则隐曲未得而精先泄矣[3]。及其老也，其精益耗，复近女以竭之，则肾之精不足，取给于脏腑，脏腑之精不足，取给于骨髓，故脏腑之精涸[4]，则小便淋沥而痛[5]，大便干涩，髓竭则头倾足软，腰脊酸痛。尸居于气[6]，其能久乎？故吕纯阳仙翁有诗云[7]：二八佳人体似酥，腰间伏剑斩愚夫。分明不见人头落，暗里教君骨髓枯。

注释

[1]御女：谓男子与妇女交合。
[2]形：形容，表达。
[3]隐曲：指房事。
[4]涸：竭尽。
[5]淋沥：中医证名，小便滴沥涩痛之证。
[6]尸居于气：像尸体一样但还有口气，指人将要死亡。"于"通"余"，余气，最后一口气。
[7]吕纯阳：即吕洞宾，中国民间传说中的八仙之首，道教仙人之一，道号纯阳子，故名之。

译文

如今的男子，刚到少年时代，还没满十六岁就与女子交欢，以导通他的精气。结果体内的精气还没有得到充实就先已外泻，人体五脏会有还未充分发育之处，以后会导致难以言状的疾病。等到五十岁的时候，即生阳痿，还要无度地接近女色，结果，房事没有完成精液就早泄了。至于到年老的时候，精气更加耗尽，再接近女色耗尽其精气，那么他的精气不足，就会取之于脏腑，脏腑的精气不足，便会取之于骨髓。因此，由于脏腑精气竭尽，就会导致小便淋痛，大便干涩；而人的骨髓精气竭尽，就会导致头重脚轻，腰酸背痛。人到了仅剩躯壳苟延残喘的时候，还能长寿吗？因此纯阳仙翁吕洞宾有诗云："二八佳人体如酥，腰间伏剑斩愚夫。分明不见人头落，暗里教君骨髓枯。"

　　其男子伤精，病小便淋痛，大便干涩者，以肾开窍于二阴[1]。前尿涩者[2]，气病也；后便难者，血病也。宜补其气，则津液行而尿自长[3]；补其血，则幽门通而便自润也[4]。宜用补肾利窍丸主之。

注释

[1] 肾开窍于二阴：前阴指尿道（一说包括精窍），后阴指肛门，这主要是指肾和大小便的关系，因为肾主水，是管理水液代谢的，这一功能的产生，又和命门之火的气化功能有关。

[2] 尿：视覆斋本作"阴"。

[3] 津液：中医基础理论名词。机体一切正常水液的总称，包括各脏腑形体官窍的内在液体及其正常的分泌物。

[4] 幽门：人体部位名。七冲门之一。出《难经·四十四难》。即胃下口。胃下口通往小肠，如曲径通幽，故称。门，视履堂本作"阑"。

译文

　　男子因为精气衰竭，患有小便淋痛、大便干涩的病症，就应当从补肾入手，通导尿道和肛门。小便淋漓不畅，是人元气方面出了毛病；便秘不通，是人血液方面的病。适当地补养人的元气，就会使体内津液产生，小便自会排泻自如；适当补养人的血液，就能使人的肛门顺通，大便润畅。上述这些病症，适宜于用补肾利窍丸主治它。

补肾利窍丸

熟地黄制，四两 生地黄 当归 川芎 白芍各二两 山药一两五钱[1] 丹皮去心，一两 白茯苓一两 五味子五钱 桂心半两 人参七钱

炼蜜为丸如梧桐子大。每服五十丸，空心食前温酒送下。

注释

[1] 钱：古代重量单位，1钱约为3g。

译文

补肾利窍丸

主治：小便淋痛，大便干涩。

组成：制熟地黄120g，生地黄60g，当归60g，川芎60g，白芍60g，山药45g，丹皮30g，白茯苓30g，五味子15g，桂心15g，人参21g。

制法：丹皮去心。上11味药一起捣成碎末，加入优质蜂蜜制成梧桐子大小的药丸。

服法：每次服用50丸，饭前空腹用温酒送下。

男子梦交而泄精[1]，女子梦交而成孕。或有淫气相感[2]，妖魅为祟[3]，神志昏惑，魂魄飞扬[4]，日久不愈，如颠如狂，乃召巫觋[5]以逐之，抑末矣。苟非得道如许旌阳、萨守坚者[6][7]，必不能驱治之也。惟务成子萤火丸[8]，方可除也。右上

三条，皆不能清心寡欲之病。

> **注释**

［1］梦交：睡梦中与异性发生性行为。泄精：遗精。
［2］淫气：淫邪之气。
［3］妖魅为祟：妖魅指妖魔鬼怪之类。祟，迷信说法，指鬼神给人带来的灾祸，借指不正当的行动。
［4］魂魄：古人认为附于人体的精神灵气，俗称人体有三魂七魄。
［5］巫觋，古代称女巫为"巫"，男巫为"觋"，合称"巫觋"。
［6］许旌阳：即许逊，字敬之，晋代著名道士。
［7］萨守坚：宋代著名道士，号全阳子。
［8］务成子：神仙名。又称"务成昭""巫成"，传说中帝尧时老君化名。《太上老君开天经》："帝尧之时，老君下为师，号曰务成子。"

> **译文**

男子梦中与人交欢而遗精，女子梦中与人交欢而怀孕，或是有感受淫邪之气，或有鬼怪作祟，从而使人精神错乱，魂飞魄散，长期不能好转，如疯癫如发狂，于是请巫师前来逐邪，却没有什么疗效。如果不是像许旌阳、萨守坚这样的得道高人，必定不能驱治邪疾。只有务成子萤火丸才能除却邪疾。上面三条，都是由于不能清心寡欲导致的疾病。

萤火丸

主辟疾病，瘟疫恶气，百鬼邪祟，五兵盗贼。

萤火　鬼箭削取皮羽　白蒺藜各一两　雄黄　雌黄　矾石枯，各二两　羚羊角一两半，煅　灶灰半两　铁锤柄入铁处烧焦，一两五钱

共为末，以鸡子黄及丹雄鸡头一个毛无间色者，捣和为丸，如杏子仁大，样做作三角，以绛囊盛之，带在左臂，或

挂在户上，若从军者，缚于腰中勿离其身。

译文

萤火丸

主治：预防疾病、瘟疫传染病、鬼怪邪祟缠身及战乱盗贼的伤害。

组成：萤火虫30g，鬼箭羽30g，白蒺藜30g，雄黄60g，雌黄60g，矾石60g，羚羊角45g，灶灰15g，铁锤锤柄与锤头接口处45g。

制法：鬼箭羽削取皮羽，矾石煅烧至枯，羚羊角煅烧，铁锤锤柄与锤头接口处烧焦。上9味一起捣成碎末，然后加生蛋黄及一只毛无杂色的大红公鸡头一起捣碎搅和成杏子仁那么大的药丸，做成三角形。

用法：以深红色的布袋装起来之，绑在左臂，或者挂在门户上，若是从军当兵的人，就绑在腰上，随身携带。

孟子曰：养心莫善于寡欲[1]。寡之者，节之也[2]。非若佛老之徒[3]，弃人伦[4]，灭生理也[5]。媾精者[6]，所以续纲常也[7]；寡欲者，所以养性命也。予尝集《广嗣纪要》[8]，一修德，二寡欲。然则寡欲者，其延龄广嗣之大要乎[9]？予尝读《易》。泽上有水曰节。满而不溢，中虽悦慕，若险在前，心常恐陷，节之时义大矣哉！若或反之，水在泽下，则以渐渗泄其涸也可立而待矣[10]。困于坎中[11]，犹有悦心，困而又困，虽有卢扁[12]，不可治也。生，人所欲也，所欲复有甚于生者乎？死，人所恶也，所恶复有甚于死者乎？惟其溺于声色之中，蛊惑狂悖，由是而生有不用也，由是而死有不避也。《诗》云：士也罔极，二三其德。此之谓也。

注释

[1] 养心莫善于寡欲：出自《孟子》的《尽心章句下》。修养内心的方法，没有比减少欲望更好的了。养心：修养内心。寡欲：减少欲望。莫：没有。善：好。

[2] 节：节制。

[3] 佛老：佛教和道教。

[4] 人伦，指封建社会中人与人礼教所规定的君臣、父子、夫妇、兄弟、朋友及各种尊卑长幼关系。出自《管子·八观》："背人伦而禽兽行，十年而灭。"

[5] 生理：正常需求。

[6] 媾：结合，交合。

[7] 纲常：即三纲五常的简称。封建时代以君为臣纲，父为子纲、夫为妻纲为三纲，仁、义、礼、智、信为五常。

[8] 尝：视履堂本无。

[9] 延龄广嗣：延长寿命，增加子嗣。

[10] 涸：干涸。

[11] 坎：低陷不平的地方，坑穴。

[12] 卢扁：即扁鹊。战国时名医扁鹊因为家住卢国，所以人称"卢扁"。

译文

孟子说："调养身心没有比寡欲更好的。"所谓寡欲，就是要节欲。如果像佛教僧侣、道教信徒那样，就是放弃人伦之乐，灭绝生理需求。构精固本是为了更好地繁衍后代；而寡欲则是为了长寿。我常总结《广嗣纪要》一书的要旨，一是修德，二是寡欲。然而，寡欲对一个人能否长寿、子孙繁多、是不是最关键的因素呢？我曾经读《周易》：江河湖泊中的水满，须高筑堤防加以节制。水满了但是没有溢出，内心尽管感到满意，但是，如果眼前有危险，心中经常担心，那么，节在这个时候意义就大了。如果与此相反，水在泽下，就会因为逐渐渗泄，很快就会干涸。困在坎中，还有悦心，就会困上加困，虽然有扁鹊这样的名医，也不能救治了。生，是人所追求的，有什么比求生的欲望更强烈的呢？死，是人所厌恶的，有什么比死更让人厌恶的呢？但是只因为沉溺于声色之中，人心受到了蛊惑，行为变得荒谬背理，所以有生的希望也会不用，有死的威胁也会不避。《诗经》说："男子迷乱到极点，就会随意改变他的行为准则，道德操守。"就是说的这种情况。

有人于此，尝语人曰：欲不可纵[1]，纵欲成灾；乐不可极，乐极生哀。可谓知养生矣。至于暗居独处之时，目有所接[2]，心火欻起[3]，虽有灾害[4]，亦莫之顾。故曰，寡欲只在谨独[5]。

注释

[1]纵，放任。
[2]接：看到。
[3]欻（xū 虚）：忽然，迅速。
[4]灾害：灾难祸害。
[5]谨：视履堂本作"请"。

译文

在这个方面，曾经有人经说：欲望不能过于放纵，放纵欲望而不节制可能会造成灾难。遇到高兴的事不能过头，高兴过头可能会你带来悲哀。这样就可以说时懂得养生。至于隐蔽居住、独自居住的时候，眼睛看见一些东西，心头欲火突然升起，虽然有灾难祸害，也不顾及。所以说，寡欲最重要的就是谨慎独处。

今之养生者曰：心中之主也[1]，肾者精之府也[2]，脾者谷气之本也[3]。三者交养，可以长生。苟神太烦则困，精太用则竭，谷太伤则减，虽有补益之功，不能胜其旦暮之牿矣[4]。广成子曰[5]：服药千朝，不如独宿一宵。诚哉是言也。

注释

[1]心中之主：心是五脏六腑之主。
[2]肾者精之府：肾藏精指肾具有贮存、封藏人身精气的生理功能。

[3] 谷气：水谷之气。指由脾胃消化、吸收饮食而来的精微物质。

[4] 旦暮：旦为白天，暮为夜晚，指日夜不停。牿：原指古代养牛马的栅栏，此处像对待牛马一样将其约束住使其服役。

[5] 广成子：古代传说中的仙人。隐居崆峒山石室中，黄帝曾向其求教。

译文

现在善长养生的人说：心，五脏六腑之主。肾，贮存、封藏人身精气。脾，消化、吸收饮食化为水谷之气。心、肾、脾三者一起养可以延长寿命。如果过度费神会疲乏。过度耗损精气就会用尽。饮食摄入太多就会损伤身体。虽然有补益的功效，但也弥补不了每天耗损的精气神。广成子说：服药千日不如独自睡一晚。这话真对呀！

今指利刃语人曰[1]：是可蹈乎[2]？曰：不可。指鸩毒语人曰[3]：是可咽乎？曰：不可。因语人曰：佳丽之色[4]，利于刃也；膏粱之味[5]，毒于鸩也。宜远而疏之，不可狎也[6]。则群笑而起。一朝病生，迎医治之，贶以百金不受也[7]。噫！曲突徙薪无恩泽，焦头烂额为上客[8]。其此之谓也。

注释

[1] 利刃：指锋利的刀、剑。

[2] 蹈：践踏，踩。

[3] 鸩毒：毒酒、毒药。鸩是一种毒鸟，相传以鸩毛或鸩粪置酒内有剧毒。

[4] 佳丽：指貌美的女子。

[5] 膏粱之味：泛指肥美的食物。膏：肥肉。粱：细粮。

[6] 狎：亲近而态度不庄重。

[7] 贶：谓赠，不爱，不吝惜之意。

[8] 曲突徙薪无恩泽，焦头烂额为上客：典出《汉书·霍光传》。曲突徙薪：把烟囱改建成弯曲的，把灶旁的柴移开。指提出预防火患的人。突：烟囱。徙：搬走。焦头烂额：形容头部被火烧伤得很严重。指救火被烧伤的人。对提出预

防火患的人没有感谢的表示，只把救火而烧伤的人作为贵客来招待。意为贱本而贵末。

> 译文

现在指着锋利的刀剑对人说：可以踩过去吗？回答说：不可以。指着毒药对别人说：可以咽下去吗？回答说：不可以。因此对人说：美貌的女子比刀剑还锋利；那些肥腻的食物比毒酒还要有害。应该远离并且疏远这些东西，不可以亲近，则大家就会开始嘲笑。而大家一旦生病，邀请医生来治疗，赠给医生多少财物都不吝惜。"曲突徙薪无恩泽，焦头烂额为上客"，这句话说的真对啊！

夫男子十六而精通，至六十四岁而精竭。女子十四而经行[1]，至四十九岁而经断。初生之时，形体虽具，精血犹未生也。必待乳哺之养，水谷之气[2]，日生月长。男子十六而精始溢，女子十四而血始泄，成之何其难也？男子八八而精竭，女子七七而血尽，败之何其易耶？夫以十余年所生之精血，尚不免于百半之用[3]。譬诸草木，气聚于春者，复败于秋也，虽欲留之，只有许多分数[4]。况以难成易败之精血，不知爱惜，反自暴弃，此所以不待八八、七七之期而早毙矣。

> 注释

[1]经：经血，月经。
[2]水谷之气：指由脾胃消化、吸收饮食而来的精微物质。
[3]免：视履堂本作"足"。
[4]许多：多少、若干。分数：部分。

> 译文

男子十六岁时，精气满溢而能外泄，六十四岁时，肾精枯竭，精气少。女子十四岁时，月经按时来潮，到四十九岁时，月经断绝。虽然刚出生的时候形体已经具备了，但是精血还不充足。一定要等到哺乳的时候开始吸收食物营养，日月积累。男子从十六岁精气满溢而能外泄，女子十四而月经按时来潮，形成是很难的。男子六十四岁时，精气枯竭。女子四十九岁时，月经断绝，想要耗伤是多么容易。以十年所生的精血尚且不足五十年的耗损。就像草木一样，春天是生机勃勃的时候，秋天是衰败的季节，虽然想要挽留，又能留下其中的多少？更别说容易溃败耗伤的精血，又不知道爱惜，反而自己挥霍，所以不用等到男子六十四岁、女子四十九岁就提早衰老了。

交接多则伤筋，施泄多则伤精。肝主筋[1]，阴之阳也[2]，筋伤则阳虚而痿矣[3]；肾主精[4]，阴中之阴也[5]，精伤则阴虚而易举[6]。阴阳俱虚，则时举时痿，精液自出，念虑虽萌[7]，隐曲不得矣[8]。当是时也，猛省起来，远色断想，移神于清净法界[9]，歌舞以适其情，谷肉以养其身，上药以补其虚[10]，则屋破犹堪补矣。苟不悔悟，以妄为常，乃求兴阳之药[11]，习铸剑之术[12]，则天柱折，地维缺[13]，虽有女娲氏之神[14]，终不能起冢中之枯骨也。

> **注释**

[1] 肝主筋：是指五脏与五体相合，肝主要合于筋。筋，包括肌肉、韧带、肌腱等，其生理功能的维持需赖肝血的滋养。

[2] 阴之阳：在脏腑中，五脏属阴，六腑属阳，肝脏主动、主升，它相对于其他脏来讲属性偏阳，所以说它是阴中之阳。

[3] 痿：即阳痿。是指青壮年男子，由于虚损、惊恐、湿热等原因，致使宗筋失养而弛纵，引起阴茎痿弱不起，临房举而不坚，或坚而不能持久的一种病证。

[4] 肾主精：指肾藏先天之精和后天之精。先天之精又称生殖之精，禀受

于父母,与人的生育繁殖有关(相对于西医来说是生殖系统的功能的统称)。后天之精又称脏腑之精,由脏腑化生水谷精微而成,主人体生长发育。

[5] 阴中之阴:在脏腑中,五脏属阴,六腑属阳,肾属水,主闭藏,为阴中之阴。

[6] 易举:中医术语,证名,表现为阴茎容易勃举,常与早泄症并见。

[7] 念虑:思虑、挂念。

[8] 隐曲:指房事。

[9] 清净法界:佛学术语,又作净法界。佛所证之真体。清净者,真如之体,离一切烦恼之垢染;法界者,一切世间、出世间功德之所依。据佛地经论卷三载,净法界者,即是真如无为功德。

[10] 上药:指的是疗效极高的上等药物、仙药。

[11] 兴:旺盛。

[12] 铸剑之术:御女之术。

[13] 天柱折,地维缺:比喻男女交接过度对身体产生致命损伤。出自古代神话共工怒触不周山。意为支撑天的柱子折了,挂地的绳子断了。古人认为天圆地方,有八根柱子支撑、地的四角有大绳系挂。维,绳子。绝,断。

[14] 女娲氏:中国上古神话中的造人女神。

译文

房事过多会损伤经筋,遗精次数过多就会损失肾精。肝主筋,是阴中之阳,经筋伤了容易导致阳虚因而容易痿弱。肾主精,是阴中之阴,精伤则阴虚而阴茎容易勃举。阴阳俱虚,则有时时勃起有时阳痿,精液自动流出,思虑虽然刚刚萌发,房事已经不利。这个时候,才猛然醒悟起来应该远离女色、了断妄想,将注意力转移到清净法界,用歌舞来调畅情志,以五谷肉类来保养身体,用疗效好的的药物以补益虚弱,这好比房子破损但还是可以补救一样。如果还是不知道悔改,以任意妄为为常度,一味寻求壮阳的药物,学习铸剑御女的方法,那么就会对身体产生致命损伤。即使有像女娲一样的神人也无法将坟墓中的白骨复活。

今人好事者[1],以御女为长生之术[2]。如九一采战之法[3],谓之夺气归元,还精补脑[4],不知浑浊之气,渣滓之精，其机已发，如方张之弩，孰能御之耶？己之精自不能制，岂能采彼之精气耶？或谓我神不动，以采彼之气，不知从入之路何在也，因此而成淋沥者有之[5]。或谓我精欲出，闭而不泄，谓之黄河逆流，谓之牵转白牛[6]，不知停蓄之处，为疽为肿者有之[7]。非以养生，适以害生也。

注释

[1] 好事者：指爱好养生的人。
[2] 御女：谓男子与妇女交合。
[3] 九一采战之法：即九法，《素女经》中记载的九种性交体位。如龙翻、虎步、猿搏、蝉附、龟腾、凤翔、兔吮毫、鱼接鳞、鹤交颈。
[4] 还精补脑：道家保持元气的养生延年之术。
[5] 淋沥：小便滴沥涩痛之证。淋病主证之一。
[6] 牵转白牛：即阻止精液外泄。
[7] 疽：中医指局部皮肤肿胀坚硬而皮色不变的毒疮。

译文

现在有一些爱好养生的人，把与女子交合作为延年益寿的方法。例如九一采战的方法，就被吹嘘为具有夺气归元，还精补脑的功效。殊不知，这夺的是浑浊的气，是渣滓的精，如若已到了发泄的时候，就像是弩机已被扣动的弓弩，怎么还能够控制得了呢？自己的精气都不能控制，怎么还能采取他人的精气呢？有人说，我自己的精神稳固不动，以便采取他人的元气，但却不知道用什么方法去采取，因此而造成泄精淋漓的，大有人在。有人说，我的精液想泄的时候，控制住不让它外泄，说这叫"黄河逆流""牵转白牛"，却又不知道在哪里停蓄，因而造成生疽、肿痛者，大有人在。这些不但不能延年益寿，相反恰恰是害人性命啊！

古人有见色不动，如鸠摩罗什之受宫人[1]。这是铁汉，如何学得！必如司马公之不置姬妾[2]，关云长之屏美女[3]，刘琦之却名姝[4]，然后可养此心不动也。坚白不至[5]，而欲自试于磨涅[6]，其有不磷缁者几希[7]！

注释

[1]鸠摩罗什之受宫人：东晋高僧鸠摩罗什曾被逼纳宫女。见《高僧传·鸠摩罗什一》

[2]司马公：即司马光。

[3]关云长：即关羽。

[4]刘琦：兖州山阳郡高平县人。荆州牧刘表的长子、谏议大夫刘琮兄。官至荆州刺史。

[5]坚白：形容志节坚贞，不可动摇。语出《论语·阳货》："不曰坚乎，磨而不磷，不曰白乎，涅而不缁。"

[6]磨涅：比喻经受的考验、折磨或外界的影响。

[7]磷缁：比喻受外界条件影响而起的变化。

译文

古代就有见女色不为所动的人，例如高僧鸠摩罗什不为宫女所诱。这是铁汉，如何才能做到？所以一定要像司马公那样身边不留侍妾，像关云长那样摒弃美女，像刘琦那样推却佳丽。只有这样，才能够心不为女色所动。一个人意志不够坚强，却又想把自己置于诱惑之中接受考验，能够不受影响的太少了。

项羽喑哑叱咤[1]，千人自废，垓下之变[2]，乃与虞姬对泣[3]。汉高祖见太公置俎上[4]，略无戚容[5]，杀戮功臣，何其忍也！病革之时[6]，乃枕戚姬之膝而垂泣焉[7]。苏武在匈奴吞毡啮雪[8]，所持节旄尽落而志不屈[9]，何其强也！乃纳胡妇生子。虽曰项羽之泣虞姬，恨别也；汉高祖之泣戚姬，防患也；苏武之纳胡妇，为养也。然尤物移人[10]，终不能免。

注释

[1] 项羽：名籍，字羽，秦末下相人，楚国名将项燕之孙，古代著名猛将。公元前202年，项羽兵败垓下，突围至乌江边自刎而死。喑哑叱咤：出自《史记·淮阴侯列传》。释义同"喑恶叱咤"。形容厉声怒喝，指风云人物威势很大。

[2] 垓下之变：是指发生在前202年，楚汉战争的最后一场大战。两军在垓下（今安徽宿州灵璧东南沱河北岸）进行的一场战略决战，项羽楚军约十万人在此战中全军覆没，刘邦获胜后建立汉朝。垓下：地名，在今安徽灵璧东南。

[3] 虞姬：楚汉之争时期西楚霸王项羽的美人，名虞，曾在四面楚歌的困境下一直陪伴在项羽身边，项羽为其作《垓下歌》。

[4] 太公：指刘邦父亲。俎：古代祭祀时放祭品的器物或切肉或切菜时垫在下面的砧板。

[5] 戚容：释义为忧伤的面色。

[6] 病革：基本意思为指病势危急，病危。革通"亟"。

[7] 戚姬：即戚夫人，汉高祖之爱妃。

[8] 苏武：字子卿，汉族，杜陵人，代郡太守苏建之子。西汉大臣。武帝时为郎。天汉元年奉命以中郎将持节出使匈奴，被扣留。啮雪：典故名，典出《汉书》卷五十四〈李广苏建列传·苏建·(子)苏武〉。苏武被匈奴俘虏后，至死不从，天下雪，苏武卧着嚼雪，同毡毛一起吞下充饥，几日不死。匈奴以为神奇。后遂以"啮雪"指嚼雪以止渴充饥。常比喻生活极端艰苦而坚贞不屈。

[9] 节旄：出自于《汉书·李广苏建传》，指符节上装饰的牦牛尾。

[10] 尤物移人：绝色的女子能移易人的情志。《左传·昭公二十八年》："夫有尤物，足以移人。"

译文

项羽厉声一喝，千人的军队都会溃散。可是垓下之变全军覆没时，也和虞姬相拥而泣。汉高祖见到自己父亲被放在砧板准备宰杀时，都没有忧伤的面色，杀害屠戮有功劳的臣子，这是多么的残忍！他病危的时候，也枕在戚夫人大腿上哭泣。苏武在匈奴牧羊的时候，卧着嚼雪，同毡毛一起吞下充饥，所持的符节上装饰的牦牛尾都掉落了，仍坚持不屈，意志何其坚强。但还是娶了胡人妻子并生子。虽说项羽与虞姬对泣是感慨离别；汉高祖在戚夫人面前哭泣是伤感她将要遭受的祸患；苏武纳胡人女子为妻是为了传承自己的血脉。然而美丽的女子会影响人的意志，这终究是没法改变的。

古人教子，舞刀、舞剑、学文，朝习夕游焉，所以涵养德性，禁其非心也。故能器质清明[1]，德业成就，福寿绵长。今之人则不然，所以福德不及古人远矣。

注释

[1]器质：器局；资质；才识，新刊本作"气质"。清明：形容清淡明智。

译文

古代的人教育小孩舞刀、舞剑、学习文章，白天学习，晚上才游玩，所以能陶冶情操，涵养品性，并禁绝他们的不好的思想。这样就能够资质清淡明智，品德高尚、成就功业，同时福气、寿命绵绵不断。现在的人却不是这样，所以他们的福气、德行都没有古人那么绵长。

配匹之际，承宗祀也[1]；婚姻以时，成男女也；夫妇有别，远情欲也。故身无痾疾[2]，生子贤而寿。今人不知宗祀为重，交接以时，情欲之感，形于戏谑，燕婉之私[3]，朝暮阳台[4]，故半百早衰，生子多夭且不肖也[5]。故曰：寡欲者，延龄广嗣之第一紧要也。

注释

[1]宗祀：谓对祖宗的祭祀。指家族。
[2]痾疾：指疾病。

[3] 燕婉：指夫妇和爱。

[4] 阳台：指男女欢会之所。语出战国楚宋玉《高唐赋》序："昔者先王尝游高唐，怠而昼寝，梦见一妇人，曰：'妾巫山之女也，为高唐之客，闻君游高唐，愿荐枕席。'王因幸之。去而辞曰：'妾在巫山之阳，高丘之岨，旦为朝云，暮为行雨，朝朝暮暮，阳台之下。'"

[5] 夭：短命，早死。不肖：一般是称不孝之子为不肖。也指不才，不正派；品行不好，没有出息等。

译文

男女交合，是为了传宗接代，在合适的年龄结婚，标志男女双方都独立成人；夫妇双方各有责任，要远离过度的情欲。这样身体才会不生重病，生出的小孩才能贤明能长寿。而现在的人不知道为了传宗接代这件重要的事，要合理的交合，过度追求情欲的快感，就像当作玩游戏似得，夫妇经常欢合没有节制，所以才年过半百就提早衰老了，生的小孩也经常夭折而且品行不好。所以说：克制欲望是延长寿命增加子嗣的第一重要的事。

《内经》曰：天食人以五气，地食人以五味[1]。谷、肉、菜、果，皆天地所生以食人者也，各有五气五味[2]，人食之先入本脏[3]，而后养其血脉筋骨也。故五谷为养[4]，五畜为助[5]，五菜为充[6]，五果为益[7]，不可过也，过则成病矣。

注释

[1] 天以五气食人，地以五味食人：出自《黄帝内经·素问·六节藏象论》。

[2] 五气：指臊气、焦气、香气、腥气、腐气五种气味。五味：指酸味、苦味、甘味、辛味、咸味五种味道。

[3] 本脏：中医认为五气五味进入人体后，各按其五行属性进入对应脏器。如肝五行属木，则同样属木的臊气、酸味进入人体后，首先被肝吸收，肝即是臊气和酸味的本脏。

[4] 五谷：指稻、黍、稷、麦、豆五种粮食作物。
[5] 五畜：指牛、犬、羊、猪、鸡等五种肉用家畜。
[6] 五菜：指葵、韭、藿、薤、葱五种蔬菜。
[7] 五果：指桃、李、杏、栗、枣五种水果。

> [!NOTE] 译文

《内经》说："天食人以五气，地食人以五味。"五谷、肉类、蔬菜、瓜果，都是天地产生出来供人食用的。这些食物各有五气五味。人吃了这些东西后，其中的营养先进入人五行对应的内脏，然后再滋养人的筋骨血脉。因此，人以五谷为供养身体的主要食材，五畜为辅助、五菜为补充、五果为增益。这些食物，都不能吃得过多，过多就会引起疾病。

又曰：阴之所生[1]，本在五味，阴之五宫，伤在五味。阴者，五脏也。酸生肝，苦生心，甘生脾，辛生肺，咸生肾，此五脏之生，本在五味也。多食酸则伤肝，多食苦则伤心，多食甘则伤脾，多食辛则伤肺，多食咸则伤肾，此阴之五宫，伤在五味也。故五味虽所以养人，而多食则反伤人也。

> [!NOTE] 注释

[1] 阴之所生，本在五味，阴之五宫，伤在五味　出自《黄帝内经·素问·生气通天论》。

> [!NOTE] 译文

《内经》又说："阴之所生，本在五味，阴之五宫，伤在五味。"这句话中的"阴"，是指人的五脏。酸能让肝脏生长，苦能让心脏生长，甘能让脾脏生长，辛能让肺脏生长，咸能让肾脏生长。这便是"阴之所生，本在五味"的内涵。但是，多吃酸性食物就会伤肝，多吃苦味食物就会伤心，多吃甜食就会伤脾，多吃辛辣食物就会伤肺，多吃咸味食物就会伤肾，这就是"阴之五宫，伤在五味"的意义。所以五味虽然是用来滋养人的身体的，但如果吃得过多则反而会对人体产生伤害。"

四方之土产不同，人之所嗜，各随其土之所产也。故东方海滨而傍水，其民食鱼而嗜咸；西方金玉之域，其民食鲜美而嗜脂肥[1]；北方高陵之域，其民野处而食乳酪；南方卑湿之地，其民嗜酸而食鲋[2]；中央之地，四方辐辏[3]，其民食杂。故五域之民，喜食不同，若令迁其居[4]，变其食，则生病矣。孔子养生之备，卫生之严，其饮食之节[5]，万世之法程也[6]，何必求之方外哉！

注释

[1] 鲜美：视履堂本作"华实"。

[2] 鲋：鲫鱼。

[3] 辐辏：形容人或物聚集像车辐集中于车毂一样。出自《管子·任法》："群臣修通辐凑以事其主，百姓辑睦听令道法以从其事。"

[4] 令：黄州本、康熙二年本均作"所"。

[5] 孔子养生之备，卫生之严，其饮食之节：指《论语·乡党》："食不厌精，脍不厌细。食饐而餲，鱼馁而肉败不食。色恶不食。臭恶不食。失饪不食。不时不食，割不正不食。不得其酱不食。肉虽多，不使胜食气。唯酒无量，不及乱。沽酒市脯不食。不撤姜食，不多食。"

[6] 法程：法则、程式。

译文

各地的物产不相同，人们的饮食喜好，也随他们生息地区的物产不同而有差别。所以，东部沿海地区的人吃鱼而喜欢吃咸的；西部是出产金玉的地区，该地的人喜欢吃新鲜美味的食品，尤其爱吃脂肪肥美的食物；北方高原丘陵地区的百姓栖息在野外，以吃乳酪为主；南方地势低洼潮湿，当地百姓爱吃酸性食物，而且常吃鲫鱼；中央之地，各地的人杂聚一处，因而，这一地区的居民饮食混杂。所以，不同地区的居民，其饮食嗜好是不一样的，如果将他们迁徙移居，改变他们的饮食习惯，就要生病了。孔子养生方法的完善，卫生方面的严格，他在饮食上的节制，堪称千秋万代必须遵循的法则，何必寻求那些世俗之外的奇方异术呢！

孔子之慎疾，曰肉虽多，不使胜食气[1]，尚淡泊也；不为酒困，慎礼节也；不多食，示俭约也。平日之养生者无所不慎如此。故康子馈药则不尝[2]，自信其无疾也；子路请祷则不听[3]，自知其不获罪于天也。苟不能自慎而获罪于天，虽巫医何益[4]！

注释

[1]胜：超过。
[2]康子馈药：出自《论语·乡党》："康子馈药，拜而受之。曰：'丘未达，不敢尝。'"康子即季康子。馈：赠送。
[3]子路：人名，即仲由，又字季路，鲁国卞人，"孔门十哲"之一，受儒教祭祀。仲由以政事见称，为人伉直，好勇力，跟随孔子周游列国，是孔门七十二贤之一。
[4]巫医：一个具有两重身份的人。既能交通鬼神，又兼及医药，是比一般巫师更专门于医药的人物。

译文

孔子对预防疾病十分重视，他说："肉虽多，不使胜食气。"这体现了他崇尚饮食清淡；喝酒不要喝醉，这体现了他注意礼节啊！不多吃，这体现了他生活节俭。他平日养生无时不如此谨慎。因此，康子馈赠的药他不尝，自信自己并没有疾病；子路为他请求祈祷，孔子却不听，他自己知道并没有得罪上苍。如果自己在养生方面不谨慎而得罪了上苍，既使请来巫医又有什么用处呢？

人之性有偏嗜者何如？曾晳嗜羊枣之类是也[1]。然嗜有所偏，必生有所偏之疾。观其多食鹧鸪、常食鸠子者[2]，皆发咽喉之病。使非圣医知为半夏之毒[3]，急以生姜解之，则二人未必不以所嗜丧其生也。

> **注释**

[1]曾晳：人名，名点，曾参之父。父子均为孔子门徒。羊枣：亦称"羊矢枣"，果名。
[2]半夏：药用植物。具有燥湿化痰，降逆止呕，生用消疖肿作用，有小毒。
[3]鸠子：鸠，斑鸠、雉鸠等鸠鸽科鸟类的泛称，鸠子即是幼鸠。

> **译文**

人的本性有偏食嗜好会怎么样呢？曾晳嗜食羊枣便是这种类型。然而，由于人们饮食嗜好上有所偏爱，必然产生与此有关的疾病。观察那些特别喜欢吃鹧鸪和经常吃幼鸠的人，都患咽喉方面的疾病。如果不是高明的医生诊断为半夏之毒，并且及时用生姜解毒，那么，这两类人未必不会因为自身饮食上的嗜好而丧生。

饮食自倍[1]，脾胃乃伤[2]。自倍者，过于常度也。肠胃者，水谷之所藏也。饮食多少，当有分数[3]，苟过多则肠胃狭小不能容受，不能容受则或溢而上出，不上出则停于中而不行，水不行则为蓄水，食不行则为宿食，蓄水宿食，变生诸病。邵子曰[4]：爽口物多终致病[5]，快心事过总为殃[6]。岂虚语哉！

> **注释**

[1]自倍：超出平时的限度。倍，超过。
[2]饮食自倍，脾胃乃伤：语出《素问·痹论》，脾胃原作"肠胃"。

[3]分数：限量。

[4]邵子：即邵雍，字尧夫，北宋哲学家、易学家。

[5]爽口物：爽口好吃的东西。

[6]爽口物多终致病，快心事过总为殃：出自邵雍《仁者吟》。

译文

人的饮食大大超过自己平日的食量，就会损伤自己的肠胃。所谓自倍就是超出平时的限度。肠胃，是人体贮存水分与食物的地方。人的饮食多少，要有一定的限量，如果吃得过多，就会使肠胃撑胀。由于肠胃不堪负担，就有可能上溢呕出来，呕不出就会消化不良。人体内的水不流动排泄就会积水于体内，食物不消化就会成为积食，这样就会诱发各种疾病。邵子说："爽口好吃的东西，吃多了必然会导致疾病，快心愉悦的事情过多了，必然成为灾祸。"难道是假话吗！

因而大饮则气逆[1]，饮者，酒也。味甘辛苦，气大热，苦入心而补肾，辛入肺而补肝，甘入脾和气血而行荣卫[2]。《诗》云：为此春酒[3]，以介眉寿[4]。酒者，诚养生之不可阙[5]。古人节之于酒器以示警，曰爵者，有差等也；曰钟者，中也；卮之象觚[6]，云有伤之义。犹舟以载物，亦可以覆物也。若因而大饮，是不知节矣。大饮则醉，醉则肺先受伤，肺主气[7]，肺受伤则气上逆，而病吐衄[8]也。岂不危乎！岂不伤乎！信哉！颠覆而杀身矣。

注释

[1]大饮：狂饮。气逆：中医名称，指气机升降出入反常，应降不降，气机上逆，或横逆的病理变化。

[2]荣卫：中医学名词。荣指血的循环，卫指气的周流。荣气行于脉中，属阴，卫气行于脉外，属阳。荣卫二气散布全身，内外相贯，运行不已，对人体起着

滋养和保卫作用。

[3] 春酒：春季酿制的或春季酿成的酒；也指民间习俗，春节时宴请亲友叫吃春酒。

[4] 为此春酒，以介眉寿：出自《诗经·豳风·七月》。

[5] 阙：同缺，缺少。

[6] 觞：古代酒器。

[7] 肺主气：包括主管呼吸之气和主宰一身之气两个方面。肺主呼吸之气，是强调肺有主司呼吸运动的生理作用，肺是体内外气体变换的场所。也就是说，肺从自然界吸入清气和呼出体内浊气，实现体内外气体交换的新陈代谢。

[8] 衄：鼻出血。

译文

因此，狂饮就会使人体气逆，所谓饮，就是指喝酒。酒味甘辛苦味俱全，使人气热，酒的苦味入人心而滋补肾，酒的辛味入肺而滋补肝脏，酒的甜味入脾脏能和气血，并且能保护人体机能，促进气血循环。《诗经》说："为此春酒，以介眉寿。"酒这种饮料，确实是延年益寿不可缺少的东西，古人为了节制饮酒，用盛酒的器皿以示警戒。叫"爵"的酒器是警示人，喝不同量的酒效果是有差别的；叫"钟"的酒器，提醒人喝酒要适中；卮这种酒具像觞，含有伤害之意。就如舟可以载物，也可以覆物一样。对于酒，如果因其对人体有益而纵饮，这就是不知节制。纵饮就会使人大醉，醉酒，人的肺首先受到伤害。肺主管人体气机。肺受到损伤，则气机上逆，产生吐血，鼻血等病症，这难道不危险吗！这难道不伤人吗！必须相信，喝酒过多必会反过来伤害身体。

酒虽可以陶性情，通血脉[1]，然耗气乱神，腐肠烂胃，莫有甚于此者。故禹恶旨酒[2]，周公作《酒诰》[3]，卫武公诵《宾筵》[4]，谆谆乎戒人不可沉湎于酒也[5]。彼昏不知，壹醉日富[6]。

注释

[1] 陶性情,通血脉:陶冶人的情操,舒通人体的筋脉。陶:陶冶。通:舒通。

[2] 禹恶旨酒:旨酒,传说中的美酒。夏朝时仪狄酿出了美味的旨酒,于是进贡给大禹,大禹喝了后非常喜欢,之后却疏远了仪狄,并禁绝了旨酒。

[2] 周公作《酒诰》:《酒诰》出自《尚书·周书》,作者是周公旦。是中国第一篇禁酒令。

[3] 卫武公:姬姓,卫氏,名和,卫釐侯之子,卫共伯之弟。卫国第11任国君,公元前812年—公元前758年在位。

[4] 谆谆:忠谨诚恳貌。

[5] 戒:通诫,告诫。

[6] 富:盛,甚。

译文

酒虽然能够陶冶人的情操,舒通人体的筋脉,但是,酒也损伤人的元气,扰乱人的神志,糜烂人的肠胃,危害没有比这个更厉害的。所以大禹厌恶旨酒,周公作《酒诰》,卫武公诵《宾筵》,谆谆告诫世人不可沉湎于美酒之中。然而,世人昏昧不知,喝醉酒的日益增多。

丹溪云:醇酒宜凉饮[1]。醇酒谓不浓不淡,气味之中和者也。凉谓微凉也。昔司马公晚年得一侍妾[2],问其所能,答曰:能暖酒。即是此意。盖胃喜寒而恶热,脾喜温而恶寒。醇酒凉饮,初得其凉而养胃,次得其温以养脾。人之喜热饮者,善病胃脘痛[3],此热伤胃,瘀血作痛也[4];喜饮冷酒者,善病腹痛,而嗜食而呕,寒伤脾也。夫寒凝海[5],惟酒不冰。酒入气中,无窍孔得出。仲景云:酒客中风[6],不可服桂枝汤[7],谓有热也。夫中风乃宜桂枝之症,而以桂枝为禁,何也?以酒也。日醉于酒,宁无呕血之病乎?

注释

[1] 丹溪：即朱丹溪，字彦修，名震亨，世人尊称他为丹溪翁。醇酒宜凉饮：语出朱丹溪《格致余论·醇酒宜冷饮论》。醇酒，指味浓，香郁的纯正的美酒。

[2] 司马公：司马迁。

[3] 胃脘痛：是以胃脘近心窝处常发生疼痛为主的疾患。历代文献中所称的"心痛""心下痛"，多指胃脘痛而言。

[4] 瘀血：中医名词。中医病因之一。凡离经之血积存体内，或血行不畅，阻滞于经脉及脏腑内的血液，均称为瘀血。

[5] 凝海：大海结冰。

[6] 中风：中医病名，有外风和内风之分，外风因感受外邪（风邪）所致，在《伤寒论》名曰中风（亦称桂枝汤证）；内风属内伤病证，又称脑卒中，卒中等。

[7] 桂枝汤：中医方剂。由桂枝（去皮）、芍药、甘草、生姜、大枣构成。为解表剂，具有辛温解表，解肌发表，调和营卫之功效。

译文

朱丹溪说："醇酒宜凉饮。"醇酒，就是指浓淡适中，气味中和的那种酒。所谓凉，就是让酒微凉。过去司马公晚年得到一位侍妾，司马公问她有什么技能，侍妾回答说："能暖酒。"就是这个意思。人的胃喜欢寒而厌恶热，而人的脾脏则喜欢温和厌恶寒。醇酒凉饮，一开始得到酒的凉气而滋养人的胃脏，接着酒的温暖又可以滋养人的脾脏。喜欢饮用热酒的人，容易患胃脘痛的疾病，这是由于酒的热气伤胃，瘀血作痛所致；喜欢饮用冷酒的人，容易得腹痛的疾病，而且不想饮食，呕吐不止，这是由于酒的寒气伤脾所致。严寒能使大海结冰，而酒在严寒中不会结冰，酒融入气中，没有孔窍得以泄出。张仲景说："酒客中风，不可服桂枝汤。"这就是说桂枝汤能导致热。人中风本来是适宜用桂枝汤医治的病症，为什么对饮酒中风的人禁用呢，这就是由于酒的缘故。每日沉湎于酒中的人，若用桂枝，能不患上呕血的疾病吗？

今人病酒者[1]，与伤寒相似[2]，切不可误作伤寒治之，反助其热，亦不可以苦寒之药攻之。盖酒性之热，乃无形之气也,非汗之何以得散?酒体之水,乃有形之质也,非利之何以得泄乎?故宜以葛花解醒汤主之,所谓上下分消以去其湿也[3]。

注释

[1]病酒:由于饮酒贪杯而导致的疾病。
[2]伤寒:中国古人对外感病的通称,并不是某一疾病的专门病名。
[3]上下分消:用具有催吐、祛痰与通利二便两种作用趋向的方药,使邪从上、下两条途径排出的治法。

译文

现在那些由于饮酒贪杯而患病的人,其疾病症状与伤寒相似,千万不能误诊为伤寒,如果将其作为伤寒来医治,反而会增长病人体内的热度;也不能用苦寒之类的药来治疗。因为,酒性的热,是一种无形之气,如果不通过病人出汗怎么能使它消散呢?酒水,是一种有形的物质,如果不加以利导,又怎么能够排泄出来呢?所以,因纵酒患病的人,适宜于用葛花解醒汤来主治,这就是通过人体的催吐、祛痰与通利二便的上下分消法来去除他的湿气。

葛花解醒汤

葛花 白豆蔻 砂仁各五钱 木香五分 青皮三钱 陈皮 人参 白茯苓 猪苓各一钱五分[1] 白术 神曲 泽泻 干生姜各一钱

为细末,每服三钱,白汤调下,但得发汗,酒病去矣。

注释

[1]分:古代重量单位,1分约为0.3g。

译文

葛花解酲汤

主治：长期酗酒引发的病症。

组成：葛花 15g，白豆蔻 15g，砂仁 15g，木香 1.5g，青皮 9g，陈皮 4.5g，人参 4.5g，白茯苓 4.5g，猪苓 4.5g，白术 3g，神曲 3g，泽泻 3g，干姜 3g，生姜 3g。

制法：一起捣为细末。

服法：每次 9g，用白开水送服，发汗后酒病即去。

酒客病酒，酒停不散，清则成饮，浊则成痰[1]。入于肺则为喘，为咳；入于心则为心痛[2]，为怔忡[3]、为噫[4]；入于肝为胁痛为小腹满痛[5]，为呕苦汁，为目昧不明[6]；入于脾为胀，为肿，为吞酸[7]，为健忘[8]；入于肾为溺涩[9]、赤白浊[10]，为腰痛，为背恶寒[11]；入于胃为呕吐[12]，为泄痢[13]，为胃脘当心而痛[14]。凡诸症，种种难名，不急去之，养虎为患，以十枣汤主之。只一剂根株悉拔，勿畏其峻而不肯服。《书》曰：若药不瞑眩，厥疾不瘳[15]。

注释

[1] 清则成饮，浊则成痰：痰饮指体内水液不得输化，停留或渗注于体内某一部位而发生的病证，所谓"积水成饮，饮凝成痰"。一般以较稠浊的称为痰，清稀的称为饮。

[2] 心痛：病症名，是胸脘部疼痛的统称，出自《灵枢·经脉》。

[3] 怔忡：中医病名。患者心脏跳动剧烈的一种症状。

[4] 噫气：又名嗳气，为胃中之浊气上逆，经食道而由口排出之气体。是脾胃疾病之一。

[5] 胁痛：以胁肋部疼痛为主要表现的一种肝胆病证。

[6] 昧：目不明。明：视履堂本作"开"

[7]吞酸：指酸水自胃上激于咽喉之间，未及吐出又复吞咽，酸味有如刺心之感。

[8]健忘：指记忆力差、遇事易忘的症状。

[9]溺涩：小便不畅。

[10]赤白浊：病证名。即浊病。浊病有赤浊、白浊之分，合称赤白浊或二浊。

[11]恶寒：中医症状名。凡患者自觉怕冷，多加衣被，或近火取暖，仍感寒冷不能缓解的，称为恶寒。

[12]呕吐：中医病证名。是以胃失和降，气逆于上所致的一种病证。

[13]泄痢：一种病名。即泄泻，以排便次数增多，粪便稀溏，甚至泄如水样为主要症状。

[14]胃脘：中医名词。胃脘，包括整个胃体。胃上口贲门称上脘，胃下口幽门称下脘，界于上下口之间的胃体称中脘。

[15]药不瞑眩，厥疾不瘳：语出《尚书·说命》，其意为服药后，若人体没有明显的反应，则疾病难以被治愈。瞑眩：服药后出现恶心、头眩、胸闷等反应，称为"瞑眩"。瘳：治愈。

译文

纵酒者因酒患病，酒积存在体内不消散，酒清则成为饮，酒浊则在体内积成痰。酒渗入肺脏则使人哮喘，导致咳嗽；酒涌入心脏就导致心痛，使人心悸，长吁短叹；酒渗入肝脏则使胁痛，导致小腹胀满疼痛，呕吐苦汁，视力下降；酒涌入脾脏，使它肿胀，口冒酸味，使人健忘；酒涌入肾脏，就会使人小便不畅，尿呈赤白浑浊，导致腰部疼痛，背部恶寒；酒涌入胃就会令人呕吐，造遣成泄痢，导致胃脘当心而痛。上述诸般病症，种种难以描述的痛苦，若不迅速消除，就会形成养虎为患的恶果，应用十枣汤去治疗。只要用一剂这种药，就能将病根拔除，不要害怕这种药性太烈而不肯服用。正如《书经》所说："若药不瞑眩，厥疾不疗。"

十枣汤

芫花研末，炒　甘遂研末　大戟研末，强人三分[1]，弱人折半[2]
大枣肥者十枚。

水一中半^[3]，煮枣至八分，去枣入药末，搅匀服之，得利下清水^[4]，其病去矣。不动者再作一服^[5]，动后糜粥自养。

注释

[1] 强人：指体质强健的人。
[2] 弱人：指体质羸弱的人。
[3] 中：同"钟"，古代容量单位，一中约为 300mL。
[4] 利下清水：指排出粪便清稀如水样。
[5] 动：发动，产生效果。

译文

十枣汤

主治：长期饮酒者引发痰饮所致诸般症状。

组成：芫花、甘遂、大戟（体质强的人用 1g，体质弱的人剂量折半），肥大枣 10 个。

制法：芫花炒热，与甘遂、大戟一起研成粉末备用。先用水 450mL 与大枣同煮至水剩下 80%，去掉枣，加入药末搅匀。

服法：口服饮用加了药末的枣汤。如喝完后排出粪便清稀如水样，这表示疾病就去除了。没有效果的话再服用一剂，产生效果后要喝熬得浓浓的小米粥自我调养。

因而饱食，筋脉横解，肠澼为痔^[1]。饱食者，太过也。食过常分则饱^[2]，饱则肠满，满则筋脉皆横，横则解散不相连属矣。肠澼者，泄利也^[3]。痔也。积者。肠澼为痔，即便血也。近则成痢^[4]，久则为脾泄^[5]、为脏毒矣^[6]。

注释

[1] 因而饱食，筋脉横解，肠澼为痔：出自《黄帝内经·素问·生气通天论》。

[2]常分：平常的分量。

[3]泄利：亦作"泄痢"。水泻；痢疾。利，通"痢"。

[4]痢：即痢疾，中医病证名。是以痢下赤白脓血，腹痛，里急后重为临床特征。

[5]脾泄：脾泄，病名。又名脾泻。指饮食或寒湿伤脾，引致脾虚泄泻。

[6]脏毒：病名。是指以肛门内疼痛、灼热、坠胀感，排便后向会阴、臀部放射，肛窦红肿、有脓样物等为主要表现的痔病类疾病。脏毒又名肛痈。

译文

内经曰"因而饱食，筋脉横解，肠澼为痔。"所谓饱食，就是吃得过多。吃的东西超过平时的量就会饱，饱就会使肠道胀满，胀满就会使肠道的筋脉都横列绷紧，这样筋脉就解散不相连属了。肠澼这种病，可以指泄痢，也可以指痔疮。而肠道积满所致的肠澼就是便是痔疮，就会导致便血，开始是泄痢，长时间泄痢就会形成脾虚泄泻，变成肠风，成为脏毒了。

脾者，卑职也[1]，乃卒伍使令之职[2]，以司转输传化者也，故脾谓之使。胃者，仓禀之腑[3]，乃水谷之所纳出，故胃谓之市。人以谷气为主者[4]，脾胃是也。脾胃强则谷气全，脾胃弱则谷气绝。全谷则昌，绝谷则亡，人于脾胃可不知其所养乎？养脾胃之法，节其饮食而已。

注释

[1]卑职：低微的职位。

[2]卒伍使令：军队中的传令官。卒伍，指军队。

[3]仓禀之腑：具有仓廪功能的脏腑。仓禀，储藏粮食的仓库。

[4]谷气：即水谷之气。指由脾胃消化、吸收饮食而来的精微物质。

译文

脾,是体内卑下的器官,好比军队中的传令官,其功能是在人体内起转输传化的作用,因此脾又被称为使者。胃,就像体内的粮仓,是人体内水分与食物贮存的地方,因此,胃又叫人体内的集市。人的饮食主要是五谷,脾胃则是它们进出转输的器官。人的脾胃强健,人的消化就好,谷气也就全;人的脾胃虚弱,人就会消化不良,体内谷气便残缺不全。谷气齐全,人就会强健,谷气衰绝,人必衰亡,人对于脾胃不知道如何保养行吗?保养脾胃的方法,就是节制饮食而已。

脾胃者,土也[1]。土寄旺于四时[2],脾胃寄养于四脏[3]。故四时非土,无以成生长收藏之功;四脏非土[4],无以备精气筋脉之化[5]。然有阳土、有阴土者,阴土坤也,万物之所归藏也,阳土艮也,万物之所以成始成终也。阴土阳土[6],非戊己之谓也。阳土备化,阴土司成。受水谷之入而变化者,脾胃之阳也;散水谷之气以成荣卫者[7],脾胃之阴也。苟得其养,无物不长,苟失其养,无物不消,此之谓也。

注释

[1]脾胃者,土也:脾胃五行属土。

[2]土寄旺于四时:春、夏、秋、冬四季。寄旺于四时,指土不专门旺在一个季节,而是旺在每个季节最后18天。

[3]四脏:指心、肝、肺、肾四脏。

[4]精气:人体精与气的统称,精气同正气,泛指构成和维持生命的精华物质及其功能。

[5]筋脉:脉络、血管。

[6]阴土阳土:天干五行,戊己同属土,戊为阳土,己为阴土。

[7]荣卫:中医学名词。荣指血的循环,卫指气的周流。荣气行于脉中,属阴,卫气行于脉外,属阳。荣卫二气散布全身,内外相贯,运行不已,对人体起着滋养和保卫作用。

译文

脾胃器官，五行属土。土地的旺盛在于春、夏、秋、冬四季，人的脾胃依赖于人体的四脏。因此，四季中若没有土，则不能让万物生长收藏；人体的四脏若没有土，则不能为精气筋脉的运动变化提供支持。然而，自然界有阳土也有阴土，阴土为坤，是万物归藏之处；阳土为艮，万物的生长成熟由此而成。阴土、阳土，难道不是戊己的称呼吗？阳土为生长变化提供储备支持，阴土主管发育成长。受纳人所摄入的水谷食物并吸收其中精微，这是脾胃阳的功能；将水谷精微运输扩散到人体各组织部位并转为为营卫气血，这是脾胃阴的功能。所以如果脾胃得到调养，人体各部分就能健康成长，如果脾胃失调，人体各部分就会消损，就是这个道理。

古人制食，早曰昕食[1]，晏曰旰食[2]，夕曰哺食[3]，谓之三食。三食之外，不多食也。孙真人曰[4]：早晨一碗粥，饭莫教人足[5]。恐其过饱，伤脾胃也。

注释

[1]昕：黎明、天亮的时候。
[2]晏：同"晚"。旰：晚上，日落的时候。
[3]哺：傍晚。
[4]孙真人：孙思邈，初唐著名医学家、道士。
[5]早晨一碗粥，饭莫教人足：出自《孙真人海上方》中的《孙真人枕上记》，有改动，原作"侵晨一碗粥 夜饭莫教足"。

译文

古人做饭，早上称昕食，夜晚称旰食，傍晚称哺食，这就称为三餐。人除了这三餐之外，不再多吃了。孙思邈说："早晨一碗粥，饭莫教人足。"这是担心吃得过饱会伤害脾胃。

《周礼》曰：乐以侑食[1]。故有初饭、亚饭、三饭、四饭之官。脾好乐，管弦之音一通于耳[2]，脾即磨矣。叔和云[3]：磨谷能消食[4]。是以声音皆出于脾。夏月戒晚食者，以夜短难消化也。

> **注释**
>
> [1] 乐以侑食：在宴会中用乐舞来助兴佐餐，出自《周礼·天官·膳夫》。
> [2] 管弦之音：管乐和弦乐，泛指音乐。管指箫、笛之类的乐器，弦为琴、瑟之类的乐器。
> [3] 叔和：即王叔和，晋代医学家。
> [4] 磨谷能消食，语出《王叔和脉诀》中的"脾脏歌"，意为碾磨谷类的声音可以促进食物消化。

> **译文**
>
> 《周礼》说："乐以侑食"。因此，有初饭、亚饭、三饭、四饭的官职。脾脏喜欢音乐，悠扬的音乐一入耳，脾脏便磨擦蠕动。王叔和说："碾磨谷类的声音可以促进食物消化。"这是由于声音都出自于脾脏。夏季忌晚食，是因为夏季夜短，肠胃中的食物不易消化。

五味稍薄[1]，则能养人，令人神爽；稍厚[2]，随其脏腑，各有所伤。故酸多伤脾，辛多伤肝，咸多伤心，苦多伤肺，甘多伤肾，此乃五行之理。初伤不觉，久之则成病也。

> **注释**
>
> [1] 五味：酸、甘、苦、辛、咸五味。薄：淡。
> [2] 厚：重。

> **译文**
>
> 酸、甘、苦、辛、咸五味稍淡，不仅能滋养人体，还能令人精神振奋；

五味稍重，则会对它们所入的脏腑造成损伤。因此，酸味过重便伤脾，辛味过重就伤肝，咸味过重便伤心，苦味过重便伤肺，甘味过重便伤肾，这就是五行之理。人体的五脏开始受到损伤还不觉得，时间久了，便会导致疾病。

古人食必兼味者，相因欲其和也。无放饭、无流歠者[1]，节之礼，谨防其过也。凡人食后，微觉胸中不快，此食伤也。即服消导之剂[2]，以助脾之传化，不可隐忍，久则成积矣。加味二陈汤主之。

注释

[1]无放饭、无流歠者：歠，通"啜"。指吃饭喝汤过快。就像直接把饭都放入口里，把汤都倒入口中。语本《礼记·曲礼上》："毋放饭，毋流歠。"孔颖达疏曰："毋流歠者，谓开口大歠，汁入口如水流，则欲多而速，是伤廉也。"

[2]消导：消食导滞。

译文

古人饮食必须加上各种调味品，并让它们互相搭配以使各味道平衡。不要大口快速地吃饭、喝汤，这是节制的礼仪，用来谨防饮食过度。凡是吃完饭后，感觉到胸中有不适，这就是"食伤"，应马上服用有助消食导滞的药剂，以帮助脾脏的传化，不能隐忍，因为时间一长就会形成积食。这种不适，可用加味二陈汤主治。

加味二陈汤

陈皮　白茯苓各七分　半夏制，一钱　炙甘草三分　川芎　苍术　白术各八分　山楂肉一钱五分　砂仁五分　神曲另研末炒，七分　香附一钱　麦芽炒研，七分

上除麦芽神曲炒为末另包，余药细切，水二盏[1]，姜三片，

大枣三枚，煎一盏，去渣，调上神曲、麦芽末服之。

注释

[1]盏：古代容量单位，约250mL。

译文

加味二陈汤

主治：食伤。食后，胸腹不适。

组成：陈皮、白茯苓各2g，制半夏3g，炙甘草1g，川芎、苍术、白术各2.5g，山楂肉4.5g，砂仁1.5g，神曲2g，香附3g，麦芽2g。

制法：神曲、麦芽炒焦，研成粉末，另包。其他10味药细细切碎，用500 mL水、3片姜、3枚大枣一起煮，煮至药汁剩250mL，去掉药渣。

服法：将神曲、麦芽与药汁调匀后服用。

凡有喜嗜之物，不可纵口[1]，当念病从口入[2]，惕然自省[3]。如上古之人，饥则求食，饱则弃余可也。苟不知节，必餍足而后止[4]，则气味之偏，害其中和之气[5]。传化之迟[6]，斯成苑病之积矣[7]。为胀、为满[8]、为痛，纵一时之欲，贻终身之害，养生者，固如是乎？即当明以告医，攻去之可也。宜分冷积热积，用原物汤攻而去之。

注释

[1]纵口：放纵口腹之欲，无节制地进食。
[2]常：视履堂本作"当"。
[3]惕然：警觉省悟貌。惕，戒惧，小心谨慎，警惕。
[4]餍足：满足（多指私欲）。
[5]传化：传导化物。
[6]中和之气：指平衡和谐稳定的内环境。

[7]苑,通"郁",指郁结。

[8]满:满病,胀满类疾病。

译文

凡是有喜爱吃的食物,不可放任自己大吃,要切记病从口入,时刻警惕。像上古时代的人那样,到饥饿的时候才寻找食物,吃饱了就将剩余食物的放弃。如果不知道节制,非要吃得实在吃不下来才停止,这样就会使体内气味太偏,破坏体内平衡和谐稳定的内环境。导致体内消化食物,传输营养迟缓,就会造成食物的积沉,形成胀满、疼痛等病症。因此,可以说是纵一时的口欲,而贻害终身啊!深谙养生之道的人,难道会这样吗?因此,应当立即把病因完全告诉医生,对症下药才能除去病症。而且要分清是冷积还是热积,再用原物汤治疗而除去病症。

如伤肉食面食,辛辣厚味之物,此热积也[1],宜三黄枳术丸。即以所伤之物,同韭菜杵烂作团,火烧存性[2],取起研细,煎汤作引,故曰原物汤,又曰溯源汤,送下三黄枳术丸。

注释

[1]热积:邪热滞积于里出现的症候,如吐泻、头晕、腹痛、烦躁等。

[2]火烧存性:中药炮制方法之一。是把药烧至外部焦黑,里面焦黄为度,使药物表面部分炭化,里层部分还能尝出原有的气味。

译文

若是被肉类食物、面粉制品及辛辣味重的食物伤到了脾胃,就属于热积,应当服用三黄枳术丸。即是将损失脾胃的食物与韭菜一起捣烂捏成团,用火烧存性,再取出研成细末,用水煎汤作为药引,所以这叫原物汤,又叫溯源汤,用这汤送下三黄枳术丸。

三黄枳术丸

黄芩酒洗[1] 黄连酒洗 大黄湿纸包煨,焙干,各一两 神曲 橘皮 白术各七钱半 枳实麸炒[2],五钱

右为细末,汤浸蒸饼为丸,如绿豆大。每服五十丸,食前空心服。

注释

[1]酒洗:指将净制或切制后的药物,置适宜容器内,加入酒液,略洗后随即捞出或用原液反复清洗的中药炮制方法。酒洗药物的过程中,酒浸入药物表面,部分进入内部组织,发挥杀菌消毒、缓和药性、增强药效等作用。

[2]麸炒:指将净制或切制后的药物用一定量的麦麸加以拌炒的中药炮制方法,具有增强疗效、缓和药性、矫嗅矫味等作用。

译文

三黄枳术丸

主治:热积。

组成:黄芩、黄连、大黄各30g,神曲、橘皮、白术各24g,枳实16g。

制法:黄芩、黄连酒洗,大黄用湿纸包煨,焙干,神曲,枳实麸炒、将以上7味药捣成细末,先用汤浸然后做成饼状在锅里蒸,最后捏成如绿豆大的药丸。

服法:每次服用50丸,饭前空腹服用。

如伤瓜桃、生冷、冰水之类,此冷积也[1],宜木香消积丸也。即以所食生冷之物,用韭菜叶同杵作团,如前法煎下。

注释

[1]冷积:沉寒滞积于里出现的症候。症见腹中冷痛,喜热恶寒,大便秘

结不通，小便清长，舌苔白滑，脉沉迟等。

> **译文**

如果是吃了瓜桃、生冷、冰水等食物而损伤了脾胃，叫做冷积，宜服用木香清积丸。即用所食的生冷食物，与韭菜一同捣烂捏成丸，如前述方法煎下。

木香消积丸

木香_{去苞} 益智仁_{各二钱} 青皮 陈皮_{各三钱} 三棱_煨[1] 莪术_{煨，各五钱} 牙皂_{烧存性}[2]，_{一钱五分} 巴豆肉_{五钱，醋煮干，另研}

上为末，醋打面糊为丸，如绿豆大。每服二十丸至三十丸，食前服。

> **注释**

[1] 煨：是将药物直接或用适宜材料包裹后放于炭火的余烬或其他受热固体辅料中缓慢加热至一定程度的中药炮制方法，常见的煨法有：面裹煨，麦麸煨，湿纸裹煨，滑石粉煨。

[2] 牙皂：即猪牙皂，为豆科皂荚属植物皂荚因受外伤等影响而结出的畸形小荚果。

> **译文**

木香消积丸

主治：冷积。

组成：木香、益智仁各6g，青皮、陈皮各9g，三棱、莪术各15g，猪牙皂4.5g，巴豆肉15g。

制法：木香去苞芽；三棱、莪术用煨法炮制；猪牙皂烧存性；巴豆肉加醋煮，直至煮干，取出单独研成粉末。将上面7味药捣成药末，加醋与面粉一起制成糊，再捏成如绿豆大的药丸。

服法：每次服用20~30丸，吃饭前服用。

凡人早行，宜饮醇酒一二杯[1]，或食糜粥[2]，不可空腹而出。昔有三人晨行，一人饮酒，一人食饭，一之人空腹。后空腹者死，食饭者病，饮酒者无恙。

注释

［1］醇酒：味道醇厚的美酒。
［2］糜粥：熬得浓稠的稀饭。

译文

凡是早晨外出的人，都应该在出门前饮醇酒一二杯，或者是喝点浓稠的米粥，不能空腹出门。从前，有三个人每天早晨出门，其中一个人出门前饮酒，一人出门前吃饭，一人出门前空腹。结果，后来空腹的那个人先死了，吃了饭的那个人生了病，惟独那个饮酒的人却安然无恙。

凡辛热香美、炙爆煎炒之物，必不可食，多食令人发痈[1]。《内经》云：膏粱之变[2]，足生大疔[3]。足，太过也。大疔，疽之最毒者[4]。凡人发疽，如麻如豆，不甚肿大，惟根脚坚硬如石，神昏体倦，烦躁不安，食减咽干，即疔毒也。其外如麻，其里如瓜。宜真人活命散主之，多多益善。

注释

［1］痈：指发生在皮肉之间的急性化脓性疾病。
［2］膏粱之变，足生大疔：出自《黄帝内经·素问·生气通天论》，膏粱，肥肉和细粮。泛指肥美的食物。
［3］疔：一种急性化脓性疾病。疔因其坚硬而根脚如钉故名。
［4］疽：指局部皮肤肿胀坚硬而皮色不变的毒疮。中医按疽病早期有头和无头而分为有头疽和无头疽两大类。

译文

凡是味道辛辣香美、烧烤煎炒的食物，一定不要多吃，多吃这类食物会使人生痈疽。《内经》上说："膏粱之变，足生大疔。"足，就是过多。大疔，是痈疽中最有毒害的一种。凡是人生的痈疽，像芝麻、豆子那样，不怎么肿大，只有痈疽的根部却像石头一样坚硬，患者神志不清，烦躁不安，饮食减退，咽喉干涩疼痛，这就是疔毒。这种疔疮外面看起来像芝麻，内里却如瓜瓢，应用真人活命散治它，越多越好。

真人活命散

栝蒌根一钱　甘草节　乳香各一钱　穿山甲三大片，蛤粉炒　赤芍　白芷　贝母各一钱　防风七分　没药　皂角各五分　归尾酒洗　金银花三钱　大黄酒煨，一钱五分　木别子肉[1]八分

用金华酒一盏煎服[2]，服药后再饮酒一杯，以助药力。体重者加黄芪一钱[3]，减大黄五分，大便溏者，勿用大黄。

注释

[1]木别子：即木鳖子。
[2]金华酒：金华地区所酿造的优质黄酒。金华，古称兰陵，今浙江省金华市。
[3]体重者：感觉身体沉重无力的人，多因气虚引起。

译文

真人活命散
主治：疔毒，疔疮。
组成：栝蒌根3g，甘草、乳香各3g，穿山甲3大片，赤芍、白芷、贝母各3g，防风2g，没药、皂角各1.5g，当归尾、金银花9g，大黄4.5g，木鳖子肉2.5g。
制法：穿山甲用蛤粉炒，当归尾酒洗、大黄用酒煨热。
服法：上14味药，用金华酒一盏煎服，服药后再饮酒一杯，以增加药力。身体沉重无力的患者加3g黄芪，减去1.5g大黄，大便稀薄

的患者不要用大黄。

> **点评**

　　本卷主要内容为"寡欲第一"，专论节制色欲和食欲的重要养生意义，及因纵欲过度或饮食不当导致疾病的治疗方法。万氏开宗明义，指出"食色，性也。故饮食男女，人之大欲存焉"。强调要正确对待人伦大欲，反对绝灭生理。对色欲而言，万氏认为"寡欲乃延龄广嗣之第一紧要者"，告诫人们要懂得损益之道，反对过早过频的房事活动及所谓"御女采战"之术，主张节欲养生。精力亏缺者，还应辅以药物治疗，故列有补肾利窍丸、萤火丸等补肾方剂。对食欲而言，万氏征引《内经》之论，倡导饮食有节，力戒酒食之伤。文后对于酒伤食积者，载录解酲醒酒、消食导滞之方若干，如葛花解酲汤、十枣汤、加味二陈汤、木香消积丸等，颇切实用。

养生四要译评 卷之二

明·万全 纂
蒋力生 叶明花 章德林 撰著

慎动第二

《易》曰：吉凶悔吝生乎动[1]。动以礼则吉[2]，动不以礼则凶。君子修之吉，小人悖之凶。悔者吉之萌，吝者凶之兆。君子修之，吉也；小人悖之，凶也。

注释

[1]吉凶悔吝生乎动：动，行为。出自《周易·系辞》。
[2]动以礼：遵循礼法的行为。

译文

《易经》说："吉凶悔恨，来源于人本身的行为之中。"遵循礼法的行为就会带来吉的结果，不遵循礼法行动就会导致凶的结果。君子遵循礼法就吉；小人违背礼法就凶。悔是吉的萌芽，恨是凶的前兆。君子学习它，便是吉；小人背逆它，便是凶。

周子曰[1]：君子慎动[2]。养生者正要在此体认[3]，未动前是甚么气象[4]，到动时气象比未动时何如[5]。若只一样子[6]，便是天理；若比前气象少有差讹，便是人欲。须从此处慎将去却，把那好生恶死的念头，莫要一时放空才好。

注释

[1]周子：周敦颐，字茂叔，号濂溪。北宋著名学者，宋明理学创始人之一。

[2] 君子慎动，出自周敦颐《通书·慎动》。
[3] 养生者：保养生命的人。
[4] 未动前：事物还没有变动时的状态。
[5] 到动时：事物已经发生变动时的状态。
[6] 一：一样，等同，同一。

译文

周子说："君子谨慎对待一切变化与行动。"保养生命的人正是要在这方面作番体会与认识。行动前的状态是什么样子，行动时与没行动时发生了什么变化，如果保持原样，这便是天理自然；如果比行动前有了变化，这便是人欲。必须从此开始小心谨慎，一时也不要丢弃那些好生恶死的念头。

慎动者[1]，吾儒谓之至敬[2]。老氏谓之抱一[3]，佛氏谓之观自在[4]，总是慎独工夫[5]。独者，人所不知，而己所独知之处也。方其静也，即喜怒哀乐未发时，所谓中也。与天地合其德，与日月合其明，与四时合其序，与鬼神合其吉凶。君子于此，戒慎乎其所不睹，恐惧乎其所不闻，不可离于须臾之顷，而违天地、日月、四时、鬼神也。及其动也，正是莫见莫显之时，如喜怒哀，乐发闻中节[6]，这便是和。和者，与中无所乖戾之谓也。略有不和，便是不中，其违于天地、日月四时鬼神远矣。到此地位，工夫尤难，君子所以尤加戒谨于独也。故曰君子而时中[7]。

注释

[1] 慎动：谨慎对待一切变化与行动。
[2] 至敬：指极尊敬。出自《礼记·礼器》："有以素为贵者，至敬无文。"
[3] 抱一：道家术语，指专精固守不失其道。出自《老子》："少则得，多则惑，

是以圣人抱一以为天下式。"

[4] 观自在：佛教术语。《心经略疏》曰："于事理无碍之境，观达自在，故立此名。"

[5] 慎独："慎"，小心谨慎、随时戒备；"独"，独处，独自行事。

[6] 中节：适中而有节制，语本《易·蹇》："《象》曰：大蹇，朋来，以中节也。"孔颖达疏："得位居中，不易其节。"

[7] 君子而时中：出自《中庸》第二章。

译文

谨慎对待一切变化与行动，儒家称它为"至敬"，道家称它为"抱一"，佛家称它为"观自在"，总的来说，就是严格控制自己的欲望，不靠别人监督，自觉控制自己的欲望。所谓独，就是别人不知道只有自己知道的所在。当一个人内心平静时，也就是喜怒哀乐没有表现出来的时候，就是所谓的"中"，使自己的德行与天地相吻合，使自己对事物的认识像日月那么清晰，使自己的行动像春、夏、秋、冬四季那样井然有序，使自己的吉凶与鬼神相适合。君子要对还未见过的事物保持警惕谨慎，对他还未听见的事物要保持恐惧，不要使自己有片刻偏离，而违背天地、日月、四季和鬼神。当君子行动时，正是他不见不显、十分平静的时候，例如喜怒哀乐表现适中而节度，这就是和。所谓和，是指与中没有任何悖逆的意思。稍有不和，就是不中，这就远远违背了天地、日月、四时、鬼神了。到了这种地步就非常难办了。因此，君子在"独"这点上尤其警惕谨慎。因此说君子立身处世要时刻合乎中道。

广成子曰：必清必静，毋劳尔形，毋摇尔精，乃可长生[1]。《庄子·大地》曰：夫失性有五[2]：一曰五色乱目[3]，使目不明；二曰五声乱耳[4]，使耳不聪；三曰五臭薰鼻[5]，困惚中颡；四曰五味浊口[6]，使口厉爽[7]；五曰趣心滑心，使心飞扬。此五者皆性之害也[8]。

注释

[1]必清必静……乃可长生：语出《庄子·外篇·在宥》。

[2]性：本性。

[3]五色：青、赤、黄、白、黑五种颜色。这里泛指各种颜色。

[4]五声：呼、笑、歌、哭、呻五种声音。

[5]五臭：指药物与食物的五种气味，即臊、焦、香、腥、腐，也称五气。《素问·六节脏象论》："天食人以五气。"

[6]五味：酸、苦、甘、辛、咸。此处泛指各种味道。

[7]厉爽：厉，病；爽，失也。指对味道不再敏感，口味变重。

[8]夫失性有五……此五者皆性之害也：语出《庄子·外篇·天地》，文句略有出入。

译文

广成子说："必须要心神清静，不要使你的身体劳累，不要动摇你的神志，这样就能够长寿。"庄子说："使人丧失自己本性的因素有五个方面：第一个就是五色扰乱人的视觉，使人眼睛不再明亮；第二个就是五声搅乱人的听觉，使人耳朵不再敏锐；第三就是五种气味扰乱人的嗅觉，使人头脑不再清醒；第四就是五种味道污损人的味觉，使人口味厉爽；第五就是人做事单凭兴趣爱好及浮滑之心，使人心思浮躁，想入非非。上述五个方面都会危害人的本性。"

人之性常静，动处是情。人之性未有不善，乃若其情，则有不善矣。心纯性情，吾儒存心养性[1]，老氏修心炼性[2]，佛氏明心见性[3]，正养此心，使之常清常静，常为性情之主。

注释

[1]存心养性：保存赤子之心，修养善良之性。出自《孟子·尽心上》："存其心，养其性，所以事天也。"

[2]老氏：即老子，这里代指道家。修心炼性：道教术语，又名修真炼性，意为使心灵纯洁，磨炼本性。通过自我反省体察，使身心达到完美的境界。

[3] 明心见性：佛教术语。指屏弃世俗一切杂念，彻悟因杂念而迷失了的本性（即佛性）。

译文

人的本性常常是平静的，处于变动状态的是人的感情。人的本性是没有善恶之分的，但其情感是有善恶之别了。人的心可以纯洁人的性情，我们儒家保存赤子之心，修养善良之性，道家净化心灵，修炼心性，佛家摒弃世俗杂念，彻悟因杂念而迷失了本性，都是为了修养心性，使人心常处于清静状态，控制人的性情。

《悟真篇》云[1]：西山白虎正猖狂，东海青龙不可当。两手捉来令死斗，化成一块紫金霜。谓以此心降扶性情也。

注释

[1]《悟真篇》：内丹术重要经典之一。北宋著名道士，内丹术南宗祖师张伯端撰。

译文

《悟真篇》说："西山白虎正猖狂，东海青龙不可当。两手捉来令死斗，化成一块紫金霜。"这首诗说的就是要通过人的心思来控制性情的变化。

人身之中，只有此心，便是一身之主。所谓视听言动者，此心也。故心常清静则神安，神安则七神皆安[1]，以此养生则寿，殁世不殆[2]；心劳则神不安[3]，神不安则精神皆危[4]，便闭塞而不通，形乃大伤，以此养生则殃。

注释

[1] 七神：五脏所藏的七种神气。《难经·三十四难》："五脏有七神，……脏者，人之神气所舍藏也。"

[2] 没世：终身，永远。不殆：不危险，不懈怠。

[3] 神不安：精神不安宁。

[4] 精神皆危：精气、神气都有受剧烈损害的危险。

译文

人的身体之中，只有心才是一身的主宰。所谓视、听、言、动都是由心来控制的。因此，心时常保持清静，那么神志就安宁，神志安定则人的七神也就安定，以此来养生就会长寿，终身没有灾祸；心思纷乱人的神志就不安宁，神志不安则人的精气、神气都有受剧烈损害的危险，便溺不通，形体受到严重损伤，这种对待生命的方式会导致灾祸降临。

心之神发乎目，则谓之视；肾之精发乎耳，则谓之听；脾之魂发乎鼻，则谓之臭；胆之魄发乎口，则谓之言。是以俭视养神，俭听养虚，俭言养气，俭欲养精。五色令人目盲者[1]，目淫于色则散于色也；五声令人耳聋者[2]，耳淫于声则散于声也；五味令人口爽者[3]，口淫于味则散于味也；五臭令人鼻塞者[4]，鼻淫于臭则散于臭也。是故古人目不视恶色，耳不听淫声者，恐其神之散也。

注释

[1] 五色：青、赤、黄、白、黑五种颜色。

[2] 五声：角、徵、宫、商、羽五种声音。

[3] 五味：酸、苦、甘、辛、咸五种味道。

[4] 五臭：臊、焦、香、腥、腐五种气味。

> **译文**
>
> 心所藏的神由眼睛散发，人就能看见；肾所藏的精由耳朵散发，人就能听见；脾所藏的魂由鼻子散发，人就能闻到气味；胆所藏的魄由嘴巴散发，人就能够说话。所以要通过少看来养神，少听来养虚，少说来养气、节制色欲来养精。青、赤、黄、白、黑五种颜色能使人眼花缭乱，诱人入于迷境，眼睛贪视五色美景，体内的真精就会随着眼睛泄出体外。角、徵、宫、商、羽五种声音会使耳朵不能清静，耳朵沉迷于世俗繁杂的浊音，体中之真气必然随听而散，体内的能量必然随声而耗。酸、苦、甘、心、咸五种味道能使味觉不灵敏，若是过于贪恋五味之食，则会丧失舌头的先天功能,使品尝味道功能受损。臊、焦、香、腥、腐五种气味会让鼻子嗅觉减弱，若是沉溺于闻香嗅味中便会使鼻子丧失嗅觉。所以古代修道之人，眼睛不沉迷美色，耳朵不沉溺于浊音，以防止其精神涣散。

暴喜伤心，暴怒伤肝，暴恐伤肾，过哀伤肺，过思伤脾，谓之五伤。

久视伤血，久卧伤气，久坐伤肉，久立伤骨，久行伤筋，谓之五劳所伤。

视过损明，语过损气，思过损神，欲过损精，谓之四损。

人有耳目口鼻之欲，行住坐卧之劳，虽有所伤，犹可治也。惟五志之发[1]，其烈如火，七情之发[2]，无能解于其怀。此神思之病，非自己乐天知命者[3]，成败利钝置之度外[4]，不可治也。

喜伤心，恐胜喜[5]；恐伤肾，思胜恐；思伤脾，怒胜思；怒伤肝，悲胜怒；悲伤肺，喜胜悲。所谓一脏不平，所胜平之，故五脏更相平也。

注释

[1] 五志：怒、喜、思、悲、恐五种情志变化。
[2] 七情：怒、喜、忧、思、悲、恐、惊七种情志活动。
[3] 乐知天命：顺应天意的变化，固守本分、安于处境且悠然自得。
[4] 成败利钝：成功失败与顺利挫折。
[5] 胜：指运用五行相生相克的理论，推出五志之间的相胜关系。

译文

暴喜过度，可损伤心神，暴怒过度，可损伤肝的功能，暴恐损伤肾的功能，悲哀过度损伤肺的功能，思虑过度损伤脾的功能，称之为五伤。

长时间用眼耗伤精血，长时间卧床耗伤人体之气，长时间的坐位损伤肌肉，长时间的站立损伤骨头，长时间的行走损伤经筋，称为五劳所伤。

用眼过度损伤视力，话说太多损耗正气，思虑太多耗损心神，纵欲太过损伤精液，谓之四损。

人有耳朵、眼睛、嘴巴、鼻子的欲望，行走、居住、坐卧过劳的致病因素，虽然对身体会造成伤害，尚且可以医治。只有怒、喜、思、悲、恐产生的疾病，猛烈如火，七情导致的疾病，郁结于胸中不能排解。此种由于神思引起的疾病，如果不是自己有能够安于现状，把成功失败置之度外的心态，是很难通过其他方法治疗的。

过喜的情志损伤心神，就用惊恐的情志战胜喜的情志；惊恐损伤肾气，就用思战胜恐；思虑的情志损伤脾气，就用怒战胜思；气愤的情志损伤肝气，就用悲战胜怒；悲伤的情志损伤肺气，就用喜战胜悲。总的来说就是一脏器的功能不能平衡，就用与该脏所胜之脏制约它，所以五脏就会平衡协调。

百病生于气也[1]，怒则气上而呕血[2]，喜则气缓而狂笑，悲则气消而息微，思则气结而神困，恐则气下而溲便遗失[3]。凡此类者，初得病也，积久不解，或乘其所胜[4]，或所不胜者乘之[5]，或所胜者反来侮之[6]，所生者皆病也。故曰他日有难名之疾也。

注释

[1] 百病：百，此处应泛指许多。即许多疾病。
[2] 怒：原作恐，据文义改。
[3] 恐：原作怒，据文义改。溲便遗失：指大小便失禁。
[4] 乘其所胜：指某脏气过盛，则过分克伐其所胜之脏。
[5] 所不胜者乘之：某脏气过弱，不能耐受其所不胜之脏的正常克制，从而出现相对克伐太过。
[6] 所胜者反来侮之：某脏气过于虚损，导致其所胜之脏出现反克。

译文

气机失调是疾病发生的基本病机，过于愤怒则肝气上逆而呕吐鲜血，过于喜乐则心气舒缓而狂笑不休，过于悲伤则肺气消散而喘息无力，过于思虑则脾气郁结而神疲困倦，过于恐惧则肾气下泄而二便失禁。凡出于这些情况，尚处于疾病刚发生的阶段，若是时间长久不去解决。或导致某脏气过于亢盛，过分克伐其所胜之脏；或导致某脏气过于虚弱，其所不胜之脏对其克伐太过；或者某脏气过于虚弱，导致其所胜之脏出现反克。这些均可导致疾病。所以说气机不调以后会有难以预料的疾病发生。

凡此五志之病，《内经》有治法，但以五行相胜之理治之[1]。故悲可治怒，以怆恻苦楚之言感之[2]；喜可以治悲，以谑浪亵狎之言娱之[3]；恐可以治喜，以迫蹙死亡之言怖之[4]；怒可以治思，以污辱欺罔之言触之；思可以治恐，以虑彼忌此之言夺之。凡此五者，必诡诈谲怪无所不至[5]，然后可以动人之耳目，易人之视听。若胸中无材，负性使气[6]，不能体此五法也[7]。

注释

[1] 相胜：相互制约克制。
[2] 怆恻苦楚：悲伤痛苦。
[3] 谑浪亵狎：幽默荒诞。
[4] 迫慼：逼迫、压迫。
[5] 诡诈谲怪：狡猾、怪异。
[6] 使气：恣逞意气。
[7] 体：掌握。

译文

所有的情志引起的疾病，《黄帝内经》里都有治疗的方法，只是用五行相互制约的规律来治疗。所以悲伤可以治疗过度愤怒导致的不适，用悲伤痛苦的言语让他感动；喜乐可以治疗过度悲伤导致的不适，以幽默荒诞的言语让他开心；恐怖可以治疗过度喜乐导致的不适，用死亡快要逼近的谎话吓他；愤怒可以治疗过度思虑导致的不适，以侮辱或欺骗的言语刺激他；思虑可以治疗过度恐惧导致的不适，用让他感到顾忌的事情分散他注意力。所有这五种治病方法，必须诡诈奇异方法无所不用其极，然后才可以影响人，改变人。如果没有相关知识，只是依着自己的性子乱来，是不能掌握这五种治疗方法的。

人之怒者，必因其拂逆而心相背，受其污辱而气相犯，及发则气急而上逆矣[1]。其病也，为呕血[2]，为飧泄[3]，为煎厥[4]，为薄厥[5]，为湿厥，为胸满胁痛，食则气上逆而不下，为喘渴烦心，为消瘅[6]，为耳暴闭，筋纵。发于外为痈疽[7]。宜用四物平肝汤主之。

注释

[1] 气急而上逆：指气机升降出入反常，应降不降，气机向上逆行。

[2] 呕血：吐血，指血液从口中吐出。

[3] 飧泄：指食物不消化并且拉肚子的病症。

[4] 煎厥：指发高烧而昏厥。

[5] 薄厥：指由于精神刺激而发生卒然昏厥的病症。

[6] 消瘅：即消渴病。

[7] 痈疽：指皮肤毛囊和皮脂腺大片受细菌感染所致的化脓性炎症。

[8] 气急而上逆：导致气的运动发生错乱，气向上冲逆于脑。

译文

人之所以会发怒，一定是有人违背了他的心意，或是侮辱侵犯了他，怒气发作则使体内气机运行加快且向上冲逆。它导致的病证，有吐血，有泄泻，有煎厥，有薄厥，有湿厥，有胸胁胀满疼痛，一吃饭就气向上逆而不能下咽，有喘渴烦心，有消渴病，有耳朵突然失去听觉，筋脉发生拘挛。在体表上发作则为痈疽，应当用四物平肝汤治疗。

四物平肝汤

当归 川芎各五分 白芍一钱 生地黄三分 甘草一钱 人参五分 栀子仁炒，七分半 香附米童便煮，焙焦黑，杵细[1]，七分 青皮五分 丹皮三分 陈皮五分 瓜蒌根五分 阿胶炒，六分

用水一中[2]，煎八分，食远服[3]。

注释

[1] 杵：杵是棒的一种，其状两端粗，中间细，此处指用棒捣。

[2] 中：同"钟"，古代容量单位，约 300mL。

[3] 食远服：即离开正常进食时间较远时服药。这里指饭后服。

译文

四物平肝汤

主治：发怒气急上逆引起的诸般病症

组成：当归 1.5g，川芎 1.5g，白芍 3g，生地黄 1g，甘草 3g，人参 1.5g，炒栀子仁 2.2g，香附米 2g 青皮 1.5g 丹皮 1g 陈皮 1.5g 瓜蒌根 1.5g，阿胶 1.8g

制法：香附米用童便煮，再焙烤至焦黑色，用棒捣成细粉。

服法：用水 300mL，煎至水剩下 80% 左右，饭后服用。

人之喜也，偶有非常之遇，乍得非常之福，乃发也。喜则志扬气盈，意不在人而滋漫矣。其病也，为笑不休[1]，为毛革焦，为阳气不收[2]，甚则为狂[3]。宜用黄连安神丸主之。

注释

[1] 笑不休：不停止的笑。

[2] 阳气不收：阳气，指具有温养组织脏器、维持生理功能和固卫体表等作用，并充盈于周身之气。

[3] 狂：指人精神失常。

译文

偶然有非常幸运的遭遇，或忽然得到极大的福分，便会引发人的喜悦之情。喜悦时精神振奋，意气风发，喜悦的情绪不受人的控制而滋生蔓延。过度喜悦引起的疾病，表现为无法停止地笑，为皮肤干燥，为人体阳气的收敛功能受损，更严重的会使人精神失常。应当用黄连安神丸治疗。

黄连安神丸

黄连一两 栀子仁五钱，炒 炙甘草五钱

共杵和丸，如弹子大。每用麦冬汤下一丸。

译文

黄连安神丸

主治：过度欢喜引发的诸种病症。

组成：黄连30g，炒栀子仁15g，炙甘草15g

制法：3味药一起捣成细粉，和成如弹子一样大的丸剂。

服法：每次一丸，用麦冬汤送下。

人之思者，谋望之事未成，探索之理未得，乃思也。思则心有不放，念久难释，而气结不行矣[1]。其病也，为不嗜食[2]，口中无味，为嗜卧，为躁扰不得卧，为心下痞[3]，为昏瞀[4]，为白淫[5]，女子不月[6]，为长太息，为健忘。宜用加减二陈汤主之。

注释

[1]气结：中医学名词。指气留滞不行。

[2]嗜：喜欢，爱好。指贪求的东西。

[3]心下痞：心下，一般指胸中。痞，在中医上指胸腹间气机阻塞不舒的一种自觉症状。

[4]瞀：指目眩，眼花。

[5]白淫：中医病名，即滑精，指白日清醒时精液自动滑出的病症。

[6]不月：经闭，或月经不按月来潮。《素问·阴阳别论》：二阳之病发心脾，有不得隐曲，女子不月。

译文

人的思虑啊，往往是因为谋求的事情没有完成，研究搜索的道理没有获得结果而产生。思虑多了便让心中有放不下的事，长时间的惦记让心不能释怀，以至于气滞结不能正常的运行。过度思虑导致的疾病，为不想吃饭，口中没味；为喜欢打瞌睡；为心情烦躁而睡不着；为胸腹痞满不适；为神志昏乱；为滑精，女子月经不调；为常常深长的叹息，或是健忘。应当用加减二陈汤治疗。

加减二陈汤

陈皮去白[1]，一钱　白茯苓一钱　半夏制，五分　甘草三分　香附制，一钱　贝母五分　苍术米泔浸[2]，四分　川芎　青皮各五分

水一盏，生姜三片，煎八分，食远服。

> 注释

[1]去白：指去除橘皮里面的一层白色的衣，即橘络。
[2]米泔：即淘米水。

> 译文

加减二陈汤
主治：过度思虑引发的诸般病症。
组成：陈皮3g，白茯苓3g，制半夏1.5g，甘草1g，制香附3g，贝母1.5g，苍术1.2g，川芎1.5g，青皮1.5g。
制法：陈皮去除橘络，苍术用淘米水浸洗。
服法：将诸味药材与水250mL和生姜3片一起煮，煎至水还剩下80%，饭后服用。

人之悲者，或执亲之丧而惨切于中[1]，或势位之败而慨叹于昔，乃悲也。悲则哽咽之声不息，涕泣之出不止，而元气消矣[2]。其病也，为目昏，为筋挛[3]，为肉痹[4]，为胸中痛，男子为阴缩，为尿血[5]，女子为血崩[6]。宜用加味四君子汤主之。

> 注释

[1] 执亲：执同"至"，指亲人。
[2] 元气：人体的正气。
[3] 筋挛：指肢体筋脉收缩抽急，不能舒转自如。多由外感寒湿或血少津亏，经脉失于荣养所致。
[4] 痹：中医指由风、寒、湿等引起的肢体疼痛或麻木的疾病。
[5] 尿血：指小便红赤甚至尿出纯血。
[6] 血崩：指妇女不在行经期，阴道大量出血的病症。

> 译文

人的悲伤，或许是因为至亲之人的离世而内心悲惨凄切，或许是因为失去权势地位而感慨叹息过往。悲伤时表现为不停的悲叹气塞，泣不成声，鼻涕眼泪不停的流，而元气就这样耗伤了。过度悲伤导致的疾病，为眼睛昏花，为肢体筋脉痉挛，为肌肉僵硬麻痹，为胸腔疼痛，男子可能引起阴缩，为尿血，女子可以引起月经大出血。应当用加味四君子汤治疗。

加味四君子汤

人参五分　白术五分　白茯苓五分　炙甘草五分　黄芪炙，三分　麦冬七分　桔梗三分

水一盏，大枣三枚，煎七分，食后服。

> 译文

加味四君子汤
主治：过度悲伤引发的诸般病症。
组成：人参1.5g，白术1.5g，白茯苓1.5g，炙甘草1.5g，炙黄芪1g，麦冬2g，桔梗1g
制法：上7味药，加水250mL、大枣3枚一同煎煮，直至水剩下70%。

服法：饭后服用。

人之恐者，死生之际，躯命所关，得丧之时，荣辱所系，乃恐也。恐则神色俱变，便尿遗失而气下矣[1]。其病也，为心跳，为暴下绿水，为面热肤急，为阴痿[2]，为目失明，为舌短，为声喑[3]，为骨酸，破䐃脱肉。宜远志丸主之。

注释

[1]气下：指气的固摄功能失调而不能向上运行。
[2]阴痿：指男子性功能衰败，阴茎不举的病症。
[3]声喑：喑，哑，不能说话。此处应指声音嘶哑。

译文

人的恐惧，或产生于危及生命的生死之际，或产生于关乎荣耀与耻辱的成败之时。恐惧时，神情面色全都大变，甚至肾气下泄而大小便失禁。恐惧引起的疾病，为心跳剧烈；为突然泻下大量绿色水样便；为脸上发热，皮肤毛孔紧缩；为男子性功能衰败，阴茎不举，为眼目失明；为舌头挛缩；为声音嘶哑，不能说话；骨头关节酸痛，肌肉严重萎缩。应当用远志丸治疗。

远志丸

熟地黄一两　人参五钱　远志肉七钱　白茯苓七钱　酸枣仁　柏子仁去壳　桂心各三钱

共为末，炼蜜为丸，如梧桐子大。每三十丸，空心食前温酒送下。

> 译文

远志丸

主治：过度恐惧引起的诸般病症。

组成：熟地黄 30g，人参 15g，远志肉 21g，白茯苓 21g，酸枣仁 9g，柏子仁 9g，桂心 9g。

制法：以上 7 味药共捣碎为末，加优质蜂蜜制成如梧桐子一般大的药丸。

服法：每次服用 30 丸，饭前空腹服用，用温酒送服。

人之好动者，多起于意[1]，遂于必[2]，留于固[3]，成于我[4]。意之初，犹可慎也，至于必，则无所忌惮矣。故曰小人悖之凶者，小人而无忌惮也。古砚铭云：笔之寿以日计，墨之寿以月计，砚之寿以世计。岂非静者寿而动者夭乎？《内经》曰：阴精所奉，其人寿；阳精所降，其人夭[5]。抑亦动静之谓欤。

> 注释

[1] 意：指自我思维揣测原来的意思。
[2] 必：指自我的判断来认定某种见解或某个事件。
[3] 固：指执著固定的认识而不知如何理解。
[4] 我：指加入自我的主观认识。
[5] 阴精所奉，其人寿；阳精所降，其人夭：出自《黄帝内经·素问·五常政大论》

> 译文

喜欢行动的人，他的行动大多是起于自我思维揣测，于是形成了某种必然的判断，而后执著于固定的认识里，最后形成了自我的错误见解。在自我思维揣测开始时，尚且能够警惕，但是到了形成某种必然的判断的阶段时，就变得毫无顾忌，任意妄为。因此说小人违背礼法就会导致凶险的结果，因为小人毫无顾忌。古砚铭上说：笔的寿命以天来计算，墨的寿命以月来计算，砚的寿命以世来计算。不也是经常静止不动的寿命会长，而总是运动的寿命往往很短吗！《黄帝内经》上说："阴精所奉，其人寿；阳精所降，其人夭。"也正是在讲动静与养生的关系。

湍水无纵鳞[1]，风林无宁翼[2]，动之谓也。动而不止，非聚福之道也。地下有山，谦[3]，天地静也。山在地下，安于所止，而亦同归于静，故曰谦。谦者，盈之反也。山在地下[4]，则为剥[5]，过于盈也。故曰：天道恶盈而好谦，地道亏盈而流谦，鬼神祸盈而福谦。

注释

[1] 湍水：急流。纵：直。鳞：指鱼。
[2] 宁：安宁。翼：翅膀。此处代指鸟儿。
[3] 谦：虚心，不自满，此处指《易经》六十四卦之谦卦，卦体中上卦为坤为地，下卦为艮为山，所以说"地下有山"。
[4] 山在地下：据后文当"山在地上"。
[5] 剥：指《易经》六十四卦之剥卦，卦体中上卦为艮为山，下卦为坤为地，所以说"山在地上"。

译文

在湍急的水流中，没有悠游的鱼儿；在劲风吹刮的树林中，没有安宁的鸟儿。脱离了静止的状态，一直处于动的状态而不停止，不是聚集福禄的方法。地下有山，则是易经中谦卦的形象，天地安静，山在地下，安于所在的地方，便与天地一起归于平静，所以称为"谦"，谦，就是谦虚，是盈满的反义词啊。山如果在地上，则是剥卦的形象，太过盈满了。所以又说：天道损害盈者而补充不足者，地道溢出盈者而流向不满者，鬼神损害盈满者而庇护谦让者。

震[1]，动也；艮[2]，止也。震艮者，动静之反也。震有虩虩之象[3]，慎也；笑言哑哑，不丧匕鬯[4]，慎之效也。艮其背不获其身，行其庭不见其人，动亦静也，所以能无咎也。

注释

[1] 震：八卦之一，代表雷。
[2] 艮：八卦之一，代表山。
[3] 虩虩（xì xì 细细）：形容恐惧的样子。《易·震》："震来虩虩。"王弼注："恐惧之貌也。"
[4] 匕鬯：匕，勺子。鬯，秬麦酿的香酒。匕鬯指古祭祀宗庙时所用的器具。

译文

八卦中的震，是非静止的；八卦中的艮，是静止的。震和艮是动静相反的两种状态。震有恐惧惊怖的象征，要小心谨慎。之所以能笑语声，主祭人手中的匕和鬯没有失落，这就是恐惧谨慎的效果。止于背部，不得使身体面向所止的方向；就好像在庭院里行走，两两相背，不曾感觉到有人的存在，动也如同静止一般，这样就不会有过错。

慎动者，匪直爱身，所以爱亲。身体发肤，父母全而生之，子全而归之，孝也。曾子曰[1]：战战兢兢，如临深渊，如履薄冰。慎之至也，见其平日保身之难也。而今而后，吾知免夫，至于殁而后，幸其保之全焉。

注释

[1] 曾子曰：语出《论语·第八章·泰伯篇》："曾子有疾，召门弟子曰：'启予足！启予手！云：'战战兢兢，如临深渊，如履薄冰。'而今而后，吾知免夫，

小子!"

> [译文]

行为谨慎的人,不但是真正的爱惜自己的身体,而且爱惜父母。一个人的身体皮肤甚至头发全都是父母给的,而孩子要珍惜父母给予的生命,不使自己的身体受到伤害,便是孝道。曾子说:"小心谨慎呀,好像站在深渊边,好像行走在薄冰上。"这真是谨慎的极致啊,可以知道他平常保养身体的不容易。又说:"今日以后,我知道我的身体可以免于损伤了。"虽然他很快就不在了,但很庆幸保全了自身。

慎动,主静之用;主静,慎动之体。动静不失其常,艮之义也。瞽者[1],天下之至明也[2];聋者,天下之至聪也[3],其心专一。故善视者莫如瞽,善听者莫如聋也。观此,则知养生之道矣。

> [注释]

[1]瞽者:失明的人。
[2]至明:极光明。引申为视力极好。
[3]至聪:听力极灵敏。

> [译文]

谨慎行动,是持守安静的作用;持守安静,是谨慎行动的本体。动和静保持正常的规律,就是周易艮卦的内涵。失明的人,其实是天下间眼睛最明亮的人;失聪的人,其实是天下间听力最敏锐的人,原因是他专心一意。所以善于视的人不如失明的人,善于听的人不如失聪的人。能理解到这一层,就可以领悟保养生命的法则。

人之学养生,曰打坐[1],曰调息[2],正是主静工夫。但到打坐、调息时,便思要不使其心妄动,妄动则打坐、调息都只是搬弄，如何成得事？孟子曰：夭寿不贰[3]，修身以俟之[4]。这便是长生秘诀。

> **注释**
>
> [1]打坐：原指僧道盘腿闭目而坐，使心入定。现也指闭目凝神而坐。
> [2]调息：指有意识地调匀呼吸，以使内心安静。
> [3]贰：视履堂本作"仁"。
> [4]夭寿不贰，修身以俟之：语出《孟子·尽心上》。

> **译文**
>
> 人们学习养生，常用两种方法，一个叫打坐，一个叫调息，这都是静养工夫的体现。每到具体打坐和调息的时候，应当力求做到使心不妄动，不能有丝毫的名利杂念和胡思乱想，如果杂念丛生而心思妄动，则打坐和调息就只是装模作样而已，怎么会取得效果呢？孟子说：不要在意寿命会长会短，只要专修养自己的身心等待那一天到来。这便是长生的秘诀。

打坐，正是养生一件事。养生者，养其性情也。打坐者，欲收敛此心，不使放去也，岂是呆坐！昔达摩面壁九年，目无所视[1]，耳无所听[2]，口无所言[3]，此心常在腔子里，无思无为，不尘不垢，所以得成证果。承光立雪不动[4]，乃见善学达摩处。

> **注释**
>
> [1]目无所视：眼睛什么也不看。
> [2]耳无所听：耳朵什么也不听。
> [3]口无所言：口里什么也不说。
> [4]承光：当为"神光"之误，神光是禅宗二祖慧可法师出家前的俗名，他曾为拜达摩祖师为师，冒雪彻夜站在户外，终感动祖师，收其为徒。

译文

打坐乃是养生的手段之一,养生就是修养人的秉性和气质。所谓打坐,就是为了收敛心神,不使心思放荡,哪里只是呆坐呢!以往达摩祖师在少林寺面壁九年,闭目养神,不视外物,两耳不听一切声音,口中不说一句话,一片赤心经常保持在胸腔,没有一尘一垢的微小杂念,最终很圆满的修成了正果。承光立在雪里一动不动,也正是是学习了达摩的精神。

古仙教人打坐说:垂其帘,塞其兑。人学打坐时,只说垂帘者,微瞑其目,不可紧闭也;塞其兑者,闭口勿吐气,但令鼻呼吸而已。曾不知垂其帘者,教人勿视也;塞其兑者,教人勿语也。从打坐时做起,做得熟时,虽不打坐,此目常不妄视[1],此口常不妄言[2],自然习与性成,此心常不妄动也[3]。今之学长生者,到打坐时,瞑目闭口,放下打坐,依然妄视妄言,如何收得此心住?更有一等方士[4],静静打坐做科范[5],心下却东西南北走去了,只当弃下个死尸,兀坐在这里。凡人一身之间,目之于色,耳之于声,口之于味,心之于思,纷纷扰扰,那得一时休息!到得夜来,恩爱之缠,邪僻之私,岂无一念自在。古仙照见世人,若被魔障,所以设法度人,教人打坐,可以长生。此心若是常清常静,虽日夜不眠,也当打坐;若是不能清静,虽打坐[6],亦似不能打坐。

注释

[1]妄视:妄,胡乱。指随便乱看。
[2]妄言:指随便乱说。
[3]妄动:胡乱行动。
[4]方士:研究练习长生方法的人,多为道士。

[5] 科范：仪式，规格。

[6] 虽打坐：原本无，据黄州本、康熙二年本补。

译文

古代修道有成者教人打坐时说："垂其帘，塞其兑"，人们在学习打坐时，只说"垂其帘"就是微闭双目，不可以使其紧闭，"塞其兑"就是闭口不要吐气，只用鼻子来呼吸。如此解说又哪里知道"垂其帘"是叫人什么也不要看，"塞其兑"是叫人什么也不要说。从打坐开始锻炼这两件事，做得很熟练时，即使不再打坐，眼睛也不随便乱看，口也不随便乱说话，自自然然地通过长期的锻炼将这种精神融入本性，心思也就不会乱动了。现在那些学习长生之道的人，到打坐的时候，就闭上眼睛嘴巴，打坐之后，仍然乱看乱说，收不住心。更有一些方士，虽静静地打坐的样子标准得能做规范，但自己的心却东南西北跑远了，只等于留下一个死尸，兀自坐在这里。人的身体，眼睛对于颜色，耳朵对于声音，嘴巴对于味道，心对于思想，纷纷扰扰，又哪里得到一刻休息的时间！到夜里时又恩爱纠缠，男女交欢，根本忘了自身。古代修道有成者看见世人这样仿佛被恶魔蒙蔽，所以设法引渡世人，教人打坐，让修习者可以长生。只要这颗心时常保持清洁安静，即使日夜不眠，也相当于打坐。如果心不能清静，虽然常常打坐，也没有效果。

吾尝学打坐，内观其心是甚么样子[1]，只见火焰起来[2]，收煞不住。乃学古人投豆之法，以黑白二豆分善恶，不问子后午前，但无事便静坐一时，只是心下不得清静凉快，却又将一件事，或解悟经义，或思索诗文，把这心来拘束，才得少定[3]，毕竟系着于物，不能脱洒。到今十年，稍觉得心下凉快一二分，虽不拘束他，自是收煞得住。

注释

[1] 内观：内视。道家的修养方法之一。谓不观外物，绝念无想。

[2]焰：燃烧。

[3]少定：少，短时间的，稍微的。指稍微的坐定下来。

译文

我曾经学习打坐，返观自己的内心是什么样子，突然心里浮躁不安，如有团火烧起来，控制不住。于是学习前人投豆的方法，用豆子黑白的颜色来区分善恶，于是不管时辰是不是子午前后，只要无事就静坐片刻，只是心中没有清静凉快的感觉，就又想到别的事，或是解悟经义，或是思索诗文，来把这颗心约束住，才能稍微坐定下来。毕竟受到外界事物的羁绊，不能超然忘我，如此打坐到现在已经十年了，才稍微感到心中有一二分凉快，即使不能用诗文经义之类来约束此心，也自能将那腾腾火焰收住。

有一方士尝教人以打坐法，坐定以目观脐，似一团规[1]，霎时规中现出景象，如春光明媚，以鼻徐徐吸之，舌腭咽之，下于重楼[2]，直下丹田[3]，如一轮红日出北海，历尾闾[4]，循脊直上泥丸[5]，自然神清气爽。此法子亦是守中[6]，做得熟时，也有受用。但道无存相，存相是妄，无作为，作为是怪处，其存想景象出入升降，如梦如幻，不特动其心，反把心来没死了。

注释

[1]规：圆形。
[2]重楼：道教语，喉咙的别名。
[3]丹田：指人体脐下一寸半或三寸的地方。
[4]尾闾：古代传说中海水所归之处。此处指尾骶部，位于脊椎骨的最下段。
[5]泥丸：道教中脑神的别名，此处指脑中。
[6]守中：保持内心的虚无清静。

译文

曾经有一个方士教别人打坐法，坐定之后，眼睛内视观注肚脐，像一团圆形，一霎时圆形中现出景象，像明媚的春光，用鼻缓缓吸之，从舌腭咽下，下到重楼，直入丹田，像一轮红日出于东海，经过尾闾部，循着脊柱直上泥丸，于是自然神清气爽。这个方法是守中之法，做熟了也很有功效。但天地大道是没有可见形象的，所以可见形象都是虚妄；是不需要特定行为，有特定行为就是不正常。这个存想景象、调控气机出入升降的方法，过程如梦如幻，不但让其心思乱动，更把心淹死了。

学长生者，皆自调息，为入道之门。命门者[1]，息之根本也；脉者，息之橐籥也[2]；口鼻者，息之门户也；心者，息之主也。有呼吸之息，有流动之息，有止息之息，而皆统于肾焉。动则息出乎脉，静则息入于肾，一动一静，心实主之。智者动静皆调，昧者只调其静，至于动，息则乱矣。故曰今夫蹶者趋者，是气也，而反动其心[3]。

注释

[1] 命门：中医名词。一般指右肾。
[2] 橐籥（tuó yuè 驼越）：古代冶炼时用以鼓风吹火的装置，又称风箱。
[3] 今夫蹶者……反动其心：语出《孟子·公孙丑上》。

译文

学习养生的人，都从调理气息开始，这是进入养生领域的大门。命门，是呼吸的根本；脉络，是气息往来的通道；口鼻，是气息的门户。心，主呼吸的主宰。呼吸的气、运动状态的气以及静止状态的气，都由肾来统帅。运动的时候气通过脉络运行全身，静止时气则藏于肾中，动静的状态，仍然由心来主导。有智慧的人懂得动静相互协调，愚昧的人就只调养静的方面，在动的方面则气息紊乱。所以说跌倒和奔跑，都只是气动静的变化，却反过来影响了人的心态。

《易》曰：天行健，君子以自强不息[1]。夫健者，阳之德也。乾为天，纯阳之精，至大至刚，故一日一夜，行三百六十五度二百三十五分强[2]，其可见者，日月之差分。四时之行[3]，万物之生长收藏，如环无端，未尝一息少停[4]。君子体之自强[5]，以致其刚大之气，终日乾乾[6]，夕惕若厉[7]，与天同运，一息尚存，此志不宜少懈。诗曰：维天之命，于穆不已[8]。盖曰天之所以为天也，于乎不显，文王之德之纯[9]，纯亦不已。纯亦不已者，缉熙敬止[10]。

注释

[1] 天行健，君子以自强不息：出自《周易·乾卦》。

[2] 三百六十五度二百三十五分强：古人认为一个周天，即地球围绕太阳公转一次的椭圆形轨道的角度约为365又1/4度。

[3] 四时：指春、夏、秋、冬四季。

[4] 一息：一呼一吸的时间，代指极少的时间。

[5] 自强：原作"息强"，据黄州本、康熙二年本改。

[6] 乾乾：自强不息貌。

[7] 夕惕若厉：原"厉"字缺，据《周易·乾卦》原文补。形容做事情谨慎小心，不敢怠慢。

[8] 维天之命，于穆不已：出自《诗经·周颂》。

[9] 于乎不显，文王之德之纯：亦出自《诗经·周颂》。

[10] 缉熙敬止：缉熙，光明；敬，敬仰；止，语词。意为敬仰光明。

译文

《易经》说："天道刚健，运行不已。君子观此卦象，从而以天为法，自强不息。"刚健，是阳的德性，乾卦为天，是纯阳的精华，最为宏大最为刚健，所以一日一夜，可以至少运行三百六十五度二百三十五分。天可以看见的，是日月运行的分别，是四季变化，是万物生长收藏的过程，就像一个闭合的环形没有尽头，也从未停止过一息。君子体会其中精神发愤图强，以获得像天一样刚健宏大的气质，每一天都自强不息，从早到晚都保持谨慎，就像和天一同运行，只要有一息尚存，都不会懈怠这个志向。《诗经》曰："维天之命，于穆不已。"这是解释天为什么称为天，又曰："于乎不显，文王之德之纯。"文王品德的纯净也不会停止，为什么他能使品德的纯粹不停止，依靠的正是对那光明的天道保持敬仰。

《易》曰：何思何虑[1]。《书》曰：思作斋[2]。君子非不思也，思无邪[3]，思无斁[4]，故能止于睿，此缉熙敬止之功也。不识不知，顺帝之则[5]，文王之德之纯也。佛家善知识[6]者，预知舍宇，只缘此心不妄动，养得心之本体，虚灵不昧[7]，自然明睿，所照无所障碍。

注释

[1] 何思何虑：语出《周易·系辞》，意为没有什么可思虑的。
[2] 思作斋：斋，庄重清洁的样子。指思想要保持庄重清洁。
[3] 思无邪：思想没有邪念。
[4] 思无斁：思想没有败坏。斁（dù 度），败坏。
[5] 不识不知，顺帝之则：出自《列子·仲尼》，指不要去揣测，不要去妄想，只是顺从自然的法则。
[6] 善知识：指正直而有德行，能教导正道之人。
[7] 虚灵不昧：指心灵不被蒙昧。

译文

《易经》说："没有可思虑的。"《尚书》说："思想要保持庄重清洁。"

君子不是不思虑，而是要思想没有邪念，思考没有败坏，所以心灵才保持通达睿智，这便是缉熙敬止的功效啊！不要去揣测，不要去妄想，只是顺从自然的法则，这就是文王的德行为何那么纯粹的原因。佛家那些称为善知识的人，能预知世间万物。都是因为心不妄动，这样就能涵养心的本体，使心灵不蒙昧，自然聪明睿智，以这样的心灵来观察事物也就无所障碍了。

今人静坐，正一件吃紧处[1]，只怕外若静而中未免搅扰者。六祖卢能既参五祖受衣钵[2]，却又去从猎者逐兽，正是吃紧为人处，外若搅扰，其中却静。尝闻南岳昔有住山僧[3]，每夜必秉烛造檀林[4]，众僧打坐者数百人，必拈竹篦痛捶之[5]，或袖中出饼果置其前[6]，盖有以窥其中之静不静，而为之惩劝也[7]。人能常自惩劝，则能自静，故曰心为严师。

注释

[1] 吃紧：严重，重要。

[2] 六祖卢能：即佛教禅门南宗六祖惠能法师，因其俗家姓卢，故又称卢能。五祖：指佛教禅门五祖弘忍法师。

[3] 衣钵：原意为佛教僧尼的袈裟与饭盂，后因佛家以衣钵为师徒传授之法器，故引申指师传的思想、学问、技能等。南岳：即衡山。又作衡岳。为我国五岳之一。位于湖南衡山县西北十五公里处。

[4] 住山僧：指一山的住持。即寺院的主持，佛教禅宗典籍中多用"山"代指寺院。造：到，至。

[5] 檀林：栴檀之林，寺院的尊称。

[6] 竹篦：竹棍。一端劈开的篾条，用于打人的一种刑具。

[7] 惩劝：惩罚邪恶，劝勉向善。

译文

如今的人静坐，有一个最重要的问题是，只怕外表像是很宁静而内心可能是扰乱不宁。六祖卢能既参访五祖，接受其衣钵，又转而跟随猎人去追逐野兽，这正是吃透了为人的关键处，外表好像被搅扰，而他的内心却十分宁静：我曾经听说南岳衡山有位寺院主持，每天晚上都会拿着蜡烛去寺院各个地方，庙中有数百名打坐的僧人，他时而都用竹篦痛打这些僧人，时而是袖中的饼果放置在他们面前，以观察他们内心是否宁静，以此来惩劝人。人能够经常自我惩劝，就能自静，所以说心是严师。

《素问道经》曰：至真之要[1]，在乎天玄[2]。天玄者，先天太玄之真息，浑沦渊然[3]，何思何形。形既生矣，神发智矣，天玄之息泄矣。于人能忘嗜欲，定喜怒，一念不动，如在母腹之时，凝神以养其气，闭气以固其精，使精气自结，名曰圣胎[4]。天玄之息，自归其间，故曰：还元[5]至真之要也。

注释

[1] 至真：指人的个性在某一时期的表现，或者指某一种人群的个性特征。
[2] 至真之要，在乎天玄：出自《黄帝内经·素问·刺法论篇》。
[3] 浑沦：亦作混沌，指宇宙形成前的迷蒙状态。
[4] 圣胎：道教金丹的别名。内丹家以母体结胎比喻凝聚精、气、神三者所炼成之丹，故名。
[5] 还元：恢复、滋养元气。

译文

《素问道经》说："至真的关键，在于天玄。"所谓天玄，就是先天太玄的真气，一团混沌，神秘莫测，没有形体，没有思想。人的形体生成之后，神气焕发出智慧，天玄的气息也就外泄了。一个人如果能够忘却嗜好与欲望，镇定自己的喜怒之情，一念头都不动，就像在母腹内的时候一样，凝神以调养自己的气，闭气以使自己的精气留在体内而不外泄，从而使自己的精和气自然结合，就称为圣胎。天玄的气息，就会自动归回体内，所以称为还元，这是至真的关键啊！

人一呼一吸为一息，一日一夜凡百刻[1]，计一万三千五百息。人身之脉，共八百一十丈，一呼脉行三寸[2]，一吸脉行三寸，一息共行六寸，一日一夜五十周于身。自子初刻，至巳终刻，行阳二十五度[3]；自午初刻，至亥终刻，行阴二十五度[4]。此自然流动之息，与天地同运者也。故养生者，顺之则昌，逆之则亡。每刻至一百三十五息。

息者气也，人物之生，莫不有窍为之出入也。惟口鼻之气，有出有入，人皆知之。若目之气泄于视，耳之气泄于听，前后二阴之气泄于便溺，玄府之气泄于沛空[5]，人则不知也。故俭其视听，节其饮食，避其风寒，此调气之要也，岂特调其呼吸而已哉！

善养生者，必知养气，能养气者，可以长生。故调气者，顺其气也；服其气者，纳其气也；伏其气者，闭其气也，皆曰养气。

注释

[1]百刻：古代用刻漏计时，一昼夜分百刻。
[2]寸：古代长度单位，1寸为1/100丈。
[3]行阳：指日行于阳经。
[4]行阴：指夜行于阴经。
[5]玄府：中医学名词。指皮肤表面的汗毛孔。

译文

人一呼一吸叫做一息，常人一天一夜计为13500息。人身之脉，共有810丈，一呼脉行3寸，一吸脉行3寸，一息共行6寸，一日一夜在人体内循环运行50次，从子时初刻到巳时终刻，行阳经25个循环，从午时初刻到亥时终刻，行阴经25个循环。此种自然流动之息，恰好与天地自然相适应。所以养生之人，顺应自然则兴旺发达，违背自然则衰败。每刻至135息。

息即是气，在人的生命活动中，有很多孔窍有气的出入，但只有通过口鼻的气，有出有入的，世人都知道。而眼睛的气从看中外泄，耳朵从听中外泄，前后二阴的气从排泄大小便中外泄，毛孔的气在汗液排泄中外泄，这些世人往往不知道。所以调养气的要则是俭视、俭听，调节饮食，避免风邪和寒邪的侵袭，这是调气的关键，又怎么只是单单调养呼吸而已呢？

善于养生的人，必然知晓如何养气，善于养气的人，才可以益寿延年。所以说善于调气的人，就是善于使气机通畅的；善于服气的人，是善于进纳清气的；善于制伏元气的人，就是长于固守元气者。

今之服气者则不然，乃取童男童女，呵其气而咽之，此甚可笑。殊不知天地之气[1]，从鼻而入，水谷之气[2]，从口而入。利则养人，乖则害人。此等服气之法，乃是一团浊气，其养人乎？其害人乎？可以自喻矣。

注释

[1]天地之气：指天与地的无形的精微物质或有形的存在。
[2]水谷之气：中医指后天之气，与之对应的是先天之气。指从饮食中摄取的精气。

译文

现在的人服气却并非如此，他们找来童男童女，呼吸稚童的气息吞下肚。这种做法实在令人可笑。殊不知天地之间的气息，是从人的鼻孔吸入，水与五谷的气息，是从人的口中进入。气息顺合就调养人，气息不协调就对人产生伤害。上述这种服气的方法，吸入的是一团浊气，它是有利于人，还是害人呢？人们自然可以从中领悟了。

《养生诀》云：调息要调真息[1]。真息者，胎息也[2]。儿在胎中，无吸无呼，气自转运。养生者，呼吸绵绵，如儿在胎之时，故曰胎息。

注释

[1] 真息：犹真气。
[2] 胎息：指不用口和鼻子呼吸，如在孕胎之中，即是胎息。

译文

《养生诀》上说："调养气息就要调养人的真息。"所谓真息，就是胎息。胎儿在母亲的体内，不呼不吸，人的气息自动地运转循环。养生，要绵绵地呼吸，像胎儿在母体内一样，因而叫做胎息。

人之空窍[1]，元气之门户也[2]。塞其窍则病，闭其窍则死。凡胎生卵生者，初在胎壳中，空窍闭塞，何以不死？曰：缘这团真气伏藏于中，长养形髓，空窍未开不泄，及其生也，啼声一发，则真气泄而有窍开矣。

注释

[1] 空窍：指人体与外界相通达的孔窍，包括九窍在内。
[2] 元气：中医学名词。人体的正气，与"邪气"相对。

译文

人身上的孔窍，是人元气的进出门户。人身上的孔窍不畅通，人就会生病，堵塞了人身体的孔窍，人就会死。凡是胎生和卵生的生物，开始在胎中或在蛋壳中时，他们身上的孔窍都处于闭塞状态，为什么不会死呢？因为这团真气潜藏在体内，滋养形髓，身体上的孔窍没有打开，这团真气就不外泄。到出生的时候，啼哭声一发，真气就外泄，身上的百窍，也就张开了。

人之真气[1]，伏藏于命门之中，即火也。听命于心，以行君火之令[2]。故主安则呼吸与天同运，不失其常；主危则相火衰息[3]，逆贲而死至矣。故曰：南山猛虎一声雷，撼动乾坤橐籥开。惊起老龙眠不得，轰腾直上九霄来。

注释

[1]真气：人体的元气，生命活动的原动力。由先天之气和后天之气结合而成。道教谓为"性命双修"所得之气。

[2]君火：指心火。因心为君主之官，故名。

[3]相火：与"君火"相对而言，一般指肝肾之火。

译文

人的真气，潜藏在人的命门中，即是火。它听从于人体心的指挥，以执行君火的命令。所以人的心神安宁，呼吸就与天地之气共同运行，正常的规律不会改变；人的心思不正，那么人的肝肾之气就会衰弱，气息逆行，死亡也就来了。因此说："南山猛虎一声雷，撼动乾坤橐籥开。惊起老龙眠不得，轰腾直上九天来。"

方士教人行打坐调息工夫，子前进阳火，午后退阴符，卯酉为沐浴，则不行。此不知天地之化，阴阳之理，惑于傍门之教[1]，以伪乱其真也。《入药镜》云[2]：一日内，十二时，意所到，皆可为。何曾分子午卯酉也。《悟真篇》云[3]：

莫向天边寻子午，身中自有一阳生。则一念动处，便是居子时，何必夜半后为子时耶？动处便是阳火，意动过后便是阴符。阴阳者，动静之谓。时行则行，进阳火也；时止则止，退阴符也。然所谓进退者，即一时事，祖师不肯说破与人，要人自悟。我今妄猜云：阴阳者，善恶之谓也。一念之善，此阳火发也，即其所发而推广之，谓之阳火；一念之恶，此阴符动也，即其方动而屏去之，谓之退阴符。阳火常进，则所存皆善，日进于高明，便是迁仙道；阴符不退，则所存皆恶，日陷于污下，便是入鬼道。卯酉为沐浴，卯者阳之中也，酉者阴之中也，教人用工无太过，无不及，至于中而止。日中则昃[4]，月盈则亏，古人养生，亦以日月沐浴之谓也。

注释

[1]傍门：亦作旁门，不是正确的途径，指歪门邪道。
[2]《入药镜》：亦称《崔真人入药镜》，内丹术重要经典，唐代崔希范所作。
[3]《悟真篇》：内丹术重要经典，北宋道士、内丹术南宗祖师张伯端所作。
[4]昃：原作"亥"，据视履堂本、康熙二年本改。

译文

方术之士教人打坐调养气息的方法，讲究子时之前的时候进阳火，午时过后退阴符，卯酉之时为沐浴的时间，就不能行动。上述这种做法，是不了解天地的变化，阴阳的道理，被歪门邪道所误导，以伪乱真。《入药镜》说："一日之内，十二个时辰。意念所到之时，都可以作。"哪里要分什么子午卯酉呢？《悟真篇》说："莫向天边对子午，身中自有一阳生。"那么一念所动之处，便是在子时，何必非要夜半后才是子时呢？人所动之处便是阳火，意念动过后就是阴符，所谓阳与阴，就是动和静，适宜行动的时候行动，就是进阳火；适宜停止的时候停止，就是退阴符。然而，所谓进与退，也就是一时的事，祖师不肯向人明说这一秘诀，目的是要人们自己去领悟。现在，我姑且猜测说："阴与阳，就是善与恶。"人的善念闪现，就是阳火逆发，趁人的阳火逆发而推广它，就叫做进阳火；人的一念之恶，就是阴符发动，在阴符发动就将它摒弃，这就叫退阴符。人的阳火不断增进，那么内心的一切都是美善，随着时光的推移，越来越高明，就入了仙道；阴符不退，那么内心的一切都是邪恶，而且随着时光的流逝，人就会日趋污浊，这就入了鬼道。卯酉为沐浴，所谓卯就是阳之中，酉则是阴之中，这是教人用功不要太过分，也不要不及，到了中这个程度便中止，太阳正中后就是偏西，月亮盈满后便是亏，古人养生，也有以日月沐浴这种说法。

目者，神之舍也[1]，目宜常瞑[2]，瞑则不昏。发者，血之余也，发宜常栉[3]，栉则不结。齿者，骨之标也，齿宜数叩，叩则不齿龋。津者，心之液也，津宜常咽，咽则不燥。背者，五脏之附也[4]，背欲暖，暖则肺脏不伤。胃者，谷之仓廪也[5]，腹欲常摩，摩则谷不盈。头者，清阳之会[6]，行住坐卧，风雨不可犯也，犯则清邪中于上窍[7]，而头顶之疾作矣。足者，浊阴之聚，行住坐卧，水湿之气不可犯也，犯则浊邪中于下窍[8]，而腰足之疾作矣。凡养生者，宜致思焉。

注释

[1]舍：居所或者休息的地方。

[2]瞑：闭。

[3]栉：本义是梳子和篦子的总称，比喻像梳齿那样密集排列着。此处应指梳理之意。

[4]五脏：脏，是指胸腹腔内之组织充实致密，并能贮存、分泌或制造精气的脏器。五脏，指心、肝、脾、肺、肾五种器官。

[5]仓廪：中医指喻指脾胃受纳运化之功能、有时单指胃。

[6]清阳：即阳气。阳气清轻上升，故称清阳。
[7]清邪：指风寒等轻清的致病因素。上窍：指头面部的孔窍。
[8]浊邪：指痰湿等重浊的致病因素。下窍：指前、后二阴窍。

译文

眼睛，承载精神的场所，眼睛应该闭着修养，闭着才不会昏花。头发，是精血所化，应该要常梳理，梳理才不会打结。牙齿和骨头同出一源，牙齿应该常常叩击，叩击则不会患龋齿。口水，是心的精液，应该常常下咽，下咽口腔才不会干燥。背部，是五脏所依从的部位，背部喜欢温暖，暖则肺脏安好。胃部，是收纳食物的地方，腹部喜欢常常抚摩，常常抚摩就不会满胀不舒。头部是阳气交汇的部位，无论是走是停是坐是卧，风雨邪气不可以侵犯，否则风寒清邪会损害脑窍，引发头部疾患。足部，是阴气聚集的部位，无论是走是停是坐是卧，湿浊等邪气不能够侵犯，否则水湿浊邪会侵犯人体下部孔窍，引起腰足的疾患。这些就是养生之人需要周密思考的事情。

点评

本卷主要内容为"慎动第二"，专论节制动静的重要养生意义。万氏开宗明义，指出"吉凶悔吝生乎动"。强调要正确对待生理活动，要动之以礼，不可妄为。对于情志活动，万氏认为"心常清静……以此养生则寿"，告诫人们要控制情绪、节制思欲；对于形体活动，万氏认为"必清必静，无劳汝形，无摇汝精，乃可长生"，告诫人们要劳逸适度，视听有节。万氏对儒家静坐调息、慎独收心之法特别尊崇，在卷中对其原理和方法进行了深入的阐释。对于活动不当尤其是情志过极造成损伤者，万氏认为可辅以药物调理，故载录四物平肝汤、黄连安神丸、定志丸等，

养生四要译评 卷之三

明·万全 纂
蒋力生 叶明花 章德林 撰著

法时第三

按《内经》曰:圣人春夏养阳[1],秋冬养阴[2],以从其根[3],故与万物浮沉[4]于生长之门[5]。王太仆[6]云:春食凉,夏食寒,以养于阳;秋食温,冬食热,以养于阴。

注释

[1] 圣人:指品德最高尚、智慧最高超、懂得养生的人。春夏养阳:春夏之时,自然界阳气升发,须调养人的阳气,使之保持充沛。
[2] 秋冬养阴:秋冬之时,万物敛藏,须护藏阴精,使精气内聚,以润养五脏。
[3] 根:指根源。
[4] 沉浮:盛衰,消长。
[5] 圣人春夏养阳……生长之门:语出《黄帝内经·素问·四气调神大论》。
[6] 王太仆:即王冰,其曾任唐代太仆令,故称"王太仆"。

译文

按《内经》说:懂得养生的人在春、夏两季调养人的阳气,秋、冬两季调养人的阴气,以遵从他的本源。因此,人与世间的万物都在生长之门消长。王太仆注释说:春季吃凉性食物,夏季吃寒性食物,以此来调养人的阳气;秋季吃温性食物,冬季吃热性食物,以此来调养人的阴气。

春三月[1],谓之发陈[2],天地俱生,万物以荣[3],夜卧早起,广步于庭,披发缓形[4],以使志生,生而勿杀,予而勿夺，赏而勿罚[5]。此春气之应，养生之道也。

注释

[1]春三月：指农历的正、二、三月。按节气为立春、雨水、惊蛰、春分、清明、谷雨。

[2]发陈：推陈出新。

[4]缓形：指放松形体。

[5]"生而"三句：生、予、赏，象征着顺应春阳生发之气的神志活动，杀、夺、罚，指与春阳生发之气相悖的神志活动。

译文

春季的三个月，是万物复苏的季节，大自然生机勃发，草木欣欣向荣。我们应晚睡早起，在庭园中迈步而行，披发放松形体，从而使人好生而不杀生，乐善好施，而不强取他人之物，多行奖赏，少施惩罚。这与春季的特点相应和，是涵养春天生发之气的方法。

夏三月[1]，谓之蕃秀[2]，天地气交[3]，万物华实[4]，夜卧早起，无厌于日，使志勿怒[5]，使华英成秀[6]，使气得泄[7]，若所爱在外。此夏气之应，养长之道也。

注释

[1]夏三月:指农历的四、五、六月。按节气分为立夏、小满、芒种、夏至、小暑、大暑。

[2]蕃秀：草木繁茂，华美秀丽。

[3]气交：阴阳二气的交会。

[4]华实：开花结果。

[5]志：指心情。

[6]英：原作"阴"，据视履堂本改。

[7]泄：疏泄。

译文

夏季的三个月,是秀丽繁茂的季节,天地阴阳之气上下交通,各种草木都开花结果。人应该晚睡早起,不要厌恶白天太长,使人的心情不要愤怒,这样才使容色秀美自然,让气疏泄于外,就好像被所喜爱的事物吸引。这与夏季的特点相应合,是涵养夏季长养之气的方法。

秋三月[1],谓之容平[2],天气以急[3],地气以明[4],早卧早起,与鸡俱兴,使志安宁,以缓秋刑[5],收敛神气[6],使秋气平,无外其志,使肺气清。此秋气之应,养收之道也。

注释

[1] 秋三月:指农历的七、八、九月。按节气为立秋、处暑、白露、秋分、寒露、霜降。

[2] 荣平:草木到秋天已达到成熟阶段。

[3] 天气:中医指阳气,大自然的风雨雷电、阳光等都属"天气"范畴。

[4] 地气:中医指阴气,则是地面散发出来的气息。

[5] 秋刑:秋天肃杀之气对万物摧折。

[6] 神气:指精神。

译文

秋季的三个月,是草木自然成熟的季节,秋风劲急,地气明显,此时人应该早睡早起,鸡鸣起床,使人神志安宁,以放松秋天肃杀之气对身体的影响,精神内守,使秋天肃杀之气得以平和,不要外露情志,让人的肺气清朗。这是与秋季的特点相适应,是涵养秋季收敛之气的方法。

冬三月[1],谓之闭藏[2],水冰地坼[3],无扰乎阳,早卧晚起,必待日光,使志闲逸[4],潜伏隐括[5],去寒就温,无泄皮肤，使气亟夺[6]。此冬气之应，养藏之道也。

注释

[1] 冬三月：指农历的十、十一、十二月。按节气为立冬、小雪、大雪、冬至、小寒、大寒。

[2] 闭藏：密闭潜藏。

[3] 地坼：地表开裂。

[4] 闲逸：安闲、舒适。

[5] 隐括：不显露，隐藏。

[6] 使气亟夺：使阳气反复被耗伤。

译文

冬天的三个月，是万物生机潜伏闭藏的季节，寒冷的天气，使河水结冰，大地冻裂，这时不能扰动阳气，人应该早睡晚起，一定要等到太阳出来之时再起，这样使人心意闲逸，隐藏而不外露。人要避寒就温，不要外露肌肤，使阳气被耗伤。这是与冬季的特点相适应，是涵养冬季闭藏之气的方法。

凡天地之气[1]，顺则和，竟则逆，故能致灾咎也[2]。所以古先哲王，立四时调神之道[3]，春则夜卧早起，广步于庭，披发缓形[4]，以顺其发生之气[5]，逆则伤肝矣。夏则夜卧早起，无厌于日，使气得泄[6]，以顺其蕃秀之气[7]，逆则伤心矣。秋则早起，与鸡俱兴，收敛神气[8]，以顺其容平之气[9]，逆则伤肺矣。冬则早卧晏起[10]，必待日光，无泄皮肤，以顺其闭藏之气，逆则伤肾矣。

注释

[1] 天地之气：天地万物的运动变化。

［2］灾咎：祸殃。

［3］四时：四季。

［4］缓形：放松形体。

［5］发生：萌发，滋长。新刊本做"发陈"。

［6］泄：疏泄。

［7］蕃秀：草木繁茂，华美秀丽。

［8］神气：精神。

［9］容平：草木到秋天已达到成熟阶段。

［10］晏起：很晚起床。

译文

凡是天地之气，顺应就和畅，与之竞逐就逆反，便会导致灾祸。所以，古代的先贤圣王，创立了四季的调神方法，春季，应晚睡早起，在庭园阔步漫行，披发放松形体，以顺应生发之气，如果违背了这个道理，就会损伤肝气。夏季，人晚睡早起，不要厌倦白天，使气疏泄于外，以顺应蕃秀之气，如果违背了这个道理，就会伤害人的心气。秋季，人应该早起，在鸡叫的时候就起来，收敛人的神气，以顺应容平之气，如果违背了这个道理，就会损害人的肺气。冬季，人应该早睡晚起，一定要等到阳光照进窗户时才起床，不要裸露肌肤，以顺应闭藏之气，如果违背了这个道理，就会损害人的肾气。

阴阳和则气平，偏胜则乖[1]，乖便不和。故春夏养阳也，济之以阴，使阳气不至于偏胜也；秋冬养阴也，济之以阳，使阴气不至于偏胜也。尝观孔子，当暑袗絺绤，必表而出之[2]，冬则狐貉之厚以居[3]。公都子曰[4]：冬日则饮汤，夏日则饮水[5]。其法天时可见矣[6]。

注释

［1］乖：背离。

[2]当暑袗……以居：出自《论语·乡党》。袗缔绤(zhěn chī xì 诊吃细)：指穿粗的或细的葛布单衣。袗是指单衣；缔是细葛布；绤是粗葛布。

[3]狐貉：指厚毛的狐貉皮。

[4]公都子：战国鲁国人，孟子的弟子。

[5]冬日则饮汤，夏日则饮水：出自《孟子·告子上》。

[6]法天时：效法天地自然规律的法则。

译文

人的阴阳平衡气血就平和，阴或阳一方偏盛，阴阳就会背离，则使人的气血不调和。因此，在春、夏二季调养人的阳气，以阴气加以补充，使人的阳气不至于偏盛；在秋、冬二季调养人的阴气，以阳气加以补充，使人的阳气不至于偏盛。我曾经从书中了解到，孔子夏季，穿着粗细葛布作成的单衣，但一定要套在内衣外面。冬季，孔子便穿上厚实的狐貉皮衣住在家里。公都子说：冬天就喝汤，夏天就喝水。这种效法天时的方法十分明显可见。

《月令》[1]：春食麦与羊[2]，夏食菽与鸡[3]，秋食麻与犬[4]，冬食黍与牛者[5]，以四时之食[6]，各有所宜也[7]。又春木旺，以膳膏香助胃[8]；夏火旺，以膳膏腥助肺[9]；秋金旺，以膳膏臊助肝[10]；冬水旺，以膳膏膻助心[11]。此所谓因其不胜而助之也。

注释

[1]月令：儒家经典《礼记》中的一篇，按照一年四季十二个月的时令，记述政府的祭祀礼仪、职务、法令、禁令，并把它们归纳在五行相生的系统中。

[2]食麦：吃面食。

[3]食菽：吃豆制品。

[4]食麻：吃芝麻。

[5]食黍：吃黍米。

［6］四时之食：四季的吃食。

［7］各有所宜：与季节相适应。

［8］膳：烹调。膏香：古代调味八珍之一，牛身上肥美的肉。

［9］膏腥：古代调味八珍之一，鸡身上肥美的肉。

［10］膏臊：古代调味八珍之一，狗身上肥美的肉。

［11］膏膻：古代调味八珍之一，羊身上肥美的肉。

译文

《月令》说：春季人要吃面食与羊肉，夏季要吃豆制品与鸡肉，秋季要吃芝麻与狗肉，冬季要吃黍米与牛肉。因为四季所吃的食物，要与各个季节的气候相适应。春季木气旺盛，要吃肥美的牛肉来养胃；夏季火气旺盛，要吃肥美的鸡肉来养肺；秋季金气旺盛，要吃肥美的狗肉来养肝；冬季水气旺盛，要吃肥美的羊肉来养心。这就是根据人体所缺乏的而增补它。

自上古神圣[1]，继天立极[2]，裁成辅相，以参天地之化育，以左右民者[3]。其见于经，在《易》之复，先王以至日闭关[4]，商旅不行，安静以养其阳，使之深潜周密而无所泄也[5]。在《诗》之《七月》，二之日凿冰冲冲[6]，三之日纳于凌阴[7]，四之日其蚤献羔祭韭[8]，谓藏水发冰以节阳气之盛，使厉气不降[9]，民不夭折也[10]。在《礼·月令》，冬至则君子斋戒，处必掩身[11]，其身欲宁，去声色，禁嗜欲，安形性[12]，事欲静，以待阴阳之所定。在夏至，君子斋戒[13]，处必掩身，毋扰躁，止声色[14]，毋或进，薄滋味[15]，毋致和[16]，节嗜欲[17]，定心气[18]，圣人之忧民如此。故逆天违时者不祥[19]，纵欲败度者有殃[20]。

注释

[1] 神圣：指帝王。

[2] 继天立极：继天是秉承天意的意思；立极是树立最高准则的意思。

[3] 左右民者：左右，同"佐佑"，指保护百姓。至日：即冬至日和夏至日。

[4] 闭关：闭门谢客，断绝往来。周密：周到细密。

[5] 二之日：夏历十二月。

[6] 三之日：夏历正月。

[7] 纳于凌阴：是指藏冰于冰窖。

[8] 四之日：夏历二月。献羔祭韭：古祭礼之一。献羔是进献羔羊以祭司寒。祭韭指古代以韭祭献。

[9] 厉气：同疠气，指病邪之气。

[10] 夭折：短命早死。

[11] 掩其身：使身体居于隐蔽之处。

[12] 形性：指身体和内心。

[13] 斋戒：古人在祭祀前沐浴更衣、整洁身心，以示虔诚。

[14] 声色：指淫声与女色。

[15] 薄滋味：淡薄饮食的滋味。

[16] 致和：指饮食滋味无所偏嗜。

[17] 嗜欲：嗜好与欲望。多指贪图身体感官方面享受的欲望。

[18] 心气：志气；正气。

[19] 违时：不合时令。

[20] 纵欲败度：不加节制败坏法度。

译文

上古时候的圣人，秉承天意，为天下树立的最高准则，制定历法和行为准则，以彰显天地万物生长变化的规律，从而保护百姓。这件事在经典中的体现：在《周易》的复卦，先王在冬至日闭门谢客，商贾旅客不外出远行，使身安心静来调养阳气，使阳气深藏于内顾护周密而不外露；在《诗经》的《豳风·七月》，夏历十二月把冰凿下来，夏历正月把冰藏入冰窖，夏历二月清晨，用羊羔和韭菜献祭。是藏水发冰来节制阳气旺盛的时候，抵抗病邪之气，使百姓不会早死。在

《礼·月令》，冬至，君子斋戒，居于隐蔽之处，自身需要安定，远离女色，忌肉体感官上追求的享受，稳定心性，遇事情要冷静，以等待阴阳恢复平衡。夏历正月，君子斋戒，居于隐蔽之处，禁止急躁好动，节制音乐和女色，不要随意享受，淡薄饮食的滋味，不要有所偏嗜，节制肉体感官上追求的享受，安定心气，就好像君王担忧百姓一样。所以违背天意的人是不吉利，不加节制败坏法度的人有灾难。

《礼》[1]：仲之月[2]，春雷先发声。先雷三日，奋木铎以令兆民。曰：雷先发声，有不戒其容止者[3]，生子不肖[4]，必有凶灾。故孔子迅雷风烈必变[5]，敬天之威也。凡夫妇同寝，如遇迅雷光电，烈风暴雨，日月薄蚀[6]，即当整衣危坐待旦，不可心志蛊惑[7]，败度败礼[8]，不但生子不肖，亦令夭寿矣[9]。

注释

[1]《礼》：本段出自《礼记·月令》。
[2] 之：视履堂本作"春"。
[3] 容止：仪容举止。
[4] 不肖：不贤，无才能。
[5] 迅雷风烈必变：出自《论语·乡党》。
[6] 日月薄蚀：日食或月食。
[7] 蛊惑：迷乱；惑乱。
[8] 败度败礼：败度指败坏法度；败礼指败坏礼仪。
[9] 夭寿：指夭折。短命早死的意思。

译文

《礼记》：仲春之月，春天打的雷先会发出声响。打雷前三天，执政者会摇动木舌敲响钟警告百姓说：雷要先发出声响了，那些不注意仪容举止的人，生的子孙后代品行不端，自己也必定有凶灾。所以孔子听到剧烈的雷声，猛烈的大风，仪态必定会变得端正，这是敬天的威严。凡夫妻共眠，如果遇到打雷闪电，狂暴雨，日食月食，即当整理衣服端坐直到早晨，不可以心志迷乱，破坏法度破坏礼法，不然不但使生出子孙后代品行不好，同样会使子孙后代夭寿。

《礼》：春夏教以礼乐，秋冬教以诗书[1]。亦春夏养阳，秋冬养阴之法也。盖春生夏长，乃阳气发泄之时[2]，教以礼乐者，歌咏以养其性情[3]，舞蹈以养其血脉[4]，亦养阳之道也；秋收冬藏，乃阴气收敛之时，教以诗书者，优游以求之[5]，涵咏以体之[6]，亦养阴之道也。

注释

[1] 春夏教以礼乐，秋冬教以诗书：语本《礼记·王制》，有出入，原作"春秋教以礼乐，冬夏教以诗书。"礼乐：礼就是指各种礼节规范，乐则包括音乐和舞蹈。诗书：《诗经》和《尚书》，泛指各种书籍。

[2] 发泄：散发，宣发。

[3] 性情：人的禀性和气质。

[4] 血脉：人体内血液运行的脉络。

[5] 优游：从容洒脱。

[6] 涵咏：古代读书方法，声调有抑扬地念诵。

译文

《礼记·王制》说："春夏两季传授礼仪和音乐，秋冬两季传授《诗经》《尚书》等书籍，"这也是春夏两季调养人的阳气，秋冬两季调养人的阴气的方法。因为春天萌生，夏天滋长，这是阳气散发的时候，这时候教授礼仪和音乐，用歌唱和吟咏来培养情操，用舞蹈来调养血脉，同样是养阳气的方法；秋天收获，冬天储藏，这是阴气收敛的时候，这时候教授《诗经》《尚书》等书籍，用轻松谦虚的心态来探求它们，用按律吟诵来体会它们，这同样是养阴的方法。

《内经》云：冬不按蹻，春不鼽衄[1]。夫按摩蹻引[2]，乃方士养生之术。冬月固密之时，尚不可行以扰乎阳，使之涵泄[3]，至春则有鼽衄之疾。况以酒为浆[4]，以妄为常，水冰地坼，醉以入房[5]，暴泄其阳者乎[6]！斯人也，春不病温[7]，夏不病飧泄[8]，秋不病痎疟者[9]，未之有也。

注释

[1] 冬不按蹻，春不鼽衄：语出《黄帝内经·素问·金匮真言论》。鼽衄：即流鼻血。

[2] 导引：导引是我国古代的呼吸运动（导）与肢体运动（引）相结合的一种养生术，也是气功中的动功之一。

[3] 涵泄：蓄积泄露。

[4] 浆：指水浆。

[5] 入房：指行房事。

[6] 暴泄：过分泄露。

[7] 温：外感发热疾病。

[8] 飧泄：指大便泄泻清稀，并有不消化的食物残渣。

[9] 风疟：指夏季贪凉受风，复感疟邪，至秋而发者。

译文

《内经》说：冬天不做剧烈运动而扰乱潜伏的阳气，春天就不会发生鼻衄。推拿、气功，虽然方士养生的方法。但冬季要将敛藏的阳气顾护周密，所以不可以做这些来扰乱阳气，以防泄露，不然到了春天就会有鼻衄的疾病。把酒当水浆喝，把无节制享受当成习惯，天寒地冻的天气，酒醉还行房事，过度地耗泄了阳气！这样的人，从来没有春天不得外感发热疾病、夏天不得泄泻、秋天不得发生风疟的。

今人春月喜服通利药数行[1]，谓之春宣。盖宣者，布散之义。春月上升之气，或因寒气所折，郁而不发[2]，则宜用升阳之剂，或吐剂，以助其发生之令[3]，故谓之宣。若无寒折之变，则宣剂亦不必服也。岂可下之[4]，以犯养生之禁[5]，以逆上升之气也耶！此春行秋令[6]，肝必受伤，至秋必发病也。

注释

[1]今人：现在的人。
[2]郁：郁积，阻滞。
[3]发生：萌发、滋长。
[4]下：指攻下。
[5]禁：禁忌。
[6]春行秋令：行，即为运行，行动，生长。令，意为当下的季节，秋令，就是入秋之季节。播种之时即见肃杀之气，秋天里做本该在春天里做的事。

译文

现在的人春天喜欢服用通利药数包，称为春宣。宣者布散的意思。春天阳气上升，或者因为寒气所减少，阳滞而不发散，则适宜用升阳的方药，或者吐药，来帮助它发散，所以称它为宣。如果没有寒气减少的的变化，则宣剂就不用服用。怎么可以攻克它，来犯养生的禁忌，来不顺应上升的气机！这是播种之时即见肃杀之气，肝必受伤，到了秋就会发病。

人到春时，多生疮疥者，此由冬月不能固密皮肤[1]，使汗易泄，寒气侵之，营血凝滞[2]，至春发陈[3]，变生疮疥。宜加减升麻和气饮主之。

注释

[1]固密：保护周密。
[2]营血：泛指血而言，营为血之气。
[3]发陈：推陈出新。

译文

人到了春天的时候,很多人会生疮疥,这是因为冬月不能保护皮肤,使得毛孔汗液容易外泄,寒气侵袭体内,血液凝滞,到了春天万物推陈出新的时候,发生疮疥。应用加减升麻和气饮来治疗这种症状。

加减升麻和气饮

升麻 葛根 当归 川芎 赤芍 防风 荆芥穗 生地黄 何首乌 白茯苓 甘草各等分

水盏半,煎八分,温服。干燥加酒红花、瓜蒌根,脓水不干加黄芪、白芷。

译文

加减升麻和气饮

主治:疥疮。

组成:升麻、葛根、当归、川芎、赤芍、防风、荆芥穗、生地黄、何首乌、白茯苓、甘草,各等分。

制法:上13味药用水300mL,煎煮到水剩下80%,去渣取汁。

服法:温服。疮面干燥加酒红花、瓜蒌根,疮面脓水不干加黄芪、白芷。

有人但到春来便生疮者,此名风疮。盖肝者风木也,肝藏血[1],欲为脓血,此有宿毒[2],故年年发,非新病也。宜用消毒丸,外用灸法[3],则永不发矣。

注释

[1]肝藏血:指肝有贮藏血液、调节血量的功能。

[2]宿毒:积久的有害物质。

[3]灸法:灸法又称艾灸。指以艾绒为主要材料,点燃后直接或间接熏灼

体表穴位的一种治疗方法。

> **译文**

有人到了春天来临的时候就容易生疮，这个症状名字是风疮。肝者五行属于风木，肝的功能是藏血，发生脓血，这是有宿毒，所以年年会发病，不是新的疾病。适宜用消毒丸，外用灸法，就从此不会发病。

消毒丸

乌稍蛇干者一条，用酒浸去皮骨，焙，取末一两，其酒作糊为丸　胡麻仁炒，一两　苦参酒浸，炒，三两　白蒺藜炒，三两　牛蒡子炒，一两半

共为细末，用浸蛇酒煮，面糊为丸，如梧桐子大。每服五十丸，酒送下。

此方治癞疮极效。灸风池二穴、曲池二穴，则灸三壮。

> **译文**

消毒丸

主治：治癞疮极效。

组成：干乌稍蛇一条，胡麻仁30g，苦参90g，白蒺藜90g，牛蒡子45g。

制法：乌稍蛇用酒浸去皮骨，焙烤，捣成细末30g，用酒调糊捏成药丸；胡麻仁、苦参、白蒺藜、牛蒡子各炒熟。诸药一起捣为细末，加浸蛇酒煮，然后用面粉调成糊，捏成如梧桐子大小的药丸。

服法：每服50丸，用酒送下。再灸风池左右二穴、曲池左右二穴，各灸3壮。

春温夏热，秋凉冬寒，此四时之气也。春虽温多风，棉

衣不可太薄；秋虽凉而寒将至，衣褐宜早渐加也[1]。

注释

[1]衣褐：指粗布衣服。

译文

春天温和，夏天炎热，秋天凉爽，冬天寒冷，这是四季的气候。春天虽然温和多风，棉衣不可以穿的太少；秋天虽然凉爽然而寒冬将要来临，穿的衣服应该早些适时的加一些。

曾晳云[1]：暮春者[2]，春服既成。《豳风》云[3]：九月授衣。其顺天时[4]，修人事[5]，固宜如此[6]。

注释

[1]曾晳：即是曾点，其字子晳，故又称曾晳，为孔子的早期弟子之一，曾参的父亲。并被列为孔门弟子七十二贤人之一。
[2]暮春：春末。
[3]《豳(bīn 宾)风》：是《诗经》十五国风之一。《豳风》共有诗7篇，其中多描写农家生活，辛勤力作的情景，是我国最早的田园诗。
[4]天时：天道规律。
[5]修人事：学习世间的事物。
[6]固宜：原本如此。

译文

曾晳说：春末的时候，春装都已置办好。《豳风》说：九月制备寒衣。就是顺应四季气候，，学习世间的事物本来就是这样。

八风者[1]，天之号令也。常以八节[2]，太乙移宫之日[3]，必有暴风雨应之。太乙常以冬至之日[4]，居叶蛰之宫[5]，在坎正北[6]，名大刚风[7]；立春日移居天留[8]，在艮东北[9]，名凶风[10]；春分日移居仓门[11]，在震正东[12]，名婴儿风[13]；立夏移居阴乐[14]，在巽东南[15]，名弱风[16]；夏至移居天宫[17]，在离正南[18]，名大弱风[19]；立秋移居玄委[20]，在坤西南[21]，名谋风[22]；秋分移居仓果[23]，在兑正西[24]，名刚风[25]；立冬移居新落[26]，在乾西北[27]，名折风[28]。其风雨之应，或先或后。自其所居之方来，为正风[29]，主生长万物；自其所冲之方来，为虚邪，乃能伤人成病也。昼发者民多病，夜发者民少病。盖夜民皆卧也。故圣人避此虚风之邪，如避矢石，所以邪弗能害也。

注释

[1] 八风：八方之风。即大刚风、凶风、婴儿风、弱风、大弱风、谋风、刚风、折风。

[2] 八节：指二十四节气中的八个主要节气：立春、春分、立夏、夏至、立秋、秋分、立冬、冬至。

[3] 太乙移宫：太乙，指北极星，北极星虽位于北斗七星的中央固定不动，但古人认为太一指挥着七星的旋转，故七星斗杓按次移指各宫也叫太一游宫。太乙移宫，指太乙由一宫移向另一宫之日，也即节气交换之日。

[4] 太乙（又叫太一）：指北极星。张景岳注："太一，北辰也。盖太者至尊之称，一者万数之始，为天元之主宰，故曰太一，即北极也。"北极星位居中央固定不动，北斗七星围绕其外旋转，斗柄按次数移指十二辰，以建时节。

[5] 叶(xie 协)蛰：即叶蛰之宫，位于正北方坎位。张景岳注："斗杓所指之辰，谓月建，即气令所旺之方，如冬至节，月建在正北，故云太一居叶蛰之宫。叶蛰，坎宫也。"冬主蛰藏，冬至一阳始生，阳气初动，所以斗杓指叶蛰宫。

[6] 坎：方位名。指正北方向。

[7] 大刚风：八风之一，指来自正北的虚风。

[8] 天留：即天留之宫，位于东北方艮位。因艮有"山"之义，正而不动，

故名天留。

［9］艮：方位名，指东北方向。

［10］凶风：八风之一，指来自东北方的虚风。

［11］仓门：即仓门之宫，位于正东方震位。因东方春令震动，大地万物开始播种，故名仓门。

［12］震：方位名，指正东方向。

［13］婴儿风：八风之一，指来自正东方的虚风。

［14］阴乐：即阴洛之宫，位于东南方巽宫。因洛书认为巽主四月，故名阴洛。

［15］巽：方位名，指东南方向。

［16］弱风：八风之一，指来自东南方的虚风。

［17］天宫：即上天之宫，位于正南方离宫。因在上，主日月丽天，故名天宫。

［18］离：方位名，指正南方向。

［19］大弱风：八风之一，指来自正南方的虚风。

［20］玄委：即玄委之宫，位于西南方坤宫。地道幽远柔顺，故名玄委。

［21］坤：方位名，指西南方向。

［22］谋风：八风之一，指来自西南方的虚风。

［23］仓果：即仓果之宫，位于正西方兑宫。万物至秋结成果实，故名仓果。

［24］兑：方位名，指正西方向。

［25］刚风：八风之一，指来自正西方的虚风。

［26］新落：即新洛之宫，位于西北方乾宫。洛书认为，乾为一之始，新者始也，故名新洛。

［27］乾：方位名，指西北方向。

［28］折风：八风之一，指来自西北方的虚风。

［29］正风：指来自当令的方位，与季节相适应的风。如春季刮东风，夏季刮南风等。

译文

八方之风，是自然变化的号令，常常以八个主要的节气，北极星移宫的日子，必定会有暴风雨来临。北极星通常在冬至这天，来到叶蛰宫，在正北方的坎位，这时候的风叫大刚风；立春日就移到天留宫，在东北方的艮位，这时候的风叫凶风；春分日就移到仓门宫，在正东方的震位，这时候的风叫婴儿风；立夏日就移到阴乐宫，在东南方的巽位，这时候的风叫弱风；夏至日就移居到天宫，在正南方的离位，这时候的风叫大弱风；立秋日就移到玄委宫，在西南方的坤位，这时候的风叫谋风；秋分日就移到仓果宫，在正西方的兑位，这时候的风叫刚风；立冬日就移到新洛宫，在西北方的乾位，这时候的风叫折风。这些相应的风雨，常在北极星移宫的日子的前一天或后一天到来。若它从其所在的方位到来，就是正风，可以帮助万物生长；如果他来自与它所在方位相对的方位，就是致虚的邪气，会伤害人引起疾病。如果风是白天来的发病的人多，晚上来的发病的人少。因为夜晚大家都在睡觉。所以圣人躲避这致病的不正之风，就像躲避箭矢飞石一样，如此就不会受外邪侵害。

四时之气，如春风、夏暑、秋凉、冬寒，皆能伤人成病，不但八风也。君子慎之！起居有节，食色不伤[1]，虽有贼风奇毒[2]，不能害也。

注释

[1] 食色：饮食和房事。
[2] 贼风：四时不正之风。奇毒：致病因素。

译文

四季的气候，如春风、夏暑、秋凉、冬寒，都能让人生病染疾，不是只有八方之风。人们一定要谨慎对待！只要生活起居、饮食房事方面要有节制，有规律，不损伤身体，那么，既使有不正之风等各种致病因素，也不能伤害人们。

邪之所凑，其气必虚，如木腐而虫生，堤穴而水入，以身之虚，逢天地之虚，又值上弦[1]前、下弦[2]后，月廓之虚，重感于邪，谓之三虚。如是病者，微则笃[3]，甚则死矣。

注释

［1］上弦：农历每月的初七或初八，在地球上看到月亮呈月牙形，其弧在右侧。这种月相叫上弦。

［2］下弦：农历每月二十二日或二十三日，太阳跟地球的联线和地球跟月亮的联线成直角时，在地球上看到月亮呈反"D"字形，这种月相称下弦。

［3］笃：加重。

译文

人体正气相对虚弱、抗邪无力的情况下，邪气乘虚而入，导致疾病的发生，比如木材腐烂就生虫，河堤有洞穴水就浸入，用自己身体的虚弱之处，去迎逢天时的虚弱之处，又遇上弦前、下弦后，月廓空虚的时候，深受邪气侵袭，这就叫做三虚。如果是患病的人，稍受邪气侵袭，病势就会加重，受邪气严重侵袭，就会使人致死。

如春应温而反寒，夏应热而反凉，秋应凉而反热，冬应寒而反温，此天地杀气，非正气也[1]。尤宜慎之，以免瘟疫之病。

注释

［1］正令：正常的时令。

译文

假如春季应该温暖反而寒冷，夏季应该炎热反而凉快，秋季应该秋凉反而炎热，冬季应该寒冷反而温暖，这是天地间具有杀伤性的反常气候，不是正常的气候。对此尤其要十分谨慎，以免发生温疫之病。

凡大寒大热，大风大雾，皆宜避之，不可恃其强健而不畏也[1]。《诗》云：畏天之威，于时保之[2]。此之谓也[3]。

注释

[1] 恃：依靠、依赖。
[2] 畏天之威，于时保之：引自《诗经·周颂·我将》。
[3] 谓：意义、道理。

译文

凡是大寒大热，大风大雾，都应该避开它，不能依靠身体强健而不畏慎。《诗经》说：畏惧苍天的威命，因此才能够安定。说的就是这个道理。

人皆曰夏月宜食寒，冬月宜食热。殊不知太热则伤胃[1]，太寒则伤脾。夏月伏阴在内，如瓜、桃、生冷之类，不可多食，恐秋生疟痢之疾[2]。冬月伏阳在内，如辛燥炙煿之物，不可多食，恐春目痛，秋生热厥[3]。所以古人四时节其饮食，适其寒温，热无灼灼[4]，寒无沧沧也[5]。

注释

[1] 殊不知：竟不知道。
[2] 疟痢：中医学病名，疟疾和痢疾。
[3] 热厥：病证名。因热邪亢盛所致手足厥冷，甚至昏迷的病证。
[4] 灼灼：炙热的。
[5] 沧沧：寒冷的。

译文

人们都说，夏季应该吃寒性食物，冬季吃热性食物为宜。竟不知道，食物太热就会伤害胃，食物太寒就会伤害脾。夏季虽热但有阴寒水湿潜伏在体内，所以如瓜、桃、生冷之类食物，不能多吃，以免秋季患疟疾和痢疾等疾病。冬季虽寒但有热燥阳邪潜伏在体内，所以如辛燥炙烤之类的食物，不能多吃，以免来年春季双目疼痛，秋季生热厥。所以古人在一年四季中都节制自己的饮食，使食物温度适宜，不要太烫，也不要太凉。

修养家尝曰：火候[1]。火者，纯阳之阳气也；候者，阳气升降之候。曰火候者，谓阳气之升降不可得见[2]，观于七十二候斯可见矣[3]。盖欲于此求之，以一年为一月，朔后阳渐长[4]，至望而极[5]，望后阳渐消，至晦而极[6]。又以一月为一日，子后一阳生[7]，至巳而极[8]，午后一阳消[9]，至亥而极[10]。又以一日为一时，初初刻阳之长也[11]，至初四刻而极；正初刻阳之消也，至正四刻而极。又以一时为一息[12]。呼出阳之长也，吸入阳之消也。故天地之大，自其不变者观之，只一息耳，自其变者而观之，则流散无穷矣[13]。

注释

[1]修养家：研究养生的专家。

[2]阳气：原作"阴气"，据文义改。

[3]七十二候：古代以五日为一候，一月六候，三候为一节气。一年二十四个节气，共七十二候。。

[4]朔：指农历每月初一。

[5]望：指农历每月十五日（有时为十六日或十七日）。

[6]晦：指农历每月最后一天。

[7]子：原作"之"，据文义改。子时，指每日23:00到次日1:00。

[8]巳：巳时，指每日9:00到11:00。

[9]午：午时，指每日11:00到13:00，

[10]亥：亥时，指每日21:00到23:00.

[11]刻：清代时间单位，一日分九十六刻，每时辰八刻：初初刻、初一刻、初二刻、初三刻、初四刻（即正初刻）、正一刻、正二刻、正三刻、正四刻（即

下--时辰之初初刻)。

[12] 一息：一呼一吸。

[13] 流散无穷：指进行无限的推演。

译文

养生专家常说到"火候"，火，就是纯阳的阳气，候，就是阳气升降的时间规律。之所以火候并称，是阳气的升降无法看得见，但通过观察一年七十二候的变化，便可以看见。在这方面做进一步推求，把一年作为一个月，朔日后，阳气逐渐增长，至望日时达到顶点，望日后阳气逐渐消降，到了晦日，阳气降到最低点。又把一月作为一天，子时后阳气生成，到巳时，阳气达到顶点，午时后，阳气消降，到亥时，阳气降到最低点。又把一天作为一时，初初刻之时，阳气逐渐生长，至初四刻时，阳气长到顶点，正初刻时，阳气消降，至正四刻时，阳气降到最低点。又把一时作为一息，呼气时阳气开始增长，吸入气时阳气消减。因此，天地之大，只从不变的内核观察，只不过一息的变化罢了，如果从其变化的征象观察，就可以无限推演了。

春月无暴寒冰雪，人有病热者，勿误作伤寒治之[1]。此因冬伤于寒，至春发为温病也[2]。仲景云[3]：太阳病[4]，发热而渴，不恶寒者为温病[5]。可见温病则不恶寒而渴，伤寒则不渴而恶寒也[6]，以此辨之。春温病，宜用易老九味羌活汤。

注释

[1] 伤寒：是一切外感疾病的总称。

[2] 温病：因感受温热之邪而引起的以热象偏重，易于化燥伤阴为特点的急性外感疾病的总称。

[3] 仲景：即东汉名医张机，字仲景。

[4] 太阳病：太阳病是六经病之一。太阳病包括经证和腑证。多由外感风

寒所致。

[5] 太阳病……为温病：出自张仲景所著的《伤寒论·辨太阳病脉证并治法上》。

[6] 恶寒：中医症状名。凡患者自觉怕冷，多加衣被，或近火取暖，仍感寒冷不能缓解的，称为恶寒。

> 译文

春季若没有严寒冰雪，而有人有患了发热的病症，不要误当作伤寒治疗。这是因为冬季受到寒冷的侵袭，到了春季发为温病。张仲景说："太阳病，人发热而感到渴，不恶寒的病症是温病。"由此可见，温病是不恶寒而口渴，伤寒是不口渴而恶寒。据此就可以辨别温病与伤寒。春温病患者，适宜用易老九味羌活汤。

易老九味羌活汤

羌活　防风　苍术各半钱　川芎　白芷　生地黄　黄芩　甘草各一钱　细辛三分，渴者加知母

水煎服。此药不犯禁忌，乃解利之神方也。

> 译文

易老九味羌活汤
主治：此药没有禁忌，是解表利湿的神方。
组成：羌活1.5g，防风1.5g，苍术1.5g，川芎3g，白芷3g，生地黄3g，黄芩3g，甘草3g，细辛1g。有口渴症状，加知母。
服法：用水煎服。

夏月有病，似外感而飧泄者[1]，水谷不化[2]，相杂而下，或腹痛，脓血稠黏，此由春伤于风，至夏病泄也。

注释

[1]外感：指六淫等外邪引起的疾病。飧泄：中医病名。表现有大便泄泻清稀，内有不消化食物。

[2]水谷：水液和谷物等饮食的统称。

译文

夏天里，若有人患病，像是外感而出现腹泄症状，大便中夹杂有不消化的食物，或是腹痛，大便带有黏稠的脓血，这是由于春季受风所伤，到夏季引发泄泻。

其水谷不化者，宜用良方神术散。

良方神术散

苍术一钱 川芎 藁本各七分半 羌活五分 炙草 细辛各三分 生姜三片

用水盏半，煎八分。如要发汗加葱白。

译文

这种大便中夹杂有不消化食物的患者，适宜用良方神术散医治。

良方神术散

主治：大便泄泻，夹杂有不消化食物。

组成：苍术3g，川芎2.2g，藁木2.2g，羌活1.5g，炙甘草1g，细辛1g，姜3片。如果想要出汗加葱白。

服法：用水300mL，煎煮至水剩下80%。

如脓血稠黏者，用胃风汤。

胃风汤

人参 白茯苓 当归 川芎 白芍 白术各等分 粟米一撮

水煎服

> **译文**

如果有便下黏稠脓血的症状,用胃风汤。
胃风汤
主治:大便泄泻,带黏稠脓血。
组成:人参、白茯苓、川芎、当归、白芍、白术各等分,粟米一撮。
服法:加水煎服。

人于夏后,有病霍乱吐泄[1],此由内伤生冷得之,与上症不同,宜用六和汤主之。

> **注释**

[1]霍乱吐泄:中医病名。指有上吐下泻等症状的疾病。

> **译文**

到夏季后,如果有人患有霍乱这样上吐下泻的疾病,这是由人体受到生冷的伤害而造成的。与上面提到的病症不同,应该用六和汤医治。

六和汤

人参 杏仁_{微炒,去皮尖} 半夏 炙甘草 砂仁_{各五钱} 白茯苓 藿香叶 木瓜 白扁豆_{炒,各二钱} 厚朴_{姜汁炒,一钱半} 香薷_{二钱} 生姜_{三片}

水二盏,煎服。

> **译文**

六和汤

主治：霍乱，上吐下泻。

组成：人参15g，半夏15g，杏仁15g，炙甘草15g，砂仁15g，白茯苓6g，藿香6g，木瓜6g，白扁豆6g，厚朴3.5g，香薷6g，姜3片。

制法：杏仁微炒，去掉皮尖，白扁豆炒熟，厚朴用姜汁炒。

服法：诸味药材用水500mL煎服。

人于夏月，日在烈日之中，奔走劳役得病[1]，此动而得之，谓之中热[2]。宜猪苓汤合益元散主之。

> 注释

[1]劳役：劳动工作。

[2]中热：指阳暑证。

> 译文

在夏季，人们白天头顶烈日，劳碌奔波而患病，这是由于活动而患病，叫做中热，适宜用猪苓汤合益元散。

猪苓汤

香薷　白术　炙甘草各一钱　扁豆炒，一钱　猪苓　厚朴姜汁炒　白茯苓　泽泻各五分

水煎去渣，入益元散二钱调服。

益元散

白滑石水飞过[1]，六两　粉甘草一两

共研筛匀，听用。

> 注释

[1]水飞：是利用粗细粉末在水中悬浮性不同，将不溶于水的药材（矿物，

贝壳类等药物）与水共研，经反复研磨制备成极细腻粉末的中药炮方法。

> **译文**

猪苓汤

主治：阳暑

组成：香薷 3g，白术 3g，炙甘草 3g，扁豆 3g，猪苓 1.5g，泽泻 1.5g，白苓 1.5g，厚朴 1.5g。

制法：扁豆炒黄,,厚朴加姜汁拌匀后用火炒干。

服法：上 8 味加水煎煮后，去渣，加入益元散 6g 调服。

益元散

组成：白滑石 180g，粉甘草 30g。

制法：白滑石用水飞法制成细粉，粉甘草捣成粉，两者混合，并用筛子筛匀，备用。

人于夏月，纳凉于高堂广厦之中得病者[1]，此乃静而得之，谓之中暑[2]。宜用清暑益气汤主之。

> **注释**

[1] 纳凉：乘凉。高堂广厦：借指高大华丽的屋宇。
[2] 中暑：指阴暑证。

> **译文**

进入夏季后，人们在高大宽敞的房间纳凉避暑而得病的，这种病是因静而患，称之为中暑，适宜用清暑益气汤诊治。

清暑益气汤

升麻　黄芪　苍术各一钱　神曲炒　人参　白术　陈皮各五分　黄柏炒　麦冬去心　炙甘草　归身各六分　干葛三分　五味子九粒　泽泻

五分　青皮三分

水煎服。仲景太阳中暍症[1]，禁汗下温针，无有治法，宜用此方。

注释

[1] 太阳中暍：病证名。即夏季伤暑。

译文

清暑益气汤

主治：夏季阴暑。

组成：升麻 3g，黄芪 3g，苍术 3g，神曲 1.5g，人参 1.5g，白苓 1.5g，陈皮 1.5g，黄柏 1g，炙甘草 1g，麦门冬 1g，当归身 1g，葛根 1g，五味子 9 粒，泽泻 1.5g，青皮 1g。

制法：神曲炒焦，黄柏炒成褐色，麦门冬去心。

服法：将以上药材用水煎服。张仲景对太阳中热症，禁止汗法、下法和针灸，却没有治疗药方，适宜用此方。

孙真人制生脉散[1]，令人夏月服之。东垣云[2]：夏月用生脉散，加黄芪、甘草，令人有力。

注释

[1] 孙真人：即孙思邈，唐代著名医学家和药物学家，宋朝追封其为妙应真人，所以他又被称为"孙真人"。

[2] 东垣：即李杲，他晚年自号东垣老人。他是金元时期著名的医学家，是"金元四大家"之一，中医"脾胃学说"的创始人。

译文

孙思邈发明生脉散，让人在夏季服用。东垣先生说：夏天服用生脉散，加黄芪、甘草，让人更有活力。

生脉散

人参　五味子　麦门冬等分

加黄芪、甘草。水煎，夏月时时代汤服之。

译文

生脉散

主治：夏季乏力。

组成：人参、五味、麦门冬等分，加黄芪、炙甘草。

服法：水煎煮，夏季常常将此药汤代茶饮用。

有人春末夏初头疼，脚软，饮食少，体热者，名曰注夏[1]。属阴虚元气不足，宜用补中益气汤，去柴胡、升麻，加炒黄柏、白芍药。更宜早服大补阴丸，晏用参苓白术散作丸服之[2]，大效。方见下。

注释

[1]注夏：病名。常于夏令季节发病。又名疰夏、夏痿。

[2]晏：晚。

译文

有人在春末夏初时头痛，脚软，饮食少，体热，这种病症称为疰夏。属于阴津亏虚元气不足而患的病，适宜用补中益气汤，去掉配方中的柴胡、升麻两味药，另加炒黄柏、白芍。患者早晨服用大补阴丸，晚服用参苓白术丸，效果非常好。药方见下述。

今人好事者[1],夏月用绿豆粉,以新薄荷叶蒸制,名玉露霜,时时食之[2],以解暑毒,不知薄荷乃辛香发散之品,多服令人虚汗不止[3]。

注释

[1]好事:有某种爱好的人。
[2]时时:常常。
[3]虚汗:因表虚不固引起的非正常汗出。

译文

现在有些喜欢药膳的人,夏季用绿豆粉,并加上新鲜的薄荷叶蒸制,称为玉露霜,时常食用,以此解除暑毒,他们不了解薄荷是辛香发散药,多吃会令人虚汗不止。

秋月人多病疟者,此因夏伤于暑得之。暑则伤元气,致秋为痎疟也。痎者,久也,不可轻截,宜用补中益气汤。

译文

秋季,人多患疟疾病,这是由于夏季被暑热所伤而造成的,暑热伤害人的元气,到秋季便成为痎疟。痎,是久的意思,不可以随便用截疟法,应该用补中益气汤主治。

补中益气汤

人参 黄芪 甘草各一钱 白术 归身 柴胡 升麻 陈皮各五分 加干姜 青皮各五分

水煎服。热多加知母,寒多加桂枝,无汗去白术加苍术。

> **译文**
>
> 补中益气汤
>
> 主治：秋季痎疟。
>
> 组成：黄芪3g，人参3g，炙甘草3g，白术1.5g，当归身1.5g，柴胡1.5g，升麻1.5g，陈皮1.5g，干姜1.5g，青皮1.5g。
>
> 制法：以上药材用水煎煮后服用。
>
> 身体发热，多加知母；恶风怕寒，多加桂枝，汗出不畅，去掉白术，加苍术。

秋月多痢疾者[1]，此因夏月内伤生冷[2]，至秋阳气不降，乃结涩之物与湿热之气共坠下也[3]。腹痛窘迫者，用加味小承气汤主之。

> **注释**
>
> [1]痢疾：中医病名。
>
> [2]内伤：病因之一。泛指内损脏气的致病因素。
>
> [3]湿热：中医名词，为致病因素。

> **译文**
>
> 秋季多次痢疾的人，这是由于夏季体内受生冷之物的损伤，进入秋天后体内阳气不能敛降，于是体内结存的干涩之物与湿热之气一起下坠，从而形成痢疾。其中腹痛加剧的患者，用加味小承气汤主治。

加味小承气汤

枳实_{一钱五分} 厚朴 姜汁炒，一钱半 大黄酒煨，三分 木香五分 槟榔末，二钱五分

水煎服。腹痛当止，止则积去矣。

译文

加味小承气汤

主治：秋季腹痛下痢。

组成：枳实 5g，厚朴 5g，大黄 1g，木香 1.5g，槟榔 7g。

制法：厚朴加姜汁浸没，置于火上炒干，大黄加酒煨热，槟榔研成粉末。

服法：上诸味药加水煎煮，去渣服用，腹痛便可止住，腹痛停止后，体内积存之物便可排泄。

痢减，则热除矣。宜用加味白芍汤以和之，至平为度。

加味白芍药汤

白芍一钱 人参 当归 黄连酒炒 黄芩酒炒 陈皮各五分 木香 槟榔 炙甘草各三分

水煎，食后服。

译文

腹泻减轻后，体内热气便已消除。此时宜用加味白芍药汤调和体内阴阳，以身体恢复正常为度。

加味白芍药汤

主治：调和阴阳。

组成：白芍 3g，人参 1.5g，当归 1.5g，黄连 1.5g，黄芩 1.5g，陈皮 1.5g，木香 1g，槟榔 1g，炙草 1g。

制法：黄连加酒浸泡、文火炒干，黄芩同法炮制。

服法：加水煎煮，饭后服用。

冬月有病咳嗽者，此因秋伤于湿得之。宜参苏饮主之。

> **译文**
>
> 冬季患咳嗽的人，是由于秋季受湿气伤害而患上的疾病，适宜用参苏饮治疗。

参苏饮

苏叶_{五分} 干葛 陈皮_{去白} 前胡各_{七分半} 人参 半夏_制 白茯苓各_{四分} 枳壳 桔梗各_{三分} 甘草_{二分} 乌梅_{去核，一分} 生姜_{三片} 枣三枚

水煎服。食后服。

> **译文**
>
> 参苏饮
> 主治：冬季咳嗽。
> 组成：苏叶 1.5g，葛根 2g，陈皮 2g，前胡 2g，人参 1.2g，制半夏 1.2g，白茯苓各 1.2g，枳壳 1g，桔梗 1g，甘草 0.8g，乌梅 1 个，生姜 3 片，枣 3 枚。
> 制法：陈皮去白囊，乌梅去核。
> 服法：上诸味药，加水煎煮，饭后服用。

大法春宜吐，夏宜汗，秋冬宜下。此教人治病者，不可犯其时禁也[1]。设遇可吐、可汗、可下之症，虽犯时禁，亦为之。所谓发表不远热，攻里不远寒也[2]。若无病之人，春与吐，夏与发汗，秋冬与下，此诛伐无过[3]，名曰大惑也[4]。

> **注释**
>
> [1]禁：禁忌。
> [2]发表不远热，攻里不远寒：出自《黄帝内经·素问·六元正纪大论》。

[3] 诛伐：讨伐。
[4] 大惑：十分迷惑。

译文

按照中医常规治疗方法，春季治病应用吐法，夏季治病应用汗法，秋冬两季治病应用泻法。这是教人防病养身，不能违背季节的禁忌。如果遇到可用吐法、可用汗法、可用泄法的病症，虽然违背季节的禁忌，也可以施行。这就是发表不远热，攻里不远寒的道理。如果有人让没有病的人，春季呕吐，夏季发汗，秋冬两季下泄，这就等于是讨伐没有过错的人，这种人是大迷糊。

春宜吐者，顺其上升之气也。人之胸中，觉有痰积，不得不吐者，宜用二陈汤加升麻、防风、桔梗，水煎成汤，向无风处，先以软布束勒脐腹[1]，然后服药，少顷，以鹅翎探吐之[2]。可以去病，且不坏人元气。

注释

[1] 脐腹：脐周围的腹部。
[2] 鹅翎：鹅的羽毛，色白。探吐：吐法之一。即刺激咽喉引起呕吐的方法。

译文

春季适宜用吐法，是顺应春季向上生发的阳气。人的胸中，感觉有痰积，不得不吐，适宜用二陈汤加升麻、防风、桔梗，加水煎煮成汤。人站立，面向着无风的地方，先用软布束勒脐腹，然后服药。一会儿后，用鹅翎探吐。这种方法可使人去病，而且不会耗损人的元气。

按，子产论晋侯之疾[1]，曰：君子有四时之调摄，朝以听政[2]，昼以访问[3]，夕则静坐[4]，夜则安身[5]。于是乎节宣其气[6]，勿使有壅闭湫底[7]，以露其体[8]，兹心不爽，而昏乱百度[9]，今无乃逸之，则生疾矣。

注释

[1]子产论晋侯之疾：出自《春秋左氏传·昭公·昭公元年》。子产，即公孙侨，春秋末期郑国政治家，字子美，亦称公孙成子。晋侯，鸡晋平公，姬姓，名彪，双字谥庄平，又称晋庄平公。这篇文章记载了子产出使晋国，慰问病中的晋平公，回答了后者关于鬼神、疾病等问题的事情。

[2]朝：指上午。听政：处理政务。

[3]昼：指中午。访问：询问，求教。

[4]夕：指傍晚。静坐：《春秋左氏传·昭公·昭公元年》作"修令"。

[5]夜：指夜晚。安身：安息身心。

[6]节宣：节制而适度宣泄。

[7]壅闭：堵塞。湫底：积滞不畅。

[8]露：同羸，羸弱。

[9]昏乱：头脑迷糊，神志不清。

译文

按照子产分析晋侯疾病的说法：君子有四时调摄的方法，清晨听取政事，白天学习求教，傍晚静坐，夜里安息身心。如此才能有节制地宣发血气，从而使血气不至于阻塞凝滞而伤身体，导致精神不清楚，处理事情就会昏乱不堪。今天您没有做到与这一致，所以导致生病。

点评

本卷主要内容为"法时第三"，专论顺应四时阴阳变化及脏腑生理特点的养生大法。四时有寒热温凉的交替，万物有生长收藏的演进，效法四时阴阳变化的规律，就是要遵循《内经》"春夏养阳，秋冬养阴"的原则，与自然万物一道在运动变化的过程中升降出入、往来流转，达到天人合一的境界。根据四时脏腑的生理特点，书中还创设了不少对应的养生方，如春天解宿毒的消毒丸、去春温的易老九味羌活汤，夏天解暑的清暑益气汤、生脉散，秋天治疟的补中益气汤，冬天治嗽的参苏饮等。

养生四要译评 卷之四

明·万全 纂
蒋力生 叶明花 章德林 撰著

却疾第四

吾闻上工治未病[1]，中工治将病，下工治已病。治未病者十全八九[2]，治将病者十全二三，治已病者十不救一也[3]。

注释

[1]病：生病的人。
[2]全：治愈。
[3]救：治疗、治愈。

译文

我听说上工治疗没有生病的人，中工治疗即将生病的人，下工治疗已经生病的人。治疗没有生病的人可以治愈十之八九，治疗即将生病的人可以治愈十之二三，治疗已经生病的人十个可能不能治愈一人。

善治者治皮毛，不善治者治骨髓。盖病在皮毛，其邪浅，正气未伤，可攻可刺；病至骨髓，则邪已入深，正气将惫[1]，针药无所施其巧矣。噫！勾萌不折[2]，至用斧柯，涓涓不绝[3]，流为江河，是谁之咎欤？

注释

[1]惫：极其疲乏，衰弱。
[2]勾萌：草木的嫩芽。
[3]涓涓：细水缓流的样子。

译文

善于治疗的人治皮毛,不善于治疗的人治骨髓。因为并在皮毛的时候,病邪较浅,正气没有损伤,用以使用攻下和针刺的方法;病到了骨髓,就说明病邪已经深入,正气即将衰败,针药都无法施展其治疗作用了。哎呀!草木还处在嫩芽阶段却没有把它折断,等到它长成了就要用斧子去砍它;细缓的流水没有去阻绝它,以至于它汇聚成了江河,这是谁的过错呢?

邵子曰[1]:与其病后方服药,孰若病前能自防[2]。即圣人不治已病而治未病之谓也。夫病已成而后药之,乱已成而后治之,譬犹[3]渴而穿井,乱而铸兵矣[4],不亦晚乎?

注释

[1]邵子:指邵雍,字尧夫,北宋著名易学家、儒学家,与二程、周敦颐、张载,合称为"北宋五子"。

[2]与其病后方服药,孰若病前能自防:此两句实际出自北宋陈瓘《寄觉范漳水》,原诗为:"仁者虽逢思有常,平居慎勿示何妨。争先世路机关恶,近后语言滋味长。可口物多终作疾,快心事过必为伤。与其病后求良药,不若病前能自防。"

[3]譬犹:譬如。

[4]铸兵:铸造兵器。

译文

邵子说:与其生病之后才服用药物,不如生病之前就能自己把病阻断。即圣人不主张等生病之后再去治疗,而强调生病之前的预防。假如病形成后再去治疗,祸乱发生后再去平治,这就像口渴的时候再去挖井,发生祸乱再去铸造兵器一样,不是太晚了吗?

今人有病,不即求医,隐忍冀瘥[1],至于病深,犹且自讳[2]，不以告人，诚所谓安其危、利其菑也[3]。一旦病亟[4]，然后求医，使医者亦难以施其治。诗云：既输尔载，将伯助予[5]。其斯之谓乎？

注释

[1] 冀：希望。
[2] 自讳：避忌，有顾忌不敢说或不愿说。
[3] 安其危、利其菑：出自《孟子·离娄上》，菑，同"灾"，指对危险心安理得，在灾祸中牟利。
[4] 亟：危急。
[5] 既输尔载，将伯助予：出自《诗经·小雅·正月》。

译文

现在的人生病，不及时就医，只是自己隐忍着希望能够痊愈，以至于疾病发展到严重的地步，还是自己避讳，不肯告诉别人，这真是所说的使其转危为安却使病情加重了。一旦病情严重到了极点，然后再来求医，这也会使医生也难以救治。《诗》说：等到货物掉下来，大哥帮忙才叫唤。就说的是这个吗？

《心印经》云[1]：上药三品[2]，神与气精。夫太虚之谓神，生生之谓气，象形之谓精。今人之有身，由父母之媾精所生也[3]。阳精随气以运动，阴精藏神而固守，内外交养，动静互根，神依气，气依精，精归气，气归神，故能神与形俱，与天地悠久也。此之谓上药。五谷为养，五畜为助，五菜为充，五果为益[4]。精不足者，补之以气；形不足者，补之以味。精食气以荣色，形食味以生力。味归气，气归精，精归神，故亦可以形体不敝，精神不散，益寿而以百数。此之谓中药。

水土金石，草木昆虫，气味合而服之，可以攻邪也。如辛凉之药，以攻风邪，可使正复。此之谓下药。今人弃上药而不求，饵中药而不知[5]，至于有病，以下药为良剂。舍尔灵龟，观我朵颐[6]，无怪乎斯民之不寿也。

注释

[1] 心印经：即《高上玉皇心印妙经》，也称《无上玉皇心印妙经》，出于道藏洞真部本文类，道教修行必诵经典之一，共一卷，作者不详，约撰于唐末五代至北宋末。

[2] 上：原作"生"，据《高上玉皇心印妙经》改。

[3] 媾精：生殖之精。

[4] 五谷：稻、黍、稷、麦、菽；五畜：牛、犬、羊、猪、鸡；五菜：葵、韭、藿、薤、葱；五果：枣、李、杏、栗、桃。

[5] 饵：吞食。

[6] 舍尔灵龟，观我朵颐：出自《易经·颐卦》第一爻爻辞。灵龟为传说中的神物，可以服气不食而长寿，朵颐，为人口吃嚼食物之象。

译文

《心印经》说：上等药有三品，神和气精。太虚称之为神，产生生命称之为气，形成形象物质称之为精，现在人的人体，是由父母的生殖之精所生成的。阳精随着气而运动，阴精藏神牢固守护着它，内外相互滋养，动静互为根本，神依附于气，气依附于精，精归于气，气归于神，所以能精神与形体都很旺盛，相互协调统一，与天地一样悠久。这就称之为上药。用五谷来补养，用五畜来协助，用五菜为补充，用五果为增益。精不足的，用气来补，形不足的，用味来补。精通过吸收气让人的气色更好看，形体通过吸收食物来产生气力。食物的能量归于气，气的能量归于精，精的能量归于神，所以可以形体不遮敝，精神不涣散，可以延长寿命到百岁。这就称之为中药。水土金石，草木昆虫，将它们的四气五味搭配而服用，也可以攻邪。比如辛凉之药，可以祛除风邪，可以使正气恢复。这称之为下药。现在的人放弃上药不求取，吃了中药而不知晓，等到生病了，把下药当成良药。舍弃你像灵龟一样不食而长寿的健康生活方式，却贪图我暴饮暴食这种不健康的生活方式，这也难怪老百姓的寿命不长了。

善养生者，当知五失[1]：不知保身，一失也；病不早治，二失也；治不择医，三失也；喜用峻药，四失也；信巫不信医，五失也。

注释

[1] 失：错误、失误。

译文

善于养生的人，应该知道五个错误：不知道保护自己的身体，这是第一个错误；有病不尽早治疗，这是第二个错误；治疗时候没有选择正确的医生，这是第三个错误；喜欢使用峻猛的药物，这是第四个错误；相信巫师而不相信医生，这是第五个错误。

东坡尝曰：吾平生求医，盖于平时验其工拙[1]。至于有疾，必先尽告其所患然后诊视，使医者了然知厥疾之所在，虚实冷热先定于中[2]，则脉之疑似不能惑也。故虽中医，疗疾常愈。盖吾求病愈而已，岂以困医为事哉！诚哉斯言，真警迷之砭剂也[3]。

注释

[1] 拙：笨拙。
[2] 中：心中。
[3] 警迷：警告那些心中有迷惑的人。

译文

苏东坡曾说：我平生求医，在平时才会去检验医生的医术是否高明。等到得了疾病，一定会尽可能告诉医生自己的情况，然后请他诊视，使医生对自己的病情能做清楚的了解，虚实冷热都心中有数，就算脉未能辨别准确也不能让他迷惑。所以，即使是中等的医生，治疗疾病也能痊愈。我只不过是希望治愈疾病，又干嘛故意给医生找麻烦呢！这就话说得真对，真是有警告那些心中有迷惑的人的良药啊。

吾尝治病，以色为先[1]，问次之。谓之问者，问其所好恶也，问其曾服何药也，而与血脉相参。制方之时，明以告人，某药治某病，某药为使佐，庶病者知吾使用之方[2]。彼有疑忌者，又明以告之，有是病必用是药，使之释然，所以偶中者多[3]。惜乎吾见自用自专[4]，日趋于下，无能继其志者，敢曰三世云乎哉[5]！

注释

[1] 色：指望色，中医诊断方法之一，通过望气色以察病情。
[2] 庶：希望。
[3] 偶中：侥幸治愈，谦辞。
[4] 自用自专：自用，指自以为是；自专，指一意孤行。语本《中庸·自用章》："子曰：愚而好自用，贱而好自专。"
[5] 三世：语本《礼记·曲礼》："医不三世，不服其药。"

译文

我在治病的时候，最先观察病人的气色，再询问他们的情况，问什么呢？是问他们所喜好和厌恶的东西，问他们曾经服用什么药物，再与病人的脉象相互参考。制定方剂的时候，我会明确告诉病人，什么病用什么药治疗，什么药问佐使，希望病者能明白我使用的方剂。如有对我猜疑的人，就明确告诉他，这样的病一定要用这样的药才能好，使他心中可以释然，所以我侥幸多次治愈疾病。可惜现在我看到医生自以为是、一意孤行的情况，越来越糟了，没有能继承往圣济世救人志向的人，敢说三世是什么意思吗！

治病之法，虚则补之，实则泄之。邪气盛则实，正气衰则虚。泄者，谓攻其邪也；攻者，汗、吐、下、针、灸五法也。假如外感风寒，不急汗之，何以解散？内伤饮食，不急吐下之，何以得解？惟虚怯之病[1]，贵乎用补，不可攻也。故攻其邪气者，使邪气退而正气不伤，此攻中有补也；补其正气者，使正气复而邪气不入，此补中有攻也。

注释

[1] 虚怯：虚劳。

译文

治病的法门，虚症就用补益的方法，实证就用攻邪的方法。邪气充盛就会产生实证，正气衰弱就会产生虚症。泄法，就是攻邪的方法；攻邪，就是汗、吐、下、针、灸五种方法。假如得了外感风寒证，不赶紧发汗治疗，用什么去解除发散风寒之邪呢？内伤饮食之证，不赶紧用涌吐和泄下的方法，用什么去解除这些症状呢？惟有虚劳造成的病，以补法为贵，不能使用攻法。所以攻逐邪气，使邪气退却而不损伤正气，这就是攻中有补的方法；补病人的正气，使正气恢复而邪气不能入侵，这就是补中有攻的方法。

用药如用兵，师不内御者胜[1]。如知其医之良，即以其病附之[2]，治而不疑也。苟不相信[3]，莫若不用。吾尝见病家自称知医，医欲用药则曰某药何用，无以异于教玉人雕琢玉者。幸而中病[4]，则语人曰：此予自治也。设有不效，则归罪于医矣。功则归己，罪则归人，存心如此，安望其医者之用心，而致其病之痊乎！

注释

[1]师不内御者胜：语本《孙子兵法·谋功篇》："将能而君不御者胜。"师，指军队；内御，朝廷君主的指挥。内，是相对军队所在的外而言。

[2]附：交给。

[3]苟：如果。

[4]中病：治愈疾病。

译文

用药就像用兵一样，只有军队不受朝廷君王的遥控指挥才能取得胜利。如果碰到了良医，就应该把自己的疾病交托给医生，让他治疗而不要怀疑。如果不相信医生，不如不要让他治病。我曾见到患者自称懂得医学，医生想要用这个药，患者就说这个药有什么用，这跟教雕玉的人怎么雕玉没什么两样。倘幸治愈了疾病，就对别人说：这是我自己治好的。如果治不好，就把过错都推到医生身上了。功劳就归自己，过错就归别人，有这样的心理，怎能奢望医生能尽心尽力，把它的病治好呢？

《内经》云：恶于针石者，不可与言至巧；惑于鬼神者，不可与言至德[1]。吾见世人有病，专务祈祷，此虽胡貊之俗[2]，自少昊氏以来[3]，民相惑以妖，相煽以怪，迄今久矣。况彼峦烟障雾之中[4]，多魍魉狐惑之气[5]，民惑于妖，性不嗜药，故以祷为主也。若五劳六欲之伤，七损八益之病，必有待于医药。医家有龙术王祝由科[6]，此乃移精变气之术[7]，诚可以治中恶之病[8]，传疰之气[9]，疫疠之灾，不可废矣。

注释

[1] 恶于针石者……不可与言至德：语出《黄帝内经·素问·五脏别论》。

[2] 胡貊：亦作"胡貉"，古代对北方各民族的称呼。视履堂本作"乡愚"。

[3] 少昊氏：上古五帝之一。黄帝之子，嫘祖所生，名挚。

[4] 峦烟：亦作"烟峦"，云雾笼罩的山峦。

[5] 魍魉：魍魉是古代汉族神话传说中的山川精怪。一说为疫神，是颛顼之子所化。

[6] 龙术王祝由科：当作龙树王祝由科，指古代一种通过符咒治病驱鬼安神的神秘方法，传说由龙树居士总结并发扬光大，所以得此名。

[7] 移精变气：指一种转移、改变患者精神状态，达到治疗疾病目的的方法。《素问·移精变气论》："余闻古之治病，惟其移精变气，可祝由而已。"王冰注："移谓移易，变谓变改，皆使邪不伤正，精神复强而内守也。"

[8] 中恶：中医病名。由于冒犯不正之气所引起。其症状或为错言妄语，牙紧口噤；或为头旋晕倒，昏迷不醒。俗称中邪。

[9] 传疰：传染。

译文

《黄帝内经》说：假如病人非常厌恶针石，就无须向他说明针石技巧；假如患者迷信鬼神，就无须向他解释医学原理。我看现在的人生病了，专注于祈祷，这虽然是胡貊的风俗。自从少昊氏以来，人民相互被妖的传言迷惑，相互被怪的传言煽动，到现在已经很久了。况且他们住在云雾笼罩的山峦障雾之中，有很多疫疠之气，人民被妖怪之说迷惑，不嗜好医药，所以把祈祷当成主要治病方法。如果得了五劳六欲的损伤，七损八益的疾病，必须依赖于医药的治疗才能够痊愈。医家里面有龙树王祝由科，这是转移病人的精神，并改变病人气机的运行的治疗方法，确实可以治疗中恶的疾病，但是对于传染性的疾病，以及一些瘟疫，治疗效果就不好了。

昔有人暑月深藏不出，因客至坐于窗下，忽以倦怠力疲，自作补汤服之反剧。医问其由，连进香薷饮，两服而安。

译文

以前有人在酷暑时分躲在房间里不出来，因为有客人来拜访，和客人坐在窗户旁边，忽然倦怠乏力，自己给自己开了补益的方剂服用，疾病反而加剧。医生询问了它的病因，让他连续服用香薷饮，两副药就痊愈了。

《宝鉴》云[1]：谚云无病服药，如壁里安柱[2]，为害甚大。夫天之生物，五味备焉。食之以调五脏，过则生疾。至于五谷为养，五畜为助，五果为益，五菜为充，气味厚合而食之，以补精、血、气，倘用之不时，食之不节，犹或生疾，况药乃攻邪之物，无病岂可服哉！

注释

[1]《宝鉴》：指《卫生宝鉴》，为元·罗天益编撰的综合性医书，共二十四卷，补遗一卷。本段出自《卫生宝鉴·卷一·无病服药辨》。

[2]壁里安柱：在墙壁里加安支柱可以短暂的获得巩固，但是一旦出现基底问题，必然也是会腐朽。比喻饮鸩止渴，不得长久。原作"壁中空柱"，据新刊本改。

译文

《宝鉴》说：谚语说没有病服药，就像在墙壁里加安支柱，危害非常大。天产生了万物，五味都具备了。食用各种食物就能调养五脏，吃得太多了就会产生疾病。至于用五谷来滋养，用五畜来帮助，用五果来补益，用五菜来补充，气味醇厚的把他们合在一起食用，用来补精、血、气，倘若使用不按时候，饮食不加节制，还是可能会产生疾病，何况药物是攻邪的东西，没有病岂可以胡乱服用呢！

《圣济经》云[1]：彼修真者[2]，蔽于补养[3]，轻饵金石、补阳之剂，一旦阳剂刚胜，病起则天癸竭而荣涸；阴剂柔胜，病起则真火微而卫散。一味偏胜，则一脏偏伤，安得不病？

注释

[1]《圣济经》：由宋徽宗赵佶编纂的大型综合性医书，共十卷，分体真、化原、兹幼、达道、五纪、食颐、守机、卫生、药理、审剂十篇，探讨医学有关理论，并论述五运六气。政和八年（1118年）颁行天下医学校作为教本。

[2] 修真者：修养生之道的人。

[3] 蔽：蒙蔽。

译文

《圣济经》说：修炼养生之道的人，迷信补养，随意服用金石药物和补阳药物，一旦出现阳剂刚烈胜过自身阴气，就会引起天癸和荣阴涸竭的疾病；阴剂柔润超过了自身的阳气，就会引起真火衰微和卫阳散解的疾病。一种气味偏胜，则一个脏腑就会损伤，怎么会不得病呢？

孙真人曰：药势有所偏助[1]，则脏气不平[2]。

注释

[1] 药势：药性。

[2] 平：平和。

译文

孙真人说：药性如果偏差较大，就会使脏腑的气机不平和。

唐·裴济谏宪宗曰：药以攻疾，非朝夕常用之物，况金石酷烈有毒，又经炼有火气，非人脏腑所能经也[1]。

注释

[1]经:经受得住。

译文

唐·裴济劝说唐宪宗说:药物是用来攻逐病邪的,并不是每天的常用之品,何况金石性酷烈并且有毒,又经过锤炼带有火气,不是人的脏腑所能经受的住的。

唐·张皋谏穆宗曰:神思清而血气和,嗜欲多而疾病作。盖药以攻疾,不可轻用也。

译文

唐·张皋劝谏唐穆宗说:神思清明气血就会平和,欲望太多了就会产生疾病。药是用来攻逐病邪的,不可以轻易地使用。

韩昌黎铭孝子之墓曰[1]:余不知服食说起自何世,杀人不可以数计,而世人慕之至此,甚哀也。

注释

[1]韩昌黎:韩愈(768年—824年12月25日),字退之。河南河阳(今河南省孟州市)人。自称"郡望昌黎",世称"韩昌黎"、"昌黎先生"。唐代杰出的文学家、思想家、哲学家、政治家。

译文

韩愈在孝子的墓碑上作墓志铭说:我不知道服食说是从什么时候开始的,杀人都不可以用数字来统计,然而现在的人却崇尚它到这种地步,甚是悲哀啊。

洁古云[1]：无病服药，此无事生事。

注释

[1] 张洁古，金代医学家。名元素，易州（今河北易县）人。其医论以为治病不应拘泥古方，并创"药物归经"及"药性气味厚薄、升降浮沉"理论，对后世医学有一定的影响。所著有《医学启源》等。

译文

张洁古说：没有疾病而服用药物，这是没有事要生出事来。

张子和云[1]：人之好补者，或咨诸庸医[2]，或访诸游客。庸医以要利相求，故所论者轻，轻则草木。草木者，苁蓉、巴戟、菟丝子、牛膝之类。游客以好名自高，故所论者重，重则金石。金石者，丹砂、阳起石、硫黄之类。吾不知此为补者，补何脏？若以补心耶，心得热则疮疡之病生矣；以为补肝耶，肝得热则神眩之病生矣[3]；以为补肺耶，肺得热则病积郁矣；以为补脾耶，脾得热则病肿满矣；以为补肾耶，肾为癸水，其经则子火君火也，补肾之火，火得热而益炽，补肾之水，水得热而益涸。百病交起，由无病而补元所得也。

注释

[1] 张子和：即张从正，字子和，中国金代医家，金元四大家之一。主张祛邪以扶正，治病善用汗、吐、下三法，后世称攻下派。本段出自其著作《儒门事亲·补论》。

[2] 咨：咨询。

[3] 神：视履堂本作"掉"。

译文

张子和说：喜欢用药物来补益的人，有的是咨询庸医产生的，有的是询问那些游人。庸医想要求利，所以他们多论述补益药中的质轻之品，轻的主要是草木。草木药，包括肉苁蓉、巴戟天、菟丝子、牛膝这些。游人因为喜欢出名所以自我吹嘘，所以他们多论述补益药中的质重之品，重的主要是金石药，包括朱砂、阳起石、硫磺这些。我不知道这些补药，要补什么脏器？若要补心，心受了热就会产生疮疡之类的疾病；若要补肝，肝受了热就会产生眩晕之类的疾病；若要补肺，肺受了热就会产生积郁类的疾病；若要补脾，脾受了热就会产生臃肿胀满类的疾病；若要补肾，肾是癸水，它的经是子火君火，补肾的火，火得热就会更加亢盛，补肾水，水得热就会加速干涸。百病交织而起，都是没有病而补益根源而导致的。

全按[1]：无阳则阴无以长，无阴则阳无以化，阴阳互用，如五色成文而不乱[2]，五味相济而得和也。凡养生祛邪之剂，必热无偏热，寒无偏寒，温无聚温，温多成热，凉无聚凉，凉多成寒。阴则奇之，阳则偶之，得其中和，此制方之大旨也。

注释

[1] 按：文章中编者经研究考查后，所作的说明或判断。
[2] 文：同"纹"，纹理。

译文

万全按：没有阳则阴不能生长，没有阴则阳无以化生，阴阳互根互用，就像五色形成纹理而不凌乱，五味相互调剂而得以平和一样。大凡养生祛邪的方剂，必须用热药不能太偏热，用寒药不能太偏寒，用温药时不要聚集太多温药，温药聚集多了就会形成热药，用凉药时不要聚集凉药，凉药聚集多了就会形成寒药。偏阴的药就用奇数，偏阳的药就用偶数，使他们能都得到中和。这是创制方剂的要旨。

治寒以热，以热以寒，中病则止，勿过其剂也。

> **译文**
>
> 用热药治疗寒偏胜的疾病，用寒药治疗热偏胜的疾病，病治好就可以停止治疗，不要过多地服药。

王太仆云[1]：攻寒令热，脉不变而热疾已生；制热令寒，脉如故而寒疾又起。欲求其适中，安可得乎？

> **注释**
>
> [1] 王太仆：即王冰，号启玄子，又作启元子。约生于唐景云元年（710 年），卒于贞元二十年（805 年），里居籍贯不详，唐宝应中（762～763 年）为太仆令，故称为王太仆。

> **译文**
>
> 王太仆说：治疗寒病令其发热，脉没有变化而热病已经产生；治疗热病令其变寒，脉和原来一样而寒病有产生了。想要取到适中的疗效，这怎么达得到呢？

《内经》曰[1]：不远热则热至，不远寒则寒至。寒至则坚痞，腹满痛急，下利之病生矣；热至则吐下霍乱，痈疽疮疡，瞀郁注下[2]，瞤瘛肿胀，呕吐衄䘐头痛，骨变肉痛，血泄血溢、淋闭之病生矣。

> **注释**
>
> [1]《内经》：本段出自《黄帝内经·素问·六元正纪大论》。
> [2] 瞀郁：昏冒郁闷。

译文

《内经》说：不远离热则会感受热邪，不远离寒则会感受寒邪。感受寒邪就会产生坚硬痞满，腹满痛急，下利这些疾病；感受热邪就会产生呕吐、泄下、霍乱、痈疽疮疡、昏冒郁闷、颤抖肿胀、呕、流涕、头痛，骨变肉痛，出血，小便不通等病症。

论曰：心肺损而色敝[1]，肾肝损而形痿[2]，谷不化而脾损。感此病者，皆损之病也，渐渍之深，皆虚痨之候也。

注释

[1]敝：破旧、坏。
[2]痿：痿弱。

译文

论说：心肺受损则面色就会出现病色，肾肝受损就会形体痿弱，水谷不能运化而脾受损伤。得了这些病，都是虚损的病，病情逐渐变重，都是虚劳的症候。

夫人禀中和之气而生身，曰元精、曰元气、曰元神者，本身之真精、真气、真脉也。心之合，脉也。其神不可见，其机见于脉也，故曰神机。夫真精、真气、真脉也，其原皆出于肾，故曰原，丹经所谓水乡铅者是也[1]。精者，五脏之真精也。经云：肾主五脏六腑之精，受而藏之，故五脏盛乃能泄也[2]。谓之天癸者，天一所生之水也。两肾之间，谓之命门。《难经》云：命门者，谓精神之所舍，元气之所系也[3]。原气之出于肾者如此。脉之动也者，肾间之动气所发也。故人之脉以尺部为主，如树之有根，此真脉之出于肾者如此。

夫肾者，生之本，为阴阳之枢纽，荣卫之根底，所以有补无泄也。丹溪滋阴大补丸最佳。

> **注释**
>
> [1] 丹经：道家经典。
> [2] 肾主…乃能泄也：语出《黄帝内经·素问·上古天真论》。
> [3] 命门者……元气之所系也：出自《难经·三十六难》。

> **译文**
>
> 人秉持着中和之气而化生身体，所谓元精、所谓元气、所谓元神，是人本身的真精、真气、真脉。心在体合脉，它的神不可以看见，它的机能可以在脉中表现，所以说神机。真精、真气、真脉，它们原本都出自于肾，所以说原，丹经所说的水乡铅就是这个了。精，是五脏的真精。经说：肾主持五脏六腑之精，承受并贮藏它们，所以五脏充盛了才能泄。所谓天癸，是天一所生的水。在两个肾的中间，称之为命门。《难经》说：命门，是精神的宅舍，元气靠他维系。原气就是这样出于肾的。脉之所以会动，是肾间的动气所产生的。所以人的脉以尺部最为主要，就像树有根，这是真脉就这样出于肾。肾，是生命的根本，是阴阳的枢纽，营卫的根底，所以只能补不能泄。朱丹溪的滋阴大补丸是补肾的最佳方剂。

按：滋阴大补丸乃六味地黄丸除去丹皮、泽泻，合六味煨肾散除去青盐，加牛膝、五味子、石菖蒲、甘州枸杞子四味，共十三味为剂。盖精者，木之液也，其脏属肝，藏于金里。金者，水之母也，其液属肺。金木交媾，变化凝结，而肾纳之，谓之元精，即真水也，又曰婴儿。《悟真篇》云"金公本是东家子，送在西邻寄体生，认得唤来归舍养，配将姹女作亲情"是也。气者，火之灵也，其脏属心，聚于膻中。膻中者，气之海也，其位在肺。肺调百脉，游行三焦之中，归于命门，谓之元气，即真火也，又曰姹女。《悟真篇》云"姹女游行自有方[1]，前行虽短后行长，归来却入黄婆舍，嫁个金公作老郎"是也。黄婆者，真土也。坎中有戊，离中有己，故曰"只缘彼此怀真土，遂使金丹有返还"也。神者，精气混合之名也。故人未生之前，精气自神而生；即生之后，神资精气以存。《心印经》云：人各有精，精合其神，神合其气，气合体真。此之谓也。

注释

[1] 行：视履堂本、康熙二年本并作"方"。

译文

按：滋阴大补丸乃是六味地黄丸去除了牡丹皮、泽泻，合六味煨肾散去除了青盐，加入了牛膝、五味子、石菖蒲、甘州枸杞子四味药，一共十三味药为一剂。精，是木之液，在脏属于肝，藏在金里面。金，是水之母，它的液属于肺。金和木交媾在一起，变化凝结，而肾收纳它们，称之为元精，即是真水了，又称为婴儿。《悟真篇》说："金公本是东家子，送在西邻寄体生，认得唤来归舍养，配将姹女作亲情。"说的就是这个道理了。气，是火之灵，它的脏属于心，汇聚在膻中。膻中，是气之海，它的位在肺。肺调理全身百脉，游行在三焦之中，回归于命门，就称之为元气，即是真火了，又称为姹女。《悟真篇》说"姹女游行自有方，前行虽短后行长，归来却入黄婆舍，嫁个金公作老郎"。黄婆，是真土。坎中有戊，离中有己，所以说"只缘彼此怀真土，遂使金丹有返还"了。神，是精和气混合之后形成的表现的名称。所以人在没有出生之前，精气都是由神产生的；出生之后，神赖精气的充养而存在。《心印经》说：每个人都有精，精合于神，神合于气，气就形成了真体。说的就是这个道理。

滋阴大补丸

熟地黄_{四两} 牛膝_{去芦,酒洗过} 山药_{各一两五钱} 杜仲_{姜汁炒去丝} 山茱萸_{去核} 巴戟_{去心} 肉苁蓉_{酒洗,焙} 五味子 白茯苓_{去皮} 小茴香_炒 远志_{去心,甘草同煮,各一两} 石菖蒲_{一寸九节者佳} 枸杞子_{各半两}

右为细末，用大枣三十六枚，蒸去皮核杵烂，和炼蜜入药末，杵千余下为丸，如梧桐子大。每服五十丸，淡盐汤或温酒空心送下[1]。

此方以五味子补肺，滋其水之化源；山茱萸补肝；山药、红枣补肾脾；石菖蒲补心。又熟地黄、枸杞、苁蓉、山茱萸、杜仲、牛膝以补元精固精；山药、红枣、五味子、小茴香以补元气调气；巴戟、远志、石菖蒲、白茯苓以补神安神。其性味清而不寒，温而不热，温凉相济，阴阳适调，滋补之巧[2]，岂金石所能及也？丹溪云：非深达造化之精微者，未足以议此也。

注释

[1] 空心：即空腹，没有吃东西。
[2] 阴：黄州本、康熙二年本并作"补"。

译文

滋阴大补丸
主治：补肾生精。
组成：熟地黄120g，牛膝45g，山药45g，杜仲30g，山茱萸30g，巴戟天30g，肉苁蓉30g，五味子30g，白茯苓30g，炒小茴香30g，远志30g，石菖蒲15g，枸杞子15g。

制法：牛膝去芦，酒洗；杜仲用姜汁炒去丝；山茱萸去核；巴戟天去心；肉苁蓉酒洗，焙；白茯苓去皮；远志去心，与甘草一起蒸煮；石菖蒲最好选一寸九节者佳。将诸味药材研成细末，用大枣36枚，蒸去皮核杵烂，放入蜂蜜和药末混合，杵千余下制成药丸，和梧桐子一样大小。

服法：每次服用50丸，用淡盐汤或温酒在空腹时送服。

这个方剂用五味子补肺，滋养化水之源；山茱萸补肝；山药、红枣补肾脾；石菖蒲补心。又熟地黄、枸杞、苁蓉、山茱萸、杜仲、牛膝可以补元精固精；山药、红枣、五味子、小茴香可以补元气调气；巴戟、远志、石菖蒲、白茯苓可以补神安神。它们的性味清而不寒，温而不热，温和凉相互济生，阴和阳相互调适，滋补之巧妙，岂是金石等药物所能比得上的？朱丹溪说：不是对医理和养生之道研究得非常深刻的人，不足以讨论这个。

无极之真，二五之精[1]，妙合而凝，以成男成女者，元气也。五谷为养，五畜为助，五果为益，五菜为充者，谷气也。肾为元气之根，脾胃为谷气之主，故修真之士所谓先天之气、真水真火者，即此元气也。所谓真土为刀圭者，即此谷气也。圭者，戊己二土也；刀者，脾之形象也。澄心静虑[2]，惜精爱气者，所以养此元气也。饮食必节，起居必时者，所以养此谷气也。无元气则化灭，无谷气则神亡，二者当相交养也。古人制参苓白术散，谓补助脾胃，此方最妙，今作成丸，与前滋阴大补丸相间服之尤妙。

注释

[1]二五之精：阴阳、五行的精髓。
[2]澄心：静心。

译文

无极的真谛，阴阳、五行的精髓，巧妙地融合并且凝聚，形成了男人和女人的，就是元气。以五谷滋养，以五畜为帮助，以五果为补益，以五菜为充养的，就是谷气了。肾是元气的根本，脾胃是谷气的主宰，所以修养生之道者所说的先天之气、真水真火这些，即是指元气。所说的真土是刀圭的，指的是谷气。圭，是戊己二土；刀，是脾的形象。静下心细细思虑，爱惜自己精气的人，就凭借这个充养元气。一定要节制饮食，一定要按时起居，凭借这个充养脾胃之气。没有元气则形体灭亡，没有谷气则神会丢失这二者需要相互充养。古人创制参苓白术散，说补助脾胃，这个方剂最为巧妙，现在把它做成丸剂，与前面的滋阴大补丸间隔服用尤为巧妙。

参苓白术丸

人参 白术 白茯苓 山药 白扁豆去壳，姜汁炒，各两半 炙甘草 桔梗 薏苡仁 莲肉去心皮，各一两 陈皮去白，一两五钱 砂仁五钱

右为末，炼蜜为丸，如弹子大，约一钱重。每服二丸，枣汤化下。

此方以白术、甘草平肝，以人参、桔梗补肺，白茯苓补心，山药补肾，乃四君子加山药、莲肉、白扁豆、薏苡仁，专补脾胃之虚弱；陈皮、砂仁、桔梗以助糟粕去滞壅也。

译文

参苓白术丸

主治：补助脾胃。

组成：人参45g，白术45g，白茯苓45g，山药45g，白扁豆45g，炙甘草30g，桔梗30g，薏苡仁30g，莲子30g，陈皮45g，砂仁15g。

制法：白扁豆去壳，用姜汁炒；莲子，去心皮；陈皮，去白囊。诸味药材研成细末，用优质蜂蜜制成药丸，像弹珠一样大，大约3g重。

服法：每次服2丸，用枣汤化开送服。

这个方剂用白术、甘草平肝，用人参、桔梗补肺，白茯苓补心，山药补肾，是四君子汤加入山药、莲肉、白扁豆、薏苡仁，专补虚弱的脾胃；陈皮、砂仁、桔梗以帮助传化糟粕和去除壅滞。

夫阴阳者，万物之父母也；水火者，阴阳之征兆也；坎离者，阴阳之定位也；心肾者，坎离之配合也。故水居坎位而肾配坎，为阴中之阳；火居离位而心配离，为阳中之阴。心配离，离中虚，故心虚斯能虚物矣；以肾配坎，坎中实，故肾实则能全形矣。然心虽阳也，其中之阴谓之真阴，乃水之源也；肾虽阴也，其中之阳谓之真阳，乃火之主也。故水为精，精中有神，益精以全神者，谓之水府求玄；火为神，神中有精，存神以固精者，谓之离宫修定。此心肾之所宜交养也。盖心为手少阴君火，肾为足少阴子水。少阴者，体也；水火者，用也。同体异用。古人制方，以滋阴大补丸补肾，以天王补心丹补心，药类气味[1]，其揆一也[2]。

注释

[1] 气味：指四气五味；四气，寒热温凉；五味，酸苦甘辛咸。皆中药性味。
[2] 揆：原理。

译文

阴阳，是万物的父母；水火，是阴阳的征兆；坎离，是阴阳的定位；心肾，是坎离的配合。所以水位居坎位而肾配坎，是阴中之阳；火位居离位而心配离，是阳中之阴。心配离位，离中空虚，所以心虚才能接受事物；肾配坎位，坎卦中间是实心的阳爻，所以肾实满才能使形体得全。虽然心属于阳，但心中的阴称之为真阴，是水的源头；肾虽然属阴，但肾中的阳称之为真阳，是火的主宰。所以说水为精，精中有神，补益精就可以使神完整的方法，称为水府求玄；火为神，神中有精，保存神来固涩精的方法，称为离宫修定。这就是心肾之所以需要交养的原因了。古人创制了方剂，用滋阴大补丸补肾，天王补心丹补心，其中药物的性味很相似，它们的道理是一样的。

按《易》云：先庚三日，后庚三日[1]。庚者，更也。阳尽消而再长，月既魄而复明[2]。月出庚方，此之谓也。先庚三日，丁也；后庚三日，癸也。丁者，心火也，阳之所生，谓之天根；癸者，肾水也，阴之所生，谓之月窟。一阴一阳，互为其根。故邵子云：天根月窟开往来，三十六宫都是春。此补心补肾之方，互为其用也。

注释

[1]先庚三日，后庚三日：此句出自《易经·巽卦》的九五爻"贞吉悔亡，无不利。无初有终，先庚三日，后庚三日，吉"。

[2]魄：月始生或将灭时的微光。

译文

按，《易经》说：先庚三日，后庚三日。庚就是变的意思。阳气削弱殆尽然后再生长出来，月亮的微光即将消灭然后又会再次明亮。月出庚方，说的就是这个意思。先变化的三天属于丁，后变化的三天属于癸。丁是心火，是阳气所生成的，称之为天根；癸是肾水，是阴气所生成的，称之为月窟。一阴一阳，它们相互为对方的根本。所以邵雍先生说：天根月窟开往来，三十六宫总是春。这就是补心补肾的方法，他可以起到互相扶助的作用。

天王补心丹

熟地黄 白茯苓 人参 远志去心,甘草水煮 石菖蒲 玄参 柏子仁去壳 天门冬去心 麦门冬去心 丹参 酸枣仁去壳,炒 炙甘草 归身酒洗 杜仲去皮,姜汁炒,去丝取末 五味子各一两,炒

上十五味共为末,炼蜜为丸,如弹子大,每丸约重一钱许,以金箔为衣。每服用一丸,枣汤化下,临卧时食远服[1]。

此方熟地黄、白茯苓、天冬、玄参、杜仲、五味,皆补肾之药也。其制方之法,以熟地黄、当归、五味、杜仲益血固精;以人参、白茯苓、远志、石菖蒲、柏子仁、酸枣仁宁心定神,除惊悸,止怔忡,令人不忘;以天门冬、麦门冬、丹参、玄参、甘草清三焦,去烦热,疗咽干。此方可与上二方相间服之,早服滋阴大补丸,昼服参苓白术散,夜服天王补心丹。此三方最妙。乃延年之要药也。

注释

[1]食远服:服药法之一。离正常进食时间较远时服药。

译文

天王补心丹

主治:补心安神。

组成:熟地黄30g,白茯苓30g,人参30g,远志30g,石菖蒲30g,玄参30g,柏子仁30g,天门冬30g,麦门冬30g,丹参30g,炒酸枣仁30g,炙甘草30g,当归身30g,杜仲30g,五味子30g。

制法:远志去心,与甘草水煮;柏子仁去壳;天门冬去心;麦门冬去心;酸枣仁去壳,炒香;当归身酒洗;杜仲去皮,用姜汁炒去丝,捣成粉末,五味子炒。

诸味药研成细末，用优质蜂蜜混合制成药丸，像弹珠一样大，每一丸大约3g重，在外面滚一层金箔。

服法：每次服一丸，用枣汤化开送服，临睡觉前离正常进食时间较远时服用。

这个方中熟地黄、白茯苓、天冬、玄参、杜仲、五味子，都是补肾的药。创制这个方子的法则，用熟地黄、当归、五味子、杜仲来益血固精；用人参、白茯苓、远志、石菖蒲、柏子仁、酸枣仁宁神定心，除惊悸，止怔忡，令人不键忘；用天门冬、麦门冬、丹参、玄参、甘草清三焦，去除烦热，治疗咽干。这个方子可以和上面两个方子间隔服用，早上服用滋阴大补丸，白天服用参苓白术散，晚上服用天王补心丹。这三个方子最为巧妙。是延年益寿的重要药物啊。

夫五脏各一，肾独有二者，乃造化自然之理也。盖太极生两仪[1]，一阴一阳之谓也。草木初生者，皆有两瓣，谓之甲拆[2]；左曰阳，右曰阴。故人受形之初，便生两肾。东方曰青龙，南方曰朱雀，西方曰白虎，都是一体，北方曰玄武，则有二体，乃龟蛇二体也。蛇属阳，龟属阴。子半以前属阴[3]，龟之体也；子半以后属阳，蛇之体也。肾者水脏，上应北方玄武之象，故有两枚也。人之初生，水火自平，阴阳和均，无有差等，至于天癸之动，不知爱惜，始觉一多一少，故有"阳有余，阴不足"之论[4]，而将一肾分为两体也。不知节欲保守残阴，反服补阴益阳之剂，吾恐已伤之阴不能遽复，而幸存之阳今又见伤也。阴阳俱伤，元气渐损，其能久存乎？是以所取补肾之方，以滋阴大补丸为主也。

注释

[1]两仪：指阴阳。

[2] 甲拆：同"甲坼"，谓草木发芽时种子外皮裂开。

[3] 子半：古代计时法，即"子正"，指正24:00。在子半之前是一天阴气最重的时候，所以属阴，子半之后，一阳生，阳气开始逐渐增加，所以属阳。

[4] 阳有余，阴不足：此论出自朱丹溪《格致余论》。

译文

五脏都各有一个，唯独肾有两个，这是自然造就的结果。太极生两仪，这两仪就是一阴一阳了。刚刚生出的草木，都有两个瓣，称之为甲拆；在左边的称为阳，在右边的称为阴。所以人在成形的开始，就生成了两个肾。东方的称为青龙，南方的称为朱雀，西方的称为白虎，它们都只有一个，北方的称为玄武，则有两个形体，是龟和蛇两个的复合体。蛇属于阳，龟属于阴。子半之前，属阴，是龟的体现；子半之后，属阳，是蛇的体现。肾是水脏，对应北方玄武的星象，所以也有两枚。人出生的时候，水火是平和的，阴阳也是平和的，它们之间没有偏盛偏衰，等到天癸启动，人发育进入成人阶段，有的人不知道爱惜身体，妄泄精气，才会觉得体内阴阳一多一少，所以才会产生"阳有余，阴不足"的理论，从而把一个肾分为两种功能。如果不懂得节欲来保存残损的阴液，反而盲目服用补阴益阳的方剂，我觉得恐怕已经受损的阴液还没有恢复，而幸存的阳气也被损害到了。阴阳都受到损伤，元气日渐亏损，人能够活得长吗？所以选取补肾的方剂，应该以滋阴大补丸为主。

人有误服壮阳辛燥之剂，鼓动真阳之火，煎熬真阴之水，以致相火妄动，阴精渐涸者，其法以滋水为主，以制阳火。盖肾苦燥急，急食辛以润之。滋水者，滋其水之化源，以胜其辛燥之邪。燥邪既退，阴水自生，水生不已，则火有所制而不动矣，补阴丸主之。

> **译文**

有的人误服壮阳辛燥的方剂，鼓动了真阳之火，火性炎热，煎熬真阴之水，导致相火妄动，阴精逐渐枯涸，它的治法用补充阴液为主，用来抑制生发太过之阳火。肾不适于干燥急迫，赶紧食用辛味的药来柔润它。补充阴液，是补充化生阴液的真阴，用来抵御辛燥之邪。燥邪退却了，阴水就会自己生成，阴水源源不断地生成，则妄动的相火就被抑制住而不会妄动了，用补阴丸来主治。

补阴丸

黄柏_{盐水拌，新瓦上炒至褐色，四两} 知母_{去皮，酒拌，新瓦上炒，四两} 淮庆[1]熟地黄_{酒洗，焙，十六两} 天门冬_{去心，新瓦上焙，一两}

共为末，炼蜜为丸，如梧桐子大。每服五十丸，空心食前盐汤送下。

肾恶燥，用知母之辛以润之；肾欲坚，用黄柏之苦以坚之；虚则以熟地黄补之。盖虚则补其母，肺乃肾之母，金体本燥，今用辛燥之药，恐肺益燥，故用天冬而补肺，使之润燥泄火，而滋肾之化源也。

> **注释**

[1] 淮庆：即淮山药，因为古淮庆府为山药道地产地，故而名之。淮庆府，又名怀庆府，在今河南省焦作市、济源市及新乡市的原阳县所辖地域。

> **译文**

补阴丸

主治：阴虚燥热。

组成：黄柏120g，知母120g，淮山药480g，熟地黄480g，天门冬30g。

制法：黄柏用盐水拌匀，在新制瓦片上焙制成褐色；知母去皮，用酒拌匀，在新制瓦片上炒；熟地黄酒洗，焙；天门冬去心，在新制瓦片上焙。诸味药物共同研成细末，用优质蜂蜜调和制成像梧桐子一样大小的药丸。

服法：每次服用50丸，空腹或饭前用盐水送服。

肾厌恶干燥，用辛味的知母来濡润；肾需要保存阴液，用苦味的黄柏来使阴液坚固；肾虚就用熟地黄来补益。虚就要补它的母脏，肺是肾的母脏，肺属金，金体本来就是燥烈的，现在使用辛燥的药，恐怕增加了燥邪，所以用天冬来补肺，能够润燥泄火，从而滋补肾的生化之源。

昔中丞淮海孙公，年四十无嗣，尝问予以广嗣之道，且语其故。予告曰：《易》云男女媾精，万物化生[1]。夫男子阳道之坚强[2]，女子月事之时下，应期交接，妙合而凝，未有不成孕者矣。男子阳道不强者，由于肾肝之气不足也。肾者作强之官，肝者罢极之本，肝之罢极，生于肾之作强也。故阴痿而不起不坚者，筋气未至也，肝主筋，肝虚则筋气不足矣；阴起而不坚不振者，骨气未至也，肾主骨，肾虚则骨气不足矣。又有交接之时，其精易泄，流而不射，散而不聚，冷而不热者，此神内乱，心气不足也。凡有此者，宜各随其脏气之不足而补之。在肝则益其肝，如当归、牛膝、续断、巴戟之类；在肾则益其肾，如熟地黄、苁蓉、杜仲之类；在心则益其心，如五味子、益智、破故纸之类；用枸杞、菟丝子、柏子仁以生其精，使不至于易乏；山茱萸、山药、芡实以固其精，使不至于易泄。修合而服，其药勿杂。其接以时，则兆熊罴之梦[3]，麒麟之子可计日而待矣[4]，名其方曰螽斯丸。

注释

[1] 男女媾精，万物化生：出自《易经·系辞下》。

[2] 阳道：指男性生殖器。

[3] 熊罴之梦：古人以为梦见熊和罴，为生男孩的预兆。语本《诗经·小雅·斯干》："大人占之，维熊维罴，男子之祥。"后常用于祝人生男孩。

[4] 麒麟之子：中国民间传说麒麟为仁兽，是吉祥的象征，能为人带来子嗣，而且由麒麟送来的子嗣非常聪明。未来有大成就，被称为"麒麟儿""麒麟子"，如晋王嘉《拾遗记》记载"孔子诞生之前，有麒麟吐玉书于其家院。"

译文

　　以前有一位在淮海做中丞的孙先生，到了四十岁都没有孩子，曾经向我询问能够生孩子的方法。我告诉他说：《易经》说男女的生殖之精交媾在一起，就能化生万物。男子的阴茎勃起正常，女子的月经按时到来，选择合适时间行房事，使两人奇妙的结合，凝为一体，没有不能怀孕的。男子的阴茎勃起不坚，是因为肝肾之气不足的原因。肾为作强之官，肝为罢极之本，肝之所以为罢极之本，是由于肾能够发挥它作强之官的作用。所以阳痿不能勃起或勃起不坚的人，是筋气没有到达阴茎，肝主筋，肝脏亏虚所以筋气就会不足。阴茎能勃起但不坚硬不能行房事的，是骨气没有到达阴茎，肾主骨，肾脏亏虚所以骨气就会不足。又有在行房事的时候，精液容易泄出，流失不能射精，散乱而不能聚集，精冷而不热的人，这是神气在体内已经散乱，心气不足了。如果出现这种情况，要根据患者哪一个脏器不足而补益哪一个脏器。如果是肝脏亏损，就要补益他的肝脏，用当归、牛膝、续断、巴戟之类的药；如果是肾脏亏损，就要补益他的肾，用熟地黄、肉苁蓉、杜仲之类的药；如果是心脏亏损，就要补益他的心，用五味子、益智、破故纸之类的药；用枸杞、菟丝子、柏子仁用来生精，使患者不至于容易疲乏；用山茱萸、山药、芡实来固涩精液，使患者不至于容易泄精。按照这样的方法来服药，不要掺杂别的了。假以时日，生孩子就指日可待了。这个方名叫螽斯丸。

螽斯丸

熟地 二两　归身 酒洗　牛膝 酒洗　川续断 酒洗　巴戟 去心　肉苁蓉 酒洗，焙　枸杞子　菟丝子 酒蒸　杜仲 姜汁炒去丝　柏子仁 去壳　芡实肉　山茱萸肉　山药 各一两　破故纸 炒　益智仁　五味子 各半两

共为细末，炼蜜为丸，如梧桐子大。每服五十丸，空心温酒送下。

译文

螽斯丸

主治：肝肾不足引起的阳痿。

组成：熟地60g，当归身30g，牛膝30g，川续断30g，巴戟天30g，肉苁蓉30g，枸杞子30g，菟丝子30g，杜仲30g，柏子仁30g，芡实肉30g，山茱萸肉30g，山药30g，炒补骨脂15g，益智仁15g，五味子15g。

制法：当归身酒洗；牛膝酒洗；川续断酒洗；巴戟天去心；肉苁蓉酒洗，焙；枸杞子；菟丝子酒蒸；杜仲加姜汁炒去丝；柏子仁去壳。诸味药材共同研成细末，用优质蜂蜜混合制成像梧桐子一样大小的药丸。

服法：每次服用50丸，空腹或饭前用温酒送服。

公问：女子月事，或前或后，无定期者，何以调之？全曰：此神思之病，无以治之。公曰：何故？全曰：宠多而爱不周，念深而幸不至，是以神思乱也。况女子者，以身事人，而其性多傲，以色悦人，而其情多忌，故难调也。公曰：据此意制方，平其气，养其血，开其郁，宜无不可。全曰：谨如教。乃进调经丸，方用香附、川芎、陈皮以开郁顺气，白术补脾，当归养心，以治心脾之病。

译文

先生问：女子的月经，有的提前，有的推后，有的先后没有定期，怎么来调整呢？我说：这是精神思想的疾病，无从治疗。先生问：为什么？我说：宠爱多而爱护不周到，欲望太深而幸福却没有到来，所以神思就会散乱。何况女人，用身体服侍人，她们的性情比较轻慢，用美色来取悦别人，就会性情多疑，所以难以调治。先生说：根据这个意图来创制方剂，使女子气机平和，保养血液，开宣郁结，应该不会不可以吧。我说：受教了。于是我创制了调经丸，方中使用香附、川芎、陈皮以开郁顺气，白术补脾，当归养心，用来治疗心脾的病。

调经丸

香附米_{杵净一斤，以醋浸，春五日，夏三日，秋七日，冬十日，瓦罐煮干，又焙干取末} 当归 川芎 白术 陈皮_{各五钱}

共为末，酒煮面糊为丸，如梧桐子大，每服五十丸，空心食前米汤送下。

译文

调经丸

主治：女子月经不调。

组成：香附米480g，当归15g，川芎15g，白术15g，陈皮15g。

制法：香附米放入石臼内捣碎，用醋浸泡，春天5天，夏天3天，秋天7天，冬天10天，放在瓦罐里煮干，焙干取末。诸味药材共同研成细末，和蜂蜜混合制成像梧桐子一样大小的药丸。

服法：每次服用50丸，空腹或饭前用米汤送服。

人有阳道常痿者，多致无子，不可不虑也。惟其求嗣之急，易为庸医之惑。或以附子、阳起石为内补，或以蟾酥、哑芙蓉为外助。吾见阳事未兴，内热已作，玉茎虽举，顽木无用，终身无子而夭殁者有之。深念此辈无辜而受医药之祸。遍访诸方，无逾此者，出以示人，命之名曰壮阳丹。

> **译文**

患有阳痿的人，大多没有后代，不得不令人焦虑啊。尤其是他们急切希望有后代的心情，容易受到庸医迷惑而遭罪。有的人使用附子、阳起石作为内补药，有的用蟾酥、哑芙蓉作为外用药。我认为这是没有治好阳痿，而已经产生了内热，阴茎虽能勃起，但是仍然没有什么用，患者仍然终身没有后代并且还会因此过早死亡的。我深感这些人的无辜却被庸医的医药所害。查遍的诸多方剂，效果没有比这个方子更好的，现在拿出来告诉大家，把这方子称为壮阳丹。

壮阳丹

熟地黄四两　巴戟去心，二两　仙灵脾二两　破故纸炒，二两　阳起石炒，另研，水飞，一两　桑螵蛸真者，焙，一两

右为末，炼蜜为丸，如梧桐子大。每服三十丸，空心无灰酒送下[1]。亦不可恃此自恣也[2]，戒之。

> **注释**

[1]无灰酒：古代酒名，指是不放石灰的酒。古人在酒内加石灰以防酒酸，但能聚痰，所以药用须无灰酒。

[2]自恣：指放纵自己。

> **译文**

壮阳丹
主治：阳痿。
组成：熟地黄120g，巴戟天60g，仙灵脾60g，补骨脂60g，阳起石30g，桑螵蛸30g。

制法：巴戟天去心；补骨脂炒香；阳起石炒热，单独研磨成粉末，用水飞法打成细粉；桑螵蛸焙熟。诸味药材共同研成细末，和蜂蜜混合制成像梧桐子一样大小的药丸。

服法：每次服用30丸，空腹或饭前用无灰酒送服。不能凭借这个酒就能放纵自己，一定要小心谨慎啊。

按：秋石五补丸亦同紫河车之意，丹经云，可惜可惜真可惜，腰间有宝人不识。将钱卖与粉头奴[1]，却向街前问秋石。可见秋石者，亦以人补人也。但炼者必以火，虽有滋补之功，不能无火性之毒，方士乃设为水炼之法、太阴炼法、水升之法以诳人[2]。人喜其说，而为所诳不及悟。谓水炼者，譬如海滨煮盐者，用水耶，用火耶？可以类推矣。虽有凝底污浊之渣滓，臭秽之气，其可服乎？设以水澄之，如盐入水，消化而不复再聚矣，其有凝聚者，乃假他物在中，如取靛者之用石灰，靛化而灰存。闻彼谓太阴炼者，乃日晒夜露之卤垢也，如年久粪缸之上所结人中白者，亦可代秋石乎？彼谓水升者，水曰润下，过颡在山[3]，岂水之性哉！虽曰火酒烧成者，乃上升之气化而为液，复下而成酒也，惟朴硝与水银见火则上升而成粉也，然则上升之秋石，乃朴硝水银之属乎？方士之诳人者，巧如穿窬[4]，明哲之士，未有不为所惑者也。故谓其能除咸去臭，臭诚可去矣。润下作咸，咸者水之性也，五味在物，各有自然，谓咸可去，此无根之言，而人乃信之何也？吾炼秋石之法，得于异人之传，可代盐食，又无火毒。

注释

[1] 粉头奴：指妓女。

[2] 水：原作"火"，据下文改。

[3] 颡（sǎng 嗓）：额头，过颡，即超过额头，《孟子·告子下》"今夫水，搏而跃之，可使过颡。"

[4] 巧如穿窬：穿窬，意为挖墙洞和爬墙头，指偷盗行为。巧如穿窬，指像小偷一样灵活狡诈。

译文

考证：秋石五补丸也跟紫河车的功效大体相同。《丹经》说：可惜可惜真可惜，腰间有宝人不识。将钱卖与粉头奴，却向街前问秋石。由此可见秋石，也是以人的身体补人的身体啊。但是修炼的人一定要用火，虽然有滋补的功效，但不免带火性的药毒，为此方士设立了水炼的方法、太阴的炼法、水升的炼法用来忽悠众人。众人喜爱方士的说法，被忽悠而不能及时醒悟。所谓水炼，就像在海滨煮盐，是用水还是用火啊？可以类推。虽然有凝聚沉底污浊的渣滓，并且有臭秽之气，它能够服用吗？如果用水来澄清，像把盐放入水中，融化之后就不能够再聚集在一起了，其中有凝聚在一起的，是借助了别的东西，像取用靛这种颜色要用石灰，靛化了而石灰依然存在。听说他们所称的太阴炼法，是在太阳下晒，在夜晚暴露在雾露之中而产生卤垢，就像使用年头久了的粪缸上面的人中白，也可以代替秋石吗？他们所称的水升炼法，水的特性是下降的，越过脑门，升到山上，这岂是水的特性呢！虽然说是火酒烧成的，是上升的气会变化为水液，下降之后又会形成酒。惟独朴硝与水银见火则上升而成粉末，然而上升的秋石，是朴硝水银这一类的物质吗？这些忽悠人的方士，像小偷一样灵活狡诈，明哲这人，没有不被他们所迷惑的。所以称他们是去除陈腐和臭味，臭确实可以去除。润下作为咸，咸也是水的特性，五味在万物之中，是自然的属性，说咸可以去除，这是没有根据的话，为什么人们会相信这些呢？我的炼秋石方法，是高人所传授的，可以取代盐来食用，又没有火毒。

秋石方

秋石_{咸平，水之精} 补骨脂_{苦温，炒，火之精} 五味子_{酸温，焙，木之精} 小茴香_{辛温，炒，金之精} 巴戟_{甘温，去心，土之精}

各等分，为细末，山药作糊为丸，如梧桐子大。每日空心服五十丸，红枣煎汤送下。

炼秋石法

取童男八岁以上，童女七岁以上，至精血未动者之小水[1]，不拘多少，各半。用大缸一口作灶，放阴阳二水在中，文武火煮将干[2]，预置一铁铲安柄似锹形，不停手四边铲动，又用桑白皮二三斤锉碎放在内，以铲铲作一团和匀，却用武火烧令锅红，并桑白皮烧成炭为度，去火待冷定。然后铲起，秤多少重。再取小锅一口，只用砖架，以便易取易放，将铲起秋石研筛过秤，每秋石一斤，河水斤半，同入小锅中，用火再煮干，以小铁铲铲动，勿令粘锅，照前烧令锅红，炼二次去火，取起放铁锅中，乘热研细末，安置瓷盆中，又秤水一斤半放里，以物盖定，勿令泄气。候冷别用一瓷盆，放筲箕在上[3]，下铺细布一层，再用绵纸一层，别用竹篦作一团圈，以布漫定，如取鱼之篓，亦铺绵纸一层在内，倾水入里，放箕上，隔一物滤过，其滓弃去，只用澄过清水。又用砖作一字长炉，约三四寸阔，安炭火，勿紧勿慢，却以白瓷盆置其上，一字排定，每盆中放水半杯，少顷凝结如冰，洁白可爱，秋石成矣。此为三炼，无中生有，渣滓之物、臭秽之气尽绝矣。或欲铸锭送人[4]，却以锭模子取之。

注释

[1] 小水：尿液
[2] 文武火：文火，火力小而弱；武火，火力大而猛。
[3] 筲箕（shāojī）：淘米洗菜等用的竹器，形状象簸箕。
[4] 锭：金属或药物等制成的块状物

译文

秋石方

组成：秋石（咸平，水之精），补骨脂（苦温，火之精），五味子（酸温，木之精），小茴香（辛温，金之精），巴戟（甘温，土之精）

制法：补骨脂炒；五味子焙；小茴香炒 巴戟天去心。诸味药材各等分，研为细末，加山药捣成糊，再捏成如梧桐子大小的药丸。

服法：每日空心服50丸，红枣煎汤送下。

取童男8岁以上，童女7岁以上，精血没有来潮的人的小便，不限量，各占一半，放一口大缸当做炉灶，放入男童女童的小便，用文武火煮到快要干的时候，预备一把手柄像锹形的铁铲，不停地在里面搅动，又把960-1240g桑白皮搓碎了放入缸内，用铲子搅和到一起，再用文武火把锅烧红，把桑白皮炒成炭为度，把火撤掉，等他冷却。然后将桑白皮炭铲起来，称重量。再取一口小锅，只用砖头架起，以便易取易放，把铲起来的秋石研碎过滤称重，把秋石480g，河水720mL一起放入小锅中，用火再煮干，以小铁铲铲动，不要让他们粘锅，再按照前面的方法把锅烧红，炼2次把火撤掉，取出来放铁锅中，乘热研成细末，安置在瓷盆中，又称720mL水放盆里，以东西盖好，不要让它泄气。等到冷却后另外用一个瓷盆，把筲箕发在上面，下面铺一层细布，再铺一层绵纸，另外用竹篦作一个团圈，用布包住，就像抓鱼的篓子，也在里面铺一层绵纸，把水倒入里面，放在筲箕上，隔着一个东西过滤，把渣滓舍去，只取用滤下去的清水。有用砖做一个长的炉灶，大约6~8cm宽，安置炭火，不着急也不怠慢，把白瓷盆放在上面，一字排开，每个盆中放入半杯水，一会儿就凝结像冰一样，洁白可爱，秋石就做成了。这是三次炼取，无中生有，渣滓和臭秽之气都已经没有了。如果药铸成块状物，就用模具把它装好。

按：补髓丹乃葛可久先生治痨瘵后之调养方也，此方滋补之功甚大，无疾之人可以长服，以免血枯气少、髓干精竭之病。一名十珍丸。

> 译文

按：补髓丹是葛可久先生治疗痨瘵病人康复时候的调养方剂，这个方子滋补的功效非常明显，没有疾病的人也可以长期服用，可以预防血枯气少、髓干精竭的疾病。补髓丹又被称为十珍丸。

十珍丸

獖猪脊髓一条完者　牯牛脊髓一条完者　团鱼[1]九肋者一个　乌雄鸡[2]白毛乌骨者一只，牧养笼中，以火麻子喂一七，勿令食虫

四味净制，去骨存肉，醇酒一大碗，于砂锅中煮煎，杵烂。再入：

大山药五条　莲肉去心皮，半斤　京枣一百枚，去皮核　柿饼有霜者十枚

四味修制，用井花水一大瓶[3]，于砂锅内煮煎，杵烂，与前熟肉和一处，再用慢火熬之。却下：

鹿角胶四两　真黄蜡[4]三两

右二味逐渐下，与前八味和一处，捣成膏子，和平胃散末[5]、四君子末[6]、知母黄柏末[7]各一两，共十一两，搜和成剂，十分硬，再入炼蜜，放石臼中杵千余下，为丸如梧桐子大。每服百丸，枣汤送下不拘时。

注释

[1] 团鱼：甲鱼的俗名。

[2] 乌雄鸡：即乌骨鸡。

[3] 井花水：清早从井里第一次汲出来的水。

[4] 黄蜡：即蜂蜡，一种由蜂巢内提出的黄色蜡质。

[5] 平胃散末：平胃散的组成为苍术、厚朴、陈皮、甘草。平胃散末即是将这4味混匀研磨制成粉末。

[6] 四君子末：四君子汤的组成为人参、白术、茯苓、炙甘草，四君子末即是将这4味混匀研磨制成粉末。

[7] 知母黄柏末：知母黄柏汤的组成为山药、丹皮、白茯苓、山茱萸肉、泽泻、黄柏、熟地黄、知母，知母黄柏末即是将这8味药混匀研磨制成粉末。

译文

十珍丸

主治：滋补，治疗血枯气少，髓干精竭。

组成：完整公猪脊髓1条，完整牡牛脊髓1条，九肋甲鱼1只，公乌骨鸡1只。大山药5条，莲子240g，京枣100枚，带霜柿饼10枚，鹿角胶120g，真黄蜡90g

制法：将白毛乌骨的乌骨鸡牧养在笼中，用火麻子喂7天，不要让它吃虫子；莲子去莲子心和外皮；京枣去枣皮、枣核。

将公猪脊髓、牡牛脊髓、甲鱼、乌骨鸡四物治净，去骨存肉，与醇酒一大碗一起放入砂锅中煎煮，后取出，将诸肉混匀捣烂，备用。

大山药、莲子、京枣、带霜柿饼，同一大瓶井花水一起放入砂锅中煎煮，后取出将诸味药材混匀捣烂。

将捣烂的药材与前捣烂的肉糜混合拌匀，用小火慢熬。再下鹿角胶、真黄蜡。

这2味药需要慢慢加入，与前面的8味药混合在一起，捣成药膏，加入平胃散末、四君子末、知母黄柏末各30g，共330g，再混匀调和成药，等药凝固得非常硬了，加入优质蜂蜜，放在石臼中用药杵捣1000多次，做成梧桐子大的蜜丸。

服法：每次用红枣汤送服100丸，不拘泥于服药时间。

人之梦泄，其候有三：年壮气盛，鳏旷矜持[1]，强制情欲，不自知觉而泄精者，如瓶注水，满而自溢也，人或有之，是为无病，不须服药；如邪克于心，神不守舍，心有所感，不能主宰，或心受热，阳气不收而泄精者，如瓶之侧而水出也，人多有之，其病犹轻，合用平和之剂；至若脏腑素弱，真元久亏，心不摄念，肾不摄精，夜梦魂交而泄者，如瓶之罅而漏也[2]，人少有之，此病最重，非固涩之剂、清静之心，必不能治也。

注释

[1] 鳏旷：鳏男和旷女。泛指没有配偶的人；矜持：恪守；坚持正道。
[2] 罅：缝隙，裂缝。

译文

人的梦遗，有三种原因：第一种是年轻气盛的时候，还没有配偶，保持了童年的天真，克制自己的情欲，不知不觉中遗精的人，就像往瓶子中注入水，水加满了就会自己溢出来，人有时会这样，却不是疾病，不需要服药；第二种是病邪侵犯心神，导致神不守舍，心为君主之官，感受邪气，就不能主宰心神，有的人心感受热邪，阳气不能收摄而造成遗精的人，就像瓶子的侧面有水渗出，多数人有这样的情况，这种病还轻，用平和的补剂就能治好；第三种是病人素体脏腑虚弱，真元日久亏虚，心不能收摄欲望，肾不能收摄精液，到了晚上做梦性交而导致遗精的人，就像瓶底有裂缝而造成的泄漏，人很少会得这种病，但是这种病最为严重，不要上固涩的方剂，不使心神得到清净，是一定不能治愈的。

或谓梦泄甚于房劳者,盖阴阳交接,二气相应,真精虽泄,真气不走,若在梦中,则精气俱泄矣。又有一等人,念虑邪淫,神气消靡,游魂为变,邪气乘虚,往往与鬼魅交通者,是又厄运之不可挽矣。法药相助,庶尽人事而已[1]。诚哉是言也。

注释

[1] 庶尽人事而已：原本无,据黄州本、康熙二年本补。

译文

有的人说梦遗比房劳更加严重,是因为房事中阴阳交接,阴阳二气相互感应,真精虽然泄漏,但是真气没有丢失,若是在梦中,则真精和真气都泄漏了。又有这么一些人,天天想着邪淫的事,精神气质已经消耗萎靡,魂魄也游离出来,会出现魂不守舍的症状,邪气这时乘虚而入,这些人往往会梦见与鬼魅性交,又会出现连连厄运而没有办法解决。我制作一些药物取帮助他们,也就是尽尽人事而已。这些话是真心的。

治梦遗法

除满而自溢者,其情有所感,心有所慕,宜服前滋阴大补丸并固精丸。更宜清心寡欲,一妄不生可也,否则日久亦成虚滑矣。

译文

治梦遗法

除了精满自溢的人,如果是由于情欲的幻想,心中有所贪慕,适宜服用前面的滋阴大补丸合固精丸。更要清心寡欲,一点妄想都不可以再生出来,否则时间一长也会形成肾虚滑精的。

若因酒色纵恣，下元虚损者，必用妙应丸秘精固涩之药，以救其脱，用前药河车丸滋补之药，以滋其阴，清净以安其神，戒惧以防其败[1]，或有能济者矣。否则虚损无补，其何能淑[2]！

> 注释

[1] 戒惧：谨慎貌，警惕且畏惧。
[2] 淑：改善。

> 译文

若是因为酒色放纵自己的欲望而导致下元亏虚的人，一定要用妙应丸这类固精收涩的药，才可以防治滑脱的发生，可以使用前面的河车丸这类滋补的药，用来滋养真阴，真阴充足才能收摄妄动的阳气，才可以使心神清净安定，一定对酒色保持谨慎才能防止疾病加重，才有可能治好疾病。否则的话，虚损无法得到补益，患者怎么能够恢复呢！

更有睡法，夜只侧卧，或左或右，伸下足，屈其上足，以挽下足之膝脘中，上手掩脐，下手握固枕其首，复攀起，其茎勿令挨肉，则通宵不泄矣。

> 译文

更有一种睡眠方法，夜间只能侧卧，向左或向右都行，伸直下面的腿，弯曲上面的腿，放在下面腿的膝盖后面，上面的手放在肚脐上，下面的手握紧枕于头下面，再撑起来。使得阴茎不能与皮肤相接触，则整个通宵就不会遗精了。

固精丸

治心神不安，肾虚自泄精。

知母炒　黄柏酒炒，各一两　牡蛎左顾者，煅　白龙骨火煅　芡实去壳　莲蕊若无，以薏苡代　白茯苓去筋膜　远志去心　山茱萸肉各三钱　山药二两，研末，煮糊为丸　朱砂水飞过，三分为衣

右山茱萸以上九味，研为细末，水煮山药糊为丸，如梧桐子大，朱砂为衣。每服五十丸，枣汤送下。

妙应丸

治遗精白浊，乃固涩去脱之法也。

真龙骨　朱砂水飞　石菖蒲各二钱半　白茯苓一钱　薏苡仁　石莲肉　砂仁各一钱五分　桑螵蛸焙　菟丝子酒浸一日，焙，各五钱　牡蛎用破草鞋包，火煨，细研，一钱

右为细末，山药煮糊为丸，如梧桐子大。每服五十丸，粳米饮送下。

金锁秘精丹

治男子嗜欲过度，精气不固，固涩去脱之剂。

莲肉去心　芡实肉各四两　白龙骨一两，火煅　桑螵蛸焙，一两

共为细末。又以金樱子霜后半黄者，去刺，劈两片，去子，水淘净杵烂入锅中，水煮，不住火，约水耗半，以布滤去渣，再煮如稀饧，和药末杵千余下，为丸，如梧桐子大。每服三十丸，空心温盐汤送下。更以獖猪腰子二枚，火煨熟压之，以助药力。

译文

固精丸

主治：专门治疗心神不安、肾虚自泄的遗精。

组成：知母30g，黄柏30g，左顾牡蛎9g，白龙骨9g，芡实9g，莲蕊（若无，以薏苡仁代替）9g，白茯苓9g，远志9g，山茱萸肉9g，山药60g，朱砂水1g。

制法：知母炒；黄柏酒炒；左顾牡蛎；白龙骨火煅；芡实去壳；白茯苓去筋膜；远志去心；山药，研成末，加水煮成糊；朱砂水飞成细粉。山茱萸以前的9味药，研为细末，与山药糊调和制成如梧桐子大小的药丸，最后把药丸放在朱砂面里滚上颜色。

服法：每次服用50丸，枣汤送下。

妙应丸

主治：固涩防脱，治疗遗精小便混浊。

组成：真龙骨8g，朱砂8g，石菖蒲8g，白茯苓3g，薏苡仁5g，石莲肉5g，砂仁5g，桑螵蛸15g，菟丝子15g，牡蛎3g。

制法：朱砂用水飞法制成细粉；桑螵蛸焙；菟丝子用酒浸泡1天，取出焙干；牡蛎用破草鞋包紧，用火煨烤，再细细研成粉。诸味药一起捣成细末，与山药煮成糊，再捏成梧桐子大小的药丸。

服法：每服50丸，粳米饮送下。

金锁秘精丹

主治：固涩去脱。治疗男子嗜欲过度，精气不固。

组成：莲子120g，芡实肉120g，白龙骨30g，桑螵蛸30g

制法：莲子去心；白龙骨火煅；桑螵蛸焙。诸味药材共同研成细末。又用打霜后制成半黄的金樱子，除去刺，劈成两片，去子，用水淘净，杵烂，放入锅中，用水煮，不停火，大约等水消耗过半，以布滤去渣，再煮成稀饭一样，和药末杵千余下，制成如梧桐子大的药丸。

服法：每次服30丸，空腹用温盐水送服。然后用公猪腰子2枚，用火煨熟一起服用，以助药力。

人之生也，水为命，火为性，土为形。故水火非土则无所载，性命非形则无所附。形者性命之舍，犹果之仁有壳也。何谓土？戊己是也[1]。何谓形？脾胃是也。胃为戊土，以司受纳；脾为己土，以司传化。胃阳主气，脾阴主血，荣卫乎一身者也。故脾胃实，则糟粕变化，津液流通，神安而性静，气盛而命立，则无病矣。脾胃若伤，则水谷入少，荣卫气虚，形敝而性命无所依附矣。此东垣脾胃论，诚发千古不传之秘旨也。

注释

[1] 戊己：十天干中的戊和己，都属土，其中戊为阳土，己为阴土。

译文

人的生命中，水是命，火是性，土是形体。所以水火在没有土的情况下就没有承载，性命在没有形体的情况下就无所依附。形体是性命的宅舍，就像水果的核外面有壳一样。什么是土？戊己就是土。什么是形体？脾胃就是形体。胃是戊土，可以司职受纳水谷的功能；脾是己土，可以司职传化水谷精微的功能。胃为阳主气，脾属阴主血，营卫是形成一身气血的物质啊。所以脾胃的功能正常，就能传化糟粕，疏通津液，心神安静平和，元气充盛而性命长久，就会不生病了。如果脾胃损伤，水谷的摄入就会减少，营卫之气就会虚弱，形体得不到充养，性命就无所依附。这来自李东垣的《脾胃论》，确实阐述了千古不传的秘诀啊。

人读东垣书，用补中益气汤，只说内伤是不足之病，不知其有余之为内伤也。盖不足者，脾胃之正气不足也；有余者，水谷之邪气有余也。故诸补中益气方者，皆治其不足之病；诸导滞消积方者，皆治其有余之病也。

> **译文**
>
> 人读了李东垣的书，用了补中益气汤，只会说内伤是正气不足的疾病，却不知道邪气有余也会造成内伤。正气不足的，是脾胃的正气不足；邪气有余，是水谷的邪气太多了。多以补中益气汤之类的方剂，都是治疗脾胃正气不足的疾病；导滞消积的方剂，都是治疗水谷邪气有余的疾病。

人有平日食少者，必无伤食之病，间或有之，只从不足一边论，补中益气汤内少加神曲、麦芽，以消导之可也，不可妄攻，致成虚损。人之善食者，脾胃素强，自恃其强而倍之，即成伤矣。虽大吐大下之，未为不可。

> **译文**
>
> 有的人日常就吃得比较少，一定没有因吃得过多导致的伤食疾病，如果有，也只要从水谷摄入不足来论治，可以用补中益气汤加入少量神曲、麦芽，加以消食导滞就可以了，不可妄加攻伐，这会导致虚损的疾病产生。日常吃得很多的人，脾胃功能向来强健，但是凭借着脾胃好就暴饮暴食，就会损伤脾胃。即使是使用涌吐和攻下的方法，也未尝不可。

人之伤食者，未可便吐下之，恐伤脾胃之气。如伤之轻者，损谷自愈，不须服药。若觉胸腹胀痛，当时自以指探而吐之可也，或服前加减二陈汤一二剂，或取保和丸服之，以快为度，不可遽下。惟觉腹中满痛，烦燥不安，不可下。当问其所伤何物，以前取积丸攻而去之，不可隐忍，致成积聚。

译文

伤食的人，不可以随便就使用吐法和下法，恐怕会损伤脾胃之气。如果伤食较轻的人，减少他的水谷摄入量就会自愈，不需要服药。若是感觉胸腹胀痛，当此之时让他自己用手指刺激喉咙涌吐就可以了，或者服用前面加减二陈汤一两剂，或者用保和丸服用，以微微下利为限度，不可以峻下。唯独觉得腹内胀满疼痛，烦躁不安，是不可以使用攻下的方法。应当问他因为吃了什么东西导致，用前面取积丸攻逐消除胀满，不能隐忍不发，否则会造成积聚的病症。

保和丸

消宿食，无留滞之积，补脾胃，成变化之功。尤宜小儿。

橘红一两 枳实麸炒 黄连姜汁炒，各半两 白术一两五钱 木香三钱 山楂肉 神曲炒，各七钱五分 麦芽炒 莱菔子炒，各五钱

共为细末，汤浸蒸饼为丸，如梧桐子大，白汤送下。

译文

保和丸

主治：有消宿食的功效，而不会使食积停留，补脾胃，成就脾胃运化的功效。尤其适宜小儿。

组成：橘红30g，枳实15g，黄连15g，白术45g，木香10g，山楂肉25g，神曲25g，麦芽15g，莱菔子15g。

制法：枳实用麦麸炒；黄连加姜汁炒；炒神曲炒焦；麦芽炒焦；莱菔子炒。诸味药材共同研成细末，加水与面粉调和后一起蒸成面饼，捏出像梧桐子大小的药丸。

服法：用白开水送服。

脾胃素强能食之人，宜常服枳术平胃丸，以免伤食之病。

枳术平胃丸

白术土炒[1] 苍术米泔水浸 陈皮各四两 厚朴姜汁炒 枳实麸炒 香附童便浸,各二两 砂仁 炙甘草各一两

共为细末,荷叶包粳米煮饭捣为丸,如梧桐子大。每服五十丸,米饮送下。

注释

[1]土炒:药物炮制方法之一。用灶心土(或洁黄土、或赤石脂)与药材拌炒。药材经土炒后能增强和中安胃、止呕止泻功能,并能减少药物对胃肠道的刺激性。

译文

脾胃平素强健并且很能吃的人,适宜常常服用枳术平胃丸,以预防伤食造成的疾病。

枳术平胃丸

主治:预防积食。

组成:白术120g,苍术120g,陈皮120g,厚朴90g,枳实90g,香附90g,砂仁30g,炙甘草30g。

制法:白术土炒;苍术用米泔水浸洗;厚朴用姜汁炒;枳实用麦麸炒;香附用童便浸洗。上药共同研成细末,和粳米混匀一起包在荷叶里煮成饭,再捣成像梧桐子大小的药丸。

服法:每次服用50丸,用米汤送服。

脾胃素弱食少之人,宜常服健脾散,以助中和之气,治脾泄尤妙。

健脾散

人参一两 白术 白茯苓 炙甘草各二两 山药 莲肉去心 薏苡仁 芡实去壳 白扁豆去壳,炒,各四两

右为细末。每服二钱，姜汤调下。

译文

脾胃平素虚弱并且饮食较少的人，适宜常常服用健脾散，用来辅助中和之气，治疗脾虚腹泻尤其巧妙。

健脾散

主治：补脾虚，治脾泻。

组成：人参30g，白术60g，白茯苓60g，炙甘草60g，山药120g，莲子120g，薏苡仁120g，芡实120g，白扁豆120g。

制法：莲子去心；芡实去壳；白扁豆去壳，炒熟。诸味药材一起研成细末。

服法：每次服用6g，用姜汤调服。

人有善饮者，宜常服神仙醒酒方，解酒毒，醒宿酒，饮酒不醉。

神仙醒酒方

葛花五两　赤小豆花三两　家葛根澄粉[1]，八两　白豆蔻去壳，取末，七钱

右为细末，用生藕捣汁和丸，如弹子大。每服一丸，细嚼津液咽下。

注释

[1]澄粉：将药材水磨而澄取粉末。

译文

非常喜欢喝酒的人，适宜常常服用神仙醒酒方，这个方可以解酒毒，醒宿醉，并且可以使人饮酒不醉

神仙醒酒方

主治：解酒毒，饮宿醉。

组成：葛花150g，赤小豆花90g，家葛根240g，白豆蔻21g。

制法：家葛根经水磨取粉；白豆蔻去壳，研成粉末。诸味药材，一起混匀研磨成细粉，将生藕捣烂取汁，与药粉混合制成像弹珠大小的药丸。

服法：每次服用1丸，慢慢咀嚼用唾液咽下药丸。

凡丈夫无子者，有二病焉：一曰禀赋不足，二曰色欲太过。所以阳道痿弱，精气衰冷。故无子者，虽曰天命有限，亦必尽其人事，方无悔焉。宜服巴戟丸。

译文

凡事不能生育的男性，病因有二，一种是禀赋不足，第二种是色欲太过。所以导致阴茎痿弱，精气衰冷。所以没有小孩的人，虽说上天给的是有限的，也一定要尽到人事，才能够不后悔。适宜服用巴戟丸。

巴戟丸

巴戟 酒浸，去心 杜仲 盐酒炒去丝 益智仁 菟丝子 酒浸，蒸杵 川续断 白茯苓 山药 远志 去心 甘草 水炙 蛇床子 炒 牛膝 去芦，酒浸，各一两 山茱萸 去核 五味子 各五钱 肉苁蓉 酒浸，一两

共为细末，入炼蜜为丸，如梧桐子大。每服二三十丸，空心温酒送下。

译文

巴戟丸

组成：巴戟天30g，杜仲30g，益智仁30g，菟丝子30g，川续断30g，白茯苓30g，山药30g，远志30g，甘草30g，蛇床子30g，牛膝

30g，山茱萸 15g，五味子 15g，肉苁蓉 30g。

制法：巴戟天酒浸洗，去心；杜仲加盐酒炒去丝，益智仁；菟丝子酒浸洗，蒸熟，杵烂；远志去心，甘草加水炮制；蛇床子炒；牛膝去芦，酒浸洗；山茱萸去核；肉苁蓉酒浸洗。诸味药次捣烂研成细末，加入优质蜂蜜制成像梧桐子大小的药丸。

服法：每次服用 20~30 丸，空腹时用温酒送服。

妇人无子者，有三病：一曰血海虚冷，二曰神思困郁，三曰饮食减少。所以经候不调，朝夕多病，故无子也。宜服乌鸡丸。

乌鸡丸

白毛乌骨鸡一只重二斤半许，关在笼中以陈老米饭喂养一七，勿令食虫，闭死，去毛肠净，用人参四两锉碎，放鸡肚中，以瓦罐一个，入鸡在内，再入醇酒浸煮，约高一二寸许，慢火煮熟，取出和骨杵烂，捏作薄饼，蘸余汁焙至干枯，研为末 香附米净一斤，分四主，一主米泔水浸，一主童便浸，一主酒浸，一主醋浸。春秋二日，夏一日，冬四日，捣碎，焙至干 熟地黄四两 当归酒洗 白芍药 鳖甲九肋者，酥炙，各三两 川芎三两五钱 人参三两 牛膝去芦，酒浸 白术 知母各二两 丹皮 贝母 柴胡各二两 地骨皮 干姜炒 玄胡索 黄柏炒，各一两 秦艽一两五钱 白茯苓 黄芪炙，各二两 生地黄酒洗，三两

共为末，并鸡末和匀，酒水各半煮面糊丸，如梧桐子大。每服五十丸，温酒送下，或米饮亦可。忌煎炒、辛辣之物及萝卜、苋菜。

> 译文

不能生育的女人，病因有三：第一种是血海虚冷，第二种是神思困郁，第三种是饮食减少。所以造成了月经不调，经常生病的情况，因此就没有孩子。适宜服用乌鸡丸。

乌鸡丸

主治：女性不孕。

组成：白毛乌骨鸡1只（约1200g），香附米480g，熟地黄120g，当归90g，白芍药90g，鳖甲90g（带九肋），川芎105g，人参90g，牛膝60g，白术60g，知母60g，丹皮60g，贝母60g，柴胡60g，地骨皮30g，干姜30g，玄胡索30g，黄柏30g，秦艽45g，白茯苓60g，黄芪60g，生地黄90g。

制法：白毛乌骨鸡，关在笼中用陈老米饭喂养1周，不要让它吃虫，把鸡闷死，去毛肠并洗净，用人参120g锉碎，放鸡肚中，再用一个瓦罐，把鸡放在里面用醇酒浸泡，大约高过鸡身3~6 cm，慢火煮熟，取出带骨一起杵烂，捏成薄饼，蘸其余的汁烘焙至干枯，研为末。香附米洗净，分成4份，一份米泔水浸，一主童便浸，一主醋浸，一主酒浸。春秋两季浸2日，夏季浸1日，冬季浸4日，捣碎，焙至干。当归酒洗；鳖甲醋炙；牛膝去芦；酒浸；干姜炒；黄柏炒各；黄芪炙；生地黄酒洗。诸位药材共同研成细末，并用鸡蛋调匀，加入等量的酒水煮成面糊丸，捏成像梧桐子大的药丸。

服法：每次服用50丸，用温酒送服，或者使用米汤送服也可以。注意忌口，不能吃煎炒、辛辣之物以及苋菜。

男女之无子者，非情不洽则神不交也。何谓情不洽？或男情已动而女情未洽，则玉体方交，琼浆先吐[1]，阳精先至而阴不上从乎阳，谓之孤阳；或女情动而男情未洽，则桃浪虽翻[2]，玉露未滴[3]，阴血虽至而阳不下应乎阴，谓之孤阴。两者不和，若春无秋，若冬无夏，故不能成孕也。如此类者，服药何益！

注释

[1] 琼浆：指精液。
[2] 桃浪：指阴唇充血肿胀，表明女子进入性兴奋期。
[3] 玉露：指精液。

译文

不能生育的男女，不是性情没有融洽就是精神无法交融。什么是性情没有融洽？有时男性已经动情而女性没有动情，则在行房事时，男性先射精，男属阳，女属阴，阳精先到而而阴血未至，不能收摄阳精，就会形成孤阳；有的女性已经动情而男性没有发动，则女性虽然已经高潮，但是男性并未射精，阴血虽然已经先到但阳精未到，不能与阴血交融，称之为孤阴。阳精和阴血不能融合，就像有春天而没有秋天，有冬天而没有夏天，所以就不能怀孕了。像这样一类的，服用药物又有什么益处呢！

腰者肾之府，人身之大关节也。行则伛偻，肾将惫矣。故腰痛之病，多属肾虚。曰风曰湿，总因虚而感之。人年四十以后，肾气始衰，宜常服煨肾散、青娥丸二方，庶免腰痛之疾。若腰卒痛者，煨肾散服之立止。

译文

腰是肾的府邸，是人身上的大关节。行动的时候驼背，表明肾即将衰惫。所以腰痛的病，多属于肾虚。有的人说是因为感受风邪或感受湿邪，总归是因为身体虚弱而感受的。人到四十岁以后，肾气开始衰退，适宜常常服用煨肾散、青娥丸两个方子，可以免除腰痛的疾患。如果腰是突然痛起来的，服用煨肾散立即就可以止痛。

煨肾散

杜仲苁蓉巴戟天，茴香故纸及青盐，猪羊腰子烧来服，八十公公似少年。

杜仲_{盐水炒去丝} 肉苁蓉_{酒洗} 巴戟_{去心} 小茴香_炒 破故纸_{酒淘净，炒} 青盐_{各等分}

右为末和匀，用獖猪腰子，竹刀劈开，内划成纵横路，入药末一钱，湿纸包裹，火中煨熟食之。温酒咽下，每日食一枚。或羊腰子亦可。

> **译文**
>
> 煨肾散
>
> 杜仲苁蓉巴戟天，茴香故纸及青盐，猪羊腰子烧来服，八十公公似少年。
>
> 组成：杜仲，肉苁蓉，巴戟天，小茴香，破故纸，青盐各等分。
>
> 制法：杜仲加盐水炒去丝；肉苁蓉酒洗；巴戟天去心；小茴香炒；破故纸加酒淘净，炒。诸位药材研成细末混合均匀，用竹刀切开公猪腰子，在内部切成纵横交错状，放入3g药末，用湿纸包裹好。
>
> 服法：将包裹好的猪腰在火上煨熟后即可食用。用温酒送服，每次吃1枚。没有猪腰子的话用羊腰子也可以。

青娥丸

者赵进士从黄州太守得此方，久服大有神效。遂作诗以纪其功云：

十年辛苦走边隅，造化工夫信不虚。夺得风光归掌内，红颜不笑白髭须。

破故纸_{十两，水淘净，待干，用黑芝麻同炒，去芝麻} 杜仲_{去皮，锉碎，}

以生姜自然汁拌，炒尽丝，取末，五钱

二味各等分，为细末，用胡桃肉五十个，以糯米粥拌匀，臼内捣如泥，布滤去渣，只用此糊为丸，如梧桐子大。每服三十丸，空心温盐汤送下。

> **译文**

青娥丸

赵进士从黄州太守得到了这个方子，长久服用很有效果。于是作诗来纪念这个药的功效说：

十年辛苦走边隅，造化工夫信不虚。夺得风光归掌内，红颜不笑白髭须。

主治：补肾，预防治疗腰痛。

组成：破故纸300g，杜仲15g。

制法：破故纸用水淘净，待干了后，与黑芝麻一起炒，然后去芝麻。杜仲用生姜自然汁拌，然后把丝炒尽，研磨成末。二味药各取等份，研成细末，加入胡桃肉50个，用糯米粥拌匀，在臼中捣烂成泥状，用布过滤去除渣滓，只用米糊制成像梧桐子大小的药丸。

用法：每次服用30丸，空腹时用温盐水送服。

人年四十肾始衰，阴气自半。肾之荣，发也。故发始斑者，宜服何首乌丸。

何首乌丸

填精补髓，发永不白。

何首乌_{新取赤白二种，各半，用米泔水浸一夕，竹刀刮净，忌铁}　牛膝_{去芦，半斤}　黑豆_{三升，酒浸}

用柳木甑一个[1]，作平底篓，放高些，勿近水。铺黑豆一升在底，即铺何首乌片，六两一层，又铺牛膝，二两七钱作一层。又如前铺黑豆、首乌、牛膝，以物盖定，慢火煮至豆烂为度，取出，去豆。以竹刀切碎，晒干，用石臼研为末，勿犯铜铁。

何首乌末一斤　牛膝末半斤　熟地酒蒸，焙干，取末，半斤，忌铁

三味和匀，炼蜜放木臼内杵千余下，为丸，如梧桐子大。每服五十丸，用先蒸过黑豆，晒干为末收贮，每用七粒许，煎酒吞药。忌羊血、萝卜、生葱并藕。

注释

[1] 甑：古代蒸饭的一种瓦器。

译文

人到四十岁肾脏开始衰退，阴气就已经减半了。肾气在外的表现，就是头发了。所以头发开始斑白的人，适宜服用何首乌丸。

何首乌丸

主治：填精补髓，使头发永远不白。

组成：何首乌末480g，牛膝末240g，熟地黄240g，黑豆3升。

制法：取新挖的何首乌，红白两种各等分，用洗米水浸一晚，用竹刀刮干净，忌用铁器。牛膝，去掉芦。黑豆，用酒浸洗。

用一个柳木做成的甑当做平底箩，放高点，不要沾着水。铺1升黑豆在底下，立即铺上何首乌片，铺180g为一层，再铺牛膝，81g为一层。又像上面铺黑豆、何首乌、牛膝，用东西盖好，用小火把豆子煮烂为限度，取出来，去掉豆子。用竹刀切碎，晒干，用石臼研成细末，不要用铜器、铁器盛装。

上面3味药调匀，加入蜂蜜放入木臼内用药杵捣千余下，做成像梧桐子大小的药丸。

服法：每次服用50丸，开始用过的黑豆，晒干研成细末贮藏，每次吃7粒，用来煎酒吞药。禁忌羊血、萝卜、生葱和藕。

人年五十肝叶焦，胆汁减，目始不明。夫目者精明之府，肝之窍也。水者木之母也，肾为水脏，其液藏于肝胆，上注乎目。自四十肾衰精少液干，故五十肝叶焦，胆汁减者，皆肾气不足所致也。虚则补其母，宜用育神夜光丸。

> **译文**
>
> 人年到五十肝叶就会焦枯，胆汁减少，眼睛开始看不清东西。目是精明之府，是肝之窍。水是木的母亲，肾是水脏，它的精液藏在肝胆中，向上注入眼睛。自从四十岁肾精衰少，精液干枯，所以五十岁肝叶焦枯，胆汁减少，都是肾气不足导致的。虚就要补它的母亲，适宜使用育神夜光丸。

育神夜光丸

熟地黄_{酒洗，蒸，焙} 生地黄_{酒洗，焙，各一两，取末} 当归_{酒洗} 牛膝_{去芦，酒洗} 远志_{去心} 甘草_{水煮} 地骨皮_{去骨} 枸杞子_{酒洗} 甘菊花 五味子_{各一两} 枳壳_{麸炒} 菟丝子_{酒洗，淘去灰土，再以酒浸一夜，蒸，杵为饼，晒干}

共为末，炼蜜为丸，如梧桐子。每服五十丸，空心盐汤送下，食后酒下，临卧茶汤送下。

> **译文**
>
> 育神夜光丸
> 主治：滋肾气，补肝胆，明目。
> 组成：熟地黄60g，生地黄60g，当归30g，牛膝30g，远志30g，甘草30g，地骨皮30g，枸杞子30g，甘菊花30g，五味子30g，枳壳，菟丝子。

制法：熟地黄酒洗，蒸，焙；生地黄酒洗，焙，取末；当归酒洗；牛膝去芦，酒洗；远志去心；甘草水煮；地骨皮去骨；枸杞子酒洗；枳壳麸炒；菟丝子酒洗，淘去灰土，再以酒浸一夜，蒸熟，杵为饼，晒干。诸味药材混匀研成细末，用蜜炼成药丸，每粒像梧桐子大小。

服法：每次服用50丸，空腹时用盐开水送服，食后用酒送服，临睡前用茶水送服。

夫齿者骨之余，肾之标也[1]。故肾气盛则发长齿坚，肾衰则齿去发落。古人用搽牙散，如西岳华山方可用，切不可以苦参揩牙[2]。昔有人用之病腰痛者，以肾受伤也。予有一方，白牙固齿，去风除龋，屡用甚效。

熟地黄 二两　香附 二两　石膏 煅，一两　嫩槐枝 四十九寸长，新缸瓦炒存性，取起择去梗　旱莲草 二两　升麻 炒，一两半　细辛 五钱　白芷 半两　羊胫骨 烧灰，半两　青皮 炒，五钱

上为末，用黑铅作盒盛之。

注释

[1] 标：树木的末端，引申为表面的。
[2] 揩：摩。

译文

牙齿是骨的余气，是肾脏的外在表现。所以肾气充盛头发就会茂密，牙齿就会坚固，肾气衰微就会导致牙齿和头发都会脱落。古人使用搽牙散来治疗，也有使用西岳华山方的，切记不可使用苦参擦拭牙齿。以前有人把这个方法用在治疗腰痛病的患者，从而使得患者肾脏受伤。我有一个方子，可以使牙齿洁白坚固，除牙风，去龋齿，多次使用治疗效果都很好。

组成：熟地黄60g，香附60g，石膏30g，嫩槐枝160cm，旱莲草

60g，升麻 45g，细辛 15g，白芷 15g，羊胫骨 15g，青皮 15g。

制法：石膏煅；嫩槐枝，在新缸瓦上炒存性，取起择去梗；旱莲草；升麻炒；羊胫骨烧灰；青皮炒。诸位药材研成细末，用黑铅作盒盛装。

人年六十，常苦大便艰涩秘结，此气不调，血不润也。盖肾开窍于二阴，肾虚则津液不足，津液不足则大便干涩不通，切不可用攻下之剂，愈攻愈秘，转下转虚[1]，虽取一时之快，适贻终身之害。古人用苏麻粥以养老，丹溪以三子养亲汤事其母，皆美法也。吾制地黄四仁丸，治老人便秘之病。

> **译文**
>
> 人到了六十岁，大都会受大便艰难干结的苦，这是体内气机不调，阴血不能滋润的缘故。这是因为肾开窍于前后二阴，肾虚就会导致津液不足，津液不足就会导致大便干涩而不通畅，切记不可以使用攻下的方剂，越使用攻法，大便就会更加秘结，使病人的病情向不好的方向和虚损的方向发展，虽然短时间内取得了一定的疗效，却实在是贻害终身。古人使用苏麻粥来养老，朱丹溪用三子养亲汤来侍奉他的母亲，都是很好的方法。我创制了地黄四仁丸，可以治疗老人便秘的病。

地黄四仁丸

火麻仁_{净肉，二两，另研}　郁李仁_{去壳，另研，一两}　桃仁_{去皮尖，四十九粒}　杏仁_{去皮尖，四十九粒}　熟地黄_{酒洗，蒸焙，另研，二两}

上五味，各研烂不筛，放舌上无渣方好，入炼蜜为丸，如梧桐子大。每服五十丸，枣汤送下。

此方以地黄补肾生津液；麻仁、桃仁治血秘，又润血中之燥；郁李仁、杏仁治气秘，润气中之燥。和之以蜜，亦所以润燥也。

译文

地黄四仁丸

主治：老年人便秘。

组成：火麻仁 60g，郁李仁 60g，桃仁 49 粒，杏仁 49 粒，熟地黄 60g

制法：火麻仁去壳留肉，单独研磨；郁李仁去壳，单独研磨；桃仁去皮尖，49 粒；杏仁去皮尖，49 粒；熟地黄酒洗，蒸焙，单独研磨。这五味药，各自捣烂不要筛净，以放在舌头上感觉不到渣滓为好，加入优质蜂蜜制成药丸，每粒像梧桐子大小。

服法：每次服用 50 丸，用枣汤送服。

这个方中用熟地黄补肾生津液；麻仁、桃仁治血虚便秘，又能濡润血中之燥；郁李仁、杏仁治气虚便秘，能濡润气中之燥。用蜂蜜掺和在一起，也能起到润燥的作用。

苏麻粥

真苏子 五钱，炒　火麻仁 一两，炒

共研末，以熟绢袋盛之，用水二中[1]，于绢袋子中煮之，三沸取出，挂当风处令干，下次再煮。每药一袋，可煮三次，却以二水入粳米煮糜粥食，自然大便润快，以麻仁润血、苏子行气也。

注释

[1] 中：即钟。古代计量单位，一钟相当于现在的 300mL。

译文

苏麻粥

组成：真苏子 15g，火麻仁 20g。

制法：真苏子炒，火麻仁炒。两味药药共同研成细末，用熟绢袋盛装，放入入 600ml 水，隔着绢袋子中煮，等到水沸腾了取出来，挂在通风的地方干燥，下次再煮。每次的药放在一个袋子中，可以煮 3 次，然后把这水放入粳米中煮粥食用，大便自然就会顺畅，这是因为麻仁润血、苏子行气的缘故。

三子养亲汤

真苏子炒　莱菔子炒　白芥子炒

各研为末，三处收贮。临时以一味为君，二味为臣。君者五两，臣者二两半。每药一钱，滚白汤调下。假如气盛，以苏子为君；痰盛，以白芥子为君；食积，以莱菔子为君。

译文

三子养亲汤

组成：真苏子，莱菔子，白芥子。

制法：真苏子炒；莱菔子炒；白芥子炒。3 味药都研成细末，分 3 处收藏。到用的时候以一味药为君药，其余 2 味为臣药。君药用 150g，臣药用 75g。

服法：每次服 3g，用白开水开始调服。

若是气机壅盛，就用苏子为君药；痰浊壅盛，就用白芥子为君药；饮食积滞，就用莱菔子为君药。

人中年以后，多脾泄之病[1]，前健脾散乃圣方也，切不可用劫涩之药。

按永寿丸方者，大梁郭之卿为尚书时常服之，年逾八十，精力倍加。此方大补元阳，益脾胃，调顺气血，添补精髓。人年四十以后，常宜服之。

注释

[1] 脾泄：又名脾泻，指脾脏虚损所引起的泄泻。

译文

人到中年以后，大多会得脾虚泄泻的病，书前面的健脾散就是治疗这病的圣方，切记不可使用收涩的药。

按：永寿丸这个方，大梁郭之卿当尚书时常服用，他年过八十，精力愈加充盛。这个方是大补元阳，补益脾胃，调顺气血，添补精髓的方子。人年过四十之后，可以常常服用。

永寿丸

莲肉一斤，去心，先用酒浸一日，后装入雄猪肚内，缝紧，却将浸莲肉酒添水煮熟，取出晒干，肚子不用　苍术刮净一斤，分作四分，用盐水、酒、醋、米泔水分浸，按时定日期　白茯苓四两　熟地黄四两　川楝肉泡，取肉　枸杞子　山药　柏子仁炒，另研　破故纸用芝麻同炒香，去麻不用，各二两　青盐炒，半两　沉香　木香各一两　五味子　小茴香炒，各二两

共十四味为末，酒和，杵匀为丸，如梧桐子大。每服五十丸，加至七十丸，温酒盐汤送下。此方比草灵丹尤胜。

译文

永寿丸

主治：大补元阳，益脾胃，调顺气血，添补精髓。

组成：莲肉480g，苍术480g，白茯苓120g，熟地黄120g，川楝肉60g，枸杞子60g，山药60g，柏子仁60g，补骨脂60g，青盐15g，沉香30g，木香60g，五味子60g，小茴香60g。

制法：莲子去心，先用酒浸一日，后装入雄猪肚内，缝紧，再将其放入浸莲子的酒中添水煮熟，取出猪肚晒干，拿出莲子，肚子不用；

苍术刮干净，分作4分，用盐水、酒、醋、米泔水分别浸泡，按时定日期；川楝肉用水泡软，取肉；柏子仁炒，单独研末；补骨脂用油麻一起炒香，去油麻不用；青盐炒；小茴香炒。14味药共同研成细末，用酒调和，捣杵均匀制成像梧桐子大小的药丸。

服法：每次服用50丸，可以加到70丸。用温酒或盐水送服。这个方子比草灵丹还要好。

人之病者，有十病九痰之说。然则痰之为物也，乃肾之真水，五脏之真精，肠胃之津液。人之有痰，犹鱼之有涎，木之有液，苟无是痰，则死矣。惟人气失其平则气逆，气逆则津液不行，不行则荣卫不通，不通则水谷之气不能传化，并其糟粕之滓，凝聚而成痰矣。痰者，水谷之养所变也。古人治痰，以通气为主，意可见矣。肥人之痰从湿，瘦人之痰从火，不可不知。

译文

生病的人，有一种说法是十个有九个是患痰饮的。然而痰饮这个东西啊，是肾脏的真水，五脏的真精，肠胃的津液。人有痰，就像鱼有涎，树木有汁液，如果没有了痰，人就会死了。只有当人的气机失去了平和状态导致气逆，气逆就会导致津液不行，津液不行就会导致营卫不通，营卫不通就会导致水谷之气不能转化，连着糟粕的渣滓，凝聚在一起就形成了痰。痰是水谷之气充养所形成的。古人治疗痰病，以疏通气机为主，他的目的就很明显了。胖人的痰病往往有湿，忧郁之人的痰病往往有火，这是不可不知的。

肥人痰者，奉养太厚，躯脂壅塞，故荣卫之行少缓，水谷之化不齐[1]，所以多痰。故治肥人痰者，补脾益气为主，宜用益气化痰丸。

益气化痰丸

南星去皮脐，二两　半夏汤泡七次，三两

共为细末，用姜汁捏作饼，勿太软，用楮叶包裹如盦酱样，待生黄衣，取出晒干。此须在三伏天作之，半夏曲亦如此作。

加人参半两　白术　白茯苓　陈皮各一两五钱　苍术米泔浸　香附童便浸　枳实麸炒，各一两　苏子炒，另研　白芥子炒，另研　炙甘草各五钱　神曲炒，一两　桔梗炒，一两

共为末，用姜汁浸蒸饼为丸，如梧桐子大。每服五十丸，白汤送下。

> [!注释]

[1]齐：完全。

> [!译文]

肥胖者患痰病，是由于平素食用肥甘厚味太过，致身体的脂肪壅塞，所以营卫之气运行缓慢，水谷之气的化生不完全，所以多痰。因此治疗肥胖者的痰病，以补脾益气为主要方法，宜使用益气化痰丸。

益气化痰丸

主治：补脾益气，治疗肥胖者痰湿太重。

组成：天南星75g，半夏90g。人参15g，白术45g，白茯苓45g，陈皮45g，苍术30g，香附30g，枳实30g，苏子15g，白芥子15g，炙甘草15g，神曲30g，桔梗30g。

制法：天南星去皮脐；半夏用开水泡洗7次。2味药共同研成细末，用姜汁混合捏成饼，不要太软，用楮叶包裹如酱色样，等到外表变黄了，取出晒干。这需要在三伏天完成，半夏曲也是这样。苍术用淘米水浸洗；香附用童便浸洗；枳实用麦麸炒；苏子炒熟，单独研末；白芥子炒熟，

单独研末；神曲炒焦；桔梗炒。诸味药材共同研成细末，加姜汁与面粉混合后蒸成面饼，捏成像梧桐子大的药丸。

服法：每次服用50丸，白开水送服。

瘦人之痰，房劳太过，暴怒无常，以致冲任之火妄动，水谷之气不化，所以生痰。治瘦人者，以补肾降火为主，宜用滋阴降火丸。

滋阴降火丸

熟地黄_{姜汁拌，焙} 天门冬_{去心} 白茯苓 知母 黄柏_{炒褐色，各十两} 陈皮_{去白，盐水炒} 贝母 苏子_{炒，另研} 瓜蒌霜_{各半两}

共为末，炼蜜为丸，如梧桐子大。每服五十丸，空心淡姜汤送下。

译文

瘦人的痰病，是因为房劳太过，或暴怒无常，以致冲任之火妄动，水谷不能消化，所以产生了痰。治疗瘦人的痰病，以补肾降火为主，宜使用滋阴降火丸。

滋阴降火丸

主治：补肾降火，治疗体瘦者痰火过旺。

组成：熟地黄300g，天门冬300g，白茯苓300g，知母300g，黄柏300g，陈皮15g，贝母15g，苏子15g，瓜蒌霜15g。

制法：熟地黄姜汁拌匀，焙干；天门冬去心；黄柏炒成褐色；陈皮去白，用盐水炒；苏子炒熟，单独研末。诸味药材共同研成细末。用优质蜂蜜混合制成像梧桐子大的药丸。

服法：每次服用50丸，白开水送服。

人之病痨者，动曰火症，此虚损之病也，须分五脏治之，不可误也。

> **译文**

患痨病的人，动则说是火症，这是虚损的疾病，必须分五脏来论治，不可以延误。

病者憎寒壮热，自汗面白，目干口苦，精神不守，恐畏不能独卧，其病在肝。宜用柴胡四物汤、金匮肾气丸治之。

柴胡四物汤

即小柴胡汤、四物汤二方相合也。

人参五分　黄芩一钱　半夏泡，三分　柴胡一钱　炙甘草五分　当归身七分　川芎五分　白芍五分　生地黄酒洗，一钱　生姜三片

水煎服。

金匮肾气丸

金匮肾气丸即六味地黄丸，乃补肝之母也。

山药四两　山茱萸肉四两　泽泻　丹皮去骨[1]　白茯苓各三两　熟地黄八两

共为末，炼蜜为丸，如梧桐子大。每服五十丸，空心酒下。

> **注释**

[1] 去骨：指将牡丹皮木心抽去，仅以根皮入药。

> **译文**

病人有恶寒高热，自汗，脸色苍白，眼干口苦，精神不定，恐惧害怕不能独自睡觉，他的病在肝。宜用柴胡四物汤、金匮肾气丸来治疗。

柴胡四物汤
即小柴胡汤、四物汤二方合起来组成的。
主治：以憎寒壮热、自汗面白，目干口苦为主要表现的肝脏病症。

组成：人参1.5g，黄芩3g，半夏1g，柴胡3g，炙甘草1.5g，当归身2g，川芎1.5g，白芍1.5g，生地黄3g，生姜3片。

制法：半夏用开水泡；生地黄酒洗。

服法：诸味药材加水煎煮服用。

金匮肾气丸

金匮肾气丸即六味地黄丸，其功效是补益肝的母脏肾。

主治：以憎寒壮热、自汗面白，目干口苦为主要表现的肝脏病症。

组成：山药120g，山茱萸肉120g，泽泻90g，牡丹皮90g，白茯苓90g，熟地黄240g。

制法：牡丹皮去骨。诸味药材一起研成细末，用优质蜂蜜混合制成像梧桐子大小的药丸。

服法：每次服用50丸，空腹用酒服下。

病者寒热，面黑鼻烂，忽忽喜怒，大便苦难，或腹清泄，口疮，其病在心。宜服加减八珍汤、天王补心丹。

八珍汤

人参　白茯苓　炙甘草　归身　生地黄　白芍药　麦门冬各五分　五味子九粒　酸枣仁炒　泽泻　黄连各三分　水一盏半　灯芯十二根

煎八分，食后服。

天王补心丹

方见前。

译文

病人恶寒发热，面色黑，鼻子溃烂，喜怒无常，大便艰难，有时腹泻，生口疮，他的病在心，宜服用加减八珍汤、天王补心丹。

八珍汤

主治：以恶寒发热、面黑鼻烂、喜怒无常等为主要表现的心脏病症。

组成：人参1.5g，白茯苓1.5g，炙甘草1.5g，当归身1.5g，生地黄1.5g，白芍药 1.5g，麦门冬 1.5g，五味子 9 粒，酸枣仁 1g，泽泻 1g，黄连 1g，水 250mL，灯芯草 12 根。

制法：酸枣仁炒

服法：诸味药材加水煎煮，至水剩下 80%，饭后服用。

天王补心丹

方见前文。

病者憎寒发热，面青唇黄，舌本强，不能言，饮食无味，体重肌痛，口吐涎沫，其病在脾。宜服补中益气汤及参苓白术丸。

补中益气汤

升麻五分　黄芪　炙甘草各五分　人参一钱　白术五分　归身五分　柴胡五分　陈皮五分

水盏半，煎八分，食远服。

脾胃若虚，肺气先绝，用黄芪以益皮毛而闭腠理，不令自汗；上喘气逆短，损其元气，用人参补之；心火乘脾，用炙甘草以泄火热而补胃之元气。如脾胃急痛，腹中急缩者，宜多用之。此三味，乃除湿热、烦热之圣药也。白术甘温而苦，除胃热，利腰脐间血；升、柴苦平味薄，能升胃中清气，又引黄芪、甘草甘温之气上升，能补卫气之散解而实其表；用当归以和血脉；用陈皮以和胃气，又助阳气上升，以散滞气而助甘辛之药力。如咽干加干葛；心刺痛倍加当归；精神短少倍加人参，外加五味子；头痛加蔓荆子，头痛甚加川芎；咳嗽夏加麦冬、五味子，秋加连节麻黄，春加佛耳草、款冬花；久病者去人参；食不下者，或胸中有寒，或气滞者，加青皮、陈皮、木香，寒月加益智仁、草豆蔻，夏月加芩、连，秋加槟榔、砂仁；心下痞加白芍、黄连；腹胀加枳实、砂仁、木香、厚朴；天寒加生姜、肉桂；夏加黄芩、白芍、干葛白；冬加益智仁、草豆蔻、半夏；胁痛或缩急，加柴胡、甘草；膝下痛加熟地黄，不已者是寒，加肉桂；大便秘结加当归，外加酒炒大黄；脚弱或痛加黄柏，不已加防风；气浮心乱，以朱砂安神丸镇之。

右此方加减之法，乃饮食劳倦、喜怒不节之症。若症属热中者，宜用此方；若症属寒中者，则此方中人参、黄芪、甘草、白芍、五味能益其病，不宜用此方。

参苓白术丸

方见前。

> **译文**

病人恶寒发热，面色青，嘴唇发黄，舌头僵硬，不能言语，吃东西没有胃口，身体沉重，肌肉疼痛，口吐涎沫，他的病在脾。宜服用补中益气汤及参苓白术丸。

补中益气汤

主治：以憎寒发热、面青唇黄，饮食无味为主要表现的脾脏病症。

组成：升麻1.5g，黄芪1.5g，炙甘草1.5g，人参3g，白术1.5g，当归身1.5g，柴胡1.5g，陈皮1.5g。

服法：用水盏半，煎至八成，空腹服用。

脾胃若是亏虚，肺气就会先断绝，用黄芪来益皮毛而闭腠理；不让患者继续自汗，平息喘息气短，和亏损的元气，用人参来补益；心火乘脾，用炙甘草来泄火热而补胃的元气。如果患有脾胃急痛，腹中急缩的，可以多服这些。这3味药，是除湿热、烦热的圣药。白术甘温而苦，可以除胃热，利腰脐间血；升麻、柴胡性味苦平而薄，能升胃中清气，又引黄芪、甘草甘温之气上升，能补卫气之散解而实其表；用当归以和血脉；用陈皮以和胃气，又助阳气上升，以散滞气而助甘辛之药力。如咽干可以加葛根；心刺痛可加倍使用当归；精神短少加倍使用人参，外加五味子；头痛加蔓荆子，头痛厉害加川芎；咳嗽夏加麦冬、五味子，秋加连节麻黄，春加佛耳草、款冬花；久病的人除去人参；吃饭不下的人，或者胸中有寒，或气滞者，加青皮、陈皮、木香，寒月加益智仁、草豆蔻，夏月加芩、连，秋加槟榔、砂仁；心下痞加白芍、黄连；腹胀加枳实、砂仁、木香、厚朴；天寒加生姜、肉桂；夏加黄芩、白芍、干葛；冬加益智仁、草豆蔻、半夏；胁痛或缩急，加柴胡、甘草；膝下痛加熟地黄，效果不明显是有寒，加肉桂；大便秘结加当归，外加酒炒大黄；脚弱或痛加黄柏，不好再加防风；气浮心乱，用朱砂安神丸治疗。

上方的加减法，适用于饮食劳倦、喜怒不节的病症。如果是属于患热中的，适宜使用这个方，如果是病属于患寒中的，则这方中人参、黄芪、甘草、白芍、五味子都能使疾病加重，不适合使用这个方。

参苓白术丸

药方见前。

病者憎寒发热，面鼻干，口燥毛折，咳嗽喘急，时吐白沫，或有红血线，其病在肺。宜服加味紫菀散、大阿胶丸。

加味紫菀散

即海藏治虚劳咳中有血方加：

天门冬_{去心} 麦门冬 人参_{各三分} 紫菀_{二分} 知母_{二分} 贝母_{五分} 桔梗_{三分} 甘草_{三分} 五味子_{九分} 白茯苓_{五分} 阿胶_{炒成珠，五分}

水一盏，煎八分，临卧服。

大阿胶丸

凡嗽血俱效。

真阿胶_{蛤粉炒成珠} 生地黄 天门冬_{去心} 白茯苓 五味子_{肥者}

山药各一两　知母　贝母　款冬花　桔梗　桑白皮蜜炙　杏仁炒，去皮尖　人参　甘草各二钱五分

共为末，炼蜜为丸，如弹子大。每服一丸，薄荷汤下。

译文

病人恶寒发热，面鼻干燥，口干毛发脱落，咳嗽喘急，时时咳吐白沫，有时出现红血线，他的病在肺。适宜使用加味紫菀散、大阿胶丸。

加味紫菀散

即是海藏治虚劳咳中有血的方子的加减。

主治：以憎寒发热、面鼻干、咳嗽喘急等为主要表现的肺脏病症。

组成：天门冬1g，麦门冬1g，人参1g，紫菀0.6g，知母0.6g，贝母1.5g，桔梗1g，甘草1g，肥五味子2.8g，白茯苓1.5g，阿胶1.5g，天门冬2.5g，麦门冬2.5g。

制法：阿胶炒成珠；天门冬、麦门冬去心。

服法：加水250mL，煎煮至水剩下80%，睡觉前服用。

大阿胶丸

主治：凡是咳嗽出血的都有疗效。

组成：真阿胶30g，生地黄30g，天门冬30g，白茯苓30g，五味子30g，山药30g，知母8g，贝母8g，款冬花8g，桔梗8g，桑白皮8g，杏仁8g，人参8g，甘草8g。

制法：真阿胶用蛤粉炒成珠；天门冬去心；桑白皮蜜炙；杏仁炒，去皮尖。诸药共同研成细末，用优质蜂蜜混合制成如弹珠样大的药丸。

服法：每次服用1丸，用薄荷汤送服。

病者憎寒面黄，耳聋焦枯，骺骨酸痛，小便白浊淋漓，其病在肾。宜服加味四物汤。

加味四物汤

此补肾虚之要药也。

熟地黄二钱二分　川芎五分　当归五分　白芍一钱　知母八分　黄柏炒褐色，八分　天冬去心，一钱　五味子十二粒　柏子仁五分

水二盏，煎一盏，空心温服。

又宜服紫河车丸。

紫河车丸

方见前。

此上三条，乃治虚劳之法也。

> 译文

病人恶寒，面部发黄，耳聋，耳廓焦枯，活动时骨酸痛，小便白浊，淋漓不尽，他的病在肾。适宜服用加味四物汤。

加味四物汤。

这是补肾虚的要药。

主治：肾虚证。

组成：熟地黄 7g，川芎 1.5g，当归 1.5g，白芍 3g，知母 2.5g，黄柏 2.5g，天冬 3g，五味子 12 粒，柏子仁 1.5g。

制法：黄柏炒褐色；天冬去心。

服法：加水 500mL，煎煮至 250mL，趁温空腹服用。

又适宜服用紫河车丸。

紫河车丸

药方见前文。

以上的 3 条，都是治虚劳的方法。

人有常病实热者，热久不退，元气受伤，所谓壮火食气也。宜生熟三补丸主之。

生熟三补丸

此方泻壮火，以去元气之贼；除客热，以滋肾水之源。

水升火降，成既济之功；天清地宁，致交会之用。岂小补云乎哉！

黄芩 黄连 黄柏用半生半炒 甘草半生半炙，各一两

为末，入炼蜜为丸，如梧桐子大。每服五十丸，淡姜汤送下。

> **译文**

人有经常患实热病的，热很久都不退，使元气受伤，这是所谓的壮火食气。适宜服用。

生熟三补丸

主治：这个方子泻除壮火，去除损害元气的病因；除客热，可以滋肾水之源。水升火降，成水火既济之功；天气清净地气安宁，可以达到天地交汇的目的。这岂能称为小补呢！

组成：黄芩 30g，黄连 30g，黄柏 30g，甘草 30g。

制法：黄柏取一半炒，甘草取一半炙。诸味药材混匀制成粉末，与优质蜂蜜制成药丸，每粒如梧桐子大小。

服法：每次服用 50 丸，用淡姜汤送服。

人有脾虚生痰者，宜枳实化痰丸主之。

枳实化痰丸

白术二两 枳实麸炒，二两 陈皮去白留红[1]，七钱五分 神曲炒，一两 半夏曲一两 香附童便浸，一两半 苍术米泔浸，一两半

共为末，荷叶包粳米煮饭为丸，如梧桐子大。每服五十丸，淡姜汤送下。

此方健脾胃成传化之功，进饮食无留滞之积，开郁而气自顺，化痰而饮不蓄，药品虽微，其功最大。

> 注释

[1]去白留红：去除白色的橘络，留下红色的橘皮。

> 译文

有患有脾虚生痰病的人，适宜使用枳实化痰丸。

枳实化痰丸

主治：脾虚生痰病。

组成：白术60g，枳实60g，陈皮23g，炒神曲30g，半夏曲30g，香附30g，苍术45g。

制法：枳实麸炒；陈皮去除白色的橘络，留下红色的橘皮；神曲炒焦；香附童便浸洗；苍术淘米水浸洗。诸味药材共同研成细末，与粳米混匀后，用荷叶包裹，蒸煮成饭团，再捏制成如梧桐子大小的药丸。

服法：每次服用50丸，用淡姜汤送服。

这个方子健脾胃达到促使脾胃传化功能正常的作用，使得进食不再有食积停滞的弊端，开宣郁气而气机柔顺，化痰而痰饮不能积蓄，药虽然少，但是功效很大。

《内经》曰："大毒治病，十去其三；小毒治病，十去其五；无毒治病，十去其七[1]"。制为定数者，恐伤正气也。又曰"谷肉菜果以食养尽之"者，谓以谷肉菜果去其未尽之邪也，可见谷肉菜果皆药也。

> 注释

[1]无毒治病……十去其七：出自《黄帝内经·素问·五常政大论》，有改动，原句为："大毒治病，十去其六；常毒治病，十去其七；小毒治病，十去其八；无毒治病，十去其九。"

> 译文

《黄帝内经》说：用大毒之药治病，十分能除去三分；用小毒之药治病，十分能除去五分；用无毒之药治病，十分能除去七分。将这些制定为定数，是担心会损害正气。又说以用谷肉菜果食养来作为最后的治疗，是说谷肉菜果，可以去除未去尽的病邪，由此可见谷肉菜果都是药啊。

凡肝病者宜食酸，麻子、犬肉，韭皆酸，所谓以酸泄之也。

心病者宜食苦，小麦、羊肉、杏、薤皆苦，所谓以苦泄之也。

脾病者宜食甘，粳米、牛肉、枣、葵皆甘，所谓以甘泄之也。

肺病者宜食辛，黄黍、鸡肉、葱、桃皆辛，所谓以辛泄之也。

肾病者宜食咸，大豆、猪肉、粟、藿皆咸，所谓以咸泄之也。

译文

大凡肝病患者宜使用酸味食物，麻子、狗肉，韭菜都是酸味食物，这就是用酸味来泄病邪啊。

心病患者宜使用苦味食物，小麦、羊肉、杏、薤都是苦味食物，这就是用苦味来泄病邪啊。

脾病患者宜使用甘味食物，粳米、牛肉、枣、葵都是甘味食物，这就是用甘味来泄病邪啊。

肺病患者宜使用辛味食物，黄黍、鸡肉、葱、桃都是辛味食物，这就是用辛味来泄病邪啊。

肾病患者宜使用咸味食物，大豆、猪肉、粟、藿都是咸味食物，这就是用咸味来泄病邪啊。

今人无事多喜服酒药者，谓其去风湿也。盖人身之中，阳主动，阴主静，阳常有余，阴常不足。酒者辛燥之物[1]，助阳耗阴者也，加之辛燥之药，不已甚乎？辛则发散，燥则悍热，春夏饮之，则犯远温远热之禁，秋冬饮之，则失养收养藏之道。果有风湿之疾，饮之可也；无风无湿，饮此辛散燥热之剂，则腠理开，血气乱，阳不能固，阴不能密，其风湿之气因而乘之，所谓启关纳寇也。吾平生不妄与人以古方，必有是病，可与酒助其药力者，则与以对症之药，而乌、附草药不敢用也。若夫常饮之酒，则有仙家，可以调气，可以怡神，岂特却疾而已哉！

注释

[1] 酒：原作"治"，据黄州本、康熙二年本改。

译文

现在有人没有什么毛病却大都喜欢服用药酒，号称可以去除风湿。人身体之中，阳主动，阴主静，阳常有余，阴常不足。酒是辛燥之品，能够扶助阳气损耗阴气，再加上使用辛燥的药，病不是还会更加严重吗？辛味可以发散，燥味可以导致内热，春夏饮用，就犯了少用温热之药的禁忌，秋冬饮用，就会丧失收藏的道理。如果确实得了风湿的疾病，是可以饮用的；没有患风湿病，饮用这种辛散燥热的方剂，就会导致腠理开泄，血气逆乱，阳气不能固摄，阴气不能致密，风湿之气因此而乘袭人体，这就是开启城门把贼寇引进来啊。我平生不随便把古方推荐给别人，一定是对方有病，而且饮酒可以帮助药物更好地发挥作用，这才给他对症用药，而乌头、附子这类草药却是不敢使用的。如果是经常饮酒之人，里面有修神仙之道的，可以用来调气，可以怡神养性，岂是仅仅用来治病而已！

地黄酒法

每糯米一斗[1]，用生地黄三斤同蒸，以白面拌之，候熟任意用之。

盖地黄味甘苦寒无毒，大补五脏内伤不足，通血脉，填骨髓，益气力，利耳目。古诗云：床头一瓮地黄酒。

注释

[1]斗：古代粮食计量单位，据文献调查，清代1斗米约为20kg。

译文

地黄酒法
主治：内伤不足，通血脉，填骨髓，益气力，利耳目。
组成：糯米20kg，生地黄1.5kg，优质面粉适量。
制法：每次用糯米20kg，与生地黄1.5kg一起蒸煮，加优质面粉搅拌，等熟后随意服用。

地黄性味甘苦无毒，大补五脏治内伤不足，通血脉，填骨髓，益气力，利耳目。古诗说：床头一瓮地黄酒。

薯蓣酒

薯蓣一名山药[1]，用生者佳，如无生者，以干山药蒸熟，去皮，一斤酥油三两[2]，如无，以牛油代之

同研丸，如鸡子大。每用一丸，用酒半斤烫热，以丸入酒中化开饮之。

盖山药味甘，性温无毒，补虚病，充五脏，强阴，久服耳目聪明，轻身不饥。书云：薯蓣凉而能补，大有益于补养。

注释

[1] 薯蓣：原缺，据文义补。
[2] 酥油：泛指牛奶或羊奶内提炼出来的脂肪。

译文

薯蓣酒

主治：补虚病，充五脏，强阴。

组成：薯蓣 480g，酥油 90g。

制法：薯蓣，也叫山药，用新鲜的最好，但没有新鲜的，就用干山药。山药蒸熟后，去皮。酥油，如果没有，用牛油代替。两味混匀，一起研磨成如鸡蛋大小的药丸。

服法：每次服用 1 丸，用酒 240mL 烫热，把药丸放入酒中化开服用。

山药味甘，性闻无毒，可以补虚病，充五脏，强阴，久服耳目聪明，轻身不饥。书中说：薯蓣凉而能补，大有益于补养。

何首乌酒

新取用竹刀刮净，薄切，米泔浸一夜，取出晒干，于木石臼杵为末，磁器盛之[1]。每日空心称一钱，酒调下。

盖何首乌味甘温，长筋骨，益精髓，壮气力，黑须发，久服令人有力，遇偶日服之为良。忌羊血。赞曰：神物着助，道在仙书。雌雄相交，昼夜合之。服之去壳，日居月诸[2]。返老还少，保安病躯。

注释

[1] 磁器：同"瓷器"，瓷质的器皿。
[2] 日居月诸：指岁月流逝，语本《诗·邶风·日月》："日居月诸,照临下土。"

译文

何首乌酒

主治：长筋骨，益精髓，壮气力，黑须发。

组成：何首乌

制法：取新鲜何首乌，用竹刀刮干净，切薄片，用淘米水浸一夜，取出晒干，用木石臼杵为细末，用瓷器盛装。

服法：每天空腹服用3g，用酒送下。

何首乌味甘温，可以长筋骨，益精髓，壮气力，黑须发，久服让人有活力，在偶数日服用效果最好。服用何首乌时，忌羊血。有赞辞这么说：神物着助，道在仙书。雌雄相交，昼夜合之。服之去壳，日居月诸。返老还少，保安病躯。

天门冬酒

新取天门冬一二十斤，去心皮，阴干，捣罗为末。每服三钱，温酒调下。

盖天门冬味苦甘寒，强骨髓，养肌肤，镇心补肾，润五脏，益气力，杀三虫[1]，去伏尸[2]，久服延年，令人有子。此药在东岳名淫羊藿，在中岳名天门冬，在西岳名藿香、藿松，在北岳名无不愈，在南岳名百部，在京洛山阜名颠棘[3]，处处有之。其名虽异，其实一也。忌鲤鱼。

注释

[1]三虫：原指人体中的三种寄生虫，后代指所有寄生虫。语本《诸病源候论》卷五十："三虫者，长虫、赤虫、蛲虫。"

[2]伏尸：指伏藏在人体内很久的暗疾，语本《诸病源候论·伏尸候》："伏尸者，谓其病隐伏在人五脏内，积年不除。"

[3]京洛：原指洛阳，因东周、东汉的首都都在此。后泛指国家首都。

天门冬酒

组成：新鲜天门冬 5~10kg。

主治：强骨髓，养肌肤，镇心补肾，润五脏，益气力，杀三虫，去伏尸，久服延年。

制法：天门冬，去心、皮，阴干，捣碎，筛罗为粉末。

服法：每次服 10g，温酒送下。

天门冬味苦甘寒，可以强骨髓，养肌肤，镇心补肾，润五脏，益气力，杀三虫，去伏尸，久服延年，使人有子。这药在东岳泰山名叫淫羊藿，在中岳嵩山名叫天门冬，在西岳华山名叫藿香、藿松，在北岳恒山名叫无不愈，在南岳衡山名叫百部，在首都周边的山中名叫颠棘，到处都有。名称虽然不同，其实就是一个东西。忌与鲤鱼同食。

春寿酒方

常服益阴精而延寿，强阳道而多男，黑须发而不老，安神志以常清。盖取为此春酒以介眉寿之义[1]，而立名也。

天门冬 去心　麦门冬 去心　熟地黄　生地黄　山药　莲肉 去心　红枣 去皮核，各等分

每一两，煮酒五碗，旋煮旋饮。其渣于石臼中杵极烂为丸，如梧桐子大。每服五十丸，酒下。此方大有补益。

注释

[1] 为此春酒，以介眉寿：出自《诗经·豳风·七月》，指向长辈献酒，祝他长寿。

译文

春寿酒方

主治：本方经常服用可以补益阴精而延年益寿，增强性功能而让人能更多地生育后代，让须发变黑而容颜不老，使神志安宁让头脑清

明。为了表达"为此春酒,以介眉寿"的内涵,而将这酒命名为春寿酒。

组成:天门冬,麦门冬,熟地黄,生地黄,山药,莲子,红枣,各等分。

制法:天门冬去心;麦门冬去心;莲子去心;红枣,去皮核。以上诸药,每次取30g,加酒煮成5碗,煮好了马上喝。药渣在石臼中捣成极烂,捏成如梧桐子大的药丸。

服法:每次服50丸,用酒送下。这个方大有补益作用。

治诸风痰紫背浮萍酒方

歌曰:天生灵草无根干,不在山边不在岸。始因柳絮逐东风,点点飘来浮水面。神仙一味去沉疴,要采之时七月半。管甚瘫风与瘓风,些小微风都不算。豆淋酒内服一丸,铁幞头上也出汗。

其萍以紫背为上,采回摊于竹筛中,下著水盆,曝之乃干。研末,炼蜜为丸,如弹子大。每服一丸,用黑豆煮酒化下。治左瘫右瘓,三十六种风[1],偏正头风,手足不举,口眼㖞斜。癜风癫风,服过百粒,即为全人。

注释

[1]三十六种风:指三十六种麻疯,记载于清代萧晓亭编撰的《疯门全书》,包括大麻疯、暑湿疯、紫疯、白疯、紫癜疯、白癜疯、隐疯内发、干疯、猪头疯、拔发疯、侵热疯、侵寒疯、癞癣疯、癞皮疯、牛皮疯、蛇皮疯、牛蹄疯、鸡爪疯、面游疯、金钱疯、银钱疯、胎毒疯、淫毒疯、肺毒疯、心毒疯、肝毒疯、脾毒疯、肾毒疯、血热疯、疹毒疯、瘰毒疯、软脚疯、破伤疯、暗滞疯、流毒疯、感疠疯。

译文

治诸风痰紫背浮萍酒方

有歌谣说:天生灵草无根干,不在山边不在岸。始因柳絮逐东风,点点飘来浮水面。神仙一味去沉疴,要采之时七月半。管甚瘫风与瘫风,些小微风都不算。豆淋酒内服一丸,铁幞头上也出汗。

主治:治疗偏瘫、半身不遂,36种风,偏正头风,手足不举,口眼歪斜。瘾风癫风,服用超过100粒,就可以变成正常人。

组成:紫背浮萍。

制法:紫背浮萍新采回来后,摊在竹筛子中,下面放一个水盆,曝晒干燥。再研磨成细末,加优质蜂蜜制成如弹珠大小的药丸。

服法:每次服用1丸,用黑豆煮酒化开。

比天助阳补精膏

歌曰:灵龟衰弱最难痊,好把玄经仔细看。补髓填精身体健,残躯栽接返童颜。

此方添精补髓,善助元阳,润皮肤,壮筋骨,理腰痛,下元虚冷,五痨七伤,半身不遂,脚膝酸弱,男子阳事不举,阴精易泄,贴之可以兴阳固精,行步康健,气力如添。治女子下元虚冷,经水不调,崩中带下无子者,贴之可以暖子宫,和血气。其功不可尽述,惟在至诚修炼,药力全备,火候温养,以二七为期,其功成矣。

真麻油一斤四两,用净锅一口,以砖架定,三足安好,白炭三十斤[1],慢火煎炼,不可太急,恐损其药。用桃、柳、椿、杨、杏枝各二枝。

第一下:甘草去皮,二两,煎至不鸣。

第二下:天门冬去心 生地黄酒洗 熟地黄酒洗 远志去心 麦门冬去心 肉苁蓉酒洗,焙干 蛇床子制 牛膝去芦,酒洗 鹿茸酥炙[2] 川续断 虎胫骨酥炙 木鳖子去壳 紫稍花去草 谷精草 大附子去皮 杏仁去皮尖 肉桂 菟丝子酒淘净,杵烂,焙干 肉蔻面包煨 川楝

子_{去核}

右二十味各一钱五分，锉碎煎至成炭，取起，以布滤去渣要净，再上砖架定，取嫩桑枝如拇指大约长一尺六寸者一根搅油。

第三下：黄丹_{水飞，炒干，半斤}　黄蜡_{鲜明者，五两}

烧油令滚，以茶匙抄丹细细入油，桑枝不住手搅，滴水成珠不散为度[3]。又取起，摊候温，又上架。

第四下：雄黄_{透明者}　白龙骨　西硫黄[4]　赤石脂_{各一钱}

研细末，勿令油太沸，只大温，微火煎，不住手搅，不摊起，候温上架。

第五下：乳香　没药　丁香　沉香　木香_{各一钱}

为细末，入膏内，不住手搅，微火温养。

第六下：麝香_{当门子}[5]　蟾酥_{乳汁制}[6]　阳起石_煅　肉芙蓉_{各一钱}[7]

为细末，入膏内，不住手搅，微火养炼，务令软硬得中，贴之不移而揭之无迹为度。取起收瓷罐中，密封其口，埋土中三日夜去火毒。

每用膏五钱，摊在厚红素缎绢上，贴脐下关元穴及背后肾俞二穴。每一张可贴六十日方换，其效如神，但不可恃此纵欲，以伤真元也。

注释

[1] 白炭：一种经过炭窑炭化后，再在空气中燃烧片刻进行高温炼炭，然后用湿沙等焖熄制成的木炭。因在空气中燃烧后外表带灰白色，故称。

[2]酥炙：中医加工骨制药材的方法，先在其上用酥油涂匀，后烧炙至微黄酥脆为度。

[3]滴水成珠不散：传统医学膏药制备中判断炼油程度的方法之一，指沾取药油少许滴于水中，待油滴散开后又集聚。

[4]西硫黄：又名倭硫黄，系从日本进口的硫黄提炼物。呈不规则块状，鲜黄色，半透明，表面较光滑，无细孔。

[5]当门子：中药麝香的一种种，类为鹿科动物林麝、马麝或原麝成熟雄体香囊中的干燥分泌物。

[6]乳汁制：蟾酥炮制方法之一：系将蟾酥捣碎，置瓷盆中，放入鲜牛奶浸渍，放温暖处，经常搅动，至蟾酥全部溶化成稠膏状时取出，风干或晒干，研成细粉。

[7]肉芙蓉：疑为肉苁蓉之误。

译文

比天助阳补精膏

有歌说：灵龟衰弱最难瘥，好把玄经仔细看。补髓填精身体健，残躯栽接返童颜。

主治：这个方添精补髓，善于补益元阳，濡润皮肤，强壮筋骨，舒解腰痛。治疗下元虚冷，五痨七伤，半身不遂，脚膝酸弱，男子阳事不举，阴精易泄，将它作为膏药贴在身上可以振兴阳气，固摄肾精，让人走路灵活有力，就像增加了气力。还可以治女子下元虚冷，经水不调，患有崩漏带下疾病而而没有生育孩子的人，将它作为膏药贴在身上可以温暖子宫，调和血气。它的功效不能详尽地描述完毕，惟有诚挚地修炼，使药力全备，火候温养，以14天为一个周期，就可以成功了。

组成：真麻油600mL，甘草60g，天门冬5g，生地黄5g，熟地黄5g，远志5g，麦门冬5g，肉苁蓉5g，蛇床子5g，牛膝5g，鹿茸5g，川续断5g，虎胫骨5g，木鳖5g，紫稍花5g，谷精草5g，大附子5g，杏仁5g，肉桂5g，菟丝子5g，肉蔻5g，川楝子5g，黄丹240g，鲜明黄蜡150g，透明雄黄3g，白龙骨3g，西硫黄3g，赤石脂3g，乳香3g，没药3g，丁香3g，沉香3g，木香3g，当门子麝香3g，蟾酥3g，阳起石3g，肉芙蓉3g。

制法：甘草去皮；天门冬去心；生地黄酒洗；熟地黄酒洗；远志去心；麦门冬去心；肉苁蓉酒洗，焙干；蛇床子制；牛膝去芦，酒洗；鹿茸酥炙；虎胫骨酥炙；木鳖去壳；紫梢花去除杂草；大附子去皮；杏仁去皮尖；菟丝子用酒淘洗干净，杵烂，焙干；肉蔻，用面粉包裹煨烤；川楝子去核。黄丹用水飞法制成细粉，炒干；蟾酥用乳汁浸制；阳起石煅。

将麻油倒入干净的锅中，用砖架起固定，三根足都安放好，在锅下放15kg白炭，点燃，用慢火煎炼，不可太急，恐损坏药性。准备桃树枝、柳树枝、椿树枝、杨树枝、杏枝各2枝。

第一步：放入甘草，煎到油锅不响了为止。

第二步：将天门冬，生地黄，熟地黄，远志，麦门冬，肉苁蓉，蛇床子，牛膝，鹿茸，川续断，虎胫骨，木鳖，紫梢花，谷精草，大附子，杏仁，肉桂，菟丝子，肉蔻，川楝子共20味一起锉碎，放入锅中煎成炭，把锅从砖上取下，取出药炭，用布滤去锅中药渣，一定要滤干净，再把锅放在砖上架起固定，取一根拇指粗细、约54cm长的嫩桑枝搅拌锅中的油。

第三步：将油烧至沸腾，以茶匙抄起黄丹、黄蜡慢慢放入油中，其间一直用手搅动桑枝，一直熬到锅中药油能滴水成珠不散。又把锅取起，摊放等候油温降至温，再摆上砖架固定。

第四步：将透明雄黄，白龙骨，西硫黄，赤石脂一同研成细末，不要让油沸腾，只需要大温，用微火煎，不停地用手搅动，又把锅取起，摊放，等候油温降至温，再摆上砖架固定。

第五步：将乳香、没药、丁香、沉香、木香一同研成细末，倒入锅中的油膏内，不停地用手搅动，用微火温养。

第六步：将麝香、蟾酥、阳起石、肉芙蓉一同研成细末，倒入膏内，不停地用手搅动，用微火温养。

务必使药膏软硬适中，以贴在身上移动不了，从身体上揭下又不留痕迹为度。取起收入瓷罐中，密封罐口，埋在土中三日三夜，用来去火毒。

服法：每用药膏15g，摊在厚厚的红色或素色的缎绢上，贴在脐下关元穴及背后肾俞两穴。每一张要贴60日才可以换掉，药效非常神验,但不可凭借这个就纵欲无度,而损伤真元。

点评

本卷主要内容为"却疾第四",专论未病先防、谨慎用药的养生原则。万氏开宗明义,指出"治未病者十全八九,治将病者十全二三,治已病者十不救一",又引述各家论述,反复申明"不治已病治未病"的道理。对于求医,万氏认为患者"必先尽告其所患然后诊视",不要反复试探医者,也不要自用自专,随意干涉医生诊疗。万氏反对信巫不信医和无病服药的现象。又载录的近五十首方剂,或治脾或理肾,或补阴或壮阳,皆以提高正气、增强五脏为依归。

养生四要译评 卷之五

明·万全 纂

蒋力生 叶明花 章德林 撰著

养生总论

养生之道[1],只要不思声色,不思胜负,不思得失,不思荣辱,心无烦恼,形无劳倦,而兼以导引[2],助之服饵[3],未有不长生者也。服饵之物以谷肉菜果为上,草木次之,金石为下。盖金石功速而易生疾,不可轻服,恐其毒发难制也。近观服杏仁者,至二三年,或泄[4],或脐中出,皆不可治。服楮实[5]者,辄成骨痿。服钟乳粉、阳起石、硫黄、丹砂、雄黄、乌头、附子之类,多为虚阳发热作疾。服女子初经作红铅者亦然。悉宜屏之[6],勿轻信也。

注释

[1]道:方法,途径。
[2]导引:古代的一种养生术。
[3]服饵:指服食丹药。
[4]泄:泄泻。
[5]楮实:一种中药,为桑科植物构树的果实。
[6]屏:通"摒",摒弃,排除。

译文

养生的道理,只要不贪恋声色,不在意胜负,不考虑得失,不思考荣辱,心中没有烦恼,形体不过度劳倦,同时兼习导引之术,服用饵物,便可以得到长生。服用的饵物以五谷肉类蔬菜水果为上,草木类药物其次，金石类的药物为下。因为金石类的药物功效迅猛，容易致病，不可以轻易服用，担心若毒性发作则难以控制。观察那些服食杏仁的人，坚持服用两三年后，或腹泻不止，或从肚脐中冒出异物，都无法治疗。服用楮实的人，常常骨头萎缩。服用钟乳粉、阳起石、硫磺、丹砂、雄黄、乌头、附子之类的药物，大多数使人变成阴虚阳亢体质，内体发热生病。服用以女子初经制成的红铅的人，也是这样。都应该摒弃这些药物，不要轻信。

方士惑[1]人，自古有之。如秦始皇遣人入海，求不死之药[2]；汉武帝刻意求仙，至以爱女娶之[3]，此可谓颠倒之极，末年乃悔悟曰：天下岂有仙人，惟寡欲节食服药，差可少病而已。此论甚确。刘潜夫诗云[4]：但闻方士腾空去，不见童男入海回。无药能令炎帝在，有人曾笑老聃来。

> **注释**

[1] 惑：使……疑惑；迷惑；蛊惑。

[2] 秦始皇遣人入海，求不死之药：指秦始皇受方士蛊惑，迷信海外有仙山，仙山上有不死药和神仙，于是花费巨资让方士徐福携带童男女数千出海寻访不死药，最终一无所获，徐福也不知所踪。

[3] 汉武帝刻意求仙，至以爱女娶之：指汉武帝误信方士栾大能通神仙，为了讨好他，让他从神仙下求下不死药，甚至把自己的女儿卫长公主嫁给她，后汉武帝识破栾大骗术，大怒，将其腰斩。

[4] 刘潜夫：即刘克庄，初名灼，字潜夫，号后村，福建省莆田市人。南宋豪放派诗人、词人、诗论家。

> **译文**

方士迷惑世人，从古便有这类的事了，比如秦始皇派遣人去东海，求取不死之药；汉武帝执着访求仙人，甚至把自己的亲生女儿嫁给他，这些可以说是颠倒荒唐至极，到晚年悔悟道：天下哪里有仙人，只有减少欲望、节制饮食、按需服药，这样勉强可以少生病。这种观点很对。刘潜夫作诗道：只听说过方士腾空而去，不见童男童女从东海回来。没有药物能使炎帝神农常在，而有人笑称老聃来过。

《南史》：范云，初为陈武帝属官[1]，武帝九锡之命在旦夕[2]，忽感寒疾，恐不获愈预庆事。召徐文伯诊视，以实恳之曰：可得便愈乎？文伯曰：欲便差甚易，恐二年后不复起耳。云曰：朝闻道，夕死可矣，况二年乎！文伯以火烧地，布桃叶，置云其上，顷刻汗解，裹以温松，次日疾瘳[3]，云喜甚。文伯曰：不足喜也。越二年[4]，果卒。观此，可为求速效者之戒。

注释

[1] 陈武帝：指陈霸先，南北朝时代陈朝开国皇帝，死后谥号武皇帝。

[2] 武帝九锡之命在旦夕：陈霸先初为梁朝将领，后篡夺了梁朝政权，此处指的其篡位前夕。九锡，魏晋六朝掌政大臣夺取政权、建立新王朝率皆袭王莽谋汉先邀九锡故事，后以九锡为权臣篡位先声。

[3] 瘳：指病愈。

[4] 越：到，及。

译文

《南史》：范云，刚开始为陈武帝随身官员，武帝夺权就要开始，他却忽然受寒生病，担心自己不会好起来，赶不上这件大事，就召见徐文伯为自己看病，态度恳切的说道：我能够马上好起来吗？文伯回答道：想要好起来很简单，但恐怕两年后你将死去。范云说道：古人云如果早上得闻大道，晚上就死去也没有什么遗憾了，何况可以多活两年！文伯用火烧地并在其上铺满桃叶，然后将范云放置其上，不久便发汗，再用温松包裹身体。第二天病就好了。范云很高兴。文伯说：这不值得高兴。过了两年，范云果真死了。这件事应该让那些渴求速成的人引以为戒。

病有坚痞风气结在皮肤肉腠者[1]，可用针，分寸如法。在胸腹腰脊近脏腑肠胃者，非是上医[2]，勿便用针。

注释

[1]坚痞风气：两者都是常见皮肤凸起的小结节,其中坚痞为位置坚固不移,凸起较大；风气为位置游移不定,凸起较小。

[2]上医：医术高明的医生。

译文

有人的皮肤肌肉筋膜里有坚痞风气这样的小结节，可以用针刺法治疗，治疗方法一定严格遵照规定。如果结节的位置在胸腹腰脊这样靠近脏腑肠胃的地方，不是医术高明的医生，不要用针。

按《素》《难》凡治脏腑之病[1]，取手足井、荥、俞、经、合[2]，以行补泻之法。故八法针天星十二穴者[3]，上取下取，左取右取，合担则担[4]，合截则截[5]，吾有秘传，皆不离手足，了尽一身之疾。凡有疾者，头项胸腹腰肋肠脊戒勿用针，恐其有失。

注释

[1]《素》：指中医经典书籍《黄帝内经》中的《素问》。《难》：指中医经典书籍《难经》。

[2]井、荥、俞、经、合：指十二经脉分布在肘、膝关节以下的5个特定腧穴，合称"五腧穴"。

[3]八法针：针灸疗法中按阴、阳、表、里、寒、热、虚、实八纲，采用不同穴位、不同针法，达到汗、吐、下、和、温、清、补、消八种治疗目的的针刺法。

[4]天星十二穴：指针灸治病中的十二个经验效穴。由金代针灸家马丹阳在临床实践中总结而出，见《针灸大全·马丹阳天星十二穴并治杂病歌》："三里内庭穴，曲池合谷接，委中配承山，太冲昆仑穴，环跳与阳陵，通里并列缺。合担用法担，合截用法截，三百六十穴，不出十二诀。"

[5]担：同"掸"，指在治疗疾病时采用较为平和的手法，如拂尘掸去灰尘。截：指在治疗疾病时采用较为剧烈的手法，如利剑截断疾病发展。

译文

按：《素问》《难经》中凡是治疗脏腑疾病，都是取手足井、荥、俞、经、合，施以补泻的手法。因为八法针、天星十二穴这样的手法，原则都是上下取穴，左右取穴，应该用担法则用担法，应该用截法则用截法。我有秘传，取穴都离不开手足，可以治疗全身上下的疾病。对于病人，头项胸腹腰肋肠脊禁针，以防有闪失。

凡头面胸腹脊膂诸穴[1]，有宜灸者，不过三壮[2]，不可多灸。有人灸丹田穴，动则五六十壮，谓之随年壮。人问其故，答曰：若要身体安，丹田、三里常不干[3]。噫！此齐东野人语也[4]。人能谨其嗜欲，节其饮食，避其风寒，虽不灸丹田、三里，身自无病而常安也。否则正气一虚，邪气自攻，以灸补虚，是以油泼火也，无益而反有害。

凡用针灸后，常宜慎欲，至疾愈方可，不然则无效矣。

注释

[1]膂：脊椎骨。

[2]壮：指灸的单位。

[3]三里：指足三里穴。常不干：指多灸，因古代艾灸多为直接灸，指以

艾炷直接灸灼穴位皮肤,渐致化脓,常不干,即常常有这种灸后脓。

［4］齐东野人语:比喻没有凭证,荒诞不经,不足采信的言论。语本《孟子·万章上》:"此非君子之言,齐东野人之语也。"齐国东部地区乡野鄙俗之语,孟子认为此地的传言多属不实。

译文

对于头面胸腹脊臀地方的穴位,有的适宜用灸法,但不要超过三壮,不可以多灸。有的人灸丹田穴,多的达到五六十壮,说是采用的艾灸壮数要与患者年龄相同。别人问其原因,回答说:如果想要身体好,丹田、足三里要多多灸。噫!这是齐东野人的话啊。人如果能可以节制自己的欲望,控制自己的饮食,躲避风寒,虽然不灸丹田和足三里,身体也一直没有什么疾病。否则正气一虚,邪气趁势袭来,再用灸法补虚,等同于用油灭火,不但没有帮助反而有害。

凡是针灸之后,要节制自己的欲望,直到疾病痊愈,否则没有效果。

延年益寿不老丹

生地黄三两,酒浸一夜,晒干 熟地黄二两,洗净,晒干 地骨皮五两,酒洗净,晒干 人参三两 天门冬三两,酒浸三时,去心,晒干 麦门冬三两,制同 白茯苓五两,去粗皮,切片,酒浸,晒干 何首乌半斤,鲜者,用竹刀刮去皮,切片,酒浸,晒干;干者,用米泔水浸软,刮去皮,切片用

砂锅内先下乌羊肉一斤,黑豆三合,量着水于上,加竹箅,放此药,后覆盖蒸一二时辰,取出晒干,共为细末,炼蜜为丸,如梧桐子大。每服三五十丸,酒送下。清晨服之。此药千益百补,或十日或一月,自知为另等人也。常服功效难言。得此方者,不可以为药易而轻传也。

> 译文

延年益寿不老丹

主治：延年益寿。

组成：生地黄90g，熟地黄90g，地骨皮150g，人参90g，天门冬90g，麦门冬90g，白茯苓150g，何首乌240g。

制法：生地黄用酒浸泡一个晚上后晒干；熟地黄洗干净之后晒干；地骨皮用酒洗净后晒干；天门冬、麦门冬用酒浸泡3个小时，去心后晒干；白茯苓去粗皮切片，用酒浸泡后晒干；何首乌选取新鲜的，用竹刀刮去表皮，切成薄片，用酒浸泡后晒干，如果是干货，用淘米水浸泡至软，刮去皮后切片。砂锅内先下乌羊肉480g，黑豆60g，加适量的水，加上竹箅，放此药，后覆盖蒸1~2小时，取出晒干，共为细末，用优质蜂蜜调和制成如梧桐子大的药丸。

服法：每次服用30~50丸，用酒送下。在清晨服药。

这个药吃了有很多好处，服用10天到一个月，就能感觉跟别人不一样了。经常服用效果更好。得到这个方药的人，不能因为药物简单而轻易地告诉他人。

鹿角霜丸

黄柏八两，去粗皮，用人乳拌匀，晒干，如此三次，炒褐色用之，或五六两或六七两，随时加减 鹿角霜八两 天门冬二两，去心 麦门冬二两，去心 人参一两或二两 生地黄置水中，去浮者，酒浸一夜 熟地黄二两，酒浸一夜，晒干

共为末，入炼蜜为丸，如梧桐子大。每服七十丸，加至百丸，淡盐汤送下，酒亦佳。

煮鹿角霜法

鹿角用本年解及新锯，血气不干枯者，截寸半长，置长流水中浸七昼夜，涤去腥秽。每用二斤，加桑白皮二两，黄

蝎二两，楮实子二两，银器内，或盐泥固济好坛，炭灰煮七昼夜，水耗以热水添之，旋耗旋添，角软如熟样，取出晒干听用。将煮角汁去药渣并蝎皮，火熬胶收贮。每用三钱，温酒化融服，其功更胜。若是麋角尤佳，煮制之法相同。

> **译文**

鹿角霜丸

主治：温阳，补肾，固精。

组成：黄柏240g，鹿角霜240g，天门冬60g，麦门冬60g，人参30g或60g，生地黄，熟地黄60g。

制法：黄柏去粗皮，用人乳汁拌匀，晒干，这样重复3次，然后炒成褐色，每次用150~180g或180~210g都可以，随季节加减变化；天门冬、麦门冬去心；生地黄放入水中，除去表面漂浮的东西，用酒浸泡一个晚上；熟地黄用酒浸一夜，晒干。诸味药材一起研成粉末后，再加优质蜂蜜调匀制成梧桐子大小的药丸。

服法：每次服用70丸，最多服用100丸，用淡盐水送下，用酒送服更好。

煮鹿角霜法

组成：鹿角320g，桑白皮60g，黄蝎60g，楮实子60g。

制法：鹿角用当年新锯下来的，选用气血未干枯的鹿角，截取约5cm，放置在一直流动的水中浸泡七天七夜，洗去腥秽的杂质。将诸味药材，放入银器内，或选择用盐泥密封的优质坛罐，用炭灰煮七天七夜，水如果干了就加入热水，一边蒸煮一边加水，等到角软了差不多和熟了一样，取出晒干待用。将煮角剩下的药汁除去药渣放入蝎皮，用火熬成胶状后储存起来。

服法：每次服用9g，放在温酒里面融化后再服用效果更好。

如果是麋角效果更佳，煮制方法相同。

何首乌丸

八月采赤白各半，极大者佳。以竹刀刮去皮，切碎，用米泔水浸一夜，取漉出晒干，以壮妇生男乳汁拌晒三次，候干。用木臼杵为末，罗细，以北红枣密云县出者佳，于沙锅内煮，去皮核，取肉，和药末，杵千余下为丸，焙燥，以磁器盛之。初服二十丸，每十日加十丸，至百丸止。空心淡盐汤送下，忌铁与诸血、萝卜。

> **译文**

何首乌丸

主治：肝肾亏虚，头晕目花，耳鸣，须发早白。

组成：何首乌

制法：八月份采收何首乌，赤白色各一半，个头大为佳。用竹刀刮去皮，切碎，用淘米水浸泡一个晚上，取出来晒干，用壮硕一点生了男孩的妇人的乳汁拌匀后晒干，反复3次，晒干之后研成粉末状，把红枣（密云县产的最好佳）放在沙锅里煮，然后去掉枣皮枣核，取红枣肉，与何首乌药末调匀，捣杵一千多下制成药丸，烘焙干燥后，用瓷器储存。

服法：刚开始服用20丸，每10天加10丸，到100丸为止，空腹用淡盐水送服，忌用铁器，及忌口血制品和萝卜。

此长生真人保命服食

治五劳七伤，虚损无力，四肢困倦，手足顽麻，气血耗散，面黄肌瘦，阳事不升，虚晕恶心，饮食减少。此药能治诸虚，添精补髓，滋润皮肤，充神壮气，身体轻健光泽，开胃进食，返老还童，发白再黑，齿落更生，大有神效。

白茯苓四两　熟地黄四两　天门冬四两　山药四两　枸杞子四两

何首乌四两　大茴香一两,炒　干姜二两　鹿角霜四两　青盐少许　莲肉半斤,去皮心　没石子一两　破故纸四两,净香油炒　大核桃肉半斤　麦门冬四两

共为末,空心白汤调匀二三匙,日进二服。不拘在家在外,少者一服,老者二服,功不尽述。

> **译文**

长生真人保命服食方

主治：五劳七伤,虚损无力,四肢困倦,手足顽麻,气血耗散,面黄肌瘦,阳事不升,虚晕恶心,饮食减少。这个药能治疗各种虚证,添精补髓,滋润皮肤,充神壮气,身体轻健光泽,开胃进食,返老还童,发白再黑,齿落更生,功效显著。

组成：白茯苓120g,熟地黄120g,天门冬120g,山药120g,枸杞子120g,何首乌120g,大茴香30g,干姜60g,鹿角霜120g,青盐少许,莲子240g,没石子30g,破故纸120g,大核桃肉240g,麦门冬120g

制法：大茴香炒干；莲子去皮心；破故纸用干净香油炒。诸味药材一起混匀研成粉末。

服法：空腹的时候用白开水白调匀2~3匙,每天服用2次。在家在外都方便服用,年少者一天服用1次,年老者服用2次,好处多得说不完。

松梅丸

有肥肠健髓之验。

松脂一斤,炼熟者　怀庆地黄十两,酒蒸　乌梅肉六两

如后法制,炼蜜为丸,如梧桐子大。每服五十丸,空心米饮盐汤任下。

此方得之南京吏部尚书大人者，自云西域异人所授，后服之果能加饮食，致身肥健，小便清，大便润，精神不倦。余考诸本草云：松脂味苦，甘温无毒，安五脏，除胃中伏火、咽干消渴，久服轻身不老，聪耳明目，固齿润肺，辟邪气，去历节风疠风酸痛不可忍[1]，仙家多炼服，日无倦怠，老年发白返黑。若同白茯苓炼蜜服之能辟谷[2]。

炼法：用明净松香十余斤，先以长流水入砂锅内，桑柴火煮，扯三次，再淋桑灰汁，仍煮七八次，扯拔，又用好酒煮二次，完则以长流水煮过一次，扯拔色白，味不涩者为度。阴干，入石臼内杵细取净末，依方配合再捣，一日九次，须要日干乃佳。又查熟地黄味甘苦无毒，填骨髓五脏不足，及男女劳伤，通血脉，益气力，利耳目。一名曰地髓。久服轻身不老，黑发增寿。服此药禁三白[3]，忌银铜铁器。取沉水者佳，晒干秤用，以清油洗净，木甑砂锅蒸半日，入臼舂用[4]。

乌梅肉，味酸平无毒，能下气除热，安心神，疗肢体痛，生津液，及好睡口干，利筋脉，去痹消痰，治骨蒸，虚痨羸瘦，解烦毒，久服令人思睡不睡。故东垣有言：凡酸味最补元气，谓其有收之义耳。取润大者三五斤，以温酒浴洗，甑内蒸熟，去核取肉，捣和前二味成丸。

注释

[1] 历节风：中医病名，以关节红肿，剧烈疼痛，不能屈伸为特点。类于急性风湿性关节炎，类风湿性关节炎，痛风等疾患。疠风：指麻风病。

[2] 辟谷：道教的一种修炼术，指不食五谷。

[3] 三白：指盐、萝卜、饭。三者皆白色，故谓。

[4] 舂（chōng 冲）：指把东西放在石臼或乳钵里捣，使破碎或去皮壳。

译文

松梅丸

主治：有补益肠胃强健骨髓的功效。这个方子是从南京吏部尚书大人那里得来的，相传是一位西域异人所传授，按照方子服用后果然食量增加，身体健硕，小便清，大便通畅，身体也不会感到疲倦了。我查阅多本本草书籍，书上说：松脂味苦甘温无毒，能安五脏，除胃中伏火，治疗咽干和消渴，坚持服用身健长寿，聪耳明目，固齿润肺，辟邪气，去除历节风疬风导致的关节酸痛难忍，修仙的人经常服食，身体不会感到疲惫，老年服食后头发由白返黑。加入白茯苓和优质蜂蜜一起服用可以辟谷。

组成：松脂480g，怀庆熟地黄300g，乌梅肉180g。

制法：熟地黄酒蒸。松脂炼法，用明净松香4800~9600g，先取经常流动的活水放入砂锅中，用桑枝做柴火点燃烧煮，搅动3次，再淋桑灰汁，继续这样边搅动边煮7~8次，再换用好酒煮2次，煮完后再用经常流动的活水煮一次，以搅动后色白，味道不涩为度。后阴干，放入石臼内研成细末，依方配合再捣，一天9次，晒干之后效果更好。

又查阅到熟地黄味甘苦无毒，填骨髓五脏不足，及男女的劳伤，通血脉，益气力，利耳目。一名曰地髓。久服轻身不老，黑发增寿。服此药时忌服萝卜、米饭、盐三白，忌用银铜铁器。取沉入水中的为佳，晒干秤用，并用清油洗干净，用木甑在砂锅中蒸半天，放入石臼中捣碎。

乌梅肉味酸平无毒，能下气除热，安心神，疗肢体痛，生津液，及好睡口干，利筋脉，去痹消痰，治疗骨蒸，虚痨羸瘦，解烦毒，久服令人思睡不睡。因此东垣曾说过：凡是酸味最能补益人体元气，说它有收敛的作用。

取肥润一点的乌梅1440~2400g，用温酒浸泡后洗干净，在木甑内蒸熟，然后把核去掉取肉，把前面制备好的松脂和熟地黄捣和在一起，用优质蜂蜜炼成为丸剂，每粒跟梧桐子差不多大小。

服法：每次服用50丸，空腹用米汤或盐汤送服。

鹿角霜丸

鹿角锯成寸段，长流水浸七日，入砂锅内，用桑柴火煮七日夜取出，去外粗皮，内去血穢，研细净末，一斤　**知母**去皮，盐酒炒黄色，为末，净半斤　**生黄**酒浸一夜，晒干，为末，净四两　**熟黄**酒浸一夜，晒干，为末，净四两　**天冬**酒浸去心，晒干为末，四两　**麦冬**酒浸去心，晒干为末，四两　**当归**全用酒洗，为末二两　**何首乌**去皮，用人乳拌匀，九蒸九晒，为末，二两，不犯铁器　**白茯苓**去皮，为末，用水淘净，去筋膜；**麋角**制法同前，净末一斤　**黄柏**去皮，用水酒炒老黄色，为末，净半斤

共为一处拌匀，炼蜜为丸，如梧桐子大。每服五十丸，空心温酒送下，或盐汤送下亦可。

译文

鹿角霜丸

主治：温肾固精。主治膏淋。

组成：鹿角 480g，知母 240g，生地黄 120g，熟地黄 120g，天冬 120g，麦冬 120g，全当归 60g，何首乌 60 g，白茯苓 60 g，麋鹿角 480g，黄柏 240g。

制法：把鹿角锯成 30cm 长的小段，用经常流动的活水浸泡 7 天，放入砂锅中，用桑枝做柴火烧煮七天七夜后取出，除去表面的粗皮，去掉里面的血穢，研成粉末；知母除去表皮，用酒和盐炒成黄色，研成粉末；生地黄用酒浸泡一个晚上，取出晒干；熟地黄用酒浸泡一个晚上，取出晒干，研成粉末状；天冬用酒浸泡，去心，晒干研磨成粉末；麦冬用酒浸泡，去心，晒干研磨成粉末；当归用酒洗，晒干，制成粉末；何首乌除去表皮，用人乳汁拌匀，九蒸九晒，研成粉末，使用时不要接触铁器；白茯苓除去表皮，研成粉末，用水清洗掉杂质，除去筋膜；麋鹿角，制作方法和前面鹿角一样，研成细末；黄柏除去表皮，用水酒炒成老黄色，研成粉末。把诸味药材放在一起拌匀，用优质蜂蜜调

制成药丸，每粒跟梧桐子差不多大小。

服法：每次服用50丸，空腹用温酒送服，或用盐水送服也可以。

乌须固本丸

何首乌半斤，米泔水浸三宿，竹刀刮去皮，切片，方加黑豆五升，同首乌滚水泡一时，蒸熟去豆　生地黄二两，酒浸　黄精四两，用黑豆二升同煮熟，去豆，忌铁器　熟地黄二两，酒浸　天门冬二两，去心　麦门冬二两，去心　白茯苓二两，去皮　赤茯苓二两，去皮　白术二两　人参二两　五加皮二两　巨胜子[1]二两　柏子仁二两　松子仁二两　核桃仁二两　枸杞子二两

共为细末，炼蜜为丸，如梧桐子大。每服七八十丸，空心温酒盐汤任下。

注释

[1]巨胜子：即黑芝麻。

译文

乌须固本丸

主治：肝肾阴血不足，须发早白。

组成：何首乌240g，生地黄60g，黄精120g，熟地黄60g，天门冬60g，麦门冬60g，白茯苓60g，赤茯苓60g，白术60g，人参60g，五加皮60g，巨胜子60g，柏子仁60g，松子仁60g，核桃仁60g，枸杞子60g。

制法：何首乌用淘米水浸泡3个晚上，再用竹刀刮去表皮，切成薄片，然后加黑豆800g，跟何首乌一起在滚水煮泡1个小时，蒸熟后挑出黑豆；生地黄酒浸；黄精用黑豆320g一同煮熟，挑出黑豆，服用时忌用铁器；熟地黄酒浸；天门冬去心；麦门冬去心；白茯苓去心；

赤茯苓刮去表皮；白术刮去表皮。诸味药材一起研成细末，用优质蜂蜜调制成如梧桐子大的药丸。

服法：每次服用 70~80 丸，空腹用温酒或盐汤送服。

却老乌须健阳丹

何首乌俱用米泔水浸三夜，竹刀刮去皮，打碎如棋子大，赤白各一斤 **牛膝**半斤，同前何首乌，用豆五升，入砂锅内水煮二次，为细末 **枸杞子**半斤，酒浸洗，晒干，为末 **当归**半斤，酒浸一夜，加**茯神**[1]半斤 **破故纸**五两，炒黄，为末 **茯苓**赤一斤，牛乳浸，白一斤，人乳浸，俱一夜，晒干 **菟丝子**半斤，酒浸三日，晒干，为末

共七味，各不犯铁器，炼蜜为丸，如弹子大，日用三丸。早进一丸空心酒下，午后一丸姜汤下，临卧一丸，盐汤下。

初服三日，小便杂色，是去五脏杂病；二十七日，唇红，口生津液，再不夜起；四十七日，身躯轻健，两乳红润；至一月后，鼻头辛酸，是诸风百病皆出；四十九日，目视光明，两手火热，精通，白发反黑，齿落更生，阳事强健，丹田如火，行步如飞，气力倍加。非人不可轻泄，乃神秘之方也。

注释

[1]茯神："神"字原脱，据《医部全录》卷三三一却老乌须健阳丹补。

译文

却老乌须健阳丹

主治：五脏杂病。

组成：赤白何首乌各 480g，牛膝 240g，枸杞子 240，当归 240g，茯神 240g，破故纸 150g，赤白茯苓各 480g，菟丝子 240g。

制法：赤白何首乌在淘米水中浸3个晚上，用竹刀刮去表皮后，打碎成棋子大小；牛膝制法同前何首乌，用黑豆800g一起放入砂锅内用水煮2次，研成细末；枸杞子用酒浸洗，晒干，制成粉末；当归用酒浸泡一个晚上；破故纸炒黄，制成粉末；赤茯苓用牛乳浸泡，白茯苓用人乳浸泡，赤白茯苓都浸泡一个晚上，晒干；菟丝子用酒浸泡3天，晒干，研成细末。共7味药材，使用过程中都不能接触铁器，用优质蜂蜜制成丸剂，每粒和弹子差不多大。

服法：早晨空腹服1丸，用酒送服，中午用姜汤送服1丸，临睡前用盐水送服1丸。每天服用3丸。

服用前2天，小便多种颜色夹杂，这是去除五脏杂病的表现；第27日嘴唇偏红，口中会生成津液，晚上不用再起夜；到了第47天，身躯轻健，两乳红润；到1个月之后，鼻子有辛酸感，只是因为风邪和其他疾病都祛除了；到了第49天，眼睛看东西很清楚，两手火热，精液又可流出，头发又白转黑，牙齿掉了重新长出新的，阳事强健，丹田如火，行步如飞，气力倍加。这是一首很神秘的方子，不可轻易告诉别人。

益母草，单一味为末，不犯铁器，炼蜜为丸，如弹子大，每服一丸。久服亦令人有子。此先祖兰窗公常用有效者，其妇人胎前产后，诸疾治之皆效。本方加木香、当归、赤芍尤佳。

译文

益母草方

主治：久服可以让妇人生子。先祖兰窗公经常使用并得到很好的效果，他的妻子胎前产后遇到各种妇科疾病用此药都收到了很好的效果。

组成：益母草。

制法：只用一味药研成粉末，不可接触铁器，用优质蜂蜜制成丸剂，每粒跟弹子差不多大小。

服法：每次服用1丸。

本方加木香、当归、赤芍效果更好。

无子者，温酒下，服一月其经自调。一方有加川芎。

腹有癥瘕加三棱[1]、莪术。

胎前产后脐腹刺痛，胎动不安[2]，下血不止，用秦艽煎汤送下，或当归汤下，半夏汤下亦可。

胎前产后，脐腹作痛有声，寒热往来[3]，俱用米汤送下。

临产及产后，先用一丸，童便或酒下，血气自然调和。又能破血痛，调经络，极效。

产后胎衣不下[4]，及一切产难横生，或死胎经日不下，胀满心闷、心痛，炒盐汤送下。

产后中风，牙关紧闭，半身不遂[5]，失音不语，童便无灰酒送下。

产后气喘、咳嗽，胃膈不利[6]，恶心呕吐酸水，面目浮肿，两胁腋痛举动无力，温酒下。

产后，两太阳痛。太阳者，前后脑也。呵欠，心悸[7]，怔忡[8]，气短，肌瘦，不思饮食，血风身热，手足顽麻，百节疼痛，米饮送下。

产后眼花黑暗，血晕血热，口渴闷烦，见鬼狂言，不省人事，薄荷汤下。血崩血漏，糯米汤下。

产后赤白带，煎阿胶汤下。

产后大小便不通，烦躁口苦，薄荷汤下。

产后面赤颜垢，五心烦热[9]，或腹中血块，脐腹奔痛，时发寒热，有冷汗者，童便酒各半下，或温薄荷汤下。

产后恶血未尽，结带脐腹刺痛，恶血上冲，心胸满闷，童便温酒各半下。

产后痢疾，米汤下。

注释

[1] 瘕：这里指腹部结块。
[2] 胎动不安：妊娠期出现腰酸腹痛，胎动下坠，或阴道少量流血。
[3] 寒热往来：发热与恶寒交替出现的一种热型，其热时自热而不觉寒，其寒时自寒而不觉热。
[4] 胎衣不下：指胎儿产出后一定时间内胎衣不能排出的一种疾病。
[5] 半身不遂：指同一侧上下肢、面肌和舌肌下部的运动障碍。
[6] 胃膈不利：指胃与横隔部滞塞堵闷。
[7] 心悸：指心中急剧跳动，惊慌不安，甚则不能自主。
[8] 怔忡：心中剔剔不安，不能自控的一种病证，较心悸更为严重。
[9] 五心烦热：指两手心、脚心，心胸部烦热。

译文

一直不能生孩子的患者，用温酒送服，服用1个月之后月经基本就正常了。也可以在方子中加川芎。

腹部有结块的加上三棱、莪术。

胎前和产后脐周腹部刺痛，胎动不安，下血不止，用秦艽煎汤送下，或用当归汤送下，半夏汤也可以。

胎前产后，脐腹作痛有声，寒热交替，可以用米汤送服。

临产以及产后，先用1丸，用童便或酒送下，气血自然调和。又可以逐瘀缓解疼痛，调畅经络，效果显著。

产后胎衣不下，以及一切难产，或死胎几天不下，胀满心闷、心痛，用热盐水送服。

产后中风，牙关紧闭，半身不遂，声音嘶哑而不能发出声音，用童便无灰酒送下。

产后气喘、咳嗽，胃膈滞闷，恶心呕吐酸水，面目浮肿，两胸胁腋下疼痛举动无力，用温酒送下。

产后，两太阳穴部位疼痛。太阳穴，连接前后脑。呵欠，心中急剧跳动，惊慌不安，呼吸短促，肌肉消瘦，不思饮食，身体发热，手足麻木，关节疼痛，用米汤送下。

产后视物昏花黑暗，血晕血热，口渴闷烦，出现幻觉等神志异常，不省人事，用薄荷汤送下。血崩血漏，用糯米汤送下。

产后赤白带，用阿胶煎汤下。

产后大小便不通，烦躁口苦，用薄荷汤下。

产后面红憔悴，五心烦热，或腹中有血块，脐腹疼痛，有时感觉有寒热，有冷汗的人，用童便和温酒各一半调匀送下，或者用温薄荷汤下。

产后恶血未尽，脐腹周围刺痛，恶血上冲，心胸满闷不舒，童便温酒各一半送下。

产后痢疾，用米汤送下。

又方三分散，用小柴胡[1]、四物[2]、四君[3]。㕮咀。产后伤寒并痢者，依方取效似神扶。

产后血泄[4]，水煎，枣汤下。

产后未满月，血气不通，咳嗽，四肢无力，自汗、睡汗[5]不止，月水不调，久而不治，则为骨蒸潮热，用童便酒下。

若急用时，取生者根茎花叶杵烂，调服，及绞汁入水，饮亦可。

又治喉闭，得吐即愈，冬来用根为最。

注释

[1] 小柴胡：指小柴胡汤，包含柴胡、黄芩、人参、半夏、甘草、生姜、大枣。

[2] 四物：指四物汤，包含熟地黄、当归、白芍和川芎。

[3] 四君：指四君子汤，包含人参、茯苓、白术和甘草。

[4] 血泄：中医病症名，指大小便出血。

[5] 睡汗：即盗汗，入睡后出汗，醒来即止。

译文

三分散

主治：产后伤寒合并痢疾的人，按照方子服用可以取得显著效果，就像神灵帮助。

组成：小柴胡汤（柴胡、黄芩、人参、半夏、甘草、生姜、大枣），四物汤（熟地黄、当归、白芍、川芎），四君汤（人参、茯苓、白术、甘草）。

制法：诸味药材打碎调匀。

服法：产后大小便出血，用水煎煮，枣汤送下；产后未满月，血气不通，咳嗽，四肢无力，自汗盗汗不止，月经不调，时间很久也没有治愈，则为骨蒸潮热，用童便和温酒送下；若急用时，取该方生药的根茎花叶一起杵烂，搅匀服用，或榨汁加水饮用。还可以治疗喉闭，得吐即愈，冬季用根效果最好。

妊娠五忌

昆山顾状元刊施二法。

一、勿睡热炕，南方大柜亦同。

一、勿食煎炒炙煿之物。

一、勿食葱、韭、薤、茱萸、椒、蒜。

一、勿于星月下仰卧及当风洗浴坐卧。

一、勿饮烧酒及黄酒。盖此二酒有药，恐为妊娠所禁。

> **译文**

妊妇五忌

昆山顾状元刊刻推广的2种方法。

一、不能睡热炕，南方的大柜也不能睡。

一、不能吃煎、炒、炙、烤的食物。

一、不能吃葱、韭、薤、茱萸、椒、蒜。

一、不能在星月下仰卧，不能当风洗浴坐卧。

一、不能饮烧酒及黄酒。因为这两个酒中有药，恐怕是妊娠所禁忌的药物。

小儿五宜：

一、小儿初生，先浓煎黄连甘草汤，用软绢或丝绵包指蘸药，拭出口中恶血，或不及，即以药汤灌之，待吐出恶沫，方与乳食。令其出痘稀少。

一、初生三五月，宜绷缚令卧，勿竖头抱，儿致惊痫。

一、凡乳食不宜一时混吃，令儿生有癖痞积聚[1]。

一、宜用七八十岁老人旧裙裤改小衣衫，令儿有寿。虽富贵之家，切不可新制纻丝绸缎绫罗毡绒之类与小儿服[2]，不惟生病，抑且折福。愚意，小儿满月受贺宴客，宰杀牲物亦非所宜。

一、小儿四五个月，只与乳吃，六个月以后，方与稀粥哺之。周岁以前，切不可吃荤腥并生冷之物，令儿多疾。若到二三岁脏腑稍壮，方与荤腥为是。

> **注释**

[1] 癖痞积聚：因食物不消化导致的胃肠胀满疾病。

[2]纻丝：麻制衣物。绫罗：丝绸制衣物。毡绒：皮毛制衣物。

译文

小儿五宜：

一、小儿刚出生，先煮一碗浓浓的黄连甘草汤，用软绢或丝绵包裹手指蘸取药汁，擦拭小儿口中不干净的血污，如果擦不干净，可以直接用药汤灌，等小儿吐出不干净的涎沫，才能喂乳。这样做让孩子少出痘。

一、小儿刚出生3~5个月，应包好捆紧让他躺卧，不要让他头朝上抱着，要不然小儿容易患惊痫。

一、乳食都不能一起混着吃，要不然小儿容易患消化不良导致的腹胀。

一、宜用七八十岁的老人旧裙裤改成小衣衫，这样小儿可以长寿。即使是富贵之家，切不可拿新制的麻制、丝绸制及毛皮制的衣物给小儿穿，要不然容易生病而且折福。我认为，小儿满月举办宴席，不宜宰杀牲畜。

一、小儿4~5个月大，只能喂乳，6个月以后，才能喂稀粥。1岁以前，切不能吃荤腥而且生冷的食物，不然小儿易患疾病。等到2~3岁大脏腑功能慢慢完善，才能吃荤腥食物。

延生第一方 镇江钱医官传

小儿初生，脐带脱落后，取置新瓦上，用炭火四围烧至烟将尽，放于土地上，用瓦盏之类盖之存性，研为细末。预将透明朱砂研为极细末，水飞过[1]，脐带若有五分重，用乳汁一二蚬壳调和，或以黄连甘草煎汤水调之亦好。调和前脐带末、朱砂末二味，如砂糖样，抹儿口中及乳头，一日之内抹尽。次日儿大便遗下秽污浊垢，终身永无疮疥及诸胎疾，个个保全。此十分妙法也。脐带内看有虫，当去之。

注释

[1] 水飞：是借药物在水中的沉降性质分取药材极细粉末的方法。

译文

延生第一方（镇江钱医官传）

小儿刚出生，脐带脱落后，取出放置在新瓦上，用炭火四面围住烧至烟将尽，放在土地上，用瓦盏之类的盖上以存性，研成细粉末。先将透明朱砂研成极细粉末，水飞过，脐带若有1.5g重，用乳汁1~2蚬壳调和，或用黄连甘草煎汤水也可以。调和前面脐带末、朱砂末2味，如砂糖样，抹在小儿口中及乳头，一日之内抹尽。第二天小儿大便排下秽污浊垢，终身不会患疥疮以及各种胎疾，个个保全。这个方法有效。脐带内如果有虫可以挑出来。

神效消毒保命丹

凡小儿未出痘疹者，每遇交春分、秋分时，服一丸，其痘毒能渐消化。若服一二次者，亦得减少。若服三年六次者，其毒尽消，必保无虞。此方神秘，本不宜轻传，但慈幼之心，自不能已，愿与好生者出而共之。

缠豆藤一两五钱，即是毛豆藤梗上缠绕嫩红丝者是也。在八月采取，阴干，此药为主，妙甚　黑豆二十粒　赤小豆二十粒　山楂肉一两　新升麻七钱　荆芥穗五钱　防风五钱　生地黄一两　川独活五钱　甘草五钱　当归五钱，酒洗　赤芍五钱　连翘五钱半　黄连五钱　桔梗五钱　辰砂一两，水飞，另研　牛蒡子一两，炒　苦丝瓜二个，长五寸，留年、经霜者甚妙，烧灰存性

各为极细末，和匀，净砂糖拌丸，如李核大，每服一丸。浓煎甘草汤化下。其前项药须预办精料，遇春分、秋分、正

月十五、七月十五修合，务在精诚。忌妇女、猫、犬见。令时向太阳祝药曰：神仙真药，体合自然，婴儿服之，天地齐年。吾奉太上老君急急如律令敕。一气七遍。

译文

神效消毒保命丹

主治：对于那些没有出痘疹的小儿，到了春分和秋分的时候，服用1丸，其痘毒会渐渐消化。如果服1~2次，也会减少。如果连续服用3年共6次，它的毒性全部消耗，没一点剩余。这个方子很神秘，本来不应该外传，但对小儿慈爱之心，不能自已，愿意与有缘人分享。

组成：缠豆藤45g（就是毛豆藤梗上缠绕的细红丝），黑豆20粒，赤小,20粒，山楂肉30g，新鲜升麻21g，荆芥穗15g，防风15g，生地黄30g，川独活15g，甘草15g，当归15g，赤芍15g，连翘16.5g，黄连15g，桔梗15g，辰砂30g，牛蒡子30g，苦丝瓜2个（长15cm左右，那些留到了过年的和经过霜打的最好）。

制法：缠豆藤在八月采收，阴干，这味药是主药，效果很好。当归酒洗。辰砂用水飞法制成细粉，单独研磨；牛蒡子炒熟；苦丝瓜烧成灰存性。诸味药材各自研磨成为极细末，搅和均匀，用纯净的砂糖拌成药丸，每粒如李子的果核一样大。前面这些药必须精挑细选，到了春分、秋分、正月十五、七月十五配制成药，做药时必须要精诚。忌妇女、猫、犬看到。可以向太阳祝药说："神仙真药，体合自然，婴儿服之，天地齐年。吾奉太上老君急急如律令敕。"一口气念7遍。

服法：每次服用1丸。用煎煮的很浓的甘草汤送下。

凡初生小儿，口龈发牙根白黑，名曰马牙，不能食乳。此与鹅口不同[1]，少缓即不能救，多致夭殁。急用针缚箸头，将白黑挑破出血。用好金墨磨薄荷汤[2]，以手指碾母油发，蘸墨遍口擦之。切勿令食乳。待睡一时，醒方与乳，再擦之即愈。

注释

[1] 鹅口：指鹅口疮，一种小儿疾病，表现为满口皆生白斑雪片，咽间叠肿，舌上有白屑如米。

[2] 金墨：疑为京墨之误。京墨，为松烟和入胶汁、香料等加工制成的墨，也是一种中药材。

译文

凡是刚出生不久的小儿，口龈长出类似牙根的白黑点，这种病名叫马牙，不能吃奶。这与鹅口不同，耽误一会儿便不能救，多致夭折。赶紧把针绑在筷子尖上，将白黑点挑破出血。用好金墨磨薄荷汤，用手指碾住母亲的头发，蘸墨涂遍小儿口腔。切不可让小儿吃奶。等睡一会再给他喂奶，然后再涂一次即愈。

牛黄抱龙丸

此屡服验方，治一切急慢惊风及风热风痰。用薄荷汤磨服一丸，儿小者作二三次服。

牛胆南星八钱　雄黄一钱半　辰砂一钱二分　钩藤一两半　天竺黄二钱半　人参一钱半　白茯苓一钱半　牛黄二分　麝香六分

为末，复将甘草四两，锉细，用水二大碗，煎成膏一盏，入药末内，丸如芡实大，金箔为衣，阴干藏之，勿令泄气，勿近微火边。

上附方有验及人所服验者，皆秘也，兹具开录，以广前方之所未备。盖人之禀养不齐，病亦随异，故方亦各有所宜，在人活变以用之耳。

译文

牛黄抱龙丸

主治：这是经过很多次实践的经验方，可以治疗一切急慢惊风以及风热风痰。

组成：牛胆南星24g，雄黄4.5g，辰砂3.5g，钩藤45g，天竺黄7.5g，人参4.5g，白茯苓4.5g，牛黄0.5g，麝香1.6g。

制法：诸味药材研成细末，再将甘草120g研成细末，用水600mL，煎熬成药膏250mL，将药末倒入混匀，制成如芡实大小的药丸，再沾上金箔为衣，阴干后储藏，密封保存好，不能靠近微火边。

服法：用薄荷汤磨服1丸，年龄比较小的可以分2~3次服用。

上面附方经过了前人的实践，都是秘方，现在全部拿出来，以补充前方不足的地方。因为人的禀赋不一样，生的病也不同，因此所用方剂也各不相同，这主要贵在灵活变通。

万灵膏

香油四斤　槐　柳　桃　杨　椿　榴　杏各二枝　两头尖　白芷　赤芍　大黄　川山甲　黄连　白芍　草乌　人参　苦参　生地黄　川椒　胎发　川芎　槐子　熟地　杏仁各一两　当归二两　蓖麻子一百三十二粒　巴豆一百二十粒，取肉　黄柏一两，去皮　木鳖五十个，去皮

上二十味，俱哎咀[1]，如麻豆大，入香油内，春五夏三秋七冬十日。

黄香十二两[2]　黄丹二斤，水飞，澄，火焙，七次　阿魏　沉香　丁香　麝香　血竭各一两　木香八两　乳香、没药各三两

上后八味，俱为细末。先将香油和前药入铜锅内熬焦，将药取下，温冷，用生绢滤净药渣，再下黄丹，用槐、柳等枝不住手搅，此时火候要慢，常滴药在水中，成珠不散，入

黄香,将锅取下冷片时,减火性,乃下阿魏并众药,搅匀,化开贴患如神。

注释

[1] 俱:黄州本作"具"。

[2] 黄香:即松脂、松膏,为松科植物马尾松或其同属植物树干中取得的油树脂,经蒸馏除去挥发油后的遗留物。

译文

万灵膏

主治:风寒湿邪,伤于筋骨。

组成:香油1920g,槐树枝2枝,柳树枝2枝,桃树枝2枝,杨树枝2枝,椿树枝2枝,石榴树枝2枝,杏树枝2枝,两头尖30g,白芷30g,赤芍30g,大黄30g,穿山甲30g,黄连30g,白芍30g,草乌30g,人参30g,苦参30g,生地黄30g,川椒30g,胎发30g,川芎30g,槐子30g,熟地黄30g,杏仁30g,当归60g,蓖麻子132粒,巴豆120粒,黄柏30g,木鳖50个,黄香360g,黄丹960g,阿魏30g,沉香30g,丁香30g,麝香30g,血竭30g,木香240g,乳香90g,没药90g。

制法:巴豆去皮,黄柏去皮,木鳖去皮;黄丹水飞过,澄放取粉,火培干,反复7次。前20味药,都加工切碎,大概麻豆大小,放入香油内,春季5天,夏季3天,秋季7天,冬季10天。后8味药,都研成粉末。先将香油和前面加工好的药放入铜锅内熬焦,将药取下冷却,用生绢把药渣过滤干净,再下黄丹,用槐树枝、柳树枝等树枝不断搅拌,此时火候控制为小火,时常把药汁滴在水中,看是否能成珠不散,若能,放入黄香,将锅取下冷却片刻,以减火性,后下阿魏和其他药物,搅匀。

服法:化开药膏,敷贴在患处,效果有如神助。

柴胡三棱饮

治小儿食积。

柴胡 黄芩 白术 人参 三棱 枳实 陈皮 半夏 乌梅 青皮 茯苓 厚朴 槟榔 甘草 神曲 生姜三片 草果仁二瓣

煎水。

> **译文**

柴胡三棱饮
主治：小儿食积。
组成：柴胡，黄芩，白术，人参，三棱，枳实，陈皮，半夏，乌梅，青皮，茯苓，厚朴，槟榔，甘草，神曲，生姜3片，草果仁2瓣
服法：用水煎煮取汁。

黄连磨积丸

治遗精。

滑石 黄柏

为末。秋冬炼蜜，春夏面糊丸，如梧桐子大，每服七十丸，滚水下。

> **译文**

黄连磨积丸
主治：治疗遗精。
组成：滑石，黄柏。
制法，2味药一起研为细粉末，秋季冬季用优质蜂蜜制成药丸，春季夏季用面粉糊制成药丸，每粒如梧桐子大。
服法：每次服用70丸，用温开水送服。

治肠风下血[1]

槐角一两

水一盏，煎半盏服。

注释

[1]肠风下血：指因风邪而便纯血鲜红的病症。

译文

治疗肠风便血

组成：槐角480g。

服法：用水250mL，将水煎至一半，后取汁服用。

治风疮疥疮

香油一钟 猪油半两 黄柏 苦参 头发 鸡子皮[1] 黄蜡[2]

以上诸药，入锅内煎化头发后，用水银、猩红[3]、枯矾、木别子[4]、大枫子、蛇床子、人言[5]、雄黄、硫黄、吴茱萸、花椒，俱为细末，入前药内调搽。

注释

[1]鸡子皮：鸡蛋壳内层的白膜。
[2]黄腊：即蜜蜡。一种将蜂巢熬化制成的蜡。
[3]猩红：又名银珠，一种无机化合物。色鲜红，气味辛温，有毒。可用硫黄与汞加热提炼制成。具有治疗疥癣、恶疮等功效。"
[4]木别子：即"木鳖子"。
[5]人言：即砒石。因原产信州（今江西上饶），故有信石等名，后隐"信"为"人言"。

译文

治风疮疥疮方

组成：香油300mL，猪油600mL，黄柏，苦参，头发，鸡子皮，蜜蜡，水银，猩红，枯矾，木别子，大枫子，蛇床子，人言，雄黄，硫黄，吴茱萸，花椒。

制法：将黄柏，苦参，头发，鸡子皮，蜜蜡，用香油和猪油调匀后煎煮，以头发融化为度。再将水银、银朱、枯矾、木鳖子、大枫子、蛇床子、砒石、雄黄、硫黄、吴茱萸、花椒一起研成细末，放入前面的药油中调匀后。

服法：搽抹患处。

治喉痛生疮

内用凉膈散加防风[1]、大力子[2]、射干、升麻。

[注释]

[1] 凉膈散：出自《太平惠民和剂局方》，由大黄、朴硝、炙甘草、山栀子仁、薄荷、黄芩、连翘组成。服用时，需加少许蜜和竹叶7片同煎。

[2] 大力子：即牛蒡子。

[译文]

治喉痛生疮方

组成：凉膈散（大黄、朴硝、炙甘草、山栀子仁、薄荷、黄芩、连翘），防风，大力子，射干，升麻。

服法：诸味药材研磨成粉末，用水煎煮，加少许蜜和竹叶7片。

治疮吃药

生地黄 黄柏 黄芪 荆芥 防风 当归 栀子 白蒺藜 苍术 川芎 赤芍 大黄 甘草

水煎服。

[译文]

治疮内服药

组成：生地黄，黄柏，黄芪，荆芥，防风，当归，栀子，白蒺藜，苍术，川芎，赤芍，大黄，甘草

服法：诸味药材加水煎煮取汁服用。

治头疮

石螺_{去壳、留肉} 白蜡_{五钱}[1] 香油_{二两} 松香_{五钱}

二味将油煎滚，入白蜡、松香于内，成膏听用。

注释

[1] 白蜡：指颜色洁白的精制蜂蜡。

译文

治头疮方

组成：石螺，白蜡 15g，香油 100mL，松香 15g。

制法：石螺去壳留肉，将石螺肉放入香油内煎至沸腾，再放入白蜡、松香，制成油膏后听用。

治九种心气痛

三棱 莪术 青皮 陈皮 益智仁 桔梗 藿香 肉桂 香附 甘草 槟榔

为咀片[1]，白水煎。孕妇不可服。

注释

[1] 咀片：又称饮片。指经过加工处理，制成片、丝、块、段状，便于煎服的药材。古时药物加工往往不用刀具，而用牙咬，故称。

译文

治九种心气痛方

组成：三棱，莪术，青皮，陈皮，益智仁，桔梗，藿香，肉桂，香附，甘草，槟榔。

制法：诸味药材制成咀片。

服法：用白开水煎煮取汁服用。孕妇不可服用。

治痢疾

梧桐子 诃子肉各一两 枯矾二钱

共为细末。醋糊丸，如梧桐子大，每服三十丸。白痢干姜汤下[1]；红痢甘草汤下[2]；二次即止。

注释

[1] 白痢：指大便中含黏液或脓而不含血液的痢疾。
[2] 红痢：指大便中含脓血的痢疾。

译文

治痢疾方

组成：梧桐子 480g，诃子肉 480g，枯矾 6g。

制法：3 味药材一起研成细粉末。用醋调糊制成如梧桐子大小的药丸。

服法：每次服用 30 丸。白痢用干姜汤送服；红痢用甘草汤送服；服用 2 次即可止痢。

牙疼 牙疼独活散通玄

羌、独、辛、芎、荆、芷、防各一钱。

水煎服。

译文

牙疼独活散

主治：治疗牙痛，效果非常神奇。

组成：羌活 3g，独活 3g，细辛 3g，川芎 3g，荆芥 3g，白芷 3g，防风 3g

服法：水煎服。

治便毒[1]

金银花　川山甲　木别子[2]去油　白芷　灯心　僵蚕　全蝎去油　常山　大黄　连翘　细辛　牛膝　漏芦　乳香末　没药末

水、酒各一钟，煎熟去渣，入乳没调服。

注释

[1] 便毒：指生于阴部大腿根缝处（腹股沟）的结肿疮毒。

[2] 木别子：又名木鳖子，为葫芦科植物木鳖子的成熟种子。

译文

治便毒方

组成：金银花，穿山甲，木鳖子，白芷，灯心，僵蚕，全蝎，常山，大黄，连翘，细辛，牛膝，漏芦，乳香，没药。

制法：木鳖子炒去油；乳香、没药研磨成粉末。

服法：用水、酒各 300mL 混匀后煎煮，煎熟后去除杂质，加入乳香、没药的粉末调匀后服用。

治秃疮

新剃头时，用白糖满头搽上后，用活螺蛳杵烂敷上，干一层又加一层。

译文

治秃疮方

新剃头时，用白糖搽满头部，用活螺蛳捣烂后敷上，干了之后又加一层。

治虫牙疼

用黄蜡少许，入锅内化开，用艾大小三皮[1]、人言少许[2]，同杵为丸，又用鹅茧一个盛之[3]。如疼在左，放蜡丸在左，右疼安在右。

注释

[1]三皮：即三片。
[2]人言：即砒霜。
[3]鹅茧：即蛾茧。

译文

治虫牙疼方
组成：蜜蜡少许，艾叶3片，砒石少许。
制法：用蜜蜡少许，放入锅内化开，然后与艾叶、砒石一起捣碎混匀，制成药丸，又用1个蛾茧，装好药丸。
服法：如果牙疼在左边，就把蜡丸放在左边，牙疼在右边则放在右边。

治嗽

用桑白皮、萝卜子[1]，共一处，水煎，露一夜，次早温热服之。

注释

[1]萝卜子：新刊本作"萝卜"。

译文

治嗽方

组成：桑白皮、萝卜子。

制法：一起用水煎好后放置一个晚上。

服法：第二天早上热一下服用。

治风牙

用川乌一片，放清油内蘸过烧红，放于牙上立效。

译文

治风牙

组成：川乌1片。

制法：放清油内蘸过后烧红。

服法：放于牙上立刻见效。

治痔漏疮方

莲蕊二钱　归尾焙干，一两　大黄一两半　乳香　没药　猩红[1]各一钱　文蛤一两　黑白丑[2]各一两

共为细末，每服四钱，獖猪肉汤调下。四更服之[3]，四时当下虫[4]。如无虫，下烂肉为度。

注释

[1] 猩红：中药银朱的别名。

[2] 黑白丑：黑白色牵牛子。

[3] 四更：指凌晨1:00~3:00。

[4] 四时：4个时辰后，即8个小时后。

译文

治痔漏疮方

莲蕊 6g，当归尾 480g，大黄 720g，乳香 3g，没药 3g，银朱 3g，文蛤 480g，黑白牵牛子各 480g。

制法：当归尾焙干。诸味药材一起研成细末。

服法：每次服用 12g，用公猪肉汤调服送下。在凌晨 1:00~3:00 服下，8个小时后应当通过粪便排出寄生虫，如果没有排出寄生虫，排出烂肉也可以。

固齿擦牙散

骨碎补一两, 炒黑　青盐五钱　食盐五钱　花椒五钱

为末搽之。

译文

固齿擦牙散

组成：骨碎补 480g，青盐 15g，食盐 15g，花椒 15g。

制法：骨碎补炒黑。诸味药材研磨成细粉末。

服法：搽在牙齿上。

头风方

川芎三钱　柴胡一钱　石菖蒲　防风　藁本　生甘草　炙甘草　升麻各一钱　黄柏酒炒　黄连酒炒　黄芩酒炒, 各四钱半

共为末，每服二钱。食后清茶汤送下。

译文

头风方

组成：川芎 9g，柴胡 3g，石菖蒲 3g，防风 3g，藁本 3g，生甘草 3g，炙甘草 3g，升麻 3g，黄柏 14g，黄连 14g，黄芩 14g。

制法：黄柏酒炒，黄连酒炒，黄芩酒炒。诸味药材研磨成细粉末。

服法：每次服用 6g。食后用清茶送下。

杨文宇治天行热病方

柴胡_{热潮将息者一钱，未将息者一钱半} 黄芩_{一钱半，加多亦可} 半夏_{九分或一钱} 白茯苓_{九分} 枳实_{一钱，未下者钱半} 厚朴_{五分}

头痛胸痛者，加川芎五分；有斑先服青黛一钱，水化服，后服药，姜三片为引；已经下者，加大枣一个为引，未下者不用。

> **译文**

杨文宇治天行热病方

组成：柴胡（退热用 3g，未退热者用 4.5g），黄芩 4.5g（多用也可以），半夏 2.7g 或 3g，白茯苓 2.7g，枳实 3g（没有腹泻症状用 4.5g），厚朴 1.5g。

服法：有头痛胸痛症状，加川芎 1.5g；有斑疹症状，先服用青黛 2g，用水冲化服用，然后服药，加姜 3 片，为药引子；已经泄泻，加大枣 1 个为药引，还未泄泻的患者可以不用。

中满肿胀方

人参_{三分} 白术_{一钱} 白茯苓_{六分} 黄芩_{五分} 麦门冬_{八分} 木通_{五分} 厚朴_{三分} 紫苏叶_{三分} 海金沙_{五分}

水煎服。

> **译文**

中满肿胀方

组成：人参 1g，白术 3g，白茯苓 1.8g，黄芩 1.5g，麦冬 2.5g，木通 1.5g，厚朴 1g，紫苏叶 1g，海金沙 1.5g。

服法：诸味药材用水煎服取汁服用。

膈噎方

生地黄一钱三分　当归八分，酒洗　白芍一钱　川芎七分　陈皮八分　桃仁五分　红花三分　甘草炙，五分

水煎服，初服二三剂时，定有一反[1]，反后即愈。当多服一二十剂。

若动火，加黄芩、青皮各五分。如有他症，随症加减。

> **注释**

[1] 反：指呕吐。

> **译文**

膈噎方

组成：生地黄 4g，当归 2.5g，白芍 3g，川芎 2g，陈皮 2.5g，桃仁 1.5g，红花 1g，炙甘草 1.5g。

制法：当归酒洗。

服法：诸味药材用水煎煮取汁服用。刚开始服用 2~3 剂，之后一定会呕吐，呕吐之后就差不多痊愈了。后应当多服 10~20 剂巩固疗效。

若有火热的症状，加黄芩、青皮各 1.5g。如果有其他症状则随症加减。

> **点评**

本卷主要内容为"养生总论"，专论养生延寿的原则和方法。万氏开宗明义，指出"养生之道，只要不思声色，不思胜负，不思得失，不思荣辱，心无烦恼，形无劳倦，而兼之以导引，助之以服饵，未有不长生者也"。万氏所言，意谓养生之道除了寡欲、慎动、法时、却疾四者外，还须综合调理，不可偏执。万氏又用秦始皇和汉武帝的事

例告诫养生者，长生不死的仙人是不存在，养生的目的就是减少疾病、尽力活到自己应有的寿命。万氏认为合理服食药饵对养生有重要意义吗，故在本卷中载录了延年益寿不老丹，长生真人保命服食，却老乌须健阳丹等十余种珍贵的养生药饵，以及治秃疮方、治痔漏疮方、中满肿胀方等十余首治疗常见杂病的方剂。

国家古籍整理出版资助项目
"十三五"国家重点图书规划项目

常用养生古法选编
养性延命录译评

(南北朝)陶弘景 原纂
蒋力生 叶明花 章德林 撰著

江西科学技术出版社

图书在版编目（CIP）数据

养性延命录译评/（南北朝）陶弘景原纂；蒋力生，叶明花，章德林撰著. -- 南昌：江西科学技术出版社，2019.12

（常用养生古法选编）

ISBN 978-7-5390-6213-6

Ⅰ.①养… Ⅱ.①陶…②蒋…③叶…④章… Ⅲ.①养生（中医）—中国—南北朝时代 Ⅳ.① R212

中国版本图书馆 CIP 数据核字（2017）第 324765 号

选题序号：KX2017005
图书代码：D17117-101
责任编辑：张旭　王凯勋
责任印制：夏至寰
封面设计：傅司晨

养 性 延 命 录 译 评 YANGXING YANMING LU YIPING	（南北朝）陶弘景　原纂 蒋力生　叶明花　章德林　撰著

出版 发行	江西科学技术出版社有限责任公司
社址	南昌市蓼洲街 2 号附 1 号 邮编：330009　电话：（0791）86623491　86639342（传真）
印刷	雅昌文化（集团）有限公司
经销	各地新华书店
开本	787mm×1092mm　1/16
字数	95 千字
印张	7.75
版次	2019 年 12 月第 1 版　2019 年 12 月第 1 次印刷
书号	ISBN 978-7-5390-6213-6
定价	40.00 元

赣版权登字：-03-2017-476

版权所有，侵权必究

（赣科版图书凡属印装错误，可向承印厂调换）

前 言

健康是人类永恒的追求,是个人全面发展的核心指标。实现全民健康,是民族昌盛和国家富强的重要标志。

新中国成立后,党和政府在领导社会经济发展的进程中,始终把人民的安康放在首要的位置,在大力发展人民卫生事业,改善医疗卫生条件,提高医疗水平的同时,还特别重视开展爱国卫生和全民健身运动,人民的健康素养和健康水平均获得大幅提高。进入新世纪以来,中国政府大幅度增加对人民健康的投入,促使我国主要健康指标获得明显改善,人民的健康感、幸福感不断提高。特别是党的十八届五中全会确立了建设"健康中国"的战略目标,紧接着又召开了全国卫生与健康大会,并制定了《"健康中国2030"规划纲要》,标志着我国卫生与健康工作进入了一个全新的阶段。最近,国务院又发布了《关于实施健康中国行动的意见》,为落实健康中国战略提出了具体的行动部署。《健康中国行动》由健康中国行动推进委员会颁布。实施健康中国行动,强调坚持预防为主,倡导健康文明生活方式,预防控制重大疾病,加快推动从以疾病为中心转变为以人民健康为中心,动员全社会落实预防为主方针,明确健康是个人、家庭、社会、政府、国家的责任,根本的目的就是提高全民健康水平。

《健康中国行动》主要内容是启动实施十五项重大行动,第一项就是健康知识普及行动。在这项行动中,基于中西医并重的前提,有关中医药的行动目标,从个人和家庭的层面来说,就是要学习了解、掌握中医养生

保健知识，应用适宜的中医养生保健技术方法，开展自助式中医健康干预；从社会和政府的层面来说，就是要"深入实施中医治未病健康工程，推广普及中医养生保健知识和易于掌握的中医养生保健技术和方法"，同时还要继续"开展'中医中药中国行'活动，推动中医药健康文化普及，传播中医养生保健知识"。因此，无论从满足群众需求还是从承担社会责任来说，宣传普及中医养生保健治未病知识，推广应用适宜的中医养生保健方法技术，是每一个中医药工作者责无旁贷的任务和担当。

为了助推"健康中国"建设，恪尽传播中医养生保健知识和方法的责任，我们启动了《常用养生古法选编》（下文简称《选编》）的编纂整理项目。该项目2016年列入国家普及类古籍整理图书专项，2017年分别增列为"2011-2020年国家古籍整理出版规划项目"和"十三五国家重点图书、音像、电子出版物出版规划项目"，获得国家专项资金资助。

《选编》收入古代养生名著5种，包括《养性延命录》《寿亲养老新书》《养生四要》《老老恒言》和《颐身集》。其中《颐身集》是部丛书，又包括《摄生消息论》《修龄要指》《勿药元诠》《寿人经》《延年九转法》等5部著作。因此，《选编》实际收书9种。作为普及类的古籍整理项目，《选编》的编纂是集版本、校勘、标点、注释、语译、点评工作为一体的综合性工作，实施起来难度并不小。

首先，如何来确定"常用"，颇费思量。中华养生古籍成百上千，哪些是常用的？哪些是不常用的？并无严格的区分。但有一点可以明确下来，即常用的必须是实用的，而实用的又必然是有效的。可是，怎样来判断古代养生方法的有效无效，恰恰又是一个难题。作为个体的生命，短短的百年之间，难以尽行体验各种养生方法的效果，但作为中华民族的集体记忆，还是有案可稽的，这就是有效的必定是简便易行的。只有简便易行才会广泛流传，历久不衰。反之，如果方法复杂，内容烦琐，或是技术艰深，备办不易，不是一般人所能做到，传承就可能受限。因此，逻辑经验告诉我们，方法简便，易于掌握，影响广泛，流传久远就是我们作为常用养生古法著作的选择原则。

其次，古代常用的养生方法并不意味着今天也能常用。如何把古代的知识和方法变成今天的知识方法，不仅是古籍普及的价值所在，也是我们这次古籍整理工作的重点用力之处。《选编》收入的书，远的已经有1500多年，近的也差不多300年了。如何把这些古代著作，这些用文言文记载的古代养生知识和方法，让现代人看得懂，学得会，用得上，真正能起到养生的效果，这就需要我们的整理工作做得扎实、做得平常、贴近老百姓养生的实际，尤其在注释、翻译、点评的时候，把"古为今用，通俗易懂"作为《选编》工作的价值追求和出发点。只有这样，才能谈得上弘扬传承优秀养生文化，才能实现养生文化的创造性转化和创新性发展。

再次，养生之事，对于大多数人来说，是"意速而事迟，望近而应远"，是"可以理知，难以目识"的行为，这在嵇康的《养生论》中早有批评。对于养生效果的评价，不仅是个历史问题，也是一个现实问题。我们这里所说的"常用""实用""有效"，都是基于文献来说的，到底能不能常用，有没有实用，有效还是无效，既需要养生实践的体悟与验证，更需要有现代评价指标的测量。还是陆游说得好，"纸上得来终觉浅，绝知此事要躬行"。古人的养生经验，只能提供一个参照；古人的养生智慧，只能唤起一种启迪。真正把书本上的东西，变成自己的东西，还得靠持之不懈的实践。

《选编》的编纂整理严格按照《中医古籍整理校注通则》和《中医药古籍整理工作细则》(修订稿)的要求进行，历时三年，终克告成。唯需说明的是，三年来尽管我们战战兢兢如履薄冰，以对生命无比敬畏的态度

来进行《选编》的整理工作，但由于水平所限，书中错误缺点在所难免，恳请学界和读者提出批评指正。不过，是书付印在即，我们还是无比欣慰的，虽然不敢说我们为实施健康中国行动做出了什么贡献，随着本书的出版，古人的养生智慧和方法能为当下的全民养生提供有益的借鉴，又何尝不是一件快乐愉悦的事呢！

《常用养生古法选编》项目组　蒋力生　叶明花　章德林
2019年12月

凡 例

1. 原书底本为繁体竖排，今改为简体横排，繁体字改为简化字，正文中夹有小字注时仍为小字排版；原书行文格式中"右件""右以""右为""右如"等"右"字，径改为"上"。

2. 采用现代标点方法，对全书进行标点。方药中的药名中间空一格，不加标点；药名后夹注说明拣择制作及分量等小字时，首字顶格药名，句末不加标点。

3. 校勘以对校、本校为主，辅以他校，慎重使用理校。凡底本有误者，从校本改后出注；文字互异者，不改底本，出注说明。具体校勘时，根据下列文字现象，区别处理：

凡底本因写刻时笔画小误所致的错别字，径改不出注；非写刻时笔画小误所致的错别字，径改并出注说明。

现已废除的异体字，径改不出注；现仍保留的异体字，保留原字，出注说明。

俗体字，径改为规范正体字，不出注。

通假字、古今字，保留原字，出注说明。多次出现者，只在首见时说明，余不加注。

凡脱、衍、残、疑或避讳字，或径补，或径删，或径改，或保留原字，均出注说明。

4. 注释的总体要求是简明扼要，通俗易懂，不作训诂考据，不出疏证。

凡疑难生僻字，加以注音和解释，注音用汉语拼音加同音字的方法，并在所注字后加括号显示。

凡名物典故、征引文献，仅简要释义，或简介人物年代、里籍、仕履，或指明出处，不作深入阐述。

5. 语译以直译为主，间以意译，诗词典故一般不译。临床方剂的语译，一般以"主治""组成""制法""服法"的形式，按照原方内容组织译文。

6. 点评 要求抓住要点、突出特色，语言精练，点到为止。

7. 原书所载药物剂量均为古代剂量，语译时按《中国文史简表汇编》所载《中国历代量制演变简表》和《中国历代衡制演变简表》，进行了换算，仅作参考。

8. 原书所载"穿山甲""虎骨"等药物，为保持原貌，不作删节，但今已列为国家保护动物，不入药用，请读者注意。

9. 本书所载临床方药，应在医生指导下运用。

《养性延命录》导读

《养性延命录》，二卷，梁·陶弘景纂。该书是我国现存最早的一本养生专著，辑录了"上自农黄以来，下及魏晋之际"的养生方法和理论，涉及起居、服食、导引、气法、禁忌、房中等各个方面，并进行系统分类整理，初步建立起中国传统养生学的技术体系，对后世养生学的发展产生了深远而广泛的影响。

一、成书背景

陶弘景，字通明，丹阳秣陵（今江苏南京）人，为南朝齐梁时著名的道教学者和医药学家。生于南朝宋孝建三年（456年），卒于梁武帝大同二年（536年），享年八十一岁，诏赠中散大夫，谥曰"贞白先生"。曾隐居句容茅山，自号华阳隐居，后人称其为陶隐居、陶真人。

陶弘景出身士族，家世显赫，累代为官。有关陶弘景的事迹，《南史》《梁书》《云笈七签》《道藏》等多有传记。根据记载，陶弘景幼有异操，四五岁便好书；九岁十岁读《礼记》《尚书》《周易》《春秋》等，颇以属文为意；及年长，神仪明秀，勤学好问，读书万余卷，一事不知，以为深耻；又善琴棋，工草隶，尤好五行阴阳、风角气候、太乙遁甲、星历算数、山川地理、方国所产，及医方香药分剂、虫鸟草木，考校名类，莫不该悉。齐高帝时，引为诸王侍读，除奉朝请。虽在朱门，却闭影不交外物，惟以批阅为务。永明十年（492年），上表辞禄，止于江苏句容之茅山，自号华阳隐居，遍历名山，寻访仙药，救疗疾恙，朝夕无倦。梁武帝时，曾邀弘景出山辅国，但其坚秉志节，不愿下山，国家每有吉凶征讨大事，无不前以咨询，时人谓为"山中宰相"。陶氏隐居茅山四十多年，终身致力于搜集、鉴别和整理道教上清派的经典，总结、改革、创新道教修持法术，弘扬光大上清派道法，被后世上清派奉为第九代宗师。

陶弘景才高艺博，成就多端，时人拟于"张华之博物，马均之巧思，刘向之知微，葛洪之养性，兼此数贤，一人而已"。性好著述，老而弥笃。据有关调查统计，陶氏一生所著可考者八十多种，内容涉及天文星算、山川地理、历史志乘、文学艺术、宗教方术、医药养生等思想文化的多个门类，仅医药养生就多达二三十种。惜多已亡佚，至今尚存或部分尚存者，只有《养性延命录》《本草经集注》《名医别录》《肘后百一方》《辅行诀脏腑用药法要》《真诰》《登真隐诀》《上清握中诀》数种而已。这些仅存之书，也能反映出陶弘景对医药养生的精深造诣和巨大贡献。

据载，陶弘景"年十岁，得葛洪《神仙传》，昼夜研寻，便有养生之志"。隐居茅山后，日夕访仙寻药，不知倦怠。"天监四年（505），移居积金东涧，善辟谷导引之法，年愈八十而有壮容"。《养性延命录》就是陶氏隐居茅山时，在整理总结上清派炼养法术的过程中，披览张湛等人的《养生要集》，经过删弃繁芜、类聚篇题的整理，而形成的一部类例分明、自成体系的养生专著。其目的是"庶补助于有缘，翼凭缘以济物"，而其书名"养性延命"，即把有缘养生的目的豁显无遗。

二、内容特点

《养性延命录》是道教文化的重要典籍，也是我国现存第一部成系统的养生专著，不仅在历史上有着重要的文化和学术影响，即使在今天，仍然是传承中华优秀传统文化，弘扬中医养生保健经验的重要载体。

《养性延命录》分上下两卷，每卷三篇。上卷为教诫、食诫、杂诫忌禳害祈善；下卷为服气疗病、导引按摩、御女损益。全书以晋·张湛《养生要集》为基础，辑录先秦以来迄至两晋诸家养生的思想主张以及方法经验，按类编排，自成标格。其中，"教诫篇"征引《神农经》《道德经》《庄子》《素问》等三十余种古籍，着力于养生原理的阐论。"食诫篇"，主要阐述饮食宜忌及卫生之道。"杂诫忌禳害祈善篇"，则强调行住坐卧、盥洗栉发等日常起居宜忌及趋吉避凶的方法。而下卷三篇，分别介绍服气、导引、房中三种养生方法的具体应用情况。特别值得注意的是，"服气疗病篇"所引《服气经》载录的"吹、呼、唏、呵、嘘、呬"六种吐气法，即为后世"六字诀法"之原本，或称为"呼吸静功秘诀"，为民间流行最广的呼吸炼养功法。同样，"导引按摩篇"对华佗五禽戏具体术式套路的介绍，使得华佗五禽戏得以千载流传，成为民间最有影响的传统导引术。

《养性延命录》作为现存第一部养生专著，其贡献和特点主要有以下几个方面：

1. 构拟传统养生学基本框架

据称，上古时养生可以分为行气、服饵、房中三派，但各派具体方法内容，没有系统而明确的资料可资考稽，只能从零散的古史传说或艺文目录中寻其端绪。而在陶弘景编纂《养性延命录》之时，"上自农黄以来，下及魏晋之际"，随着传统养生学的发展，无论是养生理论，还是养生方法，均大为丰富和提高。此时，虽已有张湛等人编纂的《养生要集》，但内容芜杂，篇题不一，即各种养生理论和方法处于一种比较凌乱的状态。陶弘景《养性延命录》，突出的贡献就在于对当时包括《养生要集》在内的各种养生文献进行了全面梳理和系统的总结，不仅删弃繁芜，更重要的是"类聚篇题"，即按类归纳聚集各种养生理论和方法，使之聚类分明，结构清晰，初步构建起传统养生学体系的基本框架。从此，传统养生的理论和方法可以在一个结构框架中得到系统展现，尽管这个框架还比较单薄，不够完整，但其创始之功不可磨灭。

《养性延命录》构建的养生体系框架，基本内容包括三个部分：一是生命认知；二是养生理论；三是养生方法。其中，关于生命认知和养生理论部分，主要集中在《教诫篇》。生命认知探讨了生命的地位、生命的价值、生命的构成及五脏的功能作用、形神关系、寿命长短等；养生理论则提出了形神共养、动静有度、清虚静泰、自然少为等基本养生原则，征引并支持张湛《养生集·叙》提出的养生要点，即啬神、爱气、养形、导引、言语、饮食、房室、民俗、医药、禁忌等十个方面，同时还引述儒、道、易、医各家观点，强调精神和起居调摄的重要性。关于养生的基本方法，陶弘景对当时流行的各种养生方法进行了系统的总结和认真的梳理，删繁取精，除了"教诫篇"论述精神和起居调摄外，列举饮食、杂诫忌禳害祈善、服气疗病、导引按摩、御女损益等五篇，具体阐述了饮食、行气、导引、按摩、房中、禁忌等养生方法的操作过程与要点，有的详明宜忌，有的介绍经验，内容十分丰富。尤其是杂诫忌篇，把禁忌列为养生的重点内容，虽说张湛已有论述，但经陶弘景的类聚，更为显豁而引人注意，使人知所宜忌，有所敬畏，从而达到禳害祈善的目的。

总之，《养性延命录》所构拟的传统养生学基本框架，已经初具规模，不仅能基本反映魏晋时期的养生历史与水平，更重要的是，使传统养生学的表现形式有了根本的转变，各种养生理论和方法能以"类聚"的形式，得到科学合理的展现。

2. 创立传统养生学著作体例

《养性延命录》除了以"类聚篇题"的表现形式来总结养生的理论与方法外，在具体内容的编排上，也有了新的突破，创立了一种"笔记体"的形式，此后的养生著作都基本遵循这种体例，绝大部分都是笔记体的著作。

笔者考察传统养生学的文献源流，批阅了一千多种养生著作，发现一个非常有趣的现象。在陶弘景之前，所有的养生文献基本上都是论述性质的，或者述作结合，无论是专篇还是专著，都紧紧围绕一个主题或中心来展开论述，文中呈现的都是作者个人的思想观点，如《文子》《管子》《庄子》《列子》《孟子》《荀子》《吕氏春秋》《淮南子》《春秋繁露》《黄帝内经》《论衡》《申鉴》，长沙马王堆出土的简帛书《十问》《合阴阳》《天下至道谈》，直到葛洪的《抱朴子》，凡是论述到养生的篇章，无不主题明确，观点鲜活，逻辑演绎和论述阐释均以主题为依归，自成一家之见。但从陶弘景《养性延命录》始，各家的养生著作基本上都摘录前人的观点，述而不作，如孙思邈《千金要方》之"养性"，陈直、邹铉之《寿亲养老新书》，周守忠《养生类纂》，李鹏飞《三元延寿参赞书》，万全《养生四要》，尤乘《寿世青编》，汪昂《勿药元诠》等，少则摘录二三十家，多则三四百家，最典型的如周守忠《养生类纂》、高濂《遵生八笺》、曹庭栋《老老恒言》，都是几百种书籍的资料汇辑，类书的性质非常明显。与类书稍有不同的是，编纂者往往在摘录前人资料的同时，加上个人的议论评骘，穿插其间，使资料更加鲜活，可读性更强。有的还在文前卷尾加上几句点评性的"论曰"文字，以概括总结或交待点明资料的内容或来源。孙思邈的《千金翼方·养性》还直接标出"论几首""方几首"的说明，而《遵生八笺》则往往以"高子论""高子曰""高子漫谈""高子说"的形式，阐述自己的思想观点。这又似乎比工具性的类书单纯罗列资料更胜一等。当然，即使是单纯的资料摘录，也能从取舍选择或篇题设立，反映编纂者的思想倾向或观点主张。

笔记，是中国文人的一大发明，也是汉籍文体的一个重要种类。在中国古代文献中，无论是思想政治、历史地理、文学艺术，乃至生活民俗，笔记体著作比比皆是。受此影响，养生著作的笔记性体裁居多，也就不足为怪。陶弘景之前，也许张湛的《养生要集》就是笔记体著作，惜已散佚，从现存之作来看，《养性延命录》无疑是笔记体养生著作的始创本。

3. 保存传统养生学文献资料

《养性延命录》引录古籍四十多种，除两晋时期《养生要集》及向秀、郭象、嵇康、张湛等人的《庄子注》外，先秦及秦汉的著作达三十多种，其中多数均已散佚不传，即便是传世之书，如《老子》《伤寒杂病论》等，也有一些通行本失载的佚文见于本书。如卷上《教诫篇》所引"老君曰"第一段，共一百六十多字，就不见于通行本《老子》。尤其是"人为阳善，吉人报之；人为阴善，鬼神报之。人为阳恶，贼人治之；人为阴恶，鬼神治之"几句，孙思邈《千金要方·大医精诚》引作："人行阳德，人自报之；人行阴德，鬼神报之。人行阳恶，人自报之；人行阴恶，鬼神害之"。尽管两书所引文字略有出入，但足以说明晋唐时期的某些《老子》版本，是保留有这几句话的。据此，我们就可以了解老子的善恶报应观。甚至加深对老子思想的理解。

正是由于《养性延命录》的编集整理，使得许多古代养生方法得以保存下来，流传至今，有的甚至成为经典法诀，历久弥新，在现代养生保健活动中仍然焕发出勃勃生机，深为群众所喜爱。如前面提到的"六字诀法""华佗五禽戏"，就是因为《养性延命录》记载了具体操作规程，才有可能流传下来。"六字诀法"作为一种呼吸修炼的功夫，古已有之，《老子·二十九章》《文子·道原》《庄子·刻意》《黄帝内经》《汉书·王褒传》均有关于"吹呴呼吸，吐故纳新"的不同记载。到了东汉时期，安世高译《安般守意经》，有了调息止观的修持法，表明佛教已有较精致的呼吸训练手段，但尚无"六字诀"之类的内容。有之，则从陶弘景《养性延命录》始。该书下卷"服气疗病篇"引《服气经》，记载了一种"长息吐气之法"："凡行气，以鼻纳气，以口吐气，微而引之，名曰长息。纳气有一，吐气有六。纳气一者，谓吸也；吐气有六者，谓吹、呼、唏、呵、嘘、呬，皆出气也。凡人之息，一呼一吸，元有此数。欲为长息吐气之法，时寒可吹，时温可呼。委曲治病，吹以去风，呼以去热，唏以去烦，呵以下气，嘘以散滞，呬以解极。"这里的吐气之法,就是后世"六字诀"或"六字气诀"的雏形。这种"长息吐气之法,能去风、去热、去烦、下气、散滞、解极",显然有着多方面养生保健效果。同篇还引录《明医论》的记载,称"心脏病者,体有冷热,呼吹二气出之。肺脏病者,胸背胀满,嘘气出之。脾脏病者,体上游风,习习身痒,疼闷,唏气出之。肝脏病者,眼疼,愁忧不乐,呵气出之","依常以鼻引气,口中吐气,当令气声逐字吹、呼、嘘、呵、唏、呬吐之"。这是将六字吐气法应用于脏腑病证的治疗。"六字诀法"后经隋代高僧智𫖮、唐代坤道胡愔、宋代邹应博、明代高濂等人的不断调整完善,成为一种既有养生保健之功,又有康复疗病之效的简便功法,流传一千多年,深为群众喜爱。陶弘景对"六字诀法"的发掘总结,厥功甚伟。

"五禽戏"的流传,同样归功于陶弘景的《养性延命录》。"五禽戏"虽说由华佗所发明,但《三国志》《后汉书》仅有五禽戏之名,并无具体的操作方法记载。《养性延命录》则将虎戏、鹿戏、熊戏、猿戏、鸟戏的具体练习程式和套路,用文字逐项描述,从此,五禽戏成为可练习可传授的导引术,逐渐得到推广流传。

三、版本源流

《养性延命录》成书以后,以其理论平实,方法简便,符合养生的实际需要,因而深为养生家所重视。其内容先后为唐·孙思邈《千金要方》、宋·周守忠《养生类纂》及明清多种医药养生著作引述,并传入日本、高丽等国,为《医心方》、《医方类聚》所载录。

但本书不见于唐以前的史志著录,直到北宋初王尧臣《崇文总目》才有载录,题为《养生延命录》一卷,而张君房《云笈七签》卷三十二杂修摄部节选本书序言及教诫、杂诫忌禳灾祈善、服气疗病、导引按摩四篇。此后,《宋史·艺文志》《通志·艺文略》均有著录,皆题陶弘景撰。明正统《道藏》洞神部方法类始有全文收录。另《道藏》中《神仙食气金柜妙录》有多处与本书相同。

本书存世全本只有正统《道藏》本。此次整理译评,即以《道藏》本为底本,主校本为《云笈七签》节选本。

目 录

序 ·· 1

卷 上 ·· 5
  教诫篇第一 ································ 6
  食诫篇第二 ································ 42
  杂诫忌禳害祈善篇第三 ················ 52

卷 下
  服气疗病篇第四 ························· 68
  导引按摩篇第五 ························· 78
  御女损益篇第六 ························· 90

序

夫禀气含灵[1]，唯人为贵。人所贵者，盖贵为生[2]。生者神之本[3]，形者神之具[4]。神大用则竭[5]，形大劳则毙[6]。若能游心虚静[7]，息虑无为[8]，服元气于子后[9]，时导引于闲室[10]，摄养无亏[11]，兼饵良药，则百年耆寿[12]，是常分也。如恣意以耽声色[13]，役智而图富贵[14]，得丧恒切于怀[15]，躁挠未能自遣[16]，不拘礼度，饮食无节，如斯之流，宁免夭伤之患也。

注释

[1] 禀气含灵：禀受精气含有灵识。气，此指形成天地万物和人类的精微物质，即后世所言之精气。它既赋予人之形体，又赋予人以生命和智慧。

[2] 为：《云笈七签》作"于"。生：生命。

[3] 神：精神。相对形体而言，指人体的一切活动和生理机能的最高体现。

[4] 形：形体。具：载具，载体。

[5] 大用：过度使用。

[6] 大劳：过度劳作。

[7] 游心：潜心。此处指思维意识活动。虚静：寂静。

[8] 息虑：停止思虑等意识活动。无为：无所作为，指顺应自然规律，不刻意追求，使内心安定，气和神宁。

[9]服：服食，即呼吸吐纳等调练功夫。元气：自然之气。子：子时以后。

[10]时：时常。经常。导引：道家养生之法。导：指通导经络气机；引：指牵引肢体关节。即通过运动肢节筋骨，配合呼吸吐纳，以达到气血调和、形神舒适的健身方法。闲室：闲静之室。

[11]摄养：保养。

[12]耆寿：高年长寿。

[13]恣意：纵情肆意。声色：歌舞女色。

[14]役智：动用心智。

[15]此句《云笈七签》作"得丧萦于怀抱"。得丧：得失。

[16]躁扰：急躁烦乱不安。

译文

禀受精气而含有灵性，只有人是最贵重的。人所珍重的，大概以生命最宝贵。生命是精神的基础，形体是精神的载具。精神使用太过就会衰竭，形体过度劳作就会死亡。如果能够潜心于清虚静泰的境界，停止思虑无所作为，在子时以后服食元气，时常在清净的房间里导引，摄生养护没有损伤，同时服用有效的药方，那么活到百岁高寿，这应是正常的事。倘若肆意地沉湎于音乐女色，运用心智去谋取富贵，得失经常挂念于胸中，烦躁干扰不能自我排遣，不遵守礼法，饮食没有节度，像这样一类的人，哪里能够避免夭折死伤的灾祸呢？

余因止观微暇[1]，聊复披览《养生要集》[2]。其集乃钱彦[3]、张湛[4]、道林之徒[5]，翟平[6]、黄山之辈[7]，咸是好事英奇[8]，志在宝育[9]，或鸠集仙经、真人寿考之规[10]，或得采彭铿、老君长龄之术[11]，上自农黄以来[12]，下及魏晋之际，但有益于养生及招损于后患[13]，诸本先皆记录，今略取要法，删弃繁芜[14]，类聚篇题[15]，分为上下两卷，卷有三篇，号为《养性延命录》，拟补助于有缘[16]，冀凭缘

以济物耳[17]。（或云此书孙思邈所集）

注释

[1] 止观：佛教的修行方法之一。"止"，止息妄念，专心一境，注意力集中于所观察的对象；"观"，在"止"的基础上引发思考，获得智慧，辨清事理。微暇：略有空闲时间。

[2] 聊：姑且。《养生要集》：养生专著，一般认为系东晋张湛所撰，宋以后散佚。

[3] 钱彦：古代养生学家，生平未详。《云笈七签》作"前彦"。

[4] 张湛：字处度，东晋高平（今山东金乡）人。除著《养生要集》外，尚有《列子注》传世。

[5] 道林：古代养生学家，生平未详。《道藏》收有《太清道林摄生论》，疑为其所著。孙思邈《千金要方》亦收有《道林养性第二》等有关内容。

[6] 翟平：古代养生学家，生平未详。《隋书·经籍志》著录："《养生术》一卷，翟平撰。"

[7] 黄山：古代养生学家，生平未详。据有关文献记载，已佚古书《黄山公记》、《黄山君诀》，疑为其所著。

[8] 好事英奇：爱好养生，才智超常。

[9] 宝育：宝精育神。

[10] 鸠集：聚集，辑集。仙经：道家经书。寿考：长寿。规：法。

[11] 彭铿：即彭祖，传说中的仙人。本姓籛名铿，为颛顼之玄孙，善养生，尧时封于彭城，即易姓彭，历经夏商，至周已七百六十多岁，而动作不衰。老君：即老子，或称太上老君。

[12] 农黄：神农、黄帝。

[13] 及招损于后患：带来损害并在今后造成病患。《云笈七签》作"乃无损于后患"。

[14] 繁芜：繁多杂乱。

[15] 类聚篇题：按照篇章标题分类编集。

[16] 拟补助于有缘：希望对有缘分的人有所补益。拟《云笈七签》作"庶"。

[17] 济物：犹济人。

译文

我由于"止观"略有空闲,姑且再次阅读《养生要集》。那本书乃是钱彦、张湛、道林,以及翟平、黄山等人所编辑。这些人都爱好养生,才智超常,立志保养精神,或是搜集仙经及真人长寿的告诫,或是采纳彭铿、老子延长寿龄的方法,上自神农黄帝以来,下到魏晋之间,只要对养生有益或对往后会造成损害的事,各家的书籍原先均已有所记录,现在节取主要的方法,删去繁杂的内容,按照类别编立标题,分成上下两卷,每卷有三篇,命名为《养性延命录》,希望对有缘养生的人有所帮助,希望凭着机缘以救助世人。(一说此书为孙思邈所辑集。)

养性延命录译评 卷上

南北朝·陶弘景 纂

蒋力生 叶明花 章德林 撰著

教诫篇第一

《神农经》曰：食谷者[1]，智慧聪明。食石者[2]，肥泽不老（谓炼五石也）。食芝者[3]，延年不死。食元气者[4]，地不能埋，天不能杀。是故食药者[5]，与天相异[6]，日月并列。

注释

[1] 食谷者：以五谷杂粮为食物的人。
[2] 食石者：炼食矿石丹药的人。
[3] 芝：灵芝。
[4] 食元气者：服食元气的人。服食元气，即蓄养元气。元气，亦称原气，为人体之元始祖气，包括元阴和元阳之气。元气由先天之精所化，又赖后天荣养而滋生。它发源于肾，藏守于丹田，可以通达全身，推动脏腑器官的一切活动，为人体生理、心理活动的原动力。
[5] 食药者：服食仙药的人。
[6] 异：通"翼"，等同。

译文

《神农经》说：食用五谷的人，聪明智慧。服食矿石药物的人，身体肥胖润泽不衰老（讲的是炼制五石散）。服食灵芝的人，能延长寿命不会死去。服食元气的人，大地不能埋藏，上天不能劫杀。因此服食药物的人，与天地同在，与日月同存。

《混元道经》曰[1]：谷神不死（河上公曰：谷，养也，能养神则不死。神为五脏之神[2]。肝藏魂，肺藏魄，心藏神，肾藏精，脾藏志。五脏尽伤，则五神去)，是谓玄牝(言不死之道，在于玄牝。玄，天也，天于人为鼻。牝，地也，地于人为口。天食人以五气[3]，从鼻入藏于心。五气清微[4]，为精神、聪明、音声、五性[5]。其鬼曰魂[6]。魂者，雄也[7]。出入人鼻，与天通，故鼻为玄也。地食人以五味[8]，从口入藏于胃。五味浊滞[9]，为形骸、骨肉、血脉、六情[10]。其鬼曰魄[11]。魄者，雌也[12]。出入于口，与地通，故口为牝也)。玄牝之门，是谓天地根(根，原也。言鼻口之门，乃是天地之元气所从往来也)。绵绵若存[13](鼻口呼吸，喘息，当绵绵微妙，若可存，复若无有也)，用之不勤[14](用气当宽舒，不当急疾、勤劳)。

注释

[1]《混元道经》：据下文，疑脱一"德"字，当为《混元道德经》，即老子所著《道德经》。老子被道教尊为"太上混元"，故《道德经》又名《混元道德经》。

[2]五脏之神：即五脏神。古人认为以五脏五骨为首的全身所有部位，均有神护卫，以示形体之重要。

[3]食：通"饲"，供养。五气：指风、暑、湿、燥、寒。一说指臊气、焦气、香气、腥气、腐气。

[4]清微：清轻精微。

[5]五性：五脏之性，肝主仁，心主礼，脾主信，肺主义，肾主智。

[6]其鬼曰魂：鬼，精气。魂，精神意识活动的一部分。"随神往来谓之魂"。

[7]魂者，雄也：附气之神为魂，气属阳，故曰雄。

[8]五味：辛、甘、苦、酸、咸。

[9]浊滞：厚重黏稠。

[10] 六情：指喜、怒、哀、乐、爱、恶。

[11] 魄：精神意识活动的一部分。"并精出入谓之魄"。

[12] 魄者，雌也：附形之灵为魄，形属阴，故曰雌。

[13] 绵绵若存：指呼吸深长细匀，若有若无。

[14] 勤：频繁，急促。

译文

《混元道经》说：谷神不会死去（河上公说：谷，就是养的意思，能够保养精神就不会死亡。神，就是五脏神。肝藏魂，肺藏魄，心藏神，肾藏精，脾藏志。五脏全部损伤，那么五脏之神就会离开），这就叫作玄牝（这是说不死的根本，在于玄牝。所谓玄，就是天，天对应于人体就是鼻；所谓牝，就是地，地对应于人体就是口。天用五气供养人们，五气从鼻吸入而贮藏于心肺。五气清轻精微，形成人的精神、聪明、声音以及五种秉性。它的精气叫作魂。魂附气属阳，为雄。五气从人的鼻部出入，与天相通，所以鼻为玄。地用五味供养人们，五味从口进入而贮藏于肠胃。五味厚重黏稠，形成人体的形体、骨骼、肌肉、血脉以及六种情志。它的精气叫做魄。魄附着于形体属阴为雌。五味从人的口出入，与地相通，所以口为牝）。玄牝的门户，就是天地的根（根，就是原本。这是说口鼻门户，是天地间元气相互往来的地方）。绵绵不断地存在（鼻口呼吸喘息，应当深长细匀，好像是有，又好像是没有），作用无穷无尽（呼吸吐纳应当深沉缓慢，不应当急速频繁）。

《混元道德经》曰：出生（谓情欲出于五内[1]，魂定魄静[2]，故生也），入死（谓情欲入于胸臆[3]，精散神惑[4]，故死也）。生之徒十有三[5]，死之徒十有三（言生死之类，各十有三，谓之九窍而四关也[6]。其生也，目不妄视，耳不妄听，鼻不妄嗅，口不妄言，手不妄持，足不妄行，精不妄施。其死也，反是）。人之生也，动皆之死地十有三（人欲求生，动作反之，十有三之死地）。夫何故？以其求生之厚也（所以动之死地者，以其求生之活之太厚也[7]。远道反夭[8]，妄行失纪[9]）。盖闻善摄生者，陆行不遇兕虎[10]，入军不被甲兵[11]。兕无所投其角[12]，虎无所措其爪[13]，兵无所容其刃[14]。夫何故？以其无死地（以其不犯上十有三之死地也）。

注释

[1] 五内：即心、肝、脾、肺、肾五脏。
[2] 魂定魄静：魂魄安静，精神情绪稳定。
[3] 胸臆：内心。
[4] 精散神惑：精气耗散，神志惑乱。
[5] 徒：类。十有三：即十三，指下文所言之九窍四关，实即指代人体。
[6] 九窍：两目、两耳、两鼻孔、口腔及前、后阴。四关：即四肢。
[7] 以其求生之活之太厚：《四部丛刊》影宋本《河上公章句》作"以其求生活之事太厚"。指生活享受太丰厚。
[8] 远道反夭：《四部丛刊》影宋本《河上公章句》作"违道忤天"，夭，疑为"天"之误。《云笈七签》本正作"天"。
[9] 妄行失纪：行动妄作，违背规律。
[10] 兕（音"似"）：古代犀牛一类的猛兽。
[11] 被：遭受。
[12] 投：掷，使用。
[13] 措：施展。
[14] 兵：兵器。

译文

《混元道德经》说：人出世而生（情欲产生于五脏，精神情绪稳定，所以能生存），入地而死（情欲进入于内心，造成精气耗散，神志惑乱，所以人会死去）。长寿而生存的是四肢九窍十三件东西，短命而死亡的也是这十三件东西（这是说，生死的种类各为十三，即九窍和四肢。人能长寿生存，是因为眼睛不看不该看的东西，耳朵不听不该听的声音，鼻子不闻不该闻的气味，嘴巴不讲不该讲的话，双手不拿不该拿的物件,双脚不走不该走的地方,精液不妄行施泄。与此相反,人就会死亡)。本可以长寿生存,由于活动而致死地的还是这十三件东西(人欲长寿生存,而生活活动又与养生的原则相反,四肢九窍这十三件东西置于死亡的境界)。为什么呢? 多是因为生活奉养太过度了(置于死亡境界的原因,是因为追求生活享受过于丰厚,远离甚至违背自然法则,行为乖错失去常度)。听说善于养护生命的人,在陆地上行走不会遇到犀牛老虎,在军阵中不会受到兵器伤害。犀牛无处使用它的头角,老虎无处施展它的爪牙,兵器无处容受它的锋刃。这是为什么? 因为他们身上没有致死的地方(因为他们没有做以上所说四肢九窍十三件东西置于死地的因素)。

《庄子·养生篇》曰:吾生也有涯[1](向秀曰[2]:生之所禀,各有极也[3]),而智也无涯(嵇康曰[4]:夫不虑而欲[5],性之动也;识而发感[6],智之用也。性动者,遇物而当足,则无馀智[7];从感不求,倦而不已[8]。故世之所患,恒在于智困[9],不在性动也),以有涯随无涯,殆已[10](郭象曰[11]:以有限之性寻无趣之智[12],安得而不困哉);已而为智者,殆而已矣(向秀曰:已困于智矣,又为智以攻之者,又殆矣)。

注释

[1]涯:边际,限度。
[2]向秀:晋人,字子期,为竹林七贤之一。
[3]极:《云笈七签》作"涯"。
[4]嵇康:晋人,字叔夜,为竹林七贤之一。著有《养生论》传世。
[5]不虑而欲:不经思虑而产生的欲望。
[6]识而发感:认识事物而产生感受。
[7]遇物而当足,则无馀智:得到某物就感到满足,则不会过多地用心谋求。

[8] 从感而求，倦而不已：顺从感受而去谋求，即使疲倦也永不停止。而，原作"不"，据《云笈七签》改。

[9] 智用：原作"智困"，据《云笈七签》改。

[10] 殆已：危困。已，通"矣"。

[11] 郭象：晋人，字子玄，喜研老庄，有《庄子注》传世。

[12] 无穷：原作"天趣"，据《云笈七签》改。

译文

《庄子·养生篇》说：我们的生命是有限的(向秀说：人生禀受的精气各自有其终极)，而智识是无限的(嵇康说：不经思考而产生的欲望，是情性的萌动；因为认识事物而产生的感受，那是智慧的作用。情性的萌动，得到了事物就会满足，那么就不会再用心去谋求；然而顺从认识事物的感受而去追求，即使疲倦了也不会停止。所以社会的隐患，常常在于智慧的作用，而不在于情性的萌动)。以有限的生命去追寻无限的智识，就会很困惫(郭象说：用有限的情性去追寻无穷的智慧，哪里会不疲倦呢?)；像这样已被智识困惑却还要去追求智识，就会更加困惫了(向秀说：已被智识困惑了，又被智慧役使的人，就更危险了)。

《庄子》曰：达生之情者[1]，不务生之所无以为[2]（向秀曰：生之所无以为者，性表之事也[3]。张湛曰：生理自全[4]，为分外所为[5]，此是以有涯随无涯也）；达命之情者[6]，不务智之所无奈何[7]（向秀曰：命尽而死者是。张湛曰：乘生顺之理[8]，穷所禀分[9]，岂智所知何也）。

注释

[1] 达生之情者：通达生命道理的人。

[2] 务：追求。所无以为：不必要的东西。

[3] 性表之事：性命之外的事物。

[4] 生理：生机。

[5] 为分外所为：做生命之外的事物。

[6] 达命之情者：通达命运原理的人。

[7] 智之所无奈何：智识无可奈何的事物。

[8] 乘生顺之理：顺着生命顺利发展的道理。

[9] 穷所禀分：穷尽禀受的天分。

> **译文**

《庄子》说：通达生命真谛的人，不追求生命之外那些无所用的东西（向秀说：人生无需作为的事情，是那些性命之外的事物。张湛说：生机本来完满，但去做生命之外的事物，这就是用有限的生命去追寻无限的智识）；通达生命实情的人，不追求智慧所无可奈何的东西（向秀说：活完自然寿数而死的人就是如此。张湛说：顺着生命顺利发展的道理，穷尽禀受的天分，难道是智慧知道为什么的缘故吗）。

《列子》曰：少不勤行[1]，壮不竞时[2]，长而安贫[3]，老而寡欲，闲心劳形[4]，养生之方也。

《列子》曰：一体之盈虚消息[5]，皆通于天地，应于万类[6]（张湛曰：人与阴阳通气[7]）。和之于始，和之于终[8]，静神灭想[9]，生之道也（始终和，则神志[10]不散）。

> **注释**

[1] 少不勤行：年轻时不去勤奋行动、追求什么。

[2] 壮不竞时：壮年时不与世竞争。

[3] 长而安贫：年长时安于清贫。

[4] 闲心劳形：使心神安静，适当运动形体。

[5] 一体之盈虚消息：整个形体的盛衰变化。一体，全体，即整个身体。

[6] 万类：万事万物。

[7] 阴阳：此指天地。

[8] 和之于始，和之于终：始终阴阳调和。此处既指与自然相和协，又指人体内部气血调和。

[9] 静神灭想：精神安静，泯灭思维。

[10] 志：《云笈七签》作"气"。

译文

《列子》说：年轻时不努力行事，壮年时不与世竞争，年长后安心于贫困，年老了少思寡欲，心情闲适而运动形体，这就是养生的方法。

《列子》说：形体的虚实消长，均与天地相贯通，与万物相感应（张湛说：人与天地相交通）。始终保持和谐，清静精神，消灭思虑，这就是养生的方法（自始至终保持平和，那么精神气血就不会耗散）。

《混元妙真经》曰：人常失道[1]，非道失人。人常去生[2]，非生去人。故养生者，慎勿失道。为道者，慎己失生，使道与生相守[3]，生与道相保[4]。

注释

[1] 失道：违背自然规律。

[2] 去生：违背生命规律。

[3] 使道与生相守：使自然规律与生命相互守持。

[4] 生与道相保：生命与自然规律保持一致。

译文

《混元妙真经》说：人常常违背自然规律，不是自然规律背离人。人常常违背生命规律，不是生命规律背离人。因此善于养生的人，谨慎地不违背自然规律。遵守自然规律的人，谨慎地防止自己背离生命规律，使自然规律与生命相守护，使生命与自然规律保持一致。

《黄老经·玄示》曰：天道施化[1]，与万物无穷[2]；人道施化[3],形神消亡[4]。转神施精[5],精竭故衰。形本生精[6],精生于神[7]。不以生施[8],故能与天合德[9];不与神化[10],故能与道同式[11]。

《玄示》曰:以形化者[12],尸解之类[13]。神与形离,二者不俱[14],遂象飞鸟入海为蛤[15],而随季秋阴阳之气[16]。以气化者[17],生可冀也[18];以形化者,甚可畏也。

注释

[1] 天道施化:天道,自然的法则。施化,繁殖化育。

[2] 与万物无穷:使万物没有穷尽。与,使。

[3] 人道:男女交媾之事。

[4] 形神:形体精神。

[5] 转神施精:转神,摇动精神。施精,泄精。

[6] 形本生精:形体的根本,由精所化生。《素问·金匮真言论》:"夫精者,身之本也。"

[7] 精生于神:精由神所化生。神,此处指水谷之精气。《灵枢·平人绝谷篇》:"故神者,水谷之精气也。"

[8] 不以生施:不要使精施泄。生,《云笈七签》作"精"。

[9] 与天合德:与天化生万物的原则相合。天之大德曰生。

[10] 不与神化:不要使神耗费。化,损耗。

[11] 与道同式:与自然规律同类。意即符合自然规律。

[12] 形化:形体变化为异物。

[13] 尸解:道教的一种解化修仙之术。道教认为修仙者死去,不是真死,而是弃尸于世,托死化去。

[14] 不俱:不全。

[15] 飞鸟入海为蛤:古人认为飞鸟入海会化为蛤。蛤:软体动物。

[16] 季秋:指农历九月。喻人阴阳之气消衰。

[17] 气化:指阴阳之气的变化。

[18] 生可冀也:生命尚有希望。

译文

《黄老经·玄示》说：自然按法则施行生化，因而使万物无穷；人类按欲念施行生化，形体精神随之消失。扰乱元神而施泄精气，精气竭尽因此衰亡。形体本由精气化生，而精气生于元神。不因生化而施泄精气，因此能与天地化生万物的原则相符合；不使精神耗散，所以能与自然规律保持一致。

《玄示》说：以形体化解的，就是尸解一类。精神与形体分离，两个方面不在一起，就像飞鸟入海变作蛤蚧，而随着四季阴阳气机变化。顺着阴阳之气生化的，生存就有希望；以形体化解的，是很担忧的事情。

严君平《老子指归》曰：游心于虚静[1]，结志于微妙[2]，委虑于无欲[3]，归计于无为[4]，故能达生延命，与道为久[5]。

注释

[1] 游心：潜心。虚静：清虚宁静。道家养生的一种境界。
[2] 结志：凝聚志意。微妙：精微玄妙。
[3] 委虑：抛弃思虑。无欲：没有任何欲望。
[4] 归计：归附而受计策，此指归附顺从之意。无为，顺应自然变化，不作违背客观规律的事。计：《云笈七签》作"指"。
[5] 与道为久：与道一起持久存在。为久：持久。

译文

严君平《老子指归》说：潜心一意于清虚宁静，凝聚志意于精微玄妙，抛弃思虑于没有欲望，归附顺从于无所作为，因此能通达生命的道理而延长寿命，与道长相伴。

《大有经》曰：或疑者云[1]：始同起于无外[2]，终受气于阴阳[3]，载形魄于天地[4]，资生长于食息[5]，而有愚有智,有强有弱,有寿有夭,天耶?人耶?解者曰:夫形生愚智[6],天也;强弱寿夭,人也。天道自然[7],人道自己[8]。始而胎气充实[9],生而乳食有馀,长而滋味不足[10],壮而声色有节者[11],强而寿;始而胎气虚耗[12],生而乳食不足,长而滋味有馀,壮而声色自放者[13],弱而夭。生长全足[14],加之导养[15],年未可量。

注释

[1]或疑者:有疑惑的人。
[2]始同起于无外:生命开始时同样由于偶然而发生。无外,无穷。此谓宇宙万类无所不包,有此生命纯属偶然。
[3]经受气于阴阳:最后均受阴阳之气的支配。
[4]载形魄于天地:由天地载负形体精神。形魄,形体精神。
[5]资生长于食息:由饮食呼吸供给人体生长发育。
[6]形生:形貌。此指形体生成。
[7]天道自然:天体运行的规律是自然形成的。
[8]人道自己:人事的法则由自己把握。人道,人行动的规律。
[9]胎气充实:胎儿时期营养充足。
[10]滋味不足:美味的食物不过多。
[11]声色有节:歌舞女色有节制。
[12]胎气虚耗:胎儿时期营养缺乏亏耗。
[13]自放:自我放纵。
[14]生长全足:生长发育的各种条件完全具备。
[15]导养:导引和养生,此泛指各种养生方法。

译文

《大有经》说:有人疑惑地说:人开始均起源于偶然,最终受阴阳之气的支配,其形体精神存在天地之间,依赖饮食呼吸而生存,可是有愚昧的也有聪明的,有强壮的有弱小的,有长寿的有短命的,这是天的原因？还是人的原因？通达的人说：形体生下来就有的愚昧，有的聪明，这是天生的原因；而形体强壮虚弱及生命的长寿短命，这是人自己的原因。天道本来就是这样，人的情况是自己造成的。如果受孕之初胎气充实，生下来乳食足够有余，成年后不贪求美味，壮年后音乐女色有节制的人，就能强壮长寿；受孕之初就胎气虚弱耗损，生下来乳食不足，成年时贪图美味，壮年时对音乐女色放任自己，就会衰弱而夭折。生长之时健全充足，加上导引养护，寿年不可估量。

《道机》曰：人生而命有长短者，非自然也[1]。皆由将身不谨[2]，饮食过差[3]，淫泆无度[4]，忤逆阴阳[5]，魂神不守[6]，精竭命衰，百病萌生，故不终其寿[7]。

注释

[1] 非自然也：不是本该这样的。自然，本来这样。
[2] 将身不谨：保养身体不谨慎。
[3] 饮食过差：饮食失度。过差：过分，失度。
[4] 淫泆：放纵逸乐。
[5] 忤逆：违背。
[6] 魂神不守：精神不能在体内守藏。此指精神情绪不稳定。魂神，即精神。
[7] 不终其寿：不能活到应有的寿限。

译文

《道机》说：人的一生有的命长有的命短，这并不是生来就该这样。都是由于养生不谨慎，饮食无节，奢侈享乐过度，违背阴阳，精神不能护守，导致精气枯竭身体衰弱，百病滋生，所以不能达到应有的寿年。

《河图帝视萌》曰：侮天时者凶[1]，顺天时者吉。春夏乐山高处[2]，秋冬居卑深藏[3]，吉利多福，寿考无穷[4]。《雒书宝予命》曰：古人治病之方，和以醴泉[5]，润以元气，药不辛不苦，甘甜多味，常能服之，津流五脏[6]，系在心肺[7]，终身无患。

> **注释**

[1] 侮天时：违犯四季变化规律。天时，天道运行规律，此指自然季节的变化。

[2] 春夏乐山高处：春夏季节喜欢生活在山陵高处。春夏季节外界阳盛，乐山高处以蓄养阳气。

[3] 秋冬居卑深藏：秋冬季节居住地势低的地方，深藏不露。

[4] 寿考：年高，长寿。

[5] 醴泉：甘泉。

[6] 津流五脏：津液流布五脏。津：体液。

[7] 系在心肺：关键在于心肺调节气血的功能。系，涉及，关系。《云笈七签》作"系之在肺"。

> **译文**

《河图帝视萌》说：侵侮天时的人凶险，顺从天时的人吉祥。春夏季节喜爱山野高处居住，秋冬季节住在地势低之处深藏不露，就能吉利多福，长寿无穷。《雒书宝予命》说：古人治病的方药，用甘泉来调和，用元气来滋润，药物不辛不苦，甘甜味浓，经常能够饮服这样的方药，津液流通五脏，关键在于心肺调节正常，因而终生没有病患。

《孔子家语》曰：食肉者，勇敢而悍[1]（虎狼之类）；食气者[2]，神明而寿[3]（仙人灵龟是也）；食谷者[4]，智慧而夭[5]（人也）；不食者[6]，不死而神[7]（直任喘息而无思虑）。《传》曰[8]：杂食者[9]，百病妖邪所钟[10]。所食愈少，心愈开，年愈益[11]；所食愈多，心愈塞[12]，年愈损焉。

注释

[1]悍：勇猛，凶暴。

[2]食气者：呼吸吐纳，以气代食的人。

[3]神明：神圣高明。《淮南子·兵略》："见不所不见谓之明，知人所不知谓之神。"

[4]食谷者：以谷物为食的人。

[5]夭：原作"天"，据《云笈七签》改。

[6]不食者：不食五谷之人，即辟谷者。

[7]不死而神：不会死去而精神。

[8]《传》：指《神仙传》，晋葛洪撰。

[9]杂食者：吃各类食物的人。此处似指乱吃各种食物，不注意食物卫生。

[8]钟：聚集。

[11]益：增加。

[12]塞：痞塞。

译文

《孔子家语》说：以肉食为主的，性情勇猛剽悍（如虎狼之类）；服食元气的，精明而长寿（仙人神龟就是）；食用五谷的，聪颖智慧而寿命短促（如人类）；不吃食物的，不会死亡而神灵（只凭气息出入而没有思虑）。《神仙传》说：能吃各类食物的人，各种疾病，妖孽容易干犯。进食的东西越少，心境越加开朗，寿年越加延长；进食的东西越多，心意越加昏塞，寿年越加减损。

太史公司马谈曰：夫神者，生之本[1]；形者，生之具也[2]。神大用则竭[3]，形大劳则毙[4]。神形早衰，欲与天地长久，非所闻也。故人所以生者，神也。神之所托者，形也。神形离别则死，死者不可复生，离者不可复返，故乃圣人重之。夫养生之道，有都领大归[5]，未能具其会者[6]，但思每与俗反[7]，则暗践胜辙[8]，获过半之功矣[9]。有心之徒，可不察欤？

注释

[1] 夫神者，生之本：精神意识是生命的基础。

[2] 形者，生之具也：形体是生命的载具。

[3] 大用：过分使用。

[4] 大劳：过度劳累。毙：衰弊乃至死亡。

[5] 都领大归：要诀大旨。

[6] 未能具其会者：不能详尽了解它理趣的人。具，尽，此为详尽把握。会：理趣。

[7] 但思每与俗反：只要想到经常与世俗相反。每，常常。

[8] 暗践胜于辙：意为在不知不觉中踏上了获胜的途径。辙，车轮痕迹。

[9] 获过半之功矣：获得一大半的功效。过半，超过一半。

译文

太史公司马谈说：精神是生命的根本，形体是生命的载具。精神使用过分就会竭尽，形体过分劳作就会死亡。精神形体过早衰惫，却想与天地同样长久，没有听说这样的事。因此，人能够生存活着的原因，就是精神的作用结果。精神依托的地方是形体。精神与形体分离就会死亡，死去的人不能恢复生命，离开形体的精神不能重返，所以圣人特别重视精神。养生的方法，有纲领大要，不能详尽把握它理趣的人，只要想到经常与世俗相反，那么就在实际上走上了获胜的道路，赢得了大半的成功。有心养生的人，岂能不觉察到这一点？

《小有经》曰：少思[1]、少念[2]、少欲[3]、少事[4]、少语[5]、少笑[6]、少愁[7]、少乐[8]、少喜[9]、少怒[10]、少好[11]、少恶[12]，行此十二少，养生之都契也[13]。多思则神殆[14]，多念则志散[15]，多欲则损志[16]，多事则形疲，多语则气争[17]，多笑则伤脏，多愁则心慑[18]，多乐则意溢[19]，多喜则忘错瞀乱[20]，多怒则百脉不定[21]，多好则专迷不治[22]，多恶则憔煎无欢[23]，此十二多不除，丧生之本也。无多者，几乎真人。大计[24]：奢懒者寿[25]，悭勤者夭[26]，放散䋈吝之异也[27]；田夫寿[28]，膏粱夭[29]，嗜欲少多之验也[30]；处士少疾[31]，游子多患[32]，事务繁简之殊也[33]。故俗人竞利[34]，道士罕营[35]。

> **注释**

[1] 少思：少思索。

[2] 少念：少念虑。

[3] 少欲：少欲望。

[4] 少事：少事务。

[5] 少语：话语少并且语声不大。

[6] 少笑：不过分欢笑。

[7] 少愁：少忧愁。

[8] 少乐：快乐有度不过分。

[9] 少喜：喜悦不过分。

[10] 少怒：少发怒。

[11] 少好：少嗜好。

[12] 少恶：少厌恶。

[13] 都契：要领。

[14] 神殆：危害精神。殆，危害。

[15] 志散：志向分散。

[16] 损志：损害心志。

[17] 气争：气急难继。

[18] 心慑：内心恐惧。

[19] 意溢：意志涣散。

[20] 忘错瞀乱：见忘出错，心神迷乱。

[21] 百脉不定：全身经脉气血运行不安定。

[22] 专迷不治：专注迷恋于所好而不修正事。

[23] 憔煎：忧患煎迫。

[24] 大计：大体考察。

[25] 奢惰者：本指生活奢侈而懒惰的人，此谓安逸懒散的人。

[26] 悭（qiān千）勤者：节俭辛劳的人。

[27] 放散：身心涣散。劬（qú瞿）爷：劳苦贫困。《云笈七签》作"劬劳"。

[28] 田夫：农夫。

[29] 膏粱：享受膏腴美味的人。

[30] 少多：《云笈七签》作"多少"。

[31] 处士：隐士。此指生活安定的人。

[32] 游子：游历奔波之人。

[33] 繁简：繁重轻简。

[34] 俗人竞利：世俗之人争逐利益。

[35] 罕营：很少谋求。

译文

《小有经》说：少思虑、少挂念、少欲望、少事务、少言语、少欢笑、少忧愁、少快乐、少欢喜、少发怒、少爱好、少厌恶，遵循这十二少，是养生的关键。过多思虑就会使神气衰惫，过多挂念则使志气散乱，欲望过多则损人心志，做事过多则形体疲惫，言语过多则气息紧迫，欢笑太过则损害脏腑，忧愁过多则令人内心恐惧，过分快乐则令人意志散漫，欢喜太过则使人见忘出错神识昏乱，大怒不止则使人百脉不畅，爱好过多则令人沉迷，不务正事，厌恶过多则忧患煎迫毫无欢乐可言。这十二多不去掉，是损害生命的根本原因。凡事不过度的人，就接近于真人了。从大体考察：安逸懒散的人寿命长，而节俭辛劳的人短寿，这就是身心散逸和形体辛劳所造成的差异。种田农夫寿年高，食膏粱厚味的达官显贵则寿命短，这是嗜欲多少不同所造成的。生活安定的人病少，浪迹不定的人多病，这是事务繁简的不同所形成的。所以，俗世之人争名逐利，有道之士则很少追求。

点评

本段引《小有经》的话告诫众人，在现实生活中，常人不可能没有欲求，也不可能不被事务烦恼，但是，如果能够恪守道家的虚静无为思想，少念静虑，远离乱神犯性之事，也就能够啬神保真，延年益寿了。养生之要还在于坚守中和原则，必须节制欲望，在纷繁复杂的乱象中寻求最佳的平衡点。以加强自身修养，保持心境清净。若能做到少私寡欲、虚静无为，人自然能延年益寿。分析陶弘景所提出的"十二少"和"十二多"，除多事则形疲、多笑伤藏、多怒则百脉不定外，其他都在强调精神因素与健康关系。由此也可看出，陶弘景是很重视精神因素在养生中作用的。这些使人早逝不寿的因素，并非由天地造成，而是人自己对身体不负责，背离了养生原则，自我戕害造成的。人只有克服了"多""欲""妄"等毛病，使自己的行为符合天地运行的规律，注意调养饮食及正确运用房中术，才可能健康不夭。

胡昭曰：目不欲视不正之色[1]，耳不欲听丑秽之言[2]，鼻不欲向膻腥之气[3]，口不欲尝毒辣之味[4]，心不欲谋欺诈之事，此辱神损寿[5]。又居常而叹息[6]，晨夜而吟啸[7]，干正来邪也[8]。夫常人不得无欲，又复不得无事，但当和心少念[9]，静身损虑[10]，先去乱神犯性[11]，此则啬神之一术也[12]。

注释

[1] 不正之色：邪乱不正当的颜色。

[2] 丑秽之言：恶劣污秽的语言。

[3] 膻腥之气：荤腥臭恶的气味。

[4] 毒辣之味：味道重且刺激强的味道。辣，原作"刺"，据《云笈七签》改。

[5] 辱神损寿：损害精神减少寿年。

[6] 叹息：叹气。

[7] 吟啸：吟唱高呼。

[8] 干正来邪：干扰正气，使邪气乘虚而入。

[9] 和心少念：使心境平和，减少杂念。

[10]静身损虑：使身形宁静，减少思虑。此句《云笈七签》作"静虑"。

[11]乱神犯性：扰乱心神，触犯本性。此句末《云笈七签》有"之事"二字，义更完整。

[12]啬神：节省精神。

译文

胡昭说：眼睛不要看不正的颜色，耳朵不要听丑秽的言语，鼻子不要闻膻腥的气味，口不要吃有味道重且刺激强的食物，心中不要谋虑欺诈的事情，这些都会伤害精神损人寿命。另外，平时经常叹息，昼夜吟唱高呼，都易干扰正气招致邪气的侵害。人不可能没有欲望，也不可能不做任何事情，只是应当调和心志，少有挂念，形神安静，减少思虑，首先排除扰乱精神性情的事，这是爱惜神气的一种重要方法。

《黄庭经》曰：玉池清水灌灵根[1]，审能修之可长存[2]。名曰饮食自然[3]。自然者，则是华池。华池者，口中唾也。呼吸如法[4]，咽之则不饥也。

《老君尹氏内解》曰：唾者，凑为醴泉[5]，聚为玉浆[6]，流为华池，散为精液[7]，降为甘露[8]。故口为华池，中有醴泉，漱而咽之，溉脏润身，流利百脉，化养万神[9]，支节毛发宗之而生也[10]。

注释

[1]玉池：即口。清水：舌下津液，即唾液。灵根：即舌。亦喻指人身之命根。

[2]审：果真。

[3]饮食自然：即吞服唾液。

[4]呼吸如法：按照修炼法则调理呼吸，使气息调匀，不粗不疾。

[5]凑为醴泉：聚集为甘泉。凑，《云笈七签》作"漱"。

[6]玉浆:玉液。

[7]精液:精微的体液。精,精华,富于营养。液,体液。原作"浮",据《云笈七签》改。

[8]甘露:甘美的露水。

[9]化养万神:化育养护身形。万神,代指身形。

[10]宗之:以之为本源。

译文

《黄庭经》说:口中清水灌溉舌根,如能修炼可以长生。这就叫作饮食自然。所谓自然,指的就是华池。所谓华池,就是口中的唾液。按照一定的方法呼吸,吞咽口中津液那么就不会饥饿。

《老君尹氏内解》说:口中的唾液,会合成醴泉,聚集为玉浆,流动为华池,散发为精液,下降为甘露。因此说口为华池,其中有醴泉,含漱而吞咽它,能灌溉脏腑,滋润身体,使百脉流通,化育养护身中万神,四肢关节、毫毛头发均依赖它而生存。

点评

本段主要是说咽津具有很好的养生功效.道教认为,饮玉泉即咽津,亦名服津液,经常用舌啄牙齿产生唾液来滋养舌根,可以使人延年益寿,除去百病。所谓"口为玉池太和宫,唾为清水美且鲜"。具体步骤即舔唇、叩齿、反舌,使得口中唾液变多,然后慢慢咽下,咽津的要领就是在叩齿、反舌之后才能进行实施。咽津之所以拥有如此好的养生功效是因为产生唾液的人体器官是肾脏,肾是人体先天之本,生命之源,所以咽津之法可摄生保健。现代医学也证明,唾液不仅能维持口腔的清洁、帮助浸湿、软化食物以利吞吐,便于消化。而且唾液中包含了血浆中的各类成分,黏蛋白、球蛋白等10多种酶,近10种维生素、多种矿物质、有机酸及唾液腺激素等,有促进细胞的生存和分裂。有助于消化、杀菌、抗病毒、增强免疫和延缓衰老等各种作用。

《中经》曰:静者寿[1],躁者夭[2]。静而不能养减寿,躁而能养延年。然静易御[3]，躁难将[4]，尽顺养之宜者[5]，则静亦可养，躁亦可养。

> **注释**

[1]静：淡泊宁静。
[2]躁：急躁易动。
[3]御：驾驭，控制。
[4]将：将养，保养。《云笈七签》作"持"。
[5]尽顺养之宜者：完全顺应养生适宜情况的人。

> **译文**

《中经》说：安静的人长寿，躁动的人短命。安静而不能养护的人要减损寿数，躁动却能养生的人也能延长寿年。然而，安静容易调养，躁动难以将护，能完全顺应养生适宜情况的人，那么安静时可以颐养，躁动时也可以颐养。

韩融元长曰：酒者，五谷之华[1]，味之至也[2]，亦能损人。然美物难将而易过[3]，养性所宜慎之[4]。

邵仲湛曰：五谷充肌体而不能益寿[5]，百药疗疾延年而不甘口[6]。甘口充肌者，俗人所珍[7]；苦口延年者，道士之所宝[8]。

> **注释**

[1]五谷之华：五谷的精华。五谷，说法不一，多以稻、黍、稷、麦、菽（豆类）为称。此为统指各类谷物。
[2]味之至也：最好的美味。至，极致。
[3]难将而易过：难以把持，容易过度。
[4]慎之：慎重对待它。

[5]充肌体：充养形体。
[6]不甘口：使口中感到不甘美。
[7]俗人：世俗之人，多指未信佛、道之人。
[8]宝：珍视。

译文

韩融元长说：酒是五谷之精华，滋味之极致，但也会损害人。如此则精美的东西难以将护却容易损害，这是养生的人应该慎重对待的事情。

邵仲湛说：五谷充养肌体但不能增加寿年，百药治疗疾病、延长生命却使人感到不甘美。甘美而充养肌体的东西，是世俗珍重的东西；苦涩而延长生命的东西，是有道之士珍重的东西。

《素问》曰：黄帝问岐伯曰：余闻上古之人[1]，春秋皆百岁而动作不衰[2]（谓血气犹盛也）；今时之人，年始半百动作皆衰者[3]，时世异耶？将人之失耶[4]？岐伯曰：'上古之人，其知道者[5]，法则阴阳[6]，和于术数[7]（房中交接之法），饮食有节，起居有度，不妄动作[8]，故能形与神俱[9]，尽终其天命[10]，寿过百岁。今时之人则不然，以酒为浆[11]，以妄为常[12]，醉以入房[13]，以欲竭其精[14]，以好散其真[15]，不知持满[16]，不时御神[17]，务快其心[18]，逆于阴阳[19]，生治起居无节无度[20]，故半百而衰也。

注释

[1]上古：远古。
[2]春秋：年龄。皆：此下今本《素问》有"度"字。动作不衰，行动不衰迈。
[3]始：才，刚。
[4]将人之失耶：抑或是人们失于养生呢？此句今本《素问》作"人将失

之耶"。

[5] 知道者：懂得养生规律的人。

[6] 法则阴阳：以四时阴阳为法则。则，今本《素问》作"于"。

[7] 和于术数：对房事养生调和有度。术数，亦称数术、方术，古代养生修炼或方士操作的技术，包括天文、历算、占验、星相、医药、卜筮、堪舆、神仙、房中等。此处指房中交接之法。

[8] 不妄动作：不过度操劳。动作，今本《素问》作"作劳"。

[9] 形：原脱，据《云笈七签》及今本《素问》补。

[10] 天命：天年，自然应活的寿限。

[11] 以酒为浆：把酒当水浆。

[12] 以妄为常：把反常的生活作为习惯。

[13] 醉以入房：酒醉后进行房事。

[14] 以欲竭其精：因情欲使阴精枯竭。

[15] 以好散其真：因嗜好使真气耗散。

[16] 持满：保持精气充盈。

[17] 不时御神：不善于驾驭精神。

[18] 务快其心：追求心志快乐。

[19] 逆：原作"游"，据《云笈七签》及今本《素问》改。此句《素问》作"逆于生乐"。

[20] 生治：即生活。

译文

《素问》记载："黄帝问岐伯说：'我听说上古时候的人，年龄都超过百岁却动作不显衰老（是说气血还很旺盛）；现在的人，年龄刚到五十而动作却都衰弱无力了，是时代不同呢？还是将养失误造成的呢？'岐伯说：'上古时代的人，那些懂得养生之道的，能够取法阴阳之理，通过术数来调和（男女交媾的方法），饮食有节制，起居有规律，不随意行动，所以能够形神和谐，活完天赋的寿限，寿命超过百岁。现在的人却不是这样，把酒当水浆，以肆意行动为习惯，酒醉而行房，恣意情欲而使阴精枯竭，因为嗜好而使真气耗散，不知保持精气的充满，不善于驾驭精神，追求心志的畅快，违背阴阳，生活起居没有节度，

所以到了五十岁就衰老了。'"

> **点评**

　　本段引自《素问·上古天真论篇》，通过上古之人与当时之人的对比，对早衰进行了描述，文中黄帝向岐伯请教古代人民寿命和生活质量下降的原因，并试探性的归因于时间、世事不同和人们失去"天真"所致。这里启示我们在运用"治未病"的思想对疾病进行预防时，要考虑两个比较典型的因素：一是"时世"，即指自然环境、社会环境和每一年的气运节令等；二是"失之"所代指的"天真"，即指肾之精气和天然率真的纯善之性。前者泛指引起早衰的外因，后者泛指内因。就是说结合"时"和"世"来分析"天真"散失的原因，并针对这些原因来寻求抗衰老、防疾病、保健康的方法。由此可以知道，预防早衰，甚至是疾病的重要方法是懂得"道、法、数术"，并且把他们运用到生活实际中，比如饮食、起居、劳动、思想、欲念等，在知行合一的实践中，做到形神合一，涵养"天真"，改变导致早衰的内、外因素，从而获得长寿、健康。

　　老君曰：人生大期[1]，百年为限，节护之者[2]，可至千岁。如膏之用[3]，小炷与大耳[4]。众人大言而我小语[5]，众人多烦而我少记[6]，众人悖暴而我不怒[7]，不以人事累意[8]，不修仕禄之业[9]，淡然无为[10]，神气自满，以为不死之药，天下莫我知也。无谓幽冥[11]，天知人情；无谓暗昧，神见人形。心言小语[12]，鬼闻人声。犯禁满千[13]，地收人形[14]。人为阳善[15]，吉人报之；人为阴善[16]，鬼神报之。人为阳恶[17]，贼人治之[18]；人为阴恶[19]，鬼神治之。故天不欺人依以影，地不欺人依以响[20]。

　　老君曰：人修善积德而遇其凶祸者[21]，受先人之馀殃也^[22]；犯禁为恶而遇其福者^[23]，蒙先人之馀福也^[24]。

> **注释**

[1] 大期：大限，即寿数。

[2] 节护：调理养护。

[3] 膏：灯油。

[4] 炷：灯心。

[5] 大言：大声说话。

[6] 多烦：烦心的事多。

[7] 悸暴：暴怒而心情激动。

[8] 累意：拖累心志。

[9] 仕禄：做官享受俸禄。仕禄之业：《云笈七签》作"君臣之义"。

[10] 淡然：恬淡，淡泊。

[11] 幽冥：幽僻，荒远。

[12] 心言小语：发自内心的言语。

[13] 犯禁满千：违反科禁满一千次。禁，科条戒律。满千，多貌。

[14] 地收人形：喻死后大地收受人的形骸。

[15] 阳善：众人皆知的善事。

[16] 阴善：暗里所行，众人不知的善事。

[17] 阳恶：尽人皆知的恶行。

[18] 贼人：害人的人。贼人：《云笈七签》作"正人"。《备急千金要方》引作"人自"。

[19] 阴恶：暗地里做坏事。

[20] 故天不欺人依以影，地不欺人依以响：此谓天地惩罚奖赏人，声影相随，不会欺侮人。

[21] 修善积德：勤修善事，积累德行。

[22] 受先人馀殃：受到祖先作恶的连累。

[23] 犯禁作恶：违反科禁做坏事。

[24] 蒙先人之馀福：蒙受祖先积德行善，带来荫庇。福：原作"殃"，据《千金翼方》、《云笈七签》改。

译文

老子曾说：人一生最长的期限，为一百年。然而，如果能珍惜，爱护它，可以活到一千岁。如同灯油的照明时间，用小的灯心和大的灯心就不一样。众人大声说话而我小声言语；众人烦恼诸多而我很少思虑那些琐事；众人暴跳如雷而我从不发怒。不以种种事情拖累心志，不追求功名利禄，恬淡无为，神气自然充沛。把这些作为长寿不死的药物，天下没有谁能了解我啊。不要说幽僻荒远，上天知道人的情况；不要说昏暗不明，神灵能看见人的形貌。即使是内心要说的小声话，鬼神也能听到人的声音。违犯禁忌满了一千次，大地就要收殓人的形体。人公开行善，好人自会报答他；人暗中行善，鬼神会报答他。人公开作恶，盗贼会惩治他；人暗中作恶，鬼神会惩治他。所以天不欺侮人就像身影相依一样，地不欺侮人就像声响相随一样。

老君说：人行善积德却遇到凶险灾祸，是受到祖先灾孽的连累；违背禁忌造作恶孽却遇到福报的，是蒙受祖先福德荫庇的结果。

点评

本段引文总领了全书的养生之学，强调清静无为的重要养生之道，其认为养生要从"无为"开始，不为外物的困扰所惑，人生就能够达到长久永生的状态。并且认为福祸寿夭，不会因为个人贫富而改变，而是以为善还是为恶为评判标准。道教通过鬼神，设定了一个严密的对人监督的系统。道教认为，人所做的每一件善事，每一件恶事，都会被神灵知道，并记录下来，作为以后定福祸的依据。

《名医叙病论》曰：世人不终眷寿[1]，咸多夭殁者[2]，皆由不自爱惜，忿争尽意[3]，邀名射利[4]，聚毒攻神[5]，内伤骨髓，外贬筋肉[6]，血气将无，经脉便拥[7]，肉理空疏[8]，唯招蛊疾[9]，正气日衰，邪气日盛矣。不异举沧波以注爝火[10]，颓华岭而断涓流[11]，语其易也，甚于兹矣[12]。

注释

［1］耆寿：高寿。

［2］夭殁：夭折死亡。

［3］忿争尽意：忿怒争斗以满足意愿。

［4］邀名射利：贪图名声，猎取利益。

［5］聚毒：聚积毒素。喻指一切危害因素，如各种引起怨恨、担忧、痛苦的事情。

［6］贬：损伤。《云笈七签》作"乏"。

［7］拥：通"壅"，壅塞，阻塞。

［8］肉理：腠理。《云笈七签》作"内里"。

［9］蛊疾：心志迷乱的疾病。《云笈七签》作"众疾"。

［10］举：穷尽，倾尽。沧波：沧海之水。注：浇灭。爝火：小火把。

［11］颓：推倒。华岭：华山。

［12］语其易也，甚于兹矣：阐说这些道理是容易的，实际情况比这里说的更严重。

译文

《名医叙病论》说：社会上的人不能活到高寿，大多数短命死去，都是由于不能珍惜自己的生命，激愤地竞争如意的事物，追求声名利益，积聚毒性攻伐神明，内使骨髓损伤，外使肌肉困之，气血将要衰竭，经脉随即壅滞，腠理空虚，只会招来病邪，以致正气日渐衰弱，邪气日益强盛。这与倾尽沧海之水来浇注小火把、推倒华山之岭来阻断小水流没有什么差别，阐说这些道理是容易的，实际情况比这个还要严重啊。

彭祖曰：道不在烦[1]，但能不思衣，不思食，不思声，不思色，不思胜，不思负，不思失，不思得，不思荣，不思辱，心不劳[2]，形不极[3]，常导引、纳气[4]、胎息尔[5]，可得千岁。欲长生无限者，当服上药[6]。

注释

[1] 烦:烦琐。

[2] 劳:劳累。

[3] 极:疲惫。

[4] 纳气:亦称服气、食气、行气。道教修炼方术之一。指以呼吸调理为主的养生内修方法。

[5] 胎息:道教呼吸修炼法之一。意谓行气修炼至深入程度,达到不用鼻口呼吸,而内气在体内潜行,如婴儿在母胎中的呼吸一样。《抱朴子·释滞》:"得胎息者,能不以鼻口嘘吸,如人在胞胎之中。"

[6] 上药:上品药,多指能不老延年的金丹大药。

译文

《抱朴子》:"上药令人身安、命延、升天、神仙,遨游上下,役使万灵。"张华《博物志》引《神农经》曰"上药养命,为玉石之练形、六芝之延年也。"彭祖说:养生的方法不在于烦琐,只要能不思华衣,不思美食,不思淫声,不思美色,不思胜勇,不思负馁,不思失误,不思获得,不思荣华,不思屈辱,内心不劳累,形体不疲惫,时常坚持导引、纳气、胎息,可以活到千岁,如要长生不死的话,应当服食金丹大药。

仲长统曰:荡六情五性[1],有心而不以之思,有口而不以之言,有体而不以之安。安之而能迁[2],乐之而不爱[3]。以之图之[4],不知日之益也[5],不知物之易也[6]。其彭祖、老聃庶几,不然彼何为与人者同类,而与人者异寿?

注释

[1] 六情:喜、怒、哀、乐、爱、恶六种感情。五性:此指暴、淫、奢、酷、贼五种性情。

[2] 迁:转移,改变。

[3] 爱:贪恋。

[4] 图：图谋，谋虑。
[5] 日之益：时日的增加，即时间的推移。
[6] 物之易：事物的改变。

译文

仲长统说：荡涤六情五性，有心却不用它来思考，有口却不用它来言语，有形体却不使它闲适。形体闲适但能适应变化，喜欢它却不依恋它，用这种方式来考虑处事，不知道时间的推移，也不知道事物的改变。大概彭祖、老聃近似于这样。不然的话，他们为什么与人同属一类，却有与一般人不同的寿命呢？

陈纪元方曰：百病横夭[1]，多由饮食。饮食之患，过于声色[2]。声色可绝之逾年，饮食不可废之一日。为益亦多[3]，为患亦切[4]（多则切伤，少则增益）。

注释

[1] 横夭：无端夭折。
[2] 声色：声乐女色。
[3] 为益亦多：带来的好处很多。
[4] 为患亦切：造成的祸患也很深切。切，严酷，深切。

译文

陈纪元方说：百病横行肆虐，大多由于饮食引起。饮食造成的灾患，超过于声乐女色。断绝声色可以超过一年，可是饮食却不能荒废一日。饮食带来的益处实多，而造成的灾祸也更深切（饮食多那么就会深切伤害人体，声色少那么就能补益人体）。

张湛云：凡脱贵势者[1]，虽不中邪，精神内伤，身必死亡（非妖祸外侵[2]，直由冰炭内煎[3]，则自崩伤中呕血也[4]）。始富后贫，虽不中邪，皮焦筋出[5]，委辟为挛[6]（贫富之于人利害[7]，犹于权势[8]，故疴疹损于形骸而已[9]）。动胜寒[10]，静胜热[11]，能动能静，所以长生。精气清静[12]，乃与道合。

《庄子》曰：真人其寝不梦。

《慎子》云：昼无事者，夜不梦。

注释

[1] 脱贵势者：失去权势的人。
[2] 妖祸：灾患；疾患。
[3] 冰炭：喻指内心的矛盾痛苦。
[4] 自崩：自己崩溃，自己衰损。伤中：内伤脏腑。
[5] 皮焦筋出：皮肤憔悴，筋脉外现。
[6] 委辟为挛：肢体萎弱，产生挛缩。
[7] 贫富之于人利害：贫富对人产生的害处。
[8] 犹于权势：如同权势。犹，如。
[9] 疴疹：疾病。形骸：形体。
[10] 动胜寒：运动克服寒冷。动为阳，阳为热，热能胜寒。
[11] 静胜热：安静克服燥热。静为阴，阴为寒，寒能胜热。
[12] 精气：精神气机。

译文

张湛说：大抵失去权势的人，即使未被邪气侵犯，但由于内在精神的损伤，身体也必定死亡（不是疾患从外部侵犯，只是由于内心矛盾痛苦的煎迫，使自身受损，甚至伤及内伤脏腑而吐血）。先富贵后贫困的人，即便未被邪气伤害，也会导致皮肤憔悴青筋暴露，肢体萎弱拘急挛缩（贫富对人产生的损害，如同权势一样，因而会发生疾病损害形体）。运动能驱除寒冷，安静能克服炎热，能运动又能安静，这是使生命长存的方法。精神气机清净安静，才能与道结合。

《庄子》说：真人睡眠不做梦。

《慎子》说：白天无事扰心，夜晚就不会做梦。

张道人年百数十，甚翘壮也[1]。云：养性之道，莫久行、久坐、久卧、久视、久听，莫强食饮[2]，莫大沉醉，莫大愁忧，莫大哀思。此所谓能中和[3]。能中和者，必久寿也。

注释

[1] 翘壮：健壮。
[2] 强：勉强，硬性。
[3] 中和：平和适中。

译文

张道人已经一百多岁，还非常健壮。他说：养生的方法，不要长时间行走、长时间坐着、长时间睡眠、长时间用眼、长时间用耳，不要饮食过量，不要太过醉酒，不要太忧愁，不要太悲伤。这就是通常所说的能够平和适中。能够做到平和适中，一定能高寿。

《仙经》曰：我命在我不在天。但愚人不能知此。道为生命之要[1]，所以致百病风邪者，皆由恣意极情，不知自惜，故虚损生也。辟如枯朽之木，遇风即折；将崩之岸，值水先颓[2]。今若不能服药[3]，但知爱精节情，亦得一二百年寿也。

注释

[1] 道为生命之要：道教认为人来源于道，而道即为宇宙万物包括生命在内的初始状态。要，关键，机要。
[2] 颓：崩溃，坍塌。
[3] 服药：服食丹药。

译文

《仙经》说：我命在我不在天。只是愚昧的人不知道这一点。道是生命的机要，人们遭受百病风邪的原因，都是由于肆意尽情，不知道珍惜自己，所以导致生命力的虚损。譬如像干枯朽坏的树木，遇到大风就会折断；将要崩塌的河岸，遇到大水就会立即坍塌。如果不能服食丹药，只要懂得爱惜肾精节制情欲，也能达到一二百岁的寿命。

张湛《养生集》叙曰：养生大要：一曰啬神[1]，二曰爱气[2]，三曰养形，四曰导引，五曰言语，六曰饮食，七曰房室，八曰反俗[3]，九曰医药，十曰禁忌。过此已往，义可略焉[4]。

注释

[1]啬神：节省精神。啬：节省，爱惜。
[2]爱气：爱惜元气。
[3]反俗：违背世俗。
[4]义可略焉：意为养生的其他方面可以省略了。

译文

张湛《养生集》叙言说：养生的要点是：一是节省精神，二是爱惜元气，三是养护形体，四是导引，五是慎言语，六是节制饮食，七是节制房事，八是背离世俗，九是懂得医药，十是遵守禁忌。除此以外，其他含义可以省略了。

青牛道士言：人不欲使乐[1]，乐人不寿。但当莫强健为力所不任[2]，举重引强[3]，掘地苦作[4]，倦而不息，以致筋骨疲竭耳。然于劳苦胜于逸乐也。能从朝至暮常有所为，使之不息乃快，但觉极当息[5]，息复为之。此与导引无异也。夫流水不腐，户枢不朽者，以其劳动数故也[6]。饱食不用坐与卧[7],欲得行步务作以散之。不尔,使人得积聚不消之疾[8],及手足痹蹶[9],面目黧皱[10],必损年寿也。

皇甫隆问青牛道士(青牛道士姓封,字君达),其养性法则可施用?大略云:体欲常劳,食欲常少,劳无过极[11],少无过虚[12],去肥浓[13],节咸酸,减思虑,捐喜怒[14],除驰逐[15],慎房室。武帝行之有效[16]。

注释

[1]乐:逸乐,闲适快乐。
[2]强健:犹勉强、强梁。
[3]引强:本谓牵引硬弓,此指牵引沉重坚硬的东西。
[4]苦作:苦力干活。
[5]极:疲惫。
[6]劳动:运动。数:频繁。
[7]不用:不要。
[8]积聚:本指腹内结块,此指由于食物不消化引起的脘腹胀满等。
[9]痹蹶:麻木而行动不便。
[10]黧皱:皮肤黑色枯槁。皱:《云笈七签》作"皱"。
[11]劳无过极:意谓形体虽欲常常劳作,但劳作不要太疲惫。
[12]少无过虚:意谓饮食虽欲少些,但少而不要导致虚弱。
[13]肥浓:肥美的食物和浓烈的酒。
[14]捐:抛弃。
[15]驰逐:田猎逐物。
[16]武帝:此指汉武帝。

译文

青牛道士说:人不要过分使他快乐,快乐的人寿命不长。只是应当不要勉强去做力所不堪的事,如举重物、牵引强弓、掘地劳苦等,疲倦而没有休息,因而导致筋骨衰惫。但是适当的劳苦胜过安逸享乐。

能够从早到晚有所事为，使身体不闲着才会畅快，只是觉得疲倦就要休息，休息以后再劳作。这与导引没有差别。流动的水不会腐臭，转动的门轴不会朽烂，就是因它运动不息的缘故。饱食之后不要坐着或睡卧，应该要散步劳作来消化食物。不这样，就会使人患食物积聚不消化的疾病，以及手足痹痛、面目黧黑，必定会减损人的寿命。

皇甫隆请问青牛道士（青牛道士姓封，字君达），哪些养生法则可以施行？大要说：身体要时常劳动，饮食要常少些，劳动不要疲倦，饮食少却不过于饥饿不要导致虚弱，戒去肥甘厚味，节制酸咸五味；减少思虑，捐弃喜怒不常的情绪，罢除田猎追逐活动，慎重对待房事生活。武帝实行这些方法很有效验。

点评

在这一段作者提到了劳逸结合、节制欲望的重要性。首先提到人既不能劳动过度导致筋骨疲惫，也不能过分安逸闲适。以"流水不腐，户枢不蠹"来比喻人体，说明人也要运动不息才能保持健康长寿。适当的劳作与导引相似，可以增强人的体魄，劳动感到疲倦就应该休息，不要过分受累。此外饮食上要做到五味调和、戒除肥甘厚味；情绪上平静心态，尽量不要喜怒无常、大喜大悲；日常生活中应节制房事，节欲保精等等。

彭祖曰：人之受气[1]，虽不知方术[2]，但养之得理[3]，常寿之一百二十岁[4]。不得此者，皆伤之也。小复晓道，可得二百四十岁。复微加药物，可得四百八十岁（嵇康亦云：导养得理，上可寿千岁，下可寿百年）。

彭祖曰：养寿之法，但莫伤之而已。夫冬温夏凉，不失四时之和[5]，所以适身也。

彭祖曰：重衣厚褥[6]，体不劳苦，以致风寒之疾；厚味脯腊[7]，醉饱厌饫[8]，以致聚结之病[9]；美色妖丽[10]，嫔妾盈房[11]，以致虚损之祸；淫声哀音[12]，怡心悦耳，以致荒耽之惑[13]；驰骋游观[14]，弋猎原野[15]，以致发狂之失；谋得战胜[16]，兼弱取乱[17]，以致骄逸之败[18]；盖圣贤或失其理也。然养生之具[19]，譬犹水火，不可失适，反为害耳。彭祖曰：人不知道，径服药损伤[20]，血气不足，肉理空疏，髓脑不实，内已先病，故为外物所犯，风寒酒色以发之耳。若本充实，岂有病乎？

注释

[1] 受气：禀受自然之气。古人认为男女交合，阴阳之气合而成人，故称人受气而生。

[2] 方术：各种神仙修炼之法术。

[3] 得理：得当。

[4] 之：至，达到。

[5] 失：违背。四时之和：春夏秋冬四季阴阳调和。

[6] 重衣：一层又一层的衣服。

[7] 脯腊：干脯腊肉，冬天腌制或熏干的肉类。

[8] 厌饫：吃饱，吃腻，此指饮宴不止。

[9] 聚结：积聚郁结，此指饮食消化不良。

[10] 妖丽：妖艳俏丽。

[11] 嫔妾：妻妾。嫔，嫡妻之外的侧室。妾，侍妾。

[12] 淫声哀音：靡乱低回的音乐。淫声：靡乱不正之声。哀音，凄婉清利之音。

[13] 荒耽：此指沉湎于声乐。惑：心志迷乱。

[14] 驰骋游观：奔波游历，此指四处游玩。

[15] 弋猎原野：田猎原野。

[16] 谋得战胜：谋划获取，战胜对手。

[17] 兼弱取乱：兼并弱者，因乱掠取。

[18] 骄逸：骄奢淫逸。

[19] 养生之具：养生物质。

[20] 径服药：只知服药。径：《云笈七签》作"经"。

译文

彭祖说：人禀受自然之气，即使不懂得医药方术，只要养护得当，常常能达到一百二十岁的寿年。不能达到这个标准的，都是由于伤害造成的。年轻时懂得养生方法，可以达到二百四十岁，再略微加服药物，可以达到四百八十岁(嵇康也说：养生得当，最高的寿年可以达到一千岁，最低也可活上九百年)。

彭祖说：养寿的方法，只是不要伤害自己罢了。冬天要温暖，夏天要凉爽，不违背四时调和的原则，这就是用来养生的方法。

彭祖说：穿着重重的衣服，盖着厚厚的被褥，身体不劳作，因而导致风寒疾病；膏粱厚味，干脯腊肉，酒醉饭饱，饮宴不止，因而导致积聚结滞的病；美女妖艳，妻妾满房，因而导致虚损的灾祸；靡乱低回的音乐，爽心悦耳，因而导致神志荒乱迷惑；四处游玩，田猎原野，因而导致发狂的过失；谋划取得，战胜敌手，兼并弱者，乱中获取，因而导致骄奢淫逸的失败；大概至贤有时也会违背养生的规律。然而养生的物质，就如同水火一样（使用），不能失去适度，否则，反而成为损害了。彭祖说：人不懂得养生之道，只知服药，结果损伤了自己，血气不足，腠理空虚，脑髓不实，体内已先得病，所以一旦被外物侵犯，风寒酒色就会引发疾病。若身体本来充实，难道会有病吗？

仙人曰：罪莫大于淫[1]，祸莫大于贪[2]，咎莫大于僭[3]。此三者，祸之车，小则危身，大则危家。若欲延年少病者，诚勿施精命夭残[4]，勿大温消骨髓[5]，勿大寒伤肌肉，勿咳唾失肥液[6]，勿卒呼惊魂魄[7]，勿久泣神悲戚，勿恚怒神不乐，勿念内志恍惚[8]。能行此道，可以长生。

注释

[1] 淫：房事过度。

[2] 贪：贪心。

[3] 谗：背后说人坏话。

[4] 施精：泄精。

[5] 大温：过分温暖。

[6] 肥液：有营养的体液。

[7] 卒呼：突然大声呼叫。

[8] 念内：思念在心，萦绕不去。

译文

仙人说：罪莫大于荒淫，祸莫大于贪婪，错莫大于说人坏话。这三者是载祸的车，小则危及自身，大则危及家庭。若想延年少病，切记不要随意施泻精气，会致夭折病残；不要待在太热的环境，会消溶骨髓；不要待在太冷的环境，会损伤肌肉；不要太多咳吐唾液，会丢失津液；不要突然大声呼叫，会惊动魂魄；不要长久地哭泣，会致精神消沉；不要愤怒，而心情不快乐；内心不要有很多思虑，会致神志恍惚。能按照这些方法做，可以长生。

食诚篇第二

真人曰：虽常服药物，而不知养性之术[1]，亦难以长生也。

养性之道，不欲饱食便卧及终日久坐，皆损寿也。

人欲小劳，但莫至疲及强所不能堪胜耳。

人食毕,当行步踟蹰[2],有所修为为快也[3]。故流水不腐,户枢不朽蠹,以其劳动数故也[4]。

故人不要夜食,食毕但当行中庭如数里可佳[5]。

饱食即卧生百病,不消成积聚也。

食欲少而数,不欲顿多难销[6],常如饱中饥,饥中饱。故养性者,先饥乃食[7],先渴而饮[8]。恐觉饥乃食,食必多盛;渴乃饮[9],饮必过。

食毕当行,行毕使人以粉摩腹数百过[10],大益也。

注释

[1] 养性：养生。
[2] 踟蹰：从容自得,此指散步悠然从容。
[3] 有所修为：有所活动,意为饭后应适当活动。
[4] 劳动：运动。
[5] 行中庭：在庭院中行走散步。
[6] 顿：一顿,一餐。
[7] 先饥乃食：在饥饿前进食。
[8] 先渴而饮：在口渴前饮水。
[9] 盛喝：大喝。
[10] 以粉摩腹：用药粉按摩腹部,今用爽身粉亦可。

译文

真人说：虽然时常服用药物,但由于不知养性的方法,也难以达到长寿的目的。

延养性命的方法,不应该饱食便睡卧或整日长坐,这都会减损寿年。人应该时常劳作,但不要疲惫或勉强去干那些能力不能胜任的事。

人刚吃完饭,应当行走散步,从容自得而有所活动为乐,正如流动的水不会腐臭,转动的门轴不会被虫蛀食,就是因为经常运动的缘故。

所以人夜间不要吃东西，倘或吃就应在庭院中散步约行数里亦可。

吃饱就立刻睡卧即生百病，因为饮食不能被消化而成积聚。饮食应该要每次少量而多餐，不要一餐太多而难以消化，应经常保持似饱非饱、似饥非饥的状态。所以延养性命的人，应在饥饿前即进食，在口渴前即饮水。恐怕觉得饥饿时再吃，吃时必多吃；大渴时再饮水，必定饮水过多。

吃完饭应当行走，散步后让人用爽身粉按摩腹部几百次，非常有益。

点评

本节主要讲述了饮食养生原则。不应在饥饿的时候才想起来要吃饭，应在快要饥饿的时候就进食，这体现了"未饿先防"的养生理念。吃饭也不应该太饱，太饱了不利于脾胃的运化而成积聚；吃完饭后应适当的缓缓散步，散步后用爽身粉摩腹，以促进食物的消化和吸收；夜间也尽量不吃饭，倘若吃了饭当散步五里以达到消食的效果。饮食以少吃多餐为主，保持似饱非饱的状态。同时，应当多劳作，不宜太累，太累了不宜进食和勉强做其他事情。

青牛道士言：食不欲过饱，故道士先饥而食也。饮不欲过多，故道士先渴而饮也。

食毕行数百步，中益也[1]。暮食毕，行五里许乃卧[2]，令人除病。

凡食，先欲得食热食，次食温暖食，次冷食。食热、暖食讫，如无冷食者，即吃冷水一两咽，甚妙。若能恒记，即是养性之要法也。

凡食，欲得先微吸取气，咽一两咽乃食，主无病。

注释

[1] 中益：得到益处。

[2] 暮食毕：晚饭后。

译文

青牛道士说：饮食不要太过饱，因此道士总在饥饿前进食。饮水不要太多，故道士总是在口渴前就饮水。

食后行走数百步而有益。晚饭后行走约五里左右而后睡卧，可以使人不生病。

大凡饮食，首先要吃热的食物，其次吃温暖的食物，再其次才是冷的食物。

吃完热的或温暖的食物后，如果没有冷的食物，就吞咽一两口冷水，极妙。如果能长期记住，就是养生的重要方法。

大凡饮食，首先要微微吸气，吞咽一两次再进食，就不会生病。

真人言：热食伤骨，冷食伤脏；热物灼唇，冷物痛齿。

食讫踟蹰，长生[1]。

饱食勿大语。

大饮则血脉闭[2]，大醉则神散[3]。

春宜食辛，夏宜食酸，秋宜食苦，冬宜食咸，此皆助五脏，益血气，辟诸病[4]。食酸咸甜苦，即不得过分食。

春不食肝，夏不食心，秋不食肺，冬不食肾，四季不食脾。如能不食此五脏，尤顺天理。

燕不可食，入水为蛟蛇所吞，亦不宜杀之。

饱食讫即卧，成病背疼。

饮酒不欲多，多即吐，吐不佳。醉卧不可当风，亦不可用扇，皆损人。白蜜勿合李子同食，伤五内。

醉不可强食^[5]，令人发痈疽，生疮。

醉饱交接^[6]，小者令人面皯，咳嗽；不幸伤绝脏脉^[7]，损命。

凡食，欲得恒温暖宜人^[8]，易销，胜于习冷^[9]。

凡食，皆热胜于生^[10]，少胜于多。

饱食走马成心痴^[11]。

饮水勿忽咽之，成气病及水癖^[12]。

人食酪，勿食酢，变为血痰及尿血。

食热食汗出，勿洗面，令人失颜色，面如虫行。

食热食讫，勿以醋浆漱口，令人口臭及血齿^[13]。

注释

[1] 踟蹰：从容自得，此指慢慢散步。

[2] 血脉闭：血脉凝滞闭塞。

[3] 神散：神气散佚。

[4] 辟：通"避"。避免。

[5] 强食：过量进食。

[6] 交接：性交。

[7] 脏脉：脏腑经脉。

[8] 温暖宜人：温暖适口。

[9] 习冷：习惯于吃冷的食物。

[10] 热胜于生：熟食胜过生食。

[11] 走马：骑着马跑。

[12] 气病：气喘病。水癖：由于水浆不消，水气结聚而成的癖病。又称支饮。

[13] 血齿：即口齿出血。

译文

真人说：太热的食物损伤骨骼，太冷的食物伤害内脏；太热的食物灼伤口唇，太冷的食物使牙齿发痛。

进食完后散步活动便能长生。

饱食之后不要高声言语。

饮酒太多则血脉闭塞，大醉之后便神气耗散。

春季适宜吃辛味食物，夏季适宜吃酸味食物，秋季适宜吃苦味食物，冬季适宜吃咸味食物，这些食物都能帮助五脏，补益气血，避免各种疾病。但是食酸咸甜苦的食物，都不要过分。

春季不要吃肝脏，夏季不要吃心脏，秋季不要吃肺脏，冬季不要吃肾脏，四季不要吃脾脏。如果能够不吃这五种内脏，就十分顺应自然的道理。

燕子不能吃，不然落水会被蛟蛇吞食，也不应该杀害它。

饱食之后就卧床易引发背部疼痛。

饮酒不能过多，多了就易呕吐，呕吐了就不好。酒醉后睡眠不能受风，也不能用扇扇风，都会损害人。

白蜜不要和李子同时吃，会伤害五脏。

酒醉后不要过量进食，使人发痈疽，生疮。酒醉饭饱之后不要同房交接，轻微的使人颜面黧黑，咳嗽；不幸的还会使脏腑经脉衰竭，损害生命。

大凡饮食，要做到经常温暖适口，容易消化，比习惯冷食的要好。

大凡饮食，都是熟食胜过生食，少食胜过多食。

饱食后骑马奔跑，容易形成心智昏痴病。

饮水不要匆忙吞咽，引发气喘病或水癖。

人食用奶酪，不要吃变酸的，容易引发痰血及尿血病。

吃热的食物后出汗，不要立即洗脸，使人颜面失去光泽，脸上如小虫行走。

吃热食后，不要用酸浆水漱口，使人口臭及牙齿出血。

点评

本节主要讲述了辩证施养的饮食养生方法和原则。饮食应以温暖适口为宜，过冷的食物会伤害内脏和牙齿，而过热的食物则会伤害骨骼和口唇。饮食也应顺应自然，根据季节选用不同的五味：春季可多食辛味，不宜食用动物肝脏，夏季可多食酸味，不宜食用动物心脏，秋季可多食苦味，不宜食用动物肺脏，冬季可多食咸味，不宜食用动物肾脏。不能过多饮酒，饮酒后容易受风，醉酒后进食会使人生疮，同时醉酒后不宜同房，会使人精气溢泄，脏腑受损。饮食也当有所禁忌，如不吃变酸后的食物；食物相克也应注意，如白蜜和李子不一起食用；燕子不能吃等。

马汗息及马毛入食中[1]，亦能害人。

鸡、兔、犬肉，不可合食。

烂茆屋上水滴浸者脯[2]，名曰郁脯[3]，食之损人。

久饥不得饱食，饱食成癖病[4]。

饱食夜卧失覆，多霍乱死。

时病新差[5]，勿食生鱼，成痢不止。

食生鱼，勿食乳酪，变成虫。

食兔肉，勿食干姜，成霍乱。

人食肉，不用取上头最肥者，必众人先目之，食者变成结气及痊疠[6]，食皆然。

空腹勿食生果，令人膈上热，骨蒸[7]，作痈疖。

铜器盖食，汗出落食中[8]，食之发疮肉疽。

触寒未解食热食，亦作刺风[9]。

饮酒热未解，勿以冷水洗面，令人面发疮。

饱食勿沐发，沐发令人作头风[10]。

荞麦和猪肉食，不过三顿成热风[11]。

干脯勿置秫米瓮中，食之闭气[12]。

干脯火烧不动，出火始动，擘之筋缕相交者，食之患人或杀人。

注释

[1] 马汗息：马的汗及气息。

[2] 茆屋：茅草屋。

[3] 郁脯：腐臭的干肉。

[4] 癖病：古病名。由于饮食、痰饮、水气等积聚而成痞块，生于两胁，平时触摸不见，痛时可及。

[5] 差：通"瘥"，痊愈。

[6] 痒疥：古病名。指慢性传染性皮肤病。

[7] 骨蒸：古病名。发热自骨髓蒸发而出。

[8] 汗：铜汗，即铜器上的汽水。

[9] 刺风：病证名。由于风寒蕴滞于皮肤间，发热，全身如针刺状。

[10] 头风：病证名。头痛经久不愈，或头重头晕。

[11] 热风：病证名。一种发热性风证，具体症状未详。

[12] 闭气：气机闭塞。

译文

马汗及马毛混入食物中，也能伤害人。鸡、兔、狗肉，不能合在一起煮吃。

烂茅草屋檐水所浸肉脯，名叫郁脯，吃了会损害人体。

长时间饥饿后，不要吃得太饱，进食太饱将会发生癖病。

饱食后夜晚睡眠未盖被子，常导致霍乱死亡。

患时行病刚愈，不要吃鲜鱼，容易发生下痢不停。

吃鲜鱼后，不要吃乳酪，容易生寄生虫。

吃兔肉后，不要吃生姜，易发生霍乱。

人吃肉，不要用头上最肥的，一定要让众人看见过，吃了这样的肉易形成结气及痒疥病。吃了都会这样。

空腹不要吃生水果，使人膈上发热骨蒸劳热，发生痈疽。

铜器罩盖食物，铜汗落在食物上，吃了这样的食物使人生疮发痈疽。

感受寒邪没有解除，再吃热的食物，也会发生刺风病。

饮酒后发热未退，不要用冷水洗面，使人脸上发疮。

饭饱后不要洗发，洗发使人发头风病。

荞麦同猪肉合食，不超过三餐就会发生热风病。

干脯肉不要放在秫米瓮中，食用这样的干脯使人气机闭塞。

干脯肉在火中烧炙不会动，从火取出却会动，擘开它筋缕交错，吃了这样的干脯会使人发生疾患，甚至丧失生命。

点评

本节主要阐述饮食禁忌事宜。饮食应有与起居相结合：长时间饥饿后不应吃太饱，因脾胃之气未升发，太饱不利于传化；饱食后睡觉若不盖被子，容易得霍乱；饱食后不宜洗头发，空腹不宜吃水果等。食物之间的搭配也应注意，如鸡肉、兔肉、狗肉不适宜一起食用，荞麦和猪肉不宜一起食用，吃完鲜鱼后，不宜吃乳酪，吃完兔肉后，不宜吃生姜。疾病期间的饮食也有禁忌：感受寒邪者，不宜吃热性食物，易于化热，病情刚愈合不宜吃鱼等；值得注意的是，食物的储纳也应有所注意，如干脯肉不能放在秫米瓮中；不能用铜器盛放食物，铜锈会使食物变质，使人使用后生疮。

羊胛中骨肉如珠子者，名羊悬筋[1]，食之患癫痫。

诸湿食不见形影者，食之成疰，腹胀。

暴疾后不周饮酒[2]，膈上变热[3]。

新病差不用食生枣、羊肉、生菜，损颜色，终身不复，多致死。膈上热蒸。

凡食热脂饼物，不用饮冷醋、浆水，善失声。

若咽生葱白合蜜，食害人，切忌。

干脯得水自动[4]，杀人。曝肉作脯，不肯燥勿食[5]。

羊肝，勿合椒食，伤人心。胡瓜合羊肉食之发热。

多酒食肉，名曰痴脂[6]，忧狂无恒。

食良药、五谷充悦者[7]，名曰中士，犹虑疾苦。食气，保精存神，名曰上士，与天同年。

注释

[1] 羊悬筋：即羊肉中囊虫包。
[2] 不周：没有完全恢复。
[3] 膈上变热：胸膈以上感觉发热。
[4] 自动：意谓干脯会自行伸展蠕动状。
[5] 不肯燥：久晒不干燥。
[6] 痴脂：即嗜好酒肉。
[7] 充悦：精神焕发。

译文

羊胛骨肉中像珠子串样的肉，名叫羊悬筋，吃了发癫痫。

各种液体食物不能照见形影的，吃了发生瘖病，腹部胀满。

突然得病后，没有完全恢复就饮酒，膈上易发热。

生病刚愈不要吃生枣、羊肉、生菜、损害肤色，终生不能恢复，常常导致死亡或膈上劳热。

大凡吃热的油饼类食品，不要饮服冷醋、浆水，容易失声。

如果食用生葱白合蜂蜜，吃了损害人，切忌。

干脯肉遇水会自己动的，损害人。晒肉作干脯，久晒不燥的不要食用。

羊肝不要同花椒合食，损伤人的心脏。胡瓜同羊肉合食，使人发烧。

多喝酒多食肉，名叫痴脂，忧愁狂躁没有常数。

服用好的药物及五谷粮食，使人精神焕发的，名叫中士，还是担心疾病苦痛。服食元气，保存精神，名叫上士，与上天同寿年。

> **点评**

优质的五谷杂粮对于人体的益处很大，可使人容光焕发。疾病的恢复与饮食之间关联，疾病没有恢复的时候不适宜饮酒，疾病易于传化.疾病刚愈的时候不适宜吃生枣、羊肉、生菜等，生冷和燥热食物不利于疾病的恢复。食物搭配也应注意：葱白和蜂蜜不应一起食用，易损害身体；羊肝和花椒不宜一起食用，易于损害心脏。同时应注意，多饮酒多吃肉对人体的伤害很大，应尽量避免。

杂诫忌禳害祈善篇第三

久视伤血，久卧伤气，久立伤骨，久行伤筋，久坐伤肉。凡远思强健伤人[1]，忧恚悲哀伤人[2]，喜乐过差伤人[3]，忿怒不解伤人[4]，汲汲所愿伤人[5]，戚戚所患伤人[6]，寒热失节伤人，阴阳不交伤人[7]。凡交，须依导引诸术。若能避众伤之事，而复晓阴阳之术[8]，则是不死之道。大乐气飞扬[9]，大愁气不通。用精令人气力乏[10]，多视令人目盲，多睡令人心烦，贪美食令人泄痢[11]。俗人但知贪于五味，不知元气可饮[12]。圣人知五味之生病[13]，故不贪，知元气可服，故闭口不言[14]，精气自应也[15]。唾不咽则海不润[16]，海不润则津液乏，是知服元气，饮醴泉，乃延年之本也。

> **注释**

[1]远思强健：谋虑深远，用脑太过。

[2]忧恚：忧虑怨恨。

[3]过差：过度。

[4]忿怒不解：愤怒不能消解。

[5]汲汲：迫不及待。

[6]戚戚所患：忧心忡忡，恐惧忧愁。

[7]阴阳不交：男女不交合。

[8]晓：原夺，据《云笈七签》补。

[9]大乐气飞扬：极度欢乐使神气耗散。

[10]用精：施泄元精。

[11]泄痢：泄泻、痢疾，泛指肠道疾病。

[12]元气：此指自然之气。

[13]生病：《云笈七签》作"毒焉"。

[14]闭口不言：闭口少说话，省言以养气。

[15]自应：自然应和。

[16]海：《云笈七签》作"气海"。下一"海"字同。气海，即丹田。

译文

用眼过久则伤血，睡卧过久则伤气，站立过久则伤骨，行走过久则伤筋，坐卧过久则伤肉。大凡谋虑深远用脑过久则伤人，忧虑愤怒悲伤哀苦伤人，喜乐过度伤人，愤怒久不消解伤人，迫切地想实现自己的愿望亦伤人，整日忧心忡忡，恐惧忧愁伤人，寒热失调亦伤人，男女不交伤人，凡交媾需行导引诸术。倘若能够避免各种有害之事，而遵循阴阳交媾之规律，才是不死的方法。欢乐太过则耗气，大愁则气运行不畅。过度耗散其精则使人疲惫困倦、多视使人眼睛昏花，多睡则令人心情繁乱，贪食美味则使人泄痢。一般人只知道贪食五味，不知道元气亦可饮服。圣人知道五味可致生病故不贪；知道元气可以服食，故常闭口少讲话，这样，精气自然充足。唾诞不咽则口不滋润，口不滋润则津液亏乏，因此服食元气，吞饮甘美的唾液，乃是延年之根本。

沐浴无常不吉，夫妇同沐浴不吉。

新沐浴及醉饱,远行归还[1],大疲倦,并不可行房室之事,生病,切慎之。

丈夫勿头北卧,令人六神不安,多愁忘。

勿跂井[2],今古大忌。

若见十步地墙,勿顺墙坐卧,被风吹,发癫痫疾。

勿怒目久视日月,失目明。

凡大汗忽脱衣,不慎多患偏风[3],半身不遂。

新沐浴了,不得露头当风,不幸得大风刺风疾。

触寒来勿临面火上[4],成痈,起风眩。

凡汗,勿跂床悬脚,久成血痹、足重、腰疼。

凡脚汗,勿入水,作骨痹[5],亦作遁疰[6]。

久忍小便,膝冷兼成冷痹[7]。

凡食热物汗出,勿荡风[8],发疰头痛,令人目涩,饶睡[9]。

凡欲眠,勿歌咏,不祥。起眠讫[10],勿大语,损人气[11]。

注释

[1]远行归还:出远门回来。

[2]跂(qì气):垂足而坐。

[3]偏风:偏枯。

[4]触寒:触冒寒冷空气。临面火上:面对着炉火取暖。

[5]骨痹:病名。风寒湿邪内搏于骨而致的痹症。

[6]遁疰:古病名。疰症之一,指一些具有传染性而病程迁延的疾病。《云笈七签》作"遁疾"。

[7]冷痹:痹症之一。指以寒邪为主,引起脚膝疼痛,行走艰难的疾病。

[8]荡风:当风吹拂。

[9]饶睡:多睡。

[10]起眠讫:《云笈七签》作"眠起"。

[11] 人气：此指人体阳气。

译文

沐浴没有规律不吉利，夫妇一起沐浴不吉利。

刚沐浴及酒醉饭饱后，远行刚回来，太疲倦时，均不能进行房室之事，易发生疾病，切切慎重对待。

男人不要头向北面睡眠，使人六神不安，常忧愁、健忘。不要蹲在井边，古今都是禁忌的。

如果看见十步远的土墙，不要靠墙坐卧，易被风吹，引发癫痫病。

不要怒目久久地看着日月，使人眼睛失明。

大凡大汗后不要立即脱去衣服，不慎重常常引发偏风病，半身不能活动。

刚沐浴完，不要显露头部当风着凉，不幸会得大风、刺风病。

冒着寒冷而来，不要把脸太靠近炉火，易发生癫痫，引起头风、头眩病。

大凡出汗后，不要悬脚坐在床沿，久后形成血痹，双脚沉重，腰部疼痛。

大凡脚上出汗，不要进入水中，易发生骨痹或遁疰病。

长时间忍小便，会导致膝关节冷痛而成冷痹。

大凡吃了热食物出汗，不要当风吹，引发痓病头痛，使人眼睛干涩，喜睡。

大凡欲睡觉，不要唱歌，不吉利。睡眠起来，不要高声大叫，损耗人体阳气。

点评

本节主要阐述起居注意事项。沐浴应注意，沐浴时间要有规律；刚沐浴后应注意保护头部不受寒气，头为诸阳之会，受风后易于得风病，刚沐浴后不适宜行房事，饱饭后也不适宜行房事，容易发生疾病；睡眠时头不适宜朝北，会使人六神无主；睡眠时不能唱歌，会耗损人体阳气；大汗后不应立马脱衣服，易受风，也不适宜悬脚坐在床边，长期如此双脚沉重，腰痛，也不适宜进水，易发生骨痹。也不应忍住不小便，易对关节造成耗损。

凡飞鸟投人，不可食焉，若开口及毛下有疮，并不可食之。

凡热泔洗头[1]，冷水濯[2]，成头风。

凡人卧，头边勿安火炉，令人头重[3]、目赤、鼻干。

凡卧讫，头边勿安灯，令人六神不安[4]。

冬日温足冻脑，春秋脑足俱冻，此乃圣人之常法也。

凡新哭泣讫便食，即成气病[5]。

夜卧勿覆头。

妇人勿跂灶坐，大忌。

凡若唾不用远，远即成肺病，令人手重、背疼、咳嗽。

凡人魇[6]，勿点灯照，定魇死；暗唤之即吉，亦不可近前及急唤。

凡人卧勿开口，久成消渴[7]，并失血色。

凡旦起勿以冷水开目洗面，令人目涩、失明[8]、饶泪[9]。

凡行途中触热，逢河勿洗面，生乌䈃。

人睡讫忽觉，勿饮水更卧，成水癖[10]。

凡时病新汗解[11]，勿饮冷水，损人心腹，不平复[12]。

注释

[1] 泔：淘米水。

[2] 濯（zhuó 浊）：清洗。

[3] 头重：头脑昏沉。

[4] 六神：心、肝、脾、肺、肾、胆之神合称六神。泛指精神。

[5] 气病：气机郁结之病。

[6] 魇：梦魇。指由恶梦离奇，突然惊觉所引起的一种精神性疾病。

[7] 消渴：古病名。指具有多饮、多食、多尿症状的疾病。

[8] 失明：损伤视力。

[9] 饶泪：多泪。

[10] 水痹：泛指体内水湿闭阻不能运化的病症。

[11] 时病：时行病。新汗：刚刚发汗。

[12] 平复：康复。

译文

大凡掉到人身上的飞鸟，不能食用。如果口周或羽毛下生疮的，均不能食用。

大凡热泔水洗头，用冷水冲头，均会导致头风病。

大凡人睡眠，枕头边不要安放火炉，使人头部昏重，眼睛发红，鼻子干燥。

大凡睡后，头边不要点灯，使人心神不安。

冬季温暖足部、冷冻脑部，春秋季节脑部足部均要冷冻，这是古代圣人养生的常法。

大凡刚哭泣过进食，不久便形成气病。

晚上睡觉不要用被子盖住头部。

妇女不要坐在灶上，大戒。

大凡唾液不要吐得太远，太远成肺病，使人双手沉重，背部疼痛，咳嗽。

大凡梦魇，不要点灯照着，否则一定会魇死；在黑暗中唤醒他即大吉，也不能靠近他急声呼唤。

大凡人睡眠不要张开口，时间久了形成消渴病，使人失去血色。

大凡早晨起来，不要用冷水洗面洗眼，使人眼睛干涩，失明，昏花多泪。

大凡旅行途中冒受热邪，逢上河流，不要洗面，易发生乌䏤病。

人睡后忽然醒来，不要饮水再睡，易生水痹病。

大凡时行病出汗后，不要饮服冷水，损害人的心胃，不易康复。

> **点评**

本节主要讲述了睡眠和起居养生禁忌。睡眠方面,睡觉时不可用被子盖住面部,会阻碍呼吸;枕边不可以放炉火,会使人上火;睡眠时不适宜开灯,应保持一个安静昏暗的环境,以使人心神安宁;睡眠时不可以张开口,长期如此易患消渴;若有人睡觉的时候产生梦魇,不要点灯照他,直接在黑暗的环境下叫醒他就可,也不要叫的太急迫;半夜醒来的时候不应该再喝水,喝水容易积痰而生水痹。早晨起来的时候不应用冷水洗脸,用冷水洗脸会使人眼睛干涩。

凡空腹,不可见闻臭尸气入鼻,[1]令人成病。

凡欲见死尸,皆须先饮酒及咬蒜辟毒气[2]。

凡小儿不用令指月[3],两耳后生疮欲断[4],名月蚀疮[5],捣虾蟆末傅即差,并别馀疮并不生。

凡产妇不可见狐臭人,能令产妇著肿[6]。

凡人卧不用于窗飙下[7],令人六神不安。

凡卧,春夏欲得头向东,秋冬头向西,有所利益。

凡丈夫,饥欲得坐小便,饱则立小便,令人无病。

凡人睡,欲得屈膝侧卧,益人气力。

凡卧欲得数转侧[8],微语,笑欲令至少,语莫令声高大。

春欲得瞑卧早起,夏秋欲得侵夜卧早起,冬欲得早卧晏起,皆有所益。虽云早起,莫在鸡鸣前;晏起,莫在日出后。

冬日天地闭,阳气藏,人不欲劳作汗出,发泄阳气,损人。

新沐欲讫,勿当风结髻[9],勿以湿头卧,使人患头风、眩闷[10]、发颓、面肿、齿痛、耳聋。

湿衣及汗衣皆不可久著,令发疮及患风瘙痒。

注释

[1] 臭尸气：动物尸体腐臭的气味。

[2] 辟：通"避"。避免。

[3] 不用令指月：不要让用手指月。

[4] 欲：原作"是"，据《云笈七签》改。

[5] 月蚀疮：病名。指耳郭生疮或溃烂流脓，时疼时发的一种病症。

[6] 能：《云笈七签》作"善"。著肿：肿胀。

[7] 窗牖（bó 泊）：即窗户。

[8] 转侧：转身。

[9] 结髻：原作"湿语"。据《云笈七签》改。结髻，梳理头发，盘扎发髻。

[10] 眩闷：头晕昏闷。亦称"眩冒"。

译文

大凡空腹时，不要见动物腐臭尸体及闻臭尸气，使人发病。

大凡要见死尸，都应先饮酒或吃大蒜，以避免毒气犯人。

大凡小孩不要让其用手指月，两耳后易生疮。要断裂，名叫月蚀疮。捣烂虾蟆敷在疮处，马上就会痊愈，同时不会发生别的疮疖。

大凡产妇不要见狐臭人，会导致产妇肿胀。

大凡人睡眠，不要在窗户下，使人心神不安。

大凡睡眠，春夏季节头向东，秋冬季节头向西，有一定好处。

大凡男子，饥饿时坐着小便，饭饱后站立小便，使人无病。

大凡人睡眠，应该屈膝侧着卧，补益人体气力。

大凡睡眠要频频转身，说话小声，谈笑要极少，言语不要使声音高大。

春季要晚睡早起，夏秋季节要夜睡早起，冬季要早卧晚起，都有好处。虽说早起，也不要在鸡鸣前；晚起，不要在日出后。

冬季天地闭藏，阳气隐蔽，人体不要劳作出汗，发散阳气，损害人体。

刚沐浴完，不要当风梳理头发，不要头湿便卧，使人患头风、眩冒、头发颓秃、面部浮肿、牙痛、耳聋。

湿的衣服或有汗的衣服，都不能久穿，使人发疮或患风瘙痒症。

点评

本节主要阐述了睡眠状态下的宜忌。睡眠时，不可以睡在窗户下，会使人心神不宁；睡眠头部朝上，春夏季节选择头朝东，秋冬季节选择投朝西；睡眠应该侧卧屈膝，可以补益人体气机；睡眠时说话要小声，可以声音高大；同时，睡眠应与季节相结合，春季晚睡早起适应阳气升发，夏秋季也是晚睡早起，冬季应当早睡晚起以保存阳气。冬季万物闭藏时节，劳作时不应出汗，会耗损阳气，沐浴完后不可以当风梳头，以防出现头风、眩晕等，湿的衣服也不适合久穿，久穿容易发疮或风瘙痒症。

老君曰：正月旦，中庭向寅地再拜[1]，咒曰[2]：（某甲）年年受大道之恩，太清玄门愿还（某甲）去岁之年[3]。男女皆三通自咒。常行此道延年。（玄女有清神之法[4]，淮南崇祠灶之规[5]，咸欲体合真灵[6]，护卫真生者[7]）

注释

[1]寅地：东北偏东方向。

[2]咒：念咒语。道教法术之一，用以祈请神明、诅咒鬼蜮的一种方术。

[3]太清玄门：即言道教。还去岁之年：返不已逝去的年月。

[4]玄女：道教信奉的女神。

[5]淮南：西汉淮南王刘安。祠灶：本指祀祭灶神或炼丹炉灶，泛指炼丹。崇：《云笈七签》作"有"。

[6]真灵：即神仙。

[7]真生：真身，即生命。

译文

老君说：正月初一早晨，于中庭面朝寅向拜两拜，念咒语说：某其每年秉受大道的恩赐，太清玄门愿意还某已逝去的年月。男女都要自咒三遍。经常施行这个方法,能够延长寿年。(玄女有清静精神的方法，

淮南王刘安推崇炼丹的技术，都是想修炼成仙，护卫生命的人）

《仙经秘要》：常存念心中有气大如鸡子[1]，内赤外黄，辟众邪延年也。欲却众邪百鬼，常存念为炎火如斗，煌煌光明[2]，则百邪不敢干人，可入瘟疫之中。暮卧，常存作赤气在外，白气在内，以覆身，辟众邪鬼魅。

注释

[1] 存念：即存思、存想，道教修炼方术之一。
[2] 煌煌：明亮辉耀。

译文

《仙经秘要》：时常存想心中有一鸡蛋大气团，内红外黄，可以避免各种邪气伤害，延长寿年。要抵御各种邪鬼，经常存想有团热火斗样大，灿烂明亮，那么各种鬼邪就不敢侵犯人，可以进入瘟疫区域。晚上睡觉，时常存想赤气在外，白气在内，覆盖着自己身体，可以避免各种邪鬼。

老君曰：凡人求道，勿犯五逆六不祥，有犯者凶。大小便向西一逆，向北二逆，向日三逆，向月四逆，仰视天及星辰五逆。夜起裸形一不祥[1]，旦起嗔恚二不祥，向灶骂詈三不祥，以足内火四不祥[2]，夫妻昼合五不祥[3]，盗恚师父六不祥[4]。

凡人旦起恒言善事[5]，天与之福，勿言奈何歌啸[6]，名曰请祸。

慎勿上床卧歌凶，始卧伏床凶[7]，饮食伏床凶，以匙箸击盘上凶[8]。

司阴之神在人口左[9]，人有阴祸[10]，司阴白之于天，天则考人魂魄[11]。司杀之神在人口右[12]，人有恶言，司杀白之于司命[13]，司命记之，罪满即杀。二神监口，唯向人求非，安可不慎言？舌者身之兵[14]，善恶由之而生，故道家所忌。

注释

[1] 倮形：裸露形体。

[2] 向：原作"内"，据《云笈七签》改。

[3] 昼合：白天同房。

[4] 盗恚：偷盗憎恨。

[5] 恒：《云笈七签》作"常"。

[6] 勿：《云笈七签》作"凡"。

[7] 卧伏床：俯卧或睡姿。

[8] 匙箸：匙子及筷子。

[9] 司阴之神：暗地里监视人善恶的神。

[10] 阴祸：在背后谤人。

[11] 考：拷问。

[12] 司杀之神：掌管杀伐的神。

[13] 司命：掌管命运的神。

[14] 兵：兵器。《老子·三十一章》："夫兵者不祥之器也。"

译文

老君说：大凡人寻求道术，不要违犯五逆六不祥，犯禁者则凶险。向西边大小便是一逆，向北是二逆，向太阳是三逆，向月亮是四逆，仰望天上及星辰是五逆。夜晚起来裸露形体是一不祥，早晨起来发怒是二不祥，向灶神骂詈是三不祥，用足伸向火是四不祥，夫妻白天交合是五不祥，偷盗师父是六不祥。

大凡人早晨起来要时常讲述嘉善之事，上天赐予福报，不要叹息奈何或大声歌吟，这叫作请祸。

慎记不要上床睡眠唱歌，凶；开始睡时俯卧，凶，吃饭后立即睡眠，凶，用饭匙筷箸敲击盘碗，凶。

司阴之神在人口唇左边，人在背后谤人，司阴之神告于天帝，天帝则拷问人的魂魄。司杀之神在人口唇右边，人有恶言恶语，司杀之神禀告于司命，司命之神记录下来，罪满就杀害。两位司神监察人口，只是一味寻求人的过错，言语怎么能不慎重呢？舌是身中兵器，善恶由它而产生，所以道家慎忌口祸。

食玉泉者，令人延年，除百病。玉泉者，口中唾也。鸡鸣[1]、平旦[2]、日中[3]、日晡[4]、黄昏[5]、夜半时[6]，一日一夕，凡七漱玉泉食之。每食辄满口咽之，延年。

发，血之穷[7]。齿，骨之穷。爪，筋之穷。千过梳发发不白，朝夕啄齿齿不龋，爪不数截筋不替[8]。

人常数欲照镜，谓之存形，形与神相存，此其意也。若矜容颜色自爱玩[9]，不如勿照。

凡人常以正月一日、二月二日、三月三日、四月八日、五月一日、六月二十七日、七月十一日、八月八日、九月二十一日、十月十四日、十一月十一日、十二月三十日，但常以此日取枸杞菜，煮作汤沐浴，令人光泽，不病不老。

月蚀宜救[10]，活人除殃[11]。活万人与天同功（天不好杀，圣人则之[12]。不好杀者，是助天地长养，故招胜福）。

善梦可说，恶梦默之，则养性延年也。

注释

[1]鸡鸣：公鸡啼叫，指日出的时间，相当于卯时（早晨5点到7点）。

[2]平旦：清晨，相当于辰时（早晨7点到9点）。

[3]日中：中午阳光最强烈时，相当于午时（中午11点到下午1点）。

[4]日晡：天将暮时，相当于申时（下午3点到5点）。

[5]黄昏：相当于酉时（下午5点到晚上7点）。

[6]夜半：即半夜，相当于子时（晚上11点到次日凌晨1点）。

[7]穷：尽头，终端。

[8]替：衰微，弛缓。

[9]矜：注重，夸耀。

[10]月蚀：即月食。

[11]活人除殃：以救济人来消解灾祸。

[12]则：效法。

译文

服食玉泉的人，令人延长寿年，消除百病。玉泉就是口中唾液。鸡鸣、平旦、日中、日晡、黄昏、夜半等时候，一日一晚，总共七次漱津吞咽。每次津液满口就吞咽，能延长寿年。

头发是气血的终端，牙齿是骨骼的终端，爪甲是筋腱的终端，梳发千遍头发不白，早晚啄齿不生龋齿，爪甲不频繁截断筋，腱不弛缓。

人要经常照镜子，叫作存形，形体与精神共存，这就是它的意义。如果只是夸耀自己的容貌颜色，不如不照镜。

大凡人常在正月一日、二月二日、三月三日、四月八日、五月一日、六月二十七日、七月十一日、八月八日、九月二十一日、十月十四日、十一月十一日、十二月三十日，在这天采集枸杞菜，煮水洗澡，使人润泽有光彩，不会生病，不会衰老。

月食应该抢救，可以免除灾祸。救活一万人与天地同功德（天地不喜欢杀伐生物，圣人效法天地。不好杀伐生物的人，这是赞助天地生长养护的功德，因此一定能带来福庆）。

好的梦可以述说，恶梦只默记心里，这样才能保养性情延长寿命。

点评

该段介绍了吞食唾液可以令人延长寿命、消除百病。每日吞食唾液也讲究时候，一般在鸡鸣、平旦、日中、日晡、黄昏、夜半津液满口的时候进行吞咽。日常生活中需要勤梳头发、早晚勤叩齿、勤剪指甲、趾甲来保养身体。为了达到形神共养的目标，人需要常照镜子，即存形，但照镜子不能光夸赞自己的美貌。在适宜的日子采集枸杞菜，并用枸杞菜煮水沐浴，能够使人皮肤润泽有光彩、延缓衰老。做了好梦可以与人分享，做了噩梦不要乱说，这样可以调养性情、延长寿命。

养性延命录译评 卷下

南北朝·陶弘景 纂

蒋力生 叶明花 章德林 撰著

服气疗病篇第四

《元阳经》曰：常以鼻纳气，含而漱满[1]，舌料唇齿咽之[2]，一日一夜得千咽，甚佳。当少饮食，饮食多则气逆，百脉闭。百脉闭则气不行，气不行则生病。

注释

[1] 含而漱满：含漱津液满口。
[2] 料：搅动。

译文

《元阳经》说：时常用鼻吸气，含漱津液满口，用舌搅动口唇牙齿而吞咽津液，一天一夜能吞咽千口津液，效果最佳。饮食量应当要少，饮食太多就会气机逆乱，百脉闭塞。百脉闭塞就会气血不通，气血不流通就会发生疾病。

《玄示》曰：志者[1]，气之帅也[2]。气者，体之充也[3]。善者遂其生[4]，恶者丧其形[5]。故行气之法，少食自节，动其形，和其气血[6]，因轻而止之[7]，勿过失突[8]，复而还之[9]。其状若咽，正体端形[10]，心意专一，固守中外[11]，上下俱闭[12]，神周形骸[13]，调畅四溢[14]，修守关元[15]，满而足实[16]，因之而众邪自出。

注释

[1] 志：意志。

[2] 帅：统帅，主管。

[3] 充：充实，营养。

[4] 善者：高明的人。遂：顺应。

[5] 恶者：浅陋的人。丧：损耗。

[6] 血：此起至"正体端形"共22字，《云笈七签》无。

[7] 轻：轻柔。

[8] 勿过失突：不要太过或失度。

[9] 复而还之：循环往复为之。

[10] 正体端形：端正形体。

[11] 固守中外：即内外固守，指内无杂念，外无干扰。

[12] 上下俱闭：上为口耳鼻七窍，下为精门，上下俱闭则上不泄气，下不失精，精气固守。

[13] 神周形骸：神气周流形体百骸。

[14] 调畅四溢：气血调畅，四体通达。

[15] 修守关元：即意守丹田。关元，丹田之别名。

[16] 满而足实：精满气足，身体壮实。

译文

《玄示》说：意志能统帅气血，气血能充实形体。高明的人顺应生命的规律，浅陋的人损耗自己的形体。因此行气的方法，应该少饮食自我节制，运动自己的形体，调和自己的气血，顺应轻柔的特性而控制它，不要太过或失误，气运回复则再运气，它的状态就像吞咽一样，端正形体，思想专一，固守内气外气，上下也都闭守，精神周遍形体百骸，气血调畅四肢通达，维护固守关元，使丹田气血充实，因此各种邪气能自行排出。

彭祖曰：常闭气纳息，从平旦至日中，乃跪坐[1]，拭目，摩搦身体[2]，舐唇咽唾，服气数十，乃起行言笑。其偶有疲倦不安，便导引闭气[3]，以攻所患，必存其身头面九窍、五脏四肢，至于发端，皆令所在觉其气云行体中[4]，起于鼻口，下达十指末，则澄和真神[5]，不须针药灸刺。凡行气欲除百病，随所在作念之[6]。头痛念头，足痛念足，和气往攻之[7]，从时至时[8]，便自消矣。时气中冷[9]，可闭气以取汗，汗出辄周身则解矣。行气闭气，虽是治身之要，然当先达解其理，又宜空虚，不可饱满[10]。若气有结滞，不得空流[11]，或致发疮，譬如泉源不可壅遏。若食生鱼、生菜、肥肉，及喜怒忧患不除而以行气，令人发上气[12]。凡欲学行气，皆当以渐[13]。

注释

[1] 跪坐：席地而坐，两膝着地，臀部安坐两腿上。
[2] 摩搦：按摩推拿。
[3] 闭气：用意控制呼吸气息。
[4] 所在：处处，到处。
[5] 澄和真神：精神清静平和。其神，即精神。
[6] 随所在作念之：随患病部位存思。
[7] 和气往攻之：调和真气去攻治它。
[8] 从时至时：指满一个时辰。
[9] 时气中冷：感染时令邪气或冒受寒冷。
[10] 又宜空虚，不可饱满：指行气闭气时肠胃要空虚，不宜在进食后进行。
[11] 空流：通畅流行。
[12] 上气：喘气，喘息。
[13] 以渐：按次渐进。

译文

彭祖说：经常闭气吸气、从早晨至中午，均席地而坐，揉拭眼睛，按摩身体，舌舐口唇吞咽唾液，服气几十次，于是起来行动讲话说笑。倘若偶然有疲倦心烦时，便进行导引，控制气息，以攻除病邪。心中默想自己的身体、头面九窍、五脏四肢，直到发梢，使全身所有部位都感觉到自己的气如云一般在身体中运行，上起口鼻，下达十指，最后则使身心神和畅，不需要用针灸药物，其病即愈。大凡行气治病，可以根据患病部位来存思。头痛的时候存想头部，足痛的时候存想足部，调和真气去攻治疾病，从一个时辰到另一个时辰，便会病愈。时令寒气侵袭人体，则可通过闭气来发汗，汗出则全身邪气随之消失。行气闭气，虽说是养生的重要方法，然而应当首先通晓它的道理，并且适宜在肠胃空虚时进行，不宜在进食饱满后进行。一旦气机郁滞，不能流通，有时会导致发疮，譬如像水流不能遏阻一样。如果吃了生鱼、生菜、肥肉等物，以及喜怒失常、忧虑没有消除而行气，就会使人发生喘急。凡是要学习行气法，都应该循序渐进。

点评

此段作者主要讲了服气疗病的方法，首先提到了咽津的作用，经常用舌头搅动口唇牙齿，吞咽津液，如此一日吞咽一千口，效果最佳。咽津可以保养肾精。然后作者根据《玄示》所言，说明了行气的方法：要自我节制饮食，运动形体使气血调和。每日都要注意练习自己的呼吸吐纳，有疲倦心烦时就要自己进行导引，控制气息的流动，使全身部位都能感受到气的运行，即可以疗病。行气疗病可以根据患病部位来存思，而受到寒邪侵袭的时候可以通过闭气来发汗。最后作者告诫学习行气，一定要循序渐进，不可急躁。

刘君安曰：食生吐死[1]，可以长存。谓鼻纳气为生[2]，口吐气为死也[3]。凡人不能服气，从朝至暮，常习不息[4]，徐而舒之[5]，常令鼻纳口吐，所谓吐故纳新也。

注释

[1] 食生吐死：吸纳生气，吐出死气。

［2］鼻纳气为生：从鼻道吸纳的气为生气。
［3］口吐气为死：从口中吐出的气为死气。
［4］不息：不要停顿。
［5］徐而舒之：徐徐缓慢地进行。

译文

刘君安说：吞咽生气吐出死气，能够延年益寿。讲的是鼻道纳气为生气，口中吐出的气为死气。凡是有人不能服气的，都应从早到晚，经常学习不要停顿，慢慢地缓行，常使鼻吸口吐，这就是常说的吐故纳新。

《服气经》曰：道者，气也[1]。保气则得道，得道则长存。神者，精也[2]。保精则神明[3]，神明则长生。精者，血脉之川流，守骨之灵神也[4]。精去则骨枯，骨枯则死矣。是以为道务宝其精[5]。从夜半至日中为生气，从日中后至夜半为死气，常以生气时正僵卧[6]，瞑目握固[7]（握固者，如婴儿之拳手，以四指押拇指也），闭气不息[8]，于心中数至二百，乃口吐气出之，日增息。如此身神具[9]，五脏安。能闭气至二百五十，华盖明（华盖，眉也），耳目聪明，举身无病，邪不干人也。凡行气，以鼻纳气，以口吐气，微而引之[10]，名曰长息[11]。纳气有一，吐气有六。纳气一者，谓吸也；吐气有六者，谓吹[12]、呼、唏、呵、嘘、呬，皆出气也。凡人之息，一呼一吸，元有此数。欲为长息吐气之法，时寒可吹[13]，时温可呼[14]。委曲治病[15]，吹以去风，呼以去热，唏以去烦，呵以下气，嘘以散滞，呬以解极[16]。凡人极者，则多嘘呬。道家行气，率不欲嘘呬[17]。嘘呬者，长息之心也[18]。此男女俱存法，法出于《仙经》。行气者，先除鼻中毛，所谓通神之路。若天露恶风、猛寒大热时，勿取气。

注释

[1] 气：元气。

[2] 精：精气。

[3] 神明：精神清明，无所不知。

[4] 守骨之灵神：守护骨髓的神灵。精生髓，髓生骨，精液充足则骨髓坚实。灵神，犹神灵。

[5] 务宝其精：务必使其精气充宝。

[6] 僵卧：《云笈七签》作"偃卧"，即仰卧。

[7] 瞑目握固：双目微闭，两手握紧。

[8] 闭气不息：呼吸微细，几乎没有气息。

[9] 身神具：形体和精神完全结合。

[10] 微而引之：缓慢匀细地延长呼吸之气。

[11] 长息：深长的呼吸。

[12] 吹：即吹字气法，呼气时默念"吹"字，气作"吹"字声，但声极微细，不令耳闻。以下"呼、唏、呵、嘘、呬"气法皆仿此，令气声逐字呼之。

[13] 时寒：时行寒症。

[14] 时温：时行热病。

[15] 委曲：详尽。此指多种途径或多个方面。

[16] 极：疲惫。

[17] 率（shuài 帅）：大抵，通常。

[18] 长息之心：内心深长的叹息。

译文

《服气经》说：道是元气。保守元气就可获得真道，获得真道则可长生。神是精气。保护了精气则精神清明，精神清明便能长生。精气是血脉的川流，守护骨髓的神灵。耗伤精气就会骨骼枯痿，全身骨骼枯槁那么人就会死亡。因此，修道养生，务必使其精气充实。从夜半到日中为生气，从午后到夜半为死气。常常在生气时静卧，闭目紧握拳头（所谓双手握紧，就像婴儿的拳头，用四个指头押紧拇指），闭气不呼吸，心中默数二百次，先吸气，然后吐出气，每日逐渐增加。如此即可身神结合，五脏调和。倘若能闭气到二百五十，则可华盖明润（华盖，就是眉毛），耳聪目明，全身无病，邪气不可侵袭。凡是行气，以鼻纳气，以口吐气，微缓进行，名叫长息。吸气有一种，吐气有六种，吸气一种，叫做吸。吐气有六种，即是吹、呼、唏、呵、嘘、呬，这些都是呼气。大凡人体呼吸，一呼一息，应有此数。要用长息吐气的呼吸方法，时行寒症用吹字气法，时行热病用呼字气法。治病的途径很多，即是：吹字法可去风，呼字法可去热，唏字法可去烦、呵字法可下气，嘘字法可散滞，呬字法可以解除疲劳。大凡极愈之人，就多用嘘、呬之法。道家行气法，大多不用嘘、呬之法。嘘、呬就是使心长叹息的方法，这些均是男女共同存气的方法，均出于《仙经》。行气的人，要先剪除鼻孔中的毛，这是常说的通神的途迳。如果天气是大露大风，或大寒大热的时候，就不要行气。

点评

此段作者首先阐述了精气和元气的概念，提出修道养生就要使精气充实。接下来作者讲解了如何利用服气法来保养自身。服气分为闭气和行气两种方法，闭气要在夜半至日中生气之时，双手握拳屏住呼吸，心中默数二百次，然后吸气、呼气。行气分为吸气和吐气，吐气有六种，每一种都有不同的作用，可以治疗不同类型的疾病。作者还讲了行气时的禁忌，如大露大风、大寒大热等极端天气时，就不要行气。

《明医论》云：疾之所起，自生五劳。五劳既用[1]，二脏先损，心肾受邪，腑脏俱病。五劳者：一曰志劳[2]，二曰思劳[3]，三曰心劳[4]，四曰忧劳[5]，五曰疲劳[6]。五劳则生六极[7]：一曰气极，二曰血极，三曰筋极，四曰骨极，五曰精极，六曰髓极。六极即为七伤，七伤故变为七痛[8]。七痛为病，令人邪气多，正气少，忽忽喜忘[9]，悲伤不乐，饮食不生肌肤[10]，颜色无泽，白枯槁。甚者令人得大风[11]，偏枯筋缩[12]，四肢拘急挛缩[13]，百关膈塞[14]，羸瘦短气，腰脚疼痛。此由早娶，用精过差[15]，血气不足，极劳之所致也。凡病之来，不离于五脏，事须识根，不识者勿为之耳。心脏病者，体有冷热，呼、吹二气出之。肺脏病者，胸背胀满，嘘气出之。脾脏病者，体上游风习习[16]，身痒疼闷，唏气出之。肝脏病者，眼疼，愁忧不乐，呵气出之。

注释

[1] 既用：既有。用，犹"有"。

[2] 志劳：肾主志，志劳即肾劳。

[3] 思劳：脾主思，思劳即脾劳。

[4] 心劳：心主神，心劳即劳神太过。

[5] 忧劳：肺主忧，忧劳即肺劳。

[6] 疲劳：肝主筋，为罢极之本，疲劳则筋缓，终累及肝，而致肝劳。

[7] 极：衰惫。

[8] 七伤：七种伤害。一般指五脏、形体及情志伤害，即脾伤、肝伤、肾伤、肺伤、心伤、形伤、志伤。七痛：指由七伤引起的七种病痛。

[9] 忽忽喜忘：意志恍惚，容易忘记。

[10] 不生肌肤：不长肌肉。

[11] 大风：指由于虚弱引起的各种风邪之病。

[12] 偏枯：即半身不遂，多见一侧肢体瘫痪不用。

[13] 四肢拘急挛缩：肢体牵引不适，屈伸不利，活动不能自如。

[14] 百关膈塞，全身关窍阻塞不通。膈通隔。

[15] 过差：过度。

[16] 游风习习：各种风症疼痛，痛无定处，时隐时现。

> **译文**

《明医论》说：疾病发生，由于五劳。五劳既有，心肾两脏必然首先受损。心肾受到侵袭，则五脏六腑都会发生病变。五劳：一是志劳，二是思劳，三是心劳，四是忧劳，五是疲劳。五劳即会发生六极：一是气极，二是血极，三是筋极，四是骨极，五是精极，六是髓极。六极又可形成七伤，七伤又可转变为七痛。七痛为病，使人邪盛正衰，恍惚健忘，悲伤不快乐，形体消瘦，肌肤没有光泽，头发变白枯槁不润。甚或使人患中风偏瘫，筋缩，四肢拘急，挛缩，关节曲伸不利，羸瘦气短，腰脚疼痛，这都是由于过早婚嫁耗散精气过度，以致血气不足，疲劳过度造成的。大凡疾病的发生，离不开五脏，对于疾病必须识别其根本病因，不知其原因者最好不要胡乱治疗。对于心脏病患者，体内有冷热邪气，须用呼吹二法祛邪；肺脏病患者，胸背胀满，需用嘘气的方法祛邪；脾脏病患者，感觉病处不固定，全身发痒，疼痛憋闷，需用唏气来祛除病邪，肝脏病患者，眼睛疼痛，愁忧不乐，需用呵气来祛邪。

已上十二种调气法，依常以鼻引气，口中吐气，当令气声逐字吹、呼、嘘、呵、唏、呬吐之[1]。若患者依此法，皆须恭敬用心为之，无有不差，愈病长生要术[2]。

> **注释**

[1] 此句意为行六字气法的任何一字气法时，需按该字发音的口型吐气，心中默念该字字音，呼气时声音极微细，两耳闻不到呼气声。

[2] 此句《云笈七签》作"此即愈病长生要术也"。

> **译文**

以上十二种调气方法，通常以鼻吸气，以口呼气，应当逐次发出吹、呼、嘘、唏、呬的音来呼气。若患者遵循此法，都认真用心去做，没有不能治愈的疾病。这是祛病长生的重要方法。

> **点评**

此段作者提到了五劳、六极、七痛，他认为这些疾病和痛苦都是由于耗散精气过度、血气不足造成的。疾病发生的根本原因离不开五脏，要治疗疾病首先就要识别根本的病因，不能不知原因就随意治疗，这一观点与中医的治病必求其本的理念一致。作者列举了不同脏腑受病要用哪些行气方法进行治疗，如心脏病者用"吹""呼"两种行气方法，肺病患者觉得胸背胀满则用"嘘"字行气方法等等。作者认为只要认真遵循行气方法，就能够祛病长生。

导引按摩篇第五

《导引经》云：清旦未起，先啄齿二七[1]，闭目握固[2]，漱满唾，三咽气，寻闭不息自极[3]，极乃徐徐出气，满三止；便起，狼踞鸱顾[4]，左右自摇，亦不息自极，复三；便起下床，握固不息，顿踵三[5]，还上一手，下一手，亦不息自极三。又叉手项上，左右自了戾[6]，不息，复三；又伸两足及叉手前却[7]，自极复三。皆当朝暮为之，能数尤善[8]。

平旦以两手掌相摩令热[9]，熨眼三过[10]；次又以指搔目四眦[11]，令人目明。

按经文，拘魂门，制魄户[12]，名曰握固，与魂魄安门户也。此固精明目留年还白之法[13]，若能终日握之，邪气百毒不得入（握固法：屈大拇指于四小指下，把之。积习不止，眼中亦不复开。一说云：令人不遭魔魅）。

注释

[1]啄齿：上下齿相叩击出声。
[2]握固：道教修炼时的一种握拳法。大拇指屈于四指下并抵中指中节，四指收齐于手心，握紧。
[3]寻闭不息自极：立即闭气不呼吸，自感达到极限。
[4]狼踞鸱顾：像狼一样蹲坐，像鸱鸟一样转动颈脖子。
[5]顿踵：用脚后跟跺地。

[6]左右自了捩：向左向右自行扭转。了捩，扭曲。

[7]前却：向前弯屈身体。

[8]能数尤善：能多次练习最好。

[9]相摩：相互摩擦。

[10]熨眼：按摩眼部。

[11]搔目：揉试眼部。

[12]拘魂门，制魄户：调节控制精神意识。门，户，指魂魄（精神意识）出入之处。

[13]留年还白：永葆青春，白发返黑。还，返回。

译文

《导引经》说：清晨未起时，即先将上下牙齿相互叩击十四遍，微闭眼睛，以四个指头压着大拇指紧握成拳头，漱津液到满口之时即咽下，连做三次，随即起身，闭住气不呼吸到极度，后慢慢将气呼出，到三次时即停止。随即模仿狼的姿势蹲坐，并像鹰一样转动脖子左顾右盼，全身左右摆动，同时也闭住气不呼吸到极度，来回反复做三次。随即穿衣下床，握紧拳头闭气不呼吸，跺脚三下，一手向上，同时一手向下，这样做时也不呼吸到极度，连续三次。又叉手放在脖子上，身体左右转动，不呼吸，也连续做三次；又伸两脚同时叉手，身体前倾到极度，也连续做三次。以上诸法应当早晨晚上都做，如能多做几次则更好。

早晨以两手掌相互摩擦使其发热，按摩眼部三次，随即用手指揉拭眼睛四眦，令人眼睛明亮。

按经文所说拘魂门，制魄户，就叫握固，与魂魄安门户。这是固护精气，使眼睛明亮，延长寿命，使白发变黑的方法。如若能够终日这样做，邪气百毒则不能侵入人体（握固法：屈曲大拇指在四指下，握住它。经常练习不中断，眼睛微闭不张开。一种说法说：令人不遇鬼魅）。

点评

此段非常具体详细地介绍了叩齿、咽津、握固、熨眼等导引方法的操作方法及其在养生延年中的作用。这些引导方法每日早晚勤加练习均可以固护肾气、延长寿命。其中熨眼即按摩眼部，每日早晨以两手掌相互摩擦发热，按摩眼部三次，再用手指揉拭眼睛四眦可以令眼睛明亮。这些导引方法操作简单、实用性非常强，善于保养身体的人，只要汲取其中一二坚持每日早晚勤加练习，便可获得很好的养生保健效果、终生受益无穷。

《内解》云：一曰精[1]，二曰唾[2]，三曰泪，四曰涕，五曰汗，六曰溺[3]，皆所以损人也[4]。但为损者，有轻重耳。人能终日不涕唾，随有漱满咽之。若恒含枣核咽之，令人爱气生津液[5]，此大要也（谓取津液，非咽核也）。

常每旦啄齿三十六通，能至三百弥佳，令人齿坚不痛。次则以舌搅漱口中津液，满口咽之，三过止。次摩指少阳令热[6]，以熨目，满二七止，令人目明。

每旦初起，以两手叉两耳极[7]，上下热挼之[8]，二七止，令人耳不聋。次又啄齿漱玉泉三咽[9]，缩鼻闭气[10]，右手从头上引左耳二七，复以左手从头上引右耳二七止，令人延年不聋。次又引两鬓发举之一七，则总取发，两手向上，极势抬上一七[11]，令人血气通，头不白。

注释

[1] 精：此指精液。

[2] 唾：唾液。

[3] 溺：尿。

[4] 皆所以损人也：指前述六种体液的丢失或不正常都可以成为损害人的因素。

[5] 爱气：保守精气。

[6]指少阳:手少阳三焦经起始之无名指。
[7]叉两耳极:尽势捂住两耳。叉,《云笈七签》作"掩"。
[8]热挼之:上下揉搓两耳并使之发热。
[9]玉泉:即唾液。
[10]缩鼻闭气:紧缩鼻道,屏息呼吸,使气息微微。
[11]极势抬上:尽势向上抬高。

译文

《内解》说:第一是精、第二是唾、第三是泪、第四是涕、第五是汗、第六是溺,这些都能损害人。但是其损害人,则有轻重的不同。人若能够整天不向外吐唾液,随时有唾液随时漱满咽下它。好像口中经常含有枣核,使人保守精气滋生生津液,这是养生的大法(讲的是含漱津液不是吞咽枣核)。

每天早晨上下牙齿相互叩击三十六遍,若能达到三百下尤佳,这样使人牙齿坚固而不疼痛。然后,用舌搅动口中津液,到满口时咽下去,来回做三次停止。然后按摩两无名指使其发热,再按揉眼睛,数满十四下停止,这样使人眼睛明亮。

每天早晨起来,即用两手交叉尽势捂住两耳,上下揉搓两耳使之发热,数满十四次停止,可令人耳聪不聋。后又叩齿漱津液咽下,连续咽三下,紧缩鼻道,屏息呼吸,右手从头上牵拉左耳十四下,然后再用左手从头上牵拉右耳十四下,此法使人长寿而不聋。后又拽牵鬓发向上举,共做七次,再用两手总拽头发极力向上七次,可使人气血流通,头发不白。

又法,摩手令热以摩面从上至下去邪气,令人面上有光彩。又法,摩手令热,雷摩身体[2],从上至下,名曰干浴。令人胜风寒、时气热、头痛,百病皆除。

夜欲卧时,常以两手揩摩身体[3],名曰干浴,辟风邪。峻坐[4],以左手托头,仰右手,向头上尽势托[5],以身并手振动三[6]，右手托头，振动亦三，除人睡闷[7]。

> **注释**

[1] 摩手令热：两手掌相互摩擦，使之发热。

[2] 雷摩：捶打摩搓。雷，通"擂"。

[3] 揩摩：抹试摩擦。

[4] 峻坐：端坐。

[5] 向头上尽势托：指左手托头尽势向上。

[6] 振动：摇动。

[7] 睡闷：昏闷。

> **译文**

还有一种方法是，摩擦两手使其发热，从上至下抚摩面颊，可去邪气，使人脸部光洁柔润。还有一种方法是，摩擦两手使其发热，捶打按摩全身，从上身按摩至下身，名叫干浴。使人战胜风寒及时气热邪，又能治头痛，使所有疾病都能去除。

夜晚欲睡时，常用两手揩摩身体，名叫干浴，可以避免风邪伤害。挺直坐着，以左手托住头部，仰起右手，左手托头尽势向上，用身子连同手摇动三次，右手托头，也摇动三次，可以祛除昏闷。

> **点评**

该段明确指出咽津作为养生的大法可以保守精气、滋生津液。每日早晨坚持叩齿三十六次，可以使人牙齿坚固而不疼痛，若能坚持每日晨起叩齿三百次则效果更佳。掩耳即每日晨起用两手交叉捂住两耳，上下揉搓两耳使之发热可以令人耳聪不聋，再辅以拽头发极力向上七次可使人气血流通、头发不白。睡觉前，可以用手在身上反复摩擦，称为干浴，可以预防感冒。以上导引方法操作简便，可选择其中一种勤加练习，也可多种方法混合运用。

平旦日未出前，面向南峻坐，两手托胜[1]，尽势振动三，令人面有光泽。

平旦起，未梳洗前，峻坐，以左手握右手于左胜上，前却尽势挼左胜三[2]。又以右手握左手于右胜上，前却挼右胜亦三。次又叉两手向前，尽势推三[3]，次叉两手向胸前，以两肘向前，尽势三次，直引左臂[4]，拳曲右臂[5]，如挽一斛五斗弓势，尽力为之，右手挽弓势亦然。次以右手托地，左手仰托天尽势，右亦如然。次拳两手向前筑[6]，各三七。次拳左手尽势向背上，握指三，右手亦如之。疗背髆臂肘劳气[7]。数为之，弥佳。

注释

[1]胜：大腿。
[2]前却尽势挼左胜：身体向前屈曲两手尽力按压左腿。
[3]尽势推三：尽力向前推掌三次。
[4]引：伸展。
[5]拳曲：弯曲。
[6]筑：冲击。
[7]劳气：劳累气短。

译文

早晨太阳未出前，面向南，挺直坐着，两手撑住大腿，尽力摇动三次，令人面有光泽。

早晨起来，没有梳洗前，挺直坐着，用左手握住右手放在左大腿上，向前屈身尽力揉搓左大腿三次。又用右手握住左手放在右大腿上，向前屈身揉搓右大腿也是三次。其次，又交叉两手向前，尽力推掌三次，再两手向胸前，用两手肘部向前，尽力推三次，伸直左臂，弯曲右臂，如同拉开一斛五斗重的弓势，尽力拉开它，右手拉弓的样子也是这样。其次，以右手撑地，左手向上托起尽力拉开，右手也是这样。

其次,两手握拳向前出击,各二十一次。其次,左手握拳尽力向背部牵引,握住指头三次,右手也是像这样。治疗背部臂肘及劳累气短病,经常进行这种导引,很有益处。

平旦便转讫[1],以一长柱杖策腋[2],垂左脚于床前,徐峻[3],尽势掣左脚五七[4],右亦如之。疗脚气疼闷[5],腰肾间冷气,冷痹及膝冷脚冷,并主之。日夕三掣[6],弥佳。勿大饱及忍小便。掣如无杖,但遣所掣脚不著地[7],手扶一物亦得。

注释

[1] 便转讫:小便过后。
[2] 策腋:支撑腋窝。
[3] 徐峻:慢慢伸直。
[4] 尽势掣左脚:尽力展踢左脚。掣,展踢。
[5] 脚气:中医病名。指由于外感风邪湿毒或内伤饮食肥甘引起脚弱无力,甚或肿胀酸痛的一种病。
[6] 日夕三掣:每天早晚伸踢大腿3次。
[7] 但遣所掣脚不著地:只是让伸踢的脚不要着地。

译文

早晨起来解便之后,用一长手杖挂着腋下,在床前悬空左脚,慢慢挺直,尽力掣动左脚三十五次,右脚也像左脚一样掣动。治疗脚气病所致疼痛烦闷,腰肾区域冷气、寒湿痹痛以及脚膝冷痛一并主治。每天早晚三次掣动左右脚,效果极好。不要太饱以及忍小便。掣脚时如果没有手杖,只让掣动的脚不要着地,手扶住一个物体也可以。

晨夕以梳梳头满一千梳,大去头风,令人发不白。梳讫,以盐花及生麻油搓头顶上[1],弥佳。如有神明膏搓之[2],甚佳。

旦欲梳洗时，叩齿一百六十，随有津液便咽之。讫，以水漱口，又更以盐末揩齿，即含取微酢清浆半小合许熟漱[3]，取盐汤吐洗两目，讫，闭目以冷水洗面，必不得遣冷水入眼中，此法齿得坚净，目明无泪，永无䘌齿[4]。

平旦洗面时漱口讫，咽一两咽冷水，令人心明净，去胸臆中热[5]。

注释

[1]盐花：盐末。
[2]神明膏：古方名。组成不详。
[3]微酢清浆：略有酸味的浆水。熟漱：指含漱的时间久些。熟，久。
[4]䘌齿：即虫牙。
[5]胸臆：胸中。

译文

早晨晚上用梳子梳头满一千次，特别能消除头风，使人头发不会花白。梳完之后，用少量盐粉或生麻油擦在头顶上，极为有效。如果用神明膏涂擦，更好。

早晨将要洗漱的时候，先叩齿一百六十次，随后有津液就吞咽。咽津以后，用水漱口，再用盐粉搽牙，随即含少量酸醋或半小合清浆汁，久久含漱。然后吐出口中盐水用来擦洗双眼，完了再闭上双眼，用冷水洗面，一定要注意不要让冷水进入眼中。这种方法能使牙齿坚固洁净、眼睛明亮不会流泪，永远不会生龋齿。

早晨洗脸时漱口完，立即吞咽一二口冷水，使人心境明净，祛除胸中烦热。

点评

此段着重写了晨起的一系列养生方法，如梳头、叩齿、咽津、漱口、洗面等。这些动作现在看来也是很有意义的，梳头可以疏通脑部经络，防止头风，也能防止脱发。晨间的漱口也有利于口腔卫生，作者还特地提到要用盐粉擦牙，用酸醋或清浆汁漱口，这些都有利于祛除牙齿的污渍，预防蛀牙，体现了作者注意身体卫生的观念。

谯国华佗[1]，善养生，弟子广陵吴普[2]、彭城樊阿[3]，受术于佗。佗语普曰：人体欲得劳动[4]，但不当使极耳[5]。人身常摇动[6]，则谷气消，血脉流通，病不生，譬犹户枢不朽是也。古之仙者及汉时有道士君倩[7]，为导引之术，作熊经鸱顾[8]，引挽腰体[9]，动诸关节，以求难老也。吾有一术，名曰五禽戏：一曰虎，二曰鹿，三曰熊，四曰猿，五曰鸟，亦以除疾，兼利手足，以常导引[10]。体中不快，因起作一禽之戏，遣微汗出即止，以粉涂身[11]，即身体轻便[12]，腹中思食。吴普行之，年九十馀岁，耳目聪明，牙齿坚完，吃食如少壮也。

> **注释**

[1]谯国华佗：谯国，谯县，东汉沛国属县，今为安徽亳县。华佗，东汉末年杰出医家。

[2]广陵吴普：广陵，东汉郡名，今为江苏扬州市。吴普，华佗弟子。

[3]彭城樊阿：彭城，东汉县名，今为江苏省徐州市。

[4]劳动：运动。

[5]极：疲惫。

[6]摇动：活动。

[7]君倩：汉代道士，生平不详。

[8]熊经鸱（ｃｈī）顾：像熊那样伸展身体，像鸱鸟那样转动脖子。经，悬挂。顾，转动。

[9]引挽：牵引扭转。

[10] 常：按《三国志·华佗传》作"当"。

[11] 粉：爽身粉。

[12] 轻便：轻松敏捷。

译文

谯国的华佗，善于养生。他的弟子是广陵的吴普、彭城的樊阿，都向华佗学习医术。华佗告诉吴普说：人的身体应该多运动，只是不应当疲惫罢了。人的身体常常运动，那么水谷之气能够消化，血脉流通，疾病就不会发生，譬如门轴不腐朽就是这个道理。古代长寿的人以及汉代的有道之士君倩，创造了导引的方法，像熊那样悬挂着身子、像鸱鸟那样转动头部，牵引伸展腰部，活动各个关节，以求不衰老。我有一种方法，名叫五禽戏：一是虎，二是鹿，三是熊，四是猿，五是鸟，也可用来祛除疾病，同时使手脚麻利，可以当作导引。身体不舒适，就起来作一禽戏，使身体微微出汗就停止，用爽身粉涂在身上，即刻感到身体轻便，腹中想吃东西。吴普施行这种方法，年龄九十多岁，耳朵聪敏，眼睛明亮，牙齿完整坚固，进食如同青壮年一样。

点评

此段主要介绍了华佗创作的五禽戏，作者借用华佗的语言，向人们阐释了人体应常常运动才能维持健康的道理。导引术能够活动各个关节，伸展腰腿和头部，因此是养生方法中的重要部分，作者简要说明了何为五禽戏（包括虎、鹿、熊、猿、鸟），也讲到了练习五禽戏后的身体反应和益处。文中提到做五禽戏要到身体微微出汗就停止，提醒人们不要运动过度。

虎戏者[1]，四肢距地，前三踯[2]，却二踯，长引腰，侧脚，仰天[3]，即返距行，前却各七过也[4]。

鹿戏者，四肢距地，引项反顾[5]，左三右二，伸左右脚，伸缩亦三亦二也[6]。

熊戏者，正仰[7]，以两手抱膝下，举头[8]，左擗地七[9]，右亦七，蹲地，以手左右托地。

猿戏者，攀物自悬[10]，伸缩身体，上下一七[11]，以脚拘物自悬[12]，左右七，手钩却立，按头各七[13]。

鸟戏者，双立手，翘一足[14]，伸两臂，扬眉，用力各二七，坐伸脚，手挽足趾各七[15]，缩伸二臂各七也。

夫五禽戏法，任力为之[16]，以汗出为度。有汗，以粉涂身。消谷气[17]，益气力，除百病，能存行之者[18]，必得延年。

又有法：安坐[19]，未食前，自按摩。以两手相叉，伸臂股，导引诸脉，胜如汤药。正坐，仰天呼出，欲食，醉饱之气立销[20]。夏天为之，令人凉，不热。

注释

[1] 四肢距地：手脚控地。踞，通"据"。

[2] 前三踯，却三踯：向前跳跃三次，向后跳跃二次。却，退后，向后。

[3] 长引腰，侧脚，仰天：尽量伸展腰体，侧伸两脚，抬头仰面。

[4] 即返距行，前却各七过也：立即恢复四肢着地而行，向前向后各七步。

[5] 引项反顾：伸长脖子，扭头回看。

[6] 伸缩亦三亦二也：向左右伸缩脚，左边三次，右边二次。

[7] 正仰：身体正面仰卧。

[8] 举头：抬头。

[9] 擗地：在地上滚翻。擗，撇挡，此指打滚。

[10] 攀物自悬：攀援物体，悬挂身子。

[11] 伸缩身体，上下一七：伸颈缩身，引体向上，上下各七次。

[12] 以脚拘物自悬：用脚勾住物体，倒挂身体。

[13] 手钩却立：两手勾住物体，双脚上举成倒立状。

[14] 双立手，翘一足：两手对掌，翘起一只脚。

[15] 坐伸脚，手挽足趾各七：坐地伸直两脚，手挽足趾活动，各七次。

［16］任力：量力。
［17］消谷气：消化水谷食物。
［18］存行之者：用心施行之种方法的人。
［19］安坐：安静闲坐。
［20］立销：立即消除。销，通"消"。

译文

虎戏的方法，四肢撑地，向前跳跃三次，向后跳跃二次，尽量牵引腰体，侧伸两脚，抬头仰面，然后还原再做。四肢着地，向前向后各行七步。

鹿戏的方法，四肢着地，伸直颈项回头向后看，左边三次，右边二次，向左右伸缩两脚，也是左边三次，右边二次。

熊戏的方法，身体仰卧，用两手抱住膝部，抬起头部，向左滚地七次，向右也是七次。屈膝蹲在地上，用两手在左右身边撑着。

猿戏的方法，手攀物体把自己悬挂起来，伸缩身体，上下七次。然后两脚勾住物体倒挂着自己，向左右两边伸缩各七次。两手勾住物体，双脚上举倒立，按搦头部各七次。

鸟戏的方法，两手对掌，翘起一只脚，伸直两臂，舒展双眉，用力甩臂，左右各十四次。坐在地上，伸展双脚，手挽脚趾活动各七次，伸缩两臂各七次。

五禽戏养生法，可以尽自己力量去完成它，练到出汗为止。有汗时，用爽身粉涂搽身上。这种功法能消化水谷，补益气力，祛除百病，能够施行这种功法，一定能够延长寿年。

还有一种方法：平静坐着，在吃饭前进行自我按摩。两手相交叉，伸展手臂及双腿，牵引各条经脉，胜过服用汤药。端正坐着，抬头仰面吐出浊气，欲进食时，酒醉及饭饱后积气立刻消散。夏天炼行这种方法，使人凉爽，不觉热。

点评

作者在这里详细讲解了五禽戏的动作要点，分别从虎戏、鹿戏、熊戏、猿戏、鸟戏五点出发，描写了这五种导引术的动作步骤和要领，每种戏都是根据不同动物的动作特点变化而成的，都对人体有不同的保健作用。作者认为长期锻炼五禽戏，可以帮助促进消化，增长气力，从而益寿延年。最后作者还介绍了另一种导引方法，较为平和，适合在吃饭前做，可消除积气，夏天练习这种方法还可以感觉凉爽。

御女损益篇第六

道以精为宝[1]，施之则生人[2]，留之则生身[3]，生身则求度在仙位[4]，生人则功遂而身退[5]。功遂而身退，则陷欲以为剧[6]，何况妄施而废弃[7]，损不觉多，故疲劳而命堕。天地有阴阳[8]，阴阳人所贵[9]，贵之合于道[10]，但当慎无费[11]。

注释

[1] 道：宇宙万物的本原，此指生命的根本。

[2] 施：施泄，指射精。生人：生育后代。

[3] 生身：使身体长生，延长寿命。

[4] 求度在仙位：希望位列仙界。

[5] 功遂而身退：功绩实现而自身隐退。

[6] 陷欲以为剧：沉陷情欲是过度且错误的。引申指达到生育目的后，减少交合行为。

[7] 妄施而废弃：放纵性欲，废弃真精。

[8] 天地有阴阳：天地有交合。阴阳，此指男女交合，古称"合阴阳"。

[9] 阴阳人所贵：阴阳交合对人是重要的。

[10] 道：规律，方法。

[11] 无费：不要浪费，即不要过度。

译文

道家把精当作宝物，施泄精液就能孕育生子，留在体内就能使身体长生。留精长生就要追求长生成位，施精生子就要注意功成而身退。功成而身退，则沉陷情欲是过度的，错误的何况随便交合而施泄，损害会不知不觉增多，因此会疲乏而丧命。天地有交合，交合对人是重要的，交合贵在符合方法，只是应当谨慎不要浪费精气。

彭祖曰：上士别床[1]，中士异被。服药千裹，不如独卧。色使目盲，声使耳聋，味使口爽[2]，苟能节宣其道，适抑扬其通塞者[3]，可以增寿[4]。

一日之忌[5]，暮食无饱（夜饱食眠，损一日之寿）。一月之忌[6]，暮饮无醉（夜醉卧，损一月之寿）。一岁之忌[7]，暮须远内（一交损一岁之寿，养之不复）。终身之忌[8]，暮须护气（暮卧习闭口[9]，开口失气，又邪从口入）。

注释

[1] 上士别床：高明的男士与夫人分床而卧。

[2] 口爽：口舌失去辨味的能力。

[3] 适抑扬其通塞者：适度调节其施泄和啬精的人。抑扬，控制、调节。通，施泄。塞：节制、啬精。

[4] 此段葛洪《神仙传》作："上士别床，中士异被，服药百裹，不如独卧。五音使人耳聋，五味使人口爽。苟能节宣其宜适，抑扬其通塞者，不以减年，得其益也。"

[5] 一日之忌：每日须忌讳的事。

[6] 一月之忌：每月须忌讳的事。

[7]一岁之忌：每年常须忌讳的事。

[8]终身之忌：整个一生常须戒慎的事。

[9]习闭口：养成闭口睡觉的习惯。

> 译文

彭祖说：养生高寿者与妻子常分床而卧，懂得养生之术者则与妻子分被而卧。服长寿的药千剂，也不如独自睡卧。五颜六色常使人眼花缭乱，音乐可使人耳聋，美味使人味觉衰退，倘若能够明白节制和宣泄的道理，做到节制和宣泄的调和，则可以延长寿命。

一天之忌，在于晚饭不要过饱（晚上吃饱后睡觉，会折损一日的寿命）；一月之忌，在于晚上饮酒不要喝醉（晚上喝醉躺卧折损一个月的寿命）；一年之忌，晚上必须远离房事（一次交合损一年的寿命，调养也无法恢复）；终身之忌，晚上必须保护气息（晚上睡觉时养成讯口的习惯，开口耗失气息，而且邪气会出口入）。

> 点评

此段明确表明夫妻分床而睡有利于保养身体，可有效避免因性生活无节制、过度频繁而损害健康。而对于五色、五音、五味同样应该做到合理的节制，就不至于损害健康。此外，保养身体之道还需知晓和遵行相应的养生禁忌，如一天之忌在于晚餐不可过饱否则损伤脾胃；一月之忌在于晚上不可饮酒致醉；一年之忌在于晚上不可肆意交合；终身之忌在于不要经常开口耗散其气，尤其晚上睡觉宜闭口，开口睡觉不但耗散元气，还易引邪气入体。这些禁忌的核心都是告诫我们注意爱护自身的元气。

采女问彭祖曰[1]：人年六十，当闭精守一[2]，为可尔否[3]？

> 注释

[1]采女：传说中仙女名。葛洪《神仙传·彭祖》记其代殷王问彭祖延年

益寿之法。

[2]闭精守一：闭藏精液，守护真元。

[3]为可尔否：能否这样。

译文

采女问彭祖说：人到了六十岁，应当闭藏精液守护真元，可不可以这样呢？

彭祖曰：不然。男不欲无女，无女则意动[1]，意动则神劳，神劳则损寿。若念真正[2]，无可思而大佳[3]，然而万无一焉。有强郁闭之[4]，难持易失[5]，使人漏精尿浊[6]，以致鬼交之病[7]。又欲令气未感动[8]，阳道垂弱[9]。欲以御女者[10]，先摇动令其强起[11]，但徐徐接之，令得阴气。阴气推之，须臾自强，强而用之，务令迟疏[12]。精动而正[13]，闭精缓息，瞑目偃卧[14]，导引身体，更复可御他女。欲一动则辄易人，易人可长生。若御一女，阴气既微，为益亦少。又阳道法火[15]，阴道法水[16]。水能制火，阴小消阳，久用不止，阴气吸阳[17]，阳则转损，所得不补所失。但能御十二女子而复不泄者，令人老有美色。若御九十三女而不泄者，年万岁。

凡精少则病，精尽则死。不可不忍，不可不慎。数交而时一泄，精气随长[18]，不能使人虚损。若数交接则泻精，精不得长益，则行精尽矣。在家所以数数交接者，一动不泻则赢得一泻之精[19]，减即不能数交接。但一月辄再泻精[20]，精气亦自然生长，但迟微不能速起[21]，不如数交接不泻之速也。（采女者，少得道，知养性，年一百七十岁，视如十五。殷王奉事之年，问道于彭祖也。）

注释

［1］意动：欲念发动。

［2］念真正：意含纯真端正，谓无邪念。

［3］无可思：犹"无所思"，即没有欲念。

［4］强郁闭之：勉强压抑控守情欲。

［5］难持易失：难以把持，容易失守。

［6］漏精尿浊：精液泄漏，尿液混浊。

［7］鬼交之病：梦中与鬼魅交合的病。

［8］气未感动：阳气尚未发作。气，此指鼓舞交合之阳气。

［9］阳道垂弱：阳具萎弱。

［10］御女：谓与女子交合。

［11］其：此指阴茎。

［12］迟疏：迟缓。

［13］精动而正：精液泄动就要端正意念。

［14］闭精缓息，瞑目偃卧：闭藏精液，使气息缓慢，微闭双眼，仰面而卧。

［15］阳道法火：男性阳具取法于火。

［16］阴道法水：女性阴具取法于水。

［17］阴气吸阳：阴气吸引阳气。

［18］数交而时一泄，精气随长：多次交合而有时泄一次，精气会随即产生。

［19］一动不泄则赢得一泄之精：交合一次不泄精便保存了泄一次的精液。

［20］一月辄再泄精：一个月只能泄精两次。

［21］迟微不能速起：缓慢不能迅速产生。

译文

彭祖说，不是这样。男子不能没有女人，没有女人则欲念发动，欲念发动则心神劳累，心神劳累即减损寿年。倘若意念纯真端正，没有情欲萌生那么是最好了，然而一万个人里也没有一个人呢。有的人强迫自己闭精不泄，实则难以持满而极易泄出，使人精液泄漏而尿液混浊，最后夜中淫梦连连。又要使阳气尚未感动时，使阴茎处于痿软状态，而想要交接的时候，应先摇动阴茎使其强壮勃起，慢慢插入阴道，使其得到女人阴气的感应。女人阴气推动它，一会儿自然强大，强大了才使用它，务必使动作迟缓。精液扰动就要端正意念，锁闭精关，使气息缓慢，微闭双眼仰面而卧，导引身体，待身体恢复，可以御使别的女人。情欲一发动就要改换他人，改换他人可以长生。如果只御使一个女子，阴气已经衰微，补益也就小。再说，男性取法于火，女性取法于水。水能制火，阴能消阳，长期御使一女不断，阴气吸取阳气，阳气反而衰损，所获得的补益抵不上所造成的损耗，一旦能够御使十二名女子并且再不泄精，可以使人到老面色润泽。如果能够御使九十三位女子并且不泄精，就能享年万岁。

一般来说精少就生病，精液竭尽就会死亡。不能不忍耐，不能不谨慎。多次交合而有时泄一次，精气会随着产生，不会使人有损伤，如果多次交合而且泄精，精气不能增长，那么精气就耗尽了。在家里可以多次交合，交合一次不泄精就保存了一次精液，精液减少就不能多次交合。只要一个月泄精两次，精气便会自然生长，只是缓慢不能迅速产生，不如多次交合不泄精产生的快。（采女，年轻时得道，懂得养生，活到一百七十岁。看上去如同十五岁的少女。在殷王执政的时候，曾经向彭祖请问养生的方法。）

点评

该段指出人的性生活，不能因年老而终止。年至六十的男子，如果做不到完全没有那方面的想法，就不要勉强自己压制欲望，因为这样强制忍耐，只会使得欲望更盛，心里一直想，劳累心神，甚至会减少寿年。所以只要身体允许，就应该适当的进行性生活，不过性生活的次数、方法应注意做些合理的调整。强调"数交而时一泄"，即不要每次性生活都泻精，这样有利于保养精气、延年益寿。

彭祖曰：奸淫所以使人不寿者[1]，非是鬼神所为也，直由用意俗猥[2]，精动欲泄，务副彼心[3]，竭力无厌[4]，不以相生，反以相害，或惊狂消渴，或癫痴恶疮[5]，为失精之故。

但施泻辄导引,以补其处。不尔,血脉髓脑日损,风湿犯之则生疾病,由俗人不知补泻之宜故也[6]。

注释

[1] 奸淫:房事过度。
[2] 用意俗猥:思想低俗猥琐之事。
[3] 务副彼心:务必满足他们心意。
[4] 竭力无厌:耗尽精力并不满足。
[5] 癫痴恶疮:癫痴,癫狂痴呆。恶疮,疮疡肿毒。
[6] 宜:适宜的方法。

译文

彭祖说:过度交合使人不长寿,不是鬼神所造成的,只是由于经常思想低俗猥琐之事,导致精气发动想要泄出,每次都放纵欲望让精气泄出,即使耗尽精力也不满足,这样不但对生命没有益处,反而对他有害,有时会惊狂消渴,有时狂癫恶疮,这都是由于精气不足的原因。只要每次精气泄出后进行导引,以此来补益那些损失的地方。不这样做的话,血脉脑髓就会一天天地损伤,风湿邪气侵犯人体发生疾病,这是由于俗人不懂得补泻适宜方法的原因。

彭祖曰:凡男不可无女,女不可无男。若孤独而思交接者[1],损人寿,生百病,鬼魅因之共交[2],失精而一当百[3]。若欲求子,令子长命,贤明富贵,取月宿日施精大佳[4](月宿日,直录之于后)。

注释

[1] 孤独:独身男女。交接:性交。

[2]鬼魅因之共交：鬼魅因此与他交合。

[3]失精而一当百：指梦交失精一次就相当于性交百次的损害。

[4]月宿日：每月二十八宿运行的时间。按孙思邈《千金要方》载，全年月宿有一百二十三天。

译文

彭祖说：大凡男子不可没有女子，女子也不可没有男子。如果孤身而想交合的，会损伤人的寿命，产生各种疾病，鬼魅趁机与他交合，这时泄精一次相当于百次。如果想要儿子，让儿子长寿，并贤明富贵，选择月宿日交合很好（月宿日，相关记载见后文）。

天老曰：人生俱含五常[1]，形法复同[2]，而有尊卑贵贱者，皆由父母合八星阴阳[3]。阴阳不得其时[4]，中也。不合宿[5]，或得其时，人中上也。不合宿，不得其时，则为凡夫矣。合宿交会者，非生子富贵，亦利己身，大吉之兆（八星者，室、参、井、鬼、柳、张、心、斗。月宿在此星可以合阴阳求子）。月二日、三日、五日、九日、二十日，此是王相生气日，交会各五倍，血气不伤，令人无病。仍以王相日[6]，半夜后，鸡鸣前，徐徐弄玉泉[7]，饮玉浆戏之[8]。若合用春甲寅、乙卯，夏丙午、丁未，秋庚申、辛酉，冬壬子、癸亥，与上件月宿日合者，尤益佳。若欲求子，待女人月经绝后一日、三日、五日，择中王相日，以气生时，夜半之后乃施精，有子皆男，必有寿贤明。其王相日，谓春甲乙、夏丙丁、秋庚辛、冬壬癸。

注释

[1] 五常：本指木、火、土、金、水五行常气，此指五脏。

[2] 形法复同：形体法则与五行相同。

[3] 八星：指室、参、井、鬼、柳、张、心、斗八宿。

[4] 阴阳不得其时：交合没有选择合宜的时间。

[5] 不合宿：不符合月宿。

[6] 王相日：指各季节主气最旺盛的日子，包括春季的甲、乙日，夏季的丙、丁日，秋季的庚、辛日，冬季的壬、癸日以及每个季节的戊、己日。

[6] 玉泉：本指口中津液，此指口舌相吻。

[8] 玉浆：口中津液。

译文

天老说：每个人生出来都带有五脏，形体和生理也相同，却有尊卑、贵贱的区别，这都是取决于父母交合时是否符合八星阴阳。若交合不符合阴阳的时间，生子便是中人之资。如果不符合月宿，但符合阴阳的时间，则生子为中上品人。如果不合月宿，亦不符合阴阳的时间，则生子为凡夫。如若合月宿交会，则不仅其子富贵，亦非常有利于父母的身体健康，为大吉之兆。每月二日、三日、五日、九日、二十日，这是王相生气日，交会各五倍亦不伤血气，并让人无病。仍在王相日、半夜后、鸡鸣前，徐徐交吻饮口水而相互嬉戏。如果交合时遇上春季甲寅、乙卯、夏季丙午、丁未、秋季庚申、辛酉、冬季壬子、癸亥等日，与上件月宿日合者，效果尤其好。若想得子、待女子月经净后、一日、三日、五日，选择其中的王相日，在阳气发生之时，夜半之后即交接泄精，怀的都是男孩，而且一定享有高寿而贤德聪明。那王相日，就是春季的甲、乙日，夏季的丙、丁日，秋季的庚、辛日，冬季的壬、癸日。

凡养生，要在于爱精。若能一月再施精[1]，一岁二十四气施精，皆得寿百二十岁。若加药饵，则可长生。所患人年少时不知道[2]，知道亦不能信行，至老乃始知道，便以晚矣，病难养也。虽晚而能自保,犹得延年益寿。若少壮而能行道者,仙可冀矣。

注释

[1] 一月再施精:一个月泄精两次。一岁二十四气施精:一年二十四节气,泄精二十四次。

[2] 不知道:不懂得房中养生的规律。

译文

凡养生,关键在于爱惜精气。如果能做到一月泄二次精,一年二十四次泄精,都能享寿一百二十岁。如能再服药物,则可长生不老。担心的是人年少时不知道保精,或虽知道,但却不能遵行,到老年时虽开始渐渐醒悟,可已经晚矣,疾病难以恢复。虽晚而能自保,还可延年益寿。若青壮年能遵行其道,长生可以期望阿。

点评

此段指出养生之道的关键在于爱惜精气,主张男子要以精为宝,爱惜精液。性生活应有节制、有规律,不可随意泻精。若能做到一月泻精两次,一年泻精二十四次,方能延年益寿。此外,强调性教育应该从年少时抓起,使人们年少时就能知晓节欲保精对保养身体、预防疾病的重要性,保养精气有益于延年益寿,妄泻精液会危害身体健康、引发疾病,并在日常生活中真正遵行节欲保精之道,如果到晚年才明白这些,就太晚了,于事无补。

《仙经》曰:男女俱仙之道[1],深内勿动精[2],思脐中赤色大如鸡子[3],乃徐徐出入[4],精动便退,一旦一夕可数十为之,令人益寿。男女各息意共存之[5],唯须猛念[6]。

注释

[1] 男妇俱仙：夫妇共同修炼成仙。
[2] 深内勿动精：玉茎深深插入玉户后不要射精。
[3] 思脐中赤色大如鸡子：存思脐部正中有鸡蛋大赤色物体。
[4] 徐徐出入：缓慢抽插出入。
[5] 息意：安定意念。
[6] 唯须猛念：唯要有强烈的欲念。

译文

《仙经》说：男女都长寿的方法，深纳玉茎而不泄精，存想脐中赤色大如鸡子，于是慢慢抽入，精液扰动就停止，一个昼夜可进行几十次，能使人增加寿年。男女各自安定意念共同存想，只是要有强烈的欲望。

道人刘京云：春三日一施精，夏及秋一月再施精，冬常闭精勿施。夫天道[1]，冬藏其阳，人能法之[2]，故得长生。冬一施，当春百[3]。

注释

[1] 天道：自然的规律。
[2] 法：效法。
[3] 冬一施，当春百：冬季泄精一次，相当于春天泄精百次。

译文

道人刘京说：春季三天泄一次精，夏秋季一月泄两次精，冬季经常闭藏精液不要施泄。自然规律，是冬天保藏阳气，人能效法自然规律，就能长寿了。冬天泄一次精，相当于春天一百次。

蒯道人言：人年六十便当都绝房内[1]。若能接而不施精者[2]，可御女耳。若自度不办者[3]，都远之为上[4]。服药百种，不如此事可得久年也。

> 注释

[1] 都绝房内：完全断绝房事生活。
[2] 接：交接、交合。
[3] 自度不办：自己估测不行。
[4] 远之为上：远离交合之事是上策。

> 译文

蒯道人说：人到六十岁就应当完全断绝房事。如果能交合而不泄精的，可以交合。如果自己考虑做不到的，都要远离房事为好。服药百种，不如这件事可以使人长寿。

《道林》云：命本者，生命之根本。决在此道[1]，虽服大药及呼吸导引[2]，备修万道[3]，而不知命之根本。根本者，如树木，但有繁枝茂叶而无根本，不得久活也。命本者，房中之事也。故圣人云：欲得长生，当由所生[4]。房中之事，能生人能煞人[5]。譬如水火[6]，知用之者，可以养生，不能用之者，立可死矣。交接尤禁醉饱[7]，大忌，损人百倍。欲小便忍之以交接[8]，令人得淋病[9]，或小便难，茎中痛，小腹强。大恚怒后交接[10]，令人发痈疽。

> 注释

[1] 决：决定条件。
[2] 大药：丹药。
[3] 备修万道：全面修习各种养生方法。

[4]当由所生：当由此来延长生命。

[5]生人：既指生育后代，亦指使人健康。煞人：杀人。

[6]譬如水火：水火为生活所必需，但水能溺人，火能烧死人，合理用之则有用。

[7]禁醉饱：严禁在酒醉饭饱后行房。

[8]忍之：强忍小便。

[9]淋病：病名。小便淋沥不爽，不能自控。多由房事不洁所致。

[10]大恚怒：大愤怒。

译文

《道林》说：命本，是生命的根本。人是否长寿由此决定，即使服食丹药并进行呼吸导引，努力修习各种养生方法，却不知道生命的根本是什么？根本就好像树木，只有繁枝茂叶而无根本，活不了多久。生命的根本，就是房中之事。所以圣人说：想要长生，就要从这点延长生命。房中的事，既能使人延长寿命，也可因不当而致死人。就如水火，如知道怎样用者，可以养生，不能合理使用，甚至会立即导致死亡。交接尤其禁止在酒醉饭饱之后，此为大忌，会百倍地损害人。若想小便时忍溺交接，使人易患淋病，或小便艰难，阴茎中疼痛，小腹胀痛。大怒后交接，使人患痈疽。

点评

此段提出"房中之事"是生命的根本，即"命本"，认为人的生命质量取决于房中养生。不遵行房中养生之道，即使是服食丹药，进行呼吸导引，也无法延长寿命。强调在不宜进行房事之时，绝对不可行房，否则会损害人体健康，尤其醉酒饭饱之后进行房事更会百倍的损害身体，这是养生大忌。此外，欲解小便之时进行房事易使人患淋病、解小便艰难、阴茎疼痛、小腹胀痛，大怒之后进行房事令人患痈疽。可见房中养生是养生的主要环节，掌握、重视房中养生可以有效保养身体、预防疾病。

《道机》：房中禁忌，日月晦朔[1]，上下弦望[2]，日月蚀[3]，大风恶雨[4]，地动[5]，雷电，霹雳，大寒暑[6]。春夏秋冬节变之日[7]，送迎五日之中[8]，不行阴阳，本命行年月日忌禁之尤重[9]（阴阳交错不可合，损血气，泻正纳邪[10]，所伤正气甚矣，戒之）。新沐头，新行疲倦[11]，大喜怒，皆不可行房室。

注释

[1]晦：农历每月最后一天。朔：农历每月最初一天。
[2]上下弦望：指上弦日、下弦日及望日。上弦为农历每月初八、九日，下弦为农历每月二十二、三日，望日为每月十五日。
[3]日月蚀：即日食、月食。
[4]恶雨：暴雨。
[5]地动：地震。
[6]大寒暑：太寒冷、大炎热。
[7]节变之日：节气交变之日。
[8]送迎五日之中：指夏至日和冬至日的前后五天，夏至日阳气盛极转衰，故谓"送"，阴气初生，故谓"迎"；冬至日阴气盛极转衰，故谓"送"，阳气初生，故谓"迎"。都是天气阴阳之气转化的重要节点。
[9]本命行年：指与生肖相合之年。
[10]泻正纳邪：损耗正气，招致邪气。
[11]新行：旅行刚回来。

译文

《道机》：房事禁忌的时间：每月的朔日、晦日，上弦日、下弦日以及望日，日食、月食的时候大风暴雨的日子，地震、雷鸣电闪、霹雳交加，太冷或太热的时候。四季节气交变的日子，夏至日和冬至日的前后五天，都不要行房，在行年的本命时日尤要禁忌（阴阳错乱的日子不要交合，损伤气血，耗散正气，招致邪气。损伤正气严重，切戒它)。此外，刚洗过头，旅行刚回来过度疲倦，大喜大怒之时，皆不可行房。

彭祖曰：消息之情[1]，不可不知也。又须当避大寒、大热、大风、大雨、大雪、日月蚀、地动、雷震，此是天忌也[2]。醉饱、喜怒忧愁、悲哀恐惧，此人忌也[3]。山川神祇、社稷井灶之处[4]，此为地忌也[5]。既避此三忌。又有吉日，春甲乙、夏丙丁、秋庚辛、冬壬癸，四季之月戊己，皆王相之日也。宜用嘉会[6]，令人长生，有子必寿。其犯此忌，既致疾，生子亦凶夭短命。

老子曰：还精补脑[7]，可得不老矣。

注释

[1] 消息之情：此指四季阴阳变化的情况。
[2] 天忌：天文气象方面的忌讳。
[3] 人忌：人事方面的忌讳。
[4] 社稷井灶之处：宗庙水井厨灶等地。
[5] 地忌：地理方面的忌讳。
[6] 嘉会：美满交合。
[7] 还精补脑：不让精液外流，使其返还大脑，从而补益元神。

译文

彭祖说：四季阴阳变化的情况，不能不了解。行房之时，当须避开大寒、大热、大雨、日食、月食、地震、雷鸣的时候，这是在气候方面的戒忌。酒醉饭饱之后，喜怒忧愁及悲哀恐惧的时候，这是人事方面的忌讳；山川神祇、社稷井灶之地，这是在地理环境方面的忌讳。既要回避这三忌，又要有吉日，春季的甲乙日，夏季的丙丁日，秋季的庚辛日，冬季的壬癸日，还有每个季节的戊己日，皆王相之日。宜行房事、使人长生，有子也必寿。若犯此禁忌，即可导致疾病，生子也必凶多短命夭折。

老子说：返还元神，可以延年不老。

点评

此段指出房事养生需了解、顺应四季阴阳的变化。在气候天象异常时，如大寒、大热、大雨、日食、月食、地震、雷鸣之日，都忌讳行房。在地理环境方面，山川、神祇、宗庙、水井、厨灶之地，都忌讳行房。在人事方面，酒醉饭饱之后、喜怒忧愁、悲哀恐惧之时，都忌讳行房。这是天、地、人三忌。遵行天地人三忌，便是合乎天道运行的规律，有利于自己及子女的健康。此外，在四季的王相日，即春季的甲乙日、夏季的丙丁日、秋季的庚辛日、冬季的壬癸日、每个季节的戊己日进行房事，可以使人长寿，生子也健康长寿，这些可以通过查询农历获知。

《子都经》曰：施泻之法，须当弱入强出（何谓弱入强出，纳玉茎于琴弦麦齿之间[1]，及洪大便出之[2]，弱纳之[3]，是谓弱入强出。消息之[4]，令满八十动[5]，则阳数备，即为妙也）。老子曰：弱入强出，知生之术。强入弱出，良命乃卒[6]，此之谓也。

注释

[1] 琴弦：阴道，此指小阴唇。麦齿：阴道深部二寸处。
[2] 洪大：粗大。
[3] 弱纳之：慢慢插入。
[4] 消息之：斟酌调节它。
[5] 动：抽送十次为一动。
[6] 良命：指有良好体质的生命。卒：死亡。

> **译文**

《子都经》说：泄精的方法，须要弱入强出（什么叫弱入强出？把玉茎放入阴唇处女膜之间，等阴茎勃起就抽出，软了就进入，这叫弱入强出。估量抽送次数，使次数满八十动，那么阳数具备了，就很好了）。老子说：弱入强出，是懂得生命的方法；强入弱出，即使体质良好也要死去。说的就是这个道理。

国家古籍整理出版资助项目
"十三五"国家重点图书规划项目

常用养生古法选编

颐身集译评

（清）叶志诜　原纂

蒋力生　叶明花　章德林　撰著

江西科学技术出版社

图书在版编目（CIP）数据

颐身集译评/（清）叶志诜原纂；蒋力生，叶明花，章德林撰著.--南昌：江西科学技术出版社，2019.12
（常用养生古法选编）
ISBN 978-7-5390-6216-7

Ⅰ.①颐… Ⅱ.①叶…②蒋…③叶…④章… Ⅲ.①养生（中医）—中国—清代 Ⅳ.① R212

中国版本图书馆CIP数据核字（2017）第324769号

选题序号：KX2017009
图书代码：D17120-101
责任编辑：张旭　王凯勋
责任印制：夏至寰
封面设计：傅司晨

颐 身 集 译 评	（清）叶志诜　原纂
YISHEN JI YIPING	蒋力生　叶明花　章德林　撰著

出版 发行	江西科学技术出版社有限责任公司
社址	南昌市蓼洲街2号附1号
	邮编：330009　电话：(0791)86623491　86639342（传真）
印刷	雅昌文化（集团）有限公司
经销	各地新华书店
开本	787mm×1092mm　1/16
字数	132千字
印张	10.75
版次	2019年12月第1版　2019年12月第1次印刷
书号	ISBN 978-7-5390-6216-7
定价	60.00元

赣版权登字：-03-2017-479
版权所有，侵权必究
（赣科版图书凡属印装错误，可向承印厂调换）

前 言

健康是人类永恒的追求,是个人全面发展的核心指标。实现全民健康,是民族昌盛和国家富强的重要标志。

新中国成立后,党和政府在领导社会经济发展的进程中,始终把人民的安康放在首要的位置,在大力发展人民卫生事业,改善医疗卫生条件,提高医疗水平的同时,还特别重视开展爱国卫生和全民健身运动,人民的健康素养和健康水平均获得大幅提高。进入新世纪以来,中国政府大幅度增加对人民健康的投入,促使我国主要健康指标获得明显改善,人民的健康感、幸福感不断提高。特别是党的十八届五中全会确立了建设"健康中国"的战略目标,紧接着又召开了全国卫生与健康大会,并制定了《"健康中国2030"规划纲要》,标志着我国卫生与健康工作进入了一个全新的阶段。最近,国务院又发布了《关于实施健康中国行动的意见》,为落实健康中国战略提出了具体的行动部署。《健康中国行动》由健康中国行动推进委员会颁布。实施健康中国行动,强调坚持预防为主,倡导健康文明生活方式,预防控制重大疾病,加快推动从以疾病为中心转变为以人民健康为中心,动员全社会落实预防为主方针,明确健康是个人、家庭、社会、政府、国家的责任,根本的目的就是提高全民健康水平。

《健康中国行动》主要内容是启动实施十五项重大行动,第一项就是健康知识普及行动。在这项行动中,基于中西医并重的前提,有关中医药的行动目标,从个人和家庭的层面来说,就是要学习了解、掌握中医养生

保健知识，应用适宜的中医养生保健技术方法，开展自助式中医健康干预；从社会和政府的层面来说，就是要"深入实施中医治未病健康工程，推广普及中医养生保健知识和易于掌握的中医养生保健技术和方法"，同时还要继续"开展'中医中药中国行'活动，推动中医药健康文化普及，传播中医养生保健知识"。因此，无论从满足群众需求还是从承担社会责任来说，宣传普及中医养生保健治未病知识，推广应用适宜的中医养生保健方法技术，是每一个中医药工作者责无旁贷的任务和担当。

为了助推"健康中国"建设，恪尽传播中医养生保健知识和方法的责任，我们启动了《常用养生古法选编》（下文简称《选编》）的编纂整理项目。该项目2016年列入国家普及类古籍整理图书专项，2017年分别增列为"2011-2020年国家古籍整理出版规划项目"和"十三五国家重点图书、音像、电子出版物出版规划项目"，获得国家专项资金资助。

《选编》收入古代养生名著5种，包括《养性延命录》《寿亲养老新书》《养生四要》《老老恒言》和《颐身集》。其中《颐身集》是部丛书，又包括《摄生消息论》《修龄要指》《勿药元诠》《寿人经》《延年九转法》等5部著作。因此，《选编》实际收书9种。作为普及类的古籍整理项目，《选编》的编纂是集版本、校勘、标点、注释、语译、点评工作为一体的综合性工作，实施起来难度并不小。

首先，如何来确定"常用"，颇费思量。中华养生古籍成百上千，哪些是常用的？哪些是不常用的？并无严格的区分。但有一点可以明确下来，即常用的必须是实用的，而实用的又必然是有效的。可是，怎样来判断古代养生方法的有效无效，恰恰又是一个难题。作为个体的生命，短短的百年之间，难以尽行体验各种养生方法的效果，但作为中华民族的集体记忆，还是有案可稽的，这就是有效的必定是简便易行的。只有简便易行才会广

泛流传，历久不衰。反之，如果方法复杂，内容烦琐，或是技术艰深，备办不易，不是一般人所能做到，传承就可能受限。因此，逻辑经验告诉我们，方法简便，易于掌握，影响广泛，流传久远就是我们作为常用养生古法著作的选择原则。

其次，古代常用的养生方法并不意味着今天也能常用。如何把古代的知识和方法变成今天的知识方法，不仅是古籍普及的价值所在，也是我们这次古籍整理工作的重点用力之处。《选编》收入的书，远的已经有1500多年，近的也差不多300年了。如何把这些古代著作，这些用文言文记载的古代养生知识和方法，让现代人看得懂，学得会，用得上，真正能起到养生的效果，这就需要我们的整理工作做得扎实、做得平常、贴近老百姓养生的实际，尤其在注释、翻译、点评的时候，把"古为今用，通俗易懂"作为《选编》工作的价值追求和出发点。只有这样，才能谈得上弘扬传承优秀养生文化，才能实现养生文化的创造性转化和创新性发展。

再次，养生之事，对于大多数人来说，是"意速而事迟，望近而应远"，是"可以理知，难以目识"的行为，这在嵇康的《养生论》中早有批评。对于养生效果的评价，不仅是个历史问题，也是一个现实问题。我们这里所说的"常用""实用""有效"，都是基于文献来说的，到底能不能常用，有没有实用，有效还是无效，既需要养生实践的体悟与验证，更需要有现代评价指标的测量。还是陆游说得好，"纸上得来终觉浅，绝知此事要躬行"。古人的养生经验，只能提供一个参照；古人的养生智慧，只能唤起一种启迪。真正把书本上的东西，变成自己的东西，还得靠持之不懈的实践。

《选编》的编纂整理严格按照《中医古籍整理校注通则》和《中医药古籍整理工作细则》(修订稿)的要求进行，历时三年，终克告成。唯需说明的是，三年来尽管我们战战兢兢如履薄冰，以对生命无比敬畏的态度

来进行《选编》的整理工作，但由于水平所限，书中错误缺点在所难免，恳请学界和读者提出批评指正。不过，是书付印在即，我们还是无比欣慰的，虽然不敢说我们为实施健康中国行动做出了什么贡献，随着本书的出版，古人的养生智慧和方法能为当下的全民养生提供有益的借鉴，又何尝不是一件快乐愉悦的事呢！

《常用养生古法选编》项目组　蒋力生　叶明花　章德林
2019年12月

凡 例

1.原书底本为繁体竖排，今改为简体横排，繁体字改为简化字，正文中夹有小字注时仍为小字排版；原书行文格式中"右件""右以""右为""右如"等"右"字，径改为"上"。

2.采用现代标点方法，对全书进行标点。方药中的药名中间空一格，不加标点；药名后夹注说明拣择制作及分量等小字时，首字顶格药名，句末不加标点。

3.校勘以对校、本校为主，辅以他校，慎重使用理校。凡底本有误者，从校本改后出注；文字互异者，不改底本，出注说明。具体校勘时，根据下列文字现象，区别处理：

凡底本因写刻时笔画小误所致的错别字，径改不出注；非写刻时笔画小误所致的错别字，径改并出注说明。

现已废除的异体字，径改不出注；现仍保留的异体字，保留原字，出注说明。

俗体字，径改为规范正体字，不出注。

通假字、古今字，保留原字，出注说明。多次出现者，只在首见时说明，余不加注。

凡脱、衍、残、疑或避讳字，或径补，或径删，或径改，或保留原字，均出注说明。

4.注释的总体要求是简明扼要，通俗易懂，不作训诂考据，不出疏证。

凡疑难生僻字，加以注音和解释，注音用汉语拼音加同音字的方法，并在所注字后加括号显示。

凡名物典故、征引文献，仅简要释义，或简介人物年代、里籍、仕履，或指明出处，不作深入阐述。

5. 语译以直译为主，间以意译，诗词典故一般不译。临床方剂的语译，一般以"主治""组成""制法""服法"的形式，按照原方内容组织译文。

6. 点评 要求抓住要点、突出特色，语言精练，点到为止。

7. 原书所载药物剂量均为古代剂量，语译时按《中国文史简表汇编》所载《中国历代量制演变简表》和《中国历代衡制演变简表》，进行了换算，仅作参考。

8. 原书所载"穿山甲""虎骨"等药物，为保持原貌，不作删节，但今已列为国家保护动物，不入药用，请读者注意。

9. 本书所载临床方药，应在医生指导下运用。

《颐身集》导读

《颐身集》，养生丛书，清代叶志诜辑编。该书编集古代养生著作五种，不仅具有较高的医学文献价值，而且书中所记载的各种养生方法，至今仍具有较大的实用价值。

一、成书背景

叶志诜，字仲寅，号东卿，晚号遂翁、淡翁，湖北汉阳人。乾隆四十四年（1779）生，同治二年（1863）卒，享年八十五。贡生，嘉庆九年进册翰林院，初官国子监典簿，充提调，后升兵部武选司郎中。为官清识秉正，颇有政声。六十岁致仕，七十岁就养于广州十年，后因战乱返归汉阳，卒于里第。

叶志诜出身于医宦世家，祖籍江苏溧水，其先祖叶文机，擅医懂药，衔名乡里。明清鼎革之际，天下扰攘，叶即挟技颠沛，落籍汉阳，悬壶应诊，行医售药，创建"叶开泰药室"，享有"神医"之称。至叶氏第三代传人叶宏良，基业巩固，声誉日隆，药室更名为"叶开泰药店"。传至叶志诜，已是第六代传人。叶开泰药店，后经叶氏家族历代传承经营，成为与北京同仁堂、杭州胡庆余、广州陈李济齐名的中国四大药号，迄今已有380多年历史。

汉阳叶氏家族的官宦历史，肇始于叶志诜的祖父叶廷方，以溧水庠生，诰授中宪大夫。叶志诜之父叶继雯继而光大门庭，于乾隆五十五年考取进士，官至刑科给事中，授内阁中书，以孝行旌表。让叶家更加显赫的是叶志诜两个儿子叶名琛、叶名澧兄弟。叶名琛，道光十五年进士，翰林院庶吉士，历官湖南、江宁、甘肃、广东布政使，两广总督，兼兵部尚书，授体仁阁大学士。叶名澧，道光十七年举人，官中书舍人，迁内阁侍读，改浙江候补道。

正是有着这样的实业支撑、官府荫护，家道殷实，富有诗书，为叶志诜的成长、发展提供了良好的经济和社会条件。当然，叶氏本人资质聪敏、勤奋好学，终身不懈，也是其成为清代中晚期著名学者的重要因素。叶志诜从小就生活在京城，有着良好的家庭教育。史志载其："生有殊姿，夙称慧业。侍其父给谏公京师，朝夕承庭训，于书无所不窥，闳览博闻，人罕测其涯涘。"同时，游于翁方纲、刘墉门下，肆力金石文字之学。京城为官时，又多与何绍基、刘喜海、陈介祺及朝鲜金正喜、李祖默等学者相交游，研究金鼎文物与书画碑帖。六十致仕以后，直至晚年，日以图史自娱，整理典籍，鉴赏文物，笔耕不止。

叶志诜博学多才，尤于金石文字、器物鉴赏、文献收藏等领域深有造诣。在金石彝器的文字研究方面，嗜古好学，得翁方纲指导，并受桂馥、姚鼐等当时名家影响，无论是鉴藏、考释或证古，均有过人之处。同治七年《续辑汉阳县志》称其"肆力金石文字，凡三代彝器及古篆籀源流，参以图籍，贯穿六书，搜剔辨证，剖释无滞，虽郑夹漈、赵明诚未能过也"。叶氏研究金石文字，固有嗜古的一面，但也有证古释古的一面，史志称他"于秦汉印薮，推其官制同异，为读史者之一助"。所著有《平安馆金石文字》六册及其他鼎器铭文考释多种。在器物鉴赏方面，叶氏嗜古成癖，经手的彝器书画多了，自然练就出了精到的眼光，光绪九年《汉阳县志》载："志诜善辨古器，真赝判然。京师琉璃厂为书画鼎彝市场，得志诜一寓目品题，价雠十倍。"在文物和文献收藏方面，由于家资雄厚，弆藏金石彝器、字画碑帖、印鉴钤铭、图书典籍甚富。叶氏《平安馆藏器目》，载录叶氏收藏的钟鼎彝尊卣壶琏爵等各类古器凡161件。另据清·吴荣光《筠清馆金石录》，亦采录叶氏所藏金石古物多种。《平安馆藏碑目》八册，载录叶氏所藏碑文画像，从先秦的石鼓文摹本到明代的徐天池画像，种类丰富，既有碑刻石铭，又有尺牍造像书画题记，乃至文房把玩。此外，《高丽碑全文》四册，则为所藏高丽碑拓件。根据记载，叶志诜收藏古印甚多，广州战火后散出者达2700多方。辗转至篆刻家何昆玉手，再归藏于陈介祺，陈氏编印《十钟山房印举》时，大量选入叶氏平安馆藏印，使叶氏遗物得以保存。叶志诜的家族式藏书，在其父叶继雯手上即已成规模，有诗称其"八万卷过秀水朱"。说明叶继雯的藏书超过了秀水朱彝尊。其藏书处称"竑林馆"。叶继雯居家，"燕处无惰容，座环图史，终日凝然"，是一个"独抱一编坐咿唔，午热不废丹黄涂"的勤奋学者。叶志诜则久居京师，出入书肆，藏书更加增益。藏书之所有"平安馆"、"简学斋"、"师竹斋"、"怡怡草堂"、"兰话堂"等，所藏之书编有《平安馆书目》。叶氏藏书至叶名澧时，已有十万卷之多，《汉阳县志》称："名澧博学勤问，家积图经甲辇下，循环陈诵，罔问于寒暑。"只可惜，书之聚散无常，叶志诜殁后，不及十年，藏书尽数散出。光绪初，琉璃厂李炳勋宝名斋即购得叶氏藏书百箱，附有古铜器皿多件，价既极廉，物又至精。此事风声广布，引人慨叹。

叶志诜致仕后，专力于文史研究，整理刊印古籍，著述不断。叶氏生前刊行的著述有《御览集》《神农本草经赞》《月令七十二候赞》《金山鼎考》《蕴奇录》，未及刊行的有《寿年集》《上第录》《稽古录》《咏古录》《识字录》《平安馆全集》等。著述之余，叶氏还以整理先贤文献为乐，编辑刊印古籍甚多。大致可以分为二个阶段，寓京时，多名以平安馆或虎坊桥刊印，如《御览集》《周遂鼎图款识》及助印翁方纲的《复初斋诗集》等，就养广东时，多名以粤东抚署或两广督署开雕，如《简明竹法》《观身集》《颐身集》《神农本草经赞》《五种经验方》等。叶志诜刊印的书籍，无论是平安馆或两广督署的，均为板刻，纸墨皆精，字迹疏朗清晰，令人赏心悦目，且精于校雠，错讹甚少，体现出叶氏"博、专、严"的编辑理念。

叶志诜在广东节署刊印之书，后来有的称作"汉阳叶氏丛刻"，有的称作"叶氏丛书四种"。实际上，叶氏并没有冠以总名。所谓"汉阳叶氏丛刻"，主要包括七种医药养生著作，分别为《神农本草经赞》《颐身集》《观身集》《绛囊撮要》《五种经验方》《信验方录》《咽喉脉证通论》。而"叶氏丛书四种"，是指《颐身集》《观身集》《清远文木图》《瘗鹤铭考》，前二种已在汉阳叶氏丛刻之中。

《颐身集》是叶志诜就养于广东节署时编集的一部养生丛书，咸丰二年（1852）广东抚署开雕。该书收入元明清三代五种养生著作，分别是元代邱处机《摄生消息论》、明代冷谦《修龄要指》，清代汪昂《勿药元诠》、汪晸《寿人经》和方开《延年九转法》。

二、内容特点

《颐身集》所收五书，体量均不大。这五本书的共同特点是，内容精炼，简明扼要，方法简易，方便实用，很为养生家看重。《摄生消息论》以《黄帝内经》四时养生理论为指导，精要介绍四时饮食起居及脏腑保养的原则与方法。《修龄要指》则在介绍四时十二个月起居调摄的基础上，重点载述了六字诀、十六字诀及八段锦、十六段锦等行气导引的方法，《勿药元诠》重点介绍了调息静坐及小周天的气法修炼功夫，并简要叙述了风寒湿邪及饮食、色欲诸伤的表现，提醒人们预为防患。《寿人经》简要介绍了调理脾肺肾肝心五脏的导引法诀。《延年九转法》介绍一套九式摩腹法，简单而实用。

五本书各自独立,内容各有侧重,皆自成特色,现分述如下:

1.《摄生消息论》,元·邱处机撰。邱处机,《元史》作丘处机,山东登州人,字通密,号长春子,世称长春真人,金元之际的著名道士,全真道北七真之一,龙门派之祖师。邱处机的修炼思想以断情绝欲为前提,以清静无为为要旨,认为"一念无尘即自由,心头无物即仙佛"。主张性命双修,但以性为主,先性后命。乾隆皇帝评价他"万古长生,不用餐霞求秘诀;一言止杀,始知济世有奇功。"

《摄生消息论》所论养生,原则分明,重点突出,要言不繁,简便实用,在养生史上极负盛名。屠本畯称"四时调摄养生治病大旨,尽乎此矣",高度概括了是书的学术和实用价值。

该书共十二篇,包括四时摄生消息及肝心肺肾四脏应四时的旺相与疾病表现、治疗重点等。其原则秉承《黄帝内经》四时养生之旨,无非强调天人合一的重要性;重点突出四时饮食起居宜忌调摄及肝心肺肾的四时生理病理表现,提醒人们预为知晓,及时发现脏腑不适的各种反应,尽早采取相关措施防患治疗。本书内容大多取材于唐代胡愔的《黄庭内景五脏六腑补泻图》及宋代陈直《奉亲养老书》等。

《摄生消息论》作者题名邱处机,学界有所怀疑,《四库全书总目提要》:"此书皆言四时调摄之法,其真出处机与否,无可证验。"怀疑的理由是,该书未见文献家、藏书家载录,邱氏著作《磻溪集》也从未提及,文字风格也与邱氏其他文献迥异,而且书中内容似无全真派特色。但据《元史》关于元太祖"问长生久视之道,则告以清心寡欲为要",及《长寿真人西游记》关于元太祖问长生之药,对以"有卫生之道,而无长生之药"等记载,可以看出邱处机是深得养生之要的,撰为是书也不是不可能。不过,客观地说，无论作者真实如何，本书收入《学海类编》后，流传极广，影响很大，对于宣传普及养生知识有过较大的贡献。

2.《修龄要指》，或作《修龄要旨》，一卷。原题明·冷谦编著。冷谦，字启敬，道号龙阳子。浙江嘉兴人，以善音律为太常协律郎，又擅书画，逝于明永乐年间，据传寿在一百五十岁以上。

考《四库全书总目》载："《修龄要指》，一卷。旧本题明冷谦撰。谦，字启敬，嘉兴人。洪武初，官太常协律郎。世或传其仙去，无可质验也。此本载曹溶《学海类编》中，所言皆养生调摄之事，如十六段锦、八段锦之类，汇辑成编。疑亦依托。"四库馆臣的怀疑是对的，书中内容，多有明中后期所出者。但冷氏勤于修炼，精晓养生，寿至百五十，托其名者亦不足为怪。

《修龄要指》辑录有关养生文献或法诀凡九篇。《四时调摄》论述春夏秋冬四季养生要点及十二月逐月养生之法，每月均以脏腑气血的生理变化特点为依归，从五味、气候入手，说明宜忌注意等情况。《起居调摄》介绍一日之中饮食起居、坐卧行立、言语视听等日常调摄事宜。《延年六字诀》、《四季却病歌》及《八段锦导引法》，均出自明宁王朱权《臞仙活人心法》，但其渊源可以追溯到魏晋时期的行气导引之术，如"六字诀法"就从道经《上清黄庭五藏六府真人玉轴经》及《黄庭内景五脏六腑补泻图》演化而来。"八段锦"之名亦已见于《道枢》。宋明以来，"六字诀法"、"八段锦"已经完全定型成了行气导引的经典法式。《长生一十六字妙诀》，即道家所称"十六锭金"，为男子调气炼精之法。《导引却病歌诀》为一套十六节导引修炼法式，每套先述存思、调息、导引之功法，后为四言七绝歌诀一首，点明法眼诀窍。《十六段锦》亦为一套十六节的导引法式。《却病八则》为八种导引按摩法。总之，全书所辑行气导引之法，皆为简单易行之法，在民间流行广泛，影响较大。

3.《勿药元诠》，清·汪昂著。汪昂，字切庵，安徽休宁人，曾寄籍浙江丽水。生于明万历四十二年（1614），卒于清康熙四十年（1701），为明末清初著名医学家。初业儒，为诸生，明亡后弃举子业，以医自隐，从事医籍整理及医学普及五十多年。所著有《医方集解》《汤头歌诀》《本草备要》《素灵类纂》等，为普及中医教育厥功甚伟。

《勿药元诠》原附于《医方集解》后，刊行于康熙二十一年（1682）。书中辑录前代养生家"调息""小周天"等丹功气法和日常禁忌仅十则，字简意约，言浅易行。汪氏自称："滋取养生家言浅近易行者，聊录数则以听信士之修持。又将饮食起居之禁忌，撮其大要，以为纵恣者之防范，使人知谨疾而却病，不犹胜于修药而求医者乎？"由于《勿药元诠》所载养生功法简便易行，果然很快就流传开来。此后吴仪洛《成方切用》、翁藻《医钞类编》、叶志诜《颐身集》等纷然转录。

该书风行的一个主要原因是，书中辑录的"调息""小周天"两种内丹功法迎合了当时的社会需要。众所周知，宋明以来内丹修炼不仅在道教界、达官贵族及知识阶层盛行，而且民间百姓也多有心向往者。然内丹之术多以口传心授的方式传播，几乎不立文字，私秘性极强，故号称"内学""绝学"。即使有载之文字者，也是满纸暗喻隐譬，玄而又玄，使人摸不着头脑，没有师傅道破法诀，即便苦修也是白炼，难成道果。所谓"玄关一窍，妙在师传"，道尽此中奥秘。比如静坐调息之法，虽说贯彻儒释道三家，但具体操作如何，各家均语焉不详。仅以儒家而言，程颐倡之，朱熹赞之，阳明体之，至如阳明后学王龙溪、罗念庵诸先生，或箴或说，无不以为养性之大法，但就是不言及具体方法。而《勿药元诠》以及稍前的《寿世青编》所载"调息"，从调息之准备、衣带之调适，到口舌鼻眼之运作，叩齿吞津之配合，并直指"撮心在数"、"心息相依"之关键，看似不经意间道来，但于丹功界不啻石破天惊，将原本秘而不传、奥而不售的呼吸修炼之法大白于天下，使修炼者有所依止，知其关键。从此，静坐调息成为社会最普遍的养生方法而广泛流传。值得注意的是，汪昂本人也是一个长寿的养生家，八十多岁时仍耳目聪明，脑力过人，撰述不已，记载在《勿药元诠》中的养生功法不过寥寥数则，如果没有确实可传之法，汪氏决不会轻意记载的。

4.《寿人经》，甘泉汪晸撰。甘泉在清代属江苏扬州府治，即今扬州市。汪晸生平无考。该书只有导引法诀八首，其中五首为五脏导引诀法，三首为坐功、长揖及导引择地之诀。书中所述七种导引功法，动作极为简单，四肢腰体无非是转摇舒展而已，没有什么难度，特别适合于年老体弱之人，是静中求动的方便法门。书中特别提出导引之时，要选择空气清新、地面洁净之处，值得重视。尤其书末所言："不拘时，不拘数，行功时以自然为主，不可稍稍伤气，稍稍伤力，如意行之最妙。盖意到即气到，气到即血行，久而无间，功效自生，亦却病延年之一助也。"更是经验之谈。

5.《延年九转法》，原题新安方开手辑。新安即今河北省安新县。方开本为一个民间老人，久于修炼，而达百年之寿。本书即为方开老人传授的一种摩腹养生功法，由长白山人颜伟记录整理、绘图列说而成。颜伟年轻时体弱多病，"药饵导引凡可愈疾者，无不遍访"，最后得识方某，获其"延年九转法"，"循习行之，疾果渐减。后以此法语亲交中病者，无不试有奇效"。颜伟整理成书在雍正十三年(1735)，后经百年，再由金台韩德元父子重为缮写，校勘梓行。韩德元以习武之益，年虽七十有一，卒无衰老之状。然因早年任职奔劳，致患失眠之症二十余年，多方调治，竟不能愈。后得樸之冉所藏《方仙延年法》，即此《延年九转法》书，如法课练，未及两月，失眠之患顿然若失。韩氏坚持调练，竟能彻夜酣睡，且精神日益爽朗，脚力更觉轻捷。这便是韩氏动心发念，刊印此书，以广其传的机缘。

本书经颜伟记述整理，有图说九篇，全图说一篇，是一编专述摩腹养生功法的小书。九篇图说，详细介绍并图示摩腹功法的过程，简单明了，一学即会。《全图说》则精要阐明摩腹功法的思想基础和养生机理。摩腹养生的思想导源于阴阳动静理论，故《全图说》指出："天地本乎阴阳，阴阳主乎动静。人身一阴阳也，阴阳一动静也。动静合宜，气血和畅，百病不生，乃得尽其天年。如为情欲所伤，乖违动静，过动伤阴，阳必偏胜；过静伤阳，阴必偏胜。且阴伤而阳无所成，阳亦伤也；阳伤而阴无所生，阴亦伤也。既伤矣，生生变化之机已塞，非用法以导之，则生化之源无由启也。"人只有保持阴阳动静的平衡稳定，才能保持健康，尽终天年。摩腹养生的机理就在于："以动化静，以静运动，合乎阴阳，顺乎五行，发其生机，神其变化，故能通和上下，分理阴阳，去旧生新，充实五脏，驱外感之诸邪，消内生之百症，补不足泻有余。"摩腹功法的诀窍就在于掌握阴阳动静的消长之道，故能妙用无穷。

三、版本源流

《颐身集》为叶志诜就养于广东节署时编集，首刊于咸丰二年（1852），由广东抚署开雕，所收各书首页均署汉阳叶氏校刻或校刊。光绪三年（1877），又有萧山华莲峰刻本。此后，再无其他刊本。但所集各书，后有独立刊行者，亦有编入其他丛书者，且原来各本来源不同，刊刻时间不一，从而形成各自的流传历史。现简略述之。

《摄生消息论》，旧有四库编修程晋芳家藏本，原题元邱处机撰。据书末明屠本畯题识，当知此书明代即已刊行。《传世藏书提要》说"刊于

1287年",不知何据。清初曹溶编纂《学海类编》,收入此书,编在集余保摄类。《学海类编》虽于清初辑成,却无刊本,迟至道光十一年(1831)才以活字刊印,期间近二百年仅有抄本流传。《颐身集》所收此书,是据《学海类编》还是另有所本,不得而知。但《学海类编》刊印后,未见有单行本流传。

《修龄要指》亦是程晋芳家藏本,旧题明冷谦撰,但《四库全书总目提要》疑为假托。此书亦辑入《学海类编》,世无单行本。

《勿药元诠》,清·汪昂著,原作《勿药玄诠》,因避康熙帝讳,改作今名。原书附于汪昂《医方集解》之末。今存康熙二十一年(1682)首刊本,殿于卷六之后,题作《勿药玄诠》。此后清乾隆二十六年刊吴仪洛《成方切用》本,书之卷末编入此书,题作《勿药元诠》。吴氏增删较大,增加的主要是"总论"部分,删节的主要是"诸伤"部分。以上两个版本均为附著本,另有一种康熙年间刊行的单行本,题作《勿药玄诠》,主体内容一如《医方集解》本,但书后另续增劝善之文十多条。此本现藏辽宁省图书馆,已编入《续修四库全书》。此外,道光年间,有江西武宁翁藻《医钞类编》本和文盛斋刻本。

《寿人经》,清·汪晸撰。此书只有《颐身集》本,未见其他刊本。

《延年九转法》,原题新安方开手辑。实际上,方开只是口述,并非亲手撰写,系由颜伟记录整理,绘图列说,于雍正十三年(1735)刊刻而成。此书又名《方仙延年法》,后由金台韩德元重为缮写,详校付梓,刊印于道光二十一年(1841)。此本即为《颐身集》所采入本。《颐身集》刊行后,此书又以《却病延年法》之名收入清·潘霨《内功图说》《十二段锦》等书中。而周述官编辑的《增演易经洗髓内功图说》收入此书时,更名为《操腹九冲图说》。光绪六年(1880)广东聚德堂刊印此书的单行本,名为《保身良法》,

又名《万病回春》，文字及绘图完全与《颐身集》本同，只是书后另附"十二时摄生法"一条，不足二百字。

此次整理，以咸丰二年首刊本为底本，以光绪萧山华莲峰刻本（简称萧山本）为主校本，同时还选用《学海类编》《医方集解》《内功图说》作为有关书籍的主校本。参校本则有道藏本《黄庭内景五脏六腑补泻图》和《寿亲养老新书》《臞仙活人心法》《成方切用》《黄帝内经·素问》等。

总目录

1. 摄生消息论 …………………… 1

2. 修龄要指 ……………………… 39

3. 勿药元诠 ……………………… 97

4. 寿人经 ………………………… 125

5. 延年九转法 …………………… 135

颐身集译评 摄生消息论

元·邱处机 纂

蒋力生 叶明花 章德林 撰著

目 录

春季摄生消息…………………… 3
肝脏春旺………………………… 7
相肝脏病法……………………… 11
夏季摄生消息…………………… 13
心脏夏旺………………………… 16
相心脏病法……………………… 20
秋季摄生消息…………………… 22
肺脏秋旺………………………… 25
相肺脏病法……………………… 29
冬季摄生消息…………………… 31
肾脏冬旺………………………… 33
相肾脏病法……………………… 36

春季摄生消息

春三月[1],此谓发陈[2],天地俱生,万物以荣。夜卧早起,广步于庭[3],被发缓行[4],以使志生。生而勿杀,与而勿夺,赏而勿罚,此养气之应,养生之道也[5]。逆之则伤肝。

注释

[1]春三月:指农历正、二、三月。
[2]发陈:推陈出新的意思。
[3]广步:缓步,漫步。
[4]被(pī 披)发:披头散发。被,通"披"。缓行:按《素问·四气调神大论》当作"缓形"。
[5]养生:保养春天的生发之气。

译文

春季三个月,是推陈布新之时,天地间生机勃发,万物欣欣向荣。养生者应该晚睡早起,在庭院中漫步,披散头发舒缓形体,使情志舒畅。春天是生发的季节而不可以杀戮,适合给予而不可以夺取,适合奖赏而不可以惩罚,这是与春天生生之气机相应的养生之道。违背了这个原则那么就会损伤肝脏。

肝木味酸,木能胜土,土属脾主甘。当春之时,食味宜减酸益甘以养脾气。春阳初升,万物发萌,正二月间,乍寒乍热。高年之人[1]，多有宿疾，春气所攻，则精神昏倦，宿病发动。又兼冬时，拥炉熏衣，啖炙炊煿成积[2]，至春发泄。体热头昏，壅隔涎嗽[3]，四肢倦怠，腰脚无力，皆冬所蓄之疾，常当体候[4]。若稍觉发动，不可便行疏利之药，恐伤脏腑，别生馀疾。惟用消风和气、凉膈化痰之剂，或选食治方中，性稍凉利，饮食调停以治[5]，自然通畅，若无疾状，不必服药。

注释

[1]高年之人：年岁高的老人。

[2]啖（dàn 淡）炙炊煿（bó 勃）：吃烤肉、油炸等食物。啖：吃。煿：油炸食物。

[3]壅隔涎嗽：胸膈壅塞，痰多咳嗽。隔，同"膈"。涎，原误作"疫"，据《学海类编》本改。

[4]体候：观察诊候身体状况。

[5]调停：调理。

译文

肝在五行属木，其味属酸，木克土，脾五行属土，其味属甘。春天的季节饮食应适当减少酸味而增加甘味，以保养脾胃气机。春天阳气开始发动，万物萌发，农历正月、二月时节，乍暖还寒。老年人多半有些老毛病，受春天气候影响，精神昏怠困倦，老毛病容易发作。另外，冬天之时节，人们喜欢靠近火炉取暖熏烤衣被，多吃烧烤煎炸之品，导致里有积聚，到春天就要发泄出来。因此常有身体发热头昏脑涨，胸膈痞塞，痰涎咳嗽，四肢疲倦懈怠，腰腿无力等表现，这些都是冬天积聚所导致的疾病，日常应多加体察身体状况。如果稍微觉得疾病发动了，不要立即使用疏导通利的药物，以防损伤脏腑而引发其他的病。只可运用消散风邪调和气机、清利胸膈化痰止嗽的药物，或者选用食疗方中性味稍微寒凉通利的食物，通过饮食调理来治疗，使气机自然通畅，好像没有疾病一样，不必服用药物。

春日融和[1]，当眺园林亭阁，虚敞之处，用摅滞怀[2]，以畅生气。不可兀坐[3]，以生抑郁。饭酒不可过多，米面团饼，不可多食，致伤脾胃，难以消化。老人切不可以饥腹多食，以快一时之口，致生不测。天气寒暄不一[4]，不可顿去绵衣[5]，老人气弱骨疏体怯，风冷易伤腠里[6]，时备夹衣[7]，遇暖易之，一重渐减一重[8]，不可暴去[9]。

注释

[1] 融和：和煦；暖和。
[2] 摅（shū 舒）：抒发。
[3] 兀坐：独自端坐。
[4] 暄：温暖。
[5] 绵衣：指装棉絮的衣服。绵，通"棉"。
[6] 腠里：腠埋。指皮肤和肌肉交按的地方。
[7] 重（chóng 虫）：量词，层。
[8] 暴：猝然；突然。

译文

春天暖和，应该多眺望园林楼阁等空旷之处，用以抒发压抑的心情。调畅生发之气，不可独自闷坐，以致抑郁。饮食饮酒不可过多，米团面饼不可多食，以免损伤脾胃，难以消化。老人切记不要在饥饿的状态下吃得过多，以满足一时之爽快，而导致发生不可预料的事情。天气冷热多变，不可以骤然脱去棉衣，老人气虚体弱骨头疏松，风寒邪气容易伤害皮肤腠理，应时刻准备夹衣，天气暖和则换穿夹衣，一层一层逐渐减掉，不可骤然脱去。

刘处士云[1]：春来之病，多自冬至后[2]，夜半一阳生[3]。

阳无吐，阴无纳，心膈宿热与阳气相冲，两虎相逢，狭道必斗矣。至于春夏之交，遂致伤寒虚热时行之患[4]，良由冬月焙火食炙，心膈宿痰流入四肢之故也，当服祛痰之药以导之，使不为疾。不可令背寒，寒即伤肺，令鼻寒咳嗽。身觉热甚，少去上衣；稍冷，莫强忍，即便加服[5]。肺俞五脏之表[6]，胃俞经络之长[7]，二处不可失寒热之节。谚云："避风如避箭，避色如避乱，加减逐时衣，少餐申后饭[8]"是也。

注释

[1] 刘处士：即刘词，号茅山处士。宋代养生学家。以下引文即出自刘词所著《混俗颐生录》。

[2] 冬至：二十四节气之一，在农历十一月内，约当公历12月22日前后。

[3] 夜半：古代十二时辰之一。相当于后来的子时，在夜晚23点到次日凌晨1点。

[4] 时行：指冬季感受不正之气，至春而发的疾病。

[5] 即便：立即、马上。

[6] 肺俞：经穴名。属足太阳膀胱经。肺之背俞穴。在背部，当第3胸椎棘突下，旁开1.5寸。

[7] 胃俞：经穴名。属足太阳膀胱经。胃之背俞穴。在背部，当第12胸椎棘突下，旁开1.5寸。

[8] 申：即申时，古代中国十二时辰之一，在15点到17点。

译文

刘处士说：春天的疾病，多是由于冬至过后，夜半一点阳气生发之时，阳气不能舒展，阴气不能收敛，心膈内沉积的宿热与阳气相冲撞，好像两虎狭路相逢必相争斗。到了春夏交替之时，就会导致外感、虚热和时疫等疾病，其实是由于冬天烤火或吃煎烤之类的食物，造成心膈间沉积的宿痰流入四肢的缘故，应该服用祛痰的药物疏导，不使疾病发生。平时不要让背部受寒，受寒即伤害肺脏，鼻寒咳嗽。身体觉得气温炎热，则稍微脱去外衣；若觉得天气寒冷，则不要强忍，立即增加衣服。肺俞穴是五脏外在的表征，胃俞穴为十二经络的主管，两处要严格防护，不可疏忽对寒热的调节控制。谚语说："躲避风邪如避暗箭，躲避色诱如避战乱，及时按时节加减衣物，少在申时之后吃饭"。讲得就是这个道理。

肝脏春旺

肝属木，为青帝[1]，卦属震，神形如青龙[2]，象如悬匏[3]。肝者，干也，状如枝干，居在下，少近心。左三叶，右四叶，色如缟映绀[4]。

注释

[1] 青帝：我国古代神话中的五天帝之一，是位于东方的司春之神。
[2] 青龙：四灵之一。古时以为祥瑞之物。
[3] 匏（páo 袍）：葫芦之属，比葫芦大。
[4] 缟（gǎo 稿）映绀（gàn 赣）：薄薄的白绢掩映出青红色。缟，白绢。绀，黑里带红的颜色。

译文

肝在五行属木，为主宰东方的青帝，在八卦属震卦，代表雷，神形如青龙，形象如悬挂的匏。肝，就是干，形状如枝干，位置处在心下，稍微接近心脏，左有3叶，右有4叶，颜色如薄薄的白绢掩映出青红色。

肝为心母，为肾子。肝中有三神[1]，名曰爽灵、胎光、幽精也。夜卧及平旦^[2]，扣齿三十六通^[3]，呼肝神名，使神清气爽。目为之宫，左目为甲，右目为乙^[4]，男子至六十，肝气衰，肝叶薄，胆渐减，目即昏昏然，在形为筋，肝脉合于木，魂之藏也，于液为泪，肾邪入肝，故多泪。

注释

[1] 三神：指三魂，道教认为人有三魂七魄。
[2] 夜卧及平旦：夜晚临睡前和早晨天亮的时候。
[3] 扣：通"叩"。
[4] 左目为甲，右目为乙：中医理论将十天干与人体相配，左目和甲相配，右目与乙相配。

译文

根据五行相生理论，肝为心之母，为肾之子。肝中藏有三魂，名叫爽灵、胎光和幽精。睡前和天亮的时候，叩齿36次，默念肝神的名号，使神清气爽。肝开窍于目，左目属甲，右目属乙。男人到了60岁，肝脏之气衰败，肝叶变薄，胆气逐渐衰减，眼睛时常昏暗不清。肝主身体之筋脉，在五行属木，是魂所藏之处，在液为泪，肾脏邪气侵入肝脏则多泪。

六腑，胆为肝之腑，胆与肝合也，故肝气通则分五色^[1]，肝实则目黄赤。肝合于脉，其荣爪也。肝之合也，筋缓弱脉不自持者，肝先死也。日为甲乙，辰为寅卯^[2]，音属角^[3]，味酸，其臭臊膻^[4]，心邪入肝则恶膻。

注释

[1] 五色：青、赤、黄、白、黑五种颜色。
[2] 辰为寅卯：在时辰为寅时和卯时。辰：指时辰，古代将一天分为十二

个时辰。每个时辰合两小时。寅时,为早上3点到5点,卯时为早上5点到7点。

[3]角(jué 决):中国古代五音之一。五音为宫、商、角、徵(zhǐ 只)、羽。

[4]臭(xiù 秀):气味。五臭为臊、焦、香、腥、腐。

译文

六腑中胆为肝之腑,肝与胆相配合,因此肝气通畅则能辨别五色,肝气郁结则眼睛黄赤。肝与筋相合,可以荣养爪甲,肝所合的筋脉软弱是肝脏首先生病的表现。肝在日为甲乙日,在时为寅卯时,在五音中为角音,味道为酸,气味是臊膻,心脏的邪气侵入肝脏则病人厌恶膻味。

肝之外应东岳[1],上通岁星之精[2],春三月,常存岁星青气入于肝。故肝虚者,筋急也;皮枯者,肝热也;肌肉斑点者,肝风也;人之色青者,肝盛也;人好食酸味者,肝不足也;人之发枯者,肝伤也;人之手足多汗者,肝方无病。肺邪入肝则多哭。治肝病当用嘘为泻[3],吸为补。其气仁[4],好行仁惠伤悯之情,故闻悲则泪出也。

注释

[1]东岳:指 泰山。在今山东省境。

[2]岁星:即木星。

[3]嘘:六字诀养生法的一种。即缓缓吐气发出"嘘"的声音。六字诀:呬、呵、呼、嘘、吹、嘻。

[4]仁:五德之一。五德即仁、义、礼、智、信。

译文

肝与东岳泰山相应,与天上的木星相通,春天三个月,应时常吸收木星的青气藏入肝脏。所以肝脏虚弱则筋拘急不柔和;肝脏有热则皮肤枯槁;肌肉出现斑点是有肝风邪气的缘故;面色青的人是肝气旺盛的表现；喜欢吃酸味的人，是肝脏虚弱的表现；头发焦枯的人是肝脏损伤的表现；手足湿润不干燥的人，是肝脏正常的表现。肺脏邪气侵入肝脏则喜欢哭泣。治疗肝病可以念"嘘"字泻肝脏的邪气，吸气可以补肝脏。肝脏在五德中属仁，具有仁慈悲悯的情怀，因此听到悲伤的故事就会流泪。

春三月，水旺天地气生，欲安其神者，当泽及群刍[1]，恩沾庶类[2]，无竭川泽，毋洒陂塘，毋伤萌芽，好生勿杀，以合太清[3]，以合天地生育之气，夜卧早起，以合乎道。若逆之则毛骨不荣，金木相克而诸病生矣。

注释

[1]群刍：各种吃草的动物。
[2]庶类：众多种类的生物。
[3]太清：天道，天理。

译文

春天三个月，春水逐渐旺盛，天地万物生发，想要使神志安宁，应当恩惠泽及万事万物，不要使河川池塘枯竭，不要损伤嫩芽，这样才是符合天道的自然规律，符合天地生育万物的气机。应晚睡早起，与天地相同。如果违逆天地之道，则皮毛筋骨不能够荣养，金克木则百病随之出现。

相肝脏病法

肝热者，左颊赤，肝病者，目夺而胁下痛引小腹[1]，令人喜怒。

肝虚则恐，如人将捕之；实则怒，虚则寒，寒则阴气壮，梦见山林。

肝气逆，则头痛、耳聋、颊肿。

肝病欲散，急食辛以散，用酸以补之；当避风，肝恶风也。

肝病，脐左有动气，按之牢若痛，支满淋溲[2]，大小便难，好转筋[3]。

肝有病则昏昏好睡，眼生膜，视物不明，飞蝇上下，胬肉攀睛[4]，或生晕映冷泪，两角赤痒，当服升麻疏散之剂。

注释

[1] 目夺：指目中神采被夺。
[2] 淋溲：中医病证名，表现为小便不通畅点滴而出。
[3] 转筋：指肌肉痉挛，俗称抽筋。
[4] 胬肉攀睛：中医眼科病证名，系指眦部血脉丛生横贯白睛，渐侵黑睛甚至掩及瞳神，自觉碜涩不适的病证。

译文

肝脏有热则左侧脸颊首先出现红色，肝脏有病，则眼睛无光彩而胁下痛牵引小腹疼痛，病人容易发怒。

肝脏虚弱则容易惊恐，像是将要被人捕捉；肝脏有实邪则容易发怒，肝脏虚弱则寒冷，寒冷则阴气旺盛，容易梦见山林。

肝气上逆则容易头痛、耳聋、脸颊肿。

肝脏有病，应该疏散，及时食用辛味的药食疏散病邪，食用酸味的来补养肝脏；应该避风邪，因为肝脏有病则不喜欢风邪。

肝脏有病，肚脐左侧有一股气在微动，用手按则不容易移动，疼痛，少腹支撑胀满，小便淋漓不尽，大小便不顺畅，容易抽筋。

肝脏有病则昏昏欲睡，眼睛长翳膜，眼花，像是看到苍蝇乱飞，眼角长赘肉，或者眼睛晕眩流泪，眼角红痒，应当服用升麻等疏散之药。

点评

邱处机认为春季的特性是"生发"，此时"天地俱生，万物以荣"，在饮食上应该注意"宜减酸益甘以养脾气"，而且"不可多食"，以防损伤脾胃。早春时节，"乍寒乍热"，老年人"气弱骨疏体怯"，要预防感冒，"不可顿去绵衣"，而要"渐减"，此时老年人身上的"宿疾"易被春气所攻而发动，此时应该选用"消风和气、凉膈化痰之剂"，或性稍凉的食治方，调停以治。邱处机还特别建议在春日融和之时，老年人不妨前往园林亭阁等高敞之处，"用摅滞怀，以畅生气"，而不要闷坐在房间里，导致心情郁闷。肝属木，与春气相应，喜条达而恶抑郁，春天不仅是肝病高发期，也是保健良机。因而邱处机在本段全面介绍了肝脏的生理和病理特点，如肝"在形为筋"，"于液为泪"，"肝虚者，筋急也"，"肝不足也；人之发枯"，又详细列出了肝脏疾患的外在征象和诊断要点。对老年人春季肝病的预防和诊断有指导价值。

夏季摄生消息

夏三月[1]，属火，主于长，养心气，火旺，味属苦。火能克金，金属肺，肺主辛，当夏饮食之味，宜减苦增辛以养肺。心气当呵以疏之[2]，嘘以顺之[3]。三伏内腹中常冷时[4]，忌下利[5]，恐泄阴气，故不宜针灸，惟宜发汗。夏至后[6]，夜半一阴生，宜服热物兼服补肾汤药。

注释

[1]夏三月：指农历四、五、六月。
[2]呵：指六字诀呼吸养生法中的呵字诀。
[3]嘘：指六字诀呼吸养生法中的嘘字诀。
[4]三伏：即初伏、中伏、末伏。农历夏至后第三庚日起为初伏，第四庚日起为中伏，立秋后第一庚日起为末伏。是一年中最热的时候。
[5]下利：指中医治疗方法下法，是运用有泻下、攻逐、润下的药物以通导大便、消除积滞、荡涤实热、攻逐水饮的治法。
[6]夏至：二十四节气之一。在公历6月21日或22日。这一天白天最长，夜间最短，中医认为这是一年中阳气最盛的日子。

译文

夏天三个月，五行属火，万物繁茂，宜养心气，火气旺，五味属苦。火克金，肺属金，五味中辛味属肺，夏天饮食应适当减少苦味增加辛味，用以保养肺脏。心气不舒应该念"呵"字疏导，嘘气以顺应。三伏天腹中比较冷凉，严谨注意不要腹泻，以防损伤阴气，因此不适合针灸，只适合发汗。夏至过后,半夜一阴之气生发,应适当服用温热之物和服用补肾汤药。

夏季心旺肾衰,虽大热,不宜吃冷淘[1]、冰雪、密冰、凉粉、冷粥,饱腹受寒,必起霍乱[2]。少食瓜茄生菜,原腹中方受阴气,食此凝滞之物,多结癥块[3]。若患冷气痰火之人,切宜忌之,老人尤当慎护。平居檐下、过廊、街堂、破窗,皆不可纳凉,此等所在虽凉,贼风中人最暴[4],惟宜虚堂、净室、水亭、木阴洁净空敞之处,自然清凉。更宜调息净心,常如冰雪在心,炎热亦于吾心少减;不可以热为热,更生热矣。

注释

[1]冷淘:过水面及凉面一类食品。
[2]霍乱:中医病名,多表现为上吐下泻的症状。
[3]癥(zhēng 征)块:腹内气血瘀结的包块。
[4]暴:急骤;猛烈。

译文

夏季心脏旺而肾脏弱,虽然很热,不适合吃过凉的食物,如冷淘、冰雪、密冰、凉粉、冷粥等,腹部受寒容易引发上吐下泻的病症。应少吃瓜果生菜,因为腹中阴气初生,吃这些阴寒的食物多导致癥块。如果患有痰积的病人,尤其应该注意,老人也应该谨慎防护。在屋檐下、走廊、街堂、破窗等处不可以乘凉,这些地方虽然凉爽,但邪风伤人猛烈,只可在空虚的堂屋、干净的室内、有水的亭子等阴凉空敞的地方乘凉。更应该调整呼吸、清静内心,就像心中自像冰雪那样凉爽,炎热之气也自然减少;不要因为天气热而心中更加燥热。

每日宜进温补平顺丸散,饮食温暖,不令大饱,时时进之，宜桂汤豆蔻熟水[1]，其于肥腻当戒。不得于星月下露卧，兼使睡着，使人扇风取凉，一时虽快，风入腠里，其患最深。贪凉兼汗身当风而卧多风痹[2]，手足不仁，语言謇涩[3]，四肢瘫痪。虽不人人如此，亦有当时中者，亦有不便中者，其说何也？逢年岁方壮，遇月之满，得时之和，即幸而免，至后还发；若或年力衰迈，值月之空，失时之和，无不中者。头为诸阳之总，尤不可风卧处，宜密防小隙微孔以伤其脑户[4]。

注释

[1]桂汤豆蔻熟水：桂汤，为桂枝汤；豆蔻熟水，用豆蔻熬制的一种饮料。两者均是宋元时期常见饮料。
[2]风痹：中医病名，痹症的一种。
[3]謇（jiǎn 剪）涩：口齿艰难不顺利。
[4]脑户：穴位名，在脑后枕骨部位。这里代指头部。

译文

每天可以吃温补平顺丸散，饮食宜温暖，不可以吃太饱，少食多餐，适合饮用桂枝汤、豆蔻熟水，切记不可吃肥腻食物。晚上不可以不盖被子躺在夜空下，更不可以睡着，虽然当时很凉爽，但晚上的冷风侵入腠理，最容易使人生病。贪凉和出汗后直接吹着风睡觉多导致风痹病，手足麻木不仁，口齿不清，四肢瘫痪。虽然未必人人如此，但有当时中病的，有当时不中病的，谁能说得清呢？如果正值壮年，在月满之夜，气候合适的时候，虽当时可以幸免，难保以后不会发病；如果年老气衰，在月空之夜，气候不好的时候，必会中病。头部为阳气的总会之处，尤其不可在当风处睡卧，应当严防微小的缝隙伤及后脑。

夏三月，每日梳头一二百下，不得梳着头皮，当在无风处梳之,自然去风明目矣。《养生论》曰:夏谓蕃秀,天地气交,万物华实。夜卧早起,无厌于日,使志无怒,使华成实,使气得泄,此夏气之应,长养之道也[1]。逆之则伤心,秋发痎疟[2],收敛者少,冬至病重。又曰:夏气热,宜食菽以寒之[3],不可一于热也。禁饮食汤,禁食过饱,禁湿地卧并穿湿衣。

注释

[1] 长养之道:指适应夏天"长养"的规律特点。
[2] 痎(jiē 阶)疟:中医病名,泛指疟疾。
[3] 菽(shū 书):豆类的总称。

译文

夏季三个月,每日梳头一二百下,不要贴着头皮梳,宜在无风处梳头,这样可以消除风邪而明目。《养生论》说:夏天是万物繁茂的季节,天地之气上下相交融。应晚睡早起,不要觉得天热而烦躁,保持心情平静,应当与夏季的气候特点相适应,使得万物繁茂,气机得以外泄,这是适应夏天"长养"的规律。违逆此规律就会使心脏受伤,秋季容易诱发疟疾,使得气机不能收敛欲体内,冬天就会更加严重。又说:夏天热,应该吃豆类凉润之品,不可以只吃温热的东西。应禁食热汤,禁食过饱,禁止在潮湿之处睡卧以及穿潮湿的衣服。

心脏夏旺

心属南方火,为赤帝[1],神形如朱雀[2],象如倒悬莲蕊。

心者纤也，所纳纤微，无不贯注，变水为血也。重十二两，居肺下肝上，对尾鸠下一寸注曰：胞中心口掩下尾鸠也[3]，色如缟映绛[4]，中有七孔三毛。上智之人，心孔通明；中智之人五孔，心穴通气；下智无孔，气明不通，无智狡诈。

注释

[1] 赤帝：道教神仙中五大天帝之一，南方的主宰神。
[2] 朱雀：古代传说中的祥瑞动物，"四灵"之一。
[3] 尾鸠：现指胸骨剑突部分。
[4] 绛：大红色、深红色。

译文

心脏与南方相应，五行属火，主宰之神为赤帝，神形像朱雀，心像倒悬的莲蕊。心脏思维纤细，心脏能容纳纤微的万物，人体津液灌注心脏血管才能成为血。心脏重十二两，在肺下肝上，胸骨剑突下一寸，颜色像素娟与大红色相应，有七孔三毛。有上等智慧的人，心孔通畅光明；有中等智慧的人心有五孔，心孔只能通气；有下等智慧的人，不通气也无光明，没有智慧多狡诈。

心为肝子，为脾母。舌为之宫阙。窍通耳，左耳为丙，右耳为丁。液为汗，肾邪入心则汗溢，其味苦，小肠为心之腑，与心合。《黄庭经》曰[1]："心部之宅莲含花，下有童子丹元家；主适寒热荣卫和，丹锦绯囊披玉罗。"其声徵，其嗅焦，故人有不畅事，心即焦燥。心气通则知五味，心病则舌焦卷而短，不知五味也。其性礼，其情乐。人年六十，心气衰弱，言多错忘。心脉出于中冲[2]，生之本，神之处也，主明运用。心合于脉，其色荣也，血脉虚少不能荣脏腑者，心先死也。

注释

[1]《黄庭经》：道教重要经典。该经以古道经中人身脏腑各有主神之说为本，结合古医经脏腑作用理论，以七言韵文形式，阐述道教内修医理根据，强调固精炼气，提示长生久视要诀。有《黄庭内景玉经》及《黄庭外景玉经》之分，约成书于两晋时期，由女冠魏华存所辑。

[2]中冲：经穴名，属手厥阴心包经。在手中指末节尖端中央。

译文

心为肝之子，为脾母，舌为心的宫阙。心窍通于耳，左耳为丙，右耳为丁。汗为心之液，肾邪侵入心脏则汗液外溢，苦味与心气相应，小肠为心之腑，与心脏相合。《黄庭经》说："心部之宅莲含花，下有童子丹元家；主适寒热荣卫和，丹锦绯囊披玉罗。"心脏与五音的徵音相应，气味与焦气相应，因此，如果心中有不顺畅之事则心情焦躁。心气通畅则能辨别五味，心脏有病则舌头焦燥而短缩，不能辨别五味。五德中"礼"与心之性情相应，心脏在情志中与喜悦相应。人到了六十岁，心气衰弱，语言多错乱健忘。心脉出于中冲穴。心脏是"生之本，神之处"，主神明作用的展现。心脏与血脉相合，面色荣润，血脉虚少则脏腑不能得以滋养，心脏首先衰败。

心合辰之巳午[1]，外应南岳，上通荧惑之精[2]。故心风者[3]，舌缩不能言也；血壅者，心惊也；舌无味者，心虚也；善忘者，心神离也；重语者，心乱也；多悲者，心伤也；好食苦者，心不足也；面青黑者，心气冷也；容色鲜好[4]，红活有光，心无病也。肺邪入心则多言，心通徵，心有疾当用呵，呵者，出心之邪气也。

注释

[1]巳午：即十二时辰的巳时、午时，巳时为9点到11点，午时为11点

到 13 点。

［2］荧惑：即火星。

［3］心风：心脏受风邪侵袭所致的病患。

［4］鲜好：鲜艳美好。

译文

心脏与十二时辰的巳、午之时相应，与南岳衡山相应，上与火星之精气相应。因此，心脏有风邪则舌萎缩不能语言；血气壅滞是心惊的表现；舌头不能辨别味道是心气虚弱的表现；善忘者是心神离散的表现；说话重复是心气紊乱的表现；喜欢悲伤是由于心气损伤的缘故；喜欢吃苦味的食物是心气不足的缘故；面色青黑是心气寒冷的缘故；容光焕发，红润有活力，是心脏无病的表现。肺脏邪气侵入心脏则语言变多，心通五音之中的徵，心脏有疾病可以念"呵"字消除，"呵"，可以呼出心中邪气。

故夏三月，欲安其神者，则含忠履孝^{［1］}，辅义安仁^{［2］}，安息火炽^{［3］}，澄和心神，外绝声色，内薄滋味，可以居高朗远眺望，早卧早起，无厌于日，顺于正阳，以消暑气；逆之则肾心相争，火水相克，火病由此而作矣。

注释

［1］含忠履孝：时刻谨记和严格履行忠诚孝顺的道德理念。

［2］辅义安仁：培养并坚定持守正直仁爱的道德理念。

［3］安息火炽：即平心静气，火炽，指激动的情绪合和强烈的欲望

译文

因此夏天三个月，想要使精神安宁，就要时刻谨记和严格履行忠诚孝顺的道德理念，常常培养并坚定持守正直仁爱的道德理念，平心静气，使心神得以安宁，断绝外界的不良声色，断绝滋腻厚味的饮食，

可以登高眺望远方，不要觉得天气烦躁，要适应夏天的阳热之气，这样才能消除暑热；违逆则心肾不交，水火相克，火热的病症就会因此发作。

相心脏病法

心热者，色赤而脉溢，口中生疮，腐烂作臭，胸膈、肩背、两胁、两臂皆痛。

心虚则心腹相引而痛，或梦刀杖[1]、火焰、赤衣红色之物、炉冶之事[2]，以恍怖人。

心病欲软，急食咸以软之，用苦以补之，甘以泻之；禁湿衣热食，心恶热及水。

心病，当脐上有动脉[3]，按之牢若痛；更苦烦煎[4]，手足心热，口干舌强[5]，咽喉痛，咽不下，忘前失后。

注释

[1]刀杖：刀和杖。古代兵器总称。

[2]炉冶：指冶炼。

[3]动脉：指跳动的脉络，触摸具有搏动感。

[4]烦煎：苦闷焦灼。

[5]舌强（jiàng 匠）：舌头僵硬。

译文

心脏出现热症则面色红赤，血脉溢张，口中生疮、腐烂、口臭，胸膈、肩背、胁下、两臂疼痛。

心气虚则心脏与腹部相互牵引而疼痛，有时梦见兵器、火焰、红色衣物、冶炼等事情，使人惊恐恍惚。

心脏疾病表现为实性症状就必须使之得以软化，需及时使用咸味的药物，食用苦味的药物可以调补心脏，甘味药物可以通泻心脏；禁止穿戴潮湿的衣服和食用过烫的食物，因为心脏厌恶热气和水。

心脏有病则肚脐之上有微动感，用手按之不能移动，疼痛；心胸烦恼煎熬，手足心发热，口干，舌头僵硬，咽喉疼痛，吞咽不下，健忘。

点评

邱处机认为夏季的"特性"是长养，此时阳气趋盛，万物繁茂，在饮食上要"宜减苦增辛以养肺"，夏季虽然天气炎热，但"心旺肾衰""腹中常冷"，因此"不宜吃冷淘冰雪、蜜冰、凉粉、冷粥"，否则"饱腹受寒，必起霍乱"，也要"少食瓜茄生菜"，戒肥腻，而要饮食温暖，不令大饱，在治疗上也要注意，忌下利，不宜针灸，惟宜发汗。关于老年人在夏季纳凉的方法，邱处机认为"平居檐下、过廊、街堂、破窗，皆不可纳凉"，也不要在"星月下露卧，兼使睡着，使人扇风取凉"，这些地方虽然凉快，但是"贼风中人最暴"，如果不加注意，"风入腠里"，甚至会诱发中风。至于情志调养，则应该"调息静心，常如冰雪在心"，不宜发怒，不然"以热为热，更生热矣"。心属火，与夏气相通，夏季应当注意心脏保健。因而邱处机在本段全面介绍了心脏的生理和病理特点，如"心合于脉，其色荣也"，"其声徵，其嗅焦"，"心气衰弱，言多错忘"，"心伤也；好食苦者"。又详细列出了心脏疾患的外在征象和诊断要点。对老年人夏季心脏疾患的预防和诊断有指导价值。

秋季摄生消息

秋三月[1]，主肃杀，肺气旺，味属辛。金能克木，木属肝，肝主酸。当秋之时，饮食之味，宜减辛增酸以养肝气。肺盛则用咽以泄之[2]。立秋以后[3]，稍宜和平将摄[4]。但春秋之际，故疾发动之时，切须安养，量其自性将养[5]。

注释

[1] 秋三月：指农历七、八、九月。
[2] 咽：《学海类编》本同。疑为"呬"之误。
[3] 立秋：二十四节气之一。在阳历8月7、8或9日，农历七月初。一般以立秋为秋季的开始。
[4] 和平：温和平顺。
[5] 自性：自身体质情况。

译文

秋季三个月，是万物萧条的季节，此时肺气旺盛，与辛味相应。金克木，肝属木，与酸味相应。秋天应适当减少辛味而增加酸味来补养肝脏。肺气过于旺盛可以念"呬"字来疏泄。立秋之后，应当以平和的方式调养。但是春秋之际，旧病容易复发，切记要谨慎休养，根据自己体质的情况进行保养。

秋间不宜吐并发汗，令人消烁[1]，以致脏腑不安，惟宜针灸。下利，进汤散以助阳气。又若患积劳、五痔[2]、消渴等病[3]，不宜吃干饭炙煿，并自死牛肉，生鲙鸡猪，浊酒陈臭，咸醋粘滑难消之物，及生菜、瓜果、鲊酱之类[4]，若风气、冷病、痃癖之人[5]，亦不宜食。

注释

[1] 消烁：衰弱。
[2] 五痔：病名，肛门痔五种类型之合称。《备急千金要方》卷二十三："夫五痔者，一曰牡痔，二曰牝痔，三曰脉痔，四曰肠痔，五曰血痔。"
[3] 消渴：病名。泛指具有多饮、多食、多尿症状的疾病。
[4] 鲊（zhǎ 眨）酱：用盐、米粉、豆类等和鱼一起腌制的酱。
[5] 痃（xuán 玄）癖（pǐ 痞）：指腹中结块和饮水不消的病。

译文

秋天不适合用吐法和发汗的方法，否则令人身体衰弱，导致脏腑生病，只适合针灸。泻法，可以食用汤药或散剂来资助阳气。又像患积劳病、五痔病、消渴病等，不应该吃干饭、烧烤、煎炸之类的食物，还有无故死亡的牛、生鱼肉、鸡肉、猪肉，浊酒、腐臭的食物、咸醋、黏滑难消化的食物，以及生菜、瓜果、鲊酱之类的食物，如果患有风邪、冷病、痃癖病的人，也不适合吃这些东西。

若夏月好食冷物过多，至秋患赤白痢疾兼疟疾者[1]，宜以童子小便二升，并大腹槟榔五个细剉，同便煎取八合，下生姜汁一合，和收起腊雪水一钟[2]，早朝空心[3]，分为二服，泻出三两行夏月所食冷物，或胸膈有宿水冷脓，悉为此药祛逐，不能为患。此汤名承气，虽老人亦可服之，不损元气，况秋痢[4]，又当其时，此药又理脚气[5]，悉可取效，丈夫泻后两三日，以薤白煮粥加羊肾同煮，空心服之，殊胜补药。

注释

［1］赤白痢：病名。下痢粘冻脓血，赤白相杂。

［2］腊雪水：冬至后三天所下的雪融化后的水。

［3］空心：即空腹。

［4］秋痢：病名，指由秋燥侵入致食积燥热蕴毒而致的痢疾，症见里急后重，腹痛便脓。

［5］脚气：中医病名，主要表现为湿热流注腿脚。

译文

如果夏天吃冰冷的食物过多，到秋天得了痢疾和疟疾的人，适合用童子便2升，并用5个大腹槟榔，剉成细末，与童便同煎，取8合，兑入生姜汁1合，再兑入腊雪水1钟，早起空腹，分2次服，夏天吃的冰冷之物即泻出，或者胸膈有宿水和冷脓，此药皆能祛除。此汤名为承气，虽然是老人也可以服用，不会损伤元气，况且秋痢正在秋天发病，此药又可以治疗脚气病，都有效果。男子泻过之后2~3日，可以用薤白加羊肾煮粥，空腹吃，比补药效果还好。

又当清晨，睡觉闭目叩齿二十一下，咽津，以两手搓热熨眼数次，多于秋三月行此，极能明目。又曰：季秋谓之容平[1][2]，天气以急，地气以明，早卧早起，与鸡俱兴[3]，使志安宁，以缓秋刑，收敛神形，使秋气平，无外其志，使肺气清。此秋气之应，养收之道也。逆之则伤肺，冬为飧泄[4]，奉藏者少。秋气燥，宜食麻以润其燥[5]，禁寒饮并穿寒湿内衣。《千金方》曰[6]：三秋服黄芪等丸一二剂，则百病不生。

注释

[1] 季秋：秋季的最后一个月，农历九月。
[2] 容平：容，从容；平，成熟。指草木在秋天成熟，不再像夏天茂盛生长。
[3] 兴：醒来，起来。
[4] 飧泄：中医病名。腹泻，大便中有不消化食物。
[5] 麻：即麻子仁。
[6]《千金方》：统指《备急千金要方》和《千金翼方》，由初唐名医孙思邈所撰。

译文

在清晨睡醒后，闭目叩齿21下，吞咽津液，把两手搓热熨眼数次，在秋季三个月这样养生，能起到很好的明目效果。此外，农历九月份，万物逐渐凋零，天气清冽刚健，天高气爽，阳光明朗，宜早睡早起，与鸡的作息相同，使情志得以安宁，来减缓秋天的清肃刚烈之气，收敛自己的心神，保持平静安宁，使得肺气清爽。这是与秋天的气候相对应的养收之道。违逆则伤及肺脏，冬天容易腹泻，阳气不能够潜藏。秋天天气刚燥，适合食用麻子仁来润燥，禁止吃冰冷的食物，禁止穿潮湿的衣服。《千金方》说：秋天服用黄芪等丸药一二剂，则百病不生。

肺脏秋旺

肺属西方金，为白帝[1]，神形如白虎[2]，象如悬磬[3]。肺者，勃也，言其气勃郁也[4]。重三斤三两，六叶两耳，总计八叶，色如缟映红，居五脏之上，对胸，若覆盖然，故为华盖[5]。肺为脾子，为肾母。下有七魄[6]，如婴儿，名尸狗、伏尸、雀阴、吞贼、非毒、除秽、辟臭，乃七名也。夜卧及平旦时叩齿三十六通，呼肺神及七魄名，以安五脏。

注释

[1] 白帝：道教神仙中五大天帝之一，西方的主宰之神。
[2] 白虎：古代传说中的祥瑞动物，"四灵"之一。
[3] 磬：古代一种打击乐器。
[4] 勃郁：排除阻滞。勃，排，推。郁，阻滞，瘀结。
[5] 华盖：古代帝王用的车盖。
[6] 七魄：道家认为人身有三魂七魄，其中七魄藏于肺脏。

译文

肺脏在五行属金，与西方相应，主宰之神为白帝，神形像白虎，形状像悬挂的磬，肺气的功能是排除阻滞瘀结，肺重3斤3两，6叶2耳，总共8叶，颜色像是素绢掩映着红色，位置最高，处于五脏之上，在胸腔里，像是覆盖在脏腑之上，因此称其为华盖。肺为脾之子，为肾之母。肺藏有七魄，如婴儿，名称分别为尸狗、伏尸、雀阴、吞贼、非毒、除秽、辟臭。睡前和早晨醒后叩齿36次，默念肺之主宰神和七魄的名称，可以使五脏安宁。

鼻为之宫，左为庚，右为辛，在气为咳，在液为涕，在形为皮毛也。上通气至脑户，下通气至脾中，是以诸气属肺，故肺为呼吸之根源，为传送之宫殿也。肺之脉出于少商[1]，又为魄门[2]，久卧伤气。肾邪入肺则多涕，肺生于右为喘咳。大肠为肺之腑，大肠与肺合，为传泻行导之腑。鼻为肺之宫，肺气通则鼻知香臭。肺合于皮，其荣毛也，皮枯而毛落者，肺先死也。肺纳金，金受气于寅，生于巳，旺于酉，病于亥，死于午，墓于丑[3]。为秋，日为庚辛，辰为申酉[4]。其声商，其色白，其味辛，其臭腥，心邪入肺则恶腥也。其性义，其情虑。

注释

[1] 少商：经穴名。属手太阴肺经。位于拇指末节桡侧，距指甲根角0.1寸处。

[2] 魄门：肺魄出入的门户。

[3] 受气于寅……墓于丑：这句话基于十二地支生旺死绝理论，介绍了五行在十二地支的发展与变化。受气，又名"胎"，指金初得气，但尚弱，特性不显，如胎受气初成，而形体藏于母腹未见；生，又名"长生"，指金气发展到一定程度，发生质变，金的特性初现，如胎儿足月而生，其形现于世间；旺，又名"帝旺"，指金气旺极，特性突显，如人至壮年，事业巅峰；病，指金气盛极则衰，特性衰退明显，如人至中老年，体衰多病；死，指近期衰竭到一定程度，特性消失，如人死去，存在消失；墓，指金继续处于衰减状态，特性隐没不显，如人死后下葬，形体不再现于世间。死于午：按《五行大义》当作"死于子"。

[4] 申酉：指申时、酉时，申时，为15点到17点；酉时，为17点到19点。

译文

鼻为肺脏之宫，左为庚，右为辛，咳嗽与肺气有关，鼻涕也与肺脏有关，皮毛与肺脏相应。肺气上与头脑相通，下与脾脏相通，因此，肺脏主一身之气，为呼吸的根源，为传送清气的场所。肺脏经脉出自少商穴，为魄门，久卧则损伤肺气。肾脏的邪气侵入肺脏则鼻涕多，肺在方位上属右而与咳嗽喘息相关。大肠与肺脏互为脏腑，与肺脏相合，为传导食物残渣的器官。肺脏与鼻相通，肺气通畅则鼻能闻到气味，肺脏与皮肤相应，皮毛得以荣养，如果皮毛干枯脱落，提示肺脏有疾病。肺纳音属金，金受气于寅，长生于巳，帝旺于酉，衰病于亥，死绝于子，墓葬于丑。对应秋天，日干为庚辛，时辰为申酉。肺脏与五音的商音相应，与白色相应，与辛味相应，与腥味相应，心脏邪气侵入肺脏则厌恶腥味。肺脏与五德之中之义德相应，在情志上与忧虑相应。

肺之外应西岳[1]，上通太白之精[2]，于秋之王日[3]，存太白之气入于肺，以助肺神。肺风者，鼻即塞也；容色枯者，肺干也；鼻痒者，肺有虫也；多恐惧者，魄离于肺也；身体黧黑者，肺气微也；多怒气者，肺盛也；不耐寒者，肺劳也，肺劳则多睡；好食辛辣者，肺不足也；肠鸣者，肺气壅也；肺邪自入者，则好笑；故人之颜色莹白者，则肺无病也。肺有疾，用呬以抽之[4]。无故而呬，不祥也。

注释

[1] 西岳：即华山。
[2] 太白：即金星。
[3] 秋之王日：秋气旺盛的日子。王，通"旺"。
[4] 呬：六字诀呼吸法之一。

译文

肺脏与西岳华山相应，上与金星的精气相应，在秋气旺盛的日子，吸收金星的精气藏入肺脏，以资助肺气。肺脏感受风邪则鼻塞；容貌颜色皮毛枯槁则肺脏阴液不足；鼻头痒则肺脏有虫；常常恐惧是肺脏不藏七魄的缘故；身体黧黑是肺气衰微的缘故；容易发怒是肺气过于旺盛的缘故；不能耐受寒冷是肺气虚劳的缘故，肺气虚劳则喜欢睡觉；喜欢吃辛辣的食物是肺气不足的表现；肠鸣是肺气壅塞不通的缘故；肺脏感受邪气则多笑；如果人的面色莹白有光泽是肺脏健康的表现。肺脏有疾病可以念"呬"字祛除。但无故而念"呬"，不吉利啊。

秋三月，金旺主杀，万物枯损，欲安其魄而存其形者，当含仁育物，施恩敛容[1]。阴阳分形[2]，万物收杀，雀卧鸡起，斩伐草木，以顺秋气。长肺之刚，则邪气不侵。逆之则五脏乖[3]，而诸病作矣。

> 注释

［1］敛容：端正仪容。
［2］阴阳分形：男女分居。
［3］乖：出现异常。

> 译文

秋季三个月，金气旺盛，天气肃杀，万物萧条凋零，想要使魂魄安宁，身体健康，应当怀有仁爱之心，遍施恩惠，端正仪容。男女分居，万物衰败，雀卧鸡起，砍伐草木，以顺应秋天的气候。是肺脏变得刚强，则邪气不容易侵入。违逆则五脏出现异常而百病发作。

相肺脏病法

肺病热，右颊赤。

肺病，色白而毛槁[1]，喘咳气逆，胸背四肢烦痛，或梦美人交合，或见花旛衣甲[2]、日月云鹤、贵人相临。

肺虚，则气短，不能调息；肺燥，则喉干。

肺风，则多汗畏风，咳如气喘，且善暮甚。

气病上逆，急食苦以泄之。又曰：宜酸以收之，用辛以补之，苦以泻之。禁食寒，肺恶寒也。

肺有病，不闻香臭，鼻生瘜肉[3]，或生疮疥，皮肤燥痒，气盛咳逆[4]，唾吐脓血，宜服排风散。

注释

[1] 槁：干枯。
[2] 花旛衣甲：五彩的旌旗，鲜艳的铠甲。旛：长幅下垂的旗。亦泛指旌旗。后作"幡"。
[3] 瘜肉：肉状的突起，即息肉。
[4] 气盛：指由于肺病呼吸失司，肺气壅滞，所致的胸部膨满，胀闷如塞。

译文

肺脏出现热病，则右侧脸颊红赤。

肺有病，则面色淡白无光泽而皮毛枯槁，咳喘气逆，胸部背部四肢都烦痛，或梦见与美人交合，或梦见花旛衣甲、日月云鹤、贵人相临等。

肺气虚则气短，不能顺畅呼吸；肺脏干燥则喉咙干燥。

肺脏感受风邪，则容易出汗怕风，咳嗽气喘，早上减轻晚上严重。

肺气上逆，及时服用苦味的药物泄之。此外，也可以服用酸味的药物收敛，用辛味的药物补肺，用苦味的药物泻肺。禁止食用冰冷的食物，因为肺脏不耐寒。

肺脏有病，闻不到气味，鼻子长息肉，或者生疮，皮肤干燥作痒，胸肺膨满而咳嗽气逆，咳吐脓血，适合服用排风散。

点评

邱处机认为秋季的气候特征是"肃杀"，因此立秋之后的养生，宜以"和平将摄"为原则。在饮食上要"宜减辛增酸以养肝气"。邱处机告诫：秋气干燥，"宜食麻以润其燥"，不宜食"干饭炙"及不卫生、难消化的食品。秋季阳气渐衰阴气渐盛，老年人起居要注意顾护阳气，早卧早起，与鸡俱兴，注意保暖，禁寒饮并穿寒湿内衣；在情志调节上，也要与秋季"肃杀"的基调相合，以收敛为主，收敛神形，无外其志；在治疗上，也要注意"不宜吐并发汗"，惟宜针灸。下利。这是"秋气之应,养收之道也。逆之则伤肺,冬为飧泄"。肺属金,与秋季相通,秋季应当注意肺脏保健。因而邱处机在本段全面介绍了肺脏的生理和病理特点,如肺,"鼻为之宫","在气为咳,在液为涕","不耐寒者,肺劳也","肺不足也;肠鸣者",又详细列出了肺脏疾患的外在征象和诊断要点。对老年人秋季肺脏疾患的预防和诊断有指导价值。

冬季摄生消息

冬三月[1],天地闭藏,水冰地坼[2],无扰乎阳,早卧晚起,以待日光,去寒就温,毋泄皮肤[3],逆之肾伤,春为痿厥[4],奉生者少。斯时伏阳在内,有疾宜吐,心膈多热,所忌发汗,恐泄阳气故也。宜服酒浸药或山药酒一二杯以迎阳气。寝卧之时,稍宜虚歇[5]。寒极方加绵衣,以渐加厚,不得一顿便多,惟无寒即已。不得频用大火烘炙,尤甚损人,手足应心,不可以火炙手,引火入心,使人烦躁,不可就火烘炙食物,冷药不治热极,热药不治冷极,水就湿,火就燥耳。饮食之味,宜减酸增苦以养心气。

注释

[1]冬三月:指农历十、十一、十二月。
[2]坼(chè 彻):冻裂。
[3]毋(wú 无):不要。
[4]痿厥:手足微弱无力。

[5]虚歇：侧卧。

译文

冬天三个月，天地万物都闭藏不出，水结冰而大地冻裂，因此不要扰乱身体的阳气，早睡晚起，等太阳出来之后再起床，远离寒冷，亲近温热，不要使皮肤开泄而出汗过多，违逆则损伤肾脏，春天容易发生痿厥，使生生之气减少。冬天，阳气潜藏在体内，有病适合用吐法，心膈间多有热气，忌发汗，唯恐损伤阳气。适合服用药酒或山药酒一二杯以资助阳气。睡觉的时候，要稍稍保持侧卧位，寒冷到极点时再添加棉衣，应逐渐加厚衣服，不可骤然加厚，衣服只要觉得不冷就可以了。不可以频繁烤火，尤其损伤人体，手足与心脏相应，不可以烤手，引火入心则使人烦躁，不可用火烧烤食物。寒凉的药物不能治疗极热的病症，温热的药物不能治疗极冷的病症。水与湿关系密切而相亲近，火与燥关系密切而相亲近。饮食上应该减少酸味增加苦味来养心脏。

冬月肾水味咸，恐水克火，心受病耳，故宜养心。宜居处密室，温暖衣衾[1]，调其饮食，适其寒温，不可冒触寒风，老人尤甚，恐寒邪感冒，为嗽逆、麻痹、昏眩等疾。冬月阳气在内，阴气在外，老人多有上热下冷之患，不宜沐浴，阳气内蕴之时，若加汤火所逼[2]，必出大汗，高年骨肉疏薄，易于感动[3]，多生外疾。不可早出，以犯霜威。早起，服醇酒一杯以御寒[4]；晚服消痰凉膈之药以平和心气，不令热气上涌。切忌房事。不可多食炙煿肉面馄饨之类。

注释

[1]衾：被子。
[2]汤火：指饮用热水和烤火

[3]感动:感受外邪而扰动阳气。
[4]醇酒:味厚的美酒。

译文

冬天与肾脏相应,在五味属咸味,担心水克火而使心脏受病则应该休养心脏。适合居处在密室之内,衣服被子要温暖,调节饮食,使其温度合适。不可以冒触风寒,老人尤其应该注意,防止寒邪侵入人体而引起咳嗽、麻痹、昏眩等疾病。冬天人体内阳气旺盛,外界阴气旺盛,老人多有上热下冷的疾病,因此不适合沐浴,当人体内阳气旺盛时再加上饮用热水和烤火,很容易导致出大汗,老年人骨肉疏松薄弱,很容易从外界受到伤害而损伤阳气。此外,不可以过早外出,会受到冷霜侵袭。早起服醇酒一杯来御寒,晚上服用消痰凉膈的药物以平和心气,不让热气上涌。务必停止房事。不可以多吃烧烤、煎炸、肉面、馄饨之类的食物。

肾脏冬旺

《内景经》曰[1]:肾属北方水,为黑帝[2],生对脐,附腰脊,重一斤一两,色如缟映紫,主分水气,灌注一身,如树之有根。左曰肾,右名命门[3],生气之府,死气之庐,守之则存,用之则竭。为肝母,为肺子,耳为之宫。天之生我,流气而变谓之精,精气往来谓之神,神者,肾藏其情智。左属壬,右属癸,在辰为子亥[4],在气为吹[5],在液为唾,在形为骨,久立伤骨,为损肾也,应在齿,齿痛者,肾伤也。经于上焦,荣于中焦，卫于下焦。肾邪自入则多唾，膀胱为津液之腑，荣其发也。

注释

[1]《内景经》：即《黄庭内景玉经》。
[2]黑帝：道教神仙中五天帝之一，北方的主宰之神。
[3]命门：中医学名词，人体元气的根本所在。此指右肾。
[4]子亥：子时和亥时。子时为23点到次日凌晨1点，亥时为21点到23点。
[5]在气为吹：六字诀呼吸法中对应肾的呼吸法是吹法。

译文

《内景经》说：肾属水，与北方相应，为黑帝主宰，对脐而生，附于腰脊旁，重一斤一两，颜色像是素绢掩映着紫色，为身体水气的主宰，灌注一身，人身有肾就像树有根一样。左肾为肾，右肾是命门，是全身生生之气的所在，细心保护则身体健康，不断使用则逐渐耗竭。肾为肝之母，为肺之子，肾与双耳相应。人由天地所生，天地之气流动交变而生成人体之精，精和气相互作用是人体之神的表现，肾脏封藏人体之神。左肾属壬，右肾属癸，肾在时辰上与亥时和子时相通，六字诀呼吸法中对应肾的呼吸法是吹法，唾液与肾脏相通，骨髓与肾脏相通，因此站立时间长则损伤肾脏，牙齿与肾脏相通，牙齿痛是肾脏损伤的表现。营卫之气经过上焦输布全身，营气出于中焦，卫气出于下焦。邪气伤肾得唾液多，膀胱为津液之腑，肾脏旺盛则荣养头发。

《黄庭经》[1]曰："肾部之宫玄阙圆[2]，中有童子名上元；主诸脏腑九液源，外应两耳百液津。"其声羽，其味咸，其臭腐，心邪入肾则恶腐。凡丈夫，六十肾气衰，发变齿动，七十形体皆困，九十肾气焦枯，骨痿而不能起床者，肾先死也。肾病则耳聋骨痿，肾合于骨，其荣在发。

注释

[1]《黄庭经》：指《黄庭内景玉经》。
[2]玄阙圆：喻指肾外部形色为黑中带红的卵圆形。

译文

《黄庭内景经》说："肾部之宫玄阙圆，中有童子名上元；主诸脏腑九液源，外应两耳百液津。"肾脏在五音中与羽声相应，五味中与咸味相应，气味与腐气相应，心脏邪气侵入肾脏则不喜欢闻腐烂的气味。男子到了六十岁则肾气衰竭，头发花白，牙齿松动，到了七十岁则形体困倦，九十岁则肾气枯竭，骨头痿弱而不能起床是肾脏衰败的表现。肾脏有病则耳聋骨痿，肾脏与骨髓相合，肾的外荣在头发。

肾之外应北岳[1]，上通辰星之精[2]，冬三月，存辰星之黑气，入肾中存之。人之骨痛者，肾虚也；人之齿多龃者[3]，肾衰也；人之齿堕者，肾风也；人之耳痛者，肾气壅也；人之多欠者[4]，肾邪也；人之腰不伸者，肾乏也；人之色黑者，肾衰也；人之容色，紫面有光者，肾无病也；人之骨节鸣者，肾羸也。肺邪入肾则多呻，肾有疾，当吹以泻之，吸以补之。其气智，肾气沉滞，宜重吹则渐通也[5]。肾虚则梦入暗处，见妇人、僧尼、龟鳖、驼马、旗枪、自身兵甲，或山行，或溪舟。故冬三月，乾坤气闭，万物伏藏，君子斋戒，谨节嗜欲，止声色，以待阴阳之定，无兢阴阳[6]，以全其生，合乎太清。

注释

[1]北岳：即恒山。
[2]辰星：即水星。
[3]龃：牙齿不齐，上下对不上。

［4］欠：打哈欠。

［5］重（chóng 虫）：多次，反复。

［6］无竞阴阳：不要使阴阳相争。竞：战栗，恐惧。

译文

肾脏与北岳恒山相应，上与水星相应，冬季三个月，应当吸入水星之精气存于肾中。骨痛是肾虚的表现；牙齿多豁口不整齐是肾衰的表现；牙齿脱落是肾脏感受风邪的表现；耳痛是肾气壅塞的表现；频频打哈欠是肾脏有病的表现；腰不能直立是肾气匮乏的表现；面色黑是肾气衰竭的表现；面色有光彩，透露紫色，是肾脏没有疾病的表现；骨节作响是肾气虚衰的表现。肺脏邪气侵入肾脏则不停地呻吟，肾脏有病，可以通过吹气来泻肾邪，吸气来补肾脏。肾脏主智，肾气沉滞不通畅，应该多次吹气使气机渐渐通畅。肾气虚则梦见坠入黑暗之处，梦见妇人、僧尼、龟鳖、驼马、旗枪、自身兵甲，或在山中行走，或在溪中泛舟等。因此，冬季三个月，天地之气闭塞，君子应当斋戒，节欲，禁止声色淫乱内心，等待阴阳二气安定，不要使二者相争，则可以保全生命，与天道相合。

相肾脏病法

肾热者，颐赤[1]。肾有病，色黑而齿槁，腹大体重，喘咳汗出恶风。

肾虚则腰中痛。肾风之状，颈多汗，恶风，食欲下，膈塞不通，腹满胀，食寒则泄，在形黑瘦。

肾燥，急食辛以润之。肾病坚，急食咸以补之，用苦以泻之。无犯热食，无着暖衣。

肾病，脐下有动气[2]，按之牢若痛；苦食不消化，体重骨疼，腰胯膀胱冷痛，脚痛或瘅[3]，小便馀沥[4]，疝瘕所缠[5]，宜服肾气丸。

注释

[1]颐：颊；腮。
[2]动气：搏动感。
[3]瘅：发热红肿。
[4]馀沥：淋漓不尽。
[5]疝瘕：疝气和瘕瘕，腹内疼痛和腹中结块的病。

译文

肾脏出现热病则下巴红赤。肾脏有病则面色黑而牙齿干枯，腹部膨大，身体沉重，喘咳、出汗而恶风。

肾虚则腰中痛。肾脏有风邪，则颈部汗多，恶风，饮食不容易咽下，膈塞不通，腹部胀满，饮食冰凉则腹泻，形体黑瘦。

肾脏津液枯竭，及时服用辛味的药物滋润。肾脏表现实性疾病，及时食用咸味的药物补肾，食用苦味的药物泻肾。不要吃辛热的食物，不要穿过暖的衣物。

肾脏有病，肚脐之下有搏动感，按之不能移动，疼痛；饮食不消化，身体沉重，骨节疼痛，腰胯膀胱冷痛，脚痛或发热红肿，小便淋漓不尽，疝气，瘕瘕等，适合服用肾气丸。

上四时调摄养生，治病大旨，尽乎此矣。他如《灵》《素》诸编，皆绪论耳。屠本畯识。

> **译文**

以上这些便是四季调摄养生治病的要旨,这里都全面介绍了。其他如《灵枢》《素问》等书,都不过是些余绪。屠本畯识。

> **点评**

邱处机认为冬三月,天地闭藏,天寒地冻,老年人养生应以"无扰乎阳"为原则,表现为要早卧晚起,睡觉时屈身侧卧;要居处密室,温暖衣衾,毋泄皮肤,注意保暖,但也不可一次穿太多,要"寒极方加绵衣",做到"适其寒温";取暖之时,要注意不要"频用大火烘炙,尤其损人",可以适当进补,如酒浸补药,或者饮山药酒一二杯"以迎阳气",但忌发汗。另外还要注意不宜沐浴,不可早出,切忌房事,这些措施都是为了照顾老年人"骨肉疏薄"的生理特点,达到不扰动阳气的效果。肾与冬气相应,肾水冬旺,水能克火,心火易伤,所以冬日"宜养心",心火味苦,饮食之道应该适当增苦味以呵养心气,同时也可服用一些消痰凉膈之药来平和心气。肾脏与冬气相应,冬天也要顾护肾脏,因而邱处机在本段全面介绍了肾脏的生理和病理特点,如肾,"在液为唾,在形为骨","齿痛者,肾伤也","肺肾邪自入则多唾","肾病则耳聋骨痿",又详细列出了肾脏脏疾患的外在征象和诊断要点。对老年人冬季肾脏疾患的预防和诊断有指导价值。

颐身集译评 修龄要指

明·冷谦 纂

蒋力生 叶明花 章德林 撰著

目 录

四时调摄……………………41
起居调摄……………………52
延年六字总诀………………56
四季却病歌…………………62
长生一十六字妙诀…………63
十六段锦法…………………66
八段锦法……………………74
导引歌诀……………………78
却病八则……………………92

四时调摄

春三月,此谓发陈[1],夜卧早起,节情欲以葆生生之气[2],少饮酒以防逆上之火[3]。肝旺脾衰,减酸增甘。

注释

[1]发陈:指推陈出新,万物复苏。
[2]生生之气:指推动人体生命活动的阳气。《脾胃论》云:"胆者,少阳春升之气,春气升则万化安,故胆气春升,则余脏从之。"
[3]火:指酒食内郁化为邪火。

译文

春季的三个月,是万物复苏,推陈出新的季节,应该晚睡早起,节制情欲以保养阳气,少饮酒以防止五脏邪火上逆。在春季肝气旺盛脾气相对虚弱,因此饮食上要减少酸味的摄入而应增加甘味。

肝藏魂,性仁[1],属木,味酸,形如悬匏[2],有七叶,少近心,左三叶,右四叶。著于内者为筋[3],见于外者为爪,以目为户,以胆为腑,故食辛多则伤肝。

注释

[1]仁:五性之一,仁爱。
[2]悬匏:倒悬的匏。匏,即匏瓜,俗称瓢葫芦。

[3]著：居于、处在。

译文

肝藏魂，具有仁爱的性质，五行属木，五味属于酸味，形状像有柄的匏瓜，共有7个叶，离心脏较近，左侧有3个叶，右侧有4个叶。肝脏的功能强弱在内表现为全身筋膜是否强健，在外表现为爪甲的枯荣，肝开窍于目，与胆腑相表里，肺金主辛未能克制肝木，因此食用过多辛味则会伤肝。

用嘘字导引[1]，以两手相重[2]，按肩上，徐徐缓缓，身左右各三遍。又可正坐[3]，两手相叉，翻覆向胸三五遍。此能去肝家积聚，风邪毒气[4]，不令病作。一春早暮，须念念为之，不可懈惰，使一暴十寒[5]，方有成效。

注释

[1]嘘：指六字诀呼吸法中的嘘字诀。
[2]重（chóng 虫）：交叉。
[3]正坐：端坐，正身而坐。
[4]风邪毒气：指虚邪贼风。《素问·上古天真论》："虚邪贼风，避之有时。"
[5]一暴十寒：指学习工作一时勤奋，一时懒惰，没有恒心。出自《孟子·告子上》："虽有天下易生之物也，一日暴之，十日寒之，未有能生者也。"

译文

肝脏的保养可练嘘字导引，口中发嘘声以呼气，双臂交叉，手掌按在对侧的肩上，身体慢慢地向左右各扭转3遍。也可以端身正坐，两手掌相交叉，掌心向胸，轻轻按压胸部后翻转手腕，掌心向外，向前伸展，如此反复3~5遍。这样做能去除肝脏的积聚，风邪毒气，使不生病。在春季的早晚，须经常念念"嘘"字，不可以懈怠懒惰没有恒心，这样才能有成效。

正月，肾气受病，肺脏气微。减咸酸，增辛辣，助肾补肺，安养胃气。衣宜下厚而上薄，勿骤脱衣，勿令犯风，防夏飡雪[1]。

二月，肾气微，肝正旺。戒酸增辛，助肾补肝。衣宜暖，令得微汗，以散去冬伏邪。

三月，肾气已息，心气渐临[2]，木气正旺。减甘增辛，补精益气。勿处湿地，勿露体三光下[3]。

注释

[1]防夏飡雪：防止夏天引发的寒性疾病。
[2]临：增长。《易·序卦》："临者，大也。"
[3]三光：指日、月、星。代指室外自然环境。

译文

正月，肾脏容易受损伤，肺脏之气微弱。应当减少咸味和酸味的摄入，增加辛辣，可补助肺肾，安养胃气。穿衣服宜下身厚上身薄，不可突然脱衣，以防风邪伤肝、伏邪于内，到夏天产生寒性疾病。

二月，肾气微弱，肝气旺盛。要忌酸味，增加辛味，以益肾补肝。穿衣宜暖，最好微微汗出，以散发冬季潜藏体内的邪气。

三月，肾气逐渐转息，心气渐渐增长，木气旺盛。应减少甘味的摄入，多食辛味，可补精益气。不要待在潮湿的地方，不要将身体裸露在室外环境中。

胆附肝短叶下，外应瞳神、鼻柱间[1]。导引可正坐，合两脚掌，昂头，以两手挽脚腕起摇动，为之三五度。亦可大坐[2]，以两手招地举身，努力腰脊三五度，能去胆家风毒邪气。

> **注释**

[1] 瞳神、鼻柱间：瞳孔与鼻梁间的部位。
[2] 大坐：盘腿正坐。

> **译文**

胆依附在肝的短叶下，在面部瞳神、鼻柱之间的部位。导引方法，可以端身正坐，两脚掌相对合拢，仰头，用双手挽脚腕处摇动3~5次。也可以盘腿而坐，双手按地，努力伸展腰脊3~5次，可以去除胆腑的风邪毒气。

夏三月，此谓蕃秀[1]，夜卧早起。伏阴在内[2]，宜戒生冷；神气散越，宜远房室。勿暴怒，勿当风，防秋为疟；勿昼卧，勿引饮[3]，主招百病。心旺肺衰，减苦增辛。

> **注释**

[1] 蕃秀：茂盛秀美。
[2] 伏阴：伏藏于体内的阴气。
[3] 引饮：举杯而饮。

> **译文**

夏季的三个月，是万物茂盛的季节，宜晚睡早起。体内伏有阴气，因此应忌吃生冷的东西；精神真气易散，因此要节制远离房事。切勿激动暴怒，谨慎防范风邪，以防止秋天发生疟疾；白天不要睡觉，不要大口饮冷水，很容易导致各种疾病。夏季心气旺盛肺气相对虚弱，所以要减少苦味摄入，增加辛味。

心藏神，性礼[1]，属火，味苦，形如倒悬莲蕊[2]。著于内者为脉，见于外者为色，以舌为户，以小肠为腑，故食咸则伤心。

> **注释**
>
> [1]礼：五性之一，指礼貌、礼仪。《白虎通·情性》："五性者何？谓仁、义、礼、智、信也。"
> [2]莲蕊：睡莲科植物莲的雄蕊。

> **译文**
>
> 心藏神，性礼，属火，味苦，形状就像悬着的莲蕊一样。在内主血脉，在外主面色，开窍于舌，与小肠腑相表里，因此多食咸味会损伤心脏。

治心用呵字[1]，导引可正坐，两手作拳用力，左右互相虚筑各五六度。[2]又以一手按胜[3]，一手向上拓空，如擎石米之重[4]，左右更手行之。又以两手交叉，以脚踏手中各五六度，间气为之[5]，去心胸风邪诸病。行之良久，闭目三咽津，叩齿三通而止。

> **注释**
>
> [1]呵：指六字诀呼吸法中的呵字诀
> [2]虚筑：轻轻敲打。
> [3]胜：大腿。
> [4]石（dàn 但）：传统重量单位，一石约一百二十斤。
> [5]间气：呼气与吸气之间的间隔。

> **译文**
>
> 保养心脏要念呵字诀导引功，端身正坐，两手用力握拳，左右互相击打各5~6次。再用一个手按住大腿，一手向上尽量伸展，如举起

一石米那样的重物，左右两手交替进行。再双手交叉，双脚踏在手中各5~6次，配合呼吸进行，可以去除心胸中的风邪诸病。重复多次后，闭目咽唾液3次，叩齿3次即停。

四月，肝脏已病，心脏渐壮。增酸减苦，补肾助肝，调养胃气。为纯阳之月，忌入房[1]。

五月，肝气休，心正旺。减酸增苦，益肝补肾，固密精气。早卧早起，名为毒月，君子斋戒，薄滋味，节嗜欲。霉雨湿蒸，宜烘燥衣。时焚苍术，常擦涌泉穴[2]，以袜护足。

六月，肝弱脾旺。节约饮食，远避声色[3]。阴气内伏，暑毒外蒸。勿濯冷[4]，勿当风，夜勿纳凉，卧勿摇扇，腹护单衾，食必温暖。

注释

[1] 入房：指夫妻同房。
[2] 涌泉穴：穴位名。在足心中点凹陷处。
[3] 声色：音乐与美色。泛指娱乐之事。
[4] 濯冷：用冷水洗。

译文

四月，肝脏之气开始减弱，心脏之气渐强。要增加酸味的摄入和减少苦味，可以补肾养肝，调养胃气。四月为纯阳之月，忌行房。

五月，肝气平伏，心气旺。要减少酸味摄入和增加苦味，可以补益肝肾，养蓄精气。早睡早起，五月又称毒月，最好能斋戒，清淡饮食，节制欲望。梅雨季节，天气潮湿，衣物要烘干再穿。不时可以焚烧苍术以干燥祛湿，经常擦按涌泉穴，并穿好袜子护好脚。

六月，肝脏虚弱而脾脏强盛。要节制饮食，远离娱乐活动。阴气伏藏在体内，暑热毒气熏蒸于外。不要洗冷水，不可当风吹冷，夜晚不可贪凉冷卧，睡觉时不可扇扇子，腹部要盖上薄被，饮食要温热。

脾藏意，性信[1]，属土，味甘，形如刀镰[2]。著于内者为脏，见于外者为肉。以唇口为户，以胃为腑，故食酸多则伤脾。旺于四季末各十八日，呼吸橐龠[3]，调和水火，会合三家[4]，发生万物，全赖脾土，脾健则身无疾。

注释

[1] 信：五性之一，指诚信。
[2] 刀镰：即镰刀。
[3] 橐龠（tuó yuè 驼越）：古代冶炼时用以鼓风吹火的装置，犹今之风箱。代指呼吸运动。
[4] 三家：指肺、心、肾三脏。

译文

脾藏意，性信，属土，味甘，形状就像镰刀一样，在内为脏，在外为肉，开窍于口，胃腑与其相表里，因此酸味食过多则伤脾。脾气旺盛于春、夏、秋、冬各季末的18天，像风箱一样呼吸，调和体内水火阴阳，协调肺、心、肾三脏功能使其相互配合，从而使得身体诸般功能顺利发生，全赖于脾土，脾脏旺盛则身体无病。

治脾用呼字[1]，导引可大坐，伸一脚，屈一脚，以两手向后及挚三五度[2]。又跪坐[3]，以两手据地[4]，回头用力作虎视各三五度。能去脾家积聚风邪毒气，又能消食。

注释

[1] 呼：指六字诀呼吸法中的呼字诀。
[2] 挚：牵拉。

[3] 跪坐：两膝着地，屁股靠着脚跟而坐。
[4] 据地：以手按着地；席地而坐。

译文

治疗脾病应念"呼"字，导引可正坐，一脚伸直，一脚屈曲，双手向后伸3~5次。再跪坐，双手按地，尽量转头向后像老虎巡视一样，左右各3~5次，可以消除脾脏积聚的风邪毒气，并能促进消化。

秋三月，此谓容平，早卧早起，收敛神气[1]。禁吐[2]，禁汗[3]。肺旺肝衰，减辛增酸。

注释

[1] 神气：指精神。
[2] 吐：指吐法，一种用药物或物理刺激促使呕吐的治疗方法。
[3] 汗：指汗法，一种用药物促使排汗的治疗方法。

译文

秋季的三个月，平定收敛，要早睡早起，收敛精神。禁止吐法和汗法。肺脏旺盛而肝脏衰，要减少辛味摄入和增加酸味。

肺藏魄，性义[1]，属金，味辛，形如悬磬[2]，名为华盖[3]，六叶两耳，总计八叶。著于内者为肤，见于外者为皮毛，以鼻为户，以大肠为腑，故食苦多则伤肺。

注释

[1] 义：五性之一，指正义。
[2] 磬：古代打击乐器，形状像曲尺，可悬挂。
[3] 华盖：原指帝王车驾的伞形顶盖。肺脏居其他脏腑之上，故而称之。

译文

肺藏魄，性义，属金，味辛，形状就像磐一样，名叫华盖，有6叶2耳，总共8叶。在内为皮肤，在外为皮毛，开窍于鼻，与大肠腑相表里，因此食苦过多则伤肺。

治肺用呬字，导引可正坐，以两手据地，缩身曲脊，向上三举，去肺家风邪积劳[1]。又当反拳捶背上，左右各捶三度，去胸臆间风毒。闭气为之，良久闭目咽液，叩齿而起。

注释

[1]肺家：即肺脏。

译文

治疗肺病要念"呬"字，导引可端身正坐，两手按地，蜷缩身体弯曲脊柱，身体向上伸展3次，可以去除肺中风邪顽疾。也可握拳捶背，左右各捶3次，可以去除胸中风邪毒气。做时闭气，重复多次后，闭目咽唾液，叩齿后可收功。

七月，肝心少气，肺脏独旺。增咸减辛，助气补筋，以养脾胃。安静性情，毋冒极热，须要爽气[1]，足与脑宜微凉。

八月，心脏气微，肺金用事。减苦增辛，助筋补血，以养心肝脾胃。勿食姜，勿沾秋露。

九月，阳气已衰，阴气太盛。减苦增甘，补肝益肾助脾胃。勿冒暴风[2]，恣醉饱。

注释

[1]爽气：凉爽的气息。

[2] 暴风：急骤强劲的风。

> **译文**

七月，肝气和心气都较弱，唯有肺气旺盛，要多吃咸味少吃辛味，助气补筋，以补养脾胃。心情要平和安静，不要使身体过热，要选择凉爽的环境，脚和头部只要稍微凉爽即可。

八月，心气微弱，肺气旺盛，要少吃苦味多吃辛味，助筋补血，以补养心肝脾胃。不要吃姜，不要碰秋天的露水。

九月，阳气已衰弱，阴气旺盛。要少食苦味多食甘味，以补养肝肾，助脾胃。遇到大风不可直吹，不可酗酒和暴食。

冬三月，此谓闭藏[1]，早卧晚起，暖足凉脑，曝背避寒[2]，勿令汗出，目勿近火，足宜常濯。肾旺心衰，减咸增苦。

> **注释**

[1] 闭藏：闭密收藏。
[2] 曝背：以背向日取暖。

> **译文**

冬季的三个月，万物蛰藏，早睡晚起，足部要保暖，头部要凉爽，不要受寒，将背向日取暖，但要避免寒风吹背，注意不要出汗。眼睛不要靠近火，足部要经常洗。冬季肾气旺盛而心气衰，因此要少吃咸味多吃苦味。

肾藏志，性智[1]，属水，味咸。左为肾，右为命门，生对脐，附腰脊。著于内者为骨，见于外者为齿，以耳为户，以膀胱为腑，故食甘多则伤肾。

注释

[1] 智：五性之一，智慧。

译文

肾藏志，在性为智，属水，味咸。左边为肾，右边为命门，上对应脐部，附在腰脊上。在内为骨，在外为牙齿，开窍于耳，与膀胱腑相表里，因此多食甘味则伤肾。

治肾用吹字，导引可正坐，以两手耸托[1]，左右引胁三五度[2]。又将手反著膝挽肘[3]，左右同捩身三五度。以足前后踏，左右各数十度。能去腰肾风邪积聚。

注释

[1] 耸托：向上托举。
[2] 引胁：向上提拉胁肋。
[2] 反著膝：双手交叉按住膝部。

译文

保养肾脏要念"吹"字，导引要端身正坐，双手向上托举，左右各提拉胁肋3~5次。再将手反放在膝部不动，屈肘，身体左右扭转3~5次。两脚前后踏数十次。可以去除腰肾的风邪积聚。

十月，心肺气弱，肾气强盛。减辛苦[1]，以养肾气。为纯阴之月，一岁发育之功[2]，实胚胎于此[3]，大忌入房。

十一月，肾脏正旺，心肺衰微。增苦减咸，补理肺胃。一阳方生，远帷幕[4]，省言语。

十二月，土旺，水气不行。减甘增苦，补心助肺，调理肾气。勿冒霜雪，禁疲劳，防汗出。

注释

[1] 辛苦：指辛味和苦味。
[2] 一岁：即一年。
[3] 胚胎：比喻事物的开始或起源。
[4] 帷幕：指男女房事。

译文

十月，心肺气弱，肾气强盛，少食辛味、苦味以养肾气。十月为纯阴之月，一年发育的效果，都发源于此，所以此时应停止房事。

十一月，肾气旺盛，心肺气衰。宜多食苦味少食咸味，补益肺胃。阳气始生，远离房事，少言少语。

十二月，脾土旺盛，肾水之气受到制约。要少食甘味多食苦味，补心助肺，调理肾气。不可披霜冒雪，不要太过疲劳，防止大量出汗。

点评

本段参考了《黄帝内经》中四季养生的理论，结合人体脏腑的生理功能特点，对春夏秋冬四季，并详及十二个月的养生、起居调摄予以说明，同时介绍了相关导引养生方法。

起居调摄

平明睡觉[1]，先醒心，后醒眼。两手搓热，熨眼数十遍。以睛左旋右转各九遍。闭住少顷，忽大挣开[2]，却除风火[3]。

披衣起坐，叩齿集神，次鸣天鼓[4]，依呵、呼、呬、吹、嘘、嘻六字诀，吐浊吸清，按五行相生循序而行一周，散夜来蕴积邪气。随便导引，或进功夫，徐徐栉沐[5]，饮食调和。

注释

[1]觉（jué 绝）：睡醒；清醒。
[2]挣：同"睁"。
[3]风火：指五脏邪火。
[4]鸣天鼓：两手捂住耳朵，即以食指压住中指上，用食指弹脑后两骨做响声。
[5]栉沐：指梳洗。

译文

天亮睡醒后，不要着急起床，要等神志清醒后再睁开双眼。两手搓热熨眼睛数十遍。再左右转动眼球各9遍。闭上眼睛一小会，忽然用力睁开，可以去除风火邪气。披衣坐起，叩齿时集中注意力，再鸣天鼓，念呵、呼、呬、吹、嘘、嘻六字诀，吐浊吸清，按五行相生顺序而做一遍，散除夜里蕴积的邪气。随时随地进行导引，或进行功夫锻炼，慢慢梳头洗脸，饮食五味、寒温都要调控合适。

　　面宜多擦，发宜多梳，目宜常运[1]，耳宜常凝，齿宜常叩，口宜常闭，津宜常咽，气宜常提，心宜常静，神宜常存，背宜常暖，腹宜常摩，胸宜常护，囊宜常裹[2]，言语宜常简默，皮肤宜常干沐。

注释

[1]运：速度适中地匀速旋转。
[2]囊宜常裹：指阴囊要经常兜裹保暖。

> **译文**

脸要经常多擦，头发要多梳，眼睛要常转动，耳朵要常集中精神听，牙齿要常叩，口要经常闭上，口中津液要经常吞咽，气息要经常提起，心情宜平静，神要经常内守，背部要保持温暖，腹部要经常按摩，胸部要经常护住，阴囊要经常兜裹，语言平常要简默，皮肤要经常干沐。

食饱徐行，摩脐擦背，使食下舒，方可就坐。饱食发痔，食后曲身而坐[1]，必病中满[2]。怒后勿食，食后勿怒。

> **注释**

[1]曲身而坐：弯曲身子坐下。
[2]中满：脘腹胀满。

> **译文**

饭后要慢慢行走，摩腹搓腰背，使食物向下消化舒服，才可就座。饱食容易导致痔疮，饭后弯曲身子坐下，必然导致胃中满闷。生气后不可食，食后不可生气。

身体常欲小劳[1]，流水不腐，户枢不朽[2]，运动故也。勿得久劳，久行伤筋，久立伤骨，久坐伤肉，久卧伤气，久视伤神，久听伤精。

> **注释**

[1]小劳：不会过度劳累的运动或劳动。
[2]户枢不朽：门轴因经常转动不会损坏。《三国志·吴普传》："动摇则谷气得消，血脉流通，病不得生，譬有户枢不朽是也。"

译文

身体要经常做不会过度劳累的运动或劳动，流水不腐，户枢不朽，就是因为运动的缘故。不可过度劳累，久行伤筋，久立伤骨，久坐伤肉，久卧伤气，久视伤神，久听伤精。

忍小便膝冷成淋[1]，忍大便乃成气痔[2]。着湿衣、汗衣，令人生疮。夜膳勿饱，饮酒勿醉，醉后勿饮冷，饱余勿便卧。头勿向北卧，头边勿安火炉。

注释

[1]淋：淋证，症见小便淋沥涩痛等。
[2]气痔：病名，指因情绪因素而发之痔者。

译文

强忍小便容易造成膝冷小便不畅，强忍大便则造成痔疮。穿着湿衣、汗衣，会使人皮肤生疮。夜晚不要过饱，喝酒不要喝醉，醉酒后不要饮冷，饱食后不要马上躺下卧床。不可头向北卧床，头的旁边不要安放火炉。

切忌子后行房[1]，阳方生而顿减之，一度伤于百度。大怒交合，成痈疽；疲劳入房，虚损少子。触犯阴阳禁忌[2]，不惟父母受伤，生子亦不仁不孝。

注释

[1]子后：子时（凌晨1点）以后。
[2]阴阳禁忌：指男女房事禁忌。

> 译文

切忌不要子时以后行房,此时阳气刚刚生起,性生活会突然损耗阳气,此时的一次损伤胜过百次。大怒时行房,可导致痈疽;疲劳时行房,易致虚损、不育。触犯行房的各种禁忌,不但父母本身受伤,生育孩子也不仁不孝。

临睡时,调息咽津,叩齿,鸣天鼓。先睡眼,后睡心。侧曲而卧[1],觉直而伸。昼夜起居,乐在其中矣。

> 注释

[1] 侧曲:侧身屈膝。

> 译文

临睡时,要调息咽口中津液,叩齿鸣天鼓。先睡眼,后睡心。睡觉时侧身蜷曲而卧,醒来后挺直身体而尽量伸展。如此昼夜起居,一定会乐在其中。

> 点评

本篇内容是对《黄帝内经·素问·上古天真论》中"食饮有节,起居有常,不妄做劳"的解读,分别讲述睡觉、栉沐、衣服、饮食、劳作、便溺、酒饮、房事等注意事项及规范。

延年六字总诀

用此六字,以导六气[1],加以行势,方能引经[2]。行时须口吐鼻吸,耳不闻声,乃得。

> 注释

[1]六气:指肝、心、脾、肺、肾、三焦六脏经脉之气。
[2]引经:指引导经气到达本脏经脉。

> 译文

用此六字诀,可以疏导六脏之气,再加上动作,则可以引气到达本脏经脉。做时要口呼气鼻吸气,耳听不见呼吸声音即可。

肝若嘘时目瞪睛,肺和呬气手双擎[1];心呵顶上连叉手,肾吹抱取膝头平;脾病呼时须撮口[2],三焦客热卧嘻宁。

> 注释

[1]擎:举起、向上托。
[2]撮口:聚口使成圆形。

> 译文

练嘘字诀,嘘气时大睁两眼。练呬字诀,呬气时要两手如擎物,双手上举。练呵字诀,呵气时要十指交叉掌按头顶。练吹字诀,吹气时要两手抱膝而坐,头与膝齐平。练呼字诀,呼气时要撮口。练嘻字诀,嘻气时要仰面身卧。

嘘肝气诀

肝主龙涂位号心[1],病来还觉好酸辛[2];眼中赤色兼多泪,嘘之立去病如神。

注释

[1]龙涂:龙行之途,指肝经循行路线。肝居左而阳升,是肾阳发动运行的途径。

[2]好(hào浩):喜爱、喜好。

译文

肝位于下焦,与心脏在生理功能上关系密切。肝脏有病时饮食上喜欢食酸味辛味;肝火上炎目赤多泪,用嘘字诀来治疗,疾病便能很快痊愈,其效如神。

呬肺气诀

呬呬数多作生涎[1],胸膈烦满上焦痰[2];若有肺病急须呬,用之目下自安然[3]。

注释

[1] 数多作生涎：反复经常咳出痰涎。
[2] 上焦：人体部位名，三焦之一。三焦的上部，从咽喉至胸膈部分。
[3] 目下：立刻；马上。

译文

呬字诀适用于反复咳嗽痰涎的病证，可以治疗胸膈满闷上焦有痰，如有肺病则急需练呬字诀，练功以后不久就会立刻舒服泰然，病情很快恢复如初。

呵心气诀

心源烦燥急须呵[1]，此法通神更莫过[2]；喉内口疮并热痛，依之目下便安和。

注释

[1] 心源烦燥：心火亢盛致烦躁不安。
[2] 通神：通于神灵。形容效果极好。

译文

心火亢盛烦躁不安要赶快练习呵字诀，此功法非常神效，胜过其他所有治法，如治疗喉内口内生疮热痛等，依法练习很快能取得疗效。

吹肾气诀

肾为水病主生门[1]，有病尪羸气色昏[2]；眉蹙耳鸣兼黑瘦，吹之邪妄立逃奔。

注释

[1] 生门：又名命门，位于肾与脐之间。
[2] 尪羸（wāng léi 汪雷）：指瘦弱虚羸。

译文

水病责之于肾，肾主命门，病时有瘦弱虚羸面色晦暗，眉头紧皱、耳鸣且又黑又瘦，通过练习吹字诀可以很快驱除邪气。

呼脾气诀

脾宫属土号太仓[1]，痰病行之胜药方；泻痢肠鸣并吐水[2]，急调呼字免成殃。

注释

[1] 太仓：古代国家储备粮食的大仓库。
[2] 吐水：证名。呕吐清水而无食物。

译文

脾脏属土被称为太仓，患痰病者练习呼气诀，功效能胜过药物治疗，如果出现肠鸣并呕吐清水的泻痢病症，赶紧练习呼字诀可以避免疾病进一步加重。

嘻三焦诀

三焦有病急须嘻[1]，古圣留言最上医；若或通行土壅塞[2]，不因此法又何知。

注释

[1] 三焦：上焦、中焦、下焦的合称。其生理功能是通行元气、运行水液。
[2] 通行土壅塞：指三焦通行不利，脾失健运的病症。

译文

三焦如果有不适要赶紧练习嘻字诀，古时圣人说这是最好的治三焦病的方法。如果出现三焦通行不利，脾失健运的病症，不用这个方法又用什么方法呢。

四季却病歌

春嘘明目木扶肝,夏至呵心火自闲[1];秋呬定收金肺润,肾吹惟要坎中安[2];三焦嘻却除烦热,四季长呼脾化餐[3];切忌出声闻口耳,其功尤胜保神丹。

注释

[1] 闲:安静、平静。
[2] 坎:指八卦中的坎卦,代表水,代指主水的肾脏。
[3] 脾化餐:脾运化饮食。

译文

春季练"嘘"字诀可明目护肝,夏季练"呵"字诀可使心火平静,秋季练"呬"字诀可收敛滋润肺气,冬季练"吹"字诀可保护肾脏,练习"嘻"字诀可除三焦烦热,四季常常练习"呼"字诀可健脾消食。练功时切忌口出声耳能闻及,这样的功法其效果胜过服用保神丹。

点评

以上两段都是介绍六字诀呼吸吐纳法的练习与应用。延年六字诀讲解呼吸吐纳六字诀的练习方法。六字诀是我国传统呼吸养生方法,其通过念诵嘘、呬、呵、吹、呼、嘻六个字,分别引动肝、肺、心、肾、脾、三焦6个脏腑气机的运动,从而达到锻炼脏腑,祛除脏腑疾病的目的。四季却病歌,是介绍如何随之按照四季的变化运用六字诀进行脏腑养生。六字诀呼吸吐纳法操作简便,易于练习,不受场地限制,适合中老年人使用。

长生一十六字妙诀

一吸便提，气气归脐；一提便咽，水火相见。

上十六字，仙家名曰"十六锭金"[1]，乃至简至易之妙诀也。无分于在官不妨政事，在俗不妨家务[2]，在士商不妨本业[3]。只于二六时中[4]，略得空闲，及行住坐卧，意一到处，便可行之。

注释

[1] 仙家：指修炼养生法有成者。
[2] 家务：家庭的日常事务。
[3] 本业：本身的行业。
[4] 二六时：指一天十二个时辰。

译文

一吸便提，气气归脐；一提便咽，水火相见。

上述16个字，仙家称之为"十六锭金"，是最简易之妙诀。此功不分人群，人人可练，做官的练此功不会影响政事，在家的练此功不会影响家务，经商的不影响事业。只需一天当中，略有空闲时，不管行住坐卧，意念一到，便可练习。

口中先须嗽津三五次[1]，舌搅上下腭，仍以舌抵上腭，满口津生，连津咽下，汩然有声。随于鼻中吸清气一口，以意会及心目寂地，直送至腹脐下一寸三分丹田元海之中，略存一存，谓之一吸；随用下部轻轻如忍便状，以意力提起使归脐，连及夹脊[2]、双关[3]、肾门一路提上[4]，直至后顶玉枕关[5]，透入泥丸顶内[6]，其升而上之，亦不觉气之上出，谓之一呼。一呼一吸谓之一息。气既上升，随又似前汩然有声咽下，鼻吸清气，送至丹田，稍存一存；又自下部，如前轻轻提上，与脐相接而上，所谓气气归脐，寿与天齐矣。

注释

[1]漱津：气功术语。又称漱玉津、搅海。即以舌头在口中搅漱，促进唾液分泌。

[2]夹脊：在背腰部，当第1胸椎至第5腰椎棘突下两侧，后正中线旁开0.5寸，一侧17个穴，左右共34个穴。

[3]双关：指脊背后正中线上两大重要穴位夹脊关和命门关，夹脊关与前正中线的膻中穴（在两乳正中）相对，命门关与前正中线的神阙穴（即肚脐）相对。

[4]肾门：即肾俞穴，在第2腰椎棘突旁开1.5寸处。

[5]玉枕：即玉枕穴，属于足太阳膀胱经，位于后发际正中直上2.5寸，旁开1.3寸。

[6]泥丸：气功术语。指脑或脑神。

译文

口中先须漱口水3~5次，舌头在口内搅动，舔上下颚，使口中生满唾液，汩然一声吞下唾液，同时用鼻吸清气一口，意念会集在心中，将吞下的津液唾液直送入腹脐下一寸三分丹田元海之中，稍停一停，此称为一吸；随后下部轻轻做忍便状，用意念提起，感觉其进入肚脐，然后沿着夹脊、双关、肾门一路提上，直到后头顶的玉枕关，进入脑内。它如此地向上提升，气也会不自觉地向上升由口吐出，这样称为一呼。一呼一吸称之为一息。气既上升，随后又像之前一样汩然一声咽下，鼻吸入清气，送至丹田，稍微存一下；再从下部像之前一样轻轻上提，与脐相连而上升，这就是所谓的"气气归脐，寿与天齐"啊。

凡咽下口中有液愈妙，无液亦要汩然有声咽之。如是一咽一提，或三五口，或七九，或十二，或二十四口，要行即行，要止即止，只要不忘，作为正事，不使间断，方为精进。如有疯疾[1]，见效尤速。久久行之，却病延年，形体变，百疾不作。自然不饥不渴，安健胜常。行之一年，永绝感冒痞积、逆滞不和、痛疽疮毒等疾，耳目聪明，心力强记，宿疾俱瘳，长生可望。如亲房事，欲泄未泄之时，亦能以此提呼咽吸，运而使之归于元海。把牢春汛，不放龙飞[2]，甚有益处。所谓造化吾手，宇宙吾心，妙莫能述。

注释

[1] 疯疾：指风瘫、肢体活动不利之症。
[2] 把牢春汛，不放龙飞：控制射精，不使精液射出。

译文

若是口中有唾液咽下更好，如果没有唾液，则也要像有一样汩然有声咽下。如此一咽一提，或3~5口，或7~9口，或12口，或24口，要练就练，要止即止，只要不忘却，将之作为正事来做，从不间断，便可以精进。如果有疯疾，则见效尤其快。坚持长期练习，可以祛病延年，强壮体质，百病不生。如此自然不饥不渴，身体健康胜过常人。如此坚持一年，就不容易患上感冒、食积、消化不良、痛疽疮毒等病，还能使耳聪目明，记忆力增强，顽疾皆消，益寿延年。如果在房事的时候，在将要射精的时候，也能这样做的话，可以使精气归于气海。

忍住不射精,能留住精气,对人大有益处,所谓"造化吾手,宇宙吾心",当中的奥妙无法言诉。

> **点评**

本段详细介绍了"一十六字妙诀"的修习方法,该功法仅16字,被尊为"十六锭金",是"最简易之妙诀",而且人人可练,不会耽误工作生活,"只需一天当中,略有空闲时,不管行住坐卧,意念一到,就可练习"。非常适合生活工作节奏快的现代人。

十六段锦法

庄子曰:"吹嘘呼吸,吐故纳新,熊经鸟伸[1],为寿而已矣[2]。"此导引之法,养形之秘,彭祖寿考之所由也[3]。其法自修养家所谈,无虑数百端。今取其要约切当者十六条,参之诸论,大概备矣。

> **注释**

[1]熊经鸟伸:指模仿熊、鸟等动物的导引法。
[2]吹嘘呼吸……为寿而已矣:语出《庄子·外篇·刻意》。
[3]彭祖:传说中的长寿者。因封于彭,故称。据传他善养生,有导引之术,活到八百高龄。

> **译文**

庄子说:吹嘘呼吸,吐故纳新,模仿熊攀缘引体,鸟伸脚的动作,为了延年益寿而已。这就是导引的方法,是保养形体的秘密,是像彭祖那样长寿的必经之路。自古各养生家所谈之法,不下数百种,现今取其重要,比较恰当的有16种,再参考各家论述,大概就齐备了。

凡行导引,常以夜半及平旦将起之时。此时气清腹虚[1],行之益人。

注释

[1]腹虚:指胃腑空虚,没有水谷饮食。

译文

凡是练习导引,常在半夜及早晨将起床时,此时神气清爽,腹中空虚,此时练习有益于人。

先闭目握固[1],冥心端坐[2],叩齿三十六通,即以两手抱项,左右宛转二十四[3],以去两胁积聚风邪。

注释

[1]握固:四指握住拇指的握法。
[2]冥心:静心。
[3]宛转:即转动之意。

译文

先闭目握固,凝神息虑,不存一丝杂念,意守丹田,叩齿36次。即以两手抱颈,身体向左右转动24次,可以除两胁积聚风邪。

复以两手相叉,虚空托天,按项二十四,以除胸隔间邪气[1]。

> 注释

[1] 胸膈间：指咽喉以下，横膈膜以上的胸腔中。

> 译文

再以两手十指交叉，掌心向上，虚空托天，再翻转，手掌按颈部24次，可以除胸膈间邪气。

复以两手掩两耳，却以第二指压第三指[1][2]，弹击脑后二十四，以除风池邪气[3]。

> 注释

[1] 第二指：即食指。
[2] 第三指：即中指。
[3] 风池：经穴名，属足少阳胆经。足少阳、阳维之会。在项部，当枕骨之下，胸锁乳突肌与斜方肌上端之间的凹陷处。

> 译文

再以两手掩两耳，用食指压中指，弹击脑后24次，可以除风池穴的邪气。

复以两手相提，按左膝左捩[1]、按右膝右捩身二十四，以去肝家风邪[2]。

> 注释

[1] 捩（liè 列）：扭转。
[2] 肝家：即肝脏。

> 译文

再以两手相叠，由下而上提起，按左膝左转身、按右膝右转身，连做 24 次，可以除肝脏风邪。

复以两手，一向前一向后，如挽五石弓状[1]，以去臂腋积邪[2]。

注释

[1] 挽五石弓：形容动作用力。古代一石弓已是强弓。
[2] 臂腋：手臂及腋下。

译文

再以两手一向前，一向后，如拉弓射箭一样，可以除手臂及腋下积累的邪气。

复大坐，展两手，扭项，左右反顾，肩膊随转二十四[1]，以去脾家积邪[2]。

注释

[1] 肩膊：指肩膀，人颈下臂上的部分。
[2] 脾家：即脾脏。

译文

再盘腿正坐，两手环抱头后颈项，扭转颈项，头随之左右转动，并回视左右肩膀 24 次，可以除脾脏积邪。

复两手握固，并拄两肋[1]，摆撼两肩二十四，以去腰肋间风邪。

注释

[1]拄:顶着。

译文

再两手握固,并屈肘轻轻抵两肋,摇动双肩24次,可以除腰胁间风邪。

复以两手交捶臂及膊上连腰股各二十四[1],以去四肢胸臆之邪[2]。

注释

[1]交捶:交叉捶打。
[2]胸臆:指胸腔。

译文

再用两手交错,捶打手臂及胳膊,还有腰股部各24次,可以除四肢和胸腔里的邪气。

复大坐,斜身偏倚,两手齐向上,如排天状二十四[1],以去肺间积邪[2]。

注释

[1]排天状:掌心向上,掌根相对,在空中划出圆圈。
[2]肺间:指肺脏中。

译文

再盘膝正坐,斜身偏倚,两手齐向上,掌根相对,在空中划出圆圈,反复二十四次,可以除肺脏中积聚的邪气。

复大坐，伸脚，以两手向前，低头扳脚十二次，却钩所伸脚屈在膝上[1]，按摩二十四，以去心胞络邪气[2]。

注释

[1]钩：捉取。
[2]心胞络：即心包。具有保护心脏的作用。

译文

再盘腿正坐，向前伸脚，以两手向前低头扳脚12次，再将伸出的那只脚捉取弯曲放至对侧膝上按摩24次，可以除心包里的邪气。

复起立据状[1]，扳身向背后视，左右二十四，以去肾间风邪[2]。

注释

[1]据状：抓牢地面。
[2]肾间：指肾脏中。

译文

再站起身，将双脚抓牢地面，扭转身体向背后看，左右各24次，可以除肾脏中风邪之气。

复起立齐行[1]，两手握固。左足前踏，左手摆向前，右手摆向后，右足前踏，右手摆向前，左手摆向后二十四，去两肩之邪。

注释

[1]齐行：原地踏步。

译文

再站起身，原地踏步，两手握固。左足前踏，左手摆向前，右手摆向后，右足前踏，右手摆向前，左手摆向后，连做24次，可以除两肩之邪。

复以手向背上相捉[1]，低身徐徐宛转二十四，以去两胁之邪。

注释

[1] 相捉：两手相扣。

译文

再将两手在后背相扣，身体前倾，慢慢扭转身体24次，可以去除两胁间的病邪。

复以足相扭而行前数十步[1]，复高坐伸腿[2]，将两足扭向内，复扭向外各二十四，以去两足及两腿间风邪。

注释

[1] 相扭而行：指右脚向左脚前迈步，左脚向右脚前迈步。
[1] 高坐伸腿：坐在较高的椅子上向下伸直腿。

译文

再行走时右脚向左脚前迈步，左脚向右脚前迈步，如此前进数十步，再坐在较高的椅子上向下伸直腿，将两足扭向内，再扭向外各24次，可祛除两膝及两足间风邪。

复端坐闭目，握固冥心[1]，以舌抵上腭，搅取津液满口，漱三十六次，作汩汩声咽之。复闭息，想丹田火自下而上，遍烧身体，内外热蒸乃止[2]。

注释

[1]冥心：停止思维，使心境宁静。
[2]热蒸：发热并有热气上腾。

译文

再端坐闭目，握固冥心，以舌抵上腭，搅取津液满口，漱口36次，用汩汩声咽下。再闭气，想象丹田有火自下而上遍烧全身，感到内外蒸热便止。

能日行一二遍，久久身轻体健，百病皆除，走及奔马[1]，不复疲乏矣。

注释

[1]走：此处为古意奔跑。

译文

如能每日练习一二遍，久而久之身轻体健，百病皆除，奔跑的像马那样快，不再感到疲乏了。

八段锦法

闭目冥心_{冥心盘跌而坐}[1]，握固静思神。叩齿三十六，两手抱昆仑_{叉两手向项后}[2]，数九息，勿令耳闻。自此以后，出入息皆不可使耳闻。左右鸣天鼓，二十四度闻_{移两手心掩两耳，先以第二指压中指，弹击脑后，左右各二十四次}。

注释

［1］盘跌：盘腿而坐。
［2］昆仑：指头部。

译文

闭目凝神，两手握固，端正身体，盘腿而坐。上下牙齿轻轻相叩36次，两手十指相叉，抱住后项部，微微数息9次，两耳不可以听到气息声。自此以后，呼吸出入都不可以使耳朵听见。两手捂住耳朵，手指放于后脑部，食指压在中指上，并用力滑下轻弹后脑部，左右各24次。

微摆撼天柱_{摇头左右顾}[1]，肩膊转随动二十四，先须握固，赤龙搅水津_{赤龙者，舌也。以舌搅口齿并左右颊，待津液生而咽}。漱津三十六_{一云鼓漱，神水满口匀}[2]。一口分三咽_{所漱津液分作三口，作汩汩声而咽之}，龙行虎自奔_{液为龙，气为虎}[3]。

注释

[1] 天柱：指颈椎。
[2] 神水：唾液的别称。
[3] 龙行虎自奔：龙为唾液，虎为精气，为意念，指随着唾液下咽，精气意念亦随着落入丹田。

译文

两手握固放在身体两侧，左右转头回顾，同时肩膀也随之向左右摇摆24次。舌顶上颚，然后舌头在口腔内左右上下转动，待津液满口后进行鼓漱36次。津液满口，分作3次，要汩汩有声吞下。如此精气、意念亦随着津液落入丹田。

闭气搓手热以鼻引清气，闭之少顷，搓手急数[1]，令极热，鼻中徐徐乃放气出，**背摩后精门**精门者[2]，腰后外肾也，合手心摩毕，收手握固。**尽此一口气**再闭气也，**想火烧脐轮**闭口鼻之气，想用心火下烧丹田，觉热极，即用后法。**左右辘轳转**俯首摆撼两肩三十六[3]，想火自丹田透双关[4]，入脑户，鼻引清气，闭少顷间，**两脚放舒伸**放直两脚。

注释

[1] 急数：指速度快，次数多。
[2] 精门：即肾俞穴，肾之背俞穴。在腰部当第2腰椎棘突下。
[3] 辘轳：利用轮轴原理制成的井上汲水的起重装置。
[4] 双关：即夹脊，在背腰部，当第1胸椎至第5腰椎棘突下两侧。

译文

用鼻子深吸一口气，闭住一会儿，同时两掌快速相搓至极热，然后鼻子慢慢把气呼出，用搓热的双手手心贴住后背精门（即后腰外肾部）上下摩擦，边摩边用鼻徐徐呼气，摩完了双手收回握拳。再用鼻吸气，闭住片刻，想象心火下烧丹田，至感觉丹田发烫，再用鼻缓缓将气呼出，并低头身体前倾，大幅度螺旋摇摆两肩36次，想象火从丹田烧起，透过夹脊双关，入脑中，再用鼻吸清气，闭住稍许，后缓缓呼气，将两脚伸直。

叉手双虚托叉手相交，向上托空三次，或九次，**低头攀足频**以两手向前攀脚心十二次[1]，乃收足端坐。**以候逆水上**候口中津液生。如未生，再用急搅取水，同前法，**再漱再吞津。**如此三度毕，神水九次吞谓再漱三十六，如前一口分三咽，乃为九也。**咽下汩汩响，百脉自调匀**[2]。

注释

[1]攀脚心：抓住脚心，向后牵引。
[2]百脉：全身血脉的统称。

译文

两手十指相叉，掌心向上托至头顶，手掌心向上用力托举3次或9次，再低头俯身，伸两手抓住足心向后拉，反复12次，后收足端坐。等待口中津液发生，如果未发生，在用舌头在口腔内上下搅动，如前法。津液满口后鼓漱36次，分作3次汩汩有声咽下，如此3次完毕，共吞津液9次。咽下时汩汩作响，百脉自然调和。

河车搬运讫摆肩并身二十四，及再转辘轳二十四次[1]，**发火遍烧身**想丹田火自下而上，遍烧身体。想时口鼻皆闭气少顷。**邪魔不敢近，梦寐不能昏。寒暑不能入，灾病不能迍**[2]。

注释

[1]河车搬运：指前文。
[2]迍（zhūn谆）：困顿。

译文

按前文河车搬运完毕,即摇摆两肩和身躯24次,又低头俯身螺旋摇摆两肩24次,想象丹田有火自下而上,遍烧身体。想象时口鼻闭气稍许。如此邪气不敢近身,梦寐不会昏沉。寒暑邪气不能侵入身体,灾病便不会发生。

子后午前作[1],造化合乾坤。循环次第转,八卦是良因[2]。

注释

[1]子前午后:此为单句互文修辞手法,指子时、午时前后。
[2]八卦:《周易》中的八种具有象征意义的基本图形,每个图形用代表阳的"—"(阳爻)和代表阴的"— —"(阴爻)组成。名称是:乾、坤、震、巽、坎、离、艮、兑。相传是伏羲所作。

译文

子时或午时前后练功,生命能与天地合一,如此循环往复,是根据八卦的内涵啊。

其法于甲子日夜半子时起首,行时口中不得出气,唯鼻中微放清气。每日子后午前,各行一次,或昼夜共行三次。久而自知。蠲除疾病[1],渐觉身轻[2]。能勤苦不怠,则仙道不远矣。

注释

[1]蠲(juān 捐)除:去除。
[2]身轻:身体轻健。

译文

练此功方法，在甲子日的夜半子时开始，练功时口中不得出气，只能鼻中稍微呼出清气。每天子时、午时前后，各练习1次，或一天共练习3次，久而久之就能自己认识到功法的功效，去除疾病，渐渐觉得身体轻松，如果能勤苦练习而不懈怠，则离成仙不远了。

导引歌诀

水潮除后患[1]

平明睡起时[2]，即起端坐，凝神息虑，舌抵上腭，闭口调息，津液自生，渐至满口，分作三次，以意送下。久行之，则五脏之邪火不炎，四肢之气血流畅，诸疾不生，久除后患，老而不衰。

诀曰：津液频生在舌端，寻常数咽下丹田；于中畅美无凝滞，百日功灵可驻颜。

注释

[1] 水潮：指口中津液如潮水涌出。
[2] 平明：天刚亮的时候。

译文

水潮除后患
天亮觉醒，即起床端坐，集中精神，平息思虑，舌抵上腭，闭口调匀呼吸,待津液自然发生,渐渐聚满口腔,分作3次,用意念送至丹田。长久练之,可制五脏的邪火,使四肢气血流畅,百病不生,长期练习能去除身体里的宿疾,让人老而不衰。

歌诀为:口中唾液不断在舌端产生,经常分作数口以意念送至下丹田,这过程中有让人舒畅的美感而不凝滞,修炼百日则有美容养颜的神奇功效。

起火得长安

子午二时,存想真火自涌泉穴起[1],先从左足行,上玉枕[2],过泥丸,降入丹田三遍;次从右足,亦行三遍;复从尾闾起[3],又行三遍。久久纯熟,则百脉流通,五脏无滞,四肢健而百骸理也。

诀曰:阳火须知自下生[4],阴符上降落黄庭[5];周流不息精神固,此是真人大炼形。

注释

[1]涌泉穴:足少阴肾经的常用腧穴之一,在足心中点凹陷处。
[2]玉枕:指脑后骨隆起的部分。
[3]尾闾:位于尾骨端。
[4]阳火:指命门真阳。
[5]阴符:指人体真阴。黄庭:指人体脑中、心中、脾中。《黄庭内景经》务成子题解:"黄者,中央之色也;庭者,四方之中也。外指事即天中、人中、地中,内指事即脑中、心中、脾中,故曰黄庭。"

译文

起火得长安

子午两个时辰,存想真火自涌泉穴生起,先从左足上行,升到玉枕穴,再经过泥丸穴,降入丹田,如此做3次;再从右足起这样做3

次；再从尾闾起，又做3遍，长期练习纯熟，便可百脉流通，五脏无滞，四肢强健而身体安康。

歌诀为：要知道真火是从足下涌泉穴产生的，真阴由脑中下降进入丹田中；只有命门之火周流不息，才能保证机体精气饱满神明正常，这是真人炼养形体的方法。

梦失封金匮[1][2]

欲动则火炽，火炽则神疲，神疲则精滑而梦失也。寤寐时调息神思[3]，以左手搓脐二七，右手亦然；复以两手搓胁，摆摇七七，咽气纳于丹田，握固良久乃止，屈足侧卧，永无走失。

诀曰：精滑神疲欲火攻，梦中遗失致伤生；搓摩有诀君须记，绝欲除贪最上乘。

注释

[1] 梦失：即梦遗，指在睡梦中遗精的病证。
[2] 金匮：铜制的柜。古时用以收藏珍贵的文献或物品。
[3] 寤寐：睡觉。

译文

梦失封金匮

欲念一动则相火炽盛，相火炽盛则使神气疲惫，神气疲惫则精液不固而在梦中失去。晚上睡前，调匀平静神思，用左右手分别搓揉肚脐14次，再用两手分按搓两胁摇摆49次，最后吸足一口气，闭口用力下咽，意送入丹田，双手握拳坚持许久再停下，屈足侧卧，这样精液永不流失。

歌诀为：精液不固，神气疲惫，欲火上攻，这样导致梦中失精而造成身体损伤；必须牢记搓摩导引的方法诀窍，断绝欲望去除妄念是最重要的。

形衰守玉关[1]

百虑感中,万事劳形,所以衰也,返老还童,非金丹不可。然金丹岂易得哉?善摄生者,行住坐卧,一意不散,固守丹田,默运神气,冲透三关[2],自然生精生气,则形可以壮,老可以耐矣。

诀曰:却老扶衰别有方,不须身外觅阴阳;玉关谨守常渊默,气足神全寿更康。

注释

[1]玉关:原指古代宫殿的大门,此处代指丹田。
[2]三关:气功术语,指气沿督脉由下上行时遇到的三处较难通过的地方,即尾闾关、夹脊关、玉枕关。

译文

形衰守玉关

思虑伤心,琐事劳形,这是衰老的根本原因。要想返老还童,非长生金丹不可,可金丹世上难以找寻。故善于养生者,无论行、坐、卧,意守丹田,默默运练神气,冲透三关,坚持练习自能补气生精,增强体质,预防衰老。

歌诀为:延年益寿减缓衰老有方法,不须在身外寻找别的方法;常守下丹田保持静默,则元气充足精神健全而健康长寿。

鼓呵消积聚

有因食而积者,有因气而积者,久则脾胃受伤,医药难治。孰若节饮食[1],戒嗔怒,不使有积聚为妙。患者当正身闭息[2]，鼓动胸腹，俟其气满[3]，缓缓呵出。如此行五七次，便得通快即止。

诀曰：气滞脾虚食不消，胸中鼓闷最难调；徐徐呵鼓潜通泰，疾退身安莫久劳。

注释

[1]孰若：怎么比得上。
[2]正身：挺直身体。
[3]俟（sì 似）：等待。

译文

鼓呵消积聚

有因饮食而成积聚，有因气滞而成积聚，时间一长则脾胃受损，医药难治。还不如节制饮食，戒嗔怒，不让积聚产生最好。患者应当挺直身体屏住呼吸，鼓动胸腹，待到气满，再缓缓呵出。如此练5~7次，便可以感觉通畅舒适，随即停止。

歌诀为：气滞脾虚导致食物不消化，胸中满闷最难调养，慢慢呵气鼓动胸腹使气机通调舒泰，这样便能去除疾病，使身体安康，注意不要长时间劳累。

兜礼治伤寒

元气亏弱，腠理不密，则风寒伤感。患者端坐盘足，以两手紧兜外肾[1]，闭口缄息。存想真气自尾闾升，过夹脊，透泥丸，逐其邪气，低头屈抑如礼拜状，不拘数，以汗出为度，其疾即愈。

诀曰：跏趺端坐向蒲团[2]，手握阴囊意要专；运气叩头三五遍，顿令寒疾立时安。

注释

[1]外肾:指睾丸。
[2]跏趺(jiā fū 加扶):盘腿而坐,脚背放在股上,是佛教徒的一种坐法。

译文

兜礼治伤寒

元气亏虚,腠理不密,则会伤于风寒。患者应当端坐盘足,将两手紧兜睾丸,屏住呼吸。存想有真气从尾闾,过夹脊,入脑中,可驱逐邪气,再低头弯腰,做礼拜状,不拘数次,以汗出为度,则疾病便可痊愈。

歌诀为:跏趺端坐在蒲团上,两手握住阴囊意念要专一;运气叩头数次,便可很快使寒性疾病痊愈。

叩齿牙无疾

齿之有疾,乃脾胃之火熏蒸。每侵晨睡醒时[1],叩齿三十六遍,以舌搅牙龈之上,不论遍数,津液满口,方可咽下,每作三次乃止。凡小解之时,闭口咬牙,解毕方开,永无齿疾。

诀曰:热极风生齿不宁,侵晨叩漱自惺惺[2];若教运用常无隔,还许他年老复丁[3]。

注释

[1]侵晨:天渐亮时。
[2]惺惺:清醒状。
[3]老复丁:在老年恢复丁壮年的活力。

译文

叩齿牙无疾

牙齿有病,是脾胃之火熏蒸所致。每日早晨起床前,叩齿36遍,用舌尖部搅牙龈上面，不计次数，使津液生满口，方可咽下，每做3次即可停止。另在小便时闭口咬紧牙齿，小便结束再张口，可永无牙疾。

歌诀为：热极生风牙齿生病，要注意在清晨时叩击洗漱牙齿；如能坚持不懈长时间练习此法，即便到老年时还拥有年轻人一般的牙齿。

升观鬓不斑[1]

思虑太过，则神耗气虚血败而鬓斑矣。要以子午时，握固端坐，凝神绝念，两眼含光[2]，上视泥丸，存想追摄二气自尾闾间上升，下降返还元海[3]，每行九遍。久则神全，气血充足，发可返黑也。

诀曰：神气冲和精自全，存无守有养胎仙；心中念虑皆消灭，要学神仙也不难。

注释

[1]斑：指斑白。
[2]两眼含光：即两目微闭，神光内敛。
[3]元海：指丹田。

译文

升观鬓不斑

思虑太过，则神耗气虚血亏而两鬓斑白。每天子午两个时辰，握拳端坐，集中精神停止杂念，两眼微闭，上视脑内，存想相互追摄的两股气从尾闾上升，再下降返还丹田，每行9遍。久而久之则能神气完全，气血充足，头发可以重返乌黑。

歌诀为：神气冲和则精自然保全，心中无他念，意守真气可以涵养丹田中真元之气；心中的杂念皆要消除，想要成为神仙也不难。

运睛除眼翳[1]

伤热伤气，肝虚肾虚，则眼昏生翳，日久不治，盲瞎必矣。每日睡起时，趺坐凝思，塞兑垂帘[2]，将双目轮转十四次，紧闭少时，忽然大瞪。行久不替，内障外翳自散，切忌色欲，并书细字[3]。

诀曰：喜怒伤神目不明，垂帘塞兑养元精；精生气化神来复，五内阴魔自失惊。

注释

[1]翳：眼内、外障眼病所生遮蔽视线影响视力的症状。
[2]塞兑垂帘：闭口合眼。
[3]细字：极小的字。

译文

运睛除眼翳

若被风热、邪气所伤，或肝虚肾虚，则会致眼睛昏产生翳，迁延日久难以治疗，便一定会目盲。每天早晨起床，盘坐床上集中精神，闭口合眼，让两目轮转动14圈，紧紧闭合双眼片刻，再突然瞪大双目，如此数遍，内障外翳皆能散去，练习时段内切忌色欲，以及书写极小的字。

歌诀为：喜怒伤神使眼目不明，闭口合眼涵养元精；精生气化则神可恢复，五脏邪气自然能去除。

掩耳去头旋[1]

邪风入脑，虚火上攻，则头目昏旋，偏正作痛。久则中风不语，半身不遂，亦由此致。治之，须静坐，升身闭息[2]，以两手掩耳折头五七次，存想元神逆上泥丸，以逐其邪，自然风邪散去。

诀曰：视听无闻意在心，神从髓海逐邪氛[3]；更兼精气无虚耗，可学蓬莱境上人[4]。

注释

[1] 头旋：指眩晕证。
[2] 升身：挺身。
[3] 髓海：指脑。
[4] 蓬莱境：即蓬莱仙境，古代传说中海上的仙山之一；泛指仙境。

译文

掩耳去头旋

邪风入脑，虚火上攻，则头晕目眩，偏正头痛。迁延日久甚则导致中风失语，半身不遂。治疗这种病，须静坐，挺直身体，屏住呼吸，以两手掩耳，转头5~7次，存想元神向上逆行入脑内，以驱逐邪气，如此风邪自然便会散去。

歌诀为：视而不见、听而不闻，存神守意，神气入脑，元气充足就能驱逐邪气；如果更使精气不要虚耗，可以学做蓬莱仙境中的仙人了。

托踏应轻骨

四肢亦欲得小劳,譬如户枢终不朽,熊鸟演法,吐纳导引,皆养生之术也。平时双手上托，如举大石，两脚前踏，如覆平地，存想神气，依按四时，嘘呵二七次，则身轻体健，足耐寒暑[1]。

诀曰：精气冲和五脏安，四肢完固骨强坚；虽然不得刀圭饵[2]，且住人间作地仙[3]。

注释

[1] 足：足以。
[2] 刀圭饵：指服之可以成仙的丹药。
[3] 地仙：比喻闲散享乐的人。

译文

托踏应轻骨

四肢也要经常适度的活动，就如户枢经常转动方可一直不朽，模仿熊鸟的动作，或吐纳导引，都是养生的方法。平时双手上托，如举大石头一样，两脚向前踏，如站在平地上，存想神气，依照四季特点，选择六字诀中合适的方法练习数次，便能身轻体健，不惧寒暑。

歌诀为：精气冲和，五脏安详，四肢完固，骨骼强韧；即使得不到成仙丹药，也可以在人间做健康快乐的老寿星。

搓涂自美颜

颜色憔悴，所由心思过度，劳碌不谨。每晨静坐闭目，凝神存养，神气冲澹[1]，自内达外，以两手搓热，拂面七次，仍以嗽津涂面[2]，搓拂数次，行之半月，则皮肤光润，容颜悦泽，大过寻常矣。

诀曰：寡欲心虚气血盈，自然五脏得和平；衰颜仗此增光泽，不羡人间五等荣[3]。

注释

[1] 冲澹：平和调达。
[2] 嗽津：将口中津液来回漱动。
[3] 五等荣：指古代公、侯、伯、子、男五个等级的荣爵。泛指世间名利。

译文

搓涂自美颜

面色憔悴，多由思虑过度，劳碌不节导致。每日晨起闭目静坐，凝神存养，使神气冲淡平和，由内而外。将两手搓热，按摩面部7次，再用手掌沾口水，搓摩面颊数次，坚持半月，则面发光润，容颜悦泽，超过常人。

歌诀为：清心寡欲、恬淡虚无，则能气血充盈，五脏自然调和安宁；衰老的容颜可因此增加光泽，从此再不羡慕人间的名利。

闭摩通滞气

气滞则痛，血滞则肿，滞之为患，不可不慎。治之，须澄心闭息，以左手摩滞七七遍[1]，右手亦然，复以津涂之。勤行七日，则气血通畅，永无凝滞之患。修养家所谓干沐浴者，即此义也。

诀曰：荣卫流行不暂休[2]，一才凝滞便堪忧；谁知闭息能通畅，此外何须别计求。

注释

[1] 摩滞：按摩气血凝滞的部位。
[2] 荣卫：中医术语，指营气和卫气。

译文

闭摩通滞气

气滞则痛，血滞则肿，淤滞所造成的疾病，不能不谨慎对待。治疗这种病，须澄静思虑，屏住呼吸，用左手按摩淤滞之处49遍，再用右手如此。然后用唾液涂抹淤滞处。如此连续做7日，则气血通畅，永远不会有气血凝滞的后患了。养生家所说的干沐浴，就是这个意思。

歌诀为：营卫气血运行不停歇，一旦出现凝滞则使人担忧；闭息按摩法就能使人的气血通畅，又何必去寻找其他方法呢。

凝抱固丹田

元神一出便收来[1]，神返身中气自回，如此朝朝并暮暮，自然赤子产真胎[2]。此凝抱之功也。平时静坐，存想元神入于丹田，随意呼吸。旬日丹田完固[3]，百日灵明渐通，不可或作或辍也。

诀曰：丹田完固气归根[4]，气聚神凝道合真；久视定须从此始，莫教虚度好光阴。

注释

[1]元神：指禀受于先天的元气。《灵枢·本神》有"生之来，谓之精，两精相搏谓之神"。

[2]赤子：刚出生的婴儿。

[3]旬日：10天。

[4]气归根：指气归丹田。

译文

凝抱固丹田

元神一用便将其收摄回来，元神返回身体中，元气自然也能充盛，长期坚持如此，自然就能像初生的婴儿一样达到精气神充足。这便是凝抱的功效啊。平时应经常静坐，想象元神归入于丹田，然后顺从意念进行呼吸。练功10天后精气神纳于丹田，丹田就会完固充实，100天以后可以使神思精明思维灵敏。但此时不可用神太多，或停止练习。

歌诀为：元气归于丹田则丹田充实，气聚神凝则合乎真人之道；长寿一定要从此法修炼起，切莫虚度光阴。

淡食能多补[1]

五味之于五脏，各有所宜，若食之不节，必至亏损，孰若食淡谨节之为愈也？然此淡亦非弃绝五味，特言欲五味之冲淡耳。仙翁有云[2]：断盐不是道，饮食无滋味。可见其不绝五味，淡对浓而言，若膏粱过度之类，如吃素是也。

诀曰：厚味伤人无所知，能甘淡薄是吾师；三千功行从兹始[3]，天鉴行藏信有之[4]。

注释

[1] 淡食：指味道淡甚或没有味道的食物。
[2] 仙翁：指善养生者。下引文出自《玉溪子丹经指要》。
[3] 三千功行：指修道功业德行圆满。《五言》有"二十四神清，三千功行成。"
[4] 天鉴行藏：指古人认为上天会考察人的所作所为，来决定降祸赐福。

译文

淡食能多补

五味入五脏，脏腑对各自对应的五味有其所需，如果饮食不节，就会使脏腑亏虚损伤，何不饮食清淡节制使之痊愈。但并非说饮食不要五味，而是说五味要调和浅薄。仙翁有云：断盐并非正确的方法，饮食没有滋味。可见他也没有断绝五味，淡味对于浓而言，就像吃多了肥甘厚味的人应该吃些清淡素食的一样。

歌诀为：人们不太知道厚味会伤害人体，如能甘淡味薄则有利于身体健康；养生的修行功夫都是从饮食清淡开始的，只有切实清淡饮食才能有益健康。

无心得大还[1]

大还之道，圣道也。无心者，常清常静也。人能常清静，天地悉皆归。何圣道之不可传，大还之不可得哉！《清静经》

已备言之矣[2]。修真之士，体而行之。欲造夫清真灵妙之境[3]，若反掌耳[4]。

诀曰：有作有为云至要，无声无臭语方奇；中秋午夜通消息，明月当空造化基。

注释

[1] 大还：即大还丹，又名九转还丹，传说服之能长生。代指长生。
[2]《清静经》：指《太上老君说常清静经》。
[3] 清真：纯真朴素之义。
[4] 反掌：即易如反掌，形容十分容易。

译文

无心得大还

大还之道是成圣之道啊。无心是指一直清静无为。人如能一直清静无为，便能认识天地万物的本源奥妙，为什么说成圣之道没有传授，大还不可得呢？《清静经》中已经详细说明了。养生之人，只要身体力行。要达到那清真灵妙的境界，真是易如反掌啊。

歌诀为：有作有为地修行固然重要，无声无息地感悟更是弥足珍贵；就如同中秋午夜浩瀚星空中澄澈清明的明月一样，无声无息地照耀天地，这是造化的根基啊。

点评

以上详细介绍了十六段锦，八段锦及导引歌诀三种形体导引的修习方法。形体导引在我国有着悠远的历史，《庄子》记载"熊经鸟伸，为寿而已矣。可见早在先秦，便有人开始模范动物禽类的动作来锻炼身体，强壮体魄。本次介绍的三种导引法，都是传统导引法的精华，也是历代养生家珍藏的"养身之秘"，往往通过隐晦歌诀流传，让人不解其意，本次作者在书中逐句解析这些歌诀的内涵，相关功法的修习方法，可谓打开方便之门，也为研究古代导引功法提供珍贵的材料。

却病八则

平坐，以一手握脚指，以一手擦足心赤肉。不计数目，以热为度。即将脚指略略转动，左右两足心更手握擦，倦则少歇。或令人擦之，终不若自擦为佳。此名涌泉穴[1]，能除湿气，固真元[2]。

注释

[1]涌泉穴：属足少阴肾经，位于足底二、三趾趾缝纹头端与足跟连线的前1/3与后2/3交点上，因肾属水，本穴为肾经的第一穴，有如泉水初涌，故名。
[2]真元：指人的元气。

译文

静坐，用一只手握脚趾，另一手擦足心赤红肉处。不计次数，以热为度。再把脚趾略略摇动，左右两足心反复换手握擦，累了就稍歇一会儿。或叫别人帮擦，但是终不如自己擦更好。这里是涌泉穴，能除湿气，固真元。

临卧时，坐于床，垂足解衣，闭息，舌拄上腭[1]，目视顶门[2]，提缩谷道[3]，两手摩擦两肾腧各一百二十[4]，多多益善。极能生精固阳，治腰病。

注释

[1]拄：顶住。
[2]顶门：指头顶前部。
[3]谷道：即肛门。
[4]肾腧：穴位，在第二腰椎棘突下，正中线旁开1.5寸。

译文

临睡觉时，坐于床上，解衣垂足，全身放松，屏住呼吸，舌抵上腭，目上视头顶前部，上提肛门，两手摩擦腰部两侧肾俞穴各120次，多多益善，最能生精固阳，治疗腰病。

两眉后小穴中为上元六合之府[1]。常以手捏雷诀[2]，以大指骨曲按三九遍。又搓手熨摩两目颧上及耳根，逆来发际各三九。能令耳目聪明，夜可细书。

注释

[1]上元六合之府：指丝竹空穴，属于手少阳三焦经，位于外眉梢凹陷处。
[2]雷诀：道教手诀，两手大指压住食指根部节，握拳藏起指甲。

译文

两眉后梢处小穴为上元六合之府。平时经常以手捏雷诀的姿势，用大拇指曲起关节点按27遍。又将两手搓热熨两目、颧上以及耳根处，再反向上至前额发迹处各27次。能令耳目聪明，夜晚可书写小字。

并足壁立向暗处[1]，以左手从项后紧攀右眼，连头用力反顾亮处九遍；右手亦从项后紧攀左眼，扭顾照前。能治双目赤涩火痛，单病则单行[2]。

注释

[1]壁立：像墙壁一样笔直站立。
[2]单行：只做一侧。

译文

并足面向墙壁暗处站立，以左手从颈项后紧遮右眼，连头一起用力反顾身后亮处9遍；右手也从项后紧遮左眼，扭头顾盼如前。如此能治双目赤涩火痛，单侧有病，则只做一侧即可。

静坐，闭息纳气[1]，猛送下，鼓动胸腹，两手作挽弓状，左右数四，气极满，缓缓呵出五七[2]，通快即止。治四肢烦闷，背急停滞[3]。

注释

[1]闭息：犹屏息。有意地屏住气，暂时抑制呼吸。
[2]五七：约计数目之词。
[3]背急停滞：项背拘急，气血不畅。

译文

静坐，闭息，深吸一口气，然后用意念将清气猛然送至丹田，鼓动胸腹，同时两手如拉弓射箭一样，左右各做4次，待气吸到极满，缓缓连续呵出数次，感到胸臆通畅即止。用以治四肢烦闷，项背拘急，气血凝滞。

覆卧去枕，壁立两足，以鼻纳气四，复以鼻出之四。若气出之极，合微气再入鼻中[1]，勿令鼻知。除身中热及背痛之疾。

注释

[1]微气：微弱的气流。

译文

趴在床上，去掉枕头，两足抵墙壁，用鼻缓缓地吸气4次，同样用鼻出气4次。若呼气至极，再微微吸气入鼻中，不要使鼻子感知气息。可除身中热及背痛等疾病。

端坐伸腰，举左手仰掌，以右手承右胁，以鼻纳气，自极七息[1]。能除淤血结气。端坐伸腰，举右手仰掌，以左手承左胁，以鼻纳气，自极七息。能除胃寒食不消。

注释

[1]自极七息：以自己吸气的极限呼吸7次。

译文

端坐，伸直腰，抬起左手掌心向上，以右手托住右胁，用鼻吸气，至胸部极满，再缓缓呼出，做7次，能除瘀血滞气。端坐，伸直腰，举右手掌心向上，用左手承托左胁，以鼻吸气，至胸部极满，再缓缓呼出，做7次，能除胃寒饮食不消化。

凡经危险之路，庙貌之间[1]，心有疑忌。以舌挂上腭，咽津一二遍，左手第二第三指按捏两鼻孔中间所隔之际。能遏百邪[2]。仍叩齿七遍。

注释

[1]庙貌：指庙宇神像。
[2]百邪：各种邪气，各种疾病。

译文

大凡经过危险的道路，庙宇神像之间，若心有疑忌。便用舌抵上腭，吞咽津液 1~2 遍，左手食指中指按捏两鼻孔中间的鼻中隔。能抵御各种邪气。再叩齿 7 遍。

点评

本段介绍了 8 种祛病保健的按摩方法，相对其他祛病方法，按摩方法有无成本负担，无药毒风险等优势，适合向中老年人推广。本次介绍的 8 种方法，既有固真元、明耳目的保健按摩法，也有能治腰病背痛，除胃寒身中热的祛病按摩法，契合老年人实际需要，非常珍贵。

颐身集译评　勿药元诠

清·汪昂 纂

蒋力生　叶明花　章德林　撰著

目 录

总论 …………………………… 99
调息 …………………………… 101
小周天 ………………………… 106
道经六字诀 …………………… 109
一秤金诀 ……………………… 111
金丹秘诀 ……………………… 112
诸伤 …………………………… 115
风寒伤 ………………………… 116
湿伤 …………………………… 118
饮食伤 ………………………… 119
色欲伤 ………………………… 121

总论

人之有生，备五官百骸之躯，具圣知中和之德[1]，所系非细也，不加葆摄，恣其戕伤，使中道而夭横，负天地之赋畀[2]，辜父母之生成，不祥孰大焉，故《内经》曰[3]："圣人不治已病治未病，夫病已成而后药之，譬犹渴而穿井，斗而铸兵，不亦晚乎？"兹取养生家言，浅近易行者，聊录数则，以听信士之修持[4]，又将饮食起居之禁忌，撮其大要，以为纵恣者之防范，使人知谨疾而却病，不犹胜于修药而求医也乎。

注释

[1] 圣知中和：指聪慧机智，中正平和。
[2] 赋畀（bì 毕）：给予。特指天赋的权利。
[3]《内经》：指《黄帝内经》，后引自《黄帝内经·素问·四气调神大论》。
[4] 信士：诚实可信的人。《荀子·王霸》："人无百岁之寿，而有千岁之信士，何也？曰：以夫千岁之法自持者，是乃千岁之信士矣。"

译文

人出生以后，就拥有具备了五官百骸的躯体，具有聪慧和中正平和的品德，其所牵涉非小，如果不注重保养调摄，而恣意伤害自己的身体，以致中途夭折，这样不仅违背了天地的自然规律，也辜负父母的养育，这是多么的不幸啊，因此《内经》上说：高明的医生不等疾病发生了再去治疗，而是在疾病还未发生之前就去调理，等疾病发生了再去用药治疗，就如同口渴了才去挖井，战斗开始了才去铸造兵器，那不是太晚了吗？本书选取养生家浅近易行的箴言，选录数条，以供诚实可信的人修身养性之用，又把饮食起居的禁忌，选取其中的要点，指导恣情纵欲的人加以防范，让人们知道预防疾病和却病延年的方法，这不是强于用药物去治疗疾病吗？

《内经·上古天真论》曰："上古之人，法于阴阳[1]，和于术数保生之法[2]，食饮有节，起居有时，不妄作劳，故能形与神俱，而终尽其天年[3]，度百岁乃去；今时之人不然也，以酒为浆，以妄为常，醉以入房，以欲竭其精，以耗损其真，不知持满恐倾之意[4]，不时御神，务快于心，逆于生乐，起居无节，故半百而衰也。夫上古圣人之教下也，虚邪贼风，避之有时，恬淡虚无，真气从之[5]，精神内守，病安从来。"

注释

[1] 阴阳：指天地自然变化的规律。
[2] 术数：指调养精气的方法，如导引、吐纳等等。
[3] 天年：指天赋之年寿，即人的自然寿命可以活到的年龄。
[4] 持满：指保持精气充盈。
[5] 真气：中医指维持人体生命活动最基本的物质，由先天之气和后天之气结合而成。

译文

《内经·上古天真论》上说：上古时代的人，能够顺从自然规律的变化，应用保养生命的方法，饮食有节制，定时作息，不过度劳作，所以保持形体与精神相互协调，活到自然界赋予的寿命，达到百岁才离开人世；现在的人们就不是这样了，他们有的人过度饮酒，常常违背自然规律，又经常喝醉之后行房事，消耗了身体的精气，也耗损了体内的真气，不知道保持精气的充满（警惕不要溢泄），也不善于保养自己的心神，为了追求一时的快乐，违背了生命本来的乐趣，作息也不规律，所以活到半百的时候就衰老了。古代医术高明的医生经常告诫人们：自然界的虚邪贼风要及时地回避它，保持心中清净安闲而无杂念，这样体内的真气就能畅通无阻，精气和神气就可以守护在体内，那么疾病就不会发生了。

点评

汪昂认为人的生命非常宝贵，如果不加保养，肆意损耗伤害，会使人非常年轻身体就衰朽，甚至夭亡，这样是辜负天地和父母的生养之恩，是非常不好的事。因此人一定要学会养生，预防疾病。为了帮助大家更好地养生，他广泛收录养生家浅近易行者的方法，还有饮食起居方面的重要禁忌，编撰了本书。其认为养生的原则正是《素问·上古天真大论》中的"食饮有节，起居有时，不妄作劳"。

调息

调息一法，贯彻三教[1]，大之可以入道，小用可以养生。故迦文垂教[2]，以视鼻端，自数出入息，为止观初门[3]。庄子《南华经》曰[4]："至人之息以踵[5]。"《大易·随卦》曰："君子以向晦入宴息[6]。"王龙溪曰[7]："古之至人，有息无睡，故曰：向晦入宴息。"宴息之法，当向晦时，耳无闻，目无见，四体无动，心无思虑，如种火相，似先天元神元气，停育相抱，真意绵绵 老子曰:绵绵若存[8]。开合自然，与虚空同体，故能与虚空同寿也。世人终日营扰，精神困惫，夜间靠此一睡，始彀一日之用[9]，一点灵光，尽为后天浊气所掩，是谓阳陷于阴也。

注释

[1] 三教：指儒、佛、道三家。
[2] 迦文：迦文为释迦文佛之略称。即释迦牟尼佛。
[3] 止观：佛教名词。佛教修习的重要方法。"止"，意为"止寂"、"禅定"等，谓止息妄念，专心一境；"观"，意为在"止"的基础上所发生的智慧。"止观"，即"禅定"和"智慧"的合称。
[4]《南华经》：又名《南华真经》，《庄子》的别称。下引文出自《庄子·内篇·大宗师》。
[5] 踵：足跟。
[6] 向晦：指傍晚。
[7] 王龙溪：即王畿，字汝中，号龙溪，浙江省绍兴府山阴县人。明代哲学家。阳明学派的代表人物。
[8] 绵绵若存：语出《老子·第六章》。
[9] 彀(gòu 够)：通"够"，足够，够用。

译文

调息的方法，结合了儒释道三家的思想，往大说可以习得人生哲理，往小说可以用来养生保健。所以佛祖教导弟子，眼睛注视鼻子，自己数呼吸出入的次数，以此为止观的入门方法。庄子在《南华经》里说："有修养的人用脚调息。"《大易·随卦》上说："有修养的人到傍晚就会进入调息的状态。"王龙溪说："古代修为极高的人，只需要调息而不用睡觉，所以说到傍晚就进入调息的状态。"调息的方法，应当选择傍晚的时候，这个时候比较清静，耳朵听不到杂音，眼睛也看不到事物，四肢也不用运动，心中也没有什么思虑，这个时候集中精力修炼命门真火，让先天元神和元气相互融合，纯真的意念连绵不断（正如老子说："绵绵若存"）。呼吸安静自然，与虚空的宇宙融为一体，所以可以虚空的宇宙同寿。世间的人们整天被别的事物所打扰，精神困倦疲惫，只靠晚上睡觉调整精力，才能让白天使用，一点先天的神灵光辉全被后天的浊气所遮蔽，这就叫作阳陷于阴。

调息之法，不拘时候，随便而坐，平直其身，纵任其体，不倚不曲，解衣缓带腰带不宽则上下气不流通，务令调适。口中舌搅数遍，微微呵出浊气不得有声，鼻中微微纳之，或三五遍，或一二遍，有精咽下[1]，叩齿数通，舌抵上颚，唇齿相着，两目垂帘[2]，令胧胧然[3]。渐次调息，不喘不粗，或数息出，或数息入，从一至十，从十至百，摄心在数，勿令散乱，如心息相依，杂念不生，则止勿数，任其自然，坐久愈妙。若欲起身，须徐徐舒放手足，勿得遽起。能勤行之，静中光景[4]，种种奇特，直可明心悟道，不但养身全生而已也。

注释

[1] 精：据清·乾隆三十六年利济刊《成方切用》本当作"津"。
[2] 垂帘：微闭。
[3] 胧胧然：昏暗貌。
[4] 光景：光影，景色。

译文

调息的方法，不拘于时间，方便时皆可坐下，保持身体笔直，放松肢体，不偏不倚，解开衣扣松缓腰带（腰带不宽松，则会导致上下精气不通畅），务必调整使肢体舒适。然后口中舌头搅动数遍，轻轻地呼出浊气（呼气时不得有声音），鼻子轻微地吸入清气，这样呼吸 3~5

遍，或者1~2遍，口中如果有唾液则咽下，叩击牙齿数遍，舌抵上腭，口唇和牙齿相依附，双眼眼睑下垂，使眼前朦朦胧胧。慢慢调整呼吸，不能喘促也不能气粗，可以数息后呼气，也可以数息后吸气，从一到十，从十到百，在心中默数，不要错乱，就像心神和呼吸相互依存，当心中毫无杂念的时候，就可以停止不用再数了，听任其自然出入，如此静坐越久越好。如果想停息起身，应该先慢慢地舒放手足再起身，不能突然站起来。如果能经常调息，静坐后可以看到种种奇特的情景，而且可以明彻宇宙万物的哲理，那就不只是调养身体保全性命了。

调息有四相。呼吸有声者，风也，守风则散；虽无声而鼻中涩滞者，喘也，守喘则结；不声不滞而往来有形者，气也，守气则劳；不声不滞，出入绵绵，若存若亡，神气相依，是息相也。息调则心定，真气往来，自能夺天地之造化[1]，息息归根[2]，命之蒂也。

注释

[1] 夺天地之造化：感受到大自然创造化育的奥秘。
[2] 根：指肾脏，肾主纳气。为气之根。

译文

调息有4种类型。呼吸有声音的，称为风相，保持风相容易使气耗散；虽然呼吸没有声音但鼻子涩滞不畅的，称为喘相；保持喘相易使气机郁结；既无声音又无涩滞而呼吸往来会鼻翼翕动的称为气相，保持气相易使人劳倦；既无声音又无涩滞，呼吸出入细微连绵，若有若无，精神和呼吸相互依存，称为息相。呼吸调匀则心神安定，真气出入往来，自然可以感受到大自然创造化育的奥秘，使每次呼吸都可以被肾收纳，因为肾是生命的根蒂。

苏子瞻《养生颂》曰[1]："已饥方食,未饱先止,散步逍遥,务令腹空，当腹空时，即便入室[2]，不拘昼夜，坐卧自便，惟在摄身，使如木偶。常自念言，我今此身，若少动摇，如毫发许，便堕地狱，如商君法[3]，如孙武令[4]，事在必行，有死无犯。又用佛语，及老聃语[5]，视鼻端，自数出入息，绵绵若存。用之不勤，数至数百，此心寂然，此身兀然[6]，与虚空等，不烦禁制，自然不动。数至数千，或不能数，则有一法，强名曰随，与息俱出，复与俱入，随之不已。一旦自住，不出不入，忽觉此息，从毛窍中，八万四千，云蒸雨散。无始以来，诸病自除，诸障自灭，自然明悟定能生慧。譬如盲人，忽然有眼，此时何用，求人指路，是故老人，言尽于此。

注释

[1] 苏子瞻：即苏轼，字子瞻，号东坡居士，世称苏东坡，北宋著名文学家、书法家，唐宋八大家之一。

[2] 即便：便立即。

[3] 商君法：商君，即商鞅，战国时秦国著名政治家。先秦法家代表人物，著有《商君书》。商君法，即是商鞅定的法律。其认为国家法律当"信赏必罚"，执法一定要严格，有功必赏，有过必罚，曾留下"立木南门"的典故。

[4] 孙武令：孙武，又称孙子，春秋时吴国著名军事家，先秦兵家代表人物，著有《孙子兵法》。孙武令，指其治军首重军令，吴王曾令他训练两队宫女，他三令五申表明军令如山，众宫女皆不理孙武的号令，其中吴王的两名爱妃作为卒长更是嘲笑孙武，于是孙武将卒长斩首，即便吴王阻止，孙武亦不理会。

[5] 老聃：老子的别称。

[6] 兀然：昏然无知的样子。

译文

苏子瞻《养生颂》里说：已经饿了方去饮食，还未吃饱应先停止，饭后悠闲散步，一定要使腹中饮食消化，当腹中饮食消化后，便立即进入房间，不管是白天还是晚上，坐着躺着都可以，唯要控制身体，使身体如同木偶一样不动。经常在心中默念：我现在的身体，如果稍微动摇，即使像毛发一样轻微，也会坠入地狱，就如同商君的刑法和孙武的军令一样，这件事情一定要做下去，至死也不要违反。之后又采用佛家和道家的方法，注视鼻尖，自己默数呼吸出入的次数，要使呼吸细微若有若无，又连绵不绝，默数到数百次，此时心中寂静，身体也浑然不觉，就如一片虚空一样，不需要禁令制约，自然而然保持不动。默数到数千之后，或者不能再数了，则采用另一种方法，勉强命名为"随"，意念随着呼一起外出，又随息一起进入，如此连续不断。一旦意念自己停止，呼吸仿佛也不出不入了，忽然感觉是从八万四千个毛孔中呼吸，如云气蒸腾，淫雨飘散。不知不觉中，各种疾病自会消除，各种障碍自己消失，自然心明神悟（在定境中萌生智慧）。就像盲人忽然有了明亮的眼睛，这时不用再求人指路，所以人能长寿，话就说到在这里吧。

点评

本段介绍调息的方法及注意事项，将儒释道三教的调息方法进行归纳总结，整理出简单易行的调息方法和明晰的练习层次。

小周天

先要止念[1]，身心澄定，面东跏坐平坐亦可，但前膝不可低，肾子不可着物[2]，呼吸平和，用三昧印掐无名指，右掌加左掌上，按于脐下，叩齿三十六通，以集身神。

注释

［1］止念：停止思维活动。
［2］肾子：指睾丸。

译文

首先要摒弃杂念，使身心宁静安定，然后面朝东方盘腿而坐（平坐也可以，但膝盖不能低垂，睾丸不能接触别的物体），呼吸保持平和，用三昧印法（拇指掐住无名指，右手掌叠在左手掌上面，按压肚脐下方），上下齿叩击36遍，以集中精神。

赤龙搅海[1]，内外三十六遍_{赤龙，舌也；内外，齿内外也}。双目随舌转运，舌抵上颚，静心数息，三百六十周天毕。待神水满[2]，漱津数遍，用四字诀_{撮、抵、闭、吸也}，撮提谷道[3]，舌抵上颚，目闭上视，鼻吸莫呼。从任脉撮过谷道，到尾闾以意运送，徐徐上夹脊中关，渐渐速些，闭目上视，鼻吸莫呼，撞过玉枕_{颈后骨}，将目往前一忍[4]，直转昆仑_{头顶}，倒下鹊桥_{舌也}，分津送下重楼[5]，入离宫_{心也}，而至气海_{坎宫丹田}。略定一定，复用前法，连行三次，口中之津，分三次咽下，所谓天河水逆流也。

注释

［1］赤龙搅海：气功术语，指舌头在口中来回搅动，以促进唾液生成。
［2］神水：指口中的津液。
［3］撮提谷道：指收提肛门。
［4］忍：指闭目状态下，眼往前瞪，压缩眼球。
［5］重楼：指咽喉。

> **译文**

用舌头在口腔中搅动,在牙齿内外各搅36遍。两眼珠跟随舌头转动,再用舌尖抵于上颚,静下心来默数呼吸的次数,数到360次为止。等到口中津唾充满,用津唾漱口数遍,再用四字诀法(即撮、抵、闭、吸:撮提肛门,舌抵上腭,目闭上视,鼻子吸气而不呼气)。用意念引气,从任脉上提过肛门,使气到达尾闾下关,后再使气慢慢上行至夹脊中关,逐渐加快一些,闭合双目使眼球往上看,用鼻子吸气而不呼气,让气冲过玉枕(颈后枕骨),使眼睛往前一瞪,使气直接上转到昆仑(头顶),然后下转到鹊桥(舌头),分次将津液送下重楼(咽喉),使气进入离宫(心脏),一直到达脐下气海(坎宫,又称丹田)。稍微停一下之后,重复运用前面的方法,连续进行3次,口中的津液,分3次咽下,这叫作"天河水逆流"。

静坐片时,将手左右擦丹田一百八下,连脐抱住,放手时将衣被围住脐轮[1],勿令风入古云:养得丹田暖暖热,此是神仙真妙诀。次将大指背擦热,拭目十四遍,去心火;擦鼻三十六遍,润肺;擦耳十四遍,补肾;擦面十四遍,健脾。

> **注释**

[1]脐轮:即肚脐。

> **译文**

静坐一会儿后,用手左右按摩丹田108遍,然后和肚脐一起捂住,放开手后用衣被围住肚脐,不让风进入(古人说:保持丹田暖和温热,这是神仙修炼的妙诀)。之后将大拇指指背擦热,按摩眼睛14遍,这样做可以去除心火;按摩鼻子36遍,可以滋阴润肺;按摩耳朵是14遍,可以滋补肾脏;按摩面部14遍,可以健脾益气。

双手掩耳鸣天鼓[1],徐徐将手往上,即朝天揖,如此者三。

徐徐呵出浊气四五口，收清气，双手抱肩，移筋换骨数遍，擦玉枕关二十四下，擦腰眼一百八下[2]，擦足心各一百八下。

> **注释**

[1] 鸣天鼓：一种自我按摩保健方法，两手掩耳，以第二指压中指上，用第二指弹脑后两骨做响声，耳朵内可以听到敲鼓声。

[2] 腰眼：在腰部，当第4腰椎棘突下两旁凹陷处。

> **译文**

用双手掩住耳朵，行鸣天鼓法，慢慢地把手往上移动，即朝天揖，这样重复做3遍。缓慢地呼出四五口浊气，并吸入新鲜的清气，双手交叉抱住肩部，进行移筋换骨数遍，摩擦玉枕关24下，摩擦腰眼108次，摩擦左右足心各108次。

> **点评**

小周天修炼法是历代修行不传之秘，本段将此秘法修行的步骤、注意事项及修行中涉及隐语——明确阐述，其中包括补充丹田元气方法，还有五官等部位的按摩保健功法，都是中医气功保健法的精华所在，为养生者大开方便之门。

道经六字诀

呵、呼、呬、嘘、吹、嘻。

每日自子至巳为六阳时[1]，面东静坐，不必闭窗，亦不令风入，叩齿三十六通，舌搅口中，候水满时，漱炼数遍，分三口咽咽咽下[2]，以意送至丹田。微微撮口，念呵字，呵出心中浊气，念时不得有声，反损心气，即闭口，鼻吸清气以补心，吸时亦不得闻吸声，但呵出令短，吸入令长，如此六次。再念呼字六遍，以治脾；再念呬字六遍，以治肺；再念嘘字六遍，以治肝；再念嘻字六遍，以治三焦客热[3]；再念吹字六遍，以治肾；并如前法。谓之三十六小周天也诗曰：春嘘明目木扶肝，夏至呵心火自闲；秋呬定收金气润，冬吹惟要坎中安；三焦嘻却除烦热，四季长呼脾化食；切忌出声闻口耳，其功尤胜保神丹。

注释

[1]自子至巳：古代人把一天划分为12个时辰，每个时辰相等于现在的2小时，自子至巳指夜间11时至上午11时，包括子、丑、寅、卯、辰、巳6个时辰，且阳气逐渐旺盛，故称"六阳时"。

[2]咽咽：象声词，形容水下咽的声音。

[3]客热：指外来的热邪。

译文

呵、呼、呬、嘘、吹、嘻。

每天子时到巳时为六阳时，面朝东方安静地坐下，不需要关窗户，也不能让冷风吹进来，先将上下齿叩击三十六遍，然后让舌头在口中不断搅动，等口中津液充满时，用津液漱口数遍，后分三次咽咽咽下，并用意念送至脐下丹田。再微微撮口念"呵"字，呼出心中的浊气，念的时候不能出声，出声易损心气，念完随即闭口，鼻子吸入清气以补心气，吸气时也不能发生吸气的声音，但要注意呼气时间要短，吸气时间宜长，这样反复做六次。然后念"呼"字六遍以治脾病，再念"呬"字六遍以治肺病，再念"嘘"字六遍以治肝病，再念"嘻"字六遍以治三焦邪热；再念"吹"字六遍以治肾病，念的方法跟前面念"呵"

字的方法一样,这叫作"三十六小周天"(有诗云:春天嘘气明目扶肝,夏天呵气心火不上炎,秋天呬气能敛肺润肺,冬天吹气可使肾脏安,三焦嘻气可以除烦热,四季呼气能健脾化食,切不可出声闻于耳,它的功用胜过保神丹)。

> **点评**

"六字诀"呼吸法是我国经典的呼吸养生方法之一,受到历代养生家的推崇,早在汉代的《淮南子》中就有相关记载。本段取自各家"六字诀"呼吸法的精华,以简单明确的文字介绍了这个方法。

一秤金诀

一吸便提,气气归脐,一提便咽,水火相见。

不拘行住坐卧,舌搅华池[1],抵上腭,候津生时,漱而咽下,咽咽有声入一身之水皆咸,惟舌下华池之水甘淡。又曰:咽下咽咽响,百脉自调匀。随于鼻中吸清气一口,以意目力同津送至脐下丹田,略存一存[2],谓之一吸,随将下部轻轻如忍便状,以意目力从尾闾提起上夹脊双关,透玉枕[3],入泥丸脑宫,谓之一呼,周而复始,久行精神强旺,[4]百病不生。

> **注释**

[1]华池:口的舌下部位。泛指口。
[2]意目力:指意念。
[3]玉枕:即玉枕穴,玉枕穴,属于足太阳膀胱经,位于后发际正中直上2.5

寸，旁开1.3寸，约平枕外粗隆上缘的凹陷处，有枕肌。

[4] 精神：精气和神气。

译文

吸气的时候把肛门向上提起，把呼吸的清气下归于脐下丹田，提起肛门的同时咽下津液，使水火能够相济。

不拘泥于行住坐卧的时候和姿势，都可以练习。用舌头在嘴巴中搅动，抵住上腭，等到唾液满口的时候，用唾液漱口数次在咽下，发出咽咽的声音（人身上的水液都是咸的，唯有舌下的唾液是甘淡的。又说：唾液咽下咽咽响，百脉自然能调和通畅）。从鼻子中吸入一口清气，用意念把它送入脐下丹田，稍微停顿一段时间，这称之为一吸，然后将下部想成像轻微的忍大便的情况，用意念将气从尾闾提起通向夹脊双关，透过玉枕，进入泥丸，这称之为一呼，周而复始，长期练习能够使自己精气和神气强健，百病不生。

点评

一秤金诀为历代养生家所重，又被称为"十六锭金"，本段对该诀进行简要的阐释，从"一吸""一呼"两个方面说明修习要点和方法。

金丹秘诀

一擦一兜[1]，左右换手，九九之功，真阳不走[2]。

戌亥二时[3]，阴盛阳衰之候，一手兜外肾，一手擦脐下，左右换手，各八十一，半月精固，久而弥佳。

注释

[1]一擦一兜：擦：摩擦；兜：环绕，围绕。
[2]真阳：即肾阳，元阳。
[3]戌亥二时：戌时是指19点到21点；亥时是21点至23点。
[4]外肾：指睾丸。

译文

一擦一兜，左右换手，九九之功，真阳不走。

戌亥两个时辰，是阴盛阳衰之时候，用一只手兜住睾丸，另一只手摩擦肚脐下面，左右两手互换，各做81次，半个月就能固摄肾精，做得越久效果越好。

点评

金丹秘诀是我国古代著名的养肾固精方法，本段对该诀进行阐释，对修行的时间、姿势、部位、次数进行一一说明。

李东垣曰[1]："夜半收心，静坐片时，此生发周身元气之大要也[2]。"

积神生气，积气生精，此自无而之有也；炼精化气，炼气化神，练神还虚[2]，此自有而之无也。

注释

[1]李东垣：即李杲。金代医学家。字明之，晚号东垣老人。真定（今河北正定）人。金元四大家之一。
[2]大要：指关键，要点。
[3]炼精化气，炼气化神，练神还虚：指道家练功的三大阶段。

译文

李东垣说："半夜时候把心收回来，静坐一小段时间，这是生发周身元气的关键。"

集神则生气，聚气则生精，这就是从无到有啊；炼精化气，炼气化神，练神还虚，这些步骤都是从有返无的方法。

发宜多梳，面宜多擦，目宜常运，耳宜常弹闭耳弹脑，名鸣天鼓，舌宜抵腭，齿宜数叩，津宜数咽，浊宜常呵，背宜常暖，胸宜常护[1]，腹宜常摩，谷道宜常撮[2]，肢节宜常摇，足心宜常擦，皮肤宜常干沐浴即擦摩也，大小便宜闭口勿言。

注释

[1] 护：遮挡保护。
[2] 谷道宜常撮：肛门要常常收缩上提。谷道，指肛门；撮：收缩。

译文

头发应该多梳，面部应该多按摩，眼球应该常常旋转，耳朵应该常常弹打（用手把耳郭折向前，再弹动后脑，这称为鸣天鼓），舌头应该保持抵住上腭，牙齿应该常常叩击，唾液应该多多吞咽，体内浊气应该常常呼出，背部应该保持温暖，胸部应该常常遮护，腹部应该常常按摩，肛门应该常常收缩上提，手臂应该常常摇动，足心应该常常摩擦，皮肤应该常常干沐浴（即常常摩擦），解大小便时应该闭口不说话。

点评

健康的生命不但需要正确的锻炼方法，还依赖日常点滴的积累，这些积累正是来自好的养生习惯的保持，本段列出多条养生习惯，正是养生者健康生活的"金科玉律"。

诸伤

久视伤血，久卧伤气，久坐伤肉，久立伤骨，久行伤筋，暴喜伤阳，暴怒伤肝，穷思伤脾[1]，极忧伤心，过悲伤肺，多恐伤肾，善惊伤胆，多食伤胃，醉饱入房，伤精竭力，劳作伤中[2]。春伤于风，夏为飧泄[3]；夏伤于暑，秋为痎疟[4]；秋伤于湿，冬必咳嗽；冬伤于寒，春必病温。夜寝语言，大损元气，故圣人戒之。

注释

[1] 穷思：指用尽心思，苦苦思索。
[2] 伤中：损伤中焦脾胃。
[3] 飧泄：中医病名。指大便泄泻清稀，并有不消化的食物残渣。
[4] 痎疟：疟疾的通称。

译文

用眼过度则伤血，睡觉过多则伤气，坐着太久则伤肉，站立太久则伤骨，行走太久则伤筋，突然狂喜则伤阳，突然大怒则伤肝，思虑过多则伤脾，忧心过度则伤心，悲伤过度则伤肺，常常恐惧则伤肾，容易被惊吓则伤胆，饮食过多则伤胃，吃饱喝醉行房事，损伤肾精，耗损精力，劳作过度则伤中气。春天受风邪，夏天会形成泄泻；夏天受暑邪，秋天会患疟疾；秋天受湿邪，冬天一定会咳嗽；冬天受寒邪，春天就会患温病。夜间睡觉时候言语，会大伤元气，所以圣人要警戒这些事。

点评

本段总结了日常生活中的养生禁忌，包括不宜过劳过逸、不宜情绪过激、不宜暴食酗酒、谨避四时不正之气等，对养生者有很重要的警戒作用。

风寒伤

沐浴临风，则病脑风痛风[1]；饮酒向风，则病酒风漏风[2]；劳汗暑汗当风，则病中风暑风；夜露乘风，则病寒热；卧起受风，则病痹厥[3]；衣凉冒冷，则寒外侵；饮冷食寒，则寒内伤人惟知有外伤寒，而不知有内伤寒，讹作阴证[4]，非也。凡冷物不宜多食，不独房劳为然也[5]。周扬俊曰[6]：房劳未尝不病阳证，头痛发热是也，但不可轻用凉药耳；若以曾犯房劳，便用温药，杀人多矣！昂按：诸书从未有发明及此者，世医皆罕知之，周子此论，可谓有功于世矣。

注释

[1]脑风：风邪上入于脑所引起的病症。属头风一类疾患，主要症状为项背恶寒，脑户穴局部冷感，恶风，头部剧痛，痛连齿颊。

[2]酒风漏风：均指酒后因毛孔张开感受风邪所致的疾病。主要症状为恶风多汗，少气，口干善渴等。

[3]痹厥：肢体疼痛麻木之病。

[4]讹作：误认为。

[5] 房劳：中医病名。指因房事过度而导致肾精虚损的疾病。

[6] 周扬俊：清代医家。字禹载。苏州府（今江苏苏州）人。撰有《温热暑疫全书》四卷。

译文

吹着风洗澡，则易患脑风痛风；吹着风饮酒，就易患酒风漏风；劳动出汗或暑热出汗时吹了风，就易患中风暑风；夜间暴露乘凉被风吹到了，就易患恶寒发热；起床时吹了风，就易患痹厥；不顾冷风穿着清凉，则寒邪会从外侵入，饮用及进食冰凉的食物，则寒邪会内伤脏腑（人们只知道寒邪会从外伤人，而不知道寒邪也可以从内伤人，而误以为是阴证，错了啊。冷的东西不宜多吃，不仅仅是患了房劳要这样。周扬俊说：房劳过度也可能患上阳证，出现头痛发热的就是了，但不可轻易使用凉药；如果因为患者曾房劳过度，就用温药，会害死很多人！王昂考证：很多书都没有发现这个道理的，世间医师也很少知道，周扬俊这个观点对世间有重大贡献啊）。

早起露首跣足[1]，则病身热头痛；纳凉阴室，则病身热恶寒；多食凉水瓜果，则病泄痢腹痛；夏走炎途[2]，贪凉食冷，则病疟痢。

注释

[1] 跣足：赤脚走路。

[2] 夏走炎途：夏天在炎热的天气下出行。

译文

早晨起床后不遮护头部并且赤脚走路，就容易患身热头痛；在阴凉的房子里纳凉，就会容易患发热恶寒；过多食用凉水瓜果，就会容易患腹泻腹痛；夏天在炎热的天气下出行，贪凉食用冷的食物，容易患痢疾。

点评

中医认为风为百病之长,寒邪最易伤阳气,所以风寒是人体的重要致要因素。本段介绍了会感受风寒的各种情况,及该情况最可能诱发的疾病,并点明了房劳不可用轻用凉药的禁忌,对诊断和预防疾病有重要参考作用。

湿伤

坐卧湿地,则病痹厥疠风[1],冲风冒雨,则病身重身痛,长着汗衣[2],则病麻木发黄,勉强涉水,则病脚气挛痹[3],饥饿澡浴,则病骨节烦痛,汗出见湿,则病痤痱痤,疖也[4]。

注释

[1]疠风:即麻风病。
[2]长着:长时间穿着。
[3]挛痹:中医病名。证见筋脉拘挛,肢体麻木疼痛。多由湿热淫盛筋骨所致。
[4]痤痱:皆是中医皮肤病名。痤,即疖,皮肤的一种红色粟样粒丘疹,伴有强烈的瘙痒和麻刺感,常见于湿热气候时。痱,一种夏令常见的皮肤病,表现为密集的红色或白色小疹。

译文

在潮湿的地方坐卧,容易患肢体疼痛麻木的病症;吹风淋雨,容易患身重疼痛的病症;长时间穿着汗湿的衣服,容易患肢体麻木和黄疸;勉强在水中走路,容易患脚气和下肢麻木;饥饿的时候洗澡,容易患骨节烦疼;出汗的时候感受湿邪,容易患疖子和痱子。

> **点评**
>
> 湿邪亦是一种重要致病因素,且湿邪所致疾病常病程较长,反复发作,给患者带来许多痛苦,所以养生者应重视预防湿邪致病。本段介绍了会感受湿邪的各种情况,及该情况最可能诱发的疾病。

饮食伤

经曰[1]:"饮食自倍,肠胃乃伤;膏粱之变[2],足能也生大疔。"膏粱之疾,消瘅痿厥[3],饱食太甚,筋脉横解[4],肠澼为痔[5],饮食失节,损伤肠胃,始病热中,末传寒中。

怒后勿食,食后勿怒,醉后勿饮冷引入肾经,则有腰脚肿痛之病,饱食勿便卧。

> **注释**
>
> [1] 经:指《黄帝内经》。
> [2] 膏粱:肥甘厚味的食物。
> [3] 痿厥:病证名。痿病兼见气血厥逆,以足萎弱不收为主证。
> [4] 筋脉横解:筋脉,脉络、血管。横,放纵。解,通懈(xiè 谢),松弛、弛缓。指脉络血管纵弛不收。
> [5] 肠澼(pì 辟):指便血。

> **译文**

《黄帝内经》上说："饮食过多,肠胃就会损伤;经常食用肥甘厚味的食物,会导致疔疮。"食用肥甘厚味的食物造成的疾病,是消渴和痿厥。吃得太多,脉络血管纵弛不收,会导致便血和痔疮。饮食没有节制,会损伤肠胃,开始患热中,最后传变为寒中。发怒后不要吃东西,吃东西后不要发怒,醉酒后不要喝冷饮(引入肾经,就会患腰腿疼痛的病症),吃饱了不要马上睡觉。

饮酒过度,则脏腑受伤,肺因之而痰嗽,脾因之而倦怠,胃因之而呕吐,心因之而昏狂,肝因之而善怒,胆因之而恐惧,肾因之而烁精[1],膀胱因之而溺赤[2],二肠因之而泄泻,甚则劳嗽失血[3],消渴黄疸,痔漏痈疽[4],为害无穷。

咸味能泻肾水,损真阴,辛辣大热之味,皆损元气,不可多食。

> **注释**

[1]烁:消损;损伤。
[2]溺赤:中医病名。指尿血。
[3]劳嗽:中医病名。指久嗽成劳或劳极伤肺所致的咳嗽。
[4]痔漏:中医病名。指痔疮合并肛漏。

> **译文**

饮酒过多,会损伤脏腑:损伤肺会造成痰多咳嗽,损伤脾会身体倦怠,损伤胃会呕吐,损伤心会昏眯发狂,损伤肝会容易发怒,损伤胆会恐惧,损伤肾会消烁肾精,损伤膀胱会形成尿血,损伤大小肠会导致泄泻,脏腑损伤甚至会形成痨瘵咳血,消渴黄疸,痔疮肛瘘和痈疽,为害无穷。

咸味能泻肾水,损伤真阴,辛辣大热这些性味,都损伤元气,不可过多食用。

> **点评**

饮食是人生活的重要环节，但正如俗语所云"病从口入"，不良的饮食方式是重要的致病原因。本段介绍了常见的不良饮食方式，如过饱过饥、过寒过热、怀怒而食、贪味酗酒等，并说明了这些不良饮食方式可能导致的疾病，对指导养生者日常饮食有重要意义。

色欲伤

男子二八而天癸至[1]，女人二七而天癸至，交合太早，斲丧太元[2]，乃夭之由；男子八八而天癸绝，女人七七而天癸绝，精血不生，入房不禁[3]，是自促其寿算[4]。

> **注释**

[1] 天癸：肾中精气充盈到一定程度时产生的具有促进人体生殖器官成熟，并维持生殖功能的物质。
[2] 斲：古同"斫"，用大斧砍。
[3] 不禁：不节制，不控制。
[4] 寿算：寿数，年寿。

> **译文**

男子十六岁天癸成熟，女子十四岁天癸成熟，交合得太早，丧失了先天元精元气，这常常是夭折的缘由；男子六十四岁天癸断绝，女子四十九岁天癸断绝，精血不能化生，性生活不节制，是自己减少自己寿命。

人身之血，百骸贯通，及欲事作[1]，撮一身之血[2]，至于命门，化精以泄人之受胎，皆禀此命火以有生，故《庄子》曰：火传也，不知其尽者也[3]。夫精者，神倚之，如鱼得水神必倚物，方有附丽，故《关尹子》曰[4]：精无人也，神无我也。《楞严经》曰[5]：火性无我，寄于诸缘。气依之，如雾覆渊，不知节啬[6]，则百脉枯槁，交接无度，必损肾元，外虽不泄，精已离宫，定有真精数点，随阳之痿而溢出，如火之有烟焰，岂能复返于薪哉[7]。

注释

[1] 欲事：指男女交合。

[2] 撮：聚集。

[3] 火传也，不知其尽者也：语出《庄子·内篇·养生主》。

[4]《关尹子》：中国古代道家著作，又称为《文始真经》，相传为周代尹喜所撰。

[5]《楞严经》：佛教经典，凡十卷。《大佛顶如来密因修证了义诸菩萨万行首楞严经》之略称。又称《大佛顶首楞严经》《大佛顶经》。唐代中天竺沙门般刺蜜帝译。收于《大正藏》第十九册。

[6] 节啬：节制。

[7] 薪：柴火。

译文

人身上的血，贯通四肢百骸，想要行房事时，集中一身之血到了命门，化成精液外泄（人之所以能形成胎儿，是因为受了这命门之火而得以产生，所以庄子说：火焰的传递，不知道它的尽头啊）。精，是神的倚靠，如鱼得水（神一定要倚靠物体，才能附着，所以《关尹子》说：精不给他人，神没有自我。《楞严经》说：火性没有自我，寄遇于诸般缘分之中）。气倚靠它，如同雾覆盖深渊，不知道节制，百脉就会枯槁，房事没有节制，一定会损害肾之元精，即使没有外泄，元精已经离开命宫，必定有几滴真精，随着阴茎痿弱而溢出，就像火产生的烟焰，岂能重新回到柴的样子呢。

> **点评**

庄子曰："人之可畏者。衽席饮食之间。而不知为之戒。过也。"和饮食相同，不正确的房事方式亦是重要致病因素。且不正确的房事方式会伤害先天之精，对人体的危害更大。所以本段开篇即点出"交合太早，乃夭之由；入房不禁，自促其寿"。后又简要地介绍了精对人体的重要性，对养生者有重要的启示作用。

颐身集译评 寿人经

清·汪晸 纂

蒋力生 叶明花 章德林 撰著

目 录

理脾土诀…………………………… 127

理肺金诀…………………………… 127

理肾水诀…………………………… 128

理肝木诀…………………………… 129

理心火诀…………………………… 130

坐功诀……………………………… 131

长揖诀……………………………… 131

导引诀……………………………… 132

理脾土诀

两足立定，以两手左右摇摆，手左目左，手右目右，意到足根，脾土自能疏通[1]。且五脏皆系于背，骨节灵通，均获裨益。

注释

[1]脾土：即脾脏。中医以五行之说释五脏，脾属土，故称。

译文

两脚立正站稳，将双手左右摇摆，当双手摆至左边时，眼睛随之望向左边；双手摆至右边时，眼睛随之望向右边。如此反复，意念逐渐向下沉降至脚跟，脾脏之气也自然而然地疏通。而且五脏都与背部相连，长期这样锻炼使得背部骨节灵活通利，五脏也都受到裨益。

理肺金诀

先以左右单手向内转，伏于足前者三次[1]；以左右单手向外转，伏于足前者三次；以左右双手向内转，次以左右双手向外转，伏于足前如之。

注释

[1]伏：指俯伏弯腰。

译文

先用左右手中的一只向内转动手腕，弯腰将这只手伸至脚前3次；用左右手中的一只向外转动手腕，弯腰将这只手伸至脚前3次。左右双手同时向内转动手，弯腰将双手伸至脚前3次。左右双手同时向外转动手，弯腰将双手伸至脚前3次。

理肾水诀

握两拳，紧抵左右腰际，身向两边摇摆，使气达内肾[1]，不拘数[2]；再以两手垂睾丸之前，身向两边摇摆，使气达外肾，亦不拘数。

注释

[1]内肾：即肾脏。与外肾（男子外生殖器）相对而言。
[2]不拘数：不限次数。

译文

双手握拳，紧靠左右腰侧，身体朝两边摇摆，使气达到内肾，不限次数。再将双手下垂至睾丸前方，身体朝两边摇摆，使气达到外肾，也不限次数。

理肝木诀

以左右两手次第下捺[1]，思令气达掌心，行至指尖为度，不拘数；再以两手，如鸟舒翼状[2]，左右各三；再以两手当胸，自上而下，复自下而上者三；再以两手，向左向右各三，上下如当胸。

注释

[1] 下捺（nà 纳）：下压。
[2] 鸟舒翼状：指鸟展翅的样子。

译文

将左右手轮流向下压，用意念引导气向掌心汇聚，以气到达指尖为度，不限次数。再将双手张开就像鸟儿展翅一样，左右各3次。再将双手挡在胸口，先从上往下推，又从下往上推，往复3次。再将双手向左向右展开各3次，挡在胸口上下推按3次。

理心火诀

先合两手,由胸前分排至脊后者三次;以左右两臂,各贴心窝者三次[1];以两手全伸,如扯硬物状,由胸前掷于背后者三次;以两手向地面,若持重物状,举过胸前,左持右掷,右持左掷,各三。

> **注释**

[1]心窝:在胸腹中央。

> **译文**

先将双手在胸前合拢,从胸前分别向后侧脊背推按,如此3次。用左右双臂,各往前胸心窝处贴靠3次。将两手向前伸直握拳,就像在拉扯某个坚硬的东西一样,由胸前往背后做抛掷动作3次。将两手伸向地面,就像抓持一个沉重的东西一样,然后托举到胸前,然后左手继续做抓持动作,右手向背后做抛掷动作,再右手做抓持动作,左手向背后做抛掷动作,各3次。

> **点评**

上五段介绍了通过动作导引调理对应脏腑的方法,动作简单,练习方便,适合老年人保养脏腑之用。

坐功诀

两足曲盘，气由尾闾上达泥丸，下注丹田者九；气由左右两臂，达于手指者七；由左右两股，达于足指者七，所谓河车搬运也[1]。

注释

[1] 河车：原指道教炼制外丹的重要原料铅，后被内丹术吸收，用来指人体精气。

译文

两脚蜷曲盘坐，意想有气从尾闾上行到达泥丸，然后向下注入丹田，这样9次；再想有气从左右双臂传导至手指端7次，从左右两大腿部传导至脚趾端7次，这就是所谓的"河车搬运"。

长揖诀

叉两手，托天当面，揖伏于地者九[1]；叉两手，左右揖伏于地者各五。

注释

［1］揖伏：指俯伏。

译文

两手交叉，从正面向上托举做托天状，再向下弯腰使双手着地，如此9次。双手交叉，朝左右两边弯腰使双手着地，各5次。

导引诀

择极高极洁之地，取至清至和之气，由鼻息入者，冲于丹田[1]；由口入者，冲于肠腹。或三或五或七皆可。最忌地之不洁，气之不清，慎之！慎之！

注释

［1］冲：指直朝某一方向而去。

译文

练功时要选择非常高非常干净的地点，吸取最清新最纯洁的空气。通过鼻呼吸吸入的气，会进入丹田；通过口吸入的气，会进入胃肠。做动作时，3次、5次、7次都可以，不必刻意要求数字。练功时最忌讳地方不干净，空气不清新，一定要谨慎再谨慎。

以上数条，不拘时，不拘数，行功时，以自然为主，不可稍稍伤气，[1]稍稍伤力[2]，如意行之最妙。盖意到即气到，气到即血行,久而无间[3],功效自生,亦却病延年之一助也。

注释

[1] 伤气:太过劳累以至损伤精气。
[2] 伤力:太过用力以至损伤肌肉筋骨。
[3] 无间:无间断。

译文

上面几篇功法,修习时不要限制时间,也不要限制次数。练功时候,以自然为主,不可太过劳累以至稍稍损伤的精气,也不可太过用力以至稍稍损伤肌肉筋骨。随着意念引导练习是最好的,因为意念到了气就到了,气到了血也流通了,长期坚持不懈,功效自然会显现,这也是预防疾病延年益寿的一个重要助力啊。

点评

本段介绍了练习导引功法时的要点和注意事项,言简意赅。其中点出练习这些传统养生功法当以"自然为主","意行之最妙",这是传统养生功法与现代体育锻炼一大区别所在,也是当代修习者常常忽略之处,具有重要指导价值。

颐身集译评 延年九转法

清·方开 纂

蒋力生 叶明花 章德林 撰著

目　录

序 …………………………………… 137

第一图 ……………………………… 139

第二图 ……………………………… 140

第三图 ……………………………… 140

第四图 ……………………………… 141

第五图 ……………………………… 141

第六图 ……………………………… 142

第七图 ……………………………… 142

第八图 ……………………………… 143

第九图 ……………………………… 143

全图说 ……………………………… 144

跋 …………………………………… 147

序

  方老人,名开,新安人[1],莫知纪年[2]。偕之游者,辄言与其祖父相习[3],约近百年人也。多力,声如神,七尺挺坚,撼之若铁。戏者以长绳系其腕,令十馀人拽之后,引手十馀人掣而前,以二指钩二人,悬而起,行如飞,追者莫能及。常一刻往通州市饼[4],行四十馀里归,饼犹炙手[5],人皆称为地仙云。

  余少多疾,药饵导引,凡可愈疾者,无不遍访,最后始识方君。凡游戏玩弄之术,试其技能者,不具述[6],第求其却病之方。方君曰:吾道之妙,医不假药,体乎易简之理[7],合乎运行之数,天以是而健行,人以是而延生,岂第却病已乎[8]?乃语以延年九转法。其道妙合阴阳,中按节度[9]。余循习行之,疾果渐减。后以此法语亲交中病者[10],无不试有奇效。即方君之瑰奇伟异,群目神仙中人者[11],亦率由此。

  余不敢自秘[12],绘图列说,付之剞劂[13],以广其传。既不昧平日之所得力,亦欲世人共登寿域云尔。

  雍正乙卯中秋既望长白颜伟识[14]

注释

[1] 新安：今河北安新县。

[2] 纪年：即年纪。

[3] 相习：互相熟悉。

[4] 通州：今北京通县。

[5] 炙手：即烫手。

[6] 不具述：多到说不清。

[7] 易简：语本《易·系辞上》："易简而天下之理得矣。"指自然变化的总规律。

[8] 第：只是。

[9] 节度：指天体运行、季节更替等自然变化的规律。

[10] 亲交：亲近的朋友。

[11] 群目：大家视之为。

[12] 自秘：深藏而秘不示人。

[13] 剞劂（jī jué 基决）：原指雕刻印版用的弯刀。后代指刊印出版。

[14] 雍正乙卯：即1735年。雍正，清世宗爱新觉罗·胤禛的年号。中秋既望：农历八月十六日。

译文

方姓老人，名开，新安人，没有谁知道他年龄多大了。和他一起出游的人，常常会听到他说与其祖父熟悉，大概是近百岁的人吧。他力气很大，声音洪亮，身高七尺，腰背笔直挺拔，身体结实，推起来就像铁块一样。有人开玩笑，用长绳系住他的手腕，让十多个人拖拽他，可是他一抬手那十多个人就被拖过来了。他可以用两根指头分别勾住两个人，将两个人悬空托起来，行走如飞，追赶的人没有谁跟得上。他常常能在一刻钟内前往通州买饼，走四十多里路，回来的时候饼还烫手，人们都称他为地仙。

我年轻的时候身体多病，药物、导引等凡是能治病的方法，无不四处寻找。后来认识了方先生。用游戏和开玩笑测试他功夫手段的事情，数不胜数，于是想向他求取治愈疾病的方法。方先生说：我这方法的奇妙，在于治病却不倚靠药物，体现并符合了天地自然运行变化的总规律，天凭此而能稳健运行，人凭此而能延年益寿，哪里只是治疗疾病呢？于是告诉我摩腹的延年九转法。这个方法的奥妙合乎阴阳之理，契合动静之机。我遵循这个方法修习实践，疾病果然逐渐好转了。后来我又把这个方法告诉亲戚朋友中生病的人，试过后皆有良效。方先生真是神奇伟大啊，大家都将其看作神仙中人，大概也是因为这点吧。

这么好的方法，我不敢自己秘密收藏，于是绘制图式并列出解说，刻版印行，以便广泛传播。这样既不辜负这方法平常给我的好处，也是希望世人都一起健康长寿。

雍正乙卯年（1735年）中秋八月十六长白山颜伟记

第一图

以两手中三指按心窝[1]，由左顺摩，圆转二十一次。

注释

[1]中三指：食指、中指、无名指三指。

译文

用两手食指、中指、无名指三指按在心窝处，从左向右逆时针旋转按摩21次。

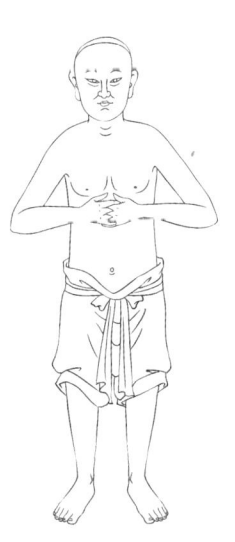

第二图

以两手中三指,由心窝顺摩而下,且摩且走,摩至脐下高骨为度[1]。

注释

[1]脐下高骨:指脐下耻骨结节处。

译文

用两手食指、中指、无名指三指,从心窝处开始往下旋转按摩,一边按摩一边移动,直至肚脐下方凸起的耻骨结节为止。

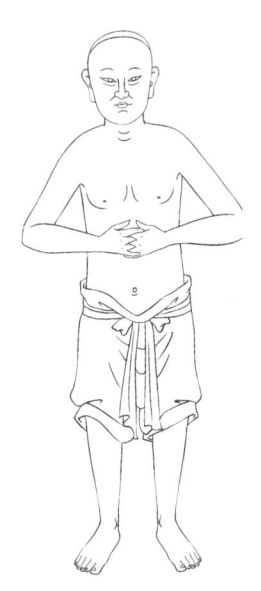

第三图

以两手中三指,由高骨处向两边分摩而上,且摩且走,摩至心窝,两手交接为度。

译文

用两手食指、中指、无名指三指,分别从耻骨结节处两边往上按摩,一边按摩一边移动,直至心窝处两手相交为止。

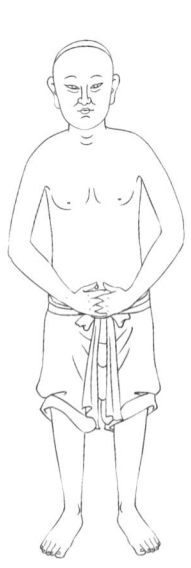

第四图

以两手中三指,由心窝向下,直推至高骨二十一次。

译文

将两手中三指,放在心窝处一齐垂直向下推按至耻骨结节处,如此21次。

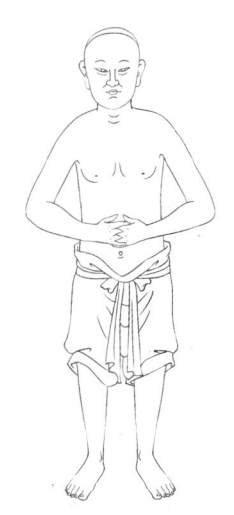

第五图

以右手由左绕摩脐腹二十一次[1]。

译文

以肚脐为中心,用右手由右向左顺时针旋转按摩21次。

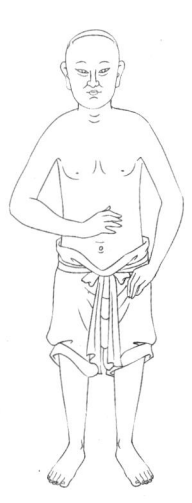

第六图

以左手由右绕摩脐腹二十一次[1]。

译文

以肚脐为中心，用左手由左向右逆时针旋转按摩21次。

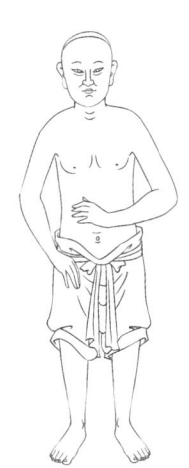

第七图

以左手将左边软胁下腰肾处[1]，大指向前，四指托后，轻捏定；用右手中三指，自左乳下直推至腿夹二十一次[2]。

注释

[1]软胁：指胸侧第11、第12肋软骨部位。
[2]腿夹：指大腿根部腹股沟。

译文

将左手放在左侧软胁下腰肾处，大指在前，四指在后托住，轻轻捏住，用右手中三指从左乳下往下直推至腹股沟处，反复21次。

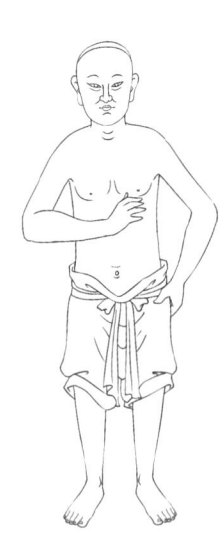

第八图

以右手将右边软胁下腰肾处,大指向前,四指托后,轻捏定;用左手中三指,自右乳下直推至腿夹二十一次。

译文

将右手放在右侧软胁下腰肾处,大指在前,四指在后托住,轻轻捏住,用左手中三指从右乳下往下直推至腹股沟处,反复21次。

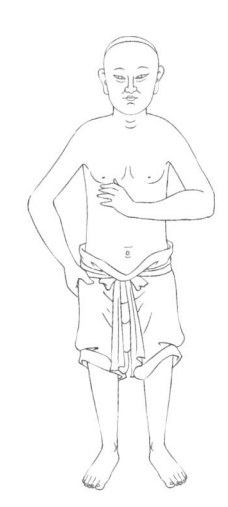

第九图

推毕,遂趺坐[1],以两手大指押子纹[2],四指拳屈,分按两膝上,两足十指亦稍钩曲,将胸自左转前,由右归后,摇转二十一次。毕,又照前自右摇转二十一次。

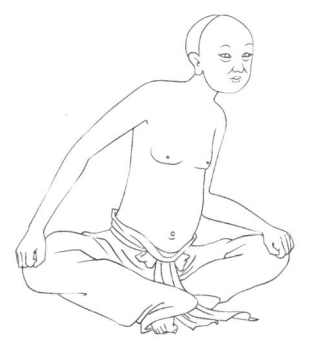

注释

[1]趺坐:盘腿端坐。
[2]子纹:指无名指指根纹理处,因《十二地支掌上诀》中"子"的位置在此处,故名。

译文

推按完毕后,自然盘腿端坐,将两手大拇指按住无名指指根纹理处,其余四指屈曲握拳,双脚趾头也稍稍蜷曲,将胸部自左向前,后再自右向后,摇转21次。结束后,再按照前面的方法往右侧开始摇转。

前法,如摇身向左,即将胸肩膀摇出左膝,前向即摇伏膝上,向右即摇出右膝,向后即弓腰后撤[1],总不以摇转满足为妙[2],不可急摇,休使著力[3]。

注释

[1]弓腰:弯腰如弓形。
[2]摇转满足:指肢体完全舒展,摇转充分。
[3]著力:用力。

译文

前一个方法,如果把上身向左摇转,要将胸部肩膀超出左膝,向前摇时上身要伏在双膝上,向右摇转要超出右膝,向后摇要弓腰后撤。摇的幅度要尽量大,不可摇的太快,也不要过度用力。

全图说

全图则理备,生化之微更易见也[1]。天地本乎阴阳,阴阳主乎动静。人身一阴阳也,阴阳一动静也。动静合宜,气血和畅,百病不生,乃得尽其天年。如为情欲所牵[2],永违动静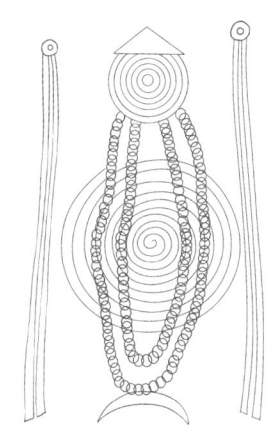[3],过动伤阴,阳必偏胜,过静伤阳,阴必偏胜。且阴伤而阳无所成,阳亦伤也;阳伤而阴无所生,阴亦伤也。既伤矣,生生变化之机已塞,非用法以导之,则生化之源无由启也。

注释

[1]生化:指大自然的生息运化。
[2]情欲:泛指人的一切嗜好、欲念。
[3]永:按文义当作"乖"。

译文

全面图示那样道理更加完备,生机转化的奥秘更加容易显现。天地来源于阴阳二气,阴阳主宰世间的动静变化。人的身体就是一个阴阳的集合体,阴阳就是动静变化的综合体现。人体动静适宜,便能气血调和通畅,百病不生,就能活到应有的寿年。如果人被情感欲望牵绊,违背动静的规律,运动过度则损伤阴气,阳气必然偏胜,静逸过度则损耗阳气,阴气必然偏胜。而且阴气受到损伤必然会影响阳气的生成,阳气也会损伤;阳气受到损伤,阴气无法化生,阴气也会损伤。一旦损伤了,生息化育的机制就会滞塞,如果不用相应的方法予以疏导,那么生息化育的源泉就无法开启。

摩腹之法,以动化静,以静运动,合乎阴阳,顺乎五行,发其生机,神其变化,故能通和上下,分理阴阳,去旧生新,充实五脏,驱外感之诸邪,消内生之百症,补不足,泻有馀,消长之道,妙应无穷,何须借药烧丹[1],自有却病延年之实效耳。

注释

[1]烧丹：指炼制丹药。

译文

腹部按摩的方法，通过运动转化静止，利用静止调节运动，合乎阴阳的规律，顺应五行的关系，使形体的生机萌发，使生命的变化有神。所以能够让身体上下通畅和谐，阴阳调达，除旧布新，使五脏精气充实，祛除在外感受的一切邪气，消除内部生成的各种症状，补益不足的，疏泄有余的，阴阳消长的规律，奥妙无穷，哪里需要再去借助烧丹炼药，自然就有却病延年的实效啊。

凡摩腹时须凝神静虑，于矮枕平席正身仰卧，齐足[1]，手指轻摩缓动，将八图挨次做完为一度。每逢做时，连做七度毕，遂起坐摇转二十一次。照此清晨睡醒时做为早课，午中做为午课[2]，晚来临睡做为晚课。日三课为常。倘遇有事，早晚两课必不可少。初做时，一课三度。三日后，一课五度。再三日后，一课七度。无论冗忙，不可间断。

注释

[1]齐足：并拢双脚。
[2]午中：即中午。

译文

每当摩腹的时候需要集中精神，涤除一切杂念，在低矮的枕头、平整的席子上端正身子仰卧，并拢双脚，用手指轻柔缓慢地按摩，将8幅图上的动作依次做完为一度。每次做的时候，要连续做7度，然后起来端坐，摇转身体21次。如此，清晨睡醒时做为早课，中午的时候做为午课，晚上睡前做为晚课。每日做这3课为常规。倘若遇到有事的时候,早晚2课也必不可少。开始做的时候,一课做3度,3日后,一课做5度,再3日后,一课做7度。无论有多忙,不能间断。

跋[1]

余幼年好武,喜操练[2],凡有益于筋骨气血者,无不习之。虽为躯壳起见,然年已七十有一,耳目手足卒无衰老之状。每一思之,快然自足[3],曰此无病之福也。向非加意保身[4],安能有此乐哉![5]

惟于四十九岁官树村汛时[6],奔走劳心太甚,致患失眠,迄今二十馀年,遍访医方调治,竟未能愈。兹得朴之冉公所藏《方仙延年法》,朝夕定心闭目,调息守中,如法课之,作为性命之工[7]。未及两月,患已若失。每晚课毕,竟能彻夜酣睡,次日精神爽朗,行数十里[8],脚力更觉轻健[9]。

于是将此法命子聂抄录数册,传与素识之患虚劳及停饮者[10],无不愈。由是索取者日繁,笔墨难于应付,即将原本重为缮写[11],详校付梓[12],以广其传,俾壮老无病者获此可以延年,有病者即可速愈,举斯世共享延年无病之福,岂非大快事耶!

道光辛丑夏四月金台韩德元跋[13]

注释

[1] 跋：原无，据下文署名加。

[2] 操练：即锻炼。

[3] 快然：喜悦貌。

[4] 加意：留心、注意。

[5] 乐：原作"藥"，据文义改。

[6] 官：管理。

[7] 性命之工：关乎姓命的事。

[8] 里：长度单位，用于计算里程和面积，实际长度各朝代不等。

[9] 轻健：轻捷强健，轻松有力。

[10] 停饮，病名，指水饮停于心下或膈间，以心痛、胸满、气短、眩晕等为常见症。

[11] 缮写：抄写，誊录。

[12] 付梓：刊印出版，因古时雕版刻书以梓木为主，故名之。

[13] 道光辛丑：即1841年，道光为清宣宗爱新觉罗·旻宁的年号。金台：北京的古名。

译文

我年轻的时候爱好武术，喜欢锻炼，一切对强壮筋骨气血有益的方法，没有不学习的。虽然是从身体来说，已经有七十一岁的年纪，但耳目手足几乎没有一点衰老的现象。每一次想到这个，就很开心满足，这就是没有疾病的福气啊。如果不是向来特别注意保养身体，怎么会有这种快乐呢。

只是在四十九岁那年任职树村汛时，因为奔走劳累操心太多，导致患了失眠症，至今已经二十多年，到处寻访医药调理治疗，始终都未能治愈。直到后来获得了朴之冉先生所珍藏的《方仙延年法》，每天早晚安定心志闭上两眼，调匀呼吸意守丹田，依照方法修炼，当作修养性命的功夫。不到两个月，病患就像消失了一样。每天晚上练习完毕，竟然能够整夜酣睡，第二天精神爽朗，走几十里路，脚下更觉轻捷有力。

于是让儿子叕将这方法抄录了几册，送给原来熟悉并患有虚劳及停饮病的人，修习后没有不痊愈的。因此，向我索取的人日益增多，用笔抄写已经难以满足人们的需要，便将原来的底本重新抄写，详细校对并刻板印刷，使之更广泛地传播。那些身体强壮没有疾病的人获得此书可以延年益寿，患有疾病的人则可以更快地痊愈，让整个社会都可以共同享受延年益寿没有疾病的福气，这难道不是一件非常快乐的事吗！

道光辛丑年（1841年）夏季四月北京韩德元做跋

点评

延年九转法，又名方仙延年法，是清代方开所传的著名导引按摩法，全套功法包括八种摩腹方法和一种上身摇转法，故名"九转法"。该功法基于阴阳动静理论，以"合乎阴阳，顺乎五行"为原则，将导引功法和腹部推拿融为一体，"以动化静，以静运动"，能通和上下，分理阴阳，去旧生新，充实五脏，驱外感之诸邪，消内生之百症，发挥强身益寿之效，而且锻炼不受时间、场地等限制，简单易练，动作柔缓，不会太过劳累，最适宜于中老年人及体虚衰弱者练习，值得推广。